Vollmar / Zündorf / Dingermann

Immunologie
Grundlagen und Wirkstoffe

Angelika Vollmar, München
Ilse Zündorf, Frankfurt/Main
Theodor Dingermann, Frankfurt/Main

2., völlig neu bearbeitete und erweiterte Auflage

Mit 241 Abbildungen und 216 Tabellen

WVOG Wissenschaftliche Verlagsgesellschaft
Stuttgart

Anschrift der Autoren

Prof. Dr. Angelika Vollmar
Ludwig-Maximilians-Universität
Institut für Pharmazeutische Biologie
Butenandtstr. 5-13
81377 München

Dr. Ilse Zündorf
Johann Wolfgang Goethe-Universität
Institut für Pharmazeutische Biologie
Max-von-Laue-Str. 9
60438 Frankfurt am Main

Prof. Dr. Theodor Dingermann
Johann Wolfgang Goethe-Universität
Institut für Pharmazeutische Biologie
Max-von-Laue-Str. 9
60438 Frankfurt am Main

Bibliografische Information der Deutschen Nationalbibliothek
Die Deutsche Nationalbibliothek verzeichnet diese Publikation in der Deutschen Nationalbibliografie; detaillierte bibliografische Daten sind im Internet unter http://dnb.d-nb.de abrufbar.

2., völlig neu bearbeitete und erweiterte Auflage 2013
ISBN 978-3-8047-2842-4

© 2013 Wissenschaftliche Verlagsgesellschaft mbH
Birkenwaldstraße 44, 70191 Stuttgart
www.wissenschaftliche-verlagsgesellschaft.de
Printed in Germany

Satz: abavo GmbH, Buchloe
Druck und Bindung: aprinta druck GmbH, Wemding
Umschlaggestaltung: deblik, Berlin
Umschlagabbildung: Mechanismen der peripheren T-Zell-Toleranz, Teil D, S. 119

Vorwort zur 2. Auflage

Sieben Jahre sind seit Erscheinen der 1. Auflage von „Immunologie: Grundlagen und Wirkungen" vergangen. Dieses, aber auch die Tatsache, dass selbst die Exemplare eines Nachdrucks mittlerweile vergriffen sind, zwangen uns, eine 2. Auflage in Angriff zu nehmen.

Sehr positive Rückmeldungen von den Leserinnen und Lesern haben uns ermutigt, weder die gewählte Struktur noch das didaktische Konzept zu verändern. Und dennoch muss man diese zweite Auflage als eine umfassend überarbeitete und deutlich erweiterte Auflage bezeichnen. Der erste Teil wurde um viele, für das Verständnis von Arzneimitteln wichtige, neue Erkenntnisse der immunologischen Grundlagen erweitert. Noch deutlich stärker wurde der zweite Teil erweitert und überarbeitet. Dies liegt auch nahe, denn der Arzneimittelschatz wurde gerade bei den immunaktiven Therapeutika um teils spektakuläre Innovationen ergänzt. Ein schönes Beispiel für die Weiterentwicklung ist FTY720, das in der ersten Auflage als Arzneistoff aufgeführt ist, der sich in der klinischen Entwicklung in der Transplantationsmedizin befindet. Inzwischen ist die Substanz zugelassen: als Fingolimod (Gilenya®) wird sie nicht etwa in der Transplantationsmedizin sondern als erstes oral anzuwendendes Immuntherapeutikum bei Multipler Sklerose eingesetzt.

Eine wesentliche Aktualisierung wurde auch im Kapitel 8 „Impfstoffe" vorgenommen. Die Impfempfehlungen entsprechen dem Stand vom 30. Juli 2012. Ferner wurde der neue Impfkalender übernommen, der 2011 eingeführt wurde und der sich deutlich von dem bislang vertrauten Impfkalender unterscheidet.

Kurz haben wir überlegt, auf den dritten Teil des Buches komplett zu verzichten, denn die immunologischen Techniken können wir nur am Rande streifen. Wir haben uns anders entschieden und auch diesen Teil um einen neuen Aspekt im Kapitel 17 ergänzt: Die Herstellung von Antikörpern wurde in den vergangenen Jahren um die Möglichkeit erweitert, direkt über die Hybridomatechnologie humane Antikörper herzustellen, indem neue Mäusestämme gentechnisch hergestellt wurden, die den menschlichen Immunglobulin-Genort

tragen. Dennoch soll noch einmal betont werden, dass dieser dritte Teil nur einen sehr kleinen Einblick in die teils komplexen Techniken der Immunologie bietet. Wer hier tiefer einsteigen will, muss weiterführende Literatur zu Rate ziehen.

Obwohl wir Wert darauf gelegt haben, die drei Abschnitte „Grundlagen der Immunologie", „Immuntherapeutika" und „Immunologische Techniken und Methoden", beizubehalten, haben wir in dieser neuen Auflage die Kapitel durchnummeriert. Dies erleichtert die Orientierung, vor allem auch bei den Tabellen und Abbildungen, die jetzt ohne Verweis auf ein bestimmtes Kapitel auskommen.

Wie bereits im Vorwort zur ersten Auflage ausgeführt, bestand unsere Motivation, dieses Buch zu schreiben, darin, die Immunologie konsequent in den Kontext unseres Arzneimittelschatzes zu stellen. Aus diesem Grund spielt der pharmazeutische Wirkstoff eine herausragende Rolle in diesem Immunologie-Buch. Natürlich findet man die verschiedenen Wirkstoffe über das Stichwortverzeichnis. Wir haben uns aber auch entschlossen, die Wirkstoffe im vorderen Inhaltsverzeichnis aufzuführen, um sie zusätzlich im relevanten immunologischen Kontext auffindbar zu machen.

Wir hoffen, mit dieser Auflage den Stand des pharmazierelevanten Wissens und den Stand der Technik wieder aufgeholt zu haben. Wir sind uns bewusst, dass die für uns wichtige Einschränkung des Stoffs auf „pharmazierelevant" durchaus auslegungsfähig ist. Daher empfehlen wir denjenigen, bei denen durch dieses Buch Interesse an dem spannenden und so überaus wichtigen Gebiet der Immunologie geweckt wurde, das ein oder andere Speziallehrbuch der Immunologie als begleitende und vertiefende Lektüre zur Hand zu nehmen.

Wir wünschen Ihnen, unseren Lesern, viel Vergnügen beim Lesen und Lernen.

Angelika Vollmar   München und Frankfurt/M.
Ilse Zündorf   im Sommer 2012
Theodor Dingermann

Vorwort zur 1. Auflage

Der Grund für unseren kühnen Entschluss, gemeinsam ein Immunologie-Lehrbuch zu schreiben, war nicht etwa ein „offensichtlicher" Mangel an exzellenter einschlägiger Literatur. Im Gegenteil, gerade diese noch recht junge, aber hoch spezialisierte Disziplin hat didaktisch gut aufbereitete Lehrbücher hervorgebracht. Dennoch glaubten wir, ein Defizit ausgemacht zu haben: Es fehlte ein Buch, das die Immunologie in den Kontext unseres Arzneimittelschatzes stellt.

Für den immunologischen Spezialisten mag das verwunderlich klingen. Er nimmt das Arzneimittel aus der Sicht des Immunologen wahr. Ganz anders ist das jedoch für die Vielzahl derer, die in die andere Richtung schauen und Immunologie aus dem Blickwinkel des Arzneimittelfachmanns betrachten. Viele von Ihnen sehen die Immunologie nach wie vor als ein kompliziertes, in all seinen Verknüpfungen kaum zu durchschauendes Fach, wohl wissend, dass eine enorme Anzahl von Arzneimitteln direkt oder indirekt mit den Funktionen des Immunsystems zusammenhängt. Zwar tragen moderne Pharmakologiebücher der Bedeutung des Immunsystems sehr wohl Rechnung; sie besprechen Wirkungen und Nebenwirkungen von Arzneimitteln natürlich auch unter Berücksichtigung immunologischer Aspekte. Dies ist aber nicht immer zwingend zielführend, denn nicht selten überliest der Leser die Erklärungsansätze, weil ihm das immunologische Basiswissen fehlt.

Unsere Motivation, dieses Buch zu schreiben, war geleitet von dem Anspruch, Immunologie in einer Komplexität darzustellen, die erforderlich aber auch ausreichend ist, um Arzneimittel, die mit Komponenten unseres Immunsystems – gewollt oder ungewollt – in Wechselwirkung treten, hinsichtlich Wirkungen und Nebenwirkungen verstehen zu können.

Um uns diesem Ziel zu nähern, haben wir das Buch in drei große Abschnitte unterteilt: „Grundlagen der Immunologie", „Immuntherapeutika" und „Immunologische Techniken und Methoden". Diese Gliederung erschien uns zwingend, da ohne ein Basisverständnis immunologischer Prozesse Ansätze und Konsequenzen einer medikamentösen Intervention kaum hinreichend nachvollziehbar sind. So werden in diesem ersten Abschnitt nach einer Einleitung zunächst die Besonderheiten der angeborenen Immunität und dann die der erworbenen Immunität besprochen. Immunologie „in Aktion" lernt der Leser im vierten Kapitel, in dem die Reaktionen des Systems auf die wichtigsten Krankheitserreger erklärt werden. Kapitel 5 gibt eine Einführung in die Immunpathologie als Basis für verschiedene Interventionsstrategien.

Im zweiten Abschnitt werden Wirkstoffe besprochen, die die Homöostase unseres Immunsystems beeinflussen. Einzelne Kapitel beschäftigen sich mit Immunsuppressiva, mit Immunstimulanzien, mit Impfstoffen, mit Seren und Immunglobulinen, mit therapeutischen Antikörpern und Antikörpervarianten sowie mit den Antiallergika. Zwei weitere Kapitel komplettieren diesen Abschnitt: „Insektenstich-Allergie: Grundlagen und Verhaltensmaßnahmen" sowie „die allergenspezifische Immuntherapie (Hyposensibilisierung)". Diese beiden Kapitel wurden besonders deshalb mit aufgenommen, um Patienten kompetent beraten zu können.

Der dritte Abschnitt geht auf einige wichtige immunologische Methoden ein, die sowohl diagnostische Bedeutung besitzen als auch in der immunologischen Forschung relevant sind.

Dass wir bei unserer Themenauswahl auch Lücken hinterlassen mussten, war uns klar, schien uns aber auch mit Blick auf den gewählten Fokus unvermeidbar. So haben wir die Immunpathologie nur in Grundzügen gestreift und haben die Immunpharmakologie nicht systematisch sondern nur in Teilaspekten abgedeckt.

Deshalb erhebt das vorliegende Buch nicht den Anspruch, die Immunologie in allen Aspekten und Details abzubilden. Auch will es nicht in eine Rolle schlüpfen, in der es als neue Variante eines Pharmakologiebuches wahrgenommen wird. Wir hoffen aber, unserem Anliegen, immunologische Prinzipien und Arzneimittelwirkungen miteinander zu verknüpfen, gerecht geworden zu sein – und dies obwohl wir aus didaktischen Überlegungen eine klare Trennung von „Prinzipien", „Wirkstoffen" und „Methoden" vornehmen mussten. Verknüpft werden diese drei Abschnitte aber durch unzählige Querverweise, so dass wir unsere Leser auffordern, immer wieder zwischen den Abschnitten hin und her zu springen.

Ein besonderes Anliegen war es auch, dieses Buch nicht nur für Studenten zu verfassen, die unterrichtsbegleitend oder zur Vorbereitung auf eine Prüfung das Buch in die Hand nehmen. Wir wollten auch diejenigen ansprechen, die bereits im Beruf stehen und die moderne Immunologie nicht in ihrem Studium vermittelt bekommen haben. In Zeiten, wo von jedem ein *life long learning* gefordert wird, ist uns diese Leserschaft besonders wichtig. Gerade diese Leser bitten wir um Verständnis, dass wir Immunologie so dargestellt haben, wie sie „gelebt" wird. Damit verknüpft sind eine Vielzahl von Abkürzungen und Anglizismen. Wir haben uns bemüht, Anglizismen dann zu vermeiden, wenn es sinnvoll ist, sie aber andererseits auch dort zu gebrauchen, wo der Sinn verstellt würde oder wo der Fachmann verständnislos den Kopf schütteln würde, wenn wir eine deutsche Übersetzung gewählt hätten.

Die intensive Beschäftigung mit der Thematik und die didaktische Aufbereitung der Verknüpfung von

Wirkstoffen und moderner Immunologie hat sehr viel Spaß gemacht. Wir hoffen, dass ein Funken Enthusiasmus auch bei den Lesern dieses Buches zündet. Dies ist erforderlich, um zu erkennen, wie schnelllebig Wissensgenerierung in der heutigen Zeit ist und wie notwendig es ist, sich stetig weiterzubilden, will man nicht riskieren intellektuell „abgehängt" zu werden.

Ein solches Buch schreibt man nicht „alleine" – auch nicht als Autorenteam. Unser Dank geht an Frau Dr. Sybille Haraida und Herrn Prof. Dr. med. Udo Löhrs, Pathologisches Institut der Ludwig-Maximilians-Universität München für die Bereitstellung der Histologiebilder und insbesondere für die Unterstützung bei deren Interpretationen.

Ein besonderes Vergnügen war die Zusammenarbeit mit Frau Veronika Rickl, Department Pharmazie der Universität München. In vielen gemeinsamen Stunden entstanden durch ihr besonderes Empfinden für Ästhetik, verknüpft mit naturwissenschaftlichem Verständnis, wie wir meinen, überaus ansprechende und didaktisch wertvolle Abbildungen.

Herrn Prof. Dr. med. Alexander Gerbes sei von Herzen für seine vorbehaltlose, konstruktive und immerwährende Unterstützung gedankt. Dem kleinen Stefan ist es zu verdanken, dass trotz aller Begeisterung für das Verfassen des Buches der Blick für andere wichtige Dinge nicht verloren ging.

Angelika Vollmar
Theodor Dingermann
Ilse Zündorf

Inhaltsverzeichnis

Vorwort zur 2. Auflage V

Vorwort zur 1. Auflage VII

Abkürzungsverzeichnis XV

TEIL A   Grundlagen der Immunologie

1 Einleitung 3

1.1 Aufgabe des Immunsystems 3

**1.2 Angeborene und erworbene
Immunantwort** 3

1.3 Bestandteile des Immunsystems 5
1.3.1 Zellen des Immunsystems 5
1.3.2 Lösliche Immunmodulatoren 5
1.3.3 Lymphatisches Gewebe 5

2 Die angeborene Immunantwort 9

2.1 Hauptakteure 9
2.1.1 Zellen bzw. Gewebe 9
2.1.2 Lösliche Faktoren 12
Aktivierung von Komplement 13
Funktion von Komplement 13
Regulation des Komplementsystems 15

2.2 Prinzipien der Antigenerkennung 17
2.2.1 Mustererkennungsrezeptoren 17
2.2.2 Toll-like-Rezeptoren 18

2.3 Effektormechanismen 21
2.3.1 Effektormechanismen gegen extrazelluläre
Erreger 21
2.3.2 Effektormechanismen gegen intrazelluläre
Erreger (Viren) 25

3 Die erworbene Immunantwort 29

3.1 Hauptakteure 29
3.1.1 Zellen 29
3.1.2 Lösliche Faktoren 37

3.2 Prinzipien der Antigenerkennung 41
3.2.1 Antigenprozessierung und -präsentation 41
3.2.2 Antigenerkennung durch spezifische Rezeptoren 44
Antigenerkennung durch TCR 48
Antigenerkennung durch BCR 48

3.3 Effektorzellen und Effektormechanismen 50
3.3.1 T-Effektorzellen 50
Phasen der T-Zellaktivierung und
-differenzierung 50
Proliferation – klonale Expansion 52
Signaltransduktion der T-Zellaktivierung und
-differenzierung 55

3.3.2 Effektormechanismen der T-Zellantwort 56
Migration von T-Effektorzellen 56
Effektorfunktionen von CD4-positiven T-Zellen . 58
Effektorfunktionen von CD8-positiven T-Zellen . 61
3.3.3 B-Effektorzellen 62
Signaltransduktion der B-Zellaktivierung bzw.
-differenzierung 62
Phasen der B-Zellaktivierung bzw.
-differenzierung 62
3.3.4 Effektormechanismen der B-Zellantwort 67
Eigenschaften von Antikörpern 67
Effektormechanismen von Antikörpern 68
Funktion von Antikörpern an speziellen Orten des
Körpers 69

**4 Krankheitserreger und die
entsprechenden Immunantworten** ... 73**

**4.1 Generelle Mechanismen im Verlauf einer
Infektion und das immunologische
Gedächtnis** 73
4.1.1 Etablierung einer Infektion 73
4.1.2 Induktion einer adaptiven Immunantwort 75
4.1.3 Effektormechanismen der adaptiven
Immunantwort 76
4.1.4 Induktion eines immunologischen
Gedächtnisses 78

**4.2 Immunantworten auf spezifische
Krankheitserreger** 79
4.2.1 Viren 80
4.2.2 Bakterien 81
4.2.3 Pilze 84
4.2.4 Parasiten (Protozoen und Würmer) 85

**4.3 Schädigungsmechanismen von
Krankheitserregern und ihre Wege,
einer Immunantwort zu entgehen** 86
4.3.1 Schädigungsmechanismen von
Krankheitserregern 86
4.3.2 Mechanismen, der Immunantwort zu entgehen 87

5 Immunpathologie 91

5.1 Immundefizienz 91
5.1.1 Angeborene Immundefizienz 91
Therapiemöglichkeiten von erblichen
Immunschwächeerkrankungen 94

5.1.2   Erworbene Immundefizienz 95
        Therapiemöglichkeiten von erworbenen
        Immunschwächeerkrankungen – Beispiel
        HIV-Infektion 97

5.2   Überempfindlichkeitsreaktionen 98
5.2.1   Überempfindlichkeit vom Soforttyp = Allergie ... 98
        Produktion von IgE 99
        IgE-vermittelte Effektormechanismen 101
        Klinisches Bild einer allergischen Reaktion und
        Prädisposition 103
        Therapiemöglichkeiten einer Allergie 104
5.2.2   Überempfindlichkeitsreaktion Typ II 105
        Komplement-abhängige Reaktionen 105
        Antikörper-abhängige zelluläre
        Zytotoxizität (ADCC) 108
        Antikörper-mediierte zelluläre Dysfunktion 108
5.2.3   Überempfindlichkeitsreaktion Typ III 109
5.2.4   Überempfindlichkeitsreaktion Typ IV 112
        Tuberkulin-Reaktion 113
        Granulomatöse Überempfindlichkeitsreaktion .. 113
        Kontaktdermatitis, Morbus Crohn und
        chronisches Asthma 114
        Überempfindlichkeitsreaktionen
        durch Arzneimittel 115

5.3   Immuntoleranz und Autoimmunität 116
5.3.1   Mechanismen der Selbsttoleranz 117
5.3.2   Autoimmunität 120
        Mechanismen der Autoimmunerkrankungen 121
        Beispiele von Autoimmunerkrankungen und
        zugrunde liegende Mechanismen 125
        Einige Therapieansätze für
        Autoimmunerkrankungen 127

5.4   Transplantatabstoßung 128
5.4.1   Abstoßungsantigene – Alloantigene 128
5.4.2   Erkennung von Alloantigenen –
        Sensibilisierungsphase 129
5.4.3   Effektormechanismen, die zur Abstoßung
        führen – Effektorphase 129
5.4.4   Umgekehrte Abstoßungsreaktion –
        Transplantat-gegen-Wirt-Krankheit 132
5.4.5   Verhinderung der Abstoßung durch
        Immunsuppressiva 133

5.5   Tumorimmunologie 133
5.5.1   Tumorantigene 134
5.5.2   Immuntherapie bei Tumoren 136

TEIL B   Immuntherapeutika

6   Spektrum der Immuntherapeutika 143

7   Immunsuppressiva 145

7.1   Einleitung 145

7.2   Chemisch-synthetische Wirkstoffe 146
        Chloroquin, Hydroxychloroquin 146
        Sulfasalazin 147
        Auranofin 148
7.2.1   Parenterale Goldpräparate 149
        D-Penicillamin 150
        Methotrexat 151
        Azathioprin 152
        Leflunomid 154
        Cyclophosphamid 156
        Mitoxantron 157
        Cladribin 158
        Laquinimod 158

7.3   Naturstoffe 159
        Mycophenolsäure 159
        Ciclosporin 161
        Tacrolimus (FK 506) 162
        Rapamycin (Sirolimus) 164
        Everolimus 165
        Pimecrolimus 167
        Glucocorticoide 168
        Glatirameracetat 170
        Fumarsäure 172
        Fingolimod 173

7.4   Biologicals 175
7.4.1   Beta-Interferone 175
        Interferon beta-1a 176
        Interferon beta-1b 177
7.4.2   C1-Esterase-Inhibitoren 178
        C1-Esterase-Inhibitor aus Humanplasma 178
        Conestat alfa 179
7.4.3   Verschiedene Wirkstoffe 180
        Anakinra 180
        Drotrecogin alfa 181

8   Immunstimulanzien 185

8.1   Einleitung 185

8.2   Chemisch synthetische Wirkstoffe 185
        Imiquimod 185
        Dimepranol-4-acetamidobenzoat: Inosin 186
        Mifamurtid 187
        Plerixafor 189
        Zanamivir 190
        Oseltamivir 191

8.3 Pflanzliche Immunstimulanzien 192
8.3.1 Mistelpräparate 193
Anthroposophische Anwendung 193
Phytotherapeutische Anwendung 194
8.3.2 Andere pflanzliche Immunstimulanzien 195
Sonnenhutkraut 195

8.4 Andere, immunstimulierende Naturstoffe 196
8.4.1 Bakterielle Immunstimulanzien 196
Bacillus Calmette-Guérin (BCG) 196
Bakterien-Lysate 197
8.4.2 Niedermolekulare Thymus-Peptide und Thymus-Extrakte 198

8.5 Biologicals 198
8.5.1 Alpha-Interferone 198
Interferon alfa-2a 199
Interferon alfa-2b 199
8.5.2 Pegylierte Alfa-Interferone 202
Peginterferon alfa-2a 202
Peginterferon alfa-2b 204
8.5.3 Kolonie-stimulierende Faktoren 205
Filgrastim 206
Lenograstim 207
Pegfilgrastim 208
8.5.4 Andere Zytokine 209
Aldesleukin 209
Denileukin diftitox 211
Interferon gamma-1b 211
Tasonermin 213

9 Impfstoffe 217
9.1 Einleitung 217
9.1.1 Impfreaktionen 218
9.1.2 Impfkomplikationen 218
9.1.3 Impfen während der Schwangerschaft 219

9.2 Verschiedene Impfstrategien 220
9.2.1 Aktive Immunisierung 220
9.2.2 Passive Immunisierung 220
9.2.3 Postexpositionsprophylaxe 220
9.2.4 Therapeutische Impfungen 220

9.3 Impfstoffentwicklung 220
9.3.1 Impfstoffkandidaten 220
9.3.2 Drei Phasen der Klinischen Studien vor der behördlichen Zulassung 220
Phase 1 – Sicherheit 220
Phase 2 – Sicherheit und Immunantwort 221
Phase 3 – Sicherheit, Immunantwort und Wirksamkeit 221
Phase 4 221
9.3.3 Die Netzwerk-Agentur der EMA (europäische Arzneimittelbehörde) 221

9.4 Ständige Impfkommission (STIKO) und der Impfkalender 221

9.5 Die verschiedenen Impfstoffklassen 221

9.6 Lebendvakzine 221
9.6.1 Attenuierte Virus-Vakzine 223
Polio-Vakzine 223
Masern-Vakzine 226
Mumps-Vakzine 229
Röteln-Vakzine 230
Varizella-Vakzine 232
Rotavirus-Vakzine 234
Influenza-Vakzine 235
Gelbfieber-Vakzine 236
9.6.2 Attenuierte Bakterien-Vakzine 238
Typhus-Vakzine 238

9.7 Inaktivierte Organismen 239
9.7.1 Inaktivierte Virus-Vakzine 239
Polio (IPV)-Vakzine 239
Tollwut-Vakzine 241
Hepatitis-A-Vakzine 243
FSME-Vakzine 244
Japanische-Enzephalitis-Vakzine 246
9.7.2 Inaktivierte Bakterien-Vakzine 247
Ganzkeim-Pertussis-Vakzine 247
Cholera-Vakzine 248

9.8 Einzelantigene (Subunit-, Spalt- und Polysaccharid-Impfstoffe) 250
9.8.1 Virale Einzelantigen-Vakzine 252
Influenza-Vakzine 252
Hepatitis-B-Vakzine 255
Humane-Papillomavirus-Vakzine 257
9.8.2 Bakterielle Einzelantigen-Vakzine 258
Haemophilus-influenzae-Vakzine (Hib) 258
Azelluläre *Bordetella-pertussis*-Vakzine 261
Neisseria-meningitidis-Vakzine 263
Streptococcus-pneumoniae-Vakzine 266

9.9 Toxoid-Impfstoffe 269
9.9.1 Bakterielle Toxoid-Impfstoffe 269
Diphtherie-Vakzine 269
Tetanus-Vakzine 271

9.10 Künftige Entwicklungsstrategien 272
9.10.1 Rekombinante Lebend-Vakzine 273
9.10.2 Fusionsproteine 273
9.10.3 Antiidiotyp-Antikörper 273
9.10.4 Vakzine aus synthetischen Peptiden 273
9.10.5 Nukleinsäure-Vakzine 273

9.11 Arzneibuchmonographie „Impfstoffe für Menschen" 274

10   Seren und Immunglobuline 275

10.1   Einleitung 275

10.2   Immunglobulin-Präparationen für den therapeutischen Einsatz 275

10.3   Virussicherheit von Immunglobulin-Präparaten 280

10.4   Indikationen 282

10.5   Immunglobulin-Präparate 283

10.5.1 Allgemeine Immunglobulin-Präparate 283
10.5.2 Anti-Virus-Immunglobulin-Präparate 285
    Anti-Hepatitis-A-Immunglobulin 285
    Anti-Hepatitis-B-Immunglobulin 285
    Anti-Tollwut-Virus-Immunglobulin 287
    Anti-Varicella-Zoster-Immunglobulin 288
    Anti-Cytomegalie-Virus-Immunglobulin 289
10.5.3 Anti-T-Zell-Immunglobulin-Präparate 290
    ATG-Fresenius® S 290
    Thymoglobuline® 291
    Lymphoglobulin® 292
10.5.4 Anti-Toxin-Immunglobulin-Präparate 293
    Anti-Tetanus-Immunglobulin 293
    Anti-Botulismus-Immunglobulin 294
    Anti-Tiergift-Immunserum 295
10.5.5 Sonstige Immunglobulin-Präparate 295
    Anti-RhD-Immunglobulin 295

11   Therapeutische Antikörper und Antikörper-Varianten 299

11.1   Einleitung 299

11.2   Antikörper 300

11.2.1 Antikörper zur Prophylaxe von Transplantatabstoßungsreaktionen 301
    Muromonab 301
    Basiliximab 303
    Daclizumab (nicht mehr zugelassen) 305
    Visilizumab (anti-CD3) 306
11.2.2 Antikörper bei entzündlichen Erkrankungen 306
    Adalimumab 308
    Golimumab 310
    Infliximab 312
    Canakinumab 315
    Tocilizumab (Atlizumab) 317
    Ustekinumab 319
    Belimumab 321
    Efalizumab (nicht mehr zugelassen) 322
    Natalizumab 323
11.2.3 Onkologische Antikörper 326
    Catumaxomab 327
    Ofatumomab 328
    Rituximab 330

    Ibritumomab-Tiuxetan 332
    Tositumomab 334
    Brentuximab Vedotin 334
    Gemtuzumab-Ozogamicin (nicht mehr zugelassen) 336
    Alemtuzumab 337
    Cetuximab 338
    Panitumumab 340
    Trastuzumab 342
    Bevacizumab 344
    Ipilimumab 346
11.2.4 Diagnostische Antikörper 348
    Besilesomab 348
    Votumumab (Zulassung entzogen) 349
11.2.5 Andere Antikörper 349
    Denosumab 349
    Eculizumab 351
    Omalizumab 353
    Palivizumab 355
11.2.6 Antikörper in der Entwicklung (Auswahl) 356
    HuMax-CD4 356
    Pertuzumab 356
    Trastuzumab emtansine 357
    Inotuzumab ozogamicin 358
    Epratuzumab 358
    Cantuzumab mertansine 358
    Labetuzumab 358
    Galiximab 359
    Mapatumumab 359
    Fontolizumab 359
    Mepolizumab 360

11.3   Antikörperfragmente 361
11.3.1 Therapeutische Antikörperfragmente 361
    Abciximab 361
    Certolizumab pegol 362
    Ranibizumab 364
11.3.2 Diagnostische Antikörperfragmente 366
    Arcitumomab (Zulassung entzogen) 366
    Sulesomab 366

11.4   Fusionsproteine 367
    Abatacept 367
    Belatacept 369
    Etanercept 370
    Rilonacept 372
    Romiplostim 373
    Alefacept 375

12   Antiallergika 377

12.1   Einleitung 377

12.2   Antihistaminika 377
12.2.1 H_1-Antihistaminika der 1. Generation 378
    Ethylendiamine 379

Ethanolamine 379
Alkylamine 380
Phenothiazine 382
Piperazine 383
Piperidine 383
Verschiedene 385
12.2.2 H_1-Antihistaminika der 2. Generation 385
Cetirizin 386
Levocetirizin 387
Fexofenadin 387
Azelastin 388
Ebastin 389
Levocabastin 390
Mizolastin 391
Loratadin 392
Desloratadin 393
Rupatadin 394
Epinastin 395
Olopatadin 395

12.3   Mastzellstabilisatoren **396**
Cromoglicinsäure, Dinatrium-Cromoglicinat
(DNCG) 396
Nedocromil 397
Lodoxamid 398

**13   Die Insektenstich-Allergie: Grundlagen
und Verhaltensmaßnahmen** **401**

**13.1   Allergische Reaktionen auf
Insektenstiche** **401**

**13.2   Pathogenese der allergischen
Stichreaktion** **401**

13.3   Klinische Erscheinungsformen **402**

13.4   Therapeutische Maßnahmen **402**

**14   Die allergenspezifische Immuntherapie
(Hyposensibilisierung)** **405**

14.1   Einleitung **405**

14.2   Indikation **405**

14.3   Kontraindikationen **406**

14.4   Allergenextrakte **407**

14.5   Praktische Durchführung **408**
14.5.1 Subkutane Immuntherapie (SCIT) 409
14.5.2 Sublinguale Immuntherapie (SLIT) 409
14.5.3 Nebenwirkungen 411

TEIL C   Immunologische Techniken und Methoden

**15   Isolierung und Charakterisierung
von Immunzellen** **415**

15.1   Isolierungsmethoden **415**
15.1.1 Physikalische Trennmethoden 415
15.1.2 Selektionsmethoden 415
15.1.3 Funktionelle Trennmethoden 415

15.2   Charakterisierung von Immunzellen **416**
15.2.1 Funktionelle Charakterisierung von
Lymphozyten und Phagozyten 418
Zytokinproduktion 418
Zytotoxizität von T-Zellen 418
Lymphozyten-Transformationsassay 418
Phagozyten-Funktionsassays 419

16   Detektion von löslichen Faktoren **421**

**16.1   Detektion und Isolierung von
Antikörpern bzw. Antigenen** **421**

**16.2   Detektion von Antigen-Antikörper-
Reaktionen** **422**
16.2.1 Radioimmunoassay 422
16.2.2 Enzym-Immunassay 422
16.2.3 Western-Blot oder Immunoblot 423
16.2.4 Immunhistochemie 423
16.2.5 Agglutinationsreaktionen 424

16.2.6 Präzipitationstechniken 424
Nephelometrie 425
Immundiffusion 426

17   Herstellung von Antikörpern **427**

**17.1   Hybridoma-Technik zur Herstellung
von monoklonalen Antikörpern** **427**

**17.2   Gentechnische Herstellung von
Antikörpern durch
Phage-Display-Technik** **427**

**17.3   Transgene Mäuse als
Antikörperproduzenten** **427**

**18   Methoden in der Diagnose von
Immunerkrankungen** **431**

**18.1   Immundefizienzen bzw.
Immunkompetenz** **431**

18.2   Überempfindlichkeitsreaktionen **431**
18.2.1 Prick-Test 431
18.2.2 Radioimmunosorbent-Test 431
18.2.3 Radioallergosorbent-Test 432
18.2.4 Patch-Test 433
18.2.5 Tuberkulin-Test 433

18.3   Autoimmunerkrankungen 433

18.3.1 Komplement-Fixierungsassay 433

18.4   Transplantation 434

18.4.1 Mikrolymphozytotoxizität 434

18.4.2 Mixed-Lymphocyte-Reaktion 434

Stichwortverzeichnis 437

Die Autoren 451

Abkürzungsverzeichnis

A

ACE	Acetylcholin-Esterase
ACR	Kriterien des American College of Rheumatology
ACTH	Adrenocorticotropes Hormon
ADA	Adenosindesamidase
ADCC	Antikörper-vermittelte zelluläre Zytotoxizität (antibody dependent cellular cytotoxicity)
AIDS	erworbene Immunschwächekrankheit (acquired immune deficiency syndrome)
ALG	Anti-Lymphozyten-Globulin
ALAT	Alanin-Aminotransferase
ALT	Alanin-Aminotransferase
AML	akute myeloische Leukämie
AMS	Antikörpermangelsyndrom
ANA	anti-nukleärer Antikörper
AP-1	activating protein 1
APC	antigenpräsentierende Zellen
ASAT	Aspartat-Aminotransferase
AST	Aspartat-Aminotransferase
ATG	Anti-Thymozyten-Globulin
AUC	area under the curve
AZT	Azidothymidin

B

BAK-Zellen	BCG-aktivierte Killerzellen
BALT	bronchial associated lymphoid tissue
BCG	Bacillus Calmette-Guérin
BCR	B-Zell-Rezeptor
BLC	B-Lymphozyten-Chemokin
BLyS	B-Lymphozyten-Stimulator-Protein
BSG	Blutkörperchensenkungsgeschwindigkeit
Btk	Bruton-Tyrosinkinase

C

C1 INH	C1-Inhibitor
C4BP	C4-bindendes Protein
CAM	Zelladhäsionsmolekül
CAPS	Cryopyrin-assoziiertes periodisches Syndrom
cbML1, 2, 3	Chitin-bindende Mistellektine 1, 2, 3
CD-Antigen	cluster of differentiation antigen
CDR	complementarity determining region
CEA	carcinoembryonales Antigen
CFU	colony forming unit
CGD	chronische Granulomatose
CHOP	Cyclophosphamid, Doxorubicin, Vincristin, Prednison
CIFN	Consensus-Interferon
CJD	Creutzfeldt-Jakob-Erkrankung
CLA	Lymphozytenantigen der Haut (cutaneous lymphocyte antigen)
CLIP	class-II invariant chain peptide
CLL	chronisch-lymphozytäre Leukämie

CML	chronisch-myeloische Leukämie
CMV	Cytomegalovirus
ConA	Concanavalin A
Cox-2	Cyclooxygenase 2
CR-1, -2, etc.	Komplementrezeptor 1, 2, etc.
CRP	C-reaktives Protein
CTCL	kutanes T-Zell-Lymphom
CYP	Cytochrom P450
CVP	Cyclophosphamid/Vincristin/Prednisolon

D

DAF	decay-accelerating factor
DHR	verzögerte Überempfindlichkeitsreaktion (delayed hypersensitivity reaction)
DMARD	disease modifying antirheumatic drug
DNCG	Dinatrium-Cromoglicinat
DPT	Diphtherie/Pertussis/Tetanus-Impfung
DTaP	Diphtherie/Tetanus/azelluläre Pertussis-Impfung
DTH	Hypersensibilität vom verzögerten Typ (delayed type hypersensitivity)

E

EAE	experimentelle allergische Enzephalomyelitis
ECF	eosinophiler chemotaktischer Faktor
EGF	epidermaler Wachstumsfaktor
EIA	Enzym-Immunassay
ELISA	Enzym-gekoppelter Immunadsorptionsassay
EMEA	European Medicines Agency, Europäische Arzneimittel-Zulassungsbehörde
Ep-CAM	epitheliales Zell-Adhäsionsmolekül
ER	Endoplasmatisches Retikulum
ESPED	Erhebungseinheit für seltene pädiatrische Erkrankungen in Deutschland
ETEC	enterotoxische Escherichia coli

F

Fab	fragment antigen binding
FACS	fluorescence activated cell sorting
FITC	Fluorescein
FHA	filamentöses Hämagglutinin
Fc	fragment crystallizable
FKBP	FK-Bindeprotein
F-Protein	Fusionsprotein
FR	framework region
FRAP	FKBP-Rapamycin-assoziiertes Protein
FSME	Frühsommer-Meningoenzephalitis
5-FU	5-Fluorouracil
Fv	fragment variable

G

GALT	gut associated lymphoid tissue
GC-R	Glucocorticoid-Rezeptor

G-CSF	Granulozyten-koloniestimulierender Faktor
GM-CSF	Granulozyten/Makrophagen-koloniestimulie-render Faktor
GPI	Glykosylphosphatidylinositol
GRE	Glucocorticoid-responsives Element
GVHD	graft versus host disease

H

HAART	hoch-aktive antiretrovirale Therapie
HAMA	humaner Anti-Maus-Antikörper
HAT	Hypoxanthin-Aminopterin-Thymidin
HAV	Hepatitis-A-Virus
HBsAg	Hepatitis-B-Oberflächenantigen
HBV	Hepatitis-B-Virus
HCV	Hepatitis-C-Virus
HDC	humane diploide Zellkultur
HES	Hypereosinophiles Syndrom
HEV	high endothelial venules
HGPRT	Hypoxanthin-Guanin-Phosphoribosyltrans-ferase
Hib	*Haemophilus influenzae* Typ b
HIV	humanes Immundefizienz-Virus (human immune deficiency virus)
HLA	human leukocyte antigen
HSA	humanes Serum-Albumin
HSP	heat shock protein
HVR	hypervariable Region

I

ICAM	interzelluläres Adhäsionsmolekül
IDC	interdigitierende dendritische Zellen
IDDM	Diabetes Typ-1, Insulin-abhängiger Diabetes mellitus
I.E.	Internationale Einheit
IFN-α, -β, -γ	Interferon α, β, γ
IfSG	Infektionsschutzgesetz
Ig	Immunglobulin
IHC	immunhistochemische Untersuchung
IL-1, -2, etc.	Interleukin 1, 2, etc.
IL-1RI	Interleukin-1-Typ-I-Rezeptor
iNOS	induzierbare NO-Synthase
IPV	inaktivierte Polio-Vakzine
IRIV	immunopotentiating reconstituted Influenza virosome
ISG	Immun-Serumglobulin
ITAM	immunoreceptor tyrosine-based activation motifs
ITP	Idiopathische thrombozytopenische Purpura

J

JAK	Janus-Kinase

K

KG	Körpergewicht
KIR	Killerzell-inhibierende Rezeptoren

L

LAK-Zellen	Lymphokin-aktivierte Killerzellen
LBP	LPS-bindende Protein
LDH	Laktat-Dehydrogenase
Lf	Flockungswert
LFA-1	lymphocyte function-associated antigen-1
LPS	Lipopolysaccharid
LT-α	Lymphotoxin alpha

M

MAK	Membran-angreifender Komplex
MALT	mucosa associated lymphoid tissue
MAPK	mitogen-activated protein kinase
MBL	Mannose-bindendes Lektin
MBP	basisches Myelinprotein (myelin basic protein)
MCP-1	monocyte chemoattractant protein 1
M-CSF	Makrophagen-koloniestimulierender Faktor
MF	Mycosis fungoides
MHC	major histocompatibility complex
ML-I, -II, -III	Mistellektin I, II, III
MLR	mixed lymphocyte reaction
MMP	Matrixmetalloproteinasen
MS	Multiple Sklerose
mTOR	mammalian target of rapamycin
MTX	Methotrexat

N

NCF	neutrophiler chemotaktischer Faktor
NFAT	nuclear factor of activated T-cells
NF-κB	nuclear factor κB
nGRE	negatives Glucocorticoid-responsives Element
NHL	Non-Hodgkin-Lymphom
NK-Zellen	Natürliche Killerzellen
NSAR	nicht-steroidales Antirheumatikum

O

OMPC	outer membrane protein complex
OPV	Orale Polio-Vakzine

P

PAF	Plättchen-aktivierender Faktor (platelet activating factor)
PAI	Plasminogen-Aktivator-Inhibitor
PAMP	pathogen associated molecular pattern
PARP	Poly-(ADP-Ribosyl)-Polymerase
PAS	p-Aminosalicylsäure
PDGF	platelet derived growth factor
PE	Phycoerythrin
PECAM	platelet-endothelial cell adhesion molecule
PEG	Polyethylenglykol
PEI	Paul-Ehrlich-Institut
PEP	Postexpositionsprophylaxe
P-gp	P-Glykoprotein
PHA	Phythämagglutinin
PI3-Kinase	Phosphatidylinositol-3-Kinase

PKC	Protein-Kinase C
PKR	Proteinkinase, aktiviert durch dsRNA
PLA$_2$	Phospholipase A$_2$
PMBC	periphere mononukleäre Blutzellen
PML	progressive multifokale Leukoenzephalopathie
PMN	polymorphkernige neutrophile Leukozyten
PNH	paroxysmale nächtliche Hämoglobinurie
PNP	Purinnukleotidphosphorylase
PRP	Polyribosyl(1–1)ribitolphosphat
PRR	pattern recognition receptor
PT	Pertussis-Toxin
PUVA	Psoralen plus UV-A
PWM	Pokeweed mitogen

R

RA	Rheumatoide Arthritis
RAST	Radioallergosorbent-Test
rCTB	rekombinante Cholera-Toxin-B-Untereinheit
RIA	Radioimmunoassay
RIST	Radioimmunosorbent-Test
RKI	Robert-Koch-Institut
ROS	reaktive Sauerstoff-Moleküle
RSV	respiratory syncytial virus

S

S1P	Sphingosin-1-Phosphat
S1P-R	Sphingosin-1-Phosphat-Rezeptor
SAA	Serum-Amyloid-A
SAM	selektives Adhäsionsmolekül
SCID	schwerer kombinierter Immundefekt (severe combined immune deficiency)
SEA	Staphylokokken-Enterotoxin A
SEREX	serological screening of recombinant cDNA expression libraries
SGOT	Serum-Glutamat/Oxalacetat-Transaminase
SGPT	Serum-Glutamat/Pyruvat-Transaminase
SIT	spezifische Immuntherapie
SLC	secondary lymphoid chemokine
SLE	systemischer Lupus erythematodes
SLIT	spezifische Immuntherapie
SP-A, -D	Surfactant-Protein A bzw. D
SPF	spezifiziert pathogenfrei
SphK	Sphingosin-Kinase
SSPE	subakut sklerosierende Panenzephalitis
STAT	signal transducers and activators of transcription
STIKO	Ständige Impfkommission

T

TAA	Tumor-assoziiertes Antigen
TAFI	Thrombin-aktivierbarer Fibrinolyse-Inhibitor
TAK	TGF-β activated kinase
TAP	transporter associated with antigen processing
TCR	T-Zell-Rezeptor
T$_c$-Zelle	zytotoxische T-Zelle

TD-Antigen	Thymus-abhängiges Antigen (thymus-dependent antigen)
TGF-α/-β	transforming growth factor α bzw. β
T$_H$-Zelle	T-Helferzelle
TI-Antigen	Thymus-unabhängiges Antigen (thymus-independent antigen)
TIL	Tumor-infiltrierende Lymphozyten (tumor infiltrating lymphocyte)
TLR-1, -2, etc.	Toll-like-Rezeptor-1, -2, etc.
TNF-α	Tumornekrosefaktor α
TOLLIP	Toll-interacting protein
tPA	Gewebe-Plasminogen-Aktivator
TPMT	Thiopurinmethyltransferase
TRA	Tumorabstoßungsantigene
TRAF	TNF-receptor associated factor
TRAIL	Tumornekrosefaktor-Apoptose-induzierender Faktor
T$_{reg}$-Zelle	regulatorische T-Zelle
TSH	Thyroidea-stimulierendes Hormon
TSHR	Rezeptor des Thyroidea-stimulierenden Hormons
TSTA	Tumorspezifische Transplantationsantigene
TTS	tumor targeted superantigen

U

UAW	unerwünschte Arzneimittelwirkung

V

VAA-I	*Viscum-album*-Agglutinin I
VCAM	vascular cell adhesion molecule
VEGF	vaskulärer endothelialer Wachstumsfaktor
VLA	very late activation antigen
VZIG	Varicella-Zoster-Immunglobulin
VZV	Varicella-Zoster-Virus

W

WHO	Weltgesundheitsorganisation

X

XLA	X-gekoppelte Agammaglobulinämie (X-linked agammaglobulinemia

Z

ZNS	Zentrales Nervensystem

A
B
C

Teil A
Grundlagen der Immunologie

A

1 Einleitung

Die physiologische Funktion des Immunsystems ist es, Individuen vor Infektionen zu schützen. Die angeborene Immunantwort ist die erste und äußerst wirksame Abwehrreaktion, die Infektionen unter Kontrolle halten oder sogar beseitigen kann, bevor das erworbene Immunsystem aktiv wird; allerdings besitzt sie keine Spezifität in der Erkennung der Krankheitserreger. Die angeborene Immunantwort wird durch Zellen (Phagozyten) und löslichen Faktoren (Komplement) bewerkstelligt, die immer vorhanden sind. Die erworbene Immunantwort entwickelt sich dagegen erst durch die Präsenz des Krankheitserregers und zeigt eine klare Spezifität für das Pathogen. Das erworbene Immunsystem reagiert auf wiederholte Pathogenexpositionen effektiver (immunologisches Gedächtnis). Lymphozyten sind die wesentlichen zellulären Komponenten, Antikörper die wichtigsten löslichen Bestandteile. Die Gewebe des Immunsystems bestehen aus den primären Immunorganen, in denen Lymphozyten reifen und kompetent werden, Antigene zu erkennen. In den sekundären Immunorganen wird die erworbene Immunantwort durch ein Zusammenbringen von antigenpräsentierenden Zellen und Lymphozyten initiiert. Durch B- und T-Zellinteraktionen wird diese weiterentwickelt.

1.1 Aufgabe des Immunsystems

Die Leistung des Immunsystems besteht darin, die Integrität eines Individuums zu bewahren, indem ein Schutz gegen Angriffe von „außen" (Bakterien, Viren, etc.) und von „innen" (entartete Zellen) vermittelt wird. Dazu muss das Immunsystem zwei wesentliche Aufgaben bewältigen:

1. „Eigen" und „Fremd" unterscheiden und damit Pathogene erkennen.
2. Fremdstoffe bzw. Pathogene effektiv beseitigen und einen stärkeren Schutz gegen erneuten Kontakt bieten.

Die Ausführung dieser Aufgaben wird als Immunantwort bezeichnet, wobei die Art der Immunantwort abhängig ist von der Art des Krankheitserregers und von der Lokalisation der Infektion (intra- bzw. extrazellulär).

Eine Immunantwort kann grundsätzlich über zwei unterschiedlich organisierte immunologische Effektorsysteme vermittelt sein: über das angeborene (unspezifische) und über das erworbene (spezifische) Immunsystem. Häufig werden synonym auch die Begriffe nichtadaptive und adaptive Immunantwort bzw. Immunität verwendet. Nur das Zusammenspiel von angeborener und erworbener Immunantwort gewährleistet die Beseitigung von und den Schutz vor Pathogenen.

1.2 Angeborene und erworbene Immunantwort

Die angeborene Immunantwort dient der ersten Abwehr von Krankheitserregern. Dabei werden die Erreger nicht spezifisch erkannt und auch kein gezielter Schutz gegen eine erneute Infektion (= immunologisches Gedächtnis) entwickelt. Im Wesentlichen soll die angeborene Immunantwort die Entstehung eines Infektionsherdes verhindern oder zumindest seine Verbreitung eindämmen. Wichtige Effektoren des angeborenen Immunsystems sind die Phagozyten (Makrophagen und neutrophile Granulozyten) und das Komplementsystem. Diese sorgen für die Beseitigung von extrazellulären, zumeist bakteriellen Erregern. Natürliche Killerzellen (NK-Zellen) und Interferone spielen eine wichtige Rolle bei der angeborenen Abwehr von intrazellulären Erregern, zumeist Viren.

Häufig gelingt es der angeborenen Immunantwort alleine nicht, den Erreger zu vernichten. Sie ist aber auch Basis für die Auslösung einer erworbenen Immunantwort. Eine erworbene Immunantwort zeichnet sich durch die Spezifität der Pathogenerkennung und durch das immunologische Gedächtnis aus, das einen verstärkten Schutz gegen eine erneute Infektion gewähr-

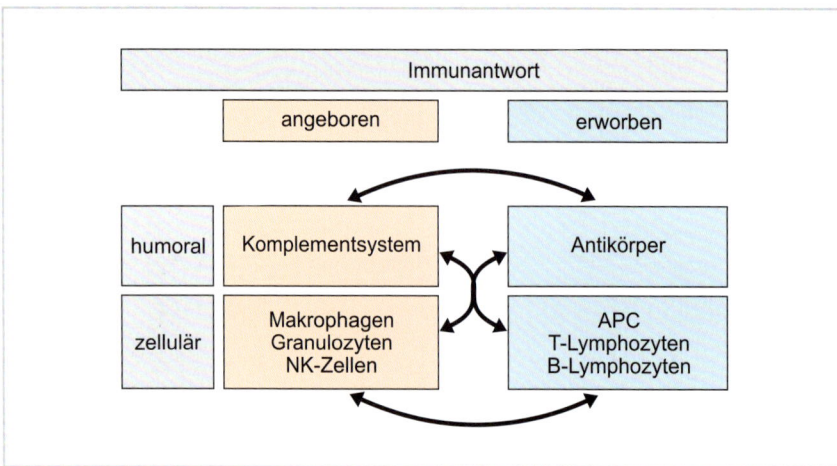

Abb. 1.1 Kooperation von angeborenem und erworbenem Immunsystem bei einer erfolgreichen Immunantwort.
Für eine erfolgreiche Abwehr von Pathogenen müssen die humoralen und zellulären Bestandteile sowohl des angeborenen als auch des erworbenen Immunsystems miteinander interagieren (APC: antigenpräsentierende Zelle, NK-Zellen: Natürliche Killerzellen).

leistet. Lymphozyten spielen die zentrale Rolle in allen erworbenen Immunantworten. Durch klonale Selektion entstehen Lymphozyten, die jeweils Rezeptoren einer einzigen Spezifität tragen. Nach Antigenkontakt durch antigenpräsentierende Zellen kommt es zur Proliferation der einzelnen Lymphozytenklone und zur Aktivierung entsprechender spezifischer Effektorsysteme, die den Erreger vernichten: B-Zellen produzieren Antikörper, die extrazelluläre Pathogene binden; T-Zellen können andere Immunzellen unterstützen bzw. infizierte Zellen töten. Ein Teil der proliferierenden B- bzw. T-Lymphozyten differenziert zu Gedächtniszellen.

Eine erfolgreiche Immunantwort basiert auf der Interaktion von erworbenen und angeborenen Effektorsystemen (Abb. 1.1).

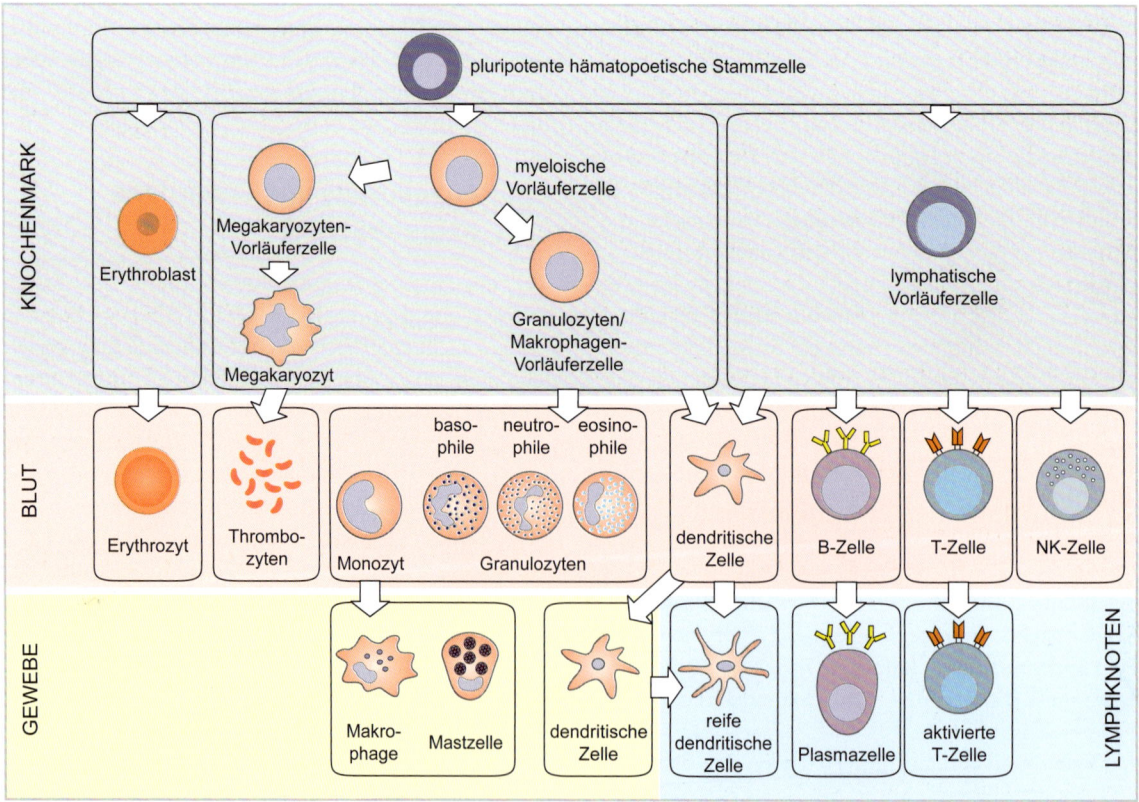

Abb. 1.2 Hämatopoese.
Aus selbsterneuernden, pluripotenten hämatopoetischen Stammzellen entstehen myeloische und lymphatische Vorläuferzellen. Aus diesen Vorläuferzellen entwickeln sich Lymphozyten und unterschiedliche myeloische Zellen, die das zelluläre Arsenal des Immunsystems darstellen.

1.3 Bestandteile des Immunsystems

Immunantworten werden durch unterschiedliche Zellen und durch lösliche Mediatoren in lymphatischen Geweben vermittelt.

1.3.1 Zellen des Immunsystems

Alle immunkompetenten Zellen haben ihren Ursprung in einer pluripotenten hämatopoetischen Stammzelle im Knochenmark. Aus ihr können sich über eine lymphatische Vorläuferzelle Lymphozyten und Natürliche Killerzellen (NK-Zellen) und bestimmte dendritische Zellen entwickeln. Myeloische Vorläuferzellen generieren Vorläuferzellen der roten Blutzellen und der Blutplättchen sowie Granulozyten-/Makrophagen-Vorläuferzellen, aus denen sich Monozyten und neutrophile sowie eosinophile und basophile Granulozyten ableiten. Ins Gewebe eingewanderte Monozyten entwickeln sich zu Makrophagen. Granulozyten werden auf Grund ihres ungleichmäßig geformten Zellkerns auch als polymorphkernige Leukozyten bezeichnet. Gewebeständige Mastzellen und gewisse dendritische Zellen haben ihren Ursprung ebenfalls in der myeloischen Vorläuferzelle (**o** Abb. 1.2).

Lymphozyten sind bei allen erworbenen Immunantworten essenziell. NK-Zellen besitzen im Gegensatz zu den Lymphozyten keine Antigen-Spezifität und sind insbesondere für die Abwehr intrazellulärer Erreger wichtig. Makrophagen und neutrophile Granulozyten nehmen Erreger auf und können sie abtöten und werden daher auch als Phagozyten bezeichnet. Eosinophile und basophile Granulozyten sowie Mastzellen sind in der Lage, über Freisetzung ihrer zytotoxischen Granula Erreger zu töten, schädigen aber häufig auch umliegendes Gewebe. Dendritische Zellen nehmen Erreger auf, um die entsprechenden Antigene anschließend Lymphozyten zu präsentieren, die daraufhin zu Antigenspezifischen Lymphozyten differenzieren.

1.3.2 Lösliche Immunmodulatoren

Eine Immunantwort wird durch eine Vielzahl von löslichen Molekülen moduliert.

Das Komplement, ein komplexes Enzymsystem, spielt sowohl bei der angeborenen als auch bei der erworbenen Immunantwort eine wichtige Rolle (▶ Kap. 2.1.2 und ▶ Kap. 3.3.4).

Zytokine, eine große Gruppe von Proteinen, vermitteln die Kommunikation unterschiedlicher immunkompetenter Zellen im Vorlauf einer Immunantwort und sind wichtig für die erworbene und angeborene Immunität (▶ Kap. 2.3.1).

Akute-Phase-Proteine dienen durch Opsonisierung der Krankheitserreger in der Regel einer verbesserten Phagozytose und damit vorwiegend der angeborenen Immunantwort (▶ Kap. 2.3.1).

Antikörper fungieren als wesentliche Werkzeuge der erworbenen Immunantwort (▶ Kap. 3.3.4).

1.3.3 Lymphatisches Gewebe

Nach ihrer Funktion unterscheidet man zwei Arten von lymphatischen Geweben (**o** Abb. 1.3):
- primäre Immunorgane, auch zentrale oder generative Immunorgane genannt und
- sekundäre oder periphere Immunorgane.

Thymus und Knochenmark stellen primäre lymphatische Gewebe dar, deren Aufgabe die Lymphopoese ist. Im Thymus reifen T-Lymphozyten heran, im Knochenmark B-Lymphozyten. Die einzelnen Schritte der Lymphopoese werden in ▶ Kap. 3.1.1. besprochen.

Die Milz, die Lymphknoten und die so genannten Mucosa-assoziierten lymphatischen Gewebe (MALT = mucosa associated lymphoid tissue) zählen zu den sekundären lymphatischen Organen.

Funktion der sekundären lymphatischen Organe ist, die Entwicklung einer erworbenen Immunantwort zu gewährleisten.

Sie sind anatomisch so organisiert, dass Antigene bzw. antigenpräsentierende Zellen und die entsprechenden Lymphozyten, die beide nur in äußerst gerin-

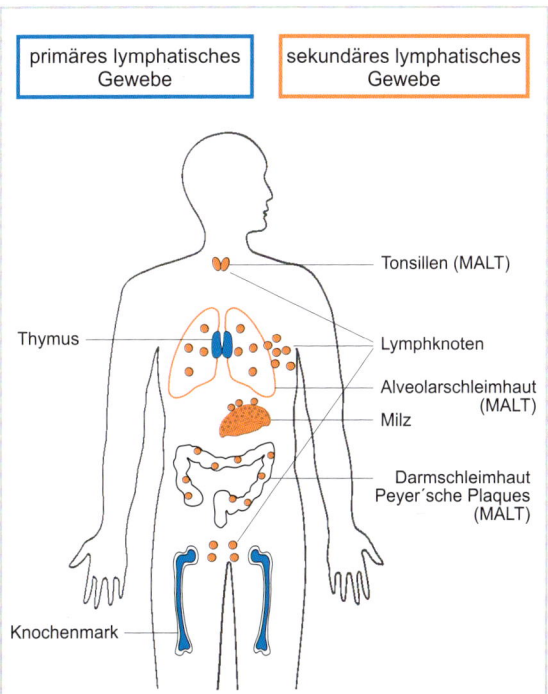

o **Abb. 1.3** Immungewebe.
Thymus und Knochenmark sind primäre Immunorgane, in denen T- bzw. B-Zellen heranreifen.
Lymphknoten, Milz und Mucosa-assoziierte Gewebe (MALT) gehören zu den sekundären Immungeweben. Dort werden erworbene Immunantworten initiiert.

Mucosa-assoziiertes lymphatisches Gewebe (MALT, mucosa associated lymphoid tissue) umfasst alle lymphatischen Zellen, die sich in Epithelien der Schleimhäute befinden. MALT befinden sich überwiegend im Darm (gut associated lymphoid tissues, GALT) und im Bereich der Atemwege (bronchial associated lymphoid tissues, BALT).

Tonsillen sind mandelförmige Ansammlungen von lymphatischen Zellen und liegen beidseitig des Rachens; sie sind Bestandteil des GALT.

Peyer'sche Plaques sind ebenfalls Ansammlungen von Lymphozyten entlang des Dünndarms und vor allem des Ileums und gehören zu den GALT.

gen Mengen vorkommen, so konzentriert und lokalisiert werden, dass eine Interaktion dieser Zellen und damit der Beginn einer erworbenen Immunantwort möglich ist (▸ Kap. 3). Antigene werden nach der ersten Runde der Infektabwehr (angeborene Immunantwort) durch Makrophagen oder dendritische Zellen aus den Infektionsherden über Blut oder Lymphflüssigkeit abtransportiert und im peripheren Lymphgewebe festgehalten. Lymphozyten haben die Fähigkeit, durch sekundäre lymphatische Gewebe zu wandern, in denen das Antigen konzentriert ist. So wird ein Kontakt von naiven Lymphozyten mit ihrem spezifischen Antigen ermöglicht. Wichtig ist weiterhin, dass sekundäre lymphatische Gewebe erlauben, dass Antigen-spezifische

T-Zellen mit Antigen-spezifischen B-Zellen interagieren und zu Effektorzellen des erworbenen Immunsystems differenzieren können (▸ Kap. 3).

Die Milz ist ein sekundäres Immunorgan im abdominalen Bereich unseres Körpers, das hauptsächlich Antigene, die aus dem Blut kommen, konzentriert und festhält. Dies geschieht durch dendritische Zellen oder Makrophagen als klassische antigenpräsentierende Zellen, die in der Milz in großer Zahl vorhanden sind.

Lymphknoten sind knotenförmige Ansammlungen lymphoiden Gewebes, die entlang der Lymphgefäße in allen Körperregionen lokalisiert sind. Die Lymphknoten fangen Antigene ab, die sich in der Lymphflüssigkeit befinden oder durch antigenpräsentierende Zellen jeweils aus epithelialem Gewebe oder Bindegewebe absorbiert wurden.

Die so genannten Mucosa-assoziierten lymphatischen Gewebe (MALT), zu denen die Tonsillen, die Peyer'schen Plaques des Darmes sowie die Schleimhäute der Lunge oder des Urogenitaltraktes zählen, präsentieren Antigene, die Schleimhautbarrieren passiert haben.

Die verschiedenen sekundären Immunorgane sind ähnlich aufgebaut, was in ❍ Abb. 1.4 am Beispiel eines Lymphknotens dargestellt ist. Die anatomische Organisation der peripheren lymphatischen Gewebe ist streng reguliert, um die Initiation einer erworbenen Immunantwort möglich zu machen. B-Lymphozyten sind in Follikeln lokalisiert. Spezifische Chemokine, die von follikulären Zellen ausgeschüttet werden, bewirken, dass sich B-Zellen aus der Zirkulation dort einfinden.

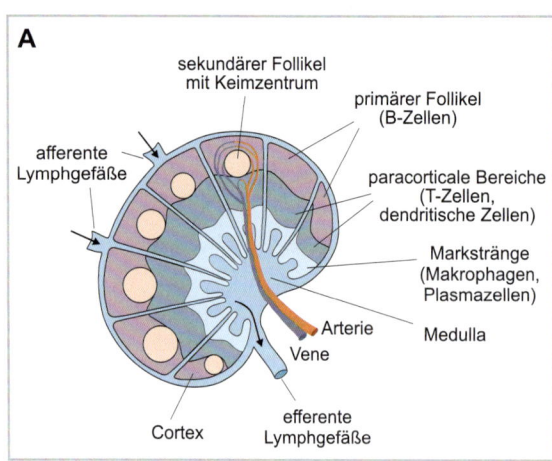

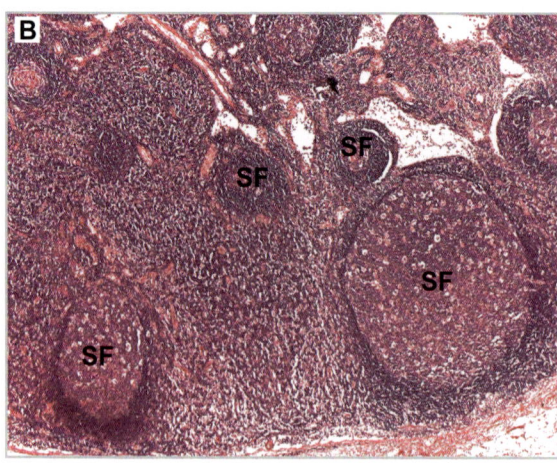

❍ Abb. 1.4 Aufbau und Funktion von sekundären Immunorganen: Beispiel Lymphknoten.

A Ein Lymphknoten besteht aus einer äußeren Rindenschicht (Cortex) und dem inneren Mark (Medulla), die durch einen paracorticalen Bereich getrennt sind. Im Bereich des Cortex sind die B-Lymphozyten in Follikeln (primäre Follikel) organisiert. Nach Stimulation durch ein Antigen transformieren ruhende Primärfollikel durch Einwandern aktivierter und stark proliferierender B-Zellen in Sekundärfollikel mit Keimzentren. Im Paracortex befinden sich v. a. T-Zellen und dendritische Zellen. Die Medulla besteht aus Strängen von Makrophagen und Plasmazellen.

B Lichtmikroskopische Aufnahme eines Lymphknotensegmentes. Deutlich sind die hervortretenden sekundären Follikel (SF) mit Keimzentren zu sehen.

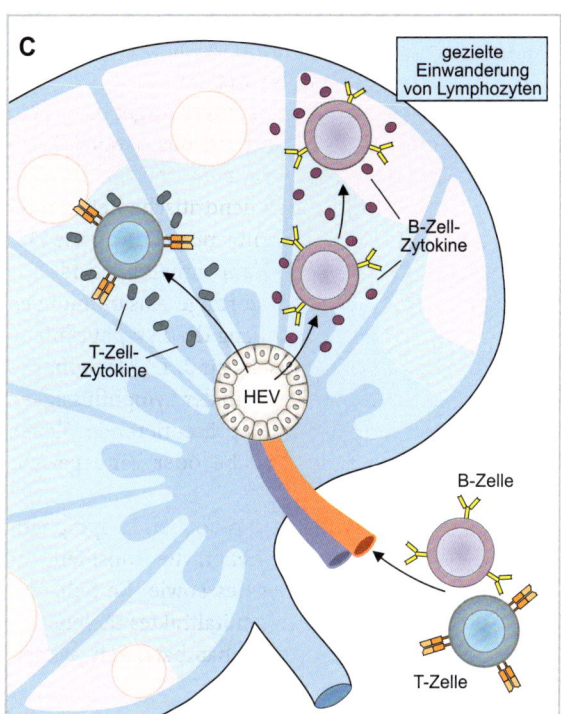

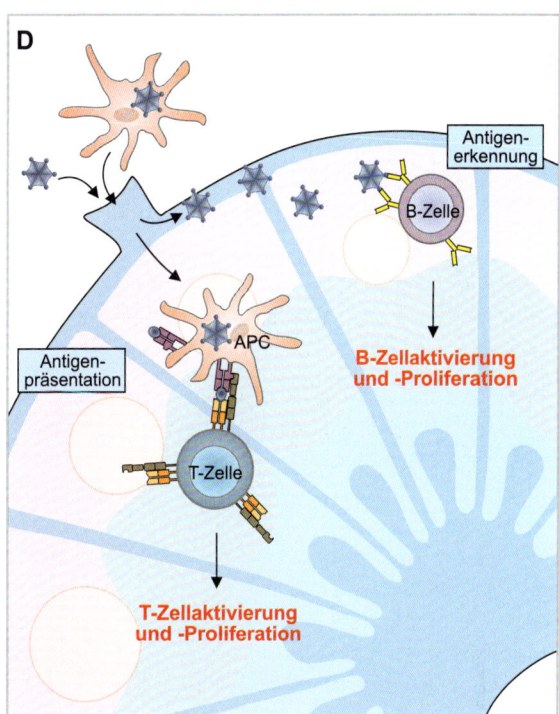

1

Abb. 1.4 Aufbau und Funktion von sekundären Immunorganen: Beispiel Lymphknoten (Fortsetzung).

C   Nach ihrem Einwandern in den Lymphknoten durch spezielle postkapilläre Venen (HEV, high endothelial venules) werden naive B- und T-Lymphozyten durch spezifische Chemokine in die entsprechenden anatomischen Areale dirigiert.

D   Antigene, präsentiert von dendritischen Zellen oder Makrophagen, werden über afferente Lymphgefäße von den Geweben in die Lymphknoten transportiert und treffen bevorzugt auf T-Lymphozyten. Antigen-spezifische T-Zellen werden aktiviert und proliferieren. B-Zellen können Antigene direkt erkennen und werden in der Folge aktiviert bzw. proliferieren.

E   Antigen-spezifische B-Zellen benötigen u. U. aktivierte Antigen-spezifische T-Zellen, um zu Antikörper-produzierenden Plasmazellen zu differenzieren. Durch die Interaktion der entsprechenden T- und B-Zellen am Rande eines B-Zell-Follikels ist dies gewährleistet.

Orte der B-Zellproliferation und Differenzierung sind die Keimzentren (sekundärer Follikel). Antikörper-produzierende Plasmazellen wandern zu den Strängen der Medulla und können – wie auch Antigen-spezifische T-Zellen – den Lymphknoten über efferente Lymphgefäße bzw. über Blutgefäße verlassen.

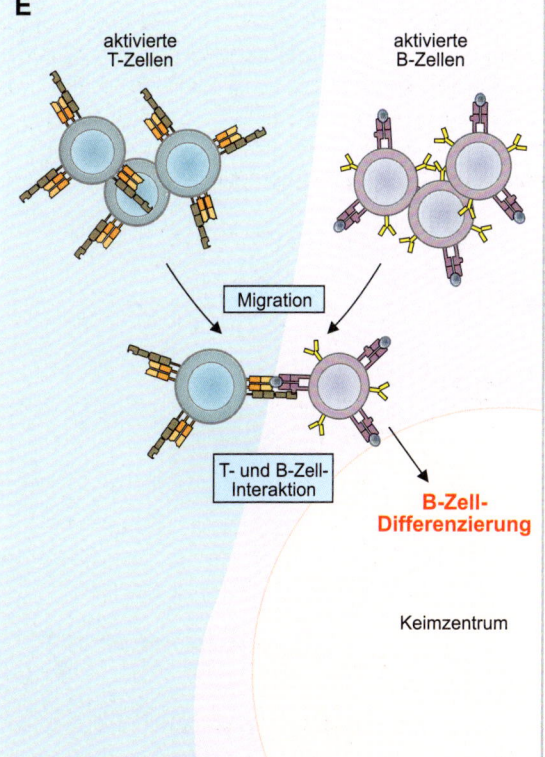

Ähnlich ist es bei den T-Lymphozyten, die sich in paracorticalen Bereichen anreichern, was ebenfalls durch das Vorhandensein eines T-Zell-spezifischen Chemokins bewirkt wird. Wenn die Lymphozyten durch Antigenpräsentation aktiviert sind, können sie ihre zugeteilten Bereiche verlassen. B-Zellen können nun T-Zellen entgegen wandern und sie am Rande der Follikel treffen. Dort helfen dann die T-Zellen den B-Zellen, sich zu Antikörper-produzierenden Plasmazellen zu differenzieren.

Nachdem Antigen-spezifische Lymphozyten Proliferations- und Differenzierungsphasen in den peripheren Lymphorganen durchlaufen haben, verlassen sie und/oder ihre Produkte (Antikörper, Zytokine) die Organe über efferente lymphatische Gefäße oder das Blut. Dabei ist wichtig zu erwähnen, dass die ausdifferenzierten B-Zellen bevorzugt im Lymphknoten bleiben und ihre Effektormoleküle, die Antikörper, in die Zirkulation freisetzen. Die aktivierten T-Lymphozyten dagegen verlassen den Lymphknoten und wandern zum Infektionsherd, um ihre Effektorfunktionen auszuüben. Dies wird im ▸ Kap. 3 „Die erworbene Immunantwort" näher besprochen.

2   Die angeborene Immunantwort

Das angeborene Immunsystem bildet die vorderste Front in der Abwehr von Krankheitserregern. Alle Vielzeller besitzen diese intrinsischen Abwehrmechanismen. Zunächst verhindert die Barrierefunktion der Körperepithelien das Eindringen des Erregers. Falls die Abwehr der Epithelien dennoch durchbrochen wurde, stehen Phagozyten und Komplement bereit, den extrazellulären Erreger sofort aus dem Verkehr zu ziehen. Die Erkennung eines Erregers als „fremd" läuft über Rezeptoren ab, die bestimmte Erkennungsstrukturen, die unterschiedlichen Klassen von Erregern gemeinsam sind, binden können. Gelingt die Beseitigung des Erregers durch vor Ort vorhandene Phagozyten und Komplement nicht, werden Effektormechanismen induziert, die sich als akute Entzündungsreaktion äußern. Die Aktivierung des Toll-like-Rezeptor-Signalweges ist für die Mobilisierung und Aktivierung von Effektorzellen von großer Bedeutung. Über den Toll-like-Rezeptor-Pathway werden Makrophagen aktiviert, Chemokine und Zytokine – insbesondere TNF-α – freizusetzen, die essenziell für die Rekrutierung von Phagozyten an den Infektionsort und deren Aktivierung sind.

Interferone und natürliche Killerzellen sind bedeutende Effektoren der angeborenen Immunantwort, die gegen Viren gerichtet ist. Zytokine, Chemokine, Phagozyten und NK-Zellen mediieren Effektormechanismen, die auch bei der erworbenen Immunantwort beteiligt sind, wie wir in ▸ Kap. 3 lesen werden.

Die angeborene Immunantwort kann in einer Sofortreaktion oder in einer frühen, induzierten Abwehrreaktion mit dem Krankheitserreger umgehen (○ Abb. 2.1). Bei der Sofortreaktion kommt es unmittelbar nach dem Erkennen durch bereits vorhandene Effektoren (Phagozyten bzw. Komplement) zur Beseitigung des Erregers, bevor sich eine Infektion etablieren kann. Diese Reaktion läuft innerhalb weniger Stunden nach Infektion ab. Falls dies nicht gelingt, werden durch das Pathogen Reaktionen induziert, die zur Eindämmung bzw. Beseitigung des Erregers führen sollen. Es kommt zu einer akuten Entzündungsreaktion mit Mobilisierung und Aktivierung von Effektorzellen.

Dieser Prozess beginnt einige Stunden nach der Infektion und hält für 2 bis 4 Tage an. Ist die Infektion nicht vollständig beseitigt, wird dann später (nach 4–5 Tagen) eine erworbene Immunantwort ausgelöst. Hierbei werden durch klonale Expansion Antigen-spezifischer Lymphozyten spezialisierte Effektorzellen bereitgestellt, die die Beseitigung des Erregers gewährleisten.

2.1   Hauptakteure

Das angeborene Immunsystem besteht aus den Epithelien, die eine Barriere für den Krankheitserreger darstellen, aus Immunzellen in der Zirkulation und im Gewebe sowie aus verschiedenen Plasmaproteinen.

2.1.1   Zellen bzw. Gewebe

Die Epithelien, die die inneren und äußeren Oberflächen des Körpers abdecken, übernehmen die erste Abwehrfunktion, indem sie eine chemische, mechanische und mikrobielle Barriere gegen Infektionen darstellen können (○ Abb. 2.2). Die Haut und die Schleimhäute des Gastrointestinaltrakts bzw. der Atemwege und des Urogenitaltraktes sind die wichtigsten Trennflächen zwischen dem Körperinneren und der Außen-

---

Antimikrobielle Peptide sind endogene Polypeptide, die in meist hohen Konzentrationen in Epithelzellen gebildet werden, Arginin-reich, daher positiv geladen sind, und mikrobielle Pathogene in unterschiedlicher Art und Spezifität abtöten können. In Säugetieren gibt es zwei wichtige Familien: die Defensine und die Cathelicidine.

Surfactant-Proteine A und D sind antimikrobielle Proteine in der Flüssigkeit, die die Lungenepithelien benetzt. Sie sind oberflächenaktiv und heften sich an die Oberfläche von Krankheitserregern. Sie wirken als Opsonine, d. h. sie erleichtern Phagozyten die Aufnahme der umhüllten Krankheitserreger.

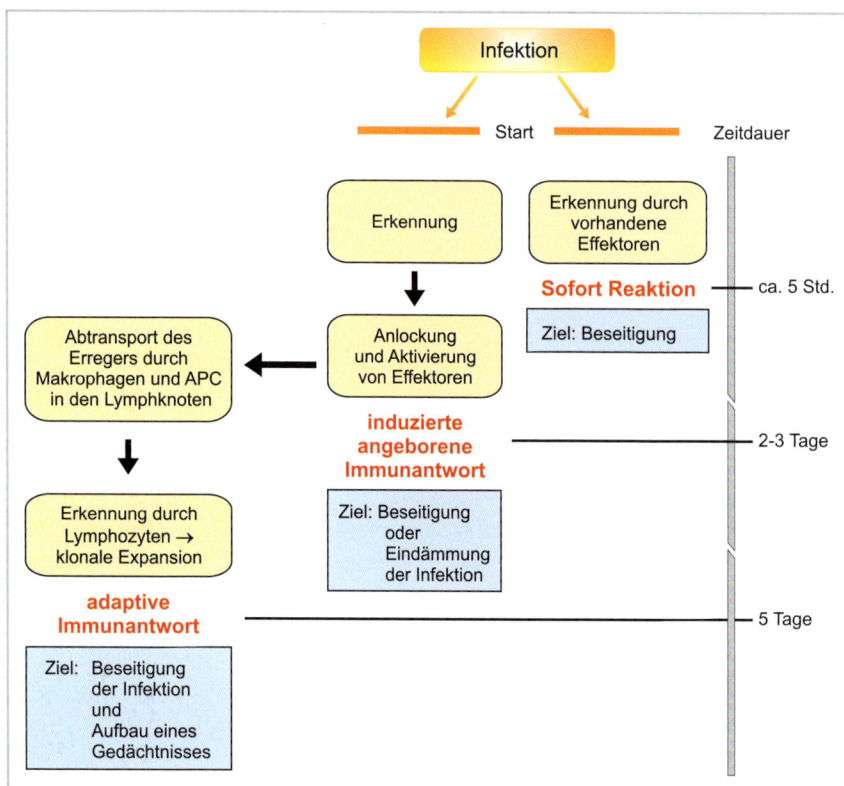

○ **Abb. 2.1** Zeitliche Abfolge von Immunantworten.

Vorhandene Effektoren des angeborenen Immunsystems können eingedrungene Erreger in einer Sofortreaktion beseitigen. Gelingt dies nicht, wird durch Anlocken und Aktivieren angeborener Effektoren eine angeborene Immunantwort induziert. Wird der Erreger auch hier nicht beseitigt, werden durch Antigenpräsentation und klonale Expansion spezifischer Lymphozyten Effektormechanismen der adaptiven Immunantwort zugeschaltet und ein immunologisches Gedächtnis induziert. APC: antigenpräsentierende Zellen

welt. Neben einer rein physikalischen Barriere, die Epithelien für Krankheitserreger darstellen, können sie antibakterielle Peptide, verschiedene Enzyme (Pepsin, Lysozym) und Opsonine wie Surfactant-Proteine A/D produzieren, die Mikroben abtöten bzw. beseitigen helfen. Die wichtige Rolle der Schleimhäute in der Vermittlung adaptiver Immunantworten wird später besprochen (▸ Kap. 4.1.).

Gelingt es einem Krankheitserreger dennoch, die Abwehrmechanismen der Oberflächenepithelien zu überwinden, wird er in der Regel von Fresszellen (Phagozyten) im Gewebe erkannt und aufgenommen.

Der Vorgang der Aufnahme wird Phagozytose genannt und stellt einen essenziellen Effektormechanismus der angeborenen Immunantwort dar (▸ Kap. 2.3). Makrophagen und neutrophile Granulozyten sind professionelle Fresszellen (○ Abb. 2.3). Neutrophile Granulozyten werden auf Grund ihrer Morphologie auch polymorphkernige neutrophile Leukozyten (PMN) genannt. Einkernige Makrophagen reifen kontinuierlich aus zirkulierenden Monozyten. In großer Zahl befinden sie sich im Verdauungstrakt, in der Lunge (Alveolarmakrophagen) und in der Milz. Blutmonozyten und Gewebemakrophagen stammen von der gleichen Vorläuferlinie ab und werden daher auch häufig mononukleäres System genannt. Aktivierte, d. h. phagozytierende Makrophagen locken durch Freisetzung chemotaktischer Faktoren (Chemokine) vermehrt neutrophile Granulozyten aus dem Blut durch die Gefäßwand zum Infektionsherd. Neutrophile Granulozyten sind kurzlebig und sterben bald nachdem sie ihre Aufgabe, nämlich die Phagozytose des Erregers erfüllt haben, selbst ab. Sie sind Hauptbestandteile des Eiters, der bei manchen Infektionen entsteht. Krankheitserreger, die solche Infektionen verursachen, nennt man pyogene Pathogene (grampositive Staphylokokken und Streptokokken). Makrophagen hingegen sind langlebig und wieder aktivierbar. Makrophagen haben nicht nur Effektorfunktion sondern spielen auch eine wichtige Rolle in der Signalübertragung von Abwehrreaktionen wie wir unten sehen werden.

Die Phagozytose ist ein aktiver Vorgang; das Pathogen wird zunächst über allgemeine Strukturelemente an der Oberfläche des Phagozyten erkannt, von dessen Plasmamembran umhüllt und in ein Vesikel aufgenommen (Phagosom). Dieses verschmilzt in der Folge

Endozytose ist der Prozess der Aufnahme von extrazellulären Makromolekülen durch Einstülpung der Plasmamembran in die Zelle.

Phagozytose ist der Prozess der Aufnahme von *großen Partikeln* wie intakten Mikroben (< 0,5 μm) durch Makrophagen oder Granulozyten.

Pinozytose beschreibt die Endozytose von *extrazellulärer Flüssigkeit* und darin gelösten Materials.

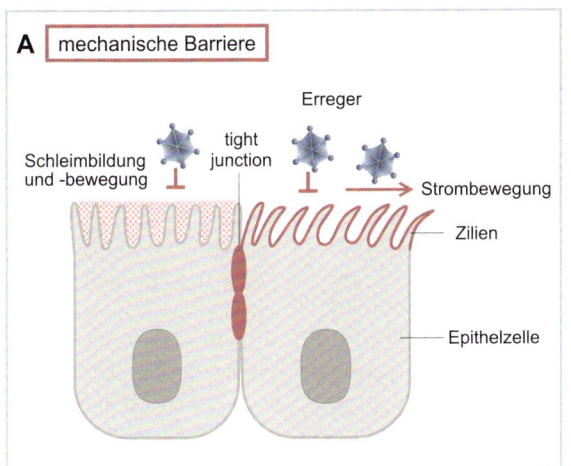

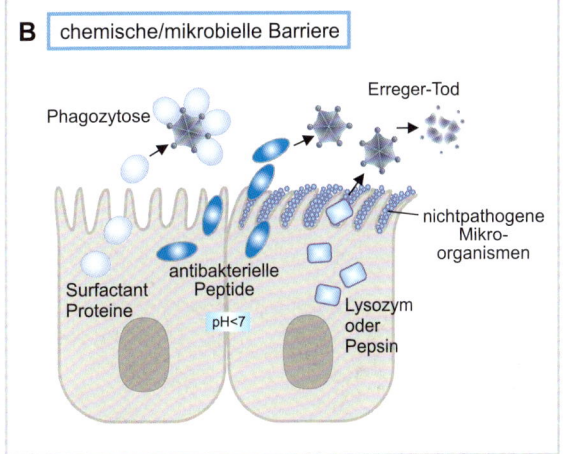

○ **Abb. 2.2** Oberflächenepithelien als erste Barriere gegen Infektionen.

A Mechanische Barriere: Epithelien bilden durch feste Zell-Zell-Verbindungen (tight junctions) eine Schranke gegen das Eindringen von Erregern. Schleimhautepithelien können zudem Schleime freisetzen, die ein Anhaften des Erregers verhindern. Durch das Schlagen der Zilien auf Epithelzellen in der Lunge oder der Peristaltik des Darmes werden Strombewegungen erzeugt, die ein Anhaften des Erregers ebenfalls verhindern können.

B Chemische/mikrobielle Barriere: Epithelien können chemische Substanzen produzieren, die Erreger abtöten können. Als Beispiele seien hier Enzyme wie Lysozym in Speichel oder Tränenflüssigkeit oder Pepsin im Gastrointestinalbereich genannt. Epithelien können antimikrobielle Peptide wie β/α-Defensine oder Cathelicidine produzieren. Insbesondere das Lungenepithel kann Proteine (Surfactant-Proteine) sezernieren, die Erreger opsonisieren und deren Phagozytose erleichtern. Nichtpathogene Mikroorganismen können eine mikrobielle Flora darstellen, die durch Produktion von antibakteriellen Proteinen eine Besiedelung durch pathogene Mikroorganismen verhindert.

mit den Granula der Phagozyten (Lysosomen) zum Phagolysosom. Toxische lysosomale Faktoren können eine Abtötung des Krankheitserregers bewirken. Bei der Phagozytose produzieren die Fresszellen eine Reihe von Produkten wie reaktive Sauerstoff- und Stickstoffderivate, die für Bakterien direkt toxisch sind, aber auch zur Schädigung des umliegenden Gewebes führen können. Makrophagen und neutrophile Granulozyten werden auch als die klassischen Entzündungszellen bezeichnet. Die Produktion von toxischen Radikalen ist für die Erregerabwehr von großer Bedeutung, was man aus entsprechenden genetischen Defekten ableiten kann. Menschen mit so genannter chronischer Granulomatose weisen einen Defekt im NADPH-Oxidasesystem auf, das für die Sauerstoffproduktion ver-

antwortlich ist. Sie sind damit nicht in der Lage, Krankheitserreger effektiv zu beseitigen und leiden unter starker Infektanfälligkeit (▸ Kap. 5.1.1., ▸ Kap. 8 und v. a. ▸ Kap. 8.5.3).

Eine sofortige erfolgreiche Phagozytose von Krankheitserregern ist die Hauptaufgabe von neutrophilen Granulozyten. Makrophagen hingegen haben noch eine zusätzliche wichtige Rolle in der Weiterleitung von Sig-

Lysosomen sind von einer Membran umhüllte Organellen mit saurem Milieu, die besonders zahlreich in Phagozyten vorkommen. Sie enthalten hydrolytische Enzyme, die insbesondere Proteine abbauen, die extrazellulären Ursprungs sind. Lysosomen sind auch wichtig bei der Antigenpräsentation durch MHC-II-Moleküle.

NADPH-Oxidase ist ein Multienzymkomplex, der insbesondere in phagozytierenden Zellen aktiviert wird und einen wichtigen Beitrag zur Abwehr von Krankheitserregern leistet. Aktivierte NADPH-Oxidase besteht aus unterschiedlichen Komponenten (gp22phox, gp91phox, p47phox, p67phox, p40phox und rac) und überträgt ein Elektron von NADPH auf molekularen Sauerstoff, was zur Generierung von toxischen Superoxid-Anionen führt.

NO ist ein biologisches Effektormolekül mit vielfältigen Aktivitäten. In aktivierten Makrophagen wird es durch die **induzierbare NO-Synthase (iNOS)** in großen Mengen produziert und kann aufgenommene Mikroben abtöten.

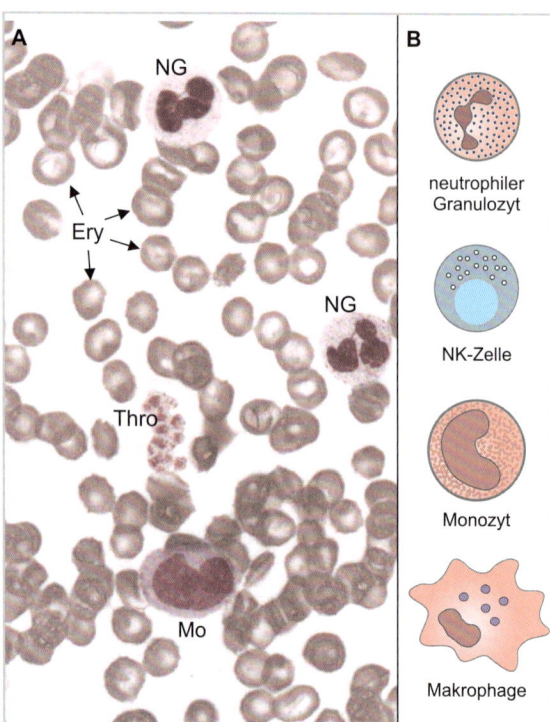

<o> **Abb. 2.3** Periphere Immunzellen.
A Ein typischer Blutausstrich zeigt nach Giesma-Färbung neutrophile Granulozyten (NG), Monozyten (Mo), Thrombozyten (Thro) und Erythrozyten (Ery).
B Schematische Darstellung wesentlicher Merkmale von polymorphkernigen neutrophilen Granulozyten, NK-Zellen und Monozyten/Makrophagen als essenzielle Zellen des angeborenen Immunsystems.

nalen, die zur Induktion von gegebenenfalls effektiveren Reaktionen führen. Makrophagen spielen also nicht nur für die Sofortreaktion des angeborenen Immunsystems eine Rolle, sondern auch für die frühe, induzierte Abwehrreaktion der erworbenen Antwort. Aktivierte Makrophagen produzieren nämlich eine Reihe von Zytokinen (z. B. TNF-α, IL-1, IL-6, IL-8, IL-12) und

> **Zytokine** sind Proteine, die sezerniert werden und bei Immunantworten und Entzündungsreaktionen eine Rolle spielen. Zytokine, die für die angeborene Immunantwort wichtig sind, werden bevorzugt von Makrophagen und NK-Zellen produziert. Zytokine, die in der erworbenen Immunantwort von Bedeutung sind, werden hauptsächlich von T-Lymphozyten synthetisiert.
>
> **Prostaglandine** und **Leukotriene** sind biologisch aktive Abkömmlinge der Arachidonsäure. Sie haben Mediatorfunktionen vor allem in der Entzündung und bei Überempfindlichkeitsreaktionen vom Typ I.

Lipidmediatoren (Prostaglandine, Leukotriene, Plättchenaktivierender Faktor), die als Mediatoren der induzierten Abwehrmechanismen dienen. Insofern sind Makrophagen also nicht nur auf Grund ihrer Fressaktivitäten von Bedeutung, sondern spielen auch als sekretorische Zellen eine wesentliche Rolle.

Die durch Makrophagenfaktoren induzierten Abwehrmechanismen äußern sich als eine akute Entzündungsreaktion, wie wir unter ▸ Kap. 2.3 noch im Detail sehen werden. Es kommt zum klassischen Erscheinungsbild einer Entzündung, d. h. es kommt

- zur Erweiterung lokaler Blutgefäße (was zur Rötung und Erhitzung führt),
- zur Extravasation von Leukozyten, insbesondere von neutrophilen Granulozyten, und
- zur erhöhten Durchlässigkeit der Gefäßwand, wodurch sich Flüssigkeit und Plasmaproteine wie Komplement am Infektionsherd anreichern können (führt zur Schwellung und Schmerz).

Durch diese akute Entzündungsreaktion wird neben einer möglichen Beseitigung des Erregers auch die Ausbreitung des Pathogens verhindert.

Wichtig zu erwähnen ist, dass Makrophagen während der angeborenen Immunreaktion dazu beitragen, eine erworbene Immunantwort auszulösen. Aktivierte Makrophagen können beispielsweise Antigene als MHC-II-Komplexe T-Zellen präsentieren. Des Weiteren aktivieren von Makrophagen freigesetzte Zytokine (z. B. IL-1, IL-6) Lymphozyten (▸ Kap. 3.3).

Natürliche Killerzellen (NK-Zellen) entwickeln sich aus lymphatischen Vorläuferzellen und zirkulieren im Blut (<o> Abb. 2.3). Sie spielen eine Rolle in der angeborenen Abwehr von intrazellulären Pathogenen, insbesondere von Viren, indem sie infizierte Zellen durch zytotoxische Faktoren, die sie in Granula gespeichert haben, abtöten. NK-Zellen können durch Makrophagen-Zytokine aktiviert werden und setzen selbst Zytokine (IFN-γ) frei, durch die sie wiederum Makrophagen aktivieren.

2.1.2 Lösliche Faktoren
Neben Phagozyten als zelluläre Bestandteile ist das lösliche Komplement ebenfalls in der Lage, sowohl sofort als auch nach Induktion von Effektorzellen auf Krankheitserreger zu reagieren. Das Komplement ist ein aus über 20 Aktivator- und Regulatorproteinen bestehendes enzymatisches Kaskadensystem, das einen essenziellen Teil der Immunabwehr darstellt. Es erfüllt als humorales System eigenständig seine Aufgaben in der angeborenen Immunantwort, kann aber auch erworbene Immunantworten verstärkend beeinflussen. Somit ist das Komplement ein Bindeglied zwischen humoralen und zellulären Reaktionsketten in angeborenen wie adaptiven Immunantworten (<o> Abb. 1.1)

Das Komplementsystem besitzt eine Reihe von Eigenschaften, die für seine Funktionen wichtig sind:

1. Die Aktivierung der Komplementproteine beinhaltet deren sequenzielle proteolytische Spaltung, was zu mehreren Effektormolekülen führt, die in unterschiedlicher Art und Weise zur Eliminierung des Krankheitserregers beitragen.
2. Die kaskadenförmige Aktivierung der Komplementproteine führt zu einer erheblichen Amplifikation der Effekte, da aus einer limitierten Anzahl von aktivierten Komplementmolekülen eine große Menge an Effektormolekülen entsteht.
3. Aktivierte Komplementproteine werden kovalent an die Mikrobenoberfläche gebunden, an der die Aktivierung erfolgt. Damit ist sichergestellt, dass die Aktivierung auf das entsprechende Target limitiert bleibt.
4. Das Komplementsystem wird streng durch Moleküle reguliert, die auf normalen Wirtszellen vorkommen, um eine potenziell schädigende Aktivierung von Komplement zu verhindern.

Im Folgenden wird auf die Aktivierung, Funktion und Regulation des Komplementsystems kurz eingegangen.

Aktivierung von Komplement

Komplement kann grundsätzlich auf drei Arten aktiviert werden (○ Abb. 2.4):

1. über die Bindung an Antikörpern auf der Oberfläche von Pathogenen (klassischer Weg),
2. über ein Lektin, das an Mannose-Molekülen auf der Pathogenoberfläche bindet (Lektin-Weg) und
3. über die Bindung eines spontan aktivierten Komplementproteins an die Oberfläche des Pathogens (alternativer Weg).

Die Aktivierung besteht aus einer präzisen Sequenz von Interaktionen verschiedener Komplementproteine, die in die Bildung der so genannten C3-Konvertase-Aktivität mündet und als frühe Aktivierungsschritte zusammengefasst werden.

Der klassische Weg wird ausgelöst, wenn IgM- oder bestimmte Subtypen von IgG-Antikörpern (IgG1 und IgG3) an Antigene auf Zelloberflächen von Mikroben

Komplement hat seinen Namen von seiner Fähigkeit, Antikörpern in der Abwehr von Mikroorganismen zu helfen, ihre antimikrobielle Aktivität zu „komplementieren". Komplement kann aber auch in Abwesenheit von Antikörpern agieren und ist in dieser Form ein Teil der angeborenen Immunantwort. Aktiviert durch Antikörper an der Oberfläche von Mikroben ist es hingegen Teil der erworbenen Immunantwort.

binden. Die Fc-Teile der Immunglobuline kommen einander näher, so dass das C1-Komplementprotein binden kann und damit aktiviert wird. Dies führt zur Spaltung der Komplementproteine C4 und C2. Es kommt zur Ausbildung eines Komplexes von C4bC2a, der kovalent an den Antikörper bzw. an die Mikrobenoberfläche gebunden ist. Dieser Komplex ist die C3-Konvertase (C4bC2a) des klassischen Weges. Sie spaltet C3-Moleküle und das dabei entstandene C3b bindet entweder direkt an die Mikrobe oder an den Fc-Bereich des Antikörpers. Durch Bindung eines weiteren C3b-Moleküls an C4bC2a entsteht eine so genannte C5-Konvertase (C4bC2aC3b)-Aktivität, die späte Schritte der Komplementaktivierung vermittelt (○ Abb. 2.5).

Der zweite Weg der Aktivierung wird durch die Bindung des Mannose-bindenden Lektins (MBL) an Mikroben gestartet und Lektin-Weg genannt. MBL aktiviert in der Folge die Proteine des klassischen Weges und unterscheidet sich in den anschließenden Schritten nicht vom klassischen Weg (○ Abb. 2.4).

Der alternative Weg ist Antikörper-unabhängig und kann durch mikrobielle Bestandteile im Blut initiiert werden. Hierzu zählen beispielsweise Zymosan (Bestandteile von Hefen) oder Lipopolysaccharide (LPS, Bestandteile gramnegativer Bakterien); aber auch bestimmte Mikroorganismen wie Leishmanien, Trypanosomen und Mykobakterien aktivieren den alternativen Weg direkt. Ein spontan im Plasma entstandenes C3-Spaltprodukt, das C3b, bindet an die Mikrobenoberfläche und kann damit nicht mehr abgebaut werden. Durch diese Bindung wird eine Kaskade ausgelöst, wobei C3b als Substrat für die Bindung des Faktors B fungiert, der seinerseits durch eine Plasmaprotease zu Bb gespalten wird. Bb bleibt an C3b gebunden und beide fungieren als alternative C3-Konvertase (C3bBb), deren Aufgabe es ist, mehr C3 zu spalten und in der Folge mehr C3b und C3bBb-Komplexe zu generieren, die an die Mikroben binden. Wenn sich ein weiteres C3b an den C3bBb-Konvertase-Komplex bindet, entsteht auch auf diesem Weg die so genannte C5-Konvertase (C3bBbC3b), die späte Schritte der Komplementaktivierung mediiert (○ Abb. 2.5).

Das Ergebnis der frühen Aktivierungsschritte des Komplements (unabhängig über welchen Weg) ist,

- dass Mikroben eine Fülle von kovalent gebundenen C3b-Molekülen erhalten, die ihre Aufnahme durch Phagozyten erleichtern und
- dass spätere Aktivierungsschritte durch die C5-Konvertase eingeleitet werden, die, wie wir gleich sehen werden, Entzündungsreaktionen mediieren und zur Lyse der Pathogene führen können.

Funktion von Komplement

Die Beseitigung von Krankheitserregern während der angeborenen wie auch der erworbenen Immunantwort

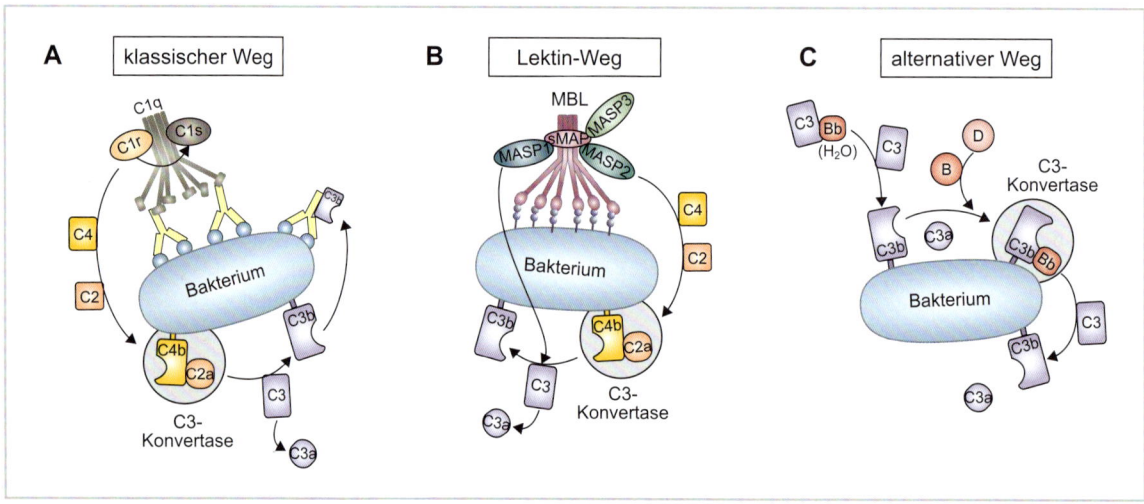

Abb. 2.4 Frühe Aktivierungsschritte des Komplementsystems.

A Klassischer Weg: Initiiert wird die Komplementaktivierung durch die Bindung des C1-Komplexes an die Fc-Region von Antikörpern auf der Bakterienoberfläche. C1 besteht aus C1q, C1r und C1s. Die Serinprotease C1r wird zunächst autoaktiviert und aktiviert dann C1s, was in der Folge C4- und C2-Serumfaktoren spaltet. Die entstandenen C4b- und C2a-Fragmente bilden einen Komplex, der sich an der Oberfläche des Bakteriums bzw. an den Antikörper (nicht gezeigt) anlagert. Dieser C4bC2a-Komplex fungiert als C3-Konvertase, die C3-Fragmente spaltet. C3b-Fragmente binden an die Bakterienoberfläche bzw. die Fc-Bereiche der Antikörper und sind essenziell für die Eliminierung des Bakteriums durch Phagozytose. C3a-Fragmente werden freigesetzt und dienen als Signalmoleküle.

B Der Lektin-Weg wird dadurch gestartet, dass Mannose-bindendes Lektin (MBL), das wiederum mit drei Serinproteasen (MASP1-3) und einem MBL-bindenden Protein (sMAP) assoziiert ist, an die entsprechenden Kohlenhydratgruppen auf der Oberfläche des Bakteriums bindet. MASP-2 spaltet C4 und C2, was ebenfalls zur C3-Konvertase (C4bC2a) führt. MASP-1 kann C3 aber auch direkt spalten.

C Der alternative Weg beginnt durch eine spontane Aktivierung von C3 durch die Bindung von aktiviertem Faktor B (Bb) an hydrolysiertes C3 (C3-H_2O) im Serum. Entstandenes C3b bindet Faktor B, der durch Faktor D in das Fragment Bb gespalten wird. Der Komplex aus C3b und Bb stellt die C3-Konvertase (C3bBb) des alternativen Weges dar. Wenn C3b an die Oberfläche des Bakteriums gebunden ist, kommt es zu einem Verstärkungskreis, in dem die alternative C3-Konvertase C3-Moleküle zu C3b-Fragmenten spaltet.

stellt die essenzielle Aufgabe des Komplementsystems dar und wird durch drei Effektorfunktionen gewährleistet (○ Abb. 2.5):

1. **Phagozytose:** Durch Komplementfaktoren (C4b, C3b) opsonisierte Pathogene bzw. Antikörperkomplexe werden von Komplementrezeptoren (z. B. CR-1) auf Phagozyten erkannt und durch Phagozytose wirksam entfernt.
2. **Mobilisierung von Effektorzellen:** Über bestimmte Komplementspaltprodukte (C4a, C5a, C3a) werden Immunzellen angelockt und Entzündungsreaktionen stimuliert, die zur Beseitigung der Pathogene beitragen.
3. **Lyse:** Über die Bildung von Membran-angreifenden Komplexen (C5b, C6-C9) kommt es zur direkten osmotischen Lyse von Mikroorganismen.

Zusätzlich zu den antimikrobiellen Effektorfunktionen stimulieren Komplementfaktoren wie C3d (durch Spaltung von C3 entstanden) über CR-2-Rezeptoren auf

B-Lymphozyten die Antikörperproduktion und stellen ein gutes Beispiel für die Interaktion von angeborenem und erworbenem Immunsystem dar (▸ Kap. 3.3.3).

Ad 1) Die wichtigste Aufgabe des Komplements ist es, die Aufnahme und Zerstörung von Pathogenen durch phagozytäre Zellen zu erleichtern. Dies geschieht dadurch, dass Komplementrezeptoren auf Phagozyten gebundene Komplementfaktoren spezifisch erkennen und deshalb an Pathogene binden, die mit bestimmten Komplementfaktoren opsonisiert sind. Hierbei hat das C3b eine Hauptfunktion, das vom Komplementrezeptor CR-1 (CD35) auf Phagozyten spezifisch erkannt wird. Die Bindung von C3b an CR-1 alleine kann eine Phagozytose allerdings noch nicht anregen. Dazu sind kleinere Komplementfragmente wie z. B. C5a nötig, die an ihre entsprechenden Rezeptoren auf Phagozyten binden (C5a-R) und über G-Proteine die Aufnahme der an CR-1 gebundenen Pathogene stimulieren. Drei weitere Komplementrezeptoren CR-2 (CD21) CR-3 (CD11b/CD18) und CR-4 (CD11c/CD18) binden inaktive For-

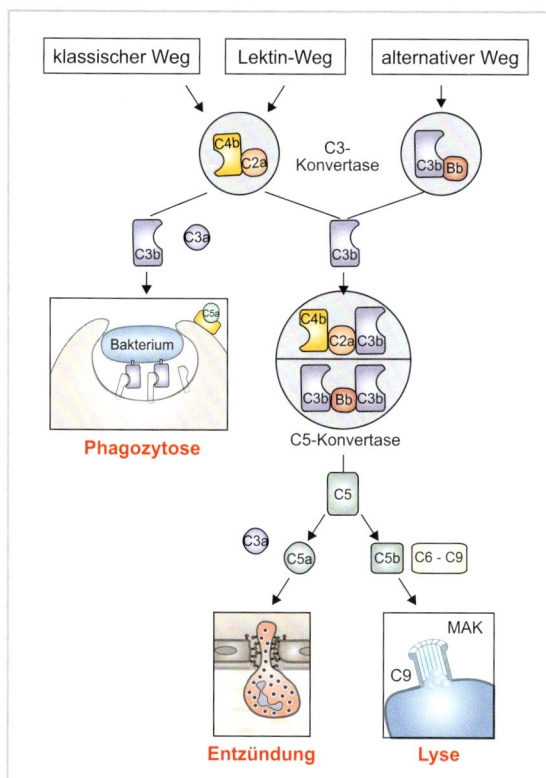

○ **Abb. 2.5** Effektorfunktionen des Komplements.
Die drei unterschiedlichen Wege der Komplementaktivierung führen zum Schlüsselereignis: der Generierung der
C3-Konvertase-Aktivität.
Es entsteht das große Fragment C3b, das an Pathogenoberflächen und Immunkomplexen bindet und essenziell für
die Opsonisierung von Pathogenen und für die Entfernung
von Immunkomplexen ist.
C3b bindet außerdem an die C3-Konvertase, so dass die
C5-Konvertase entsteht, die die späten Ereignisse der
Komplementaktivierung in Gang setzt. Dabei wird C5b und
das kleine C5a-Fragment freigesetzt. Die kleinen
Fragmente C5a und C3a stellen Entzündungsmediatoren
dar, die insbesondere Phagozyten anlocken und somit
C3b-Effekte verstärken.
Freies C5b induziert Polymerisierungsreaktionen, bei
denen die terminalen Komplementbestandteile (C5b,
C6-C9) einen <u>M</u>embran-<u>a</u>ngreifenden <u>K</u>omplex (MAK)
bilden, der eine Pore (bestehend aus C9-Molekülen) in der
Zellmembran bestimmter Krankheitserreger erzeugt und
damit zur Lyse des Pathogens führt.

men von C3b (iC3b), die an den Pathogenoberflächen
angeheftet bleiben. iC3b-Fragmente dienen ausschließlich zur Opsonisierung und können keine C5-Konvertase-Aktivität ausbilden. Die Bindung von iC3b an z. B.
CR-3 reicht jedoch aus, um eine Phagozytose zu aktivieren.

Ad 2) Durch die Spaltung von C4, C3 und C5 entstehen neben den großen Fragmenten, die an der Aktivierungskaskade beteiligt sind (C4b, C3b und C5b), die

entsprechenden kleinen Fragmente C4a, C3a und C5a,
die Signalmoleküle darstellen. Sie werden als Anaphylatoxine bezeichnet, da sie anaphylaktische Reaktionen
auslösen können. Diese Komplementkomponenten
binden an ihre G-Protein-gekoppelten Rezeptoren und
stimulieren über die Freisetzung vasoaktiver Amine am
Ort der Infektion eine Entzündungsreaktion, durch die
Phagozyten und andere Entzündungszellen (Mastzellen) angelockt werden. C5a besitzt zusätzlich direkt chemotaktische Eigenschaften für Granulozyten und
erhöht die Expression von CR-1 und CR-3, die für die
Phagozytose opsonisierter Pathogene von Bedeutung
sind.

> **Anaphylatoxine** sind kleine Fragmente von Komple
> mentfaktoren (C5a, C3a, C4a), die während der Kom
> plement-Aktivierungsphase abgespalten werden und
> über spezifische Rezeptoren inflammatorische Zellen
> anlocken und zu Flüssigkeitsansammlung führen.

Ad 3) Ein weiterer wichtiger, später Effekt der Komplementaktivierung besteht in der Zusammenlagerung der
terminalen Komplementkomponenten, so dass ein
Membran-angreifender Komplex (MAK) entsteht. C3b,
gebunden an die C3-Konvertase, führt zur C5-Konvertase-Aktivität, die aus C5 das kleine C5a-Fragment
(siehe oben) und C5b generiert. C5b löst eine Zusammenlagerung von C6, C7 und C8 aus. Durch Konformationsänderung kann dieser Komplex nun in die Membran eines Pathogens eindringen. Dadurch wird die Polymerisation von C9-Fragmenten induziert, die dann
einen Kanal von etwa 100 Å bilden und eine Lyse des
Pathogens hervorrufen. Eine solche direkte Lyse durch
Komplement scheint jedoch nur für die Bekämpfung
bestimmter Krankheitserreger von Bedeutung, wie beispielsweise der Neisserien und in geringerem Ausmaß
von *E. coli*, *Vibrio cholerae* und *Haemophilus influenzae*.

Die verschiedenen Effekte der Komplementfaktoren
werden über spezifische Komplementrezeptoren vermittelt. Die □ Tab. 2.1 gibt eine Übersicht über Komplement-bindende Rezeptoren und ihre zelluläre Verteilung.

Neben der Vermittlung der biologischen Effekte von
Komplement sind einige Rezeptoren auch in der Regulation der Komplementaktivität involviert (z. B. CR-1).
Die Bindung von aktivierten Komplementfaktoren
kann zum Abbau der Faktoren in inaktive Produkte
führen.

Regulation des Komplementsystems

Das Komplementsystem ist durch die Aktivierung seiner Enzymkaskade schnell in der Lage, seine biologischen Effekte zu verstärken, die nicht nur pleiotrop

◻ **Tab. 2.1** Komplement-bindende Rezeptoren

Rezeptor	Ligand	Aktivität	Zelluläre Verteilung
CR-1 (CD35)	C3b, C4b	Steigerung der Phagozytose, Bindung von Immunkomplexen und Phagozytose; blockiert C3-Konvertase	Phagozyten, Erythrozyten, Eosinophile, B-Zellen, bestimmte T-Zellen
CR-2 (CD21)	C3d, iC3b	Teil des B-Zellrezeptors	B-Zellen, follikuläre dendritische Zellen
CR-3 (CD11b/18, Mac-1) CR-4 (CD11c/18)	iC3b	Steigerung der Phagozytose, Bindung von Immunkomplexen und Phagozytose; Bindung von Zelladhäsionsmolekülen auf Neutrophilen, Erleichterung der Extravasation	Phagozyten, Natürliche Killerzellen, bestimmte T-Zellen
C3a/C4a-Rezeptor	C3a, C4a	Induktion der Degranulation von Mastzellen und Basophilen	Mastzellen, Basophile
C5a-Rezeptor	C5a	Induktion der Degranulation von Mastzellen und Basophilen	Mastzellen, Basophile, Monozyten/Makrophagen, Endothelzellen

sondern auch potent wirken. Es ist daher verständlich, dass ein solches System endogenen Regulationsmechanismen unterliegen muss. Zum einen stellen die Besonderheiten der Komplementaktivierung an sich eine Sicherung gegen unkontrollierte Aktivierung dar. Die Kaskade der Aktivierung erfolgt in der Regel nur an der Oberfläche eines Pathogens, im Serum werden die Faktoren sehr leicht und schnell hydrolysiert und damit inaktiviert. Wenn aktivierte Komplementfaktoren dennoch an Körperzellen binden, sorgt ein System von endogenen regulatorischen/inhibitorischen Proteinen für den Schutz von Wirtszellen vor zufälliger

Schädigung durch Komplement. Diese Kontrollproteine des Komplementsystems sind von großer Bedeutung, was Untersuchungen zu erblichen Defekten in diesen inhibitorischen Proteinen beweisen. Beispielsweise führt das Fehlen von C1 INH, einem C1-Inhibitor, durch die übermäßige Produktion von Komplementfaktoren zu lebensbedrohlichen Zuständen (angioneurotisches Ödem). Es kann dabei zu lokalen Schwellungen der Luftröhre und zum Ersticken kommen. Durch Substitution mit C1 INH kann diese Erkrankung geheilt werden. In ○ Abb. 2.6 und ◻ Tab. 2.2 sind wichtige regulatorische Proteine und ihre Angriffspunkte in der Komplementkaskade erläutert. Die regulatorischen Proteine können Komplexe aus Komplementfaktoren zersetzen (C1 INH), bestimmte Komplementfaktoren in inaktive Formen überführen (DAF, C4BP, CR-1) oder die Zusammenlegung des Membran-angreifenden Komplexes verhindern (CD59).

◻ **Tab. 2.2** Einige Komplement-regulierende Proteine

Bezeichnung	Funktion
C1-Inhibitor = Serpin = C1 INH	Bindet aktiviertes C1
C4-bindendes Protein = C4BP	Bindet C4b und verdrängt C2a; Cofaktor für Faktor I
Decay-accelerating factor (DAF)	Verdrängt Bb und C2a von C3b bzw. C4b
CR-1	Bindet C4b bzw. C3b und verdrängt C2a bzw. Bb; Cofaktor für Faktor I
Faktor H	Bindet C3b, verdrängt Bb, Cofaktor für Faktor I
Faktor I	Spaltet C3b und C4b
CD59	Verhindert die Bildung des Membran-angreifenden Komplexes

Checkliste: Hauptakteure des angeborenen Immunsystems

- **Epithelien** – physikalische, chemische und mikrobielle Barrieren gegen Infektionen.
- **Phagozyten** (Neutrophile Granulozyten und Monozyten/Makrophagen) – Erkennung und Beseitigung extrazellulärer Mikroben.
- **Natürliche Killerzellen (NK-Zellen)** – Abtötung von virusinfizierten Zellen.
- **Komplementproteine** – Opsonisierung von Mikroben zur besseren Phagozytose, Stimulation von Entzündungsprozessen, Lyse von Mikroben.

○ **Abb. 2.6** Komplement-regulierende Proteine und ihre Angriffspunkte.

A C1-INH: Der C1-Inhibitor trennt C1r und C1s vom aktivierten C1-Komplex und verhindert damit die Spaltung von C4 und C2, d. h. die Entstehung der C3-Konvertase (C4bC2b) des klassischen Weges.

B DAF und CR-1 sind Inhibitoren der C3-Konvertase (C4bC2b und C3bBb). Decay accelerating factor (DAF) und Typ1-Komplement-Rezeptor (CR-1) verhindern die Ausbildung der C3-Konvertase, indem sie Bb (alternativer Weg) oder C2a (klassischer Weg) verdrängen.

C Die Faktoren H und I sind Inhibitoren der C5-Konvertase. Sie binden bzw. spalten C3b, so dass kein Komplex aus C4bC2bC3b (klassischer Weg) bzw. aus C3bBbC3b (alternativer Weg) entstehen kann, der jeweils die C5-Konvertase des klassischen bzw. alternativen Weges darstellt.

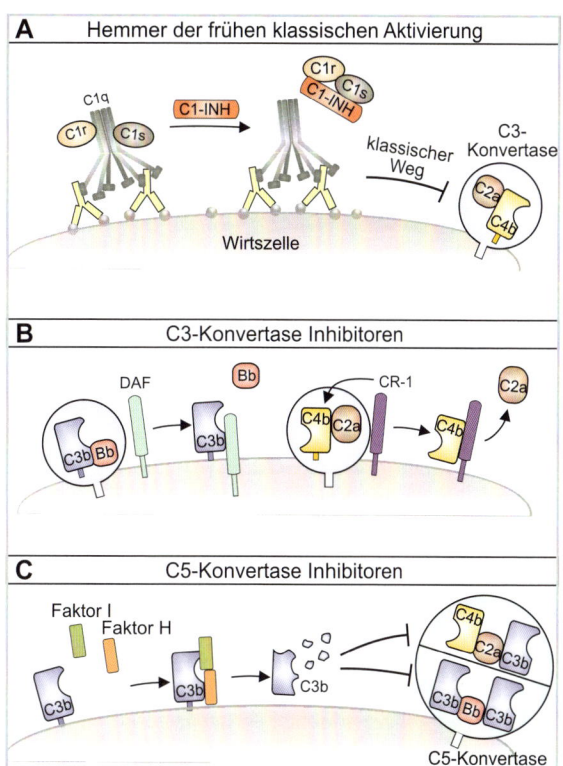

A Hemmer der frühen klassischen Aktivierung

B C3-Konvertase Inhibitoren

C C5-Konvertase Inhibitoren

2.2 Prinzipien der Antigenerkennung

2.2.1 Mustererkennungsrezeptoren

Das angeborene Immunsystem besitzt im Gegensatz zum erworbenen Immunsystem keine Spezifität, kann aber „körperfremd" von „körpereigen" unterscheiden. Phagozyten und Komplement – die essenziellen Effektoren – müssen also über ein Repertoire an Erkennungsstrukturen (Rezeptoren) verfügen, die ermöglichen, Krankheiterreger breit zu erkennen und die Mechanismen der angeborenen Immunantwort zu aktivieren. Diese Rezeptoren, die generell Pathogene erkennen, bezeichnet man auch als Mustererkennungsmoleküle oder PRR (pattern recognition receptors), da sie sich regelmäßig wiederholende Strukturmuster von Mikroorganismen erkennen und binden können. Die Strukturen, die erkannt werden, werden Musterstrukturen oder PAMPs (pathogen-associated molecular pattern) genannt. Diese Strukturen befinden sich nur auf Mikroben und nicht auf Wirtszellen, was eine Unterscheidung von „fremd" und „eigen" möglich macht. Die PAMPs unterscheiden sich innerhalb einer Klasse von Krankheitserregern nicht, so dass unterschiedliche Erreger durch eine limitierte Menge an Rezeptoren erkannt werden. Beispiele für solche PAMPs sind die in LPS konservierten Lipid-A-Strukturen, die für gramnegative Bakterien charakteristisch sind oder die Lipoteichonsäure, die auf grampositiven Bakterien vorkommt. Eine Mutation in diesen Strukturen ist für die entsprechenden Mikroben letal, was andererseits sicherstellt, dass das Pathogen diesen Erkennungsmechanismen in der Regel nicht entgehen kann.

Noch nicht ganz geklärt ist die Frage, über welche Mechanismen das angeborene Immunsystem zwischen PAMPs pathogener Erreger und PAMPs der physiologischen Mikroflora unterscheidet. Diskutiert wird hierbei der Einfluss der Kompartimentierung (*E. coli* kommt nur auf der luminalen Seite der Darmschleimhäute vor) und antiinflammatorischer Zytokine (wie IL-10 und TGF-β).

Mustererkennungsrezeptoren sind Keimbahncodiert und entstehen nicht durch somatische Rekombination wie die Antigenrezeptoren des erworbenen Immunsystems (▸ Kap. 3.2). Sie sind – ebenfalls im Gegensatz zu den Antigenrezeptoren des adaptiven Immunsystems – nicht klonal auf Zellen verteilt, d. h. Zellen einer bestimmten Art haben alle die identischen PRR.

Beispiele für Mustererkennungsrezeptoren (PRR) (○ Abb. 2.7) sind

> **Mustererkennungsmoleküle** sind Rezeptoren, die gemeinsame Molekülmuster auf Krankheitserregern, die so genannten PAMPs (pathogen-associated-molecular pattern) erkennen. Man nennt sie auch PRR für „pattern recognition receptors".

1. Lösliche Rezeptoren, wie das Mannose-bindende Lektin (MBL), das bei der Erkennung von Pathogenen durch das Komplement von Bedeutung ist (▸ Kap. 2.1.1) und als Opsonin wirkt. Andere Akute-Phase-Proteine wie C-reaktives Protein (CRP) oder die Surfactant-Proteine A und D (SP-A, SP-D) dienen ebenfalls zur Erkennung und Opsonisierung von Pathogenen. Das C-reaktive Protein bindet Phosphatidylcholinstrukturen bestimmter Membranstrukturen von Bakterien und Pilzen. SP-A und SP-D spielen eine wichtige Rolle in der Lunge. Sie binden über lektinähnliche Domänen an Pathogene und sind bei der angeborenen Abwehr von Atemwegspathogenen wichtig. Das LPS-bindende Protein (LBP) enthält Leucin-reiche Strukturmotive und bindet an Lipopolysaccharide (LPS), die Bestandteile der Zellwand von gramnegativen Bakterien sind. Der LPS/LBP-Komplex kann dann an CD14 binden, das löslich bzw. an der Oberfläche von Makrophagen vorkommt und aktiviert den Toll-like-Rezeptor-4.

2. Zelloberflächenrezeptoren, wie z. B. Mannoserezeptoren, die zellgebundene Lektine darstellen und Pathogene auf Grund von Mannoseresten in ihrer Zellwand erkennen. Scavenger-Rezeptoren, die mit bestimmten anionischen Polymeren oder acylierten Lipoproteinen interagieren. CD14, das LPS und Peptidoglykane bindet und als Corezeptor für die Toll-like-Rezeptoren (TLRs) fungiert und entsprechende Toll-like-Rezeptoren (▸ Kap. 2.1).

3. Intrazelluläre PRRs, wobei man hier zwischen Rezeptoren unterscheidet, die ihre Liganden in Endosomen bzw. Lysosomen erkennen (z.B. TLR-3, TLR-7, TLR-8, TLR-9), und solchen, die ihre Liganden im Zytoplasma finden wie die so genannte PKR (Proteinkinase aktiviert durch dsRNA), RIG-I (retinoic acid inducible gene 1) und MDA5 (melanoma differentiation-associated gene 5), welche virale Nukleinsäuren erkennen. NOD1, NOD2 (nucleotide binding and oligomerization domains 1 and 2) bilden die Familie der NOD-like-Rezeptoren (NLRs) und sind intrazelluläre Rezeptoren für bakterielle PAMPs, ebenso wie IPAF (ICE (interleukin-1 converting enzyme) protease-activating factor). Die Aktivierung von NLRs durch pathogene Bestandteile führt zur Entstehung des sogenannten Inflammasoms. Dies ist ein Multiproteinkomplex, dem auch Caspase-1 angehört und zur Produktion von proinflammatorischen Zytokinen wie IL-1β oder IL-18 führt.

Neben ihrer Aufgabe, das Pathogen zu erkennen und zu binden und dessen Phagozytose bzw. Lyse einzuleiten haben PRRs insbesondere die Toll-like-Rezeptoren, eine essenzielle Rolle in der Signalübertragung der

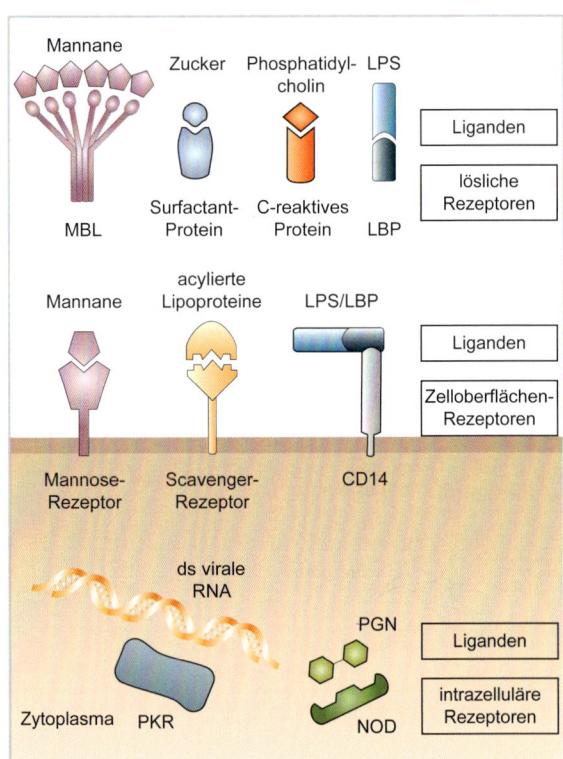

o Abb. 2.7 Erkennungssysteme der angeborenen Immunantwort.
Man kann die Mustererkennungsstrukturen nach ihrer Lokalisation in lösliche, zellmembrangebunden und intra-zelluläre Rezeptoren einteilen.
MBL (Mannose-bindendes Lektin) erkennt Mannosestrukturen, Surfactant-Protein A/D bindet an bestimmte Zucker und C-reaktives Protein an Phosphorylcholinstrukturen, LBP (Lipopolysaccharid-bindendes Protein) erkennt LPS. Diese löslichen Rezeptoren dienen meist als Opsonine, d. h. sie erleichtern die Phagozytose des Pathogens.
Die membranständigen Rezeptoren wie CD14 erkennen LPS/LBP-Komplexe, Scavenger-Rezeptoren binden acylierte Lipidproteine und der Mannoserezeptor findet Mannose-moleküle auf Pathogenoberflächen.
Intrazelluläre Rezeptoren sind z. B. PKR (Proteinkinase aktiviert durch dsRNA), die doppelsträngige virale RNA erkennt, oder NOD-Proteine, die zu den NOD-like-Rezeptoren gehören und an bakterielle Peptidoglykan-Fragmente (PGN) binden.

induzierten angeborenen Immunantwort (Auslösung einer lokalen Entzündung) wie im Folgenden ausgeführt wird.

2.2.2 Toll-like-Rezeptoren
In Säugetieren kommen mindestens elf verschiedene Toll-like-Rezeptoren vor, die alle eine ganz bestimmte Funktion in der angeborenen Immunantwort haben. Sie unterscheiden sich durch ihre Ligandenspezifität und durch die Notwendigkeit bestimmter akzessorischer Proteine (o Abb. 2.8 A).

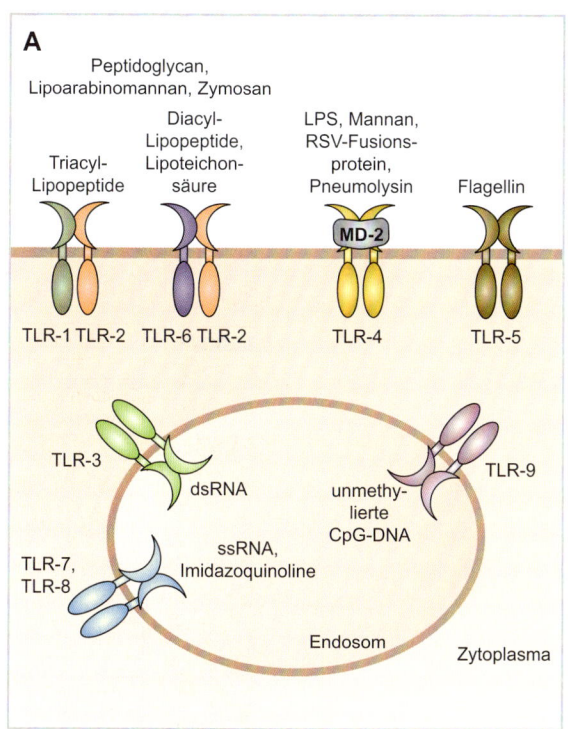

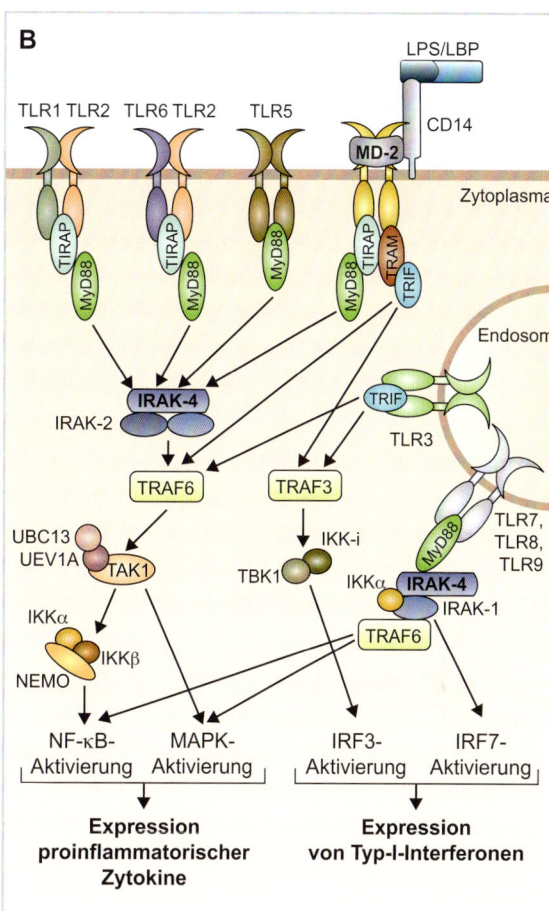

○ **Abb. 2.8** Das Toll-like-Rezeptor (TLR)-System.

A Verschiedene TLR und ihre Ligandenspezifität. TLR erkennen eine Vielzahl von Pathogen-assoziierten Strukturen (PAMPs) entweder auf der Zellmembran oder innerhalb eines Endosoms. Auf der Zelloberfläche finden sich die TLR-1, -2, -4, -5 und -6. TLR-3 sowie TLR-7 bis TLR-9 sind in der Endosomenmembran lokalisiert. Die Erkennung von LPS durch TLR-4 benötigt die akzessorischen Proteine CD14 und MD-2. TLR-2 erkennt sehr unterschiedliche Liganden und interagiert dabei mit TLR-6 und TLR-1. TLR-3 ist in der Erkennung viraler doppelsträngiger RNA (dsRNA) involviert, TLR-5 bindet Flagellin, ein Protein bakterieller Flagellen, TLR-7 und TLR-8 einzelsträngige RNA (ssRNA) und TRL-9 erkennt bakterielle DNA auf Grund ihrer unmethylierten CpG-Motive.

B Signaltransduktionswege der Toll-like-Rezeptoren. Beispielsweise führt die Bindung des Liganden (LPS/LBP/CD14; MD-2) an TLR-4 zur Assoziation von Adapter-Molekülen, wie MyD88, TIRAP, TRAM und TRIF. Im weiteren Verlauf der Signaltransduktion werden die Proteinkinase IRAK, und TRAF 3 und 6 (TNF-receptor associated factor) aktiviert. Über verschiedene weitere Proteine kommt es schließlich zur Expression proinflammatorischer Zytokine.

> **Toll-like-Rezeptoren** haben ihren Namen von ihrer Ähnlichkeit mit den Toll-Proteinen von *Drosophila melanogaster*, sind essenzielle PRR der angeborenen Immunantwort und vermitteln hier Signale, die u. a. zu einer Entzündungsreaktion führen.

Der Toll-like-Rezeptor-4 (TLR-4) wurde als erster Vertreter dieser Rezeptorfamilie identifiziert. Er ist wesentlich an der Weitergabe von Signalen beteiligt, wenn LPS – d. h. gramnegative Bakterien – vorhanden sind. LPS wird über das LBP und CD14 erkannt und an die Phagozytenoberfläche gebunden. TLR-4 erkennt den CD14/LBP/LPS-Komplex, allerdings erst nachdem er mit einem weiteren Protein, MD-2, im Komplex vor-

liegt. Neben der Erkennung von LPS ist TLR-4 auch bei der Erkennung des Fusionsproteins (F-Protein) des respiratory syncytial virus (RSV) und dem heat shock protein HSP 60 von Bedeutung.

Der Toll-like-Rezeptor-2 (TLR-2) ist wichtig für die Erkennung eines sehr breiten Spektrums von mikrobiellen Produkten, wie Peptidoglykanen und Lipoteichonsäure von grampositiven Bakterien, Lipoarabinomannanen von Mykobakterien, Lipoproteinen aus gramnegativen Bakterien und Zymosan aus Hefen. Die breite Erkennungsfähigkeit von TLR-2 lässt sich zum Teil durch seine Kooperation mit zwei anderen Toll-like-Rezeptoren, TLR-1 und TLR-6 erklären. TLR-1 und TLR-6 sind auf vielen Zellen konstitutiv vorhanden, TLR-2 wird dagegen nur auf antigenpräsentierenden Zellen und Endothelzellen exprimiert.

Der Toll-like-Rezeptor-3 (TLR-3) besitzt zwei interessante Merkmale, die ihn von den anderen TLR unterscheidet: Er scheint fast ausschließlich von dendritischen Zellen gebildet zu werden, ist in endosomalen und lysosomalen Membranen lokalisiert und erkennt virale doppelsträngige RNA.

Der Toll-like-Rezeptor-5 (TLR-5) ist wiederum ein Plasmamembranrezeptor und erkennt Flagellin, ein Protein aus dem die Flagellen von Bakterien bestehen. Interessanterweise ist TLR-5 auf der basolateralen Seite der Darmschleimhäute lokalisiert, wo er Flagellin pathogener Bakterien erkennen kann, da nur pathogene Bakterien Epithelien durchdringen können.

Die Toll-like-Rezeptoren-7 und -8 (TLR-7, TLR-8) erkennen einzelsträngige RNA, die sich in endosomalen bzw. lysosomalen Vesikeln befindet.

Der Toll-like-Rezeptor-9 (TLR-9), der in Endosomen/Lysosomen vorkommt, erkennt unmethylierte CpG-Motive in bakterieller und viraler DNA. CpG-Motive in Säugerzellen sind methyliert; da Bakterien aber keine Cytosinreste methylieren können, signalisiert unmethyliertes CpG die Präsenz einer bakteriellen Infektion. CpG aus bakterieller DNA hat immunstimulierende Eigenschaften, die therapeutisch von Bedeutung sein können (▸ Kap. 3.3.4).

Wie anfangs erwähnt, sind Toll-like-Rezeptoren wichtige Signalmoleküle der angeborenen Immunantwort. Ihre Aktivierung durch Liganden führt zur Induktion von unterschiedlichsten Genen, deren Produkte (z. B. antibakterielle Proteine, inflammatorische Zytokine, Chemokine, Adhäsionsmoleküle, NO-Synthase) essenziell für die angeborene Immunantwort sind, aber auch die erworbene Antwort (z. B. MHC-Moleküle, costimulatorische Moleküle, IL-12) beeinflussen können. Ein Schlüsselmolekül in diesem Signalweg ist der Transkriptionsfaktor NF-κB, der beispielsweise durch TLR-4 aktiviert wird.

Zytokine sind Proteine, die sezerniert werden und eine Rolle als Mediatoren der Immunantwort sowie im Entzündungsgeschehen spielen. Zytokine der angeborenen Immunantwort werden von Makrophagen und NK-Zellen produziert, bei der erworbenen Immunantwort sind die T-Lymphozyten die Hauptproduzenten.

Chemokine sind strukturell homologe, niedrig-molekulare Zytokine, die die gerichtete Bewegung von Leukozyten stimulieren und die Einwanderung von Leukozyten aus dem Blut ins Gewebe regulieren.

Zelladhäsionsmoleküle (CAMs, cell adhesion molecules) sind Oberflächenmoleküle auf Zellen und spielen eine wichtige Rolle bei Zell/Zell-Kontakten aber auch bei transienten Wechselwirkungen zwischen Zellen.

NF-κB beschreibt eine Familie von Transkriptionsfaktoren, die aus Homo- bzw. Heterodimeren von c-Rel-Proteinen (z. B. p50, p65) bestehen. Im inaktiven Zustand liegen sie im Zytosol an IκB gebunden vor. Nach Aktivierung wird dieses abgespalten und NF-κB transloziert in den Zellkern und bewirkt die Aktivierung proinflammatorischer Gene.

Mitogen-aktivierte Proteinkinasen (MAPK) sind Kinasen, die auf unterschiedlichste Stimuli hin aktiviert, d. h. phosphoryliert werden und durch Phosphorylierung von Transkriptionsfaktoren zur Expression neuer Gene führen.

Die Aktivierung von NF-κB führt zur Produktion wichtiger Mediatoren bzw. Effektoren der angeborenen Immunität: der Zytokine, Chemokine und Zelladhäsionsmoleküle. Diese Moleküle mediieren wesentliche Effektormechanismen der angeborenen Immunantwort, die sich als akute lokale Entzündungsreaktion äußern (▸ Kap. 2.3). Unterschiedliche Adaptorproteine des TLR-Signalweges (MyD88, TOLLIP, TRAF6) und eine Proteinkinase (IRAK) sind dafür notwendig.

Neben NF-κB werden über den TLR-Pathway auch Proteinkinasen der Familie der MAP-Kinasen (mitogen-activated protein kinases) aktiviert, die für die Aktivierung unterschiedlicher Transkriptionsfaktoren und damit ebenfalls für die Induktion proinflammatorischer Produkte von Bedeutung sind.

Der Toll-Signalweg ist zwar ein alter Mechanismus, der bei der angeborenen Immunität wahrscheinlich aller vielzelligen Organismen vorkommt, allerdings ist er Gegenstand aktueller, immunologischer Forschung. Es ist wichtig anzumerken, dass über den Toll-Weg auch Moleküle induziert werden, die für die Induktion der erworbenen Immunantwort unabdingbar sind. Toll-like-Rezeptoren auf dendritischen Zellen erkennen Pathogene und bewirken eine Reifung dieser antigenpräsentierenden Zellen, was zu einer erhöhten Expression von costimulierenden Molekülen (B7.1, B7.2) führt (▸ Kap. 3.1). Diese Costimulatoren müssen an der Oberfläche einer antigenpräsentierenden Zelle vorhanden sein, um in Kombination mit dem Antigen-MHC-Komplex T-Zellen zu aktivieren und eine adaptive Immunantwort auszulösen.

Über das Toll-Signalsystem ist das angeborene Immunsystem in der Lage, die Induktion geeigneter adaptiver Immunantworten zu unterstützen und zu steuern. Darauf beruht der Einsatz von so genannten Adjuvanzien, die aus Bakterienbestandteilen zusammengesetzt sind und zusammen mit einem Antigen/Impfstoff verabreicht werden, um über den Toll-Signalweg die spezifische adaptive Immunantwort zu steigern (▸ Kap. 8.4.1).

Man weiß heute allerdings dass PRRs nicht nur PAMPs erkennen können. Sie erkennen auch körpereigene Strukturen, insbesondere Stressproteine wie die so genannten Hitzeschockproteine (HSP). In diesen Fällen droht dem Organismus Gefahr durch Freisetzung proinflammatorischer Zytokine.

Checkliste: Erkennungsprinzipien der angeborenen Immunantwort

Erkennungsstrukturen (PAMP) bzw. ihre -rezeptoren (PRR)

- PAMPs sind konservierte Strukturen, die für eine Klasse von Krankheitserregern charakteristisch sind.
- PRRs erkennen diese PAMPs und sind nicht gegen Wirtszellen gerichtet.
- PRR haben keine Spezifität, sind Keimbahn-codiert und nicht klonal verteilt.
- PRR spielen eine Rolle in Erkennung und Phagozytose von Pathogenen.

Toll-like-Rezeptoren (TLR)

- Sind eine wichtige Untergruppe der PRRs. Die Bindung von PAMPs lösen Signaltransduktionskaskaden aus, die eine akute Entzündungsreaktion als Abwehrmechanismus induzieren.

NOD-like-Rezeptoren (NLR)

- Sind zytoplasmatische Proteine (NOD1 und NOD2) und erkennen intrazelluläre PAMPs. In der Folge kommt es zur Ausbildung eines Inflammasoms und zur Produktion proinflammatorischer Zytokine.

2.3 Effektormechanismen

Effektormechanismen der angeborenen Immunantwort haben die Aufgabe, Erreger zu beseitigen oder zumindest die Infektion einzudämmen und eine erworbene Immunantwort – wenn nötig – zu unterstützen.

Man kann Effektormechanismen der Sofortreaktion der angeborenen Immunreaktion von Effektormechanismen der induzierten angeborenen Immunreaktion unterscheiden.

Im Folgenden wird weiterhin zwischen Abwehrmechanismen, die gegen extrazelluläre Pathogene gerichtet sind und solchen, die intrazelluläre Erreger (d.h. infizierte Wirtszellen) angreifen, unterschieden.

2.3.1 Effektormechanismen gegen extrazelluläre Erreger

Neben der Abwehr durch Epithelien sind die Effektormechanismen der Sofortreaktion bei extrazellulären Erregern im Wesentlichen die Komplementaktivierung und Phagozytose zur schnellen Entfernung des Pathogens (○ Abb. 2.9 A).

Sind diese Sofort-Effektormechanismen nicht erfolgreich gewesen, werden Mechanismen induziert, die sich in einer lokalen Entzündungsreaktion äußern (○ Abb. 2.9 B). Hierbei nehmen neben den kleinen Komplementfaktoren (C4a, C3a, C5a, ▸ Kap. 2.1) der aktivierte, d.h. der phagozytierende Makrophage und seine Produkte eine Schlüsselrolle ein. Über die Freisetzung von Zytokinen werden zwei essenzielle Effektormechanismen der angeborenen Immunantwort induziert:

- Die Mobilisierung/Anlockung zusätzlicher Effektorzellen und
- Die Aktivierung diverser Effektorzellen.

Zytokine der angeborenen Immunantwort nehmen eine Schlüsselrolle in diesen induzierten Prozessen ein. Im Folgenden werden diese wichtigen Signalmoleküle kurz vorgestellt.

Zytokine sind kleine Proteine, die im Körper von verschiedenen Zellen auf Stimuli freigesetzt werden und über ihre Bindung an spezifische Rezeptoren verschiedene Reaktionen auslösen. Sie gewährleisten autokrine oder parakrine Zellkommunikation. Zytokine werden von Zellen sowohl des erworbenen als auch des angeborenen Immunsystems freigesetzt und vermitteln damit erworbene und auch angeborene Effektormechanismen. Die Zytokine sind funktionell und strukturell eine sehr große und sehr heterogene Gruppe. Es gibt die Familie der Interferone und der Interleukine, die TNF-Familie sowie die Familie der Chemokine und der hämatopoetischen Wachstumsfaktoren. Funktionell lassen sich die Zytokine sinnvollerweise in fünf Gruppen einteilen:

- Zytokine, die die Funktion von Lymphozyten regulieren: IL-2, IL-4, IL-10 oder TGF-β regulieren beispielsweise die Aktivierung, Differenzierung und das Wachstum von Lymphozyten.
- Zytokine, die Entzündungszellen aktivieren: Hierzu zählen die Makrophagen-aktivierenden Zytokine wie IFN-γ, TNF-α sowie die Interleukine IL-5, IL-10 und IL-12.
- Chemokine, wie IL-8 und MCP-1, die durch ihre chemotaktische Aktivität charakterisiert sind.
- Zytokine, die die Hämatopoese stimulieren, wie z.B. IL-3, G-CSF, M-CSF, GM-CSF.
- Zytokine, die in der angeborenen Immunantwort von Bedeutung sind. Hier sind zwei wesentliche Gruppen zu nennen: TNF-α, IL-1 und IL-12, sowie die Interferone IFN-α und IFN-β bzw. IFN-γ.

Ihrer Schlüsselrolle gerecht werdend, sind bereits etliche Zytokine als Wirkstoffe bzw. als Zielstrukturen von Wirkstoffen eingeführt (▸ Kap. 7.4, ▸ Kap. 8.5).

Nun zurück zu den beiden wesentlichen Effektormechanismen:

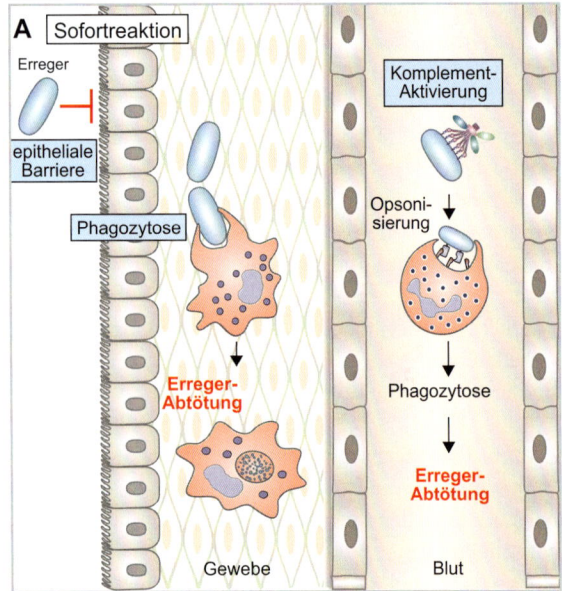
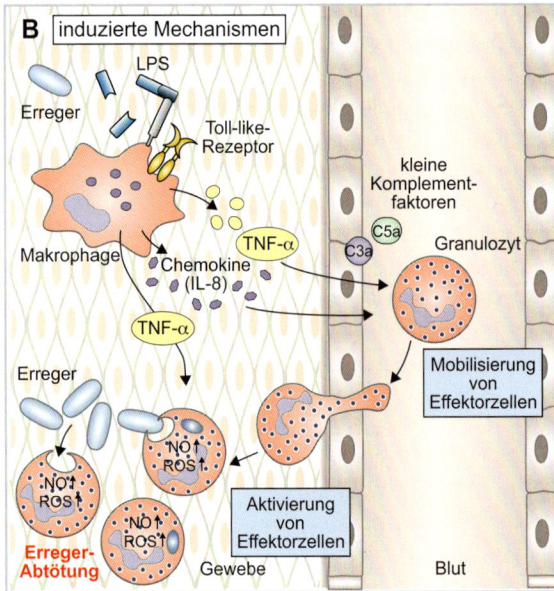

Abb. 2.9 Übersicht: angeborene Effektormechanismen gegen extrazelluläre Erreger.

A Sofortreaktion
Epithelien stellen die erste physikalische und chemische Abwehrmaßnahme dar.
Dringt der Erreger ins Blut vor, kommt es durch die Aktivierung von Komplement zur Opsonisierung und Phagozytose durch Granulozyten und ggf. zur Abtötung des Pathogens.
Dringt der Erreger ins Gewebe ein, kommt es zur Aufnahme durch ortsständige Makrophagen, die durch die Phagozytose aktiviert werden und mikrobizide Faktoren produzieren, was ggf. ebenfalls zur Vernichtung des Pathogens führt.
Gelingt die Beseitigung nicht in der Sofortreaktion, werden weitere Effektormechanismen induziert.

B Induzierte Mechanismen
Aktivierte Toll-like-Rezeptoren auf phagozytierenden Makrophagen bewirken die Ausschüttung von Zytokinen, insbesondere TNF-α und Chemokine, was zur Endothelaktivierung und Mobilisierung von weiteren Effektorzellen in das infizierte Gewebe führt. Kleine Komplementfaktoren sind hierbei ebenfalls beteiligt. Makrophagen-Zytokine stimulieren dann wiederum Effektorzellen, mit den Erregern auf unterschiedlichste Art fertig zu werden. Insbesondere TNF-α spielt hierbei eine wichtige Rolle.

Tab. 2.3 Beispiele für Zelladhäsionsmoleküle

Gruppe	Vertreter	Bindungspartner	Gewebeverteilung
Selektine	P-Selektin E-Selektin	Kohlenhydrate Sialyl-Lewis-Einheit	aktiviertes Endothel
Integrine	$\alpha_L\beta_2$ (LFA-1)	ICAM	Monozyten, Makrophagen, Neutrophile, T-Zellen, Dendritische Zellen
	$\alpha M\beta 2$ (CR-3)	ICAM, iC3b, Fibrinogen	Monozyten, Makrophagen, Neutrophile
	$\alpha_x\beta_2$ (CR-4)	iC3b	Dendritische Zellen, Makrophagen, Neutrophile
	$\alpha_5\beta_1$ (VLA-5)	Fibronectin	Monozyten, Makrophagen
Immunglobulin-superfamilie	ICAM-1	LFA-1	aktiviertes Endothel
	VCAM-1	VLA-4/5	aktiviertes Endothel
	PECAM (CD31)	PECAM (CD31)	aktivierte Leukozyten; endotheliale Zell/Zell-Verbindung

Mobilisierung/Anlockung von Effektorzellen: Trifft ein Makrophage auf ein Pathogen, so setzt er u. a. IL-8, TNF-α und IL-1 frei, die unterschiedliche Aufgaben in den angeborenen Effektormechanismen haben. IL-8 ist funktionell ein Chemokin. Chemokine gehören zu den ersten Zytokinen, die bei einer Infektion freigesetzt werden. Neben IL-8 ist MCP-1 ein gut charakterisiertes Chemokin, das von Makrophagen sezerniert wird.

Die große Vielzahl unterschiedlicher Chemokine lassen sich in vier Gruppen einteilen, die sich durch die Anordnung der konservierten Cysteinreste (C) in ihrer Aminosäuresequenz unterscheiden. Die C-C- und C-X-C-Chemokine stellen die größten Gruppen dar.

Diese Moleküle induzieren eine gerichtete Chemotaxis für Leukozyten, d. h. sie leiten Monozyten und neutrophile Zellen aus dem Blut an den Infektionsherd. Diese Mobilisierung von Phagozyten zu Infektionsherden ist eine der wichtigsten Effektorfunktionen der angeborenen Immunantwort, um Erreger zu eliminieren bzw. einzudämmen. Chemokine besitzen zwei Fähigkeiten, die zur Anlockung von Zellen führen:

- Sie können über Beeinflussung von Adhäsionsmoleküle bewirken, dass Leukozyten, die entlang des Endothels rollen, stabil gebunden werden.
- Sie können durch Aufbau eines Chemokin-Gradienten, dessen Konzentration am Infektionsherd zunimmt, die Wanderung der Leukozyten steuern.

Neben den Chemokinen sind die so genannten Zelladhäsionsmoleküle für die Auswanderung von Leukozyten ins entzündete Gewebe von entscheidender Bedeutung. Dabei spielen mehrere strukturell unterschiedliche Proteinfamilien eine Rolle: Selektine, Integrine und Proteine der Immunglobulin-Superfamilie (◻ Tab. 2.3).

Die Selektine (z. B. E-Selektin, P-Selektin) sind auf aktiviertem Endothel exprimiert und starten die Endothel/Leukozyt-Wechselwirkung, indem sie an Oligosaccharide (Sialyl-Lewis) auf der Zelloberfläche von Leukozyten binden (o Abb. 2.10). Dies hat zur Folge, dass die Leukozyten entlang des Endothels „rollen". Der nächste Schritt ist eine feste Adhäsion des Leukozyten an das Endothel. Dies kommt durch eine Chemokin-vermittelte Ausbildung einer affineren Bindung von ICAM (intercellular adhesion molecule; Ig-Familie) des aktivierten Endothels an Leukozyten-Integrine (β_2-Integrine wie z. B. LFA-1) des Leukozyten zustande. Die eigentliche Durchquerung des Endothels, auch Diapedese genannt, wird durch Integrine und das Immunglobulin-ähnliche PECAM (Platelet-endothelial cell adhesion molecule, CD31), welches sowohl am Endothel als auch auf Leukozyten exprimiert wird, ermöglicht. Die Basalmembran des Gewebes wird mit Hilfe von freigesetzten proteolytischen Enzymen zerstört und lässt schließlich die Leu-

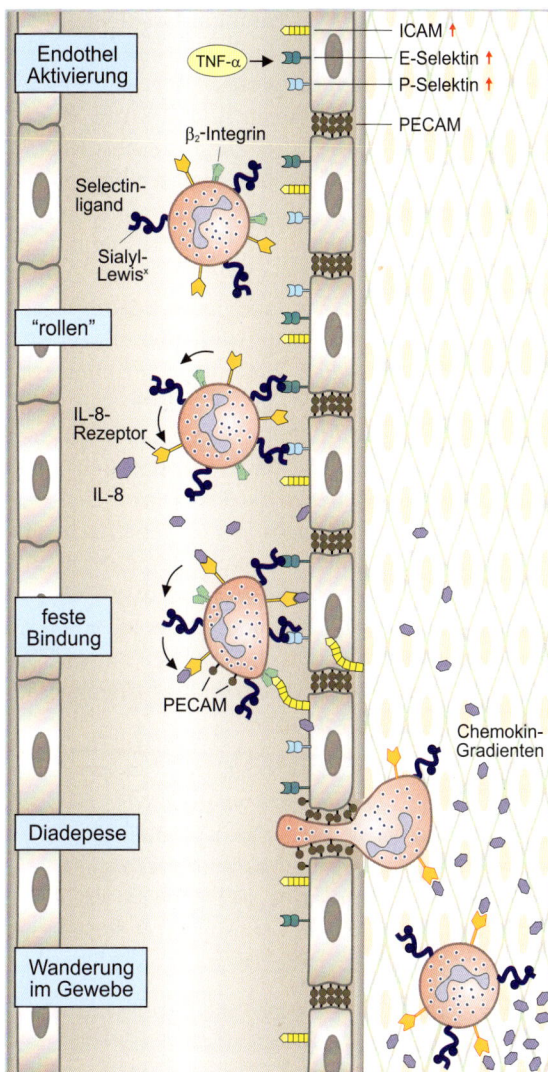

o Abb. 2.10 Mobilisierung von Effektorzellen: Mechanismus der Extravasation von Leukozyten.

- Endothelaktivierung: Durch Entzündungsmediatoren (TNF−α) sind Adhäsionsmoleküle wie E− und P−Selektin, sowie ICAM auf dem Endothel vermehrt exprimiert.
- „Rollen": Endotheliale E− und P−Selektine binden Sialyl−Lewis−Reste an Selektin−Liganden auf der Leukozytenoberfläche. Dadurch werden Leukozyten in ihrem Fluss gestoppt und rollen an der Endothelzellschicht entlang.
- Feste Bindung: Chemokine wie IL−8 aktivieren Leukozyten mit der Folge, dass die Avidität der β_2−Integrine für eine Bindung mit ICAM ansteigt und eine feste Bindung des Leukozyten an das Endothel erfolgt.
- Diapedese: Mit Hilfe von PECAM (CD31) und anderer Moleküle migriert der Leukozyt zwischen zwei Endothelzellen hindurch ins Gewebe.
- Wanderung im Gewebe: Durch einen Chemokin−Gradienten geleitet, wandert der Leukozyt an den Infektionsort im Gewebe.

kozyten entlang eines Chemokin-Gradienten, der durch die unterschiedliche Bindung von IL-8 an extrazelluläre Matrixproteine bewirkt wird, gezielt einwandern. Unter dem Einfluss von IL-8, das von Makrophagen produziert wurde, wandern zunächst Neutrophile massiv ins Gewebe ein. Monozyten werden erst später durch MCP-1 angelockt und differenzieren im Gewebe zu Makrophagen. Bei der Mobilisierung von Effektorzellen ist neben den Chemokinen das Zytokin TNF-α, das ebenfalls von aktivierten Makrophagen freigesetzt wird, von entscheidender Bedeutung (o Abb. 2.11). Ruhendes Endothel exprimiert nur geringe Mengen an ICAM, VCAM oder E-Selektinen. Kontakt von TNF-α mit Endothelzellen führt zu einer raschen Expression dieser wichtigen Adhäsionsmoleküle (1–2 h). Weiterhin bewirkt TNF-α akut eine Freisetzung von P-Selektinen an der Zelloberfläche, die im ruhenden Endothel in Granula gespeichert sind. Wichtig in diesem Zusammenhang ist, dass TNF-α zu einer Erhöhung der Permeabilität der Gefäße und damit zum Austritt von Plasmaproteinen und Flüssigkeit führt und die für eine Entzündung charakteristische Schwellung hervorruft.

Selektine sind Kohlenhydrat-bindende Proteine, die die Adhäsion von Leukozyten an das Endothel vermitteln. Ihr Namen kommt von einer extrazellulären lektinartigen Bindungsdomäne. L-Selektin wird von Leukozyten, E-Selektin und P-Selektin auf Endothelzellen bzw. Thrombozyten exprimiert.

Integrine haben ihren Namen von ihrer Eigenschaft, extrinsische Signale in Veränderungen des Zytoskeletts der Zellen zu integrieren. Es sind Zelloberflächenproteine, die für unterschiedliche Zellinteraktionen von Bedeutung sind, insbesondere für die Migration von Leukozyten ins Gewebe und die Interaktion von T-Zellen mit antigenpräsentierenden Zellen. Es gibt zwei Subtypen von Integrinen, die β_1-Integrine (VLA-4 auf T-Zellen) und die β_2-Integrine (z. B. LFA-1 auf Phagozyten und T-Zellen).

Der zweite wichtige Effektormechanismus der angeborenen Immunantwort ist die Aktivierung von Effektorzellen: Die vermehrt an den Infektionsort eingewanderten Zellen werden in der Folge aktiviert, um den Erreger abzutöten bzw. zu beseitigen. Hier spielt das Zytokin TNF-α die essenzielle Rolle (o Abb. 2.11). TNF-α führt in diesem Zusammenhang zu

- einer Aktivierung von Makrophagen und Granulozyten, verstärkt zytotoxische Faktoren (wie ROS, NO, etc.) zu produzieren. Dies trägt effizient zur Beseitigung aufgenommener Pathogene bei.

- einer Stimulation der Produktion von Leukozyten, insbesondere von Neutrophilen aus dem Knochenmark,
- einer Freisetzung von Akute-Phase-Proteinen (C-reaktives Protein, Surfactant-Proteine A und D) aus Hepatozyten. Diese können als induzierbare, lösliche Rezeptoren fungieren, die das angeborene Immunsystem benutzt, um Erreger zu erkennen und deren Phagozytose zu stimulieren und
- einer verstärkten Wanderung von dendritischen Zellen in die peripheren Lymphknoten und so zu einer effizienten Antigenpräsentation. Damit unterstützt die angeborene Immunantwort den Beginn einer spezifischen, adaptiven Immunantwort.

TNF-α spielt jedoch nicht nur in der Auslösung von Entzündungsreaktionen (Mobilisierung und Aktivierung von Effektorzellen) eine wesentliche Rolle, sondern auch in ihrer lokalen Eindämmung, was ja eine essenzielle Aufgabe der angeborenen Immunantwort darstellt, um einen Schutz bis zum Anlaufen der adaptiven Antwort sicherzustellen. Entzündungsmediatoren, wie TNF-α bedingen neben einer Endothelzellaktivierung auch die Produktion von Proteinen, die zur lokalen Blutgerinnung und damit Abkapselung des Infektionsherdes von der systemischen Zirkulation beitragen. Die durch die Endothelaktivierung herbeigeführte Ansammlung von Flüssigkeit in Kombination mit der großen Menge an Phagozyten gewährleistet, dass der Erreger durch das Lymphsystem zu einem regionalen Lymphknoten transportiert wird, wo dann eine adaptive Immunantwort ausgelöst werden kann.

Es ist in Tierversuchen gezeigt worden, dass sich in Abwesenheit von TNF-α eine Infektion über das Blut ausbreitet. Dies hat zur Folge, dass über den Toll-like-Rezeptor-Signalweg aktivierte Makrophagen in Leber und Milz große Mengen TNF-α systemisch in die Zirkulation freisetzen. Über die erwähnten Effekte am Gefäßsystem kommt es zum systemischen Ödem, einer Neutropenie und zum Zusammenbruch des Gefäßsystems. Dies wird als septischer Schock bezeichnet. Durch eine disseminierte Blutgerinnung kommt es zum Versagen lebensnotwendiger Organe, die durch die ungenügende Blutversorgung schnell geschädigt werden. Ein Multi-Organversagen im septischen Schock führt häufig zum Tod.

TNF-α ist also zum einen ein Schlüsselmolekül zur Eindämmung einer Infektion und induziert zum anderen – wenn diese Eingrenzung des Erregers scheitert – verheerende systemische Effekte (o Abb. 2.11).

Das für die Regulation der TNF-α-Produktion verantwortliche Toll-Signalsystem ist daher ein wichtiges „Target" zur Entwicklung neuer Immuntherapeutika.

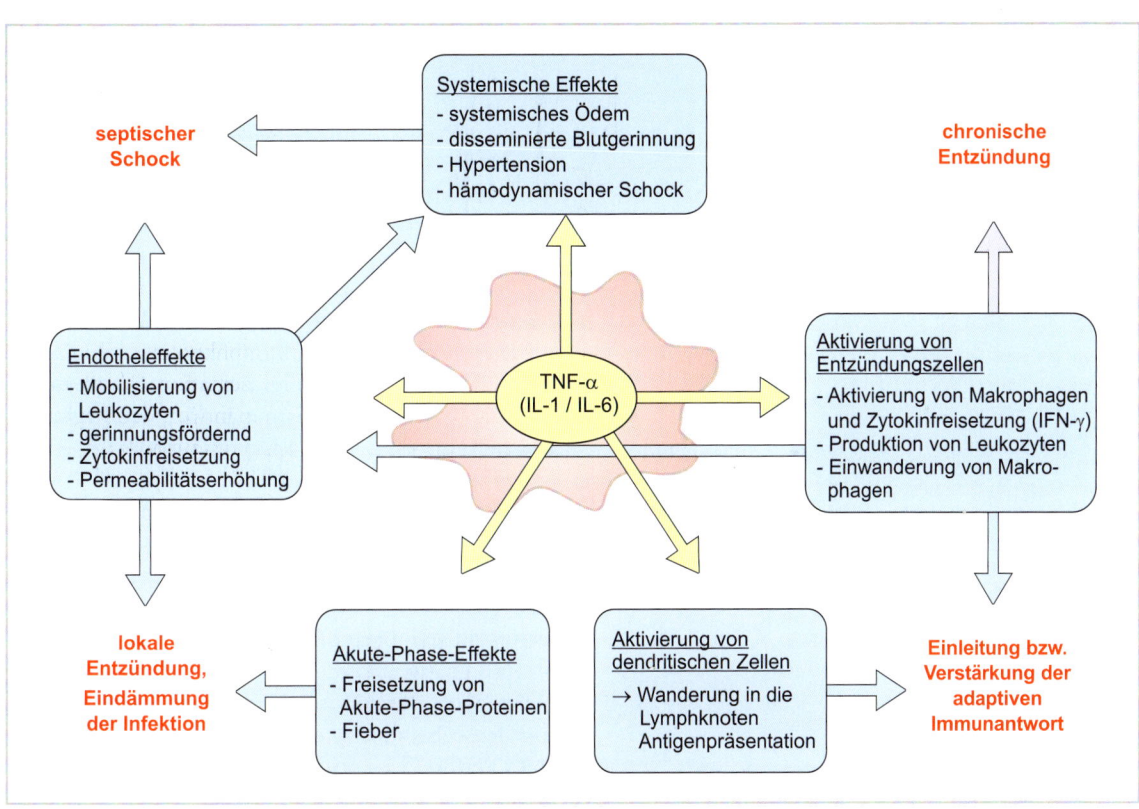

○ Abb. 2.11 Aktivierung von Effektorzellen durch Makrophagen–Zytokine.
Haupteffekte von TNF–α und anderer Makrophagen–Zytokine (IL–1, IL–6) und ihre pathogenen Auswirkungen.

Makrophagen produzieren auch IL-12, wenn sie mikrobielle Bestandteile aufnehmen. IL-12 wiederum aktiviert natürliche Killerzellen, IFN-γ freizusetzen, was daraufhin die Makrophagen in ihrer Aufgabe, aufgenommene Mikroben abzutöten, stimuliert. IFN-γ wird – wie wir später sehen werden – auch von T-Zellen produziert und ist daher ein Zytokin von beiden, der angeborenen wie auch der erworbenen Immunantwort (▶ Kap. 3.3).

Bei viralen Infekten sezernieren Makrophagen und andere infizierte Zellen die so genannten Typ-I-Interferone (α und β), die – wie wir im Folgenden sehen werden – wichtige Mediatoren in Effektormechanismen gegen Viren darstellen.

> **Septischer Schock** (syn.: **Endotoxin-Schock**) ist eine häufig tödlich verlaufende Infektion mit gramnegativen Bakterien, die durch eine disseminierte intravaskuläre Koagulation, einen Kollaps des Gefäßsystems und metabolischen Entgleisungen charakterisiert ist. Die Zytokine TNF-α, IL-1 und IL-12 spielen dabei eine wichtige Rolle.

2.3.2 Effektormechanismen gegen intrazelluläre Erreger (Viren)

Die bisher dargestellten Effektormechanismen bezogen sich im Wesentlichen auf die Abwehr gegen extrazelluläre (bakterielle) Krankheitserreger. Diese Effektormechanismen können auch bei einer Virusinfektion aktiv werden. Allerdings spielen hier die Interferone α und β und die natürlichen Killerzellen (NK-Zellen) eine wesentlichere Rolle (○ Abb. 2.12, 2.13). Die durch NK-Zellen und Interferone mediierten Effektormechanismen bewirken im Wesentlichen zwei Dinge:

■ Die Virus-infizierte Zelle wird getötet und die Vermehrung des Virus unterdrückt,
■ Nachbarzellen werden gegen eine Virusinfektion resistent.

Natürliche Killerzellen entwickeln sich aus der lymphatischen Vorläuferzelllinie im Knochenmark und zirkulieren im Blut. Sie stellen ungefähr 10 % der Lymphozyten im Blut und in den peripheren lymphatischen Organen dar. NK-Zellen besitzen charakteristische Oberflächenmarker, jedoch keine Antigenrezeptoren wie T- oder B-Lymphozyten. NK-Zellen können jedoch Virus-infizierte Zellen von nicht-infizierten Zellen unterscheiden. NK-Zellen besitzen verschiedene Rezeptoren, die das Signal zum Abtöten vermitteln bzw.

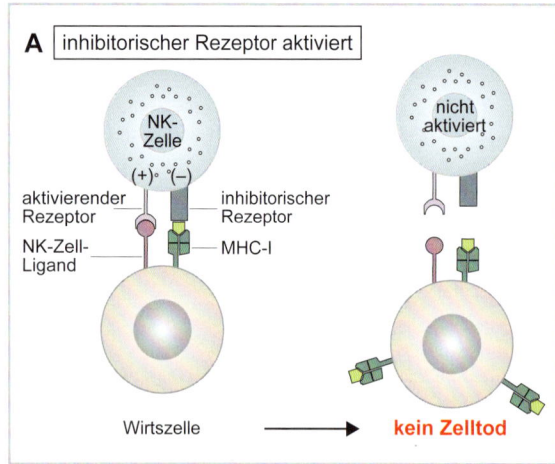

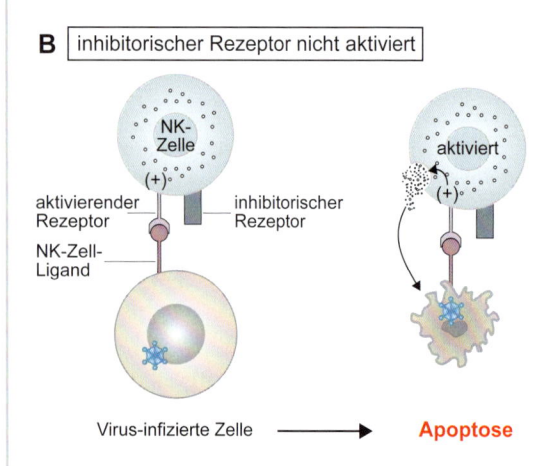

Abb. 2.12 Funktion der inhibitorischen Rezeptoren auf NK-Zellen.
A Ein inhibitorischer Rezeptor erkennt MHC-I-Moleküle und gewährleistet durch seine Aktivierung, dass die NK-Zelle sich nicht gegen körpereigene Zellen richtet.
B NK-Zellen werden durch infizierte Zellen aktiviert, da diese eine verringerte MHC-I-Expression haben und damit die Signale der inhibitorischen Rezeptoren ausbleiben. Das Ergebnis ist, dass die NK-Zelle über die aktivierenden Rezeptoren die infizierte Zelle abtötet.

inhibieren können. Aktivierende Rezeptoren assoziieren mit Proteinketten, die so genannte ITAMs (immunoreceptor tyrosine-based activation motif) besitzen. Inhibierende Rezeptoren besitzen in ihrem zytoplasmatischen Anteil dagegen ITIMs (immunoreceptor tyrosine based inhibition motif). Eine große Familie, die sowohl aktivierende wie auch inhibierende Rezeptoren umfasst, ist die Familie der KIR (killer cell immunoglobulin like-receptors). Diese Rezeptoren gehören zur Immunglobulinsuperfamilie. KIR2L ist beispielsweise ein Rezeptor der zwei Immunglobulindomänen besitzt. Das L im Namen steht für einen langen zytoplasmatischen Teil, auf dem sich ein ITIM befindet. Aktivie-

rende KIRs werden durch ein **S** gekennzeichnet, was auf die kurze (*short*) intrazelluläre Domäne hinweist, die mit weiteren ITAM-haltigen Proteinen interagiert und tötende Effekte vermittelt. Es gibt auch lektinähnliche NK-Rezeptoren, die als Heterodimere aus CD94 und aus einer von sechs NKG2-Ketten (A-F) organisiert sind. Inhibierende bzw. aktivierende Eigenschaften von NK-Zell-Rezeptoren werden durch ihre Affinitäten zu bestimmten MHC-Molekülen definiert. Wichtig zu wissen ist, dass NK-Zell-Rezeptoren klonal exprimiert werden und jede NK-Zelle mindestens einen inhibitorischen Rezeptor exprimiert, der an mindestens ein MHC-I-Allel des Organismus bindet, was bedeutet, dass bei normaler MHC-I-Expression alle NK-Zellen gehemmt sind. Wenn einzelne Zellen MHC-I-Allele verlieren oder vermindert/verändert exprimieren, werden einzelne NK-Zellklone enthemmt. Dies ist z.B. bei einer Virusinfektion häufig der Fall, jedoch nur, wenn auch gleichzeitig die infizierte Zelle gestresst ist und entsprechende Liganden für die aktivierenden NK-Rezeptoren exprimiert.

Das Töten einer virusinfizierten Zelle geschieht dann über die Freisetzung zytotoxischer Granula, die Proteine (z.B. Perforin) enthalten, die Apoptose induzieren (Abb. 2.12). NK-Zellen und ihre weiteren FcγRIII (CD16) Rezeptoren sind wichtig für den Prozess der als *antibody-dependent cellular cytotoxicity* (ADCC) bekannt ist und in ▶ Kap. 11 nachzulesen ist.

MHC – major histocompatibility complex ist ein großer Genlocus auf Chromosom 6, welcher stark polymorphe Gene u. a. für die MHC-Moleküle beinhaltet.

MHC-Moleküle sind heterodimere Membranproteine, die als Erkennungsmoleküle für T-Lymphozyten dienen. Zwei Klassen von MHC-Molekülen sind hier von Bedeutung: die MHC-I-Proteine, die auf allen kernhaltigen Zellen vorhanden sind und die MHC-II-Proteine, die vor allem auf antigenpräsentierenden Zellen, einschließlich Makrophagen oder B-Zellen, vorkommen.

Die MHC-I-Moleküle sind offensichtlich wichtig zur Erkennung von intrazellulären Infektionen durch NK-Zellen und einer entsprechenden angeborenen Immunantwort. Dieselben Moleküle haben aber auch eine essenzielle Bedeutung bei der Erkennung von intrazellulären Antigenen durch T-Zellen im Rahmen der spezifischen adaptiven Immunantwort. Auch an diesem Beispiel wird deutlich, wie Strukturen von angeborenem und adaptivem Immunsystem interagieren.

Die Interferone α und β sind antivirale Proteine, die im Rahmen einer angeborenen Immunantwort von Virus-infizierten Zellen freigesetzt werden (Abb. 2.13).

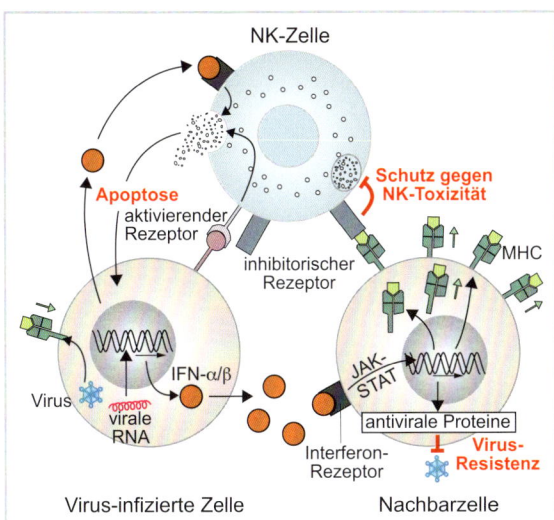

Abb. 2.13 Angeborene Immunantwort gegenüber Virusbefall: Interferone und NK-Zellen.
Eine Virus-befallene Zelle produziert durch den Stimulus einer viralen doppelsträngigen RNA die Interferone α und β.
Aktivierte Natürliche Killerzellen (NK-Zellen) töten die infizierte Zelle über die Freisetzung von Apoptose-induzierenden Faktoren. IFN-α/IFN-β können diese Freisetzung aktivieren.
An noch nicht befallenen Nachbarzellen induzieren IFN-α/IFN-β über Bindung an Interferon-Rezeptoren und den JAK/STAT-Pathway antivirale Proteine, die die Virusreplikation hemmen und die Zelle Virus-resistent machen.
Weiterhin kommt es durch IFN-α/IFN-β in der nicht-infizierten Zelle zu einer erhöhten Expression von MHC-Molekülen. Killerzell-inhibierende Rezeptoren erkennen MHC-Moleküle. Durch Bindung dieser inhibitorischen Rezeptoren an MHC-Moleküle wird die Aktivität der NK-Zellen inhibiert und die noch nicht befallene Zelle wird vor Zelltod durch NK-Zellen geschützt.
Auf der anderen Seite führt die ausbleibende Bindung von inhibitorischen Rezeptoren an MHC-Moleküle der Virus-befallenen Zelle (die entweder durch Virusbefall verändert oder zu gering exprimiert sind) und die Stimulation aktivierender Rezeptoren zur Aktivierung der apoptotischen Fähigkeiten der NK-Zelle.

IFN-α und -β hemmen zum einen die Virusreplikation und bewirken in nicht-infizierten Zellen durch Synthese von antiviralen Proteinen eine Resistenz gegenüber Virusbefall. Sie bedingen weiterhin über eine Hochregulierung der MHC-I-Expression in nicht-infizierten Zellen einen Schutz gegenüber NK-Zell-Aktivi-

> **JAK/STAT-Pathway** beschreibt die Signale, die die Bindung von Zytokinen an ihre Rezeptoren (Typ I und II) auslösen. Janus-Kinasen (JAK) phosphorylieren STAT-Proteine, die an die Zytokin-Rezeptoren rekrutiert sind. Dies bedingt eine Dimerisierung der STAT-Proteine und eine Translokation in den Kern, wo sie als Transkriptionsfaktoren agieren.

tät. MHC-I wird von allen kernhaltigen Wirtszellen exprimiert und fehlendes MHC-I wird von NK-Zellen als Stimulus für ihre zytotoxische Aktivität aufgefasst. IFN-α und -β aktivieren über spezifische Interferon-Rezeptoren den sehr rasch verlaufenden JAK/STAT-Signalweg und führen damit zur schnellen Genexpression. Durch IFN-α und -β werden also autokrin bzw. parakrin schnelle, angeborene Immunreaktionen ausgeführt, die die Virusinfektion und -ausbreitung in Schach halten, bis in der Folge – ebenfalls über IFN-α und -β vermittelt – eine gesteigerte Präsentation des intrazellulären Antigens an der Zelloberfläche der befallenen Zelle (über Steigerung der Expression der MHC-I-Moleküle) und eine T-Zell-vermittelte spezifische adaptive Abtötung von infizierten Zellen stattfindet (▸ Kap. 3.3.).

> **Checkliste: Effektormechanismen der angeborenen Immunantwort**
>
> **Beseitigung extrazellulärer Pathogene**
> - Phagozytose und Komplementaktivierung als Mechanismen der Sofortreaktion.
> - Aktivierter Makrophage und seine freigesetzten Zytokine und Chemokine – Auslöser für induzierte Effektormechanismen.
> - Mobilisierung von Effektorzellen durch eine Zytokin-induzierte Endothelzellaktivierung und Leukozyten-Diapedese.
> - Aktivierung von Effektorzellen, d. h. Makrophagen, Neutrophile und NK-Zellen durch Zytokine; Steigerung der antimikrobiellen Funktionen.
>
> **Beseitigung intrazellulärer Pathogene** (insbesondere Viren)
> - NK-Zellen töten Virus-infizierte Zellen ab, aber nicht gesunde Zellen (System der inhibierenden und aktivierenden NK-Rezeptoren).
> - Infizierte Zellen produzieren IFN-α und -β, die antivirale Eigenschaften haben.

3   Die erworbene Immunantwort

Das erworbene Immunsystem greift immer dann ein, wenn die Eliminierung des Erregers durch das angeborene Immunsystem nicht erfolgreich war. Eine erworbene Immunantwort zeichnet sich durch eine Antigenspezifität aus, das heißt, sie ist die Reaktion auf ein ganz spezifisches Antigen und muss damit eine enorme Diversität in den Erkennungsstrukturen aufweisen. Lymphozyten sind die Hauptakteure der erworbenen Immunantwort, indem sie in zwei unterschiedlichen Systemen extrazelluläre und intrazelluläre Krankheitserreger erkennen und bekämpfen können. B-Zellen tragen an ihrer Zelloberfläche Immunglobuline als Antigenrezeptoren (BCR) und sezernieren nach ihrer Aktivierung und Differenzierung diese Moleküle als lösliche Antikörper. Antikörper ermöglichen als lösliche Waffen die Bekämpfung von Krankheitserregern, die sich im Extrazellularraum aufhalten (humorale Antwort). T-Zellen besitzen Rezeptoren (TCR), die Peptidfragmente intrazellulärer Krankheitserreger erkennen können. Je nachdem, in welchen Zellkompartimenten sich die Pathogene aufhalten, werden die abgebauten Antigene mit Hilfe der MHC-Moleküle an die Zelloberfläche der infizierten Wirtszelle gebracht. Der Typ von MHC/Peptid-Komplex bestimmt die Wechselwirkung der Wirtszelle mit den verschiedenen T-Effektorzellen. Zytotoxische T-Zellen (CD8-positive) erkennen MHC-I-Komplexe und töten die infizierte Zelle ab. CD4-positive T-Zellen (T_H1-, T_H2-Zellen, sowie T_H17- und Treg-Zellen) sind auf MHC-II-Komplexe spezialisiert und aktivieren den gebundenen Makrophagen (T_H1), B-Zellen (T_H2) und neutrophile Granulozyten oder Epithelzellen (T_H17). Treg-Zellen hingegen modulieren antigenpräsentierende Zellen (APC) und können durch die Sekretion antiinflammatorischer Zytokine Immunantworten inhibieren. T-Zellen sind also sowohl für die zelluläre als auch für die humorale adaptive Immunantwort von entscheidender Bedeutung.
Die enorme Diversität der Rezeptorstrukturen von Lymphozyten ist im Wesentlichen durch die somatische Rekombination von Genfragmenten, die für die variablen antigenbindenden Regionen der Rezeptoren codieren, ermöglicht. Die adaptive Immunantwort kann aber nicht nur Krankheitserreger beseitigen. Sie erzeugt gleichzeitig durch klonale Selektion eine Population von ausdifferenzierten Gedächtniszellen. Dies ermöglicht bei einer erneuten Infektion eine schnellere und wirksamere Effektorreaktion.

3.1   Hauptakteure

3.1.1   Zellen

Mikrobielle Antigene, die in den Körper gelangen, werden von professionellen antigenpräsentierenden Zellen (APC, antigen presenting cells) abgefangen, in den peripheren lymphatischen Organen konzentriert und dort naiven Lymphozyten präsentiert (▶ Kap. 1.3.). Dies ist der Beginn einer erworbenen Immunantwort.

> **Antigenpräsentation** ist das Vorzeigen von Peptiden, die über MHC-Moleküle an die Oberfläche von antigenpräsentierenden Zellen gebunden sind. Dadurch wird ein Erkennen des Peptidantigens durch T-Zellen und deren Aktivierung gewährleistet.

Antigenpräsentierende Zellen sind vor allem in epithelialen Geweben zu finden und lassen sich in drei Zelltypen unterteilen: Dendritische Zellen, Makrophagen und B-Zellen (○ Abb. 3.1.).

Dendritische Zellen (DC), wie die Langerhans-Zellen der Haut oder interdigitierende dendritische Zellen (IDC) in Lymphknoten und anderen lymphatischen Organen sind die wichtigsten Vertreter antigenpräsentierender Zellen.

Dendritische Zellen (DC) kommen in Geweben in unreifer Form vor und können Erreger über unspezifische Rezeptoren (PRR) oder Rezeptor-unabhängig über den Mechanismus der Phago-/Endo- bzw. Pinozytose aufnehmen. Dendritische Zellen agieren diesbezüglich als Teil des angeborenen Immunsystems. Sie werden durch Signale des Toll-like-Rezeptorsystems aktiviert und wandern ins lokale Lymphgewebe (○ Abb. 1.4). Die

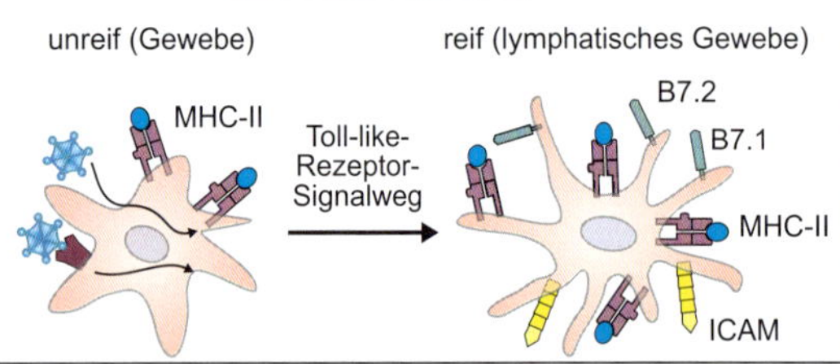

antigenpräsentierende Zellen		Antigen-Aufnahme	MHC-II-Expression	costimula-torische Aktivität	T-Zell-Aktivierung
A dendritische Zelle	unreif (Gewebe) → reif (lymphatisches Gewebe) MHC-II, Toll-like-Rezeptor-Signalweg, B7.2, B7.1, MHC-II, ICAM	Endozytose Pinozytose Phagozytose PRR-vermittelt	konstitutiv, aber steigerbar	induzierbar	unreif: keine reif: • naive T-Zelle • Effektorzellen
B Makrophage	ruhend → aktiviert Toll-like-Rezeptor-Signalweg, B7.2, B7.1, MHC-II, unspezifischer Rezeptor	Phagozytose	induzierbar	induzierbar	ruhend: keine aktiviert: • Effektorzellen • Gedächtnis-zellen
C B-Zelle	ruhend → aktiviert Toll-like-Rezeptor-Signalweg, B7.2, B7.1, MHC-II, MHC-II	Rezeptor-vermittelte Endozytose	konstitutiv, aber steigerbar	induzierbar	ruhend: • Effektorzellen • Gedächtnis-zellen aktiviert: • naive T-Zellen • Effektorzellen • Gedächtnis-zellen

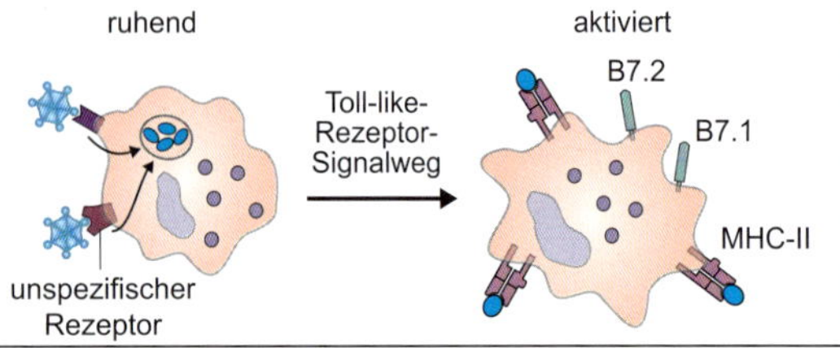

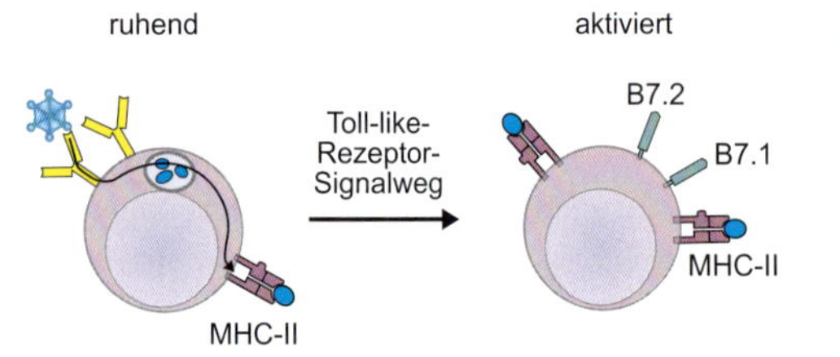

Abb. 3.1 Professionelle antigenpräsentierende Zellen (APC) und deren Eigenschaften.

A Dendritische Zellen (DC) können im unreifen Stadium Rezeptor-vermittelt oder über Pino-, Endo- bzw. Phagozytose sowie durch Infektion zwar Antigene im Gewebe aufnehmen, jedoch noch keine naiven T-Zellen aktivieren. Beim Prozess der Antigenaufnahme werden Signale der angeborenen Immunantwort (z. B. Toll-like-Rezeptor-Pathway bei gramnegativen Bakterien) aktiviert. Es kommt zur Sekretion von Zytokinen (z. B. TNF-α), die eine Wanderung der dendritischen Zellen in den Lymphknoten einleiten. Dort verliert sich die Phagozytose-Fähigkeit der dendritischen Zellen. Stattdessen werden die costimulatorischen B7-Proteine induziert und vermehrt MHC-II-Moleküle, sowie große Mengen an Adhäsionsmolekülen (z. B. ICAM, intercellular cell adhesion molecule) exprimiert. Die nun reifen dendritischen Zellen können mit naiven antigenspezifischen T-Zellen in engen Kontakt treten und diese aktivieren.

B Makrophagen nehmen Antigene (bevorzugt partikulär) über unspezifische Rezeptoren oder Komplementrezeptoren auf. Ruhende Makrophagen exprimieren keine costimulatorischen B7-Moleküle und nur sehr wenig MHC-II-Moleküle. Erst über die Aktivierung der Rezeptoren der angeborenen Immunantwort, die bakterielle Proteinbestandteile erkennen, kommt es zur Induktion der B7-Protein-Expression. Dies befähigt den Makrophagen, die entsprechenden Antigene T-Effektorzellen zu präsentieren, welche wiederum die Makrophagen stimulieren, den Erreger abzutöten.

C B-Zellen können lösliche Antigene, die an ihre Oberflächenglobuline binden, präsentieren. B-Zellen exprimieren costimulierende B7-Moleküle jedoch ebenfalls nicht konstitutiv. B-Zellen können lösliche Antigene nur in Anwesenheit von mikrobiellen Bestandteilen, die eine Induktion von costimulierenden Faktoren bewirken, naiven T-Zellen effizient präsentieren.

Zellen reifen hier zu hochspezialisierten APC. Sie exprimieren dann eine große Anzahl von MHC-II-Molekülen, sowie costimulatorischen Proteinen und Adhäsionsmolekülen, die notwendig sind, um mit naiven T-Zellen in Kontakt zu treten und diese zu aktivieren. Die so genannten follikulären DCs sind dagegen beispielsweise darauf spezialisiert, in den B-Zell-Follikeln der sekundären lymphatischen Organe den B-Zellen

Antigene zu präsentieren, die sie mit dem Lymphstrom aufgenommen haben (Abb. 3.33). Je nach Art des Antigens und des Mikromilieus können DCs bei der Antigenpräsentation verschiedene Zytokine sezernieren, die dann die T-Zelldifferenzierung kontrollieren (Abb. 3.22).

Neben dendritischen Zellen können auch aktivierte Makrophagen und B-Zellen als antigenpräsentierende

Dendritische Zellen stammen aus dem Knochenmark und sind in unreifer Form bevorzugt im Epithel aber auch den meisten anderen Organen zu finden. Sie haben charakteristische dünne membranäre Ausläufer. Durch Antigenaufnahme werden sie aktiviert und wandern in T-Zellareale lymphoider Gewebe und stellen die potentesten Stimulatoren von T-Zellen dar. Neben diesen myeloiden DC kennt man auch die so genannten plasmazytoiden DC, welche direkt aus dem Blut in lymphatische Organe wandern und sich erst dort ausdifferenzieren.

Zellen fungieren, jedoch nicht so gut wie dendritische Zellen. Unterschiede in den Eigenschaften der drei Typen von APC sind in o Abb. 3.1 dargestellt.

Reife antigenpräsentierende Zellen haben jedoch auf jeden Fall zwei wesentliche Merkmale:

■ Sie exprimieren MHC-II-Moleküle auf ihrer Oberfläche, die sie zur Antigenpräsentation benötigen.
■ Sie exprimieren costimulatorische Moleküle (B7-Moleküle), die für eine Aktivierung von naiven T-Zellen essenziell sind.

Neben den antigenpräsentierenden Zellen sind Lymphozyten die wesentlichen Akteure der adaptiven Immunantwort. Zu den Lymphozyten gehören die B-Lymphozyten, die T-Lymphozyten und die Natürlichen Killerzellen (NK-Zellen, ▸ Kap. 2.1. und 2.3.2.). Eine Unterscheidung dieser Lymphozytenpopulationen kann auf Grund von Markerproteinen (CD-Antigene) auf ihrer Zelloberfläche, die durch monoklonale Antikörper erkannt werden, vorgenommen werden (o Tab. 3.1).

Ganz grob kann man T-Lymphozyten anhand des T-Zell-Antigenrezeptors (TCR, T-cell receptor) von B-Lymphozyten, die Immunglobuline (IgM, IgD) als Antigenrezeptoren (BCR, B-cell receptor) auf ihrer Zelloberfläche tragen, unterscheiden. Beide Rezeptoren ähneln sich strukturell derart, dass sie zur Familie der Immunglobuline gehören und aus variablen und konstanten Ketten aufgebaut sind. Die variablen Bereiche sind für die Antigenerkennung verantwortlich, die konstanten Bereiche besitzen Effektorfunktionen und sind für die Signalübertragung wichtig (o Abb. 3.2).

CD-Antigene: cluster of differentiation antigens sind Zellmembranmoleküle, die zur Differenzierung von Leukozyten-Populationen herangezogen und durch monoklonale Antikörper erkannt werden. Alle monoklonalen Antikörper, die mit demselben Membranmolekül reagieren, gehören einem cluster of differentiation an.

◻ **Tab. 3.1** Geläufige CD-Marker zur Differenzierung von Lymphozytensubtypen

| CD-Bezeichnung | Funktion | B-Zelle | T-Zelle | | NK-Zelle |
			T_H-Zelle	T_C-Zelle	
CD2	Adhäsionsmolekül	–	+	+	+
CD3	TCR-Corezeptor	–	+	+	–
CD4	Adhäsionsmolekül an MHC-II	–	+	–	–
CD5	unbekannt	+	+ (subset)	+	–
CD8	Adhäsionsmolekül an MHC-I	–	–	+	+ (variabel)
CD16 (FcγRIII)	IgG-Fc-Rezeptor (niedrig affin)	–	–	–	+
CD21 (CR-2)	Komplementrezeptor für C3d	+	–	–	–
CD28	Rezeptor für B7-Moleküle auf APC	–	+	+	–
CD32 (FcγRII)	IgG-Fc-Rezeptor	+	–	–	–
CD35 (CR-1)	Komplementrezeptor für C3b	+	–	–	–
CD40	Signaltransduktion	+	–	–	–
CD45	Signaltransduktion	+	+	+	+
CD56	Adhäsionsmolekül	–	–	–	+

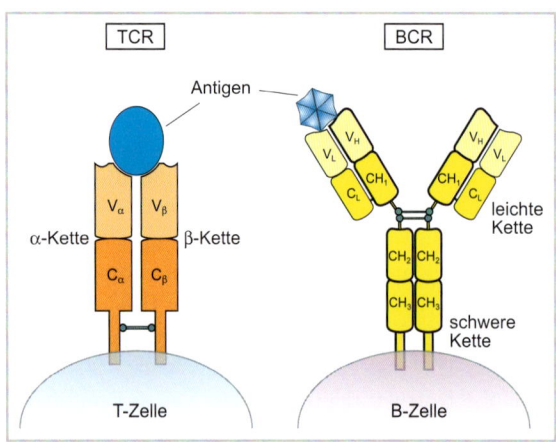

○ **Abb. 3.2** Strukturelle Ähnlichkeiten von T-Zell-Rezeptor (TCR) und B-Zell-Rezeptor (BCR).
Der TCR ist ein Heterodimer aus einer α- und einer β-Kette, die über eine Disulfidbrücke verknüpft sind. Jede Kette enthält eine konstante (C) und eine variable (V) Region. Die nebeneinander liegenden variablen Domänen bilden hier die Antigenbindungsstelle aus.
Der BCR besteht aus einem membranständigen Immunglobulin, das aus je zwei schweren (H) und leichten (L) Proteinketten aufgebaut ist. Jede Kette enthält, wie der TCR, konstante (C) und variable (V) Domänen. Disulfidbrücken verbinden die Ketten derart miteinander, dass die nebeneinander liegenden variablen Domänen die Antigenbindungsstelle bilden können.

Lymphozyten werden in sehr hohen Raten in den primären lymphatischen Organen Thymus und Knochenmark gebildet und durchlaufen eine Reihe von Reifungsprozessen, bis sie dann als reife Lymphozyten in die sekundären Immunorgane wandern. Die Entwicklung von Lymphozyten aus den Stammzellen des Knochenmarks besteht aus drei wesentlichen Prozessen (○ Abb. 3.3): einer Proliferation von unreifen Zellen, der Expression von Antigenrezeptoren und der Selektion derjenigen Lymphozyten, die sinnvolle Antigenrezeptoren tragen. Diese Prozesse sind grundsätzlich für B- und T-Lymphozyten gleich, obwohl B-Zellen im Knochenmark und T-Zellen im Thymus heranreifen.

Der erste Schritt, die Proliferation von B/T-Lymphozytenvorläuferzellen (Pro-B/T-Zellen), wird durch Interleukin-7 (IL-7), das von Stromazellen im Knochenmark und Thymus gebildet wird, induziert. Es kommt im nächsten Schritt zur Expression von unterschiedlichsten Antigenrezeptoren, die nur eine Kette aufweisen und als Prä-B/T-Antigenrezeptoren bezeichnet werden. Nur Zellen (Prä-B/T-Zellen), die diese Rezeptoren aufweisen, überleben. In einem weiteren Reifungsschritt wird der komplette Antigenrezeptor (TCR bzw. IgM) exprimiert, der die Grundlage der nun folgenden Selektionsprozesse ist. Unreife B-Zellen, die kein IgM an der Oberfläche exprimieren, sterben. Unreife B-Zellen, die Antigene im Knochenmark mit

hoher Affinität binden, sterben ebenfalls ab. Dies bezeichnet man als negative Selektion. Reife B-Zellen entstehen dagegen durch Coexpression von IgD.

Von besonderer Bedeutung für die Entwicklung von T-Zellen sind der Rezeptor Notch-1 und der Transkriptionsfaktor GATA-3, die durch das Thymusstroma induziert werden. Sie verhindern die Entwicklung zu B-Zellen. Unreife T-Zellen entwickeln sich weiter, wenn sie körpereigene MHC/Peptid-Moleküle im Thymus mit nur niedriger Affinität erkennen. Dies bezeichnet man als positive Selektion. Werden MHC-I/Peptid-Komplexe erkannt, entstehen CD8-positive T-Zellen, während CD4-positive Zellen im Thymus heranreifen, wenn MHC-II/Peptid-Komplexe mit niedriger Affinität gebunden werden (○ Abb. 3.4). Bindet der Antigenrezeptor jedoch mit hoher Affinität an MHC-Komplexe, stirbt die potenziell autoreaktive Zelle durch Apoptose (negative Selektion). Vergleiche dazu auch ▸ Kap. 5.3. Immuntoleranz und Autoimmunität.

Bei den B-Zellen können die Differenzierungsstadien sehr gut durch Oberflächenantigene definiert werden. CD19 und CD22 sind die frühesten B-Zell-spezifischen Marker. Vorläufer-B-Zellen besitzen die Stammzell-assoziierten Antigene (CD34 oder CD117, sowie CD10). CD10 ist nicht mehr auf reifen zirkulierenden B-Zellen zu finden. Allerdings durchaus auf Zellen von bestimmten Leukämie-Patienten, weshalb CD10 auch als CALLA (= common-acute lymphoblastic-leukemia-associated antigen) bezeichnet wird. CD20 wird von Prä-B-Zellen und allen reifen B-Zellen exprimiert und stellt strukturell eine Ionenkanal-Untereinheit dar. Marker für reife B-Zellen sind CD21, das ein Rezeptor für das Ebstein-Barr-Virus und für das C3d-Komplementfragment ist, und CD23. CD23 ist ein niedrig affiner Fc-IgE-Rezeptor. Weitere Marker sind CD32, ein IgG-Fc-Rezeptor und CD35, ein Rezeptor für C3b, der auch Komplement-Rezeptor-1 (CR-1) genannt wird.

Die reifen Lymphozyten, die sich im Blut oder in sekundären Immunorganen befinden, können dann in unterschiedlichen Differenzierungsstufen vorkommen. Unter naiven Lymphozyten versteht man T- oder B-Zellen, die bisher noch keinen Kontakt mit ihrem spezifischen Antigen hatten. Nach Antigenkontakt differenzieren sie zu Effektorlymphozyten: entweder zu

---

Effektorlymphozyten brauchen keine weitere Differenzierung, um ihre Funktion in der Erregerabwehr wahrzunehmen. Dadurch unterscheiden sie sich einerseits von den **naiven Lymphozyten**, die erst differenzieren müssen, um Effektoraufgaben zu übernehmen und andererseits von den **Gedächtniszellen**, die ebenfalls erst nach ihrer Differenzierung zu Effektorzellen aktiv sind.

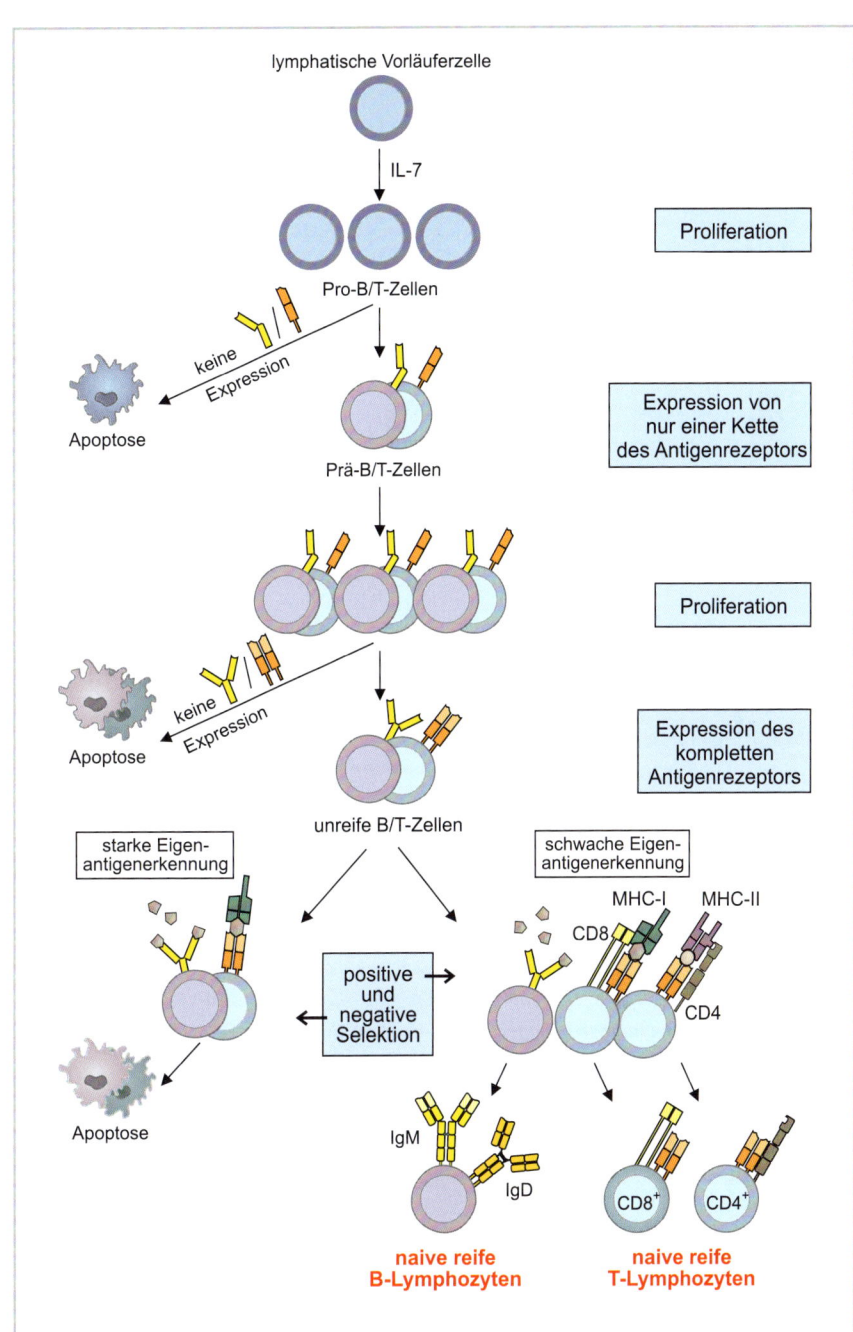

○ **Abb. 3.3** Reifungsprozess
von Lymphozyten.

Während ihres Reifungsprozesses durchlaufen die lymphatischen Vorläuferzellen (Pro-B/T-Zellen) Zyklen der Proliferation und Expression von Antigenrezeptorketten.
Die Prä-B/T-Zellen exprimieren jeweils nur eine Kette ihres
Antigenrezeptors (µ-Kette des BCR bzw. β-Kette des TCR).
Zellen, die keine Rezeptorketten produzieren, sterben
durch Apoptose, da sie die notwendigen Überlebenssignale nicht erhalten. Prä-B/T-Zellen proliferieren und
exprimieren dann den kompletten Antigenrezeptor (IgM,
bzw. TCR) und sind nun unreife B/T-Zellen, die sich
anschließend positiven oder negativen Selektionspro-
zessen unterziehen. Zellen, die in der Lage sind, Antigene
(z. B. MHC/Peptid-Komplexe) in moderater Weise zu

erkennen, entwickeln sich zu reifen naiven Lymphozyten
(positive Selektion). Unreife T-Zellen, die MHC-I/Peptid-
Komplexe schwach binden, differenzieren zu
CD8-positiven T-Zellen aus, T-Zellen, die MHC-II/Peptid-
Komplexe mit niedriger Affinität binden, werden zu
CD4-positiven T-Zellen (○ Abb. 5.19). Unreife B-Zellen
reifen nach moderater Antigenbindung zu naiven reifen
B-Lymphozyten, die neben IgM auch IgD auf der Zellober-
fläche exprimieren.
Unreife B/T-Zellen, die Antigen mit hoher Affinität binden,
werden durch Apoptose eliminiert, um der Gefahr von
autoreaktiven Lymphozyten vorzubeugen.

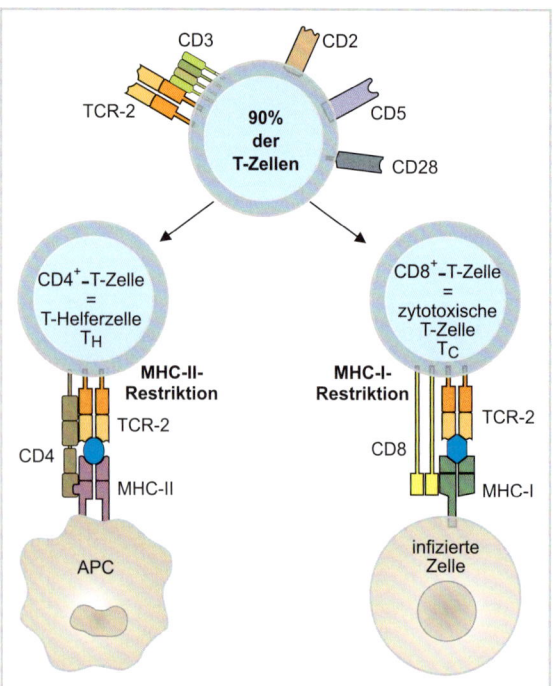

Abb. 3.4 T-Lymphozyten: Unterteilung auf Grund von Oberflächenmarkern.

95 % der T-Lymphozyten tragen den T-Zellrezeptor 2 (TCR-2, α/β-TCR), CD3 als Cofaktor, sowie CD2, CD5 und CD28 auf ihrer Oberfläche. CD2 ist ein Adhäsionsmolekül, das für die Aktivierung von T-Zellen wichtig ist. Die Funktion von CD5 ist noch nicht genau bekannt, es wird als T-Zellmarker verwendet. CD28 bindet an B7-costimulatorische Proteine und ist ebenfalls wie CD2 für die Aktivierung von T-Zellen bedeutend.

Diese T-Zellpopulation lässt sich weiter in CD4-positive und CD8-positive T-Zellen unterteilen. CD4-positive T-Zellen werden überwiegend T-Helferzellen (T_H) genannt und erkennen Antigene, die an MHC-II-Moleküle auf antigen-präsentierenden Zellen (APC) gebunden sind. CD8-positive T-Zellen können Zellen, die MHC-I-assoziierte Antigene auf ihrer Oberfläche tragen, abtöten und werden daher in der Regel auch als zytotoxische T-Zellen (T_C) bezeichnet.

antikörperproduzierenden B-Zellen oder zu Effektor-T-Zellen (T_H- bzw. T_C-Zellen). Ein Teil der Lymphozyten entwickelt sich nach Antigenkontakt zu Gedächtniszellen. Darunter versteht man B- und T-Zellen, die schnell und in gesteigertem Maße auf einen zweiten Antigenkontakt reagieren können. Diese unterschiedlichen Differenzierungsstufen der Lymphozyten lassen sich durch Markerproteine auf der Zelloberfläche identifizieren. Im ▶ Kap. 3.2. werden die Prozesse der Reifung und Differenzierung von Lymphozyten besprochen.

B-Lymphozyten können im Verlauf einer Immunantwort zu Plasmazellen differenzieren, die lösliche Antikörper mit der gleichen Antigenspezifität wie die entsprechenden BCR produzieren.

T-Lymphozyten lassen sich in mehrere Subpopulationen unterteilen. Die überwiegende Anzahl von T-Zellen trägt den TCR-2 (α/β-TCR) auf ihrer Oberfläche. In geringem Ausmaß kommen TCR-1 (γ/δ-TCR)-positive T-Zellen vor, die eine Rolle in der Schleimhaut-assoziierten Immunantwort zu spielen scheinen. Mittlerweile ist bekannt, dass sie sehr effizient infizierte oder transformierte Zellen abtöten können und an der Pathogenabwehr beteiligt sind. Zusätzlich können TCR-1-Zellen über die Bildung immunsuppressiver Zytokine wie TGFβ und IL-10 die Effektorzellen der angeborenen und adaptiven Immunantwort reprimieren. Darüber hinaus sind sie an der Wundheilung und Regeneration der Epithelzellen beteiligt, indem sie entsprechende Wachstums- und Überlebensfaktoren ausschütten können.

Im Wesentlichen lassen sich TCR-2-Zellen funktionell und auf Grund von Markerproteinen in zwei Gruppen einteilen: die T-Helferzellen (T_H) und die zytotoxischen T-Zellen (T_c). T-Helferzellen (T_H) tragen CD4-Moleküle, zytotoxische T-Zellen (T_c) dagegen CD8-Moleküle auf ihrer Oberfläche (▶ Abb. 3.4). T-Helferzellen lassen sich funktionell in die Untergruppen Typ 1 (T_H1), Typ 2 (T_H2) und T17 (T_H17) sowie regulatorische T-Zellen (Treg) unterteilen und unterscheiden sich u.a. auf Grund ihres Musters an freigesetzten Zytokinen, der Expressionprofile ihrer Chemokinrezeptoren sowie in der Art der Immunantwort, die sie auslösen (▶ Abb. 3.5, ▶ Kap. 3.3.2):

■ T_H1-Zellen produzieren unter Kontrolle der Transkriptionsregulatoren T-bet und Eomesodermin

---

Zytotoxische T-Zellen (T_c): T-Zellen, die Zielzellen antigenabhängig töten.

T-Helferzellen (T_H): T-Zellen, die durch ein Antigen stimuliert werden, Signale weiterzuleiten, die wiederum die Immunantwort verstärken.

T_H1-Zellen produzieren Zytokine, die Entzündungsreaktionen und eine zelluläre Immunantwort unterstützen.

T_H2-Zellen produzieren Zytokine, die Antikörper-abhängige Immunantworten unterstützen.

T_H17-Zellen produzieren Zytokine, die vor allem Granulozyten und Epithelzellen aktivieren und Entzündungsreaktionen unterstützen. Sie sind an der Pathogenese von Autoimmunerkrankungen wesentlich beteiligt.

Treg sind reife CD4-/CD25-positive T-Lymphozyten, die Immunantworten negativ regulieren und bei der Entwicklung von Autoimmunreaktionen von Bedeutung sind.

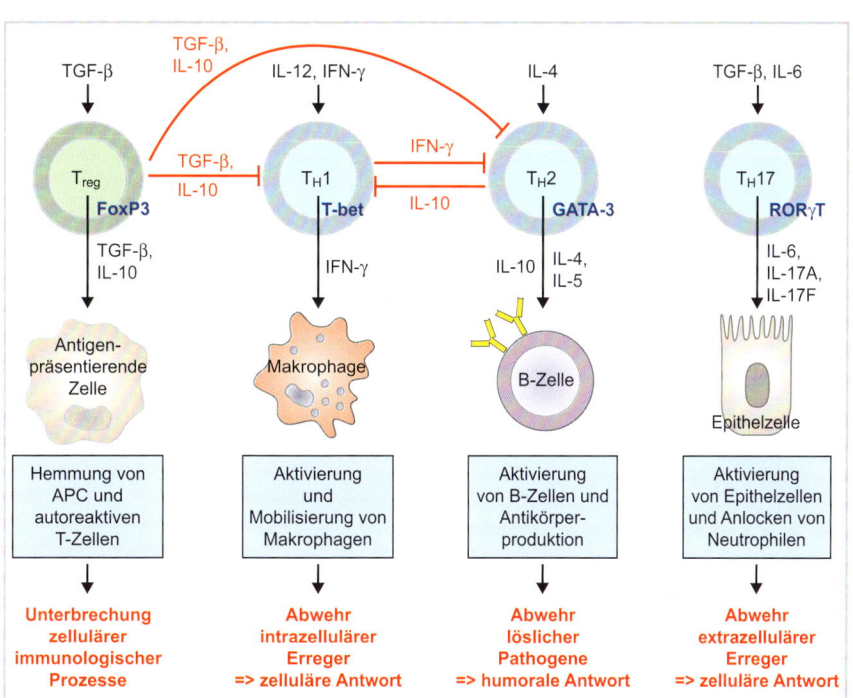

Abb. 3.5 Untergruppen der CD4-positiven T-Zellen und ihre Funktionen.

Treg-Zellen werden von TGF-β angeregt, mit Hilfe des Transkriptionsregulators FoxP3 TGF-β und IL-10 zu bilden, die sowohl antigenpräsentierende Zellen (APC) als auch autoreaktive T-Zellen inhibieren. Treg-Zellen sind daher wichtig bei der Unterbrechung der zellulären immunologischen Prozesse und der Gewährleistung von Immuntoleranz.

T_H1-Zellen sezernieren nach einem Stimulus durch IL-12 und IFN-γ unter Kontrolle des Transkriptionsfaktors T-bet Zytokine, insbesondere wiederum IFN-γ, die antibakterielle Mechanismen der Makrophagen aktivieren. T_H1-Zellen werden daher für die Bekämpfung intrazellulärer Bakterieninfektionen gebraucht (zelluläre Immunantwort).

T_H2-Zellen werden durch IL-4 stimuliert, über den Regulator GATA-3 IL-4, IL-5 sowie IL-10 zu exprimieren und sind für eine Aktivierung von B-Zellen und damit für die Antikörperproduktion von großer Bedeutung. T_H2-Zellen sind daher für die Vernichtung extrazellulärer Erreger wichtig (humorale Immunantwort).

T_H1- und T_H2-vermittelte Immunantworten regulieren sich gegenseitig über die Zytokine IFN-γ und IL-10.

T_H17-Zellen sezernieren nach einem Stimulus durch IL-6 und TGF-β, reguliert über den Transkriptionsfaktor RORγT, die Interleukine 6, 17A, 17F, aber auch 21 und 22. T_H17-Zellen stimulieren Epithel- und Stromazellen zur Zytokinproduktion, wodurch Neutrophile Granulozyten zur Abwehr extrazellulärer Erreger angelockt werden.

IFN-γ. Sie exprimieren die Chemokinrezeptoren CXCR3 und CCR5 und vermitteln eine zelluläre Immunantwort gegenüber intrazellulären Krankheitserregern sowie Tumoren und induzieren Entzündungsreaktionen.

- T_H2-Zellen sezernieren mit Hilfe des Transkriptionsfaktors GATA-3 (GATA-Bindeprotein 3) IL-4, IL-5 und IL-13. Sie exprimieren die Chemokinrezeptoren CCR3 und CCR4, sind an der Immunabwehr extrazellulärer Parasiten beteiligt und helfen beim IgG_1- und IgE-Isotypwechsel.
- T_H17-Zellen bilden die Interleukine IL-17A, IL-17F, IL-21 und IL-22 unter der Transkriptionskontrolle von RORγT (Retinoinsäurerezeptor-ähnlicher Orphan-Rezeptor γT). Sie bekämpfen Pilz-Patho

gene und extrazelluläre Bakterien mithilfe von aktivierten Neutrophilen.

- Treg-Zellen sind CD4/CD25-positive Zellen, die sich durch die Expression des Transkriptionsfaktors FOXP3 auszeichnen. Treg-Zellen können immunsuppressive Zytokine (TGF-β, IL-10) sezernieren und IL-2 antagonisieren und sind so in der Lage, Immunantworten zu inhibieren. Sie spielen eine wichtige Rolle bei der Immuntoleranz (▶ Kap. 17.).

T_H1- und T_H2-Zell-vermittelte Immunreaktionen können sich gegenseitig hemmen, d. h. das von T_H1-Zellen gebildete IFN-γ inhibiert die Proliferation von T_H2-Zellen und IL-10, das von T_H2-Zellen freigesetzt wird, verhindert die IFN-γ-Sekretion und damit eine Makro

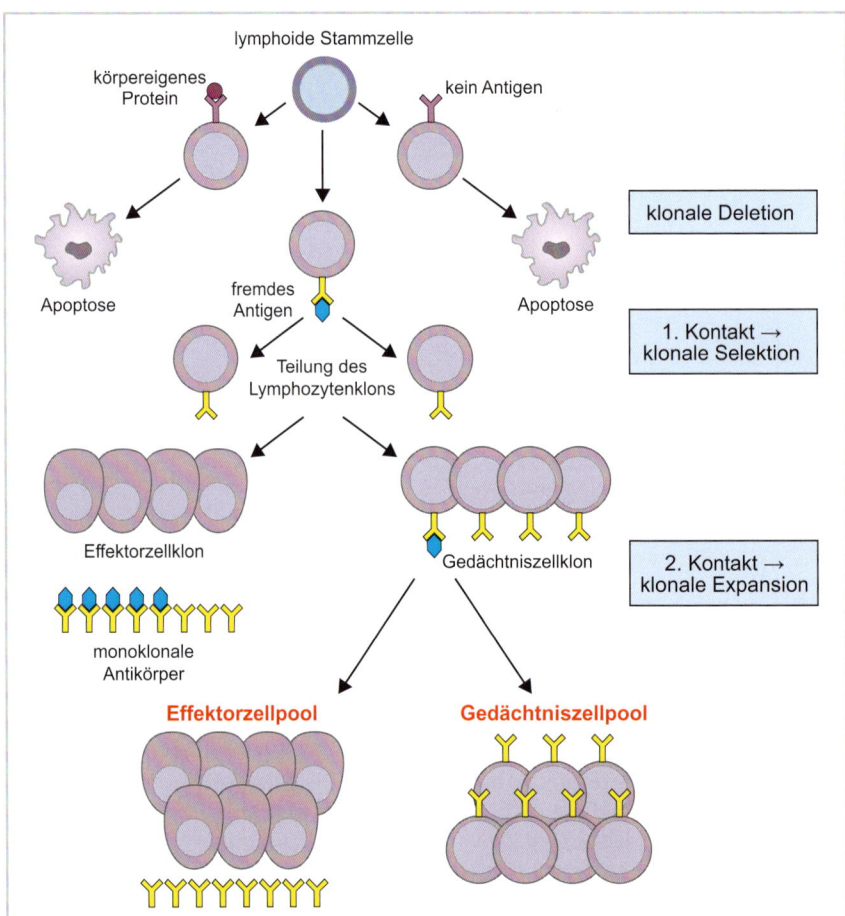

lymphoide Stammzelle

körpereigenes
Protein

kein Antigen

Apoptose

fremdes
Antigen

Apoptose

Teilung des
Lymphozytenklons

klonale Deletion

1. Kontakt →
klonale Selektion

Effektorzellklon

Gedächtniszellklon

2. Kontakt →
klonale Expansion

monoklonale
Antikörper

Effektorzellpool

Gedächtniszellpool

Die lymphoide Stammzelle produziert eine Vielzahl von Lymphozyten mit unterschiedlichen Antigenrezeptoren.
Hier sind B-Zellen mit ihren Immunglobulin-Rezeptoren (BCR) dargestellt. Diejenigen
B-Zellen, die mit körpereigenen Proteinen stark reagieren, sterben noch im Knochenmark
ab (klonale Deletion).
Naive reife B-Lymphozyten, die keinen Antigenkontakt bekommen, sterben ebenfalls ab.
Naive reife Lymphozyten, deren Rezeptoren durch ein spezifisches Antigen aktiviert
werden (klonale Selektion), teilen sich zunächst und differenzieren dann zu antigenspezi-
fischen Effektorzellen (z. B. antikörperproduzierende Plasmazellen).
Gleichzeitig entstehen die so genannten Gedächtniszellen, die nach einem zweiten
Antigenkontakt zu einem großen Pool an spezifischen Effektor- und Gedächtniszellen
führen (klonale Expansion).

⊙ Abb. 3.6 Klonale
Selektion von Lymphozyten.

phagenstimulation. Treg-Zellen wiederum sind in der
Lage, sowohl eine T_H1- wie auch eine T_H2-Antwort zu
inhibieren. T-Zell-gesteuerte Antwortmechanismen
werden also entscheidend durch Zytokine beeinflusst
(⊙ Abb. 3.5).
    Die so genannten NKT-Zellen sind unkonventio-
nelle T-Zellen. NKT-Zellen besitzen einen α/β-TCR
mit sehr eingeschränkter Variabilität oder einen γ/δ-
TCR. Sie exprimieren neben dem TCR das Oberflächenprotein NK1.1, welches auch auf NK-Zellen vorkommt. NKT-Zellen binden mit ihrem TCR an CD1,
einem MHC-I-ähnlichen Protein, das aber keine Peptide sondern Lipide bzw. Glykolipidstrukturen, insbesondere mykobakteriellen Ursprungs erkennt und dies-

bezüglich eine Mittlerrolle zwischen dem angeborenen
und dem adaptiven Immunsystem darstellen. NKT-Zel-

Klonale Selektion ist das Fundament des erworbenen
Immunsystems, das besagt, dass jedes Individuum
unzählige Lymphozytenklone besitzt, wobei jeder
Klon die individuelle Eigenschaft hat, ein ganz
bestimmtes Antigen zu erkennen. Kommt dieses Antigen in den Körper, selektioniert es aus einem riesigen
Repertoire an B- bzw. T-Zellen die B- oder T-Zelle mit
passender Antigenrezeptor-Spezifität, welche in der
Folge aktiviert wird und als Klon expandiert.

len stellen nach ihrer Aktivierung potente Killerzellen dar (▶ Kap. 4.1.).

Durch Lymphozyten wird die Einzigartigkeit der erworbenen Immunantwort – nämlich ihre Spezifität und ihr Gedächtnis – repräsentiert. Unser Körper kann auf jedes mögliche Antigen über einen ganz spezifischen Lymphozytenklon mit einer spezifischen Immunantwort reagieren. Dies ist dadurch möglich, dass jeder Lymphozyt einen Antigenrezeptortyp von einmaliger Spezifität aufweist und damit eine enorme Diversität in den Erkennungsstrukturen liegt.

Dies wiederum wird durch den Vorgang der klonalen Selektion in der Entstehung von Lymphozyten gewährleistet, was letztlich das Hauptprinzip der adaptiven Immunantwort darstellt (o Abb. 3.6). Jeder aus einer Lymphozytenvorläuferzelle entstandene Lymphozyt trägt einen ganz bestimmten Antigenrezeptor (wie die große Diversität möglich gemacht wird, wird im ▶ Kap. 3.2.2 besprochen). Lymphozyten, die mit ubiquitär im Körper vorkommenden Molekülen stark reagieren, sterben ab (klonale Deletion) und sind im reifen Lymphozytenreservoir nicht mehr vorhanden (o Abb. 3.4). Die Bindung eines fremden Antigens an den Antigenrezeptor eines naiven reifen Lymphozyten führt zu seiner Aktivierung und Teilung. Es entsteht ein Klon von Lymphozyten, die alle den gleichen antigenspezifischen Rezeptor tragen (klonale Selektion) und anschließend durch weitere Differenzierung zu spezifischen Effektorzellen (z. B. Plasmazellen oder T_H- bzw. T_c-Effektorzellen) und den entsprechenden Gedächtniszellen (T- und B-Gedächtniszellen) proliferieren. Bei einem zweiten Antigenkontakt kommt es zur so genannten klonalen Expansion, wobei aus den vorhandenen spezifischen Gedächtniszellen rasch ein größerer Pool an spezifischen Effektor- und Gedächtniszellen entsteht. Dadurch werden eine rasche Abwehr und damit ein Schutz vor dem Pathogen gewährleistet.

Naive Lymphozyten, die kein hinreichendes Antigensignal erhalten, sterben durch Apoptose ab. Man geht daher davon aus, dass reife Lymphozyten von anderen Zellen des Immunsystems (z. B. Stromazellen des Knochenmarks oder Thymus) Überlebenssignale erhalten, die man auch Selbstantigene nennt, und so ein gewisses Repertoire an Lymphozytenklonen bzw. Rezeptoren bereitgestellt wird.

3.1.2 Lösliche Faktoren

Antikörper gehören zur Immunglobulin-Superfamilie. Sie können als Membran-gebundene Antigenrezeptoren (BCR) und als sezernierte Proteine im Blut und Schleimhautsekreten vorkommen. Sezernierte Antikörper sind essenzielle lösliche Effektormoleküle einer adaptiven Immunantwort, indem sie Krankheitserreger neutralisieren und eliminieren. Die unterschiedlichen Funktionen der zirkulierenden Antikörper werden im

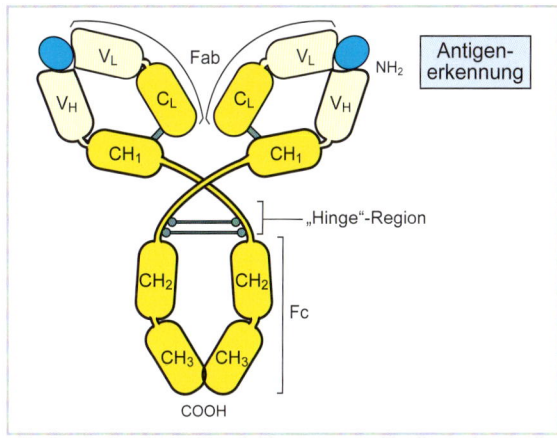

o Abb. 3.7 Struktur eines Antikörpermoleküls.
Drei globuläre Bereiche bilden die Y-förmige Struktur. Die schweren Ketten sind jeweils aus drei bis vier konstanten Domänen ($C_H1–4$) mit ähnlichem Faltungsmuster und einer variablen (V_H) Domäne aufgebaut. Die Ketten sind durch Disulfidbrücken miteinander verbunden. Im Bereich zwischen Fab- und Fc-Teil besteht durch eine bewegliche Gelenkregion („Hinge"-Region) eine hohe Flexibilität, ebenso wie durch die hohe Beweglichkeit der V- und C-Domänen zueinander. Diese Flexibilität ist für das Bindungsvermögen von Antikörpern an voneinander weit entfernten Stellen wichtig.

▶ Kap. 3.3 genau erklärt. Im Folgenden werden der Aufbau, das Vorkommen und die unterschiedlichen Typen von Antikörpern besprochen.

Antikörper besitzen annähernd die Form eines Y und bestehen aus ungefähr drei gleich großen Teilen, die über eine bewegliche Gelenkregion („hinge") miteinander verbunden sind (o Abb. 3.7). Aufgebaut werden Antikörper aus zwei identischen Hälften, die über Disulfidbrücken miteinander fixiert sind und jeweils von einer langen („schweren") und einer kürzeren („leichten") Protein-Kette gebildet werden. Die beiden schweren Protein-Ketten (H-Ketten; je 50 kDa) sind je nach Typus aus drei bis vier konstanten Domänen (C_H1-C_H4) und einer variablen Domäne V_H aufgebaut. Die leichten Ketten (L-Ketten; je 25 kDa) bestehen aus einer variablen (V_L) und einer konstanten Domäne (C_L).

Mit Hilfe von Proteasen lassen sich funktionell unterschiedliche Fragmente spalten (o Abb. 3.8). Papain spaltet Antikörpermoleküle in drei Fragmente: zwei Fab-Fragmente (Fab = fragment antigen binding), die

---

Die **Immunglobulin-Superfamilie** ist eine große Familie von Proteinen, die alle ein globuläres Strukturmotiv aufweisen, das Immunglobulin-Domäne genannt wird und ursprünglich für Antikörper beschrieben wurde. Zahlreiche Proteine, die im Immunsystem wichtig sind, gehören zu dieser Familie, z. B. TCR, MHC, CD4, CD8.

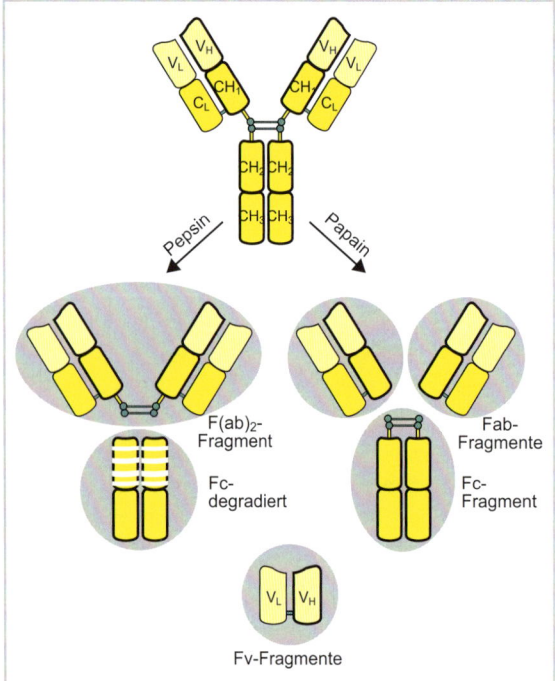

○ **Abb. 3.8** Antikörperfragmente.
Antikörper lassen sich durch Enzyme in unterschiedliche
Fragmente spalten. Durch Hydrolyse mit Pepsin entsteht
ein F(ab)$_2$-Fragment, mit Papain zwei Fab- und ein
Fc-Fragment. Die Fab-Fragmente weisen am N-Terminus
hochspezifische Erkennungsdomänen für das entsprechende Antigen auf. Der konstante Teil (Fc) der schweren
Kette dient als Effektordomäne.
Fv-Fragmente bestehen nur aus den variablen Regionen
der schweren und leichten Ketten und werden gentechnologisch zu Therapiezwecken hergestellt.

Das **Fab-Fragment** ist ein proteolytisches Fragment
eines Ig-Moleküls, das aus einer kompletten leichten
Kette, gepaart mit einem Fragment der schweren
Kette, das die variable und die erste konstante Region
enthält, besteht. Das Fab-Fragment kann ein Antigen
binden, aber nicht mit Fc-Rezeptoren interagieren
oder Komplement binden. Fab-Fragmente werden
therapeutisch eingesetzt, wenn man eine Antigenbindung ohne Aktivierung von Effektorfunktionen
wünscht.

Fc-Fragmente entstehen durch Proteolyse eines Antikörpers und bestehen aus den über Disulfidbrücken
verbundenen carboxyterminalen Regionen der beiden schweren Ketten. Fc-Regionen mediieren Effektorfunktionen von löslichen Antikörpern wie Komplement-Aktivierung oder Bindung an Fc-Rezeptoren
von Makrophagen.

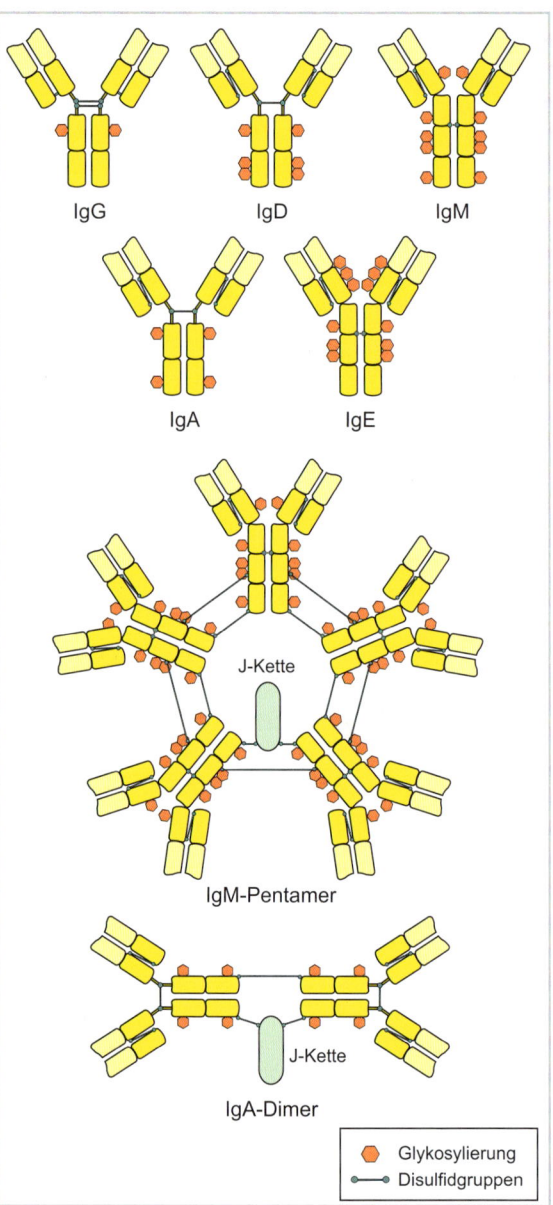

○ **Abb. 3.9** Struktur der menschlichen Immunglobulin-
Klassen.
Die Immunglobulin-Isotypen unterscheiden sich in den
schweren Ketten, in der Anzahl und Lokalisation von Disulfidbrücken und im Glykosylierungsmuster. Des Weiteren
fehlt den IgM- und IgE-Immunglobulinen die „hinge"-
Region; sie weisen aber eine weitere konstante Region in
der schweren Kette auf. Sezernierte IgM und IgA bilden
Pentamere bzw. Dimere. Die entsprechenden Monomere
sind über Disulfidbrücken miteinander und mit der so
genannten J-Kette verbunden.

die Antigenbindungsstelle enthalten und ein Fc-Fragment, das keine antigenbindende Aktivität besitzt (Fc,
fragment crystallizable). Das Fc-Fragment ist für die
meisten Effektorfunktionen (Komplementbindung,
Phagozytose) von Antikörpern verantwortlich. Ein verkürztes Fab-Fragment, das nur aus den variablen Regio-

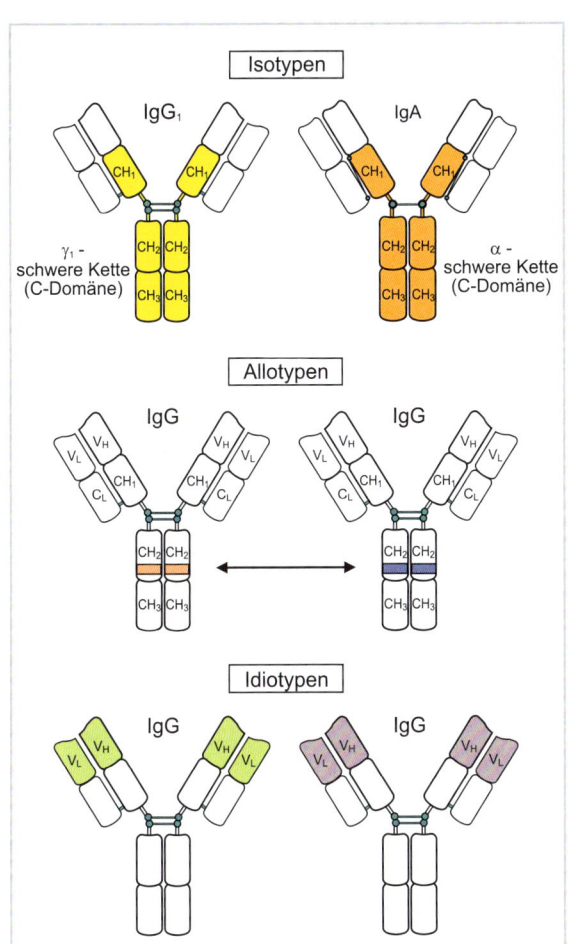

○ Abb. 3.10 Varianten von Antikörpern.
Isotypen unterscheiden sich in der schweren Kette.
Allotypen zeigen Variationen in der konstanten Region der
schweren Kette auf. Idiotypen unterscheiden sich in der
variablen Region, d. h. jeder Antikörper hat einen spezifischen Idiotyp.

nen der schweren und leichten Ketten besteht, das so
genannte Fv-Fragment (Fv, fragment variable), kann
gentechnologisch hergestellt werden und wird in
Zukunft sicherlich eine Rolle in der Therapie spielen. Es
kann auf Grund der geringen Größe gut in Gewebe eindringen und könnte – gekoppelt an bestimmte Toxine
– beispielsweise zur Tumortherapie eingesetzt werden.
Fab-Fragmente, die mit Technecium markiert werden,
spielen bereits in der Tumordiagnostik eine wichtige
Rolle (▶ Kap. 11.3).

Pepsin spaltet das Immunglobulin in zwei Teile: Es
entsteht das $F(ab)_2$-Dimer und einige kurze Fc-Fragmente. Das $F(ab)_2$-Fragment besitzt genau die gleiche
Bindungseigenschaft wie das ursprüngliche Immunglobulin, kann aber nicht mit Effektorzellen/-molekülen
(Makrophagen, Komplement) in Wechselwirkung treten. $F(ab)_2$-Fragmente können für die therapeutische
Anwendung wichtig sein.

Wie schon erwähnt, befindet sich am N-terminalen
Ende, d. h. am Ende der Fab-Arme die Antigenbindungsstelle. Die Antigenbindungsstelle setzt sich aus
jeweils drei Regionen der leichten und der schweren
Kette zusammen, deren Variabilität besonders hoch ist.
Diese Bereiche werden komplementaritätsbestimmende Regionen (CDRs, complementarity determining
regions) genannt (▶ Kap. 3.2, ○ Abb. 3.13 A)

Es gibt fünf verschiedene Klassen von Immunglobulinen (IgG, IgM, IgA, IgD und IgE), die durch den Typ
ihrer schweren Kette (γ, μ, α, δ, ε) festgelegt sind
(○ Abb. 3.9). Es können weiterhin Subklassen vorkommen, die sich ebenfalls durch ihre schweren Ketten definieren. IgG beispielsweise liegt beim Menschen in vier
Subklassen vor, definiert durch die γ1-, γ2-, γ3-,
γ4-Typen der schweren Ketten. In ▢ Tab. 3.2 sind die
wichtigen Eigenschaften der menschlichen Immunglo-

Checkliste: Hauptakteure des adaptiven Immunsystems

1. Zellen
Antigenpräsentierende Zellen: vorherrschend dendritische Zellen, aber auch Makrophagen und B-Zellen:
- Aufgabe: Erregerproteine zu prozessieren und entsprechende Antigene an ihrer Oberfläche mittels MHC-
  Proteine zu präsentieren. In Kontakt tretende T-Zellen
  werden aktiviert.
- Merkmale: MHC-II-Expression, Expression von costimulatorischen Proteinen.

Lymphozyten: B- und T-Lymphozyten mit strukturell
ähnlichen Antigenrezeptoren (BCR und TCR):
- Reifung von B-/T-Lymphozyten über Schritte der Prolife-
  ration, Expression von Antigenrezeptor und Selektion
  nach tauglichen Antigenrezeptoren (positive/negative
  Selektion).
- Unterschiedliche reife Lymphozyten: Naive Lympho-
  zyten, Effektorlymphozyten, Gedächtniszellen.
- B-Lymphozyten: wichtig für humorale Immunantwort.
  T-Lymphozyten: wichtig für zelluläre Immunantwort
  CD8-positive T-Zellen = i. d. R. zytotoxische T-Zellen
  CD4-positive T-Zellen = i. d. R. T-Helferzellen
  T_H1-Zellen, helfen bei zellulären Abwehrreaktionen
  T_H2-Zellen helfen bei humoralen Abwehrreaktionen
  Treg-Zellen können Immunantworten inhibieren
  T_H17-Zellen aktivieren Epithelzellen und neutrophile
  Granulozyten.
- Klonale Selektion der Lymphozyten als Grundlage der
  Spezifität und Diversität der adaptiven Antwort.

2. Lösliche Faktoren
Lösliche Antikörper sind Glykoproteine der Familie der
Immunglobuline (Ig), die von B-Lymphozyten produ-
ziert werden und Antigene mit hoher Spezifität und –
Affinität binden. Sie bestehen aus zwei identischen
schweren und zwei identischen leichten Ketten.
N-terminale variable Regionen der schweren und
leichten Ketten bilden die Antigenbindungsstelle.

◻ **Tab. 3.2** Eigenschaften der Immunglobulin-Isotypen (mod. nach Murphy/Travers/Walport: Janeway Immunologie)

Isotyp	IgM	IgD	IgG				IgA		IgE
Charakteristika	10 % der Immunglobuline; Pentamer; keine Gelenkregion, vier CH-Domänen	< 1 % der Gesamtglobuline	Hauptimmunglobulin (70 %-75 %); Monomer; lange Halbwertszeit (7–20 Tage)				15 %–20 % der Immungl.; als Monomer und Dimer möglich		keine Gelenkregion und vier CH-Domänen
Unterteilung			IgG1	IgG2	IgG3	IgG4	IgA1	IgA2	
Funktionen									
Neutralisierung	+	–	++	++	++	++	++		–
Opsonisierung	+	–	+++	*	++	+	+		–
anfällig für Zerstörung durch NK-Zellen	–	–	++	–	++	–	–		–
Sensibilisierung von Mastzellen	–	–	+	–	+	–	–		+++
Aktivierung des Komplementsystems	+++	–	++	+	+++		+		–
Verteilung									
Vorkommen auf B-Zelloberfläche	ja	ja	–	–	–	–	–		–
Transport durch das Epithel	+	–	–	–	–	–	+++ (Dimer)		–
Transport über die Plazenta	–	–	+++	+	++	+/–	–		–
Diffusion zu extravaskulären Stellen	+/–	–	+++	+++	+++	+++	++ (Monomer)		+
mittlere Serumkonzentration [mg/ml]	1,5	0,04	9	3	1	0,5	2,1		3×10^{-5}

* IgG2 wirkt in Gegenwart eines Fc-Rezeptors des entsprechenden Allotyps als Opsonin

bulinklassen zusammengefasst. Sezernierte IgM und IgA liegen als Penta- bzw. Dimer vor und besitzen eine weitere Polypeptidkette (J-Kette). Die multimere Form dieser Antikörper ermöglicht die Erkennung von repetitiven Epitopen, wie sie bei Zellwandpolysacchariden vorliegen und bedingt eine höhere Avidität der Antigenbindung.

Antikörper unterscheiden sich in ihren Isotypen, Allotypen und Idiotypen (◦ Abb. 3.10):

Isotypische Unterschiede sind durch unterschiedliche schwere Ketten gegeben, allotypische Unterschiede beziehen sich auf allelische Varianten eines Isotyps und idiotypische Antikörper unterscheiden sich in der variablen Region.

Da sich ja die variable Region eines bestimmten Antikörpers immer von der eines anderen Antikörpers unterscheidet, bedeutet dies, dass jeder Antikörper einen spezifischen Idiotyp darstellt.

3.2 Prinzipien der Antigenerkennung

Die spezifische Antigenerkennung der erworbenen Immunantwort wird von zwei strukturell ähnlichen Rezeptoren auf Lymphozyten erfüllt. Die B-Zellen tragen membrangebundene Antikörper (Immunglobuline) auf ihrer Oberfläche (BCR), die in sezernierter Form als humorale Antikörper lösliche Antigenrezeptoren darstellen. T-Lymphozyten besitzen spezifische T-Zellantigenrezeptoren (TCR) auf ihrer Oberfläche.

BCR und TCR sind sehr ähnlich aufgebaut, unterscheiden sich aber gravierend in der Art der Antigenerkennung. Immunglobuline erkennen Antigene direkt, indem sie kleine chemische Gruppen von nativen Makromolekülen binden. Die Form und Konformation des Makromoleküls spielt dabei eine wichtige Rolle. Dagegen kann der TCR nur kurze Peptidfragmente von Antigenen erkennen, die nach entsprechender Prozessierung in Wirtszellen an so genannte MHC-Moleküle gebunden sind und eingelagert in die Zellmembran den T-Zellen präsentiert werden können. Diese unterschiedlichen Erkennungsprinzipien tragen den unterschiedlichen Aufgaben von B- und T-Zellen Rechnung: B-Zellen sind über die Produktion von Antikörpern darauf spezialisiert, ein zirkulierendes Pathogen abzufangen. Gleichzeitig liefern sie über die sezernierten Antikörpermoleküle eine lösliche Waffe, die den gesamten extrazellulären Raum nach dem Pathogen absuchen kann. T-Zellen hingegen sind auf Wechselwirkungen zwischen Zellen spezialisiert, d. h. es werden Krankheitserreger erkannt, die sich in Zellen befinden oder aufgenommen wurden.

Im Folgenden werden wir auf die Prozessierung und Präsentation von Antigenen eingehen, bevor wir uns den Antigenrezeptoren der B- und T-Zellen widmen.

3.2.1 Antigenprozessierung und -präsentation

Der TCR auf T-Zellen erkennt also nur Antigene, die von körpereigenen Zellen als Fragmente präsentiert werden. Das Prinzip der „self-MHC-Restriktion" von T-Zellen gewährleistet, dass T-Zellen nur auf Zell-assoziiertes Antigen reagieren. Es werden nur Krankheitserreger erkannt, die sich im Zytoplasma einer Zelle befinden oder in Phagolysosomen aufgenommen wurden. Die Wirtszelle hat spezialisierte Glykoproteine, die nach Abbau des Pathogens Antigenfragmente an die Zelloberfläche transportieren. Man nennt diese Proteine MHC- (major histocompatibility complex)-Moleküle. Diese membrangebundenen Glykoproteine werden von einer Gruppe von Genen codiert, die man unter dem Haupthistokompatibilitätskomplex zusammenfasst. MHC-Glykoproteine sind hochpolymorph und sind entscheidend für die Verträglichkeit (Kompatibilität) bzw. Unverträglichkeit von Gewebetransplantaten ver-

antwortlich. Man bezeichnet sie daher auch als Histokompatibilitätsantigene oder menschliche Leukozytenantigene (HLA, human leukocyte antigen), da sie erstmals auf Leukozyten identifiziert wurden. Der MHC-Locus weist neben einer Reihe nichtpolymorpher Gene zwei Sets an hochpolymorphen Genen auf. Sie codieren für die MHC-I- bzw. MHC-II-Moleküle. Der Mensch hat drei klassische Typen von MHC-I-Molekülen (MHC-IA): HLA-A, HLA-B und HLA-C, die von allen kernhaltigen Zellen exprimiert werden. Daneben gibt es MHC-Moleküle der Klasse IB. Sie sind weniger polymorph und besitzen unterschiedlichste Funktion, z. B. werden die MHC-IB-Moleküle MIC-A und MIC-B von Zellen als Stressantwort gebildet und werden von aktivierenden NK-Rezeptoren erkannt (○ Abb. 4.2.). Auch die MHC-II-Moleküle lassen sich unterteilen und zwar in HLA-DR, HLA-DP und HLA-DQ. Ihre Expression ist auf professionelle APC beschränkt.

Die zwei generellen Klassen von MHC-Molekülen, MHC-I und MHC-II sind sich in ihrer Struktur sehr ähnlich, unterscheiden sich aber in der Art und Weise, wie und welche Peptide in der Zelle von ihnen aufgenommen und transportiert werden.

Beide MHC-Moleküle sind Membranproteine, deren extrazelluläre Domäne eine Vertiefung aufweist, in der ein Peptidfragment gebunden werden kann (○ Abb. 3.11). MHC-I-Moleküle bestehen aus einer α-Kette, die nicht kovalent an ein Protein gebunden ist, das als β_2-Mikroglobulin bezeichnet wird. Das β_2-Mikroglobulin wird nicht durch den MHC-Locus codiert und zeigt keinen Polymorphismus. Die N-terminalen Domänen α_1 und α_2 bilden eine Mulde, in die Peptide definierter Länge von 8 bis 10 Aminosäuren passen. Die polymorphen Bereiche des MHC-I, d. h. die Aminosäuren in denen sich MHC-Moleküle einzelner Individuen am meisten unterscheiden, sind in den α_1- und α_2-Domänen zu finden. Die α_3-Region ist nicht variabel und enthält die Bindungsstelle für den T-Zell-Corezeptor CD8.

3

MHC (major histocompatibility complex) ist ein großer Genlocus auf Chromosom 6, der u. a. stark polymorphe Gene der MHC-I- und MHC-II-Moleküle enthält. MHC codiert aber auch für verschiedene Zytokine und Komplementproteine (MHC-III). Der MHC ist das am stärksten polymorphe Gencluster des menschlichen Genoms und für allogene Gewebe-Unverträglichkeiten verantwortlich. Die MHC-Moleküle werden auch häufig **HLA (human leukocyte antigens)** genannt, da die MHC-Moleküle durch Antikörper detektierbar sind und ursprünglich auf Leukozyten identifiziert wurden.

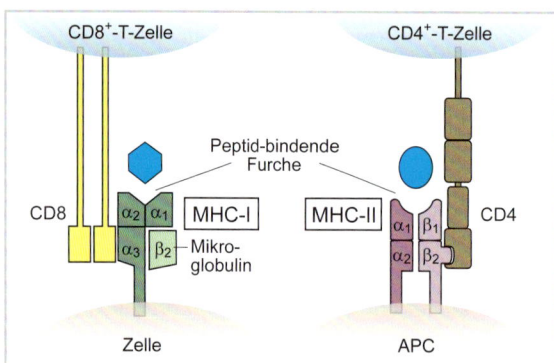

Eigenschaften der MHC-Moleküle:

- binden nur an Peptide
- breite Spezifität, geringe Bindungsaffinität
- Expression an der Zelloberfläche nur, wenn mit Peptid beladen
- MHC-I kommt auf allen kernhaltigen Zellen vor
- MHC-II kommt vor allem auf antigenpräsentierenden Zellen vor

Abb. 3.11 Struktur von MHC-I- und MHC-II-Molekülen. Beide MHC-Moleküle sind mit ihrem C-Terminus in der Zellmembran verankert, im N-terminalen Bereich besitzen sie eine Peptid-bindende Furche, die die zu präsentierenden Antigenfragmente bindet. MHC-I ist aus einer α-Kette, die drei unterschiedliche Domänen hat (α_1, α_2, α_3) und nicht kovalent gebundenem β_2-Mikroglobulin aufgebaut. MHC-II besteht aus den zwei Ketten α und β, die aus jeweils zwei Domänen (α_1, α_2 bzw. β_1, β_2) zusammengesetzt sind. Die Regionen der Peptid-bindenden Furche zeichnen sich durch einen hohen Polymorphismus aus, wogegen die Bereiche, die an CD8 (MHC-I: α_3) und CD4 (MHC-II: β_2) binden, einheitlich zwischen den verschiedenen Individuen sind.
Im unteren Teil der Abbildung sind wichtige Eigenschaften der MHC-Moleküle aufgelistet.

MHC-II-Moleküle sind aus zwei Ketten zusammengesetzt, die α und β genannt werden. Die N-terminalen Bereiche beider Ketten (α_1 und β_1) beinhalten die polymorphen Aminosäuren und bilden eine Mulde aus, die Peptide variabler Größe zwischen 10 und 30 Aminosäuren aufnehmen kann. Die β_2-Domäne ist nicht polymorph und stellt die Bindungsstelle für den CD4-T-Zell-Corezeptor dar.

Wie wir später sehen werden, sind die MHC-Bindungsstellen der T-Zell-Corezeptoren in zweierlei Hinsicht von Bedeutung: zum einen hinsichtlich der Auswahl des richtigen T-Zelltyps und zum anderen für die Aktivierung der T-Zelle nach Antigenerkennung.

Corezeptoren sind Membranrezeptoren, die, wenn der BCR bzw. TCR ein Antigen erkennt, an einen Teil des Antigen/MHC-Komplexes binden. Sie sind wichtig für die Signalweiterleitung. CD4 und CD8 sind T-Zell-Corezeptoren, die an nichtpolymorphe Regionen der MHC-Moleküle binden, sobald der TCR die polymorphen Regionen der MHC/Peptid-Komplexe bindet. Der Typ2-Komplement-Rezeptor (CR-2, CD21) ist der Corezeptor auf B-Zellen und bindet an von Komplement umhülltes Antigen, während BCR mit dem Epitop des Antigens interagiert.

Im unteren Teil der ⚬ Abb. 3.11 sind noch weitere wichtige Eigenschaften der MHC-Moleküle aufgeführt: MHC-I-Moleküle kommen beispielsweise auf allen kernhaltigen Zellen vor, MHC-II-Moleküle sind dagegen auf antigenpräsentierenden Zellen zu finden. MHC-Moleküle sind in der Lage, viele verschiedene Peptide zu präsentieren, haben also eine breite Spezifität, die mit geringer Affinität verbunden ist. Eine langsame Dissoziationsrate gewährleistet die Präsentation

des Peptids gegenüber der T-Zelle. MHC-Moleküle binden nur Peptide und keine anderen chemischen Verbindungen wie Lipide, Kohlenhydrate oder Nukleinsäuren. Nur die MHC-Moleküle, die ein Peptid gebunden haben, werden an der Zelloberfläche exprimiert.

An welches MHC-Molekül (MHC-I oder MHC-II) sich ein Antigenfragment anlagert und anschließend an die Zelloberfläche transportiert wird, hängt davon ab, ob das Antigen von der Zelle synthetisiert wird (endogenes Antigen) oder ob das Antigen vom Verdau eines exogenen Pathogens herrührt (exogenes Antigen). MHC-I-Moleküle binden Peptide, die im Zytosol der Wirtszelle synthetisiert und prozessiert werden. Dies können virale oder bakterielle Proteine in einer infizierten Zelle sein, aber auch normale zelluläre Proteine oder Tumorproteine. MHC-II-Moleküle binden dagegen Peptide, die von exogenen Antigenen stammen und durch Endozytose internalisiert und in Phagolysosomen abgebaut wurden.

Diese zwei unterschiedlichen Wege der Antigenprozessierung (⚬ Abb. 3.12) tragen der Aufgabe Rechnung, dass extrazelluläre und intrazelluläre Pathogene sortiert werden müssen, um dann der entsprechenden T-Lymphozytenklasse präsentiert zu werden. Diese Sortierung gelingt durch unterschiedliche Kompartimentierungsstrukturen, die bei der Antigenprozessierung eine Rolle spielen.

Extrazelluläre Mikroben oder mikrobielle Proteine werden von antigenpräsentierenden Zellen (APC) aufgenommen und gelangen in intrazelluläre Vesikel, die mit Lysosomen fusionieren. In diesen Phagolysosomen werden die Proteine durch proteolytische Enzyme gespalten und es entstehen unterschiedlichste Spaltprodukte. APC synthetisieren konstant MHC-II-Moleküle im Endoplasmatischen Retikulum (ER). Mit jedem neu

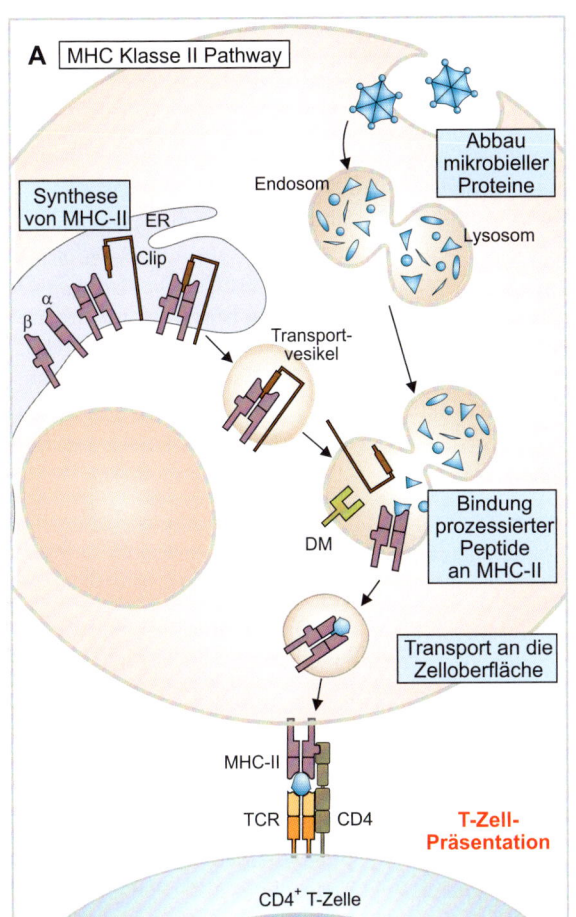

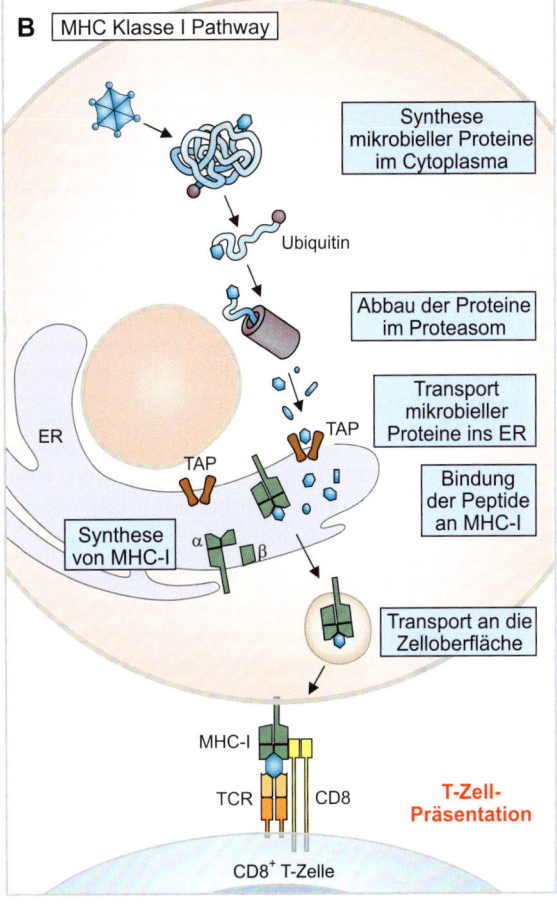

3

○ **Abb. 3.12** Prozessierung von Protein–Antigenen.

A Der MHC–II–Pathway. Protein–Antigene werden von antigenpräsentierenden Zellen (APC) in Endosomen aufgenommen, die dann mit Lysosomen verschmelzen. Dort werden die Proteine in Peptidfragmente abgebaut. MHC–II werden nach ihrer Synthese im ER in Vesikel transportiert. Neu synthetisierte MHC–II–Moleküle tragen ein Peptid, das die Antigenpeptidbindungsstelle besetzt und CLIP (class–II invariant chain peptide) genannt wird. Fusionieren beide Vesikel, wird CLIP durch das Protein DM aus der Peptidbindungsstelle des MHC–II freigesetzt und MHC–II kann nun Antigenfragmente binden. Diese MHC–II/Peptid–Komplexe werden dann an die Zellmembran transportiert und können von CD4–positiven Zellen erkannt werden.

B Der MHC–I–Pathway. Manche Antigene befinden sich im Zytoplasma, weil sie endogen von Mikroben wie Viren oder zytosolischen Bakterien synthetisiert wurden. Diese Proteine sind nicht gefaltet und werden damit zunächst ubiquitinyliert und anschließend im Proteasom abgebaut. Die Peptidfragmente, die dabei entstehen, werden durch den Transporter TAP ins Endoplasmatische Retikulum transportiert, wo MHC–I–Moleküle neu synthetisiert werden. MHC–I kann diese Peptide binden und der entstehende Komplex wird dann an die Zelloberfläche transportiert und von CD8–positiven Zellen erkannt.

synthetisierten MHC-II-Molekül ist ein Peptid assoziiert, das fest an die Peptid-bindende Mulde des MHC-Moleküls bindet und damit das MHC-Molekül besetzt. Dieses Protein wird CLIP (class II invariant chain peptide) genannt. Das „gesperrte" MHC-Molekül wird in einem exozytotischen Vesikel transportiert. Wenn dieses Transportvesikel mit dem endosomalen Vesikel, das die Antigenfragmente beinhaltet, fusioniert, wird ein weiteres MHC-II-ähnliches Protein, genannt DM, aktiv und entfernt CLIP. Das MHC-II-Molekül kann nun ein entsprechendes Peptidfragment aufnehmen, ist stabil

und wird zur Zelloberfläche transportiert. Ein leeres MHC-II-Molekül wird dagegen abgebaut. Die Peptidfragmente, die an MHC-Moleküle gebunden werden, werden immundominante Epitope eines Antigens genannt.

> **Immundominante Epitope** beschreiben die Sequenzen eines Antigens, welche von den meisten Lymphozyten erkannt werden.

Intrazelluläre Erreger wie Viren oder bestimmte Bakterien produzieren im Zytosol der Wirtszelle antigene Proteine. Endogene Antigene können auch zelluläre Proteine von Tumorzellen darstellen. Diese „unnützen" Proteine werden in der Regel nach Ubiquitinylierung einer Proteolyse im Proteasom zugeführt. Es entstehen dabei zytosolische Peptidfragmente, die mittels eines spezifischen Transporters (TAP, transporter associated with antigen processing) in das ER transportiert werden, wo sie auf neu synthetisierte MHC-I-Moleküle treffen und gebunden werden können. Wichtig ist, dass diese Art von Peptidfragmenten im ER nicht an MHC-II binden können, da diese Moleküle im ER gesperrt sind. MHC-I-Moleküle, die beladen mit zytosolischem Antigenfragment sind, wandern direkt über Transportvesikel an die Zelloberfläche.

Sobald die MHC-Moleküle mit ihren gebundenen Peptiden die Zelloberfläche erreicht haben, werden sie funktionell unterschiedlichen T-Lymphozyten präsentiert. Zytotoxische T-Zellen (T_c) erkennen Zellen mit MHC-I/Peptid-Komplexen auf der Oberfläche, wohingegen T-Helferzellen mit Zellen mit MHC-II/Peptid-Molekülen in Kontakt treten.

Die Prinzipien der Antigenerkennung durch B- und T-Zellen werden im Folgenden besprochen.

3.2.2 Antigenerkennung durch spezifische Rezeptoren

Die Aufgabe, Antigene spezifisch zu erkennen, wird von Rezeptormolekülen auf der Oberfläche von B- und T-Zellen übernommen. TCR und BCR haben neben der Antigenerkennung die Funktion, bestimmte Antworten der Zelle zu triggern, sobald Antigen gebunden wird. Den einzelnen Antigenrezeptoren muss es also möglich sein, zwischen zahlreichen, z. T. verwandten chemischen Strukturen zu unterscheiden. Antigenrezeptoren sind klonal verteilt, d. h. jeder Lymphozyt trägt einen einzigartigen Rezeptor, der sich von den Rezeptoren aller anderen Lymphozytenklone unterscheidet. Das adaptive Immunsystem zeichnet sich durch ein riesiges Repertoire an unterschiedlichen Lymphozyten-Spezifitäten aus, was auch als Diversität des adaptiven Immunsystems bezeichnet wird. Obgleich jeder Lymphozytenklon ein anderes Antigen erkennt, reagieren alle B- bzw. T-Zellen in gleicher Weise auf die Erkennung eines Antigens. Das heißt, die biochemischen Signale sind im Grundsatz dieselben in allen Lymphozyten und nicht abhängig von ihrer Antigenspezifität.

Zwei wichtige Punkte sollen einleitend geklärt werden

■ Wie können Lymphozyten-Antigenrezeptoren extrem unterschiedliche Antigene erkennen und in der Folge stark konservierte Signale der Zellaktivierung induzieren?

■ Wie lässt sich die extreme Diversität der Rezeptorstrukturen erzeugen?

Zunächst müssen wir uns also die Struktur der Antigenrezeptoren anschauen und verstehen, wie diese Rezeptoren Antigene erkennen und Signale weiterleiten.

BCR und TCR besitzen strukturelle Ähnlichkeiten und gehören zur Immunglobulin-Superfamilie. Sie besitzen einerseits Regionen oder Domänen, die für die Antigenerkennung wichtig sind und daher auch von Lymphozytenklon zu Lymphozytenklon unterschiedlich sind und andererseits Regionen, die für die strukturelle Integrität und für Effektorfunktionen von Bedeutung sind. Diese Domänen sind relativ konserviert zwischen den Klonen.

> **Immunglobulin-Superfamilie** ist eine große Familie von Proteinen, die ein globuläres Strukturmotiv besitzen, das Ig (Immunglobulin)-Domäne genannt wird und ursprünglich in Antikörpern beschrieben wurde. Viele wichtige Proteine im Immunsystem sind Mitglieder dieser Familie z. B. Antikörper, T-Zellrezeptoren, MHC-Moleküle, CD4 und CD8.

Die Antigen-erkennenden Teile der Rezeptoren werden als variable (V) Regionen, die konservierten als konstante Regionen (C) bezeichnet (○ Abb. 3.13).

Innerhalb der variablen Regionen wiederum ist die strukturelle Variabilität in kurzen Sequenzen konzentriert. Diese Bereiche werden hypervariable Regionen oder auch komplementaritätsbestimmende Regionen (complementarity determining regions, CDRs) genannt. Die dazwischen liegenden Domänen bezeichnet man als Gerüstregion (framework region, FR) (○ Abb. 3.13 A).

> **CDRs (complementarity determining regions)** sind kurze Segmente, in denen die größten Unterschiede zwischen den einzelnen BCR/TCR definiert sind. Es gibt drei CDRs pro variabler Kette. Diese Regionen bilden Loop-Strukturen aus, die eine dem gebundenen Antigen komplementäre Oberfläche bilden.

Durch die Tatsache, dass die für die Spezifität notwendigen Variationen in der Aminosäuresequenz in kleinen Regionen des Rezeptors konzentriert sind, wird eine maximale Variabilität bei Beibehaltung der Basisstrukturen des Rezeptors möglich gemacht. Die extreme Diversität in den antigenerkennenden Domänen bei einer limitierten Anzahl von Genen wird weiterhin durch einen speziellen genetischen Mechanismus möglich, den man als genetische Rekombination bezeichnet.

Wir werden diesen Mechanismus am Ende dieses Abschnittes besprechen.

Antigenrezeptoren (TCR/BCR) sind mit unveränderlichen Molekülen assoziiert (Cofaktoren), deren Funktion in der Signalübertragung und damit der Aktivierung der Lymphozyten nach Antigenkontakt liegt (o Abb. 3.13 B). Proteine wie CD3 und die ζ-Kette sind die Cofaktoren des TCR, Igα und Igβ sind die Cofaktorproteine des BCR. Cofaktorproteine besitzen alle so genannte Tyrosinaktivierungssequenzen von Immunrezeptoren (ITAMs = immunoreceptor tyrosine-based activation motifs). Sobald ein Antigen an die Rezeptoren bindet, kommt es zur Ausbildung von Aggregaten (crosslinking), welche die Cofaktoren in die Nähe der Rezeptoren bringen. Rezeptorständige Tyrosinkinasen der Src-Familie phosphorylieren in der Folge die ITAMs. Über eine Kaskade von Kinase-Aktivierungen werden entsprechende Signale in den Kern weitergeleitet.

Antigenspezifische Rezeptoren sind bifunktional: Sie erkennen das Antigen und sind auch für die Signalübertragung und die nachfolgenden Effektormechanismen verantwortlich.

Wichtig ist, dass diese beiden Funktionen der Antigenrezeptoren voneinander getrennt durch verschiedene Proteindomänen vermittelt werden. So ist es möglich, dass ein hochvariables System (die eigentlichen Rezeptoren) in ein einheitliches, konserviertes Signaltransduktionssystem konvergiert.

Jetzt wenden wir uns der Frage zu, wie sich die enorme Diversität der Antigenrezeptoren erzeugen lässt.

Die Expression von T- und B-Lymphozyten-Antigenrezeptoren beginnt mit der somatischen Rekombination von Gensegmenten, die für die variablen Bereiche der Rezeptoren codieren. Durch diesen Mechanismus ist eine extreme Diversität der Rezeptoren möglich.

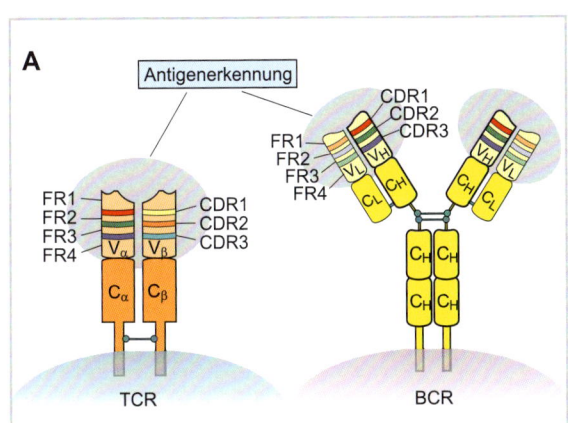 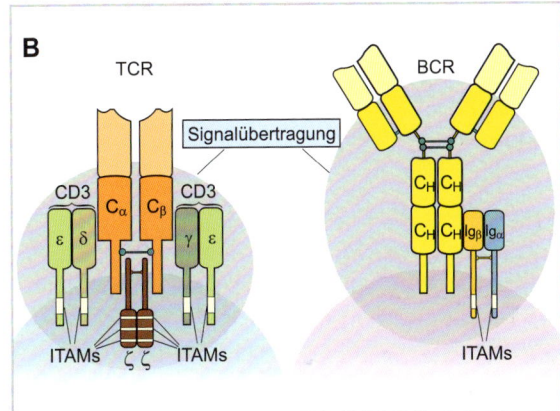

o **Abb. 3.13** Struktur/Funktion-Beziehung von Antigenrezeptoren auf Lymphozyten.

A Antigenerkennung.
TCR, wie auch BCR, bestehen aus zwei Ketten (TCR: α und β-Kette, BCR: leichte und schwere Kette (L und H)). Jede Kette enthält eine konstante (C) und eine variable Domäne (V). Die nebeneinander liegenden variablen Domänen bilden die Antigenbindungsstelle. Die Sequenzen in den variablen Bereichen, die für den eigentlichen Antigenkontakt verantwortlich sind, werden CDR (complementarity determining regions) oder hypervariable Regionen (HVR) genannt. In jeder variablen Region gibt es drei solcher extrem variabler Regionen (CDR1, CDR2 und CDR3). Eingerahmt werden sie von so genannten „framework regions" (FR), die relativ konserviert sind und als strukturelles Gerüst für die CDRs dienen.

B Signalübertragung, Aktivierung.
Der konstante Teil der schweren Ketten wird benötigt, um der Zelle zu signalisieren, dass Antigen gebunden hat. Dafür sind aber noch weitere Proteine notwendig, die als Cofaktorproteine bezeichnet werden und nach Antigenkontakt eng mit dem konstanten Teil der Ketten assoziiert sind. Für den BCR sind dies Igα und Igβ, für den TCR sind dies vier Signalketten (zwei ε-, eine δ- und eine γ-Kette) die man als CD3 zusammenfasst, und zusätzlich ein Homodimer aus zwei ζ-Ketten. Cofaktorproteine zeigen keine Antigenspezifität, besitzen aber Sequenzen, die man als Tyrosinaktivierungssequenzen von Immunrezeptoren (ITAMs= immunoreceptor tyrosine-based activation motifs) bezeichnet. Nach Antigenbindung kommt es zur Aktivierung einer rezeptorassoziierten Tyrosinkinase (Src-Kinase). Diese phosphoryliert die ITAMs der Cofaktorproteine. Phosphorylierte Cofaktorproteine übertragen Signale in den Kern, indem sie weitere Kinasen aktivieren, die schließlich zur Aktivierung unterschiedlicher Transkriptionsfaktoren und somit zur Expression entsprechender Gene führen.

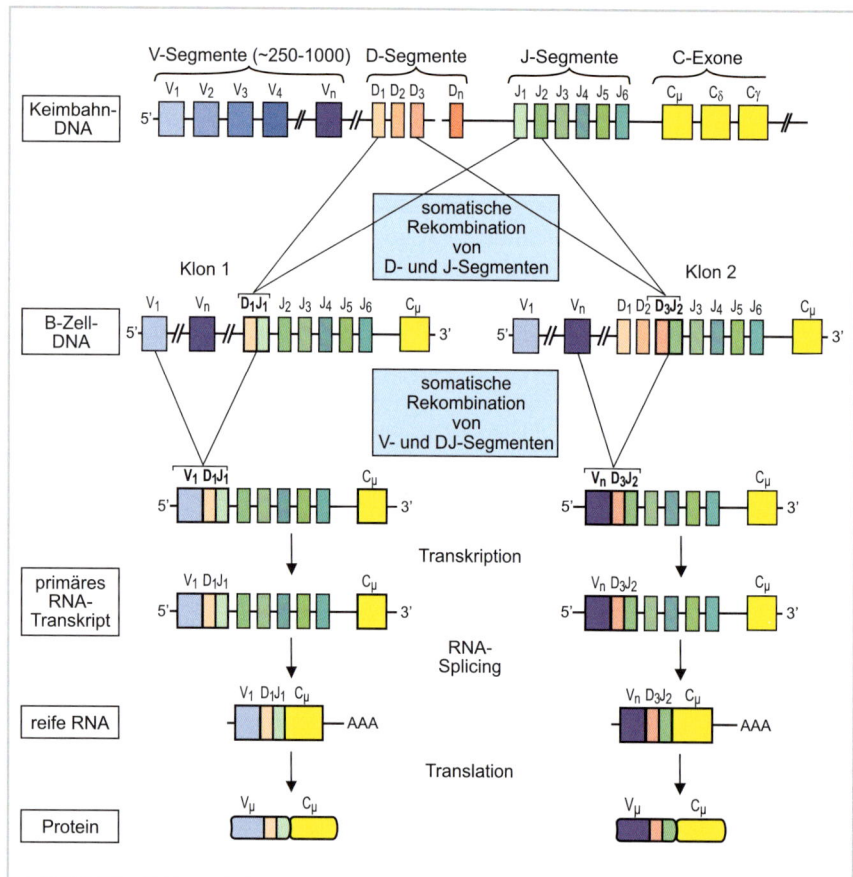

In Keimbahnzellen befinden sich multiple Gensegmente, die für die variablen Regionen einer µ-Kette codieren können. Die konstante Region ist durch ein einziges Cµ-Segment codiert. Es gibt zahlreiche V-(variable Region)-Gensegmente, die sich mit einigen D- (Diversität)- und J- (Joining)-Segmenten kombinieren. Dabei werden bei den schweren Ketten zuerst zwei DJ-Segmente kombiniert und in einem weiteren Schritt wird eine V-Region der DJ-Kombination zugeteilt. Diese V-DJ-Gensegmentkombination stellt dann die entsprechende DNA für den variablen Bereich der µ-Kette eines bestimmten B-Zellklons dar. Ein anderer B-Zellklon weist eine unterschiedliche Kombination der V-DJ-Segmente auf.

Dieser Vorgang der Kombination von Gensegmenten wird als somatische Rekombination bezeichnet. Die rekombinierten Gene werden dann transkribiert und das V-DJ-Segment wird durch Splicing-Vorgänge mit der Cµ-Region vereint. Diese mRNA wird in eine schwere Antikörperkette vom µ-Typ translatiert.

Die Rekombination anderer Antigenrezeptorgene vorläuft im Wesentlichen nach dem gleichen Prinzip.

Abb. 3.14 Grundlage der Diversität von Antigenrezeptoren am Beispiel von Ig-Genen (µ-Kette).

Hämatopoetische Stammzellen im Knochenmark und lymphatische Vorläuferzellen in den primären Immunorganen besitzen Ig- und TCR-Gene in ihrer vererbten, sprich Keimzellkonfiguration. In dieser Konfiguration sind die Loci der einzelnen Rezeptorketten aus zahlreichen Genen (bis zu einigen hundert), die für die variable Region codieren (V-Gene) und einigen wenigen Genen, die für konstante Regionen (C-Gene) codieren, aufgebaut (Abb. 3.14). Zwischen den V-Genen und C-Genen liegen einige kurze Abfolgen von Nukleotiden, die „Joining" (J)- und „Diversity" (D)-Gensegmente genannt werden. D-Segmente kommen nur bei den Loci der schweren Kette der Ig und der β-Kette des TCR vor, alle anderen Loci bestehen aus V-, J-, und C-Gensegmenten. Während der Reifung zu B- oder T-Zellen werden einzelne Gensegmente ausgewählt und kombiniert. Eine unreife B-Zelle besitzt beispielsweise ein bestimmtes rekombiniertes V-D-J-Gen, das für die variable Region einer schweren Kette codiert. Dieses Gen wird transkribiert. Die primäre mRNA des V-D-J-Gens wird dann durch Splicing mit dem RNA-Abschnitt, der für die C-Region (z.B. Cµ) codiert,

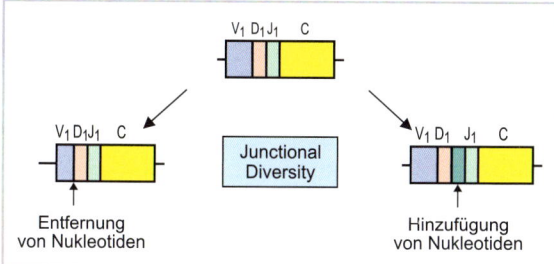

○ **Abb. 3.15** „Junctional diversity".
Die so genannte „Junctional diversity" stellt einen
wichtigen Mechanismus dar, der entscheidend zur
Maximierung der Diversität beiträgt. Hierbei können
nahezu unbegrenzt Nukleotide an D–J–oder V–DJ–
Übergängen hinzugefügt oder entfernt werden.

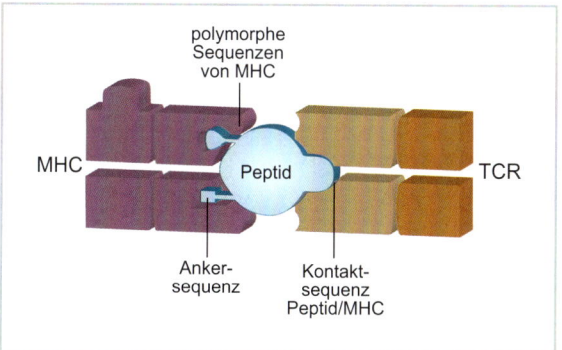

○ **Abb. 3.16** Antigenerkennung durch den TCR.
MHC–Moleküle auf APC haben die Aufgabe, dem TCR ein
Peptidfragment eines Antigens zu präsentieren. Das Peptid
bindet mittels einer Ankersequenz in die Tasche des
MHC–Moleküls. Der TCR erkennt Sequenzen des Peptids und
gleichzeitig polymorphe Sequenzen des MHC–Moleküls.

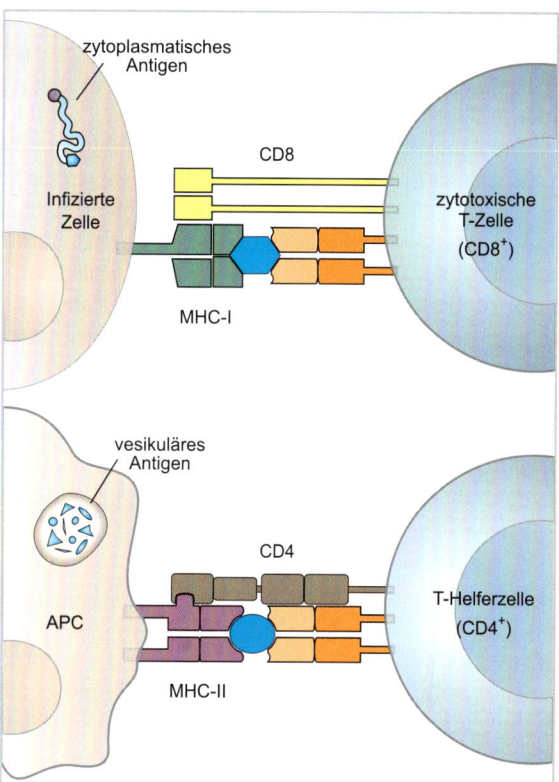

○ **Abb. 3.17** MHC–Restriktion der T–Zell–Antigenerkennung.
MHC–I/Peptid–Komplexe auf infizierten Zellen, die zytosolische Antigene präsentieren, werden vom TCR einer T–Zelle
erkannt, die den Corezeptor CD8 exprimiert.
MHC–II/Peptid–Komplexe auf APC, die phagozytierte,
vesikuläre Antigene präsentieren, werden vom TCR einer
T–Zelle erkannt, die den Corezeptor CD4 exprimiert.

zusammengebracht. Die Translation dieser mRNA
führt schließlich zur Expression der schweren μ-Kette,
und somit zu einem IgM-Antikörper. IgM ist das erste
Ig-Protein, das während der B-Zell-Reifung hergestellt
wird (○ Abb. 3.3).

Der Mechanismus der somatischen Rekombination
hat wichtige Konsequenzen:

- Aus einer begrenzten Anzahl von Genen lässt sich
  durch Kombination eine enorme Diversität an Proteinen erreichen.
- Jede Zelle exprimiert damit einen einzigartigen
  Rezeptor, da eine einzigartige Rekombination
  gewählt wurde.
- Durch Irreversibilität der Genumlagerung ist die
  Spezifität des Genprodukts innerhalb des Zellklons
  vererbbar.

Die durch somatische Rekombination erreichte Vielfalt
an Rezeptorproteinen wird noch durch zwei weitere
Mechanismen erhöht: erstens durch die Tatsache, dass
sich jeder Rezeptor aus zwei unterschiedlichen variab-

Somatische Rekombination steht für die Rekombination von DNA-Abschnitten, die für variable Regionen
der Antigenrezeptoren codieren. Diese Rekombination
ereignet sich während der Lymphozytenreifung. Ein
limitiertes Set an Keimzell–DNA-Sequenzen, die
getrennt voneinander organisiert sind (V,J,D-Seg-
mente), werden für eine variable Region individuell
kombiniert. Dieser Prozess findet nur in heranreifenden Lymphozyten statt.

V-, J- und D-Segmente sind DNA-Sequenzen, die für
die variable Domäne der Ketten von TCR und BCR
codieren. Es gibt zahlreiche unterschiedliche V-Gen-
segmente, die sich mit einer geringeren Anzahl von
J- und/oder D-Segmenten in somatischen Zellen
rekombinieren können. Dies geschieht während der
Lymphozytenreifung und gewährleistet die Diversität
der Antigenrezeptoren bei einer limitierten Zahl an
Genen.

len Ketten zusammensetzt, die jeweils durch einen anderen Satz an Gensegmenten codiert sein kann und die dann noch zufällig kombiniert werden können. Hier spricht man von kombinatorischer Diversität.

Zweitens ist es möglich, dass einzelne Nukleotide während der Rekombination der Gensegmente entfernt oder hinzugefügt werden, so dass neue Sequenzen entstehen. Dies geschieht an der Stelle der V(D)J-Rekombination, die für die CDR-3-Domäne codiert, die die variabelste der CDR-Domänen und für die Antigenerkennung die wichtigste ist. Das Ergebnis wird als „junctional diversity" bezeichnet (○ Abb. 3.15).

Ausgehend von einer relativ geringen Menge an genetischem Material besitzt somit ein Lebewesen zu jedem Zeitpunkt ungefähr 10^8 bis 10^{11} unterschiedliche Lymphozyten-Spezifitäten, die nach dem Zufallsprinzip entstehen.

Zusammenfassend unterscheiden sich TCR und BCR strukturell wenig und sind auch hinsichtlich ihres genetischen Mechanismus, der ihre Variabilität erzeugt, sehr verwandt.

Sie unterscheiden sich aber gravierend in der Art der Antigenerkennung wie im Folgenden erörtert wird.

Antigenerkennung durch TCR

Der T-Zell-Rezeptor erkennt nicht das Antigen direkt, wie das der BCR tut, sondern Peptid-Fragmente, die an MHC-Moleküle gebunden von Wirtszellen präsentiert werden. Antigenfragmente binden über Ankersequenzen in der Bindungstasche des MHC-Moleküls. Die variablen Bereiche, insbesondere die CDRs des TCR, erkennen bestimmte Aminosäuresequenzen des Peptid-Fragments wie auch bestimmte polymorphe Sequenzen des MHC-Moleküls (○ Abb. 3.16). Jede reife T-Zelle exprimiert einen TCR-Corezeptor (CD4 bzw. CD8). CD4 erkennt nur MHC-II-, CD8 nur MHC-I-Moleküle. Die Corezeptoren sind für das Zusammenbringen des „funktionell richtigen" T-Zellsubtyps mit dem „richtigen" MHC/Peptid-Komplex von großer Bedeutung (○ Abb. 3.17). MHC-I/Peptid-Komplexe stammen von Antigenen, die intrazellulärer Herkunft sind und von Viren oder Bakterien stammen. Sie werden von zytotoxischen T-Zellen, die CD8-positiv sind, erkannt, was in der Folge zu deren Aktivierung und zur Zerstörung der infizierten Zelle führt. TCR-Komplexe von CD4-positiven T-Helferzellen erkennen Antigene von extrazellulären Krankheitserregern, die über MHC-II-Komplexe präsentiert werden.

Antigen-aktivierte Helferzellen sorgen dann durch die weitere Aktivierung von Makrophagen oder B-Zellen dafür, dass die extrazellulären Erreger eliminiert werden.

Jede T-Zelle hat also einen einzigartigen TCR-Corezeptorkomplex, der ein bestimmtes antigenes Peptid im Komplex mit einem bestimmten MHC-Molekül erken-

nen kann. Antigenerkennung durch T-Zellen ist also MHC-restringiert.

T-Zellen können neben Peptiden auch Kohlenhydratstrukturen als Antigen erkennen. Voraussetzung ist, dass diese von antigenpräsentierenden Zellen auf MHC-II als Zwitterion präsentiert wird. Dies ist beispielsweise bei bakteriellen Polysacchariden von *Staphylococcus aureus* oder *Streptococcus pneumoniae* (▸ Kap. 4.2.2) der Fall, wenn diese durch reaktive Stickstoffradikale depolymerisiert werden.

Bestimmte mikrobielle Toxine (z. B. Enterotoxine von Staphylokokken) können sehr große Subpopulationen von T-Lymphozyten aktivieren und werden daher als „Superantigene" bezeichnet. Superantigene sind nicht auf die oben genannten Prozessierungs- und Präsentationswege angewiesen. Sie binden außerhalb der MHC- und TCR-Peptidbindungsstellen und vernetzen diese direkt. Wenn bei einer bakteriellen Infektion größere Mengen dieser Superantigene in die Zirkulation gelangen, kann es durch eine massive T-Zellaktivierung zu dem lebensbedrohlichen „toxischen Schocksyndrom (TSS)" kommen.

Antigenerkennung durch BCR

Ein Antikörper erkennt ein Antigen direkt und hierbei im Allgemeinen nur eine kleine Region auf der Oberfläche eines Moleküls. Die Struktur, die von den CDRs erkannt wird, nennt man Antigendeterminante oder Epitop. Die Strukturen der Bindungsoberfläche der CDRs hängen von der Größe und der Form des Antigens ab: Kleine Antigene können in Taschen oder Furchen gebunden werden, große werden an eine ausgedehntere Oberfläche der CDRs gebunden (○ Abb. 3.18).

Die Bindung von Antigenen an Antikörper ist grundsätzlich reversibel und beruht auf nicht-kovalenten Wechselwirkungen, an denen elektrostatische Kräfte, Wasserstoffbrückenbindungen, van der Waal'sche Kräfte und hydrophobe Kräfte beteiligt sind.

Die Kraft einer einzelnen Antigen-Antikörper-Bindung nennt man Affinität. Die Summe der Kräfte, die bei multivalenten Bindungen zwischen Antikörper und Antigen eintreten, nennt man Avidität oder funktionale Affinität. Beispielsweise hat ein IgM, das als Pentamer vorliegt (multivalenter Antikörper), eine größere Avidität als ein bivalenter IgG-Antikörper.

Antigen-Antikörper-Reaktionen können in hohem Maße spezifisch sein. Es kann aber auch Überschneidungen geben, wenn die Antigene A und B gemeinsame Determinanten haben. Dann kann es zu Kreuzreaktivitäten kommen.

Nach der Expression eines Immunglobulins kann es bei der Stimulation der entsprechenden B-Zellen durch ein Antigen zur weiteren Variation durch somatische Hypermutation in der V-Region kommen. Punktmutationen in den Genen für die V-Regionen der Immun-

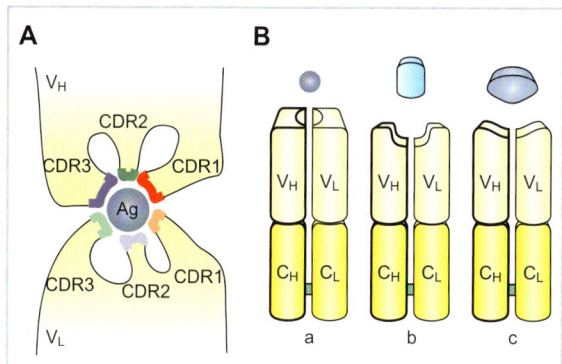

○ **Abb. 3.18** Antigenerkennung durch BCR.

A Antigene binden an bestimmte Aminosäuren der CDRs innerhalb der variablen Bereiche von schwerer und leichter Kette (V$_H$ bzw. V$_L$).

B Die Art der Bindung hängt von der Größe und von der Form des Antigens ab. Kleine Antigene binden in Taschen innerhalb der CDRs (a), größere Peptide können in Furchen (b) der antigenbindenden Regionen gebunden werden. Große Protein- oder Polysaccharid-strukturen binden in der Regel über eine ausge-dehntere Oberfläche der CDRs (c).

globuline können zur Erhöhung der Antigenaffinität führen (▸ Kap. 3.3). In Kombination mit den bereits genannten Diversifikationsmechanismen führt dies zur Erzeugung eines riesigen Repertoires an Antikörpern aus einer relativ begrenzten Anzahl von Genen.

Ein B-Lymphozyt kann ein Immunglobulin in Membran-gebundener (BCR) und in sezernierter Form produzieren. Dies ist auf unterschiedliches Spleißen der mRNA zurückzuführen.

Wo findet nun Antigenpräsentation und -erkennung im Körper statt?

Erinnern wir uns, dass wir im ▸ Kap. 1.2. besprochen haben, dass es in sekundären lymphatischen Organen, wie den Lymphknoten und der Milz, zu einer Konzentrierung von Antigen kommt (○ Abb. 1.4). APC werden bei Kontakt mit Antigen durch Signale der angeborenen Immunantwort aktiviert, wandern zu den Lymphknoten und differenzieren zu reifen APC, die dann große Mengen an costimulatorischen Molekülen und Adhäsionsmolekülen exprimieren (○ Abb. 3.1). Naive T-Lymphozyten und B-Lymphozyten durchwandern Lymphknoten auf der Suche nach ihrem spezifischen Antigen. Dabei kommt es zur Bindung von Lymphozyten durch L-Selektin auf ihrer Oberfläche an L-Selektin-Liganden an den so genannten „high endothelial venules (HEVs)", die nur in sekundären lymphatischen Organen wie dem Lymphknoten vorkommen. Mit Hilfe spezifischer Chemokine (▸ Kap. 4.1.2) wandern die naiven T-Zellen in die paracorticalen Bereiche, die B-Zellen in die Primärfollikel. T-Lymphozyten wird durch ein Zusammentreffen mit der entsprechenden APC im Paracortex ermög-

licht, Antigen zu erkennen. Dadurch werden sie aktiviert und differenzieren zu Effektorzellen aus (▸ Kap. 3.3.1).

Treffen naive B-Zellen im B-Zell-Follikel auf ihr passendes Antigen, nehmen sie es auf und prozessieren es zur Präsentation für T-Zellen. Die aktivierten und antigenpräsentierenden B-Zellen wandern mit Hilfe einer erhöhten Expression von Chemokin-Rezeptoren in Richtung der T-Zellareale (▸ Kap. 4.1.3). Nach der Interaktion einer B-Zelle mit einer T$_H$-Zelle differenziert die B-Zelle zur Antikörper-produzierenden Plasmazelle aus (▸ Kap. 3.3.1).

Checkliste: Antigenpräsentation und -erkennung

■ Jeder T- und B-Lymphozyt besitzt einen spezifischen Rezeptor (TCR, BCR), der ein ganz spezifisches Antigen erkennt. TCR und BCR gehören zur Familie der Immunglobuline und unterscheiden sich strukturell nur wenig.

■ B- und T-Zellen unterscheiden sich jedoch deutlich in der Art der Antigenerkennung: Der BCR erkennt Antigene direkt, der TCR erkennt nur Antigenfragmente, die von Zellen über MHC-Moleküle präsentiert werden.

■ Zwei Typen von MHC-Molekülen sind hierbei wichtig: MHC-I-Moleküle kommen auf allen kernhaltigen Zellen vor, präsentieren Peptide, die von zytosolischen Proteinen stammen und werden von CD8-positiven T-Zellen erkannt. MHC-II-Moleküle kommen im Wesentlichen auf APC vor, binden Peptide, die von phagozytierten Proteinen stammen und werden von CD4-positiven Zellen erkannt. Die Antigenerkennung durch T-Zellen ist also MHC-restringiert.

■ Die Rezeptoren der adaptiven Immunantwort sind strukturell so organisiert, dass sie Bereiche besitzen, die variabel und für die Antigenerkennung verantwortlich sind sowie Bereiche, die konstant sind und der Signaltransduktion und damit der Aktivierung der Lymphozyten dienen. Neben den eigentlichen BCR- und TCR-Molekülen sind für die Signalübertragungsfunktion noch weitere akzessorische Proteine (Cofaktoren) notwendig (TCR: CD3 und ζ-Kette; BCR: Igα und Igβ).

■ Die enorme Diversität der antigenerkennenden Sequenzen wird durch somatische Rekombination von Gensegmenten (V-, J- und D-Segmente) der variablen Bereiche der Rezeptoren bedingt. Die Kombination der verschiedenen Ketten (kombinatorische Diversität) und das Hinzufügen bzw. Entfernen von Nukleotiden („junctional diversity") sind weitere Mechanismen, die die große Diversität der Antigenrezeptoren ermöglichen.

■ Antigenpräsentation und -erkennung finden in sekundären Immunorganen statt.

3.3   Effektorzellen und Effektormechanismen

Naive reife Lymphozyten exprimieren Antigenrezeptoren und akzessorische Proteine, die für den Prozess der Antigenerkennnung notwendig sind. Allerdings sind naive Lymphozyten nicht fähig, Effektorfunktionen durchzuführen, die zur Beseitigung des Krankheitserregers führen. Um diese Funktion zu besitzen, müssen naive Lymphozyten aktiviert werden, sich in Effektorzellen auszudifferenzieren. Dieser Prozess wird durch Antigenerkennung in den sekundären lymphatischen Organen ausgelöst.

Wir werden zunächst die Prozesse der T- und B-Lymphozytendifferenzierung, d. h. die Generierung von Effektorzellen besprechen und uns dann mit den Effektormechanismen der jeweiligen Zellen (T-Zellen: zelluläre Antwort; B-Zellen: humorale Antwort) beschäftigen.

3.3.1   T-Effektorzellen

Die zelluläre Immunantwort ist der Arm der erworbenen Immunantwort, der Infektionen mit intrazellulären Kankheitserregern bekämpft. Zwei Arten von Infektionen führen zu einer intrazellulären Lokalisation des Erregers:

1. Der Erreger wird von Phagozyten im Rahmen der angeborenen Immunantwort aufgenommen, kann aber ihrer bakteriziden Aktivität entkommen und vermehrt sich in Phagozyten.
2. Viren binden an Rezeptoren unterschiedlichster Zellen, dringen in die Zelle ein und vermehren sich in deren Zytoplasma.

T-Lymphozyten haben die Aufgabe, diese beiden unterschiedlichen Erregertypen zu entfernen. Dazu müssen T-Lymphozyten mit den infizierten Zellen interagieren und Effektormechanismen initiieren. Eine gezielte Interaktion mit der infizierten Zelle wird durch die MHC-Restriktion bei der Antigenerkennung durch T-Zellen gewährleistet. Die Antigenerkennung löst dann eine Aktivierung bzw. Differenzierung der T-Lymphozyten zu entsprechenden Effektorzellen aus.

Phasen der T-Zellaktivierung und -differenzierung

Die Aktivierung/Differenzierung der T-Zelle lässt sich in einzelne Phasen unterteilen:

1. Antigenerkennung und Costimulation führt zur Produktion von Zytokinen.
2. Durch die Zytokine wird eine Proliferation des entsprechenden antigenspezifischen T-Zellklons ausgelöst.
3. Die aktivierten T-Zellen differenzieren zu CD4- bzw. CD8-Effektorzellen oder zu Gedächtniszellen.

Im Folgenden werden wir die einzelnen Phasen der T-Zelldifferenzierung besprechen.

Antigenerkennung und Costimulation

T-Zellen erkennen über ihre TCR und Corezeptoren die entsprechenden infizierten Zellen (CD4-T-Zellen erkennen MHC-II-Komplexe auf APC; CD8-T-Zellen erkennen MHC-I-Komplexe auf infizierten Zellen). Neben dem TCR-Komplex (TCR, CD3 und ζ-Kette) werden noch weitere, so genannte akzessorische Proteine benötigt, um in der Folge die T-Zellen zu aktivieren. So sind Adhäsionsmoleküle vom Typ der Integrine und Immunglobuline sowie costimulatorische Moleküle essenziell für die Aktivierung naiver T-Lymphozyten.

Adhäsionsmoleküle auf T-Lymphozyten erkennen ihre Liganden auf antigenpräsentierenden Zellen. Das Immunglobulin CD2 bindet CD58 auf APC und kann einen ersten Zell-Zellkontakt herstellen. Das Integrin LFA-1 (lymphocyte function-associated antigen-1) spielt ebenfalls eine bedeutende Rolle, indem es das interzelluläre Adhäsionsmolekül-1 (ICAM-1) auf der Oberfläche der APC erkennt und die Bindung von T-Zellen an APC stabilisiert. Die TCR-Komplexe binden nämlich mit sehr niedriger Affinität an die MHC/Peptid-Komplexe. Die Bindung muss aber über einen genügend langen Zeitraum aufrechterhalten werden, damit die notwendigen Signale zur Aktivierung der T-Zellen induziert werden. Wie wird dies bewerkstelligt? Die Integrine auf naiven T-Zellen haben zunächst eine niedrige Affinität und binden nur schwach an ihre Liganden auf den APC (o Abb. 3.19). APC setzen nach Kontakt mit Mikroben Chemokine frei, die an ihre Rezeptoren auf der T-Zelle binden können. Dadurch wird das LFA-1 in kurzer Zeit hoch affin und die T-Zelle bindet fest an die APC. Die Affinität von LFA-1 wird andererseits auch durch die TCR-bedingte Antigenerkennung erhöht.

Das bedeutet also, dass in dem Moment, in dem eine T-Zelle ein Antigen erkennt, diese T-Zelle ihre Bindung an die APC erhöht, die das entsprechende Antigen präsentiert. Dieser starke und lang anhaltende Kontakt ist die Voraussetzung für die Aktivierung der T-Zellen nach Antigenkontakt.

Für die Aktivierung von T-Zellen werden zwei Signale benötigt. Das erste Signal kommt durch die Bindung von Antigen an den TCR-Komplex. Das zweite Signal für die Aktivierung von T-Zellen ist gegeben, wenn T-Zellen costimulatorische Moleküle auf APC erkennen und eine Bindung eingehen (o Abb. 3.20). Die am besten charakterisierten costimulatorischen Moleküle sind die CD28-Liganden B7.1 (CD80)- und die B7.2 (CD86)-Proteine, die auf professionellen APC exprimiert werden und deren Expression deutlich erhöht wird, wenn die APC Kontakt mit Erregern hatte (o Abb. 3.1). Die meisten Körperzellen exprimieren

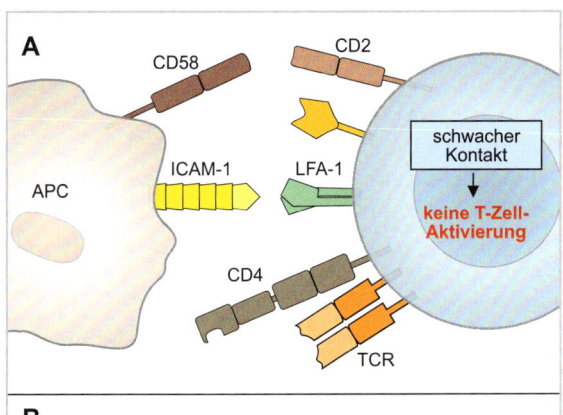

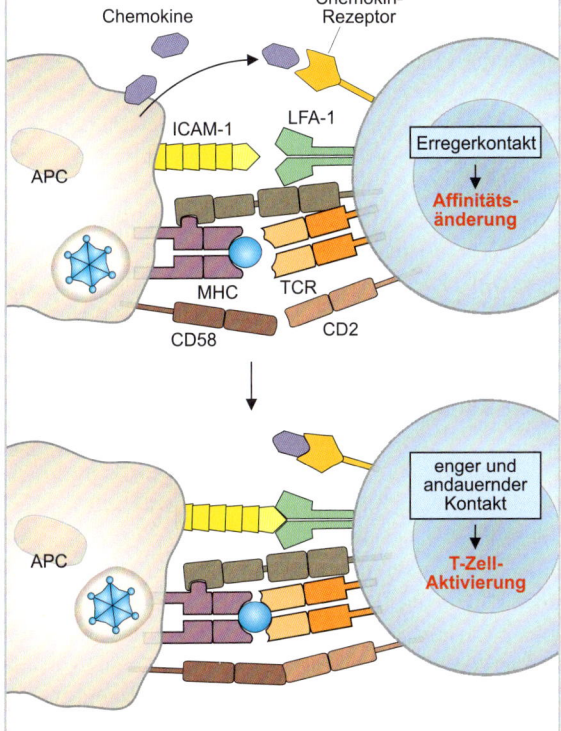

Abb. 3.19 Rolle von Adhäsionsmolekülen bei der T-Zell-Aktivierung.

A Ruhende naive T-Zellen exprimieren auf ihrer Zelloberfläche Integrine (LFA-1), die niedrig affin sind und daher nur schwach an ihre Liganden (ICAM-1) auf den APC binden.

B Sobald die APC auf einen Erreger trifft, kommt es zur Sekretion von Chemokinen, die an Chemokinrezeptoren der T-Zelle binden. Dies bedingt, dass die Integrine ihre Liganden auf den APC nun mit hoher Affinität binden. Die LFA-1/ICAM-1-Interaktion wird auch dadurch verstärkt, dass TCR an den MHC-Komplex bindet. Der nun enge Kontakt zwischen der T-Zelle und der APC ist eine Voraussetzung für die folgende Aktivierung der T-Zelle.

dagegen keine CD28-Liganden. Dies ist wichtig um sicherzustellen, dass sie auch dann keine naiven autoreaktiven T-Zellen aktivieren können, wenn sie die passenden MHC-Peptid-Komplexe besitzen (▶ Kap. 5.3).

CD28, ein Protein auf fast allen T-Zellen, erkennt die costimulatorischen Moleküle. Eine Bindung von CD28 an B7 ist essenziell, um in naiven T-Zellen die Aktivierungskaskade zu initiieren. CD40 ist ein weiteres costimulatorisches Protein auf APC, das eine T-Zellaktivierung nicht direkt auslöst; vielmehr bindet es den CD40-Ligand, dessen Expression auf T-Zellen durch antigenspezifische Bindung des TCR induziert wird. Durch die Bindung wird nicht die T-Zelle selbst, sondern APCs, wie dendritische Zellen, Makrophagen oder B-Zellen, stimuliert. Diese Stimulation führt zu einer erhöhten Expression von B7-Molekülen und von Zytokinen wie dem IL-12, die dann wieder für die T-Zell-Differenzierung von Bedeutung sind. Die CD40/CD40-L-Interaktion fördert also die T-Zellaktivierung, indem sie die APC zu einer „besseren" APC macht. Die aktivierte T-Helferzelle andererseits besitzt also mit Hilfe des CD40-L das Potential, dendritische Zellen und Makrophagen zu aktivieren sowie B-Zellen in ihrer Reifung zu unterstützen (◯ Abb. 3.26).

Costimulatorische Moleküle sind vorherrschend auf APC exprimiert.

Die Aktivierung von CD8-positiven T-Zellen zu zytotoxischen Effektorzellen ist strenger kontrolliert als die der T-Helferzellen. In beiden Fällen sind aber nur dendritische Zellen in der Lage, sie zu aktivieren. CD8-positive Zellen benötigen dabei ebenfalls zwei Signale für ihre Aktivierung, exprimieren jedoch weder als naive noch als aktivierte T-Zellen den CD40-L. Somit haben sie nicht die Möglichkeit dendritische Zellen zu stimulieren. Im Zuge einer akuten mikrobiellen Infektion (auch viraler Natur) können dendritische Zellen über TLR stimuliert werden und exprimieren unter Umständen ausreichend costimulatorische Faktoren, die eine Aktivierung von naiven CD8-positiven T-Zellen ermöglicht und die Synthese von IL-2 garantiert. Bei der Mehrzahl von Virusinfektionen erfordert die Aktivierung von naiven CD8-positiven T-Zellen eine zusätzliche Unterstützung von CD4-T-Effektorzellen, die verwandte Antigene auf derselben antigenpräsentierenden Zelle erkennen. Durch die Interaktion zwischen CD40 und CD40-L auf der aktivierten CD4[+]-T-Zelle exprimiert die APC genügend B7-Moleküle um die naive CD8[+]-T-Zellen direkt zu costimulieren. In Abwesenheit einer Infektion können CD8-positive T-Zellen also nur mit Hilfe aktivierter T-Helferzellen zu zytotoxischen Effektorzellen ausdifferenzieren. Dies ist eine nutzbringende Maßnahme gegen autoreaktive CD8-positive T-Zellen und entsprechenden Autoimmunitätsreaktionen (▶ Kap. 5.3). Die Biologie und Funktion

3

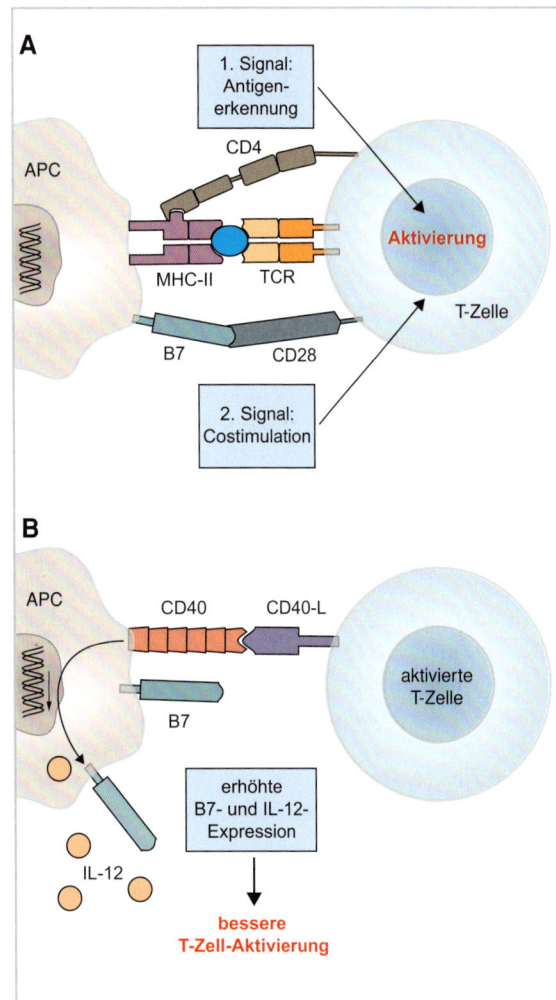

Abb. 3.20 Rolle der Costimulation bei der T-Zell-Aktivierung.

A APC exprimieren erst nach Erregerexposition die costimulatorischen Moleküle B7 in ausreichender Menge. Die Bindung von B7-Molekülen an CD28 auf T-Zellen ist essenziell für die Initiation einer Aktivierungskaskade und stellt das „zweite Signal" der Aktivierung dar, während die Antigenerkennung über die TCR/MHC-Bindung das „erste Signal" ist.

B CD40 ist ein indirekter Costimulator von T-Zellen. Es ist konstitutiv auf APC exprimiert und bindet an CD40-L auf aktivierten T- Helferzellen. Durch diesen Kontakt wird die APC stimuliert, mehr B7-Moleküle zu exprimieren, die für die Aktivierung der T-Zellen nötig sind. Darüber hinaus wird die Produktion von IL-12 angeregt, das wichtig für Differenzierungsprozesse von T-Zellen ist.

von Adhäsionsmolekülen und costimulatorischen Molekülen zu verstehen, ist auch aus therapeutischer Sicht sehr interessant. Es gibt Ansätze, Inhibitoren für Adhäsionsmoleküle sowie für costimulatorische Moleküle zu entwickeln. Klinische Studien werden mit Inhibitoren der B7/CD28- und der CD40/CD40-L-Interaktion durchgeführt und haben das Ziel, als Immunsuppressiva die T-Zellaktivierung bei Organtransplantationen zu unterbinden. Antikörper gegen CD28 sollen die Antigenerkennung und Aktivierung von T-Zellen bei Autoimmunerkrankungen reduzieren. Mit Abatacept und Belatacept sind bereits die ersten Wirkstoffe zugelassen, die die B7/CD28-Interaktion hemmen und somit als Immunsuppressiva wirken (▸ Kap. 11.4).

Proliferation – klonale Expansion

Als Antwort auf Antigen und Costimulation sezernieren T-Zellen – insbesondere CD4-positive Zellen – verschiedene Zytokine mit unterschiedlichen Aktivitäten. Zytokine sind essenzielle Mediatoren in der Immunantwort. Wir haben bereits gehört, dass Zytokine in der angeborenen Immunantwort im Wesentlichen von Makrophagen produziert werden (▸ Kap. 2.3). In der erworbenen Immunantwort werden Zytokine hauptsächlich von T-Zellen sezerniert. In ▢ Tab. 3.3 sind wichtige T-Zell-Zytokine zusammengestellt.

Das erste Zytokin, das nach Antigenkontakt von einer T-Zelle produziert wird, ist Interleukin-2 (IL-2). Naive T-Zellen exprimieren nur einen niedrig affinen IL-2-Rezeptor der nur aus zwei Ketten ($\beta\gamma$) zusammengesetzt ist und IL-2 nur schwach bindet. Aktivierte T-Zellen entwickeln sehr schnell die Fähigkeit, auf IL-2 optimal zu reagieren, indem sie IL-2-Rezeptoren exprimieren, die durch zusätzliche Expression und Zusammenlagerung der α-Kette (CD25) einen hoch affinen Zustand erreichen (○ Abb. 3.21). Eine hoch affine autokrine Bindung von IL-2 an seinen Rezeptor führt zu einer ausgeprägten Proliferation der T-Zelle, die man auch als klonale Expansion bezeichnet (○ Abb. 3.6). Die expandierten Klone sind in der Regel spezifisch für einige wenige immundominante Peptide des Erregers. CD8-positive Zellen expandieren viel stärker als CD4-positive T-Zellen. Dies spiegelt nicht zuletzt ihre unterschiedlichen Funktionen wider. CD8-positive T-Zellen sind Effektorzellen, die selbst die infizierten Zellen abtöten und deshalb in großer Anzahl benötigt werden, deren Aktivierung aber auch strenger reguliert werden muss (siehe oben). CD4-positive T-Zellen hingegen sezernieren Zytokine, die dann andere Effektorzellen (z.B. CD8-positive T-Zellen, Makrophagen, B-Zellen) aktivieren. Es reicht daher aus, wenn sie in geringerer Anzahl zur Verfügung stehen.

> **Interleukin** ist ein Sammelname für bestimmte Zytokine. Er war urspünglich benutzt worden, um Zytokine, die von Leukozyten produziert werden, zu beschreiben.
>
> Der Begriff **Interferone** umfasst Zytokine, die mit Immunzellen interferieren.

Tab. 3.3 Biologische Effekte von einigen T-Zell-Zytokinen

Zytokin	Hauptsächliche Funktion	Zelluläre Quelle
Interleukin-2 (IL-2)	T-Zell-Wachstumsfaktor	CD4$^+$- und CD8$^+$-T-Zellen
Interleukin-4 (IL-4)	Antikörper-Switch zu IgE, induziert Differenzierung zu T$_H$2-Zellen	CD4$^+$-T-Zellen, Mastzellen
Interleukin-5 (IL-5)	Aktivierung von Eosinophilen	CD4$^+$-T-Zellen, Mastzellen
Interleukin-6 (IL-6)	Wachstum und Differenzierung von T- und B-Zellen, Produktion von Akute-Phase-Proteinen	CD4$^+$- und CD8$^+$-T-Zellen, Makrophagen, Endothelzellen
Interleukin-17 A/F	Induktion der Zytokinproduktion bei Epithel- und Endothelzellen sowie Fibroblasten, entzündungsfördernd	CD4$^+$- (T$_H$17) und CD8$^+$-T-Zellen, NK-Zellen
Interferon-γ (IFN-γ)	Aktivierung von Makrophagen	CD4$^+$- und CD8$^+$-T-Zellen, NK-Zellen
TGF-β	Inhibierung der T-Zellaktivierung	CD4$^+$-T-Zellen (Treg) und viele andere Zellen z.B. Monozyten, Chondrozyten

3

Differenzierung von naiven T-Zellen zu Effektorzellen und Gedächtniszellen

Antigen-stimulierte proliferierende T-Zellen beginnen zu Effektorzellen zu differenzieren, um ihre Aufgabe zu erfüllen, den Erreger zu eliminieren. Die Differenzierung ist das Ergebnis einer veränderten Genexpression der T-Zelle. In CD4- und CD8-positiven T-Zellen werden Gene hochreguliert, die beispielsweise für Zytokine und Adhäsionsmoleküle codieren. Effektorzellen exprimieren zwei- bis viermal soviel Adhäsionsmoleküle CD2 und LFA-1 als naive T-Zellen, was ihnen eine effiziente Bindung an APC und Zielzellen ermöglicht.

CD8-positive Zellen differenzieren zu zytotoxischen T-Zellen (T$_c$-Zellen) aus. Ihre Aktivierung – insbesondere durch Costimulation – ist strenger kontrolliert als die der CD4-positiven T-Zellen (siehe oben). Die eigentliche Differenzierung ist neben der Synthese von Zytokinen von der Produktion von Molekülen (Fas-L (CD95-L), etc.) begleitet, die infizierte Zellen abtöten können (▸ Kap. 3.3.2).

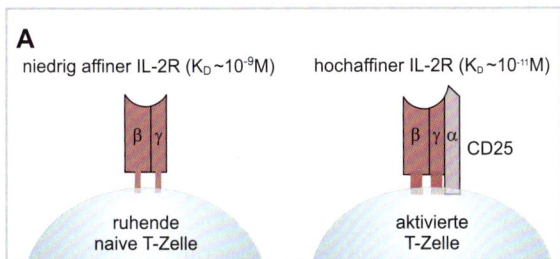

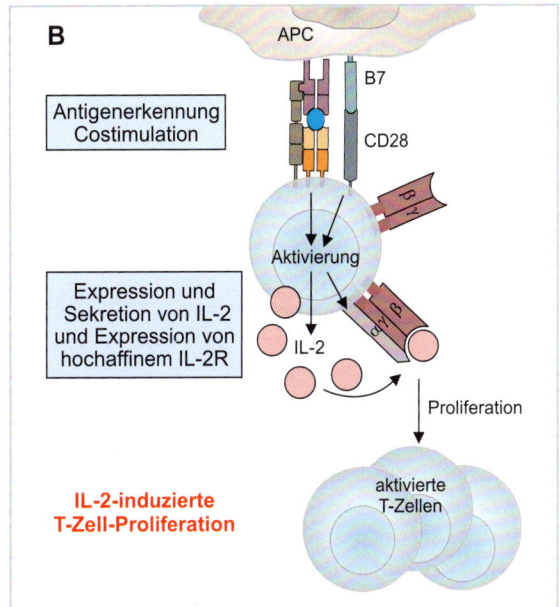

Abb. 3.21 Das IL-2-System und die T-Zellaktivierung.

A Der IL-2-Rezeptor (IL-2R) existiert in zwei verschiedenen Formen: Auf ruhenden naiven T-Zellen ist er aus einer β- und γ-Kette aufgebaut und bindet IL-2 mit niedriger Affinität. Aktivierte proliferierende T-Zellen exprimieren einen hoch affinen IL-2-Rezeptor, der eine zusätzlich α-Kette (CD25) besitzt.

B Nach Antigenbindung und Costimulation sezernieren T-Zellen IL-2 und exprimieren die α-Kette des IL-2R, die zur Formation von hoch affinen IL-2Rαβγ führt. IL-2 bindet an IL-2Rαβγ und induziert über einen autokrinen Mechanismus die Proliferation der T-Zelle.

Von einer CD4-positiven Zelle wird erwartet, dass sie als Effektorzelle die Funktion von Makrophagen und B-Zellen unterstützt. Dies wird durch Produktion von Zytokinen und durch die Hochregulation von CD40-Liganden auf der T-Zelle bedingt. Eine CD4-positive T-Zelle bindet mit CD40-L an CD40, das auf Makrophagen, B-Zellen und dendritischen Zellen exprimiert wird. Diese Bindung induziert eine Aktivierung von Makrophagen und B-Zellen, sowie von dendritischen Zellen, was zu einer gesteigerten Phagozytose, einer Stimulation der Antikörperproduktion und einer gesteigerten Expression von costimulatorischen Proteinen auf APC führt. Von der T-Zelle freigesetzte Zytokine bedingen ähnliche Effekte. Differenzierte CD4$^+$-T-Zellen stimulieren also andere Effektorzellen, ihre Mechanismen zur Erregerentfernung in Gang zu setzen (▸ Kap. 3.3.2).

Reife CD4-positive T-Zellen können in vier grundsätzliche Untergruppen von Effektorzellen (T_H1, T_H2, T_H17 und Treg) ausdifferenzieren, die verschiedene Zytokine produzieren und unterschiedliche Funktionen besitzen (o Abb. 3.5).

T_H1-Zellen produzieren im Wesentlichen IFN-γ und sind für die Aktivierung der Makrophagen wichtig. T_H2-Zellen produzieren IL-4, welches generell die Proliferation von B-Zellen stimuliert und bevorzugt eine Produktion von IgE- und IgM-Antikörpern induziert, sowie IL-5, was eosinophile Granulozyten zur Beseitigung von Helminthen anregt. Eine weitere CD4-positive Effektorzelle ist die T_H17-Zelle. Sie entwickelt sich aus naiven CD4-positiven Helferzellen nach Stimulation mit TGF-β und Interleukin-6 (IL-6). Diese Zellen sind vor allen Dingen dadurch gekennzeichnet, dass sie im Gegensatz zu allen anderen T-Helferzellen die Interleukine IL-17A und IL-17F, die in der Literatur vielfach unter IL-17 zusammengefasst werden, sezernieren. Stimulationsabhängig können humane T_H17-Zellen nicht nur IL-17, sondern auch IFN-γ produzieren. Die T_H17-Zellen veranlassen umliegende Epithel- und Stromazellen dazu, Zytokine zu produzieren, die Neutrophile anlocken, die sich dann an der Kontrolle einer Infektion beteiligen. Treg sind ebenfalls im wesentlichen CD4-positive T-Zellen, die den Transkriptionsfaktor FoxP3 exprimieren. Sie setzen antiinflammatorische Zytokine wie TGF-β oder IL-10 frei und können regulierend in eine Immunantwort eingreifen.

Die Differenzierung in T_H1-, T_H2- bzw. T_H17- und Treg-Zellen ist kein zufälliger Prozess, sondern wird durch Stimuli reguliert, die aktivierte naive CD4-positive T-Effektorzellen aus ihrer Umgebung empfangen. Hierbei stehen die dendritischen Zellen im Zentrum. Je nach Erreger und Mikromilieu, in dem sich die DC befinden, sezernieren sie unterschiedliche Zytokine. Diese wiederum sind entscheidend für die Ausdifferenzierung von T-Zellen und ihre Effektorfunktionen.

Naive reife T_H-Zellen, die IL-12 und IFN-γ ausgesetzt sind, differenzieren zu T_H1-Zellen. IL-12 wird von APC als Reaktion auf die Aufnahme von Bakterien oder Viren freigesetzt. Die Produktion von IL-12 kann aber auch ausbleiben, beispielsweise bei einer Infektion mit Parasiten (Würmern). Bleibt der Kontakt mit IL-12 aus, entwickeln sich unter dem Einfluss von IL-4 T_H2-Zellen (o Abb. 3.22). Der Ursprung von IL-4 ist noch nicht gänzlich geklärt, sicher ist aber, dass dieses Zytokin den wirkungsvollsten Auslöser für die Entwicklung der T_H2-Zellen aus naiven CD4-positiven T-Zellen darstellt. Aktivierte T_H2-Zellen sezernieren TGF-β und IL-10, welche die Aktivierung und Proliferation von T_H1-Zellen hemmen können.

Die Differenzierung von T_H17-Zellen wird durch IL-6 und IL-23 aber auch durch TGF-β in Kombination mit IL-6 eingeleitet, die nicht notwendigerweise von Immunzellen stammen. Grundsätzlich können Zytokine, die von dendritischen Zellen zur Ausdifferenzierung von T_H1- oder T_H2-Zellen produziert werden, wie IL-12, IFN-γ oder IL-4, die T_H-17-Entwicklung unterdrücken.

Was die Treg-Zellen angeht, gibt es zwei Haupttypen: die so genannten natürlichen regulatorischen T-Zellen (nTreg) und die induzierten regulatorischen T-Zellen (iTreg). Die nTreg-Zellen werden bereits im Thymus für ihre regulatorische Funktion vorgeprägt und durch positive Selektion als reife T-Zellen in die Peripherie entlassen. Die iTreg-Zellen hingegen werden in der Peripherie erst aus naiven CD4-positiven T-Zellen gebildet und werden daher an dieser Stelle genauer besprochen. Diese induzierten oder „adaptiv" bezeichneten regulatorischen T-Zellen entstehen aus reifen naiven CD4-positiven T-Zellen, wenn keine Pathogene vorhanden sind und die dendritischen Zellen in unreifer Form vorliegen. Durch einen relativen Überschuss an TGF-β und das Fehlen von IL-12, IL-6 und IFN-γ bilden sich FoxP3 exprimierende, so genannte induzierte oder adaptive Treg-Zellen aus. Diese unterscheiden sich von den natürlichen Treg-Zellen dadurch, dass sie kein CD25 exprimieren und nicht notwendigerweise – je nach Subtyp – FoxP3 exprimieren müssen.

FoxP3 ist ein Mitglied der Forkhead–Proteine, die eine eigenständige Familie von Transkriptionsfaktoren (**Fox-Familie**) bilden und an der Steuerung einer Vielzahl zellulärer Differenzierungs–Prozesse beteiligt sind. FoxP3 ist ein transkriptioneller Repressionsfaktor der Zytokin–Expression.

Adaptive Treg-Zellen sind nicht mehr in der Lage, zu T_H1- oder T_H2-Zellen zu differenzieren. Treg-Zellen produzieren TGF-β, IL-10, IL-35 und IL-4. Vor allem TGF-β, IL-10, IL-35 gelten als „inhibitorische Zytokine"

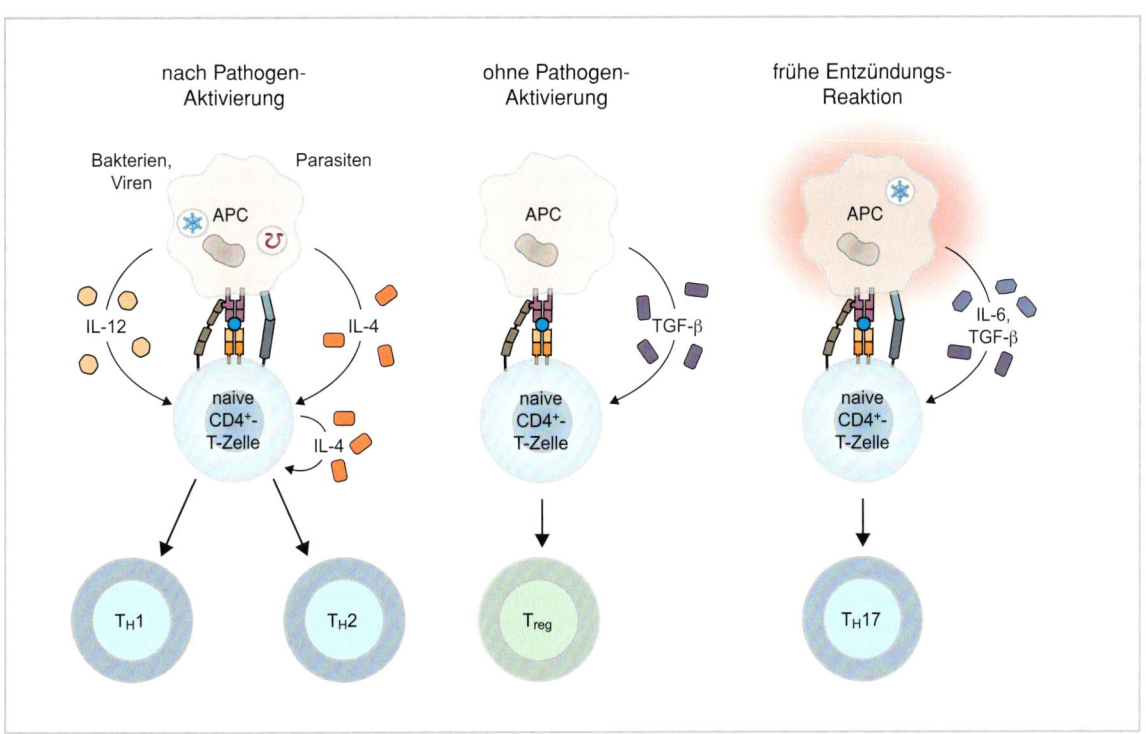

Abb. 3.22 Differenzierung von naiven CD4-positiven T-Zellen in T_H1-. T_H2- Zellen, T_H17- oder induzierte (adaptive) Treg-Zellen.

Die Entwicklung naiver CD4-positiver T-Zellen wird durch Zytokine gesteuert. Nach Aktivierung der T-Zellen durch Antigenerkennung und Costimulation kommt es unter dem Einfluss von IL-12 zur Ausdifferenzierung von T_H1-Zellen. IL-12 wird von aktivierten APCs (Makrophagen oder dendritischen Zellen) freigesetzt. Wenn kein IL-12 vorhanden ist, produzieren T-Zellen (und wahrscheinlich auch andere Zellen) IL-4, das die Ausdifferenzierung der Zellen zu T_H2-Effektorzellen steuert. Liegt keine Aktivierung der antigenpräsentierenden Zelle durch ein Pathogen vor, können sich unter Einfluss von IL-10 und TGF-β Treg-Zellen bilden. Das in einer frühen Phase der Infektion von APC freigesetzte IL-6 führt in Kombination mit TGF-β zur Ausdifferenzierung von T_H17-Zellen.

und bedingen die immunsuppressive Wirkung der Treg-Zellen.

Das Gleichgewicht zwischen T_H1-, T_H2-, T_H17- und Treg-Zellen und damit die Art der Immunantwort, nämlich zellulär oder humoral, scheint also stark unter dem Einfluss von Zytokinen zu stehen.

Ganz generell differenzieren klonal expandierte T-Zellen neben Effektorzellen auch zu Gedächtniszellen aus, die sehr langlebig sind und auch nach Abklingen der Infektion und Abwesenheit des Erregers überleben. Effektorzellen sterben dagegen nach Beseitigung der Infektion durch Apoptose ab, weil ihnen die Überlebensfaktoren entzogen werden. Gedächtniszellen stellen einen Pool von ausdifferenzierten T-Lymphozyten dar, die auf eine erneute Infektion warten, um sich dann äußerst rasch in Effektorzellen umzuwandeln. Damit bilden die Gedächtniszellen den für eine erworbene Immunantwort charakteristischen immunologischen Schutz. Siehe dazu auch ▸ Kap. 9, in dem nochmals auf die Induktion des immunologischen Gedächtnisses im Zusammenhang mit der aktiven Immunisierung eingegangen wird.

Signaltransduktion der T-Zellaktivierung und -differenzierung

Wir haben gelernt, dass bei Antigenerkennung und Costimulation Signale ausgesendet werden, die zur Proliferation und Differenzierung von T-Zellen führen. Die biochemischen Wege, die diesen Signalen zugrunde liegen, haben ihren Ausgangspunkt in der Aktivierung des TCR-Komplexes. Wie schon in ○ Abb. 3.13 dargestellt, ist für die Signalübertragung der Antigenerkennung der konstante Teil des TCR und seine invariablen Cofaktorproteine (CD3 und ζ-Ketten) sowie die Corezeptoren CD8 und CD4 entscheidend. Wir werden nun die Prozesse der Signalübertragung im Einzelnen betrachten (○ Abb. 3.23).

Binden TCR an MHC-Komplexe auf APC, kommt es zu einem Zusammenschluss mehrerer Rezeptoren. Das Clustern der Corezeptoren (CD4 bzw. CD8) führt zur Aktivierung einer Tyrosinkinase (Lck), die mit dem zytoplasmatischen Teil der Corezeptoren assoziiert ist. Lck phosphoryliert die ITAMs (immunoreceptor tyrosine-based activation motifs) von CD3- und ζ-Ketten (○ Abb. 3.13). Eine weitere Kinase, die ZAP-70 (ζ-asso-

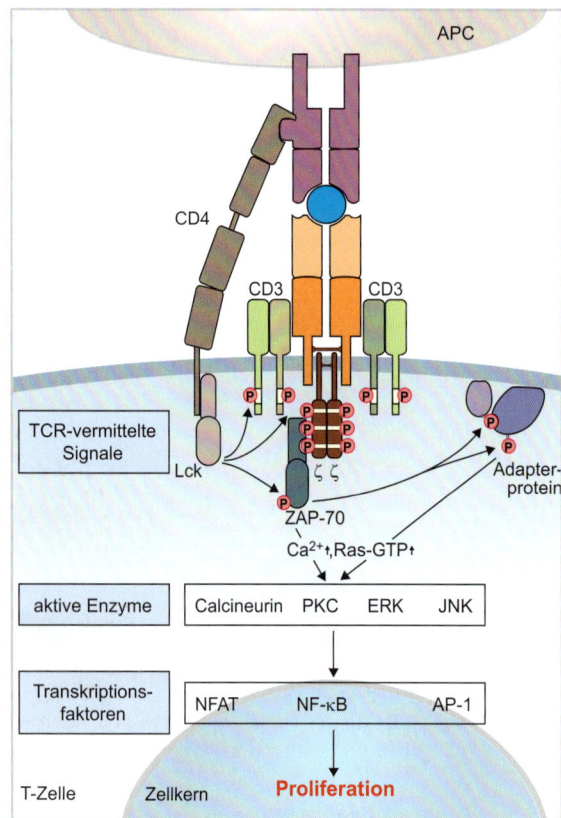

o Abb. 3.23 Signaltransduktion der Aktivierung von T-Lymphozyten.
Nach Antigenerkennung kommt es zu „Clustern" der Rezeptoren (nicht gezeigt) und zur Aktivierung der Tyrosinkinase Lck, die mit den Corezeptoren assoziiert ist. Lck phosphoryliert die ITAMs von CD3 und der ζ-Ketten ebenso wie die Kinase ZAP-70. Phosphoryliertes ZAP-70 wird an ITAMs rekrutiert und phosphoryliert in der Folge verschiedene Adapterproteine. Über unterschiedliche Mediatorsysteme (z. B. GTPasen; Ras, Ca²⁺) kommt es zur Aktivierung verschiedener Enzymsysteme (Calcineurin, PKC, ERK und JNK), die dann wiederum Transkriptionsfaktoren (NFAT, NF-κB, AP-1) aktivieren. In der Folge kommt es zur Expression von Zytokinen bzw. Zytokinrezeptoren, Zellzyklus-regulierenden Proteinen und anderen Proteinen, die für die Proliferation und Differenzierung von T-Lymphozyten notwendig sind.

ciated protein of 70 kD) genannt wird, wird ebenfalls durch Lck phosphoryliert und dadurch aktiviert und bindet an die phosphorylierten ITAMs. Von dort aus kann ZAP-70 andere Adapterproteine phosphorylieren, die über unterschiedliche Mediatorsysteme wie Ca^{2+} oder kleine G-Proteine (Rac-GTP/Ras-GTP) oder Phospholipase C zur Aktivierung von Enzymsystemen wie Proteinkinase C (PKC), Mitogen-aktivierte Kinasen (MAPK: ERK, JNK) oder Calcineurin führen. In der Folge kommt es zur Aktivierung von wichtigen Transkriptionsfaktoren. Die Aktivierung von Transkriptionsfaktoren wie NF-κB (Nuclear Factor-kappa-B),

NFAT (Nuclear Factor of Activated T-cells) und AP-1 (Activating Protein-1) induziert dann die Transkription und Expression von Zytokinen und Zytokinrezeptoren, von CD40-L und Zellzyklus-regulierenden Proteinen.

Die Bindung von costimulatorischen B7-Proteinen an CD28 ist – wie wir gehört haben – als zweites Signal essenziell für die vollständige Aktivierung von T-Zellen. Die genauen Signale, die von der B7/CD28-Bindung ausgehen, sind jedoch nicht bekannt. Es wird vermutet, dass es entweder zu einer Verstärkung des TCR-induzierten Pathways kommt, oder dass eigene, noch unbekannte Signalwege induziert werden.

Neben der Aktivierung von Transkriptionsvorgängen beeinflusst die Signaltransduktion aktivierter T-Zellen auch deren Zytoskelett. An der Kontaktstelle zwischen der T-Zelle und der APC lässt sich mikroskopisch eine multimolekulare Struktur erkennen, die SMAC (supramolecular activation cluster) genannt wird. Diese hoch organisierte Struktur wird auch als immunologische Synapse bezeichnet.

3.3.2 Effektormechanismen der T-Zellantwort

Nochmals zur Erinnerung: Die Beseitigung von intrazellulären Krankheitserregern ist die Aufgabe der zellulären Immunantwort. Antikörper spielen hierbei keine Rolle. Die zelluläre Immunantwort wird durch unterschiedliche Effektormechanismen aktivierter, differenzierter T-Lymphozyten bewerkstelligt. Wir haben in den vorangegangenen Kapiteln gelernt, dass naive T-Zellen in den Lymphknoten über Antigenerkennung und Costimulation aktiviert werden und zu Effektor-T-Zellen differenzieren.

Wir werden uns nun mit zwei Fragen beschäftigen:
1. Wie kommen T-Effektorzellen vom Lymphknoten an den Ort der Infektion?
2. Wie beseitigen die T-Effektorzellen eine intrazelluläre Infektion?

Migration von T-Effektorzellen
Die Wanderung von T-Effektorzellen an den Ort der Infektion beruht auf dem Prinzip der Zelladhäsion und der Anlockung durch Chemokine. T-Effektorzellen exprimieren eine große Anzahl von Adhäsionsmolekülen, die ihnen eine Bindung an das Endothel ermöglichen. Gleichzeitig verlieren sie die Expression von L-Selektin, dem Molekül, das sie im naiven Zustand über die Bindung an die HEV (high endothelial venules) in den Lymphknoten gelenkt hat. Damit werden sie frei, den Lymphknoten wieder zu verlassen (o Abb. 3.24 A).

Die wichtigsten T-Zelladhäsionsmoleküle auf T-Effektorzellen sind die Glykoproteinliganden für E- und P-Selektin, sowie die hoch affinen Formen der Integrine LFA-1 (lymphocyte function associated antigen-1 = β₂-Integrin) und VLA-4 (very late activation

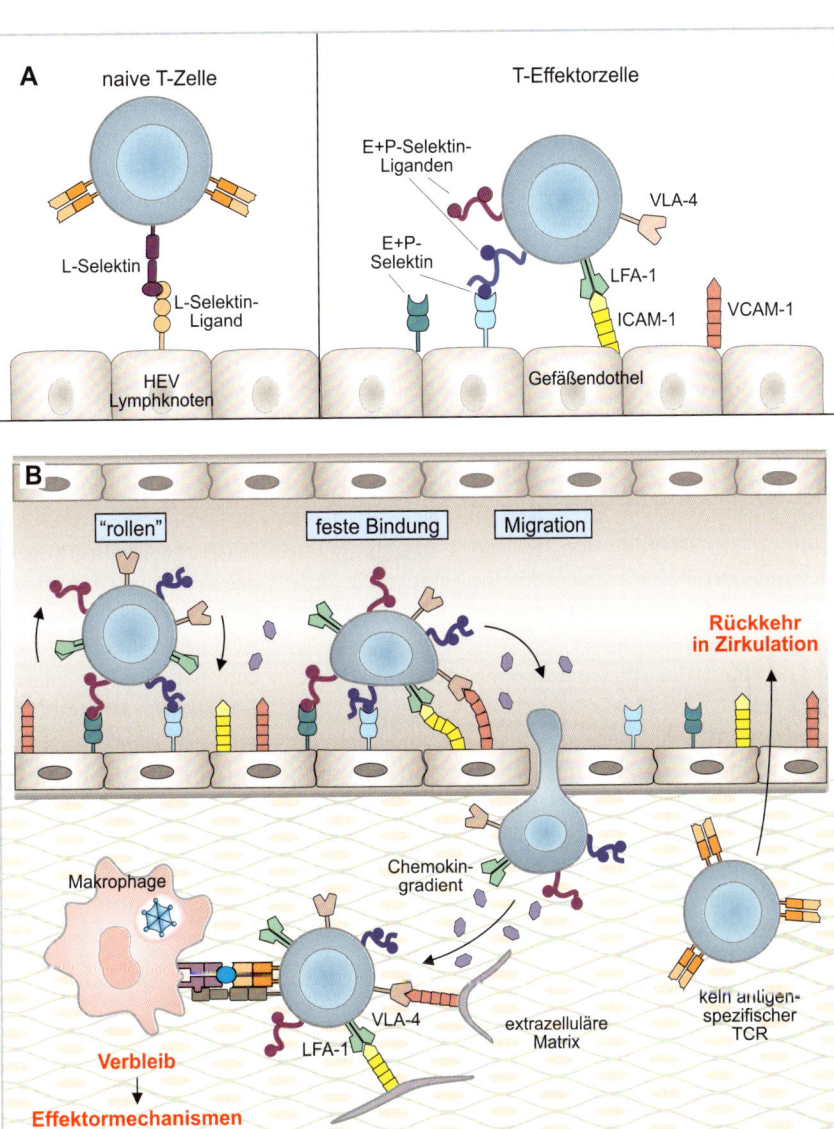

A

naive T-Zelle

T-Effektorzelle

E+P-Selektin-Liganden

VLA-4

E+P-Selektin

LFA-1

L-Selektin

ICAM-1

VCAM-1

L-Selektin-Ligand

HEV Lymphknoten

Gefäßendothel

B

"rollen"

feste Bindung

Migration

Rückkehr in Zirkulation

3

Makrophage

Chemokin-gradient

Verbleib

VLA-4

LFA-1

extrazelluläre Matrix

kein antigen-spezifischer TCR

Effektormechanismen

○ **Abb. 3.24** Wanderung und Verbleib von T-Effektorzellen am Ort der Infektion.

A Naive T-Lymphozyten finden über die Interaktion von L-Selektin mit seinem Liganden auf den <u>h</u>ohen <u>E</u>ndothel<u>v</u>enolen (HEV) der Lymphknoten ihren Weg dorthin. Nachdem dort die Antigenpräsentation stattgefunden hat, müssen die aktivierten T-Zellen den Lymphknoten wieder verlassen und an den Ort der Infektion geleitet werden. T-Effektorzellen reduzieren dazu die Expression von L-Selektin und steigern dagegen die Produktion der E- und P-Selektinliganden sowie der Integrine LFA-1 und VLA-4 auf ihrer Oberfläche.

B Aktiviertes Endothel bewirkt das Abstoppen von aktivierten T-Zellen („Rollen") über die Interaktion seiner E- und P-Selektine mit den entsprechenden Liganden auf den T-Zellen. Die Bindung von LFA-1 und VLA-4 an ICAM bzw. VCAM führt dann zum festen Kontakt und anschließend zur Migration der T-Effektorzelle. Über Chemokingradienten findet der aktivierte T-Lymphozyt den Ort der Infektion. Die aktivierten T-Zellen, die ihr Antigen über MHC-Komplexe auf Wirtszellen präsentiert im Gewebe finden, werden durch eine erhöhte Bindung an Integrinliganden auf der extrazellulären Matrix festgehalten und können nun Effektormechanismen auslösen.

Diejenigen aktivierten T-Zellen, die keinen, für das Antigen spezifischen TCR tragen, kehren über Lymphgefäße in die Zirkulation zurück.

antigen = β_1-Integrin). Diese T-Zelladhäsionsmoleküle werden auch „homing-Rezeptoren" genannt. Das Endothel im Bereich der Infektion wird durch Signale der angeborenen Immunantwort (TNF-α/IL-1 ○ Abb. 2.10 bzw. ○ Abb. 2.11) zur erhöhten Expression von E- und P-Selektinen sowie zur Synthese der entsprechenden Liganden für die β_2- und β_1-Integrine (ICAM für LFA-1 und VCAM für VLA-4) stimuliert. Diese Liganden der „homing-Rezeptoren" werden auch als Adressine bezeichnet.

Die T-Effektorzellen sind in der Lage, das Blutgefäß zu verlassen und in das infizierte Gewebe einzuwandern (○ Abb. 3.24 B). Die zugrunde liegenden Mechanismen sind denen, die wir für Neutrophile und Monozyten im Rahmen der angeborenen Immunantwort kennen gelernt haben, ähnlich (○ Abb. 2.10). Über die Bindung an Selektine werden die T-Effektorzellen gestoppt und rollen entlang des Endothels. Die Bindung ihrer Integrine an die entsprechenden Liganden auf dem Endothel initiiert den Prozess der Migration ins Gewebe. Dabei spielen neben den Adhäsionsmolekülen auch Chemokine eine entscheidende Rolle. Chemokine werden von Leukozyten am Ort der Infektion gebildet und bilden einen Gradienten in Richtung Infektion. Endothel-assoziierte Chemokine bewirken, dass die nur locker gebundenen T-Zellen die Affinität ihrer Integrine gegenüber ICAM und VCAM am Endothel erhöhen. Chemokine stimulieren weiterhin den Migrationsprozess von fest am Endothel gebundenen T-Effektorzellen. Die T-Zellen wandern dann entlang des Chemokingradienten zum Ort der Infektion. Dies wird auch als „homing" der T-Effektorzellen bezeichnet. Das „homing" von Effektorzellen an den Infektionsort ist unabhängig von der Antigenerkennung, d. h. verschiedenste T-Effektorzellen, die sich im Blut befinden, können zu einem bestimmten Infektionsherd wandern. Jedoch werden die Effektorzellen, die am Ort der Infektion das entsprechende Antigen erkennen, erneut aktiviert und verweilen am Infektionsherd, um Effektormechanismen zu induzieren. Das Verbleiben am Infektionsort wird durch eine erhöhte Expression von VLA-Integrinen auf den Effektorzellen initiiert. Sie binden an VLA-Liganden, die sich in der extrazellulären Matrix (z. B. Fibronektin, Hyaluron-

säure) befinden. So werden antigenaktivierte Effektorzellen fest an das Gewebe gebunden, das den Infektionsort umgibt.

Die Effektorzellen, die vor Ort kein Antigen erkennen, verbleiben dort jedoch nicht, sondern kehren über die Lymphe zurück in die Zirkulation und gelangen auf die beschriebene Weise zu weiteren Infektionsorten, auf der Suche nach ihrem spezifischen Antigen.

Im Gegensatz zur Aktivierung von naiven T-Zellen, die neben der Antigenerkennung ein costimulatorisches Signal benötigt, ist eine Costimulation bei der Induktion der Effektormechanismen durch das Antigen nicht mehr erforderlich. Durch diese unterschiedliche Regulation wird erreicht, dass die Proliferation und Differenzierung von naiven T-Zellen im Lymphknoten durch professionelle APC initiiert werden, T-Effektorzellen aber durch Antigene zu Reaktionen aktiviert werden können. Die Antigene werden von Zellen vor Ort präsentiert, die nicht notwendigerweise professionelle APC sein müssen und keine costimulatorischen Moleküle besitzen. Beispielsweise kann eine zytotoxische T-Effektorzelle eine Zelle mit dem entsprechenden MHC-I/Peptid-Komplex abtöten, ohne dass costimulatorische Signale auf der infizierten Zelle vorhanden sein müssen. Dies ist essenziell für den Erfolg der Effektormechanismen.

Effektorfunktionen von CD4-positiven T-Zellen
Der T_H1-Subtyp CD4-positiver T-Zellen spielt eine essenzielle Rolle in der Aktivierung von Makrophagen, die Krankheitserreger aufgenommen haben, diese abzutöten. Die Fähigkeit der T_H1-Effektorzellen, Makrophagen zu aktivieren, ist abhängig von der Antigenerkennung und besitzt daher hohe Spezifität. Die Spezifität der Erregererkennung der zellulären Antwort liegt also bei den T-Zellen, die Erregerbeseitigung selbst ist jedoch die Aufgabe der durch antigenspezifische T-Zellen aktivierten Makrophagen (○ Abb. 3.25).

T_H1-Effektorzellen, die Makrophagen-assoziierte Antigene erkennen, aktivieren Makrophagen durch die Interaktion von CD40-Liganden und CD40, sowie durch die Freisetzung von Makrophagen-stimulierendem IFN-γ. Wie in ▸ Kap. 3.2.1 besprochen, nehmen Makrophagen Erreger in Phagosomen auf, die dann mit Lysosomen verschmelzen. Im so genannten Phagolysosom werden Erregerproteine prozessiert und bestimmte Peptidfragmente werden dann mittels MHC-II-Molekülen naiven T-Zellen präsentiert. Die T-Zellen werden daraufhin aktiviert und differenzieren zu T-Effektorzellen aus, die CD40-Liganden auf ihrer Oberfläche exprimieren. Durch Bindung der T-Zellen über den CD40-L an CD40 auf der Oberfläche des infizierten Makrophagen wird die T_H1-Zelle stimuliert, Interferon-γ zu sezernieren. Die Bindung von IFN-γ an seinen Makrophagenrezeptor und die CD40-L/CD40-Interaktion

---

„homing" von Lymphozyten beschreibt die gerichtete Wanderung von zirkulierenden Lymphozyten in bestimmte Gewebe. Diese Wanderung wird durch eine selektive Expression von Adhäsionsmolekülen auf Lymphozyten, die man auch „homing-Rezeptoren" nennt, und durch eine gewebespezifische Expression von endothelialen Liganden dieser **„homing-Rezeptoren"**, die man Adressine nennt, induziert.

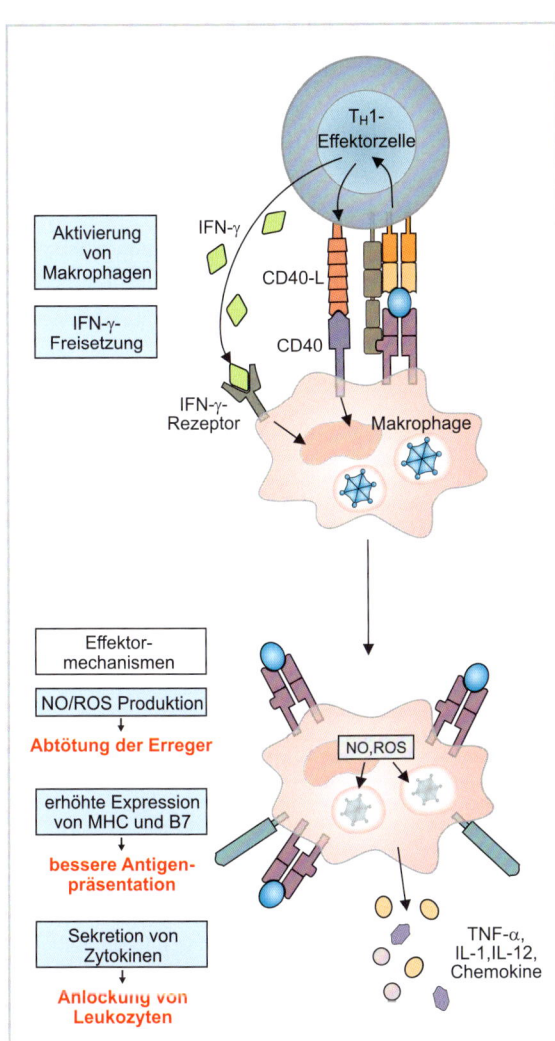

○ Abb. 3.25 CD4-positive T-Effektorzell-mediierte Abwehrmechanismen: Aktivierung von Makrophagen durch T_H1-Zellen.

T_H1-Effektorzellen erkennen auf Makrophagen Antigene von aufgenommenen Mikroben. Durch die Antigenerkennung stimuliert, exprimieren T-Zellen CD40-L und sezernieren IFN-γ. Diese neu synthetisierten, T_H1-spezifischen Proteine aktivieren über die Bindung an ihre Rezeptoren (CD40 bzw. IFN-γR) Makrophagen. Aktivierte Makrophagen führen die eigentlichen Effektormechanismen aus, die zur Beseitigung der Erreger führen und eine Amplifizierung der Immunantwort initiieren. Vesikuläre Erreger werden durch Generierung von großen Mengen NO und ROS abgetötet. Gleichzeitig kommt es zu einer erhöhten Expression von MHC- und B7-costimulatorischen Molekülen und damit zu einer verbesserten Antigenpräsentation durch aktivierte Makrophagen. Aktivierte Makrophagen sezernieren zum einen proinflammatorische Zytokine, die für die Rekrutierung weiterer Entzündungszellen wichtig sind und zum anderen IL-12, das wiederum die Bereitstellung von T_H1-Zellen vermittelt.

bewirken über die Aktivierung verschiedener Transkriptionsfaktoren die Synthese unterschiedlicher Enzymsysteme in den Makrophagen, deren Produkte dann die Erreger abtöten. Hierbei sind vor allem lysosomale Enzyme und Enzyme wie die NADPH-Oxidase und induzierbare NO-Synthase (iNOS) zu nennen, die reaktive Sauerstoffspezies (ROS) und NO in großen, d. h. tödlichen Mengen produzieren. Die Produktion dieses tödlichen Cocktails ist im Wesentlichen auf die Vesikel beschränkt, so dass diese Abwehrmechanismen gegen Erreger, die sich im Zytoplasma der Makrophagen (z. B. Viren) befinden, wenig effektiv sind. Neben der Funktion, infizierte Makrophagen zu aktivieren, haben T_H1-Zellen auch die Fähigkeit, über die Freisetzung von Lymphotoxin-α (LT-α) chronisch infizierte Makrophagen abzutöten. Über die Freisetzung von IL-3 und GM-CSF regen T_H1-Zellen das Knochenmark zur Synthese neuer Makrophagen an und durch Sekretion von TNF-α und verschiedener Chemokine (z. B. CXCL2) kommt es zur vermehrten Ansammlung von Makrophagen am Ort der Infektion. TNF-α bewirkt eine Aktivierung des Endothels, die mit einer vermehrten Expression von Adhäsionsmolekülen und Chemokinen einhergeht und die Extravasation von Leukozyten fördert (○ Abb. 2.9 bis ○ Abb. 2.11).

Die Interaktion von T_H1-Effektorzellen mit Makrophagen ist ein gutes Beispiel für die enge Interaktion von angeborenem und adaptivem Immunsystem. Makrophagen, die Erreger als erste Reaktion der angeborenen Immunantwort aufgenommen haben, sezernieren nämlich IL-12. Dieses Zytokin bewirkt, dass sich naive CD4-positive T-Zellen in T_H1-Effektorzellen differenzieren, die wiederum IFN-γ zur Aktivierung der Makrophagen produzieren.

Die T-Zell-vermittelte Aktivierung von Makrophagen ist immer dann besonders wichtig, wenn die Makrophagen nicht durch den Erreger selbst aktiviert werden können und wenn Erreger Resistenzen gegen die angeborene Abwehr erworben haben (▸ Kap. 4.3).

Wie unter ▸ Kap. 3.3.1 angemerkt, können sich aus naiven CD4-positiven Helferzellen in einer frühen Phase einer Infektion durch die Präsenz von aus dendritischen Zellen freigesetztes Il-6 und TGF-β die so genannten T_H17-Zellen entwickeln. Diese Zellen sezernieren IL-17A und IL-17F sowie weitere proinflammatorische Faktoren wie TNF-α, IL-6, GM-CSF und die Chemokine CXCL1 und CCL20. Die T_H17-Zellen veranlassen Epithel- und andere Stromazellen dazu, Zytokine zu produzieren, die Neutrophile anlocken, die wiederum eine Gewebeentzündung fördern und die sich an der Abwehr bzw. der Kontrolle einer Infektion durch das angeborene Immunsystem beteiligen.

T_H1-Zellen können weiterhin wichtig für die Aktivierung von B-Zellen sein, bestimmte Subklassen von IgG-Antikörpern (opsonisierende IgG1 und IgG3 zu

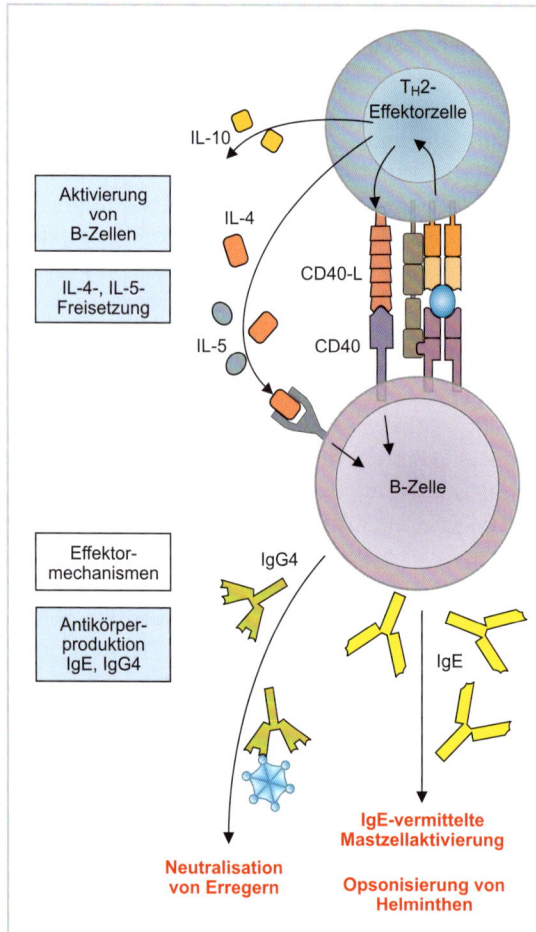

Abb. 3.26 CD4-positive T-Effektorzell-mediierte Abwehrmechanismen: Aktivierung von B-Zellen durch T$_H$2-Zellen.

T$_H$2-Effektorzellen erkennen Antigene, die von B-Zellen aufgenommen und als MHC-II/Peptid-Komplexe präsentiert werden. Durch Antigenerkennung stimuliert, exprimieren T-Zellen CD40-L und sezernieren die B-Zellwachstumsfaktoren IL-4 und IL-5. Es kommt zur Proliferation und Differenzierung von B-Zellen. T$_H$2-aktivierte B-Zellen produzieren neutralisierende Antikörper des IgG4-Subtyps und IgE-Moleküle.

Als resultierende Effektormechanismen sind vor allem eine Neutralisierung von Erregern und Toxinen, eine IgE-vermittelte Mastzellaktivierung sowie die Opsonisierung von Helminthen zu nennen.

produzieren (○ Abb. 3.32). Generell ist jedoch der T$_H$2-Subtyp der CD4-positiven Zellen für die Initiation der B-Zellantwort von großer Bedeutung. Aktivierte T$_H$2-Zellen exprimieren CD40-L, der an CD40 auf B-Zellen bindet und ihre Proliferation induziert (○ Abb. 3.26).

T$_H$2-Effektorzellen sezernieren bei Antigenkontakt die B-Zellwachstumsfaktoren IL-4 und IL-5 sowie IL-10. IL-4 stimuliert die Produktion von neutralisierenden IgG-Antikörpern (IgG1) und IgE-Antikörpern (▶ Kap. 3.3.3). IL-5 aktiviert eosinophile Granulozyten.

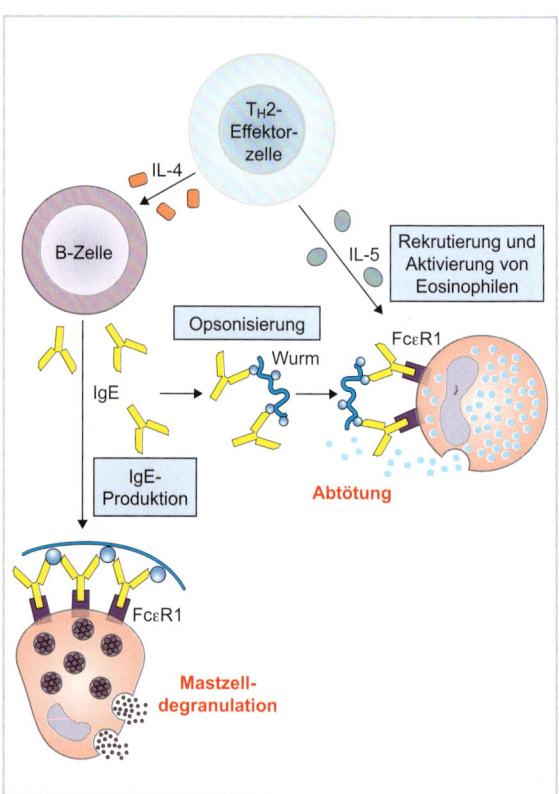

Abb. 3.27 T$_H$2-Zell-induzierte Helminthen-Abwehr. Aktivierte T$_H$2-Zellen setzen IL-4 und IL-5 frei. Unter dem Einfluss von IL-4 kommt es zur Produktion von IgE-Antikörper. IgE-Antikörper sind bei der Aktivierung von Mastzellen durch Proteinantigene wichtig und umhüllen Helminthen zur Vernichtung durch Eosinophile. Eosinophile Granulozyten werden durch IL-5 aktiviert und greifen den IgE-umhüllten Wurm durch Bindung an hoch affine Fcε-Rezeptoren an. Die Eosinophilen setzen dann den toxischen Inhalt ihrer Granula direkt am Helminthen frei.

Diese Effekte sind für die Abwehr von Helminthen von großer Bedeutung. Würmer sind in der Regel zu groß, um von Makrophagen phagozytiert zu werden. Sie werden mit IgE-Antikörpern umhüllt und binden über die Fc-Rezeptoren für IgE an Eosinophile. Eosinophile schütten daraufhin toxische Proteine aus ihren Granula aus und töten die Helminthen (○ Abb. 3.27).

IL-4, IL-5 und insbesondere IL-10, die von T$_H$2-Zellen freigesetzt werden, inhibieren die Aktivierung von Makrophagen und können in Fällen, in denen es durch eine T$_H$1-Reaktion zur Schädigung des umliegenden Gewebes kommt, eine wichtige Gegenregulation darstellen.

Die relative Beteiligung von T$_H$1- und T$_H$2-Effektorzellen bei einer Erregerabwehr beeinflusst also das Ergebnis der Immunantwort entscheidend.

Eine Immunantwort kann wesentlich durch eine Subpopulation von T-Helferzellen, den Treg-Zellen (▶ Kap. 3.3.1) beeinflusst werden, die durch Sekretion

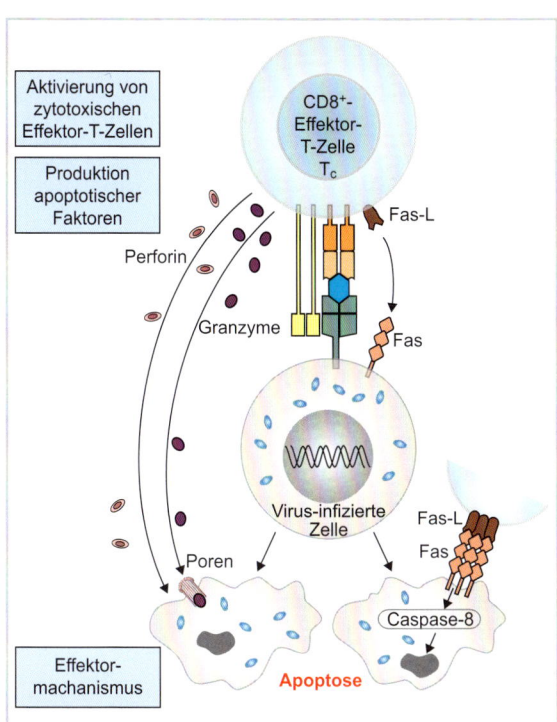

Abb. 3.28 CD8-positive T-Effektorzell-vermittelte Abwehrmechanismen.
CD8-positive T-Zellen sind zumeist zytotoxische T-Killer-zellen (T_c-Zellen), die MHC-I-assoziierte Peptide von zytoplasmatischen Erregern infizierter Zellen erkennen. Durch Antigenerkennung werden die T_c-Zellen stimuliert, Effektormoleküle wie Perforine und Granzyme zu sezernieren. Perforine bilden Poren in der Membran der infizierten Zelle, durch die die Proteasen Granzyme in die Zelle gelangen und als klassischen Effektormechanismus Apoptose auslösen. Ein weiteres Effektormolekül, das membrangebunden auf T_c-Zellen vorliegt, ist der Fas-L. Fas-L bindet an Fas auf der infizierten Zelle und führt über die Aktivierung unterschiedlicher Caspasen zum Tod durch Apoptose.

regulatorischer Zytokine, besonders IL-10 und TGF-β in der Lage sind, sowohl T_H1- als auch T_H2-Zellen zu inhibieren. Die so genannten „natürlichen" Treg-Zellen entstehen direkt im Thymus. Sie sind CD4/CD25-positiv und machen ungefähr 5 bis 10 % der T-Helferzellen aus. Unter bestimmten Bedingungen im Rahmen einer Immunantwort können sich auch Treg-Zellen in der Peripherie entwickeln. Diese sind CD25-negativ und können unter Umständen auch FOXP3-negativ sein. Sie entwickeln sich zumeist durch Interaktion mit unreifen DCs sowie durch ein durch IL-10 und TGF-β dominiertes Zytokinmilieu. Die Balance zwischen T-Effektorzellen (T_H1, T_H2, T_H17) und Treg-Zellen ist oft entscheidend für den Ausgang einer Immunreaktion und damit ein attraktives therapeutisches Target.

Die Rolle von T_H-Zellen in der Entwicklung von B-Zellen wird auch in▸ Kap. 3.3.3 behandelt.

Effektorfunktionen von CD8-positiven T-Zellen

CD8-positive T-Effektorzellen – auch T_c-Zellen genannt – erkennen MHC-I-assoziierte Peptide auf infizierten Zellen (⊙ Abb. 3.12) und töten diese Zellen ab (⊙ Abb. 3.28). Damit wird das Reservoir der Infektion beseitigt.

Die T_c-Effektorzellen binden über Integrine fest an ihre Zielzellen. Die Antigen-Rezeptoren und CD8-Corezeptoren clustern an der Seite des Kontaktes mit der Zielzelle. Dadurch kommt es zur Aktivierung der zytotoxischen T_c-Effektorzelle, die jedoch dazu keine costimulatorischen Signale oder T-Helferzellen mehr benötigt (▸ Kap. 3.3.1). Damit kann eine ausdifferenzierte T_c-Effektorzelle jede infizierte Zelle in jedem beliebigen Gewebe töten. Durch das Clustern der Antigen-Rezeptorkomplexe kommt es zur Exozytose von Granula-Inhalt, der die Membran der infizierten Zelle perforiert. Das poreninduzierende Protein des Granula-Inhaltes wird Perforin genannt. Von T_c-Effektorzellen freigesetztes Perforin lagert sich in die Membran der Zielzelle ein und bildet nach Polymerisation durch hohe Calcium-Konzentrationen Poren (⊙ Abb. 3.28). T_c-Zellen sezernieren gleichzeitig mit den Granula Enzyme, die Granzyme genannt werden. Granzyme gelangen durch die Poren in die infizierte Zelle und aktivieren Caspasen, die sich im Zytoplasma befinden und daraufhin Apoptose induzieren. Die Apoptose der infizierten Zelle kann auch durch ein Membranprotein auf den T_c-Zellen induziert werden. Aktivierte T_c-Effektorzellen exprimieren Fas-Liganden (CD95-L) auf ihrer Oberfläche, die an Fas (CD95), einen Todesrezeptor auf Zielzellen, binden können. Durch die Bindung von Fas-L an Fas werden in der infizierten Zelle Caspasen (z. B. Caspase-8) aktiviert und es kommt ebenfalls zur Apoptose der Zielzelle. Die Apoptose über das Fas/Fas-L-System läuft unabhängig von der Exozytose Perforin/Granzyme-haltiger Granula ab und dürfte eher eine untergeordnete Rolle bei den Effektormechanismen der CD8-positiven T-Effektorzellen spielen.

Abgetötete, apoptotische Zellen werden rasch phagozytiert und damit der Erregerherd eliminiert. CD8-positive T-Effektorzellen sezernieren IFN-γ, das dazu beiträgt, Makrophagen bei der Beseitigung von apoptotischen Zellen zu unterstützen.

Obgleich Effektormechanismen von CD4- und CD8-positiven T-Zellen getrennt voneinander beschrieben wurden, ist es wichtig anzumerken, dass beide Effektortypen in der Erregerabwehr eng kooperieren (⊙ Abb. 3.29). Erreger, die von Makrophagen aufgenommen wurden und in Vesikel verbleiben, werden in der Regel von T_H1-vermittelten Mechanismen erfolgreich beseitigt. Wenn jedoch Erreger aus den Vesikeln ins Zytoplasma gelangen, oder wenn es sich um Viren handelt, ist eine T_H1-vermittelte Makrophagenaktivierung wirkungslos. Aktivierte CD4-positive Zellen unterstüt-

3

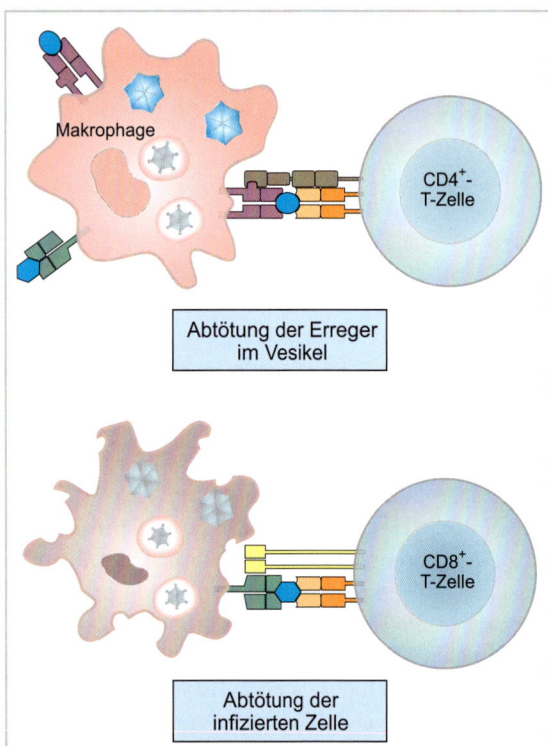

○ Abb. 3.29 Kooperation von CD4- und CD8-positiven
T-Effektorzellmechanismen.
Wird ein Makrophage von einem Erreger infiziert, gelangen
die meisten Erreger in Vesikel (Phagolysosomen) und
werden durch CD4-positive T-Zell-getriebene Aktivierung
der Makrophagen in den Vesikeln abgetötet.
Es gibt aber auch Erreger, die den Vesikeln entkommen
und sich im Zytoplasma befinden. CD8-positive T-Zellen
erkennen Antigene von zytoplasmatischen Erregern und
ausdifferenzierte Tc-Effektorzellen werden benötigt, um
die infizierte Zelle abzutöten und so das Reservoir an
Erregern zu eliminieren.

Checkliste: Effektormechanismen der T-Zellantwort

- Änderungen im Expressionsmuster von Adhäsionsmolekülen und Chemokinen führen zu einer Wanderung von
  T-Effektorzellen aus den sekundären lymphatischen
  Organen zum Ort der Infektion.
- T$_H$1-Zellen aktivieren Antigen-spezifisch Makrophagen,
  die die in Vesikel aufgenommenen Erreger über Synthese
  toxischer Substanzen abtöten.
- T$_H$2-Zellen aktivieren B-Zellen, insbesondere IgE-Antikörper und neutralisierende IgG4-Antikörper zu produzieren.
- Treg-Zellen sind immunregulierend und können Immunantworten inhibieren.
- T$_H$17 fördern Gewebsentzündungen und locken neutrophile Granulozyten an.
- CD8-positive T-Effektorzellen spüren infizierte Zellen
  über Erkennung von MHC-I/Peptid-Komplexen auf und
  töten diese durch Apoptose-induzierende Proteine
  (Fas-L, Perforin, Granzyme) ab.

---

zen jedoch häufig die Differenzierung von CD8-positi-
ven Tc-Effektorzellen. Ein Abtöten der infizierten Zelle
durch CD8-positive T$_c$-Effektorzellen ist notwendig,
um den Erregerherd zu eliminieren.

3.3.3 B-Effektorzellen

Die humorale Immunantwort ist der Arm der adaptiven
Immunantwort, der extrazelluläre Krankheitserreger
und mikrobielle Toxine neutralisiert und eliminiert.
Die humorale Antwort wird durch Antikörper bewerkstelligt, die von B-Lymphozyten produziert werden.
Naive B-Lymphozyten erkennen Antigene, sezernieren
aber keine Antikörper. Dazu ist eine Aktivierung und
Differenzierung zu B-Effektorzellen (Plasmazellen)
notwendig. Wir werden im Folgenden besprechen, wie

1. naive B-Zellen aktiviert werden und sich zu Antikörper-produzierenden Zellen differenzieren und
2. wie Differenzierungsprozesse reguliert werden, um
   möglichst nützliche Antikörper für die jeweilige
   Infektion zu erhalten.

Signaltransduktion der B-Zellaktivierung bzw. -differenzierung

Naive B-Lymphozyten, die sich in lymphoiden sekundären Immunorganen befinden, erkennen über ihre
BCR (IgM bzw. IgD) Antigene in ihrer nativen Form
(vgl. im Gegensatz zu T-Lymphozyten). Diese Antigenerkennung triggert Signalwege, die eine B-Zellaktivierung initiieren. Antigen-induziertes „Clustern" der
membranständigen Ig-Rezeptoren startet den biochemischen Prozess der B-Zellaktivierung, der dem der
T-Zellaktivierung sehr ähnlich ist (○ Abb. 3.30). Die Ig-
Rezeptoren erkennen und binden zwar Antigen, sind
aber nicht in der Lage, die Signale weiterzuleiten
(▶ Kap. 3.2.2). Nicht-kovalent gebundenes Igα und Igβ
sind die notwendigen Signalmoleküle. Sie besitzen
ITAMs, die durch Kinasen phosphoryliert werden, die
wiederum mit dem BCR-Komplex assoziiert sind und
durch Antigenbindung aktiviert werden. Phosphorylierte ITAMs stellen Zielstrukturen für Adapterproteine
dar, die ebenfalls phosphoryliert werden und über
unterschiedliche biochemische Zwischenstufen Enzyme
wie PKC und die MAP-Kinasen ERK und JNK aktivieren. In der Folge bewirken Transkriptionsfaktoren im
Zellkern die Expression von Proteinen, die für die Proliferation und Differenzierung der B-Zelle notwendig
sind. Insgesamt sind die Mechanismen der B-Zellaktivierung weniger gut verstanden als die der T-Zellaktivierung; die prinzipiellen Mechanismen scheinen aber
sehr ähnlich zu sein.

Phasen der B-Zellaktivierung bzw. -differenzierung

Die B-Zellaktivierung benötigt, wie die Aktivierung
von T-Zellen, neben dem Signal der Antigenerkennung

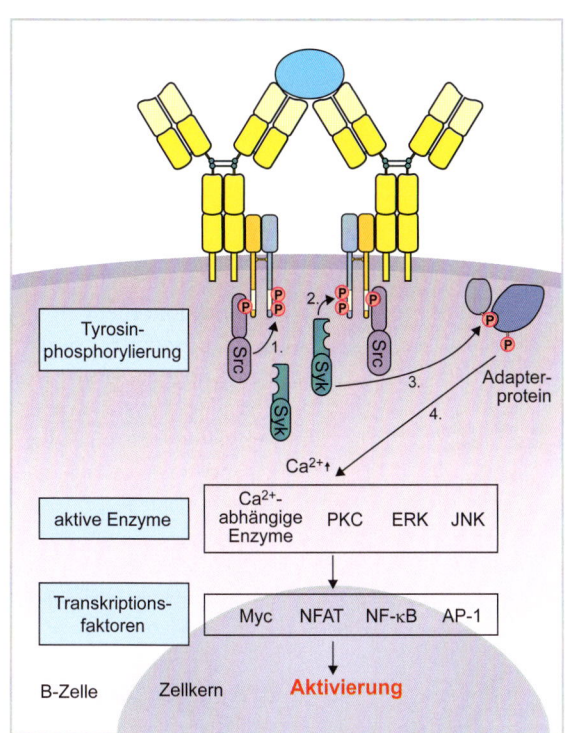

○ **Abb. 3.30** Signaltransduktion der Aktivierung von B-Zellen.
Antigenbindung bedingt ein „Crosslinking" der Ig-Rezeptoren, was Rezeptor-assoziierte Tyrosinkinasen der Src-Familie aktiviert. Die Src-Kinasen phosphorylieren die ITAMs von Igα und Igβ. Dies führt zur Rekrutierung einer weiteren Kinase, der Syk. Aktivierte Syk phosphoryliert ihrerseits verschiedene Adapterproteine, die eine Aktivierung unterschiedlicher Enzyme (Ca²⁺-abhängige Enzyme, PKC, MAPK) vermitteln. Am Ende der Kaskade werden Transkriptionsfaktoren aktiviert, die für die Proliferation und Differenzierung von B-Zellen von Bedeutung sind.

und -bindung ein zweites Signal (○ Abb. 3.20). Hierbei müssen wir zunächst zwischen zwei unterschiedlichen Typen von Antigenen unterscheiden. BCR erkennen im Gegensatz zu TCR nicht nur Protein als Antigen, sondern auch polymere Antigene wie Polysaccharide, Glykolipide oder Nukleinsäuren. Protein-Antigene benötigen in der Regel T-Helferzellen, um eine B-Zellantwort zu induzieren und werden daher Thymus-abhängige Antigene genannt (TD-Antigene, thymus-dependent antigens). Antigene, die B-Zellen ohne Mitwirkung von T-Helferzellen aktivieren können, nennt man Thymus-unabhängige Antigene (TI-Antigene, thymus-independent antigens). TI-Antigene sind zumeist polymere Strukturen, die in der Lage sind, mehrere BCR-Moleküle zu vernetzen und in der Folge die B-Zelle zu aktivieren.

Für beide Antigentypen gilt, dass ihre Bindung an den BCR das erste Signal der B-Zellaktivierung auslöst

und eine erhöhte Expression von MHC-II- und B7-Molekülen auf der B-Zelle bewirkt.

Für die Aktivierung von B-Zellen, die TD-Protein-Antigene erkennen, wird das zweite Signal durch T-Helferzellen vermittelt, die an die entsprechenden MHC-II/ Peptid-Komplexe auf der B-Zelle binden.

Wie in ○ Abb. 1.4 schon dargestellt, kommt der Kontakt von B-Zellen und T-Helferzellen im Lymphknoten zustande: CD4-positive T-Helferzellen erkennen Antigene auf APC, proliferieren und differenzieren zu Effektorzellen. Diese wandern in Richtung Lymphfollikel, wo sich naive B-Zellen befinden. Durch Antigenbindung aktivierte B-Zellen wandern aus den Follikeln heraus und treffen auf die entsprechenden T-Helferzellen. B-Zellen präsentieren Antigen in Form von MHC-II/ Peptid-Komplexen auf der Zelloberfläche.

Aktivierte T-Zellen besitzen CD-40-L auf ihrer Oberfläche und stimulieren durch Bindung an CD40 die B-Zelle (2. Signal) zur Produktion von B-Zell-stimulierenden Zytokinen (○ Abb. 3.31). Dies führt zur Proliferation der B-Zellen und deren Differenzierung zu Plasmazellen, die antigenspezifische Antikörper produzieren.

Eine von T-Helferzellen vermittelte Aktivierung von B-Zellen bedingt Differenzierungsprozesse, die zur Produktion von Antikörpern mit unterschiedlichen schweren Ketten führen (so genanntes „Isotyp-Switching"). Wie wird nun dieser Differenzierungsprozess reguliert, der das Ziel hat, den für den Erreger optimalen Antikörpertyp zu generieren?

Naive B-Zellen exprimieren Antigenrezeptoren vom IgM- und IgD-Isotyp. Die Umwandlung der schweren Kette wird durch CD40-L-vermittelte Signale der T-Helferzelle gestartet und durch unterschiedliche Zytokine reguliert (○ Abb. 3.32). In Abwesenheit einer CD40/ CD40-L-Interaktion, d. h. in Abwesenheit von T-Helferzellen, sezernieren aktivierte B-Zellen nur IgM-Isotypantikörper.

Ist ein Kontakt mit der T-Helferzelle über CD40-L gegeben, bestimmen Zytokine, welcher Isotyp produziert wird. T-Helferzellen vom T$_H$1-Typ sezernieren IFN-γ, das die Produktion von opsonisierenden Antikörpern der IgG1- und IgG3-Subklassen induziert (▸ Kap. 3.3.2). Diese Antikörper erleichtern die Phagozytose und unterstützen damit eine T$_H$1-Antwort. Dagegen wird durch IL-4, einem Zytokin das von T$_H$2-Zellen freigesetzt wird, ein Switch zum IgE-Isotyp vollzogen. IgE ist wichtig zur Entfernung von Würmern, einer wichtigen Aufgabe der T$_H$2-Antwort.

Die Art der schweren Kette wird auch durch den Ort der Immunantwort beeinflusst. So ist IgA der Hauptisotyp in Schleimhäuten. Die B-Zellen, die sich in den lymphatischen Geweben der Schleimhäute (MALT) befinden, sind in der Lage, nach Antigenkontakt zu IgA-produzierenden B-Zellen zu differenzieren.

3

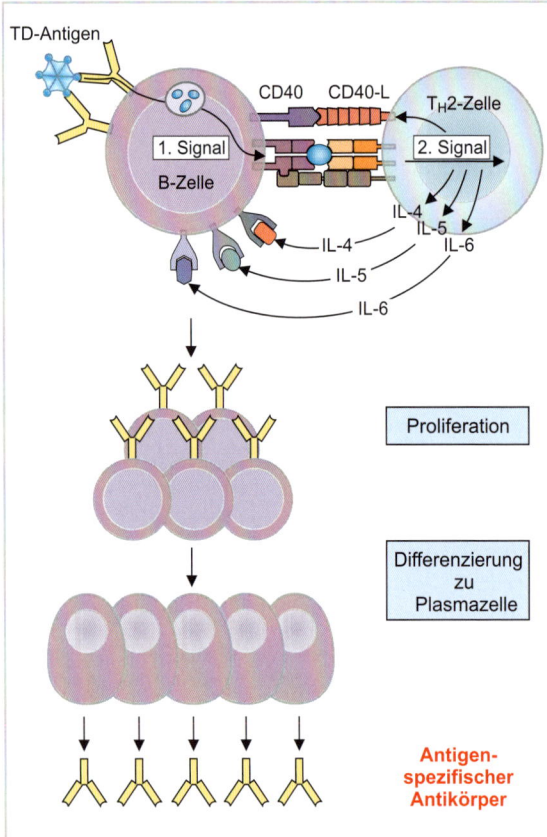

○ **Abb. 3.31** B–Zellaktivierung durch T–Helferzellen.
B–Zellen präsentieren an BCR gebundene Antigene nach
Aufnahme und Prozessierung als MHC–II/Peptid–Komplex.
Antigenspezifische CD4–Zellen (insbesondere T_H2–Zellen)
binden über ihren TCR an den MHC–II–Komplex (1. Signal).
Das zweite Signal ist die Interaktion von CD40–L auf der
T–Zelle und CD40 auf der B–Zelle, das anschließend zur
Expression und Freisetzung von IL–4, IL–5 und IL–6 führt.
Diese Zytokine sind Wachstumsfaktoren für B–Zellen. Nach
Bindung an ihre Rezeptoren auf den B–Zellen, kommt es
zur klonalen Expansion und Differenzierung der B–Zellen
in antikörperproduzierende Plasmazellen. Der Plasma-
zellklon produziert einen monoklonalen Antikörper, der
die gleiche Antigenspezifität besitzt wie das membrangebundene Immunglobulin der B–Zelle (BCR). TD–Antigen:
Thymus– bzw. T–Zell–abhängiges Antigen

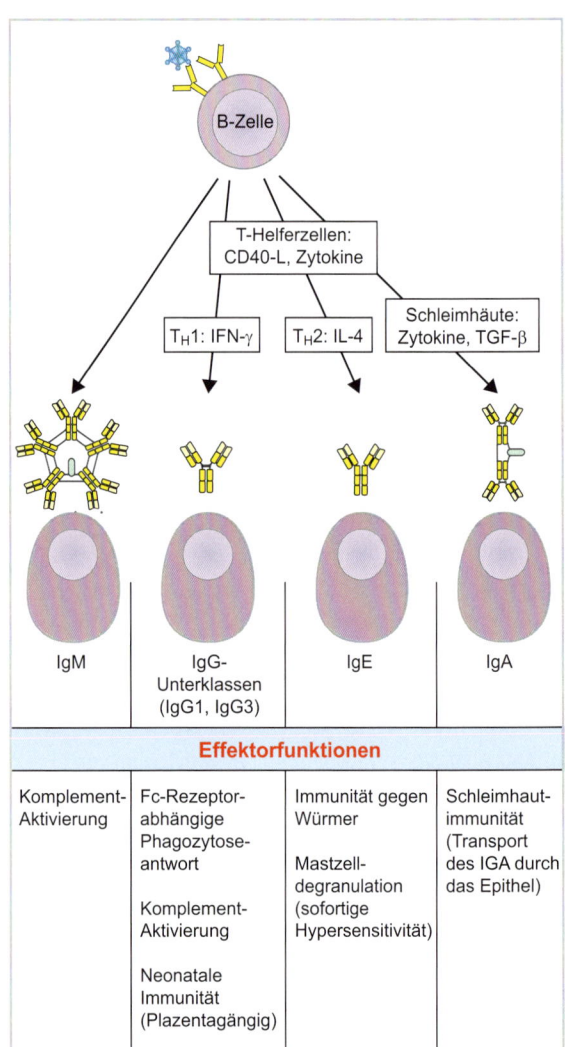

○ **Abb. 3.32** Isotyp–„Switching".
Antigen–stimulierte B–Zellen differenzieren zu IgM–produzierenden B–Zellen, falls sie keinen Kontakt mit T–Helferzellen bzw. CD40–L haben. Die Interaktion einer T–Helfer-
zelle mit einer B–Zelle führt, je nach T–Zellsubtyp, zur
Sekretion unterschiedlicher Zytokine. In Abhängigkeit der
Art der freigesetzten T–Zell–Zytokine kommt es zur
Änderung des Antikörper–Isotyps, der von der entsprechenden B–Zelle produziert wird. Die Funktionen der
unterschiedlichen Isotypen sind aufgelistet.

Ein wiederholter Kontakt mit dem Protein-Antigen führt
zur Produktion von Antikörpern mit steigender Affinität.
Dies wird Affinitätsreifung genannt. Der Anstieg der
Affinität des Antikörpers ist durch Punktmutationen in
den variablen Bereichen – insbesondere in den CDRs –
bedingt. Dieser Vorgang wird somatische Hypermutation
genannt. Plasmazellen, die hoch affine Antikörper produzieren, werden durch die so genannten follikulären dendritischen Zellen, die das entsprechende Antigen präsentieren, in den Keimzentren der sekundären lymphatischen Organe selektiert (○ Abb. 3.33).

Nun zur B-Zellaktivierung durch Thymus-unabhängige
Antigene (thymus independent, TI) wie Polysaccharide
oder Lipide: Diese Antigene können ohne ein Signal
von T-Helferzellen eine Antikörperproduktion auslösen. Die meisten TI-Antigene enthalten zahlreiche
identische Epitope, die in der Lage sind, Ig-Rezeptoren
extensiv querzuvernetzen. Diese Quervernetzung
könnte neben der eigentlichen Antigenerkennung und
-bindung (1. Signal) das zweite Signal darstellen und
ausreichen, die B-Zellen zu aktivieren. Das notwendige
zweite Signal kann aber auch von einer angeborenen

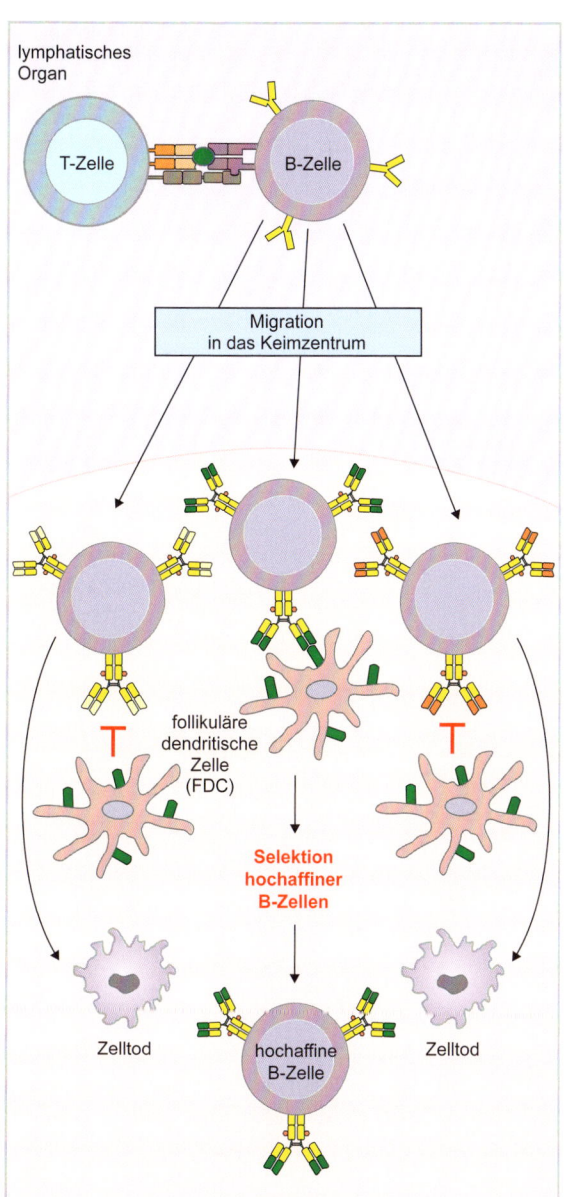

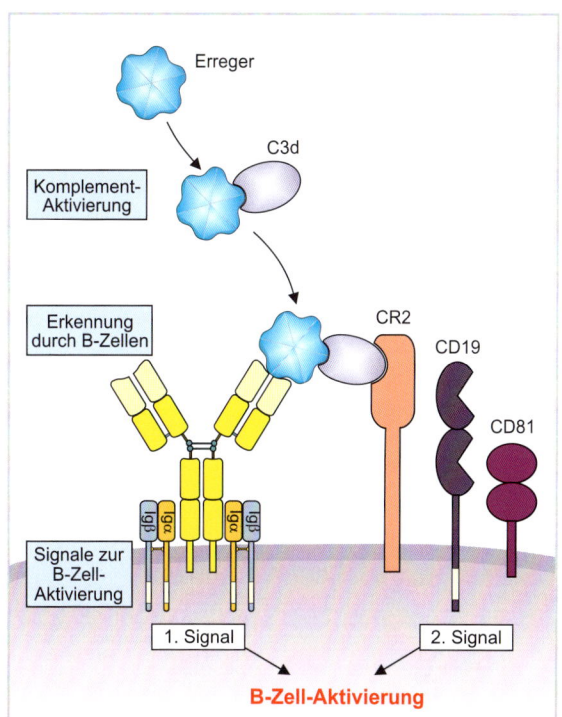

⊙ Abb. 3.34 Rolle von Komplement in der B-Zell-Aktivierung.
Aktivierung von Komplement als angeborene Immunantwort gegen Krankheitserreger führt zur Bindung von Komplementfaktoren, u. a. C3d (Abbauprodukt von C3b) an den Erreger. B-Zellen erkennen C3d über ihren CR-2-Rezeptor (Komplementrezeptor 2). CR-2 wiederum ist mit einem Proteinkomplex (CD19, CD81) assoziiert, der in der Aktivierungssignalkaskade von Bedeutung ist. Eine B-Zelle kann also simultan ein Antigen mit ihrem Ig-Rezeptor binden und über gebundenes C3d mit ihrem CR-2-Rezeptor. Die Komplementproteine können somit das notwendige „zweite" Signal für eine Aktivierung der B-Zelle liefern.

⊙ Abb. 3.33 Selektion hoch affiner B-Zellen.
B-Zellen, die durch Kontakt mit T-Helferzellen aktiviert wurden, wandern in die Keimzentren der lymphatischen Organe. Während der Proliferationsprozesse kommt es zu somatischen Mutationen in den variablen Bereichen der Ig-Gene und zu einer veränderten Affinität der Immunglobuline. Hoch affine B-Zellklone werden selektioniert. So genannte follikuläre dendritische Zellen tragen Antigene in Form von Immunkomplexen oder Komplementkomplexen auf ihrer Oberfläche. Nur diejenigen B-Zellen, deren Ig-Rezeptoren entsprechende Antigene auf follikulären Zellen mit hoher Affinität erkennen, überleben.

Immunantwort auf den Erreger herrühren. TI-Antigene können an Toll-like-Rezeptoren binden oder an den Komplementfaktor C3d. Im letzteren Fall führt die

Bindung an den Komplementrezeptor 2 (CR-2) auf B-Zellen über einen Proteinkomplex (CD19/CD81) zu einer Signalweiterleitung, die die Proliferation von B-Zellen bewirkt (⊙ Abb. 3.34).

Polysaccharidstrukturen, wie sie in den Zellwänden gramnegativer Bakterien vorkommen (Lipopolysaccharid, LPS), sind Prototypen von TI-Antigenen und induzieren dosisabhängig sowohl eine polyklonale B-Zellaktivierung (hohe Konzentration) als auch die Produktion von IgM-Antikörper (niedrige Konzentration). Die Antikörper, die auf Kontakt mit TI-Antigenen produziert werden, zeigen in der Regel wenig „Isotypen-Switching" und eine geringe Affinitätsreifung. Außerdem werden keine Gedächtniszellen angelegt. Die TI-Antigen-induzierten Antikörper spielen aber eine wichtige Rolle in der Abwehr von Erregern, deren Oberflä-

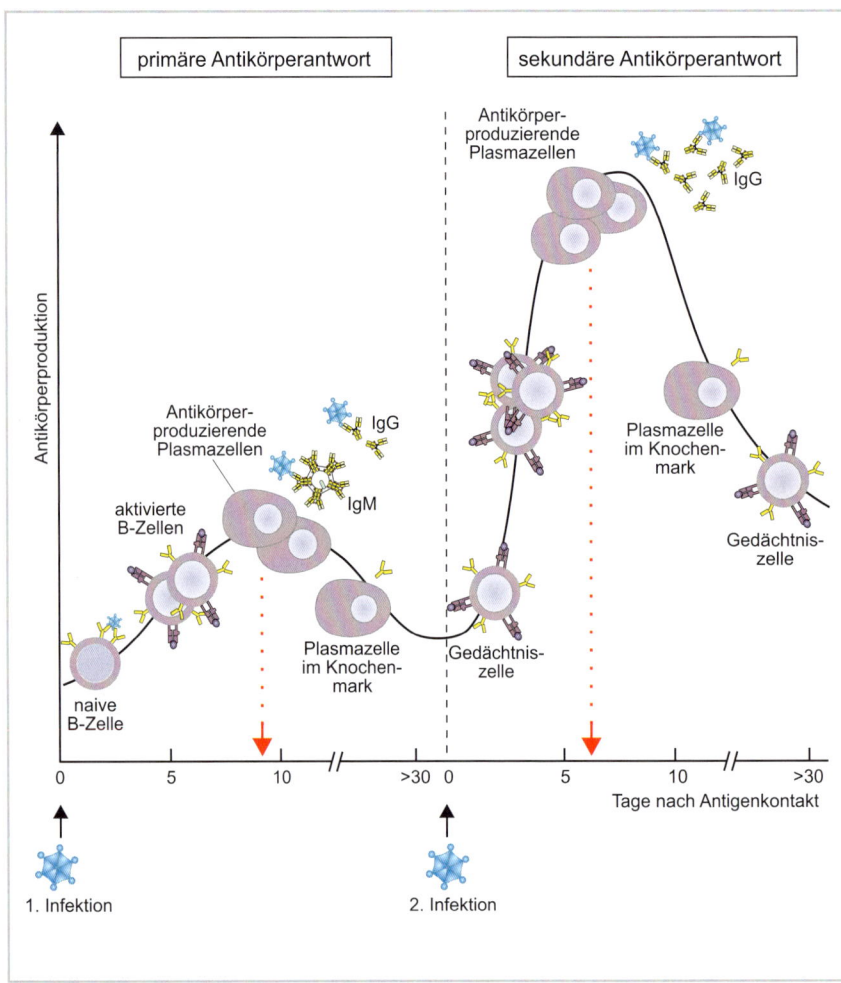

Abb. 3.35 Primäre und sekundäre Antikörperantwort.

In der primären Antwort reagiert eine naive B-Zelle in peripheren lymphatischen Organen auf eine Antigenerkennung mit Proliferation und Differenzierung in antikörperproduzierende B-Zellen und Gedächtniszellen.

Nach erneutem Antigenkontakt kommt es zur Sekundärantwort, die sich durch die Aktivierung von Gedächtniszellen auszeichnet. Dies führt zu größeren Mengen an Antikörpern, die häufig einen anderen Isotyp und eine höhere Affinität im Vergleich zu den Antikörpern der Primärantwort aufweisen. Die Merkmale der Sekundärantwort treten vor allem bei Protein-Antigenen (TD-Antigenen) auf.

chenantigene keine Peptid-spezifischen T-Zellantworten induzieren (z.B. Bakterien mit Polysaccharidkapseln wie *Haemophilus influenzae*).

In neuerer Zeit wurde eine Reihe von Toll-like-Rezeptoren (z.B. endosomaler TLR-7 und TLR-9) in B-Zellen identifiziert. Deren Bedeutung für die Aktivierung der B-Zellen und deren Antikörperproduktion ist ebenso Gegenstand aktueller Forschung wie der Einfluss dieser Rezeptoren bei der Entstehung von Autoimmunerkrankungen.

Antikörperantworten auf einen ersten bzw. auf wiederholten Kontakt mit Antigen unterscheiden sich in quantitativer wie auch qualitativer Hinsicht und werden primäre bzw. sekundäre Antworten genannt (Abb. 3.35). Die Menge an Antikörpern, die nach dem ersten Antigenkontakt gebildet wird, ist geringer als die nach der zweiten oder wiederholten Immunisierung. Bei Protein-Antigenen zeichnen sich die sekundären Antworten durch Isotyp-Änderung und Affinitätsreifung aus, da eine wiederholte Antigenexposition zu einer erhöhten Anzahl von T-Helferzellen führt.

Eine Fraktion von aktivierten B-Zellen, die häufig die Vorläufer für hoch affine B-Zellen sind, differenzieren nicht zu antikörperproduzierenden Zellen, sondern wird zu Gedächtniszellen. Gedächtniszellen sezernieren keine Antikörper, zirkulieren im Blut, überleben dort oder im Knochenmark ohne weitere Stimulation durch das Antigen und können sehr schnell zu antikörperproduzierenden Zellen differenzieren, sobald ein erneuter Antigenkontakt stattgefunden hat.

Die überwiegende Anzahl von aktivierten B-Zellen stirbt jedoch nach einer überstandenen Infektion durch Apoptose und limitiert damit die Antikörperproduktion auf das notwendige Maß. Antikörper selbst können ebenfalls ihre Produktion regulieren. Der Prozess wird als „Antikörper-Feedback" bezeichnet. Antikörper bilden mit ihren Antigenen Immunkomplexe, solange Antigen im Blut verfügbar ist. Diese Immunkomplexe binden an Fc-Rezeptoren und an den entsprechenden Ig-Rezeptor auf B-Zellen und unterbinden eine Aktivierung der B-Zelle (Abb. 3.36).

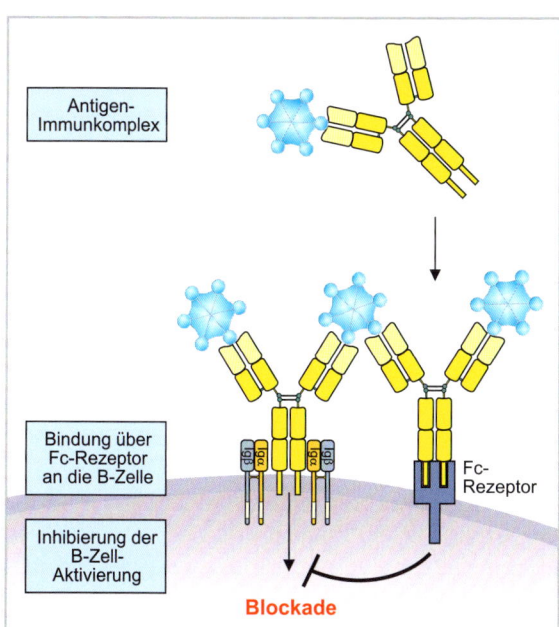

Abb. 3.36 Regulation der Antikörper-Produktion. Sezernierte IgG-Moleküle bilden Immunkomplexe mit dem Antigen. Diese Immunkomplexe können über Fc-Rezeptoren an eine B-Zelle binden. Gleichzeitig binden Ig-Rezeptoren auf der B-Zelloberfläche das Antigen des Immunkomplexes. Die Aktivierung der Fc-Rezeptoren führt zur Inhibierung der B-Zell-Aktivierung, die eigentlich durch die Antigenbindung ausgelöst wird.

Checkliste: B-Effektorzellen

- Die humorale Antwort ist durch Antikörper vermittelt und richtet sich gegen extrazelluläre Erreger und deren Toxine.
- Die humorale Antwort wird durch eine Antigenerkennung spezifischer Immunglobulin-Rezeptoren auf B-Zellen initiiert. Die Signaltransduktion, die von durch Antigen quervernetzte Ig-Rezeptoren ausgelöst wird, ist durch Aktivierung von Tyrosinkinasen gekennzeichnet und mündet in der Aktivierung bestimmter Transkriptionsfaktoren, die für die Proliferation und die Differenzierung von B-Zellen in Antikörper-produzierende Zellen von Bedeutung sind.
- Es gibt T-Zell (bzw. Thymus)-abhängige Antigene (Protein-Antigene) und T-Zell-unabhängige Antigene (Polysaccharide, Lipide, Nukleinsäuren). Protein-Antigene aktivieren CD4-Helferzellen, die als zweites Signal für die B-Zellaktivierung nötig sind. Die Interaktion mit CD40-L und die Freisetzung bestimmter T-Zell-Zytokine bewirken einen Isotypwechsel der Antikörper, die von der aktivierten B-Zelle produziert werden.
- Aktivierte B-Zellen bilden Keimzentren in den lymphatischen Organen aus. Dort kommt es zu ausgeprägten somatischen Mutationen (Affinitätsreifung). Die Antikörper mit der höchsten Affinität werden durch Kontakt mit follikulären dendritischen Zellen selektioniert.

3.3.4 Effektormechanismen der B-Zellantwort

Effektormechanismen der humoralen Immunantwort sind durch Antikörper vermittelt, die für zwei Aufgaben des adaptiven Immunsystems von größter Bedeutung sind:

1. für die Verhinderung einer Infektion und
2. für die Elimination von Erregern und deren schädlichen Produkten.

Die Wirksamkeit der meisten Vakzine basiert daher auf der Stimulation der Antikörperproduktion.

Zunächst wollen wir uns die Eigenschaften von Antikörpern vergegenwärtigen, auf die ihre Effektorfunktionen basieren.

Eigenschaften von Antikörpern

Antikörper werden in peripheren lymphatischen Organen gebildet. Sie können ins Blut und in Schleimhautsekrete gelangen und von dort aus jeden beliebigen Ort der Infektion erreichen.

Antikörper binden mit ihren Antigen-bindenden Regionen (Fab) beispielsweise Erreger oder bakterielle Toxine und blockieren so schädliche Effekte. Ihre Fc-Regionen können diverse Effektormechanismen aktivieren, um diese Erreger und Toxine zu eliminieren. Fc-Regionen können an Phagozyten und an Komplement binden. Die Bindung kommt aber nur zustande, wenn sich ein Immunkomplex gebildet hat, d. h. die Fc-vermittelten Effekte von Antikörpern benötigen eine Antigenerkennung durch den Fab-Teil. Diese Eigenschaft der Antikörper garantiert, dass die Effektormechanismen nur dann in Kraft gesetzt werden, wenn die Gefahr, d. h. Erreger oder Toxin vom Antikörper erkannt wurden.

Schützende Antikörper werden während der primären Antwort gebildet und einige der Antikörper-bildenden B-Zellen wandern ins Knochenmark, wo sie über Monate oder Jahre kleine Mengen Antikörper sezernieren. Diese kontinuierlich produzierten Antikörper sind sofort verfügbar, sobald ein Erreger versucht, in den Wirt einzudringen. Andere der Antikörper-bildenden B-Zellen differenzieren nach der primären Antwort zu Gedächtniszellen, die keine Antikörper sezernieren, aber auf das entsprechende Antigen lauern. Die bei erneutem Antigenkontakt eintretende sekundäre Antwort zeichnet sich durch eine rasche Differenzierung der Gedächtniszellen in antikörperproduzierende Zellen aus. Es kommt zur Produktion von großen Mengen an Antikörpern, um nun noch effizienter die Erreger abzuwehren (Abb. 3.35).

Der Wechsel zu anderen Isotypen von Antikörpern und die Affinitätsreifung sind wichtige Prozesse, um die Schutzfunktion der Antikörper zu erhöhen (Abb. 3.32 und Abb. 3.33). Antikörper mit unterschiedlichen

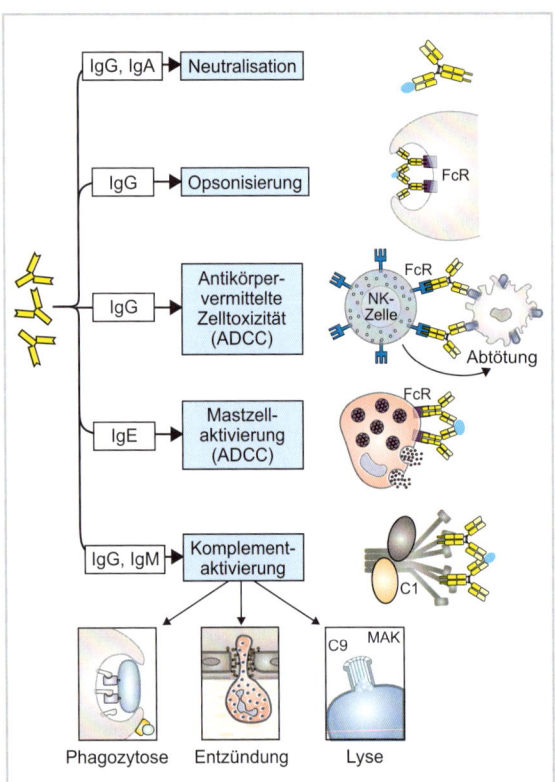

Fc-Regionen induzieren unterschiedliche Effektorfunktionen (vgl. IgE: Mastzellaktivierung; IgG: Opsonisierung für Phagozytose). Durch diesen Regulationsmechanismus ist das humorale Immunsystem in der Lage, für die Abwehr eines bestimmten Erregers den optimalen Antikörper zu produzieren.

Effektormechanismen von Antikörpern

Die Abb. 3.37 gibt einen Überblick über die unterschiedlichen Effekte von Antikörpern in der Erregerabwehr.

Neutralisation von Mikroben und mikrobiellen Toxinen: Antikörper verhindern durch Interaktion mit dem Erreger dessen Bindung und Eindringen in die Wirtszelle. Antikörper können auch die Ausbreitung von Erregern von einer infizierten Zelle auf benachbarte nicht-befallene Zellen verhindern. Schließlich können Antikörper Toxine binden und damit ihre pathogenen Effekte verhindern. Das Ziel von Impfungen ist es, Gedächtniszellen und B-Zellen, die kontinuierlich hoch affine neutralisierende Antikörper produzieren, zu stimulieren. Neutralisierende Antikörper sind in der Regel IgG- oder IgA-Isotypen. IgG-Antikörper zirkulieren im Blut, IgA-Antikörper befinden sich in Schleimhautsekreten.

Opsonisierung und Phagozytose: Antikörper bestimmter IgG-Subklassen (IgG1, IgG3) binden Mikroben und werden dann von Fc-Rezeptoren auf Phagozyten erkannt (Abb. 3.38). Der Prozess des Umhüllens und nachfolgender Phagozytose wird Opsonisierung genannt.

Auf Phagozyten ist ein hoch affiner Rezeptor für die Fc-Regionen von γ-Ketten exprimiert (FcγRI). Wenn ein mit IgG1- bzw. IgG3-Antikörper opsonisierter Erreger über die Fc-Regionen an den Phagozyten bindet, kommt es zur Aufnahme des Erregers in Vesikel. Die Bindung der Fc-Region an den FcγRI aktiviert Makrophagen, toxische Substanzen zu bilden, die den Erreger zerstören können. Die Entfernung derartig opsonisierter Erreger erfolgt hauptsächlich in der Milz, die zahlreiche Phagozyten besitzt. Diese Antikörper-vermittelte Phagozytose ist der Hauptabwehrmechanismus gegen Erreger mit einer Polysaccharidkapsel (z. B. Pneumokokken).

Antikörper–abhängige zelluläre Zytotoxizität: (ADCC, antibody dependent cellular cytotoxicity, Abb. 3.39): Natürliche Killerzellen (NK) und andere Leukozyten (Makrophagen, Neutrophile und Eosinophile) binden an Antikörper-umhüllte Zellen und zerstören diese. NK-Zellen, wie auch die anderen Zellen, exprimieren in hoher Dichte Fc-Rezeptoren, die eine Reihe von IgG-Antikörper erkennen, die an Zellen gebunden haben. FcγRIII (CD16) ist ein solcher bedeutender aktivierender NK-Zell-Rezeptor. Durch die Interaktion zwischen Antikörper und Fc-Rezeptor werden die potenziell zytotoxischen Zellen aktiviert, den Inhalt ihrer Granula bzw. Vesikel (Perforin, Granzyme, lytische Enzyme, TNF) freizusetzen und damit die opsonisierte Zielzelle abzutöten. Man nennt den Vorgang Antikörper-abhängige zelluläre Zytotoxizität. Die Bedeutung dieses Mechanismus für die Abwehr ist nicht geklärt, da nicht bekannt ist, ob infizierte Zellen generell Oberflächenmoleküle exprimieren, die von Antikörpern erkannt werden. Sicherlich ist die Phagozytose opsonisierter Mikroben ein wesentlich wichtigerer Effektormechanismus der humoralen Antwort. Es wird allerdings angenommen, dass ADCC eine Rolle bei der Bekämpfung von Tumorzellen spielt (▸ Kap. 11.2). Darüber lässt sich ein Teil der Wirkung von therapeutischen Antikörpern zur Tumorbekämpfung erklären.

Aktivierung von Mastzellen und Eosinophilen: IgE-Antikörper haben die Eigenschaft, an hoch affine Fc-Rezeptoren auf Mastzellen und eosinophilen Granulozyten zu binden. Die Vernetzung der zellgebundenen IgE-Rezeptoren durch ein Antigen führt zur Aktivierung der Zellen und Freisetzung zytotoxischer Faktoren. Diese Mechanismen spielen bei der Abwehr von Parasiten eine Rolle und wurden bereits unter ▸ Kap. 3.3.2 besprochen und in Abb. 3.27 illustriert. Die Bedeutung der IgE-vermittelten Effekte in Über-

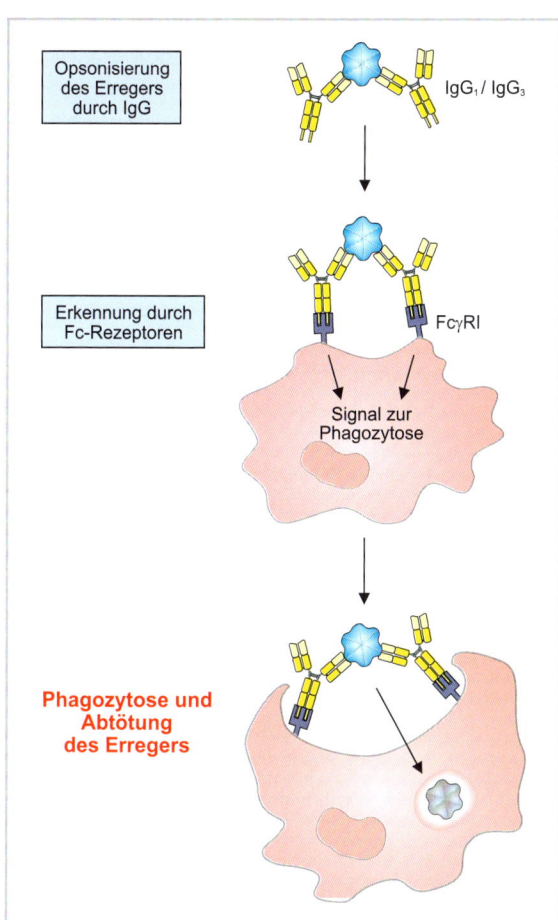

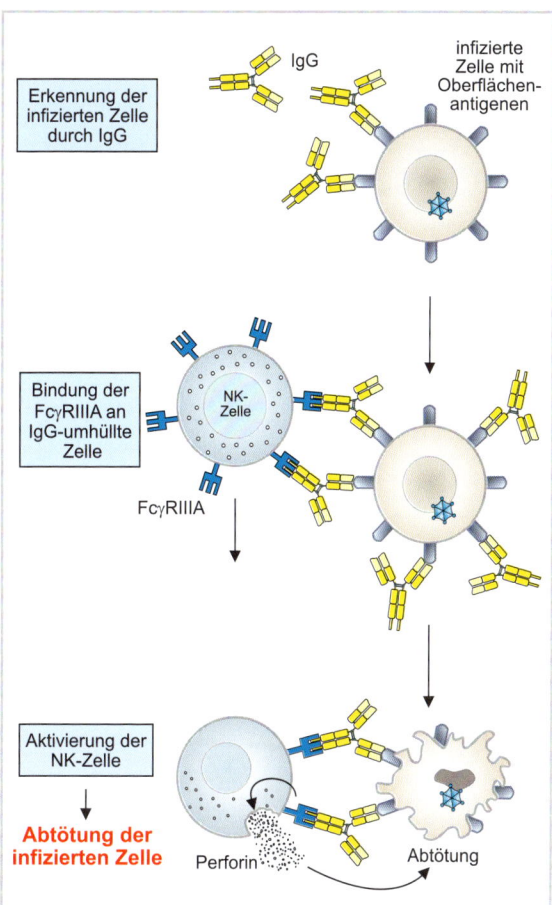

Abb. 3.38 Antikörper-vermittelte Opsonisierung und Phagozytose.
Antikörper, bevorzugt der Subklassen IgG1 und IgG3, haften an Erregern und werden dann von Fc-Rezeptoren hoher Affinität (FcγRI, CD64), die sich auf Phagozyten befinden, erkannt. Durch die IgG-Bindung aktivierte FcγRI-Rezeptoren vermitteln eine verbesserte Phagozytose der opsonisierten Erreger und die Produktion toxischer Faktoren.

Abb. 3.39 Antikörper-vermittelte Abtötung von Zellen. Antikörper bestimmter Isotypen (IgG) erkennen infizierte Zellen und binden an spezifische Antigene auf deren Oberfläche. NK-Zellen tragen Fc-Rezeptoren vom FcγRIIIA (CD16)-Typ und binden an die mit IgG umhüllten, infizierten Zellen. Der Fc-Rezeptor vermittelt die Aktivierung der NK-Zelle und in der Folge die Freisetzung ihrer zytotoxischen Granula. Dies führt zur Abtötung der infizierten Zelle.

empfindlichkeitsreaktion vom Typ I wird im ▶ Kap. 5.2. behandelt.

Aktivierung des Komplementsystems: Der klassische Weg der Komplementaktivierung setzt gebundenes IgG bzw. IgM auf der Oberfläche des Erregers voraus. C1q bindet dann an den Fc-Teil von IgM- oder IgG-Antikörper und die Aktivierungskaskade beginnt. Die Aktivierung und Funktion von Komplement wurde bereits im Detail in ▶ Kap. 2.1.2 besprochen, worauf hier nur verwiesen werden soll. Die Komplement-Aktivierung trägt essenziell zu den Effektormechanismen der humoralen Antwort bei, indem es zur verbesserten Phagozytose der mit Komplement opsonisierten Erreger führt. Die Komplement-Aktivierung kann zur Lyse von Erregern führen und induziert Entzündungsreaktionen, um den Erreger effizient zu eliminieren.

Funktion von Antikörpern an speziellen Orten des Körpers

Es wurde eingangs erwähnt, dass Antikörper im ganzen Körper verteilt vorkommen. Es gibt diesbezüglich spezielle Transportmechanismen für Antikörper durch Epithelien und die Plazenta, die im Folgenden besprochen werden.

IgA-Antikörper werden in lymphoiden Geweben der Schleimhäute produziert und aktiv durch die Epithelien transportiert, um Erreger zu neutralisieren, die an Schleimhäuten angreifen. Erreger werden häufig inhaliert oder geschluckt und eine Immunantwort in den Schleimhäuten der Atem- und Verdauungswege ist daher besonders wichtig. Man nennt dies auch Schleimhautimmunität (mucosal immunity). Die mit der Schleimhaut assoziierten Lymphgewebe unterscheiden

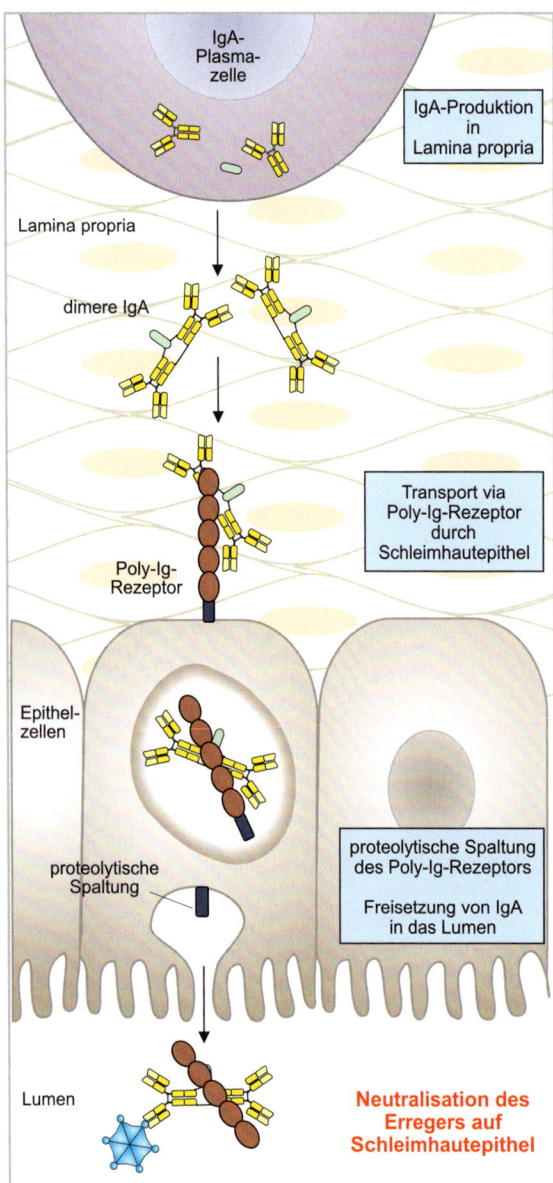

◯ Abb. 3.40 Transport von IgA durch die Schleimhautepithelien.
In den Schleimhäuten der Atemwege und des Gastrointes-
tinaltraktes werden IgA von Plasmazellen in der Lamina
propria produziert. Sie binden an einen spezifischen
Fc-Rezeptor, der Poly-Ig-Rezeptor genannt wird und an
der basolateralen Seite der Schleimhautepithelzellen
exprimiert wird. Es kommt zur Transzytose und IgA wird an
der luminalen Seite des Epithels freigesetzt. Dazu ist eine
proteolytische Spaltung des Poly-Ig-Rezeptors notwendig.
IgA-Moleküle fangen Erreger im Lumen ab und verhindern
eine Infektion über die Schleimhäute.

sich von anderen lymphatischen Organen (▸ Kap. 1,
▸ Kap. 4.1.1). IgA ist der vorherrschende Antikörper in
der Schleimhaut, da dieses Gewebe große Mengen an
TGF-β produziert und TGF-β den Isotypenwechsel zu
IgA induziert (◯ Abb. 3.32). Die Schleimhaut-assoziierten lymphatischen Gewebe, die IgA produzieren, sind
in der Lamina propria lokalisiert. IgA wird von der
Lamina propria über das Schleimhautepithel ins Lumen
der Organe transportiert, die in Kontakt mit der äußeren Umgebung stehen (◯ Abb. 3.40). Der Transport
wird durch einen speziellen Fc-Rezeptor vermittelt, der
Poly-Ig-Rezeptor genannt wird und auf der basolateralen Oberfläche der Epithelzellen exprimiert wird. Das
IgA, das als Dimer an eine J-Kette gebunden von B-Zellen sezerniert wird, diffundiert durch die Basalmembran und lagert sich an den Poly-Ig-Rezeptor an. Es
kommt zur Endozytose des Komplexes und zum Transport zur apikalen Oberfläche. Dort wird der Poly-Ig-
Rezeptor so gespalten, dass ein Teil noch am sezernierten IgA-Dimer gebunden bleibt. Der Antikörper kann
Erreger neutralisieren, die sich im Lumen befinden und
über die Schleimhäute in den Wirt eindringen wollen.

Ein weiteres, wichtiges Transportsystem für Antikörper garantiert den immunologischen Schutz des Fetus
im Mutterleib. Antikörper der Mutter werden aktiv
über die Plazenta in den Blutkreislauf des Ungeborenen
transportiert. Während der Schwangerschaft binden
bestimmte Subklassen von mütterlichem IgG an Fc-
Rezeptoren in der Plazenta. Die gebundenen IgGs werden dann aktiv in den fetalen Kreislauf transportiert.
Neugeborene haben kein vollständig ausgebildetes
Immunsystem und sind nicht in der Lage, Erreger effek-

Checkliste: Effektormechanismen der B-Zellantwort

- Antikörper vermitteln unterschiedliche Effektormechanismen. Sie verhindern eine Infektion, indem sie den
  Erreger binden. Sie neutralisieren die schädliche
  Wirkung von Toxinen. Sie opsonisieren Erreger und
  verbessern deren Phagozytose und Abtötung.
  Antikörper können in einigen Zellen über Aktivierung
  von Fc-Rezeptoren eine Killerzell-Aktivität induzieren
  und damit infizierte Zellen abtöten (ADCC). Schließlich
  induzieren Antikörper die Aktivierung des Komplementsystems.
- Antikörper übernehmen an speziellen Orten des Körpers
  besondere Funktionen und sorgen damit z.B. für die
  Schleimhautimmunität und für den immunologischen
  Schutz des Fetus.

tiv abzuwehren. In ihren ersten Tagen sind sie durch die Antikörper, die sie von der Mutter erhalten haben, geschützt. Neugeborene können zusätzlich über die Muttermilch Antikörper aufnehmen. Dies funktioniert ebenfalls über Fc-Rezeptoren am Darmepithel des Neugeborenen. Neugeborene besitzen also das gleiche IgG-Profil wie ihre Mutter und sind vor denjenigen Erregern geschützt, gegen die die Mutter immun ist.

Neben der essenziellen Rolle von B-Zellen, spezifische Antikörper zu produzieren, wird diesen Zellen in neuerer Zeit auch eine wesentliche Rolle als Effektoren und Regulatoren von CD4-positiven T-Zellen zugeschrieben. B-Zellen scheinen eine wichtige Funktion in der Modulation von autoreaktiven T-Zellen und damit für die Entwicklung und Therapie von Autoimmunerkrankungen zu besitzen (▸ Kap. 5.3.)

3

4 Krankheitserreger und die entsprechenden Immunantworten

Um ein einheitliches Verteidigungssystem gegen Krankheitserreger aufzubauen, müssen die unterschiedlichen Effektoren des Immunsystems, die wir in den letzten Kapiteln kennen gelernt haben, komplex und z. T. individuell zusammenspielen. Nachdem zunächst die Mechanismen des angeborenen Immunsystems aktiviert werden, kommt es zu einem späteren Zeitpunkt der Infektion zu Immunantworten des erworbenen Immunsystems, die je nach Typ des Krankheitserregers (Bakterien, Viren, Protozoen, Pilze) sehr spezifisch agieren. Bedingt durch die Immunantwort, aber z. T. auch durch die Krankheitserreger selbst, kann es zu Schädigungen des gesunden Gewebes kommen. Einige Krankheitserreger haben zudem spezielle Mechanismen entwickelt, um einer Immunantwort des Wirtsorganismus zu entgehen.

4.1 Generelle Mechanismen im Verlauf einer Infektion und das immunologische Gedächtnis

Eine Infektion verläuft generell in unterschiedlichen mechanistischen und zeitlichen Phasen (○ Abb. 4.1).

4.1.1 Etablierung einer Infektion

Der erste Kontakt eines Pathogens mit seinem Wirt findet an einer epithelialen Oberfläche (Haut bzw. Schleimhäute) statt. Der Krankheitserreger heftet sich an das Epithel und durchdringt es, um sich im Gewebe zu vermehren. In diesem Stadium wird in der Regel das angeborene Immunsystem aktiv und es wird – wie in ▶ Kap. 2 besprochen – eine erfolgreiche Verteidigung durch Makrophagen, Neutrophile und Komplement in Form einer lokalen Entzündungsreaktion eingeleitet. NK-Zellen können ebenfalls bei Infektion der Epithelzellen aktiviert werden und eine Ausbreitung der Infektion dadurch verhindern, dass sie Zytokine freisetzen

und allgemeine Entzündungszellen anlocken. Diese Etablierungsphase der Infektion dauert zwischen 4 und 96 Stunden.

Zu einem deutlich späteren Zeitpunkt können auch Komponenten des adaptiven Immunsystems, insbesondere Antikörper (in den Schleimhäuten vom IgA-Typ) und intraepitheliale Lymphozyten (IEL) (siehe unten) ein Eindringen und eine Ausbreitung des Erregers verhindern.

Da die Schleimhautoberflächen des Körpers äußerst anfällig für Infektionen sind, weisen sie eine komplexe und spezielle Ansammlung von Bestandteilen (○ Abb. 4.2) sowohl der angeborenen als auch der erworbenen Immunabwehr auf und sollen im Folgenden kurz besprochen werden. In ○ Abb. 4.3 sind histologische Aufnahmen von unterschiedlichen Schleimhäuten zu sehen. Die meisten Schleimhautoberflächen sind einlagige Epithelzellschichten, die als permeable Barrieren z. B. für Gasaustausch (Lunge), Nahrungsresorption (Darm) und sensorische Funktionen (Auge, Nase, Ohr) fungieren. Jede Schleimhaut besitzt ein ganz spezielles Mikrokompartiment von assoziiertem lymphatischen Gewebe (▶ Kap. 1.3.3.)

Beispielsweise sind Schleimhäute – insbesondere die Darmschleimhaut – von einer großen Menge kommensaler Bakterien besiedelt, die einen wichtigen Schutz bietet, indem sie mit pathogenen Bakterien und auch Pilzen (▶ Kap. 4.2.3) um Platz und Nährstoffe konkurriert und dadurch eine Ansiedlung des Krankheitserregers verhindert. 90 % der kommensalen Mikroflora ist anaerob und besiedelt die Schleimhaut ohne exponenzielles Wachstum und invasiver Aktivität. Die Bedeutung dieser angeborenen Abwehr zeigt sich, sobald die Darmflora beispielsweise durch Antibiotika geschädigt wird. Dadurch wird ein Ausbreiten pathogener Bakterien, wie z. B. *Clostridium difficile*, ermöglicht, welche durch Freisetzung von Toxinen die Schleimhäute dann ernstlich verletzen können.

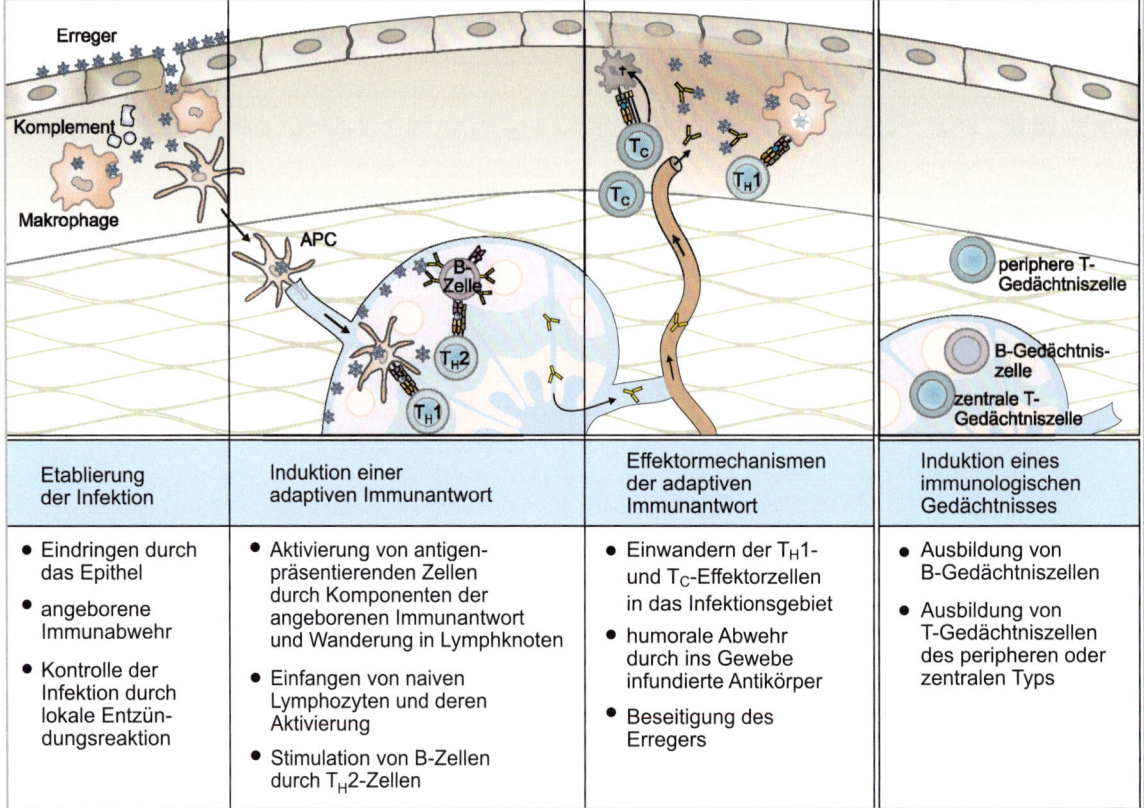

Etablierung der Infektion	Induktion einer adaptiven Immunantwort	Effektormechanismen der adaptiven Immunantwort	Induktion eines immunologischen Gedächtnisses
• Eindringen durch das Epithel • angeborene Immunabwehr • Kontrolle der Infektion durch lokale Entzündungsreaktion	• Aktivierung von antigenpräsentierenden Zellen durch Komponenten der angeborenen Immunantwort und Wanderung in Lymphknoten • Einfangen von naiven Lymphozyten und deren Aktivierung • Stimulation von B-Zellen durch T$_H$2-Zellen	• Einwandern der T$_H$1- und T$_C$-Effektorzellen in das Infektionsgebiet • humorale Abwehr durch ins Gewebe infundierte Antikörper • Beseitigung des Erregers	• Ausbildung von B-Gedächtniszellen • Ausbildung von T-Gedächtniszellen des peripheren oder zentralen Typs

Abb. 4.1 Phasen der Entstehung einer Infektion und die Abwehrmechanismen des Immunsystems.

Die häufigste Eintrittspforte eines Krankheitserregers ist das Epithel. Erreger müssen den Abwehrmechanismen der Schleimhäute trotzen und das Epithel durchdringen, bevor sie sich im darunter liegenden Gewebe ausbreiten und dort Reaktionen des angeborenen Immunsystems auslösen können. Es kommt zur Etablierung der Infektion, wobei zunächst das angeborene Immunsystem die Infektion unter Kontrolle hält. Lokal entsteht eine Entzündung. Erreger bzw. Antigene breiten sich durch APC in das lymphatische Gewebe aus und induzieren eine adaptive Immunantwort. In der Folge laufen zelluläre und humorale Effektormechanismen am Ort der Infektion ab und der Erreger wird beseitigt. Sobald die Pathogenmenge eine bestimmte Schwelle unterschritten hat, hört die erworbene Immunantwort auf. Allerdings schützen Gedächtniszellen in den meisten Fällen vor einer erneuten Infektion mit demselben Erreger.
Die Abwehrmechanismen, die in den einzelnen Phasen auftreten, sind unter den einzelnen Bildern aufgeführt.

Die Ausstattung der Schleimhautepithelien mit sekretorischen IgA ist eine weitere Besonderheit, mit der Schleimhäute Erreger, aber auch ihre toxischen Produkte unschädlich machen (○ Abb. 3.40). Die Stromazellen von Schleimhäuten produzieren TGF-β, was erklärt, dass IgA das dominierende Immunglobulin von Schleimhäuten darstellt. Wie schon in ▸ Kap. 3.3.4 erwähnt, beschränkt sich die Wirkung von IgA auf die Neutralisation von eindringenden Erregern (z. B. Viren). Es kann aber kein Komplement aktiviert werden. Die Tatsache, dass es dadurch auch nicht zur Entzündungsreaktion kommt, ist wichtig für die Erhaltung einer intakten Epithelzellbarriere. IgA-Antikörper können offensichtlich – wie erst seit kurzem bekannt – nicht nur das Eindringen von Erregern verhindern, sondern auch bereits eingedrungene Erreger wieder nach außen transportieren (*Clearance*). Entscheidend

beteiligt daran ist der Poly-Ig-Rezeptor, der offensichtlich auch IgA/Antigen-Komplexe aus der Lamina propria ins apikale Darmlumen zurück transportiert. Wichtig ist auch, dass luminales IgA das Eindringen kommensaler Bakterien durch die Epithelschicht in den Organismus verhindert.

Schleimhäute unterscheiden sich auch in der Art und Verteilung von Lymphozyten. Es gibt die so genannten intraepithelialen Lymphozyten (IELs), die in großer Menge in Schleimhäuten vorkommt (Verhältnis 1:10 IEL:Epithelzelle) und in der Mehrzahl (80 %) CD8-positive T-Zellen darstellen. Neben CD8-positive T-Zellen, die über TCR/MHC-I-Interaktion infizierte Zellen identifizieren und eliminieren, gibt es spezialisierte intraepitheliale natürliche Killer-T-Zellen (NKT-Zellen), die einen α/β−TCR mit besonderen Eigenschaften (▸ Kap. 3.1) oder aber einen γ/δ−TCR

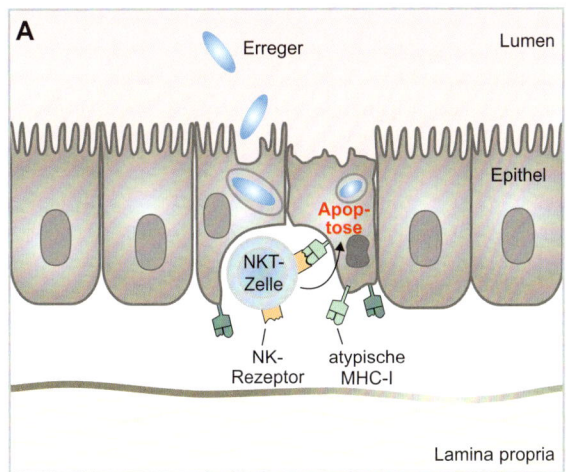

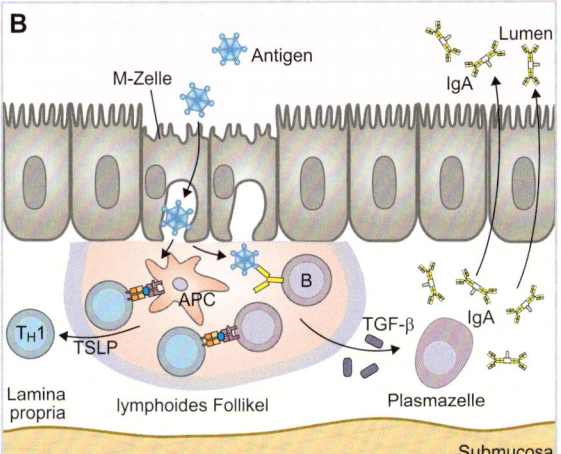

◦ Abb. 4.2 Immunsystem der Schleimhaut.

A Rolle der NKT-Zellen als intraepitheliale Lymphozyten (IEL): Epithelzellen der Schleimhaut exprimieren bei Stress, beispielsweise nach Infektion mit einem Erreger, atypische MHC-I-Moleküle (MIC-A; MIC-B). NKT-Zellen binden über ihre NK-Rezeptoren (NKG2D) Antigen-unabhängig an diese atypischen MHC-I-Moleküle und töten die infizierte Schleimhautzelle durch Apoptose.

B Rolle von M-Zellen: M-Zellen, die zwischen epithelialen Schleimhautzellen angesiedelt sind, können Antigene vom Lumen des Verdauungs- oder Urogenitaltrakts bzw. der Atemwege aufnehmen. Das Antigen wird durch die M-Zelle transportiert und an ihrer Basis freigesetzt. Dort wird es von APC bzw. B-Zellen aufgenommen. In den lymphoiden Follikeln des Darmes differenzieren aktivierte B-Zellen zu IgA-produzierenden Plasmazellen, die entlang der Submucosa wandern und IgA ins Lumen sezernieren (◦ Abb. 3.40). Gleichzeitig kann es aber auch zu einer T_H1-getriebenen Immunantwort kommen.

exprimieren. Zusätzlich kommt auf diesen NKT-Zellen ein aktivierender NK-Rezeptor vor. Mit Hilfe dieser Rezeptoren sind die IEL in der Lage, gestresste oder infizierte Epithelzellen zu erkennen und danach (ohne

Entzündung) durch Apoptose zu beseitigen. Diese Zellen stehen phylogenetisch zwischen dem adaptiven und dem angeborenen Immunsystem und haben eine wichtige Funktion in der Antigen-unabhängigen Abtötung von verletzten Schleimhautzellen und damit der Aufrechterhaltung der Integrität der Schleimhaut (◦ Abb. 4.2 A).

Schleimhäute verfügen aber auch über adaptive Immunmechanismen. Antigene im Darmlumen können von so genannten M-Zellen aufgenommen werden. M-Zellen liegen zwischen Enterozyten (Darm) und stehen in engem Kontakt mit subepithelialen Lymphozyten und dendritischen Zellen. In M-Zellen aufgenommene Antigene gelangen an die basolateralen Regionen der Epithelzellen, die TLR exprimieren und durch Freisetzung von *TSLP* (Thymic stromal lymphopoetin) dendritische Zellen stimulieren, IL-12 zu sezernieren. Dadurch kommt eine von T_H1-Zellen getriebene Abwehrreaktion in Gang, die mit einer Entzündungsreaktion einhergeht. Eine Entzündung wird im Darm jedoch immer nur als letzte Möglichkeit der Abwehr bei invasiven Keimattacken gesehen, denn es besteht das hohe Risiko der Störung der Epithelbarriere. Unter dem Einfluss von TGF-β kommt es jedoch auch zur Produktion von IgA, das ins Lumen sezerniert wird und, ohne eine Entzündung zu induzieren, Erreger neutralisiert. (◦ Abb. 4.2 B).

4.1.2 Induktion einer adaptiven Immunantwort

Nach einer Etablierung der Infektion folgt die Induktion einer adaptiven Phase, die – wie wir ja bereits besprochen haben – von angeborenen Effektormechanismen stark beeinflusst wird. Die lokale Entzündungsreaktion verändert das Milieu des Entzündungsherdes. Aktivierte Makrophagen setzen Zytokine frei, die zu einer Endothelaktivierung und damit zur Rekrutierung weiterer Leukozyten führen. (◦ Abb. 2.9, 2.10, 2.11) Entscheidend für die Induktion der adaptiven Antwort ist die Tatsache, dass über die Aktivierung von Rezeptoren des angeborenen Immunsystems (insbesondere das Toll-like-Rezeptorsystem) potenzielle professionelle antigenpräsentierende Zellen (insbesondere dendritische Zellen und Makrophagen) aktiviert werden, die in den meisten Geweben als unreife Zellen vorhanden sind (◦ Abb. 2.8, 3.1). Die Aktivierung führt zur Expression costimulatorischer Moleküle (B7-Proteine) auf ihrer Oberfläche. Die reifen APC nehmen Antigene im infizierten Gewebe auf und wandern mit dem Lymphstrom beispielsweise zu den Lymphknoten (◦ Abb. 1.4) oder zu anderen lymphatischen Geweben (z. B. MALT) in ihrer Nähe und werden über den Chemokinrezeptor CCR7 geleitet. Naive T- und B-Zellen werden ebenfalls von CCR7 gesteuert, allerdings gelangen sie aus dem Blut durch die Endothelzellen der Gefäße in peripheren

4

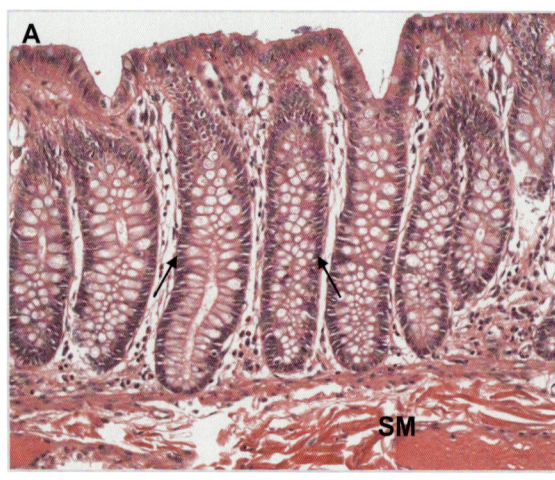

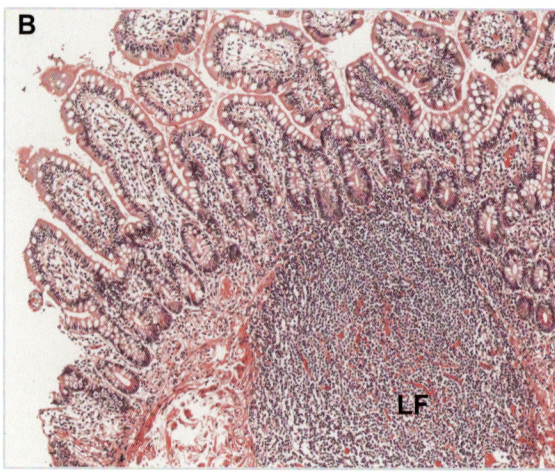

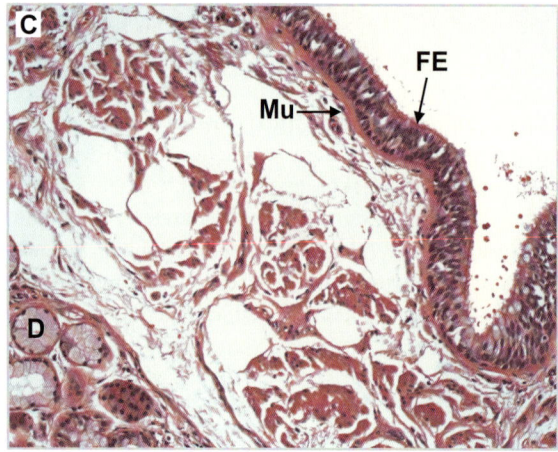

○ Abb. 4.3 Lichtmikroskopische Aufnahmen unterschiedlicher Schleimhäute.
A Normale Kolonschleimhaut mit Kryptenarchitektur und Becherzellbesatz (Pfeil) sowie angrenzende oberflächliche Submucosa (SM).
B Normale Ileumschleimhaut mit regulärer Zottenarchitektur und Lymphfollikeln (LF).
C Normale Bronchialschleimhaut mit oberflächlichem Flimmerepithel (FE), glatter Muskulatur (Mu) und Schleimdrüsen (D).

Lymphorganen, den so genannten HEV (high endothelial venule) in die lymphatischen Organe.

Die peripheren Lymphorgane sind für die Auslösung und Ausführung einer adaptiven Immunantwort von großer Bedeutung. Man nimmt an, dass Krankheitserreger, die durch die Haut eindringen, eine Immunantwort induzieren, die im Lymphknoten stattfindet. Hingegen rufen Krankheitserreger, die sich im Blut befinden, eine Reaktion in der Milz hervor und Erreger, die sich in Schleimhäuten ansiedeln, werden durch Immunreaktionen im „MALT" bekämpft (▶ Kap. 1.3 und ○ Abb. 4.2).

CXCL8 (IL-8), CXCL13, CCL19 (MIP3β), CCL21 und **CXCL13 (BLC)** sind Chemokine, die für die Wanderung von Zellen in die sekundären lymphatischen Organe verantwortlich sind. CXCL8, CXCL12 und 13 locken APC über CCR7 und CCR5 in den Lymphknoten. CCL19 und CCL21 sind für die Einwanderung von T-Zellen über CCR7 wichtig, locken aber auch B-Zellen an. Stromazellen sezernieren CXCL13 (BLC), der ein Lockstoff für B-Zellen ist.

Je nach Lebensraum der Pathogene im Wirtsorganismus können also etwas unterschiedliche Verteidigungsstrategien gewählt werden.

4.1.3 Effektormechanismen der adaptiven Immunantwort

Die APC im lymphatischen Gewebe haben nun die Aufgabe, naive antigenspezifische T-Lymphozyten zu aktivieren. Naive Lymphozyten im Blut oder der Lymphe durchqueren unablässig die Lymphknoten und können über die Aktivierung und Expression spezifischer Adhäsionsmoleküle in das lymphatische Gewebe übertreten. Naive T-Zellen exprimieren zunächst L-Selektin auf ihrer Oberfläche, das an Sulfatgruppen so genannter vaskulärer Adressine wie GlyCAM-1 oder CD34 bindet. Wichtig dabei ist, dass nur Zellen der postkapillären Venolen mit hohem Endothel (HEV), wie sie im Lymphgewebe vorkommen, L-Selektin auf naiven T-Zellen spezifisch binden können (○ Abb. 3.24 A). Diese Interaktion führt zum „Rolling" der T-Zellen entlang der Venolen, währenddessen lokale Chemokine (IL-8, SLC) die LFA-1-Moleküle auf den T-Zellen aktivieren. LFA-1-Moleküle sind wiederum Liganden für ICAM-1 auf dem Endothel. Die feste Bindung von

LFA-1 an endotheliales ICAM-1 bewirkt, dass die T-Zellen die Gefäßwand durchwandern können (Diapedese). Mit Hilfe spezifischer Chemokine (CCL19 und CCL21) und ihrer Chemokinrezeptoren (CCR7) siedeln sie sich dann in den T-Zell-Zonen an, wo sie die Oberflächen der antigenpräsentierenden dendritischen Zellen nach spezifischen MHC/Peptid-Komplexen absuchen. Finden sie das passende Antigen, binden sie über eine Aktivierung von LFA-1 stabil an die APC. Durch die Interaktion zwischen dem TCR und dem MHC/Peptid-Komplex der APC, sowie durch die Bindung an ihre costimulatorischen Moleküle entstehen in Abhängigkeit vom Typ des MHC-Komplexes entweder CD8-positive T-Effektorzellen, d.h. T_c-Zellen (MHC-I-restringiert) oder CD4-positive T-Effektorzellen, d.h. T_H-Zellen (MHC-II-restringiert) (○ Abb. 3.18). Das Einfangen von naiven T-Zellen und deren Aktivierung und Differenzierung zu T-Effektorzellen bis zu ihrem Verlassen des lymphatischen Gewebes ist sehr effizient und dauert etwa 5 Tage.

Beim Verlassen des lymphatischen Gewebes exprimieren die T-Effektorzellen vermehrt die Adhäsionsmoleküle VLA-4 und LFA-1. Diese Integrine können in den Infektionsherden an VCAM-1 bzw. ICAM-1 auf den Endothelzellen peripherer Gefäße binden und ihre Extravasation bewirken (○ Abb. 3.24). Eine rasche Diapedese von T-Effektorzellen ins Gewebe wird durch die Erhöhung der Gefäßpermeabilität, die durch Komponenten des angeborenen Immunsystems im Rahmen der Entzündungsreaktion induziert wird, begünstigt.

> **Homing** ist die Eigenschaft von Lymphozyten, lymphoides Gewebe unter physiologischen und pathophysiologischen Bedingungen aufzusuchen und es in typischer Weise zu besiedeln. Dazu ist eine sequenzielle Interaktion von Selektinen, Chemokinen und Integrinen mit ihren jeweiligen Rezeptoren notwendig.
>
> **Embryonales Homing** beschreibt die Wanderung lymphoider Stammzellen vom Knochenmark *via* Blut zu den für ihre Differenzierung notwendigen primären lymphoiden Organen (Thymus, Knochenmark).
>
> **Funktionelles Homing** ist die Wanderung der spezifischen, Antigen-geprägten reifen Lymphozyten zu sekundären Lymphorganen, um nach Antigenerkennung zu Effektorlymphozyten zu differenzieren.

Es wird angenommen, dass eine differenzielle Expression von Adhäsionsmolekülen die T-Effektorzellen spezifisch an bestimmte Stellen des Körpers bringen kann. T-Zellen, die beispielsweise das Darmepithel ansteuern, exprimieren zunächst das $\alpha\epsilon\beta_7$-Integrin, das sich an das von Epithelzellen exprimierte E-Cadherin anheftet. T-Zellen, die in die Haut wandern, produzieren dagegen das so genannte CLA (<u>c</u>utaneous <u>l</u>ymphocyte <u>a</u>ntigen, Lymphozytenantigen der Haut) das an E-Selektin bindet. Die T-Effektorzellen werden also über bestimmte Rezeptoren an ihrer Oberfläche, die man auch als „homing-Rezeptoren" bezeichnet, an ihren Bestimmungsort geleitet, wo die entsprechenden gewebespezifischen Liganden (Adressine) exprimiert werden.

Wie erwähnt, verlassen T_H1-Effektorzellen wie auch T_c-Effektorzellen in der Regel das lymphatische Gewebe, um ihre Aufgabe zu erfüllen, nämlich infizierte Makrophagen zu stimulieren bzw. infizierte Zellen abzutöten (○ Abb. 3.25). Die Funktion der T_H2-Zellen ist demgegenüber, naive B-Zellen zu aktivieren (○ Abb. 3.26). Dies findet im lymphatischen Gewebe statt. Naive B-Zellen folgen generell im Lymphknoten einem CXCL13-Gradienten, da sie neben CCR7 auch CXCR5 exprimieren. Sie gelangen dann in die B-Zell-Follikel, wo von Stromazellen noch mehr CXCL13 sezerniert wird. Innerhalb der B-Zell-Follikel bewegen sich die naiven B-Zellen ungerichtet und tasten die <u>f</u>ollikulären <u>d</u>endritischen <u>Z</u>ellen (FDC) ab. Stoßen sie auf ihr passendes Antigen, werden sie aktiviert, nehmen das Antigen auf und prozessieren es zur Präsentation für T-Zellen. Die aktivierten und antigenpräsentierenden B-Zellen wandern mit Hilfe einer erhöhten Expression von CCR7 auf ihrer Oberfläche in Richtung der T-Zellareale, wo eine hohe Konzentration von CCL19 und CCL21, die beide Liganden von CCR7 sind, herrscht. Antigenspezifische B-Zellen treffen dann erstmals in den T-Zell-Zonen der lymphatischen Gewebe auf ihre entsprechenden T_H2-Effektorzellen und werden durch Bindung an sie dort festgehalten. Durch die Interaktion zwischen dem MHC-II/Antigen-Komplex auf der B-Zelloberfläche mit dem TCR der T_H2-Zelle sowie durch die Wechselwirkung der costimulatorischen Faktoren kommt es zur Vermehrung und Bildung eines primären Focus von proliferierenden B-Zellen an der Grenze zwischen der B- und T-Zell-Zone (○ Abb. 1.4). Im Primärfocus bilden sich so genannte Plasmablasten als Vorstufe der Plasmazellen aus, die rasch spezifische Antikörper ausschütten, um einen sofortigen Schutz zu gewährleisten. Diese Antikörper sind aber in der Regel niedrig affin, was bewirkt, dass die B-Zellen nach einigen Tagen absterben, wenn sie nicht durch T-Helferzellen weiter aktiviert werden. Andere B-Zellen wandern zu einem nahe gelegenen Lymphfollikel, wo sie sich weiter vermehren und zu Plasmazellen ausdifferenzieren und ein so genanntes Keimzentrum bilden. Dort durchlaufen B-Zellen beispielsweise einen Isotypwechsel (○ Abb. 3.32). Durch den Prozess der somatischen Hypermutation können in den variablen Regionen der Antikörper Aminosäuren ausgetauscht werden, was dann zu einer verbesserten Bindung des Antigens führen kann. Während der so genannten Affinitätsreifung werden hoch affine B-Zellen durch Bindung an entsprechende follikuläre dendritische Zellen selektioniert (○ Abb. 3.33). Solche B-Zellen bleiben dann entweder als Gedächtniszellen im lymphatischen Gewebe oder verlassen die Keimzentren und wandern über efferente Lymphbahnen in das Knochenmark oder – je nach Herkunft – zur Lamina propria der Darmwand bzw. zu anderen Epitheloberflächen und bilden dort Antikörperproduktionsstätten, die über Monate aktiv sein können. Die Abwehr über Antikörper spielt insbesondere bei den Krankheitserregern eine wesentliche Rolle, die sich bevorzugt extrazellulär aufhalten.

Die primäre adaptive Immunantwort, die in den wesentlichen Phasen hier beschrieben wurde, soll den Körper von der primären Infektion befreien. Zu diesem Zweck stehen neben den Effektoren der angeborenen Immunantwort die Reaktionspartner der adaptiven Antwort – nämlich Antikörper bei der humoralen Antwort und T-Effektorzellen als zelluläre Antwort – zur Verfügung. Nach Beseitigung des Krankheitserregers sterben Effektorzellen in der Regel ab und auch die Konzentration spezifischer Antikörper geht zurück.

In den meisten Fällen schützt eine solch erfolgreich überstandene Primärinfektion durch die Induktion eines immunologischen Gedächtnisses auch vor einer erneuten Infektion durch denselben Erreger. Die Induktion eines immunologischen Gedächtnisses ist also als letzte Phase einer geglückten Immunantwort zu betrachten.

4.1.4 Induktion eines immunologischen Gedächtnisses

Der immunologische Schutz beruht nicht auf den noch vorhandenen Antikörpern oder gar den noch zirkulierenden, bewaffneten Effektorzellen. Der Schutz wird vielmehr durch die langlebige Population spezialisierter Gedächtniszellen gewährleistet, die unabhängig davon existiert, ob das ursprüngliche Antigen noch im Körper vorhanden ist. Es wird angenommen, dass sich die meisten Gedächtniszellen in einem ruhenden Zustand in unterschiedlichen Geweben befinden und sich nur ein kleiner Prozentsatz davon von Zeit zu Zeit durch den Einfluss von Zytokinen teilt. In Tierversuchen konnte gezeigt werden, dass das immunologische Gedächtnis über B- und T-Zellen, die bereits Kontakt mit dem Antigen hatten, übertragbar ist. Es existieren somit sowohl B- als auch T-Gedächtniszellen.

Antikörper, die von B-Gedächtniszellen produziert werden (sekundäre Antikörperantwort), unterscheiden sich von Antikörpern, die von erstmals aktivierten B-Zellen hergestellt werden (primäre Antikörperantwort) (○ Abb. 3.35). Charakteristisch für eine sekundäre Antwort ist der geringe Anteil an IgM (der Isotypen-Switch ist bereits vollzogen) und große Mengen an IgG sowie etwas IgA und IgE. Durch somatische Hypermu-

> **Gedächtniszellen** oder **memory cells** sind kleine, langlebige (bis zu mehreren Jahren) Lymphozyten vom B- bzw. T-Typ. Diese sterben nicht wie Effektorlymphoyzten nach der erfolgten Immunantwort ab. Sie sind auf das Antigen geprägt, mit dem sie als naive Zelle den ersten Kontakt hatten und reagieren schneller und affiner auf das Antigen.

tationen haben die sekundären Antikörper höhere Antigenaffinitäten als die der primären Antwort (Affinitätsreifung). Die B-Gedächtniszellen unterscheiden sich ebenfalls von primären B-Lymphozyten: Durch eine erhöhte Expression von MHC-II-Molekülen und IgG-, IgA- oder IgE-Antikörpern auf ihrer Oberfläche (nicht IgM und IgD), die eine höhere Antigenaffinität aufweisen, können Gedächtniszellen das Antigen leichter aufnehmen und effizienter präsentieren. Ein Kontakt mit T-Effektorzellen kommt dadurch ebenfalls schneller zustande, d. h. eine sekundäre Immunantwort läuft in der Regel schneller an. Bedingt durch die höhere Affinität der BCR werden während einer sekundären Immunantwort nur B-Gedächtniszellen effizient durch T-Helferzellen stimuliert. Bei einer tertiären Immunreaktion findet eine weitere Selektion von B-Zellen statt, die Rezeptoren mit noch höherer Affinität besitzen. Das B-Zell-Gedächtnis ist systemisch wirksam, denn die gebildeten Antikörper verteilen sich unabhängig vom Ort der Entstehung im ganzen Körper.

T-Gedächtniszellen (○ Abb. 4.4) sind schwieriger zu charakterisieren als B-Gedächtniszellen, da der T-Zellrezeptor ja weder einen Klassenwechsel noch Affinitätsänderungen durchläuft. T-Effektorzellen sterben nach überstandener Infektion rasch ab. Man konnte jedoch eine T-Zellpopulation identifizieren, die langlebig ist und sich in ihren Oberflächenmolekülen und ihrem Muster an Zytokinen von naiven T-Zellen unterscheidet. Während T-Zellen nach ihrem ersten Kontakt mit Antigen ausschließlich IL-2 sezernieren, sind Effektorzytokine wie IFN-γ, IL-4, IL-5, IL-17 aber auch IL-10 oder TGF-β charakteristisch für eine T-Gedächtniszelle.

Für alle T-Gedächtniszellen gilt, dass sie eine Isoform (Spleiß-Variante) des Markers CD45 nämlich CD45RO auf ihrer Oberfläche aufweisen, welche die Signalübertragung des TCR/MHC-Rezeptorkomplexes begünstigt (○ Abb. 4.4).

Für CD8-positive T-Gedächtniszellen konnte gezeigt werden, dass sie einige Marker exprimieren, die eigentlich für aktivierte T-Zellen charakteristisch sind, wie CD44, andere jedoch, wie das CD69, nicht. Sie produzieren weiterhin antiapoptotische Proteine vom Bcl-2-Typ, die ihr Überleben und den Fortbestand als CD8-positive T-Gedächtniszelle sichert.

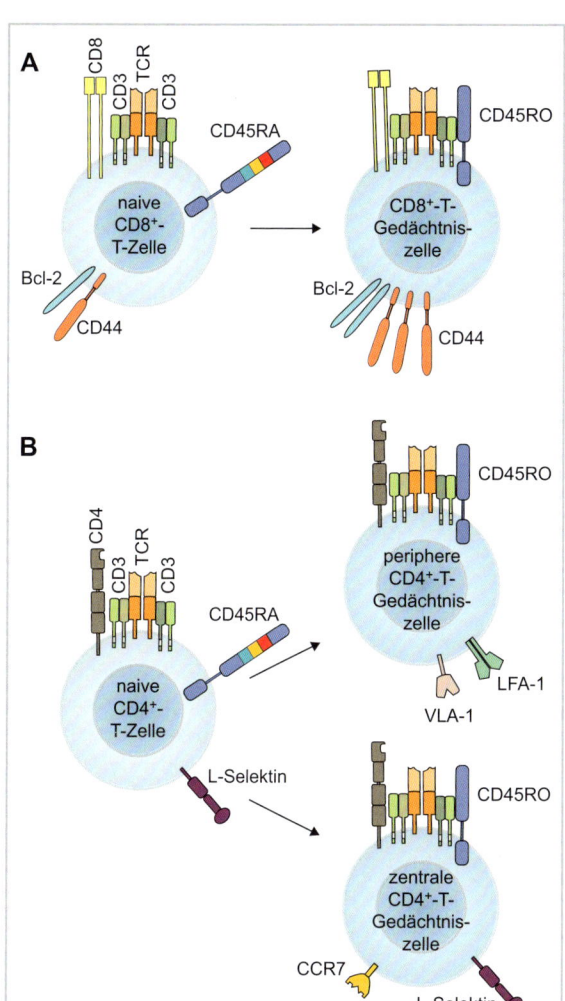

○ Abb. 4.4 T-Gedächtniszellen.
Generell exprimieren T-Gedächtniszellen im Vergleich zu T-Zellen eine Isoform von CD45 auf ihrer Oberfläche. CD45 ist eine transmembranäre Tyrosinphosphatase, die auf naiven T-Zellen in einer hochmolekularen Form (CD45RA) vorliegt und nicht mit dem TCR/CD3/CD4 bzw- CD8-Rezeptorkomplex assoziiert ist. Auf T-Gedächtniszellen (und T-Effektorzellen) kommt eine Spleißform von CD45 vor, die man CD45RO nennt. CD45RO liegt mit dem TCR-Komplex assoziiert vor und bedingt eine effizientere Signalübertragung als der TCR-Komplex auf naiven T-Zellen.
A CD8-positive Gedächtniszellen exprimieren beispielsweise mehr CD44 und Bcl-2 als T_C-Zellen.
B CD4-positive Gedächtniszellen lassen sich in zwei unterschiedliche Typen einteilen:
Die peripheren T-Gedächtniszellen exprimieren hohe Konzentrationen von β_1/β_2-Integrinen (VLA, LFA-1), um rasch ins entzündete Gewebe zu kommen. Allerdings bilden sie keinen Chemokinrezeptor CCR7 und nur wenig L-Selektin.
Die zentralen T-Gedächtniszellen exprimieren L-Selektin und CCR7, um schnell in die T-Zell-Zonen der Lymphknoten zu gelangen.

CD4-positive T-Gedächtniszellen können als zwei Typen vorkommen. Der eine Typ wird T-Effektor-Gedächtniszelle oder periphere T-Gedächtniszelle genannt und zeichnet sich durch die rasche Reifung zu einer CD4-positiven T-Effektorzelle aus, die schnell große Mengen an entsprechenden Zytokinen sezernieren kann. Dieser Zelltyp exprimiert hohe Konzentrationen an β_1- bzw. β_2-Integrinen und Rezeptoren für entzündungsspezifische Chemokine. Die T-Effektor-Gedächtniszelle exprimiert jedoch nicht den Chemokinrezeptor CCR7, was dazu führt, dass diese T-Effektor-Gedächtniszelle nicht mehr bevorzugt den Lymphknoten aufsucht, sondern sehr effizient in die peripheren infizierten Gewebe auswandert.

CCR7 wird allerdings vom zweiten Typ von CD4-positiven T-Gedächtniszellen, der so genannten zentralen T-Gedächtniszelle, exprimiert und dient daher als Unterscheidungsmerkmal. Man nimmt an, dass dieser Zelltyp schneller als naive T-Zellen in die T-Zonen der Lymphknoten gelangen und dort seiner Aufgabe der B-Zellaktivierung nachkommen kann.

> **Immunität** bezeichnet einen biologischen Schutz gegenüber einem Krankheitserreger. Sie kann aktiv durch entsprechende Infektion oder Impfung erworben sein und ist damit an ein intaktes Immunsystem gebunden (Gedächtniszellen). Bei der passiven Immunität werden humorale Faktoren, d. h. Antikörper verabreicht. Die passive Immunität ist im Gegensatz zur aktiven Immunität nur von kurzer Dauer.

Durch die Existenz von Gedächtniszellen kommt es nach einer überstandenen Infektion in der Regel zu einem Zustand, den man Immunität nennt. Sekundäre und spätere Reaktionen auf ein schon bekanntes Antigen werden in immunen Personen nur von den Gedächtniszellen und nicht von naiven Lymphozyten hervorgerufen. Durch gezielte Verabreichung von Antigenen eines Erregers im Rahmen einer Impfung (▶ Kap. 9) wird versucht, ein immunologisches Gedächtnis und damit einen Schutz vor dem entsprechenden Pathogen aufzubauen.

4.2 Immunantworten auf spezifische Krankheitserreger

Es gibt fünf Haupttypen pathogener Organismen: Bakterien, Viren, Pilze, Protozoen und Würmer. An Hand von Beispielen sollen im Folgenden Merkmale der Immunantworten dargestellt werden, die von den unterschiedlichen Pathogenen ausgelöst werden.

4

Tab. 4.1 Einige humanpathogene Viren und die durch sie ausgelösten Erkrankungen

Virus	Erkrankung
Herpes-simplex-Virus	„cold sores" („Fieberbläschen")
Varizella-Virus	Windpocken, Gürtelrose
Hepatitis-B-Virus	Leberzirrhose, Lebertumor
Epstein-Barr-Virus	Mononukleose
Influenza-Virus	Grippe
Mumps-Virus	Mumps
Polio-Virus	Poliomyelitis
HI-Virus	AIDS
Masern-Virus	Masern

4.2.1 Viren

Viren sind infektiöse Partikel, die sich im Zytoplasma infizierter Zellen vermehren können. Viren sind raffinierte Parasiten: Ihnen fehlt ein eigener Biosynthese- und Stoffwechselapparat, dafür nutzen sie aber den der Wirtszelle zu ihrer Replikation. Einige Viren, die häufig beim Menschen Krankheiten verursachen, sind in ◻ Tab. 4.1 beispielhaft aufgeführt. ◦ Abb. 4.5 zeigt einen immunhistochemischen Nachweis von Herpes-simplex-Viren in Schleimhautgewebe.

Eine typische Virusinfektion beginnt mit dem Eindringen des Virus in das Epithel, seiner Vermehrung in Blutzellen (virämische Phase) und im Zielorgan bzw. in der Zielzelle. Viren bevorzugen in der Regel bestimmte Zellen, die sie infizieren. Dies ist zum Teil durch die Ausstattung der Zellen mit bestimmten Rezeptoren, die das Virus erkennt, zu erklären. Beispielsweise erkennt das HI-Virus CD4 und CXCR4 auf T-Zellen und infiziert deshalb bevorzugt T-Helferzellen. HIV kann aber auch über CD4 und CCR5 Makrophagen infizieren. Das Tollwutvirus erkennt den Acetylcholinrezeptor und infiziert daher Neurone. Das Epstein-Barr-Virus bindet an den CR-2 (CD21)-Komplementrezeptor, der auf B-Zellen vorhanden ist.

Normalerweise „verraten" sich Viren, die in Zellen eingedrungen sind, da sie die Synthese von viralen Proteinen veranlassen, die gegebenenfalls auf der Zelloberfläche der Wirtszelle exprimiert und als fremd erkannt werden können. Virale Proteine können jedoch auch in der Wirtszelle prozessiert und im Komplex mit MHC-I- und unter Umständen auch mit MHC-II-Molekülen auf der Oberfläche der Wirtszelle präsentiert werden (◦ Abb. 3.12), wo sie von den entsprechenden T-Lymphozyten erkannt werden und eine adaptive Immunantwort auslösen können. Hierbei steht die T-Zell-vermittelte Immunreaktion im Mittelpunkt.

Betrachten wir zunächst die einzelnen Phasen der erfolgreichen Abwehr eines Virus:

Die erste Abwehr zielt darauf ab, das Virus daran zu hindern, in epitheliale Oberflächen einzudringen bzw. sich dort zu vermehren. Hier können sekretorische IgA-Antikörper der epithelialen Schleimhäute und Interferone (α und β) die vorderste Front der Verteidigung übernehmen. Die Interferone induzieren die Bildung von antiviralen Proteinen, die nicht-infizierte Zellen vor dem Befall durch Viruspartikel schützt (◦ Abb. 2.13). IgA kann das Virus neutralisieren, d. h. von seinen Bindungsstellen an der Zelloberfläche fernhalten. Neutralisierende Antikörper gegen das Hämagglutinin des Influenza-Virus verhindern beispielsweise die Anheftung dieses viralen Hüllproteins an Sialylgruppen von Glykoproteinen auf Epithelzellen der Atemwege (◦ Abb. 4.6). Neutralisierende Antikörper vom IgG–Typ können in Anwesenheit von Komplement sogar unter Umständen zu einer direkten Lyse des Virus führen, falls es von einer Lipidmembran umhüllt ist (◦ Abb. 2.5).

Gelangt das Virus ins Blut und infiziert Blutzellen, werden zunächst Komponenten des angeborenen Immunsystems aktiv, insbesondere werden NK-Zellen aktiviert, was einerseits zur Abtötung der infizierten Zellen führt und andererseits über die Freisetzung der Interferone α und β noch nicht infizierte Zellen resistent gegen eine Infektion macht (▸ Kap. 2.3.2.).

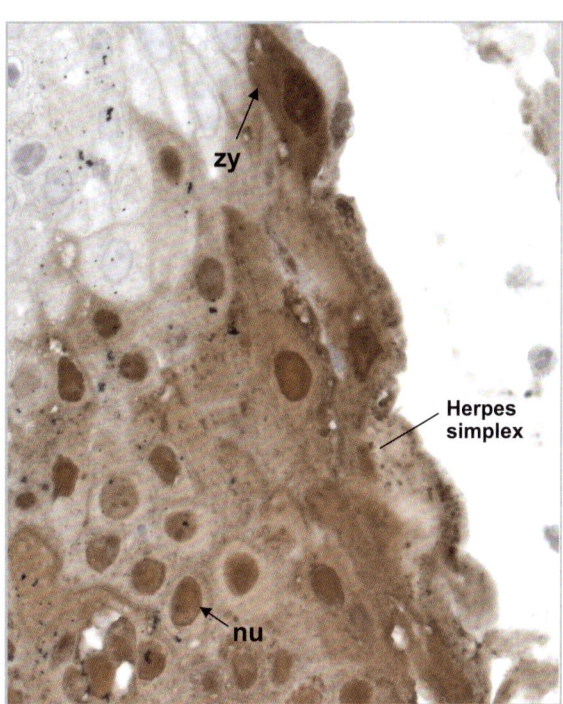

Abb. 4.5 Herpes-simplex-Virus in Schleimhaut. Dargestellt ist Oesophagusschleimhaut mit infizierten Plattenepithelzellen. Antikörper gegen HSV-I-Antigen ermöglichen die spezifische immunhistochemische Darstellung des DNA-Virus, das teils nukleär (nu) und teils zytoplasmatisch (zy) lokalisiert ist.

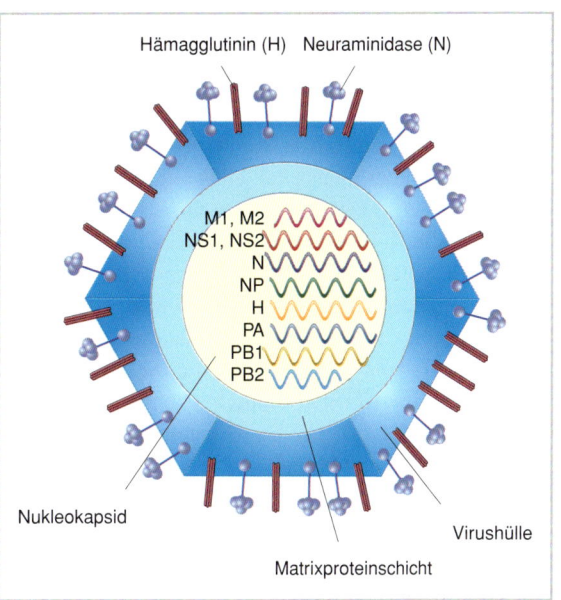

Abb. 4.6 Schematischer Aufbau eines Influenza-A-Virus.
Die Virushülle ist mit „Stacheln" bedeckt, die von den viralen Proteinen Neuraminidase (NA) und Hämagglutinin (HA) gebildet werden. Hämagglutinin, welches in Form von Trimeren vorkommt, ist für das Andocken des Virus an die Wirtszelle von Bedeutung. Neuraminidase spaltet Glykoproteine der Wirtszellmembranen und erleichtert so das „budding" der Viren. Es folgt eine Schicht von Matrixproteinen, die das Nukleokapsid umhüllt. Das Nukleokapsid besteht aus 8 ssRNA-Molekülen, die mit Nukleoproteinen assoziiert sind. NA und HA liefern die wesentlichen antigenen Strukturen des Influenza-Virus und bestimmen die Zusammensetzung des wirksamen Impfstoffes (vgl. auch ▸ Kap. 9.8.1).

Die Antworten des erworbenen Immunsystems hängen von Antikörpern und T-Zellen ab, die Antigene auf Viren bzw. auf Virus-infizierten Zellen erkennen. Eine Virusinfektion führt zur Synthese von viralen Proteinen, die von antigenpräsentierenden Zellen, wie z. B. dendritischen Zellen, normalerweise über MHC-I-Komplexe präsentiert werden und eine Aktivierung und Differenzierung von T_c-Zellen nach sich zieht. T_c-Effektorzellen erkennen infizierte Zellen durch MHC-I/Antigen-Komplexe auf ihrer Oberfläche und es kommt über die Aktivierung von Fas zur Induktion von Apoptose. Dieser Effektormechanismus der zellulären Antwort ist für eine virale Infektion charakteristisch und wichtig.

Virale Antigene können aber auch MHC-II-restringiert präsentiert werden, wenn beispielsweise Makrophagen Viren in Lysosomen aufbereiten oder B-Zellen Viren an ihren BCR binden und prozessieren. Es kommt zur Aktivierung von CD4-positiven T-Zellen und einer spezifischen Antikörperantwort.

Eine humorale Antwort durch IgG- und IgM-Antikörper im Sinne einer Neutralisation kann nur im Extrazellulärraum aktiv sein, so dass diese Abwehrphase nur sehr kurz effektiv ist.

Allerdings spielen Antikörper durchaus eine Rolle in der Vermittlung von zytotoxischen Mechanismen, die sich gegen infizierte Zellen richten. Über den klassischen Weg der Komplementaktivierung (C1-C9, **Abb. 2.5**) können Zellen lysiert werden, die infolge einer Virusinfektion virale Proteine auf ihrer Oberfläche exprimieren.

Auch die Antikörper-abhängige zelluläre Zytotoxizität (ADCC) ist ein möglicher Mechanismus, eine Virus-infizierte Zelle abzutöten. Hierbei werden Zellen mit Fc-Rezeptoren (FcγRIIIA) wie z. B. NK-Zellen benötigt. Zellen mit viralen Antigenen auf der Oberfläche binden spezifische Antikörper, die wiederum über den Fc-Rezeptor an zytotoxische Zellen binden, die dann die Lyse der infizierten Zelle herbeiführen (**Abb. 3.39**).

4.2.2 Bakterien

Die körpereigenen Abwehrmechanismen gegen pathogene Bakterien sind aus einer Vielzahl von angeborenen und adaptiven Mechanismen zusammengesetzt. Die Art der Immunantwort ist in hohem Maße vom Typ und den Eigenschaften des Krankheitserregers abhängig. Der Aufbau der Zellwände beispielsweise ist ein wichtiger

Faktor, der Immunantworten bestimmt. Es gibt vier Typen von Bakterienzellwänden und damit Bakterientypen. Allen gemeinsam – einschließlich den grampositiven Bakterien – ist eine innere Zellmembran und eine Peptidoglykanwand (○ Abb. 4.7 A). Gramnegative Bakterien sind darüber hinaus von einer Lipiddoppelschicht umgeben, die manchmal Lipopolysaccharide (LPS) besitzt (○ Abb. 4.7 B). LPS ist ein Endotoxin, das – wie wir gehört haben – über das Toll-like-Rezeptorsystem wichtige Effektorfunktionen ausübt (▶ Kap. 2.2). Mykobakterien haben eine sehr widerstandsfähige Wand, die aus Glykolipiden, Mykolsäuren und Arabinogalaktan besteht, die im Übrigen ähnlich wie LPS adjuvante Eigenschaften besitzt. Die Spirochäten besitzen zusätzlich eine äußere Umhüllung.

Es ist wichtig anzumerken, dass auf Grund des Aufbaus der Wände nur gramnegative Bakterien empfindlich gegenüber membranlysierende Mechanismen, wie Komplement oder zytotoxische Zellen sind. Zur Abtötung der anderen Typen von Bakterien ist die Aufnahme in Phagozyten unerlässlich. Peptidoglykanwände können allgemein durch lysosomale Enzyme der Phagozyten zerstört werden. Zur Zerstörung der mykobakteriellen Zellwände sind häufig Enzyme der Bakterien selbst notwendig.

Manche Bakterien (grampositive Kokken; pyogene Bakterien) sind von Polysaccharidhüllen umgeben, die verhindern können, dass die Erreger von Phagozyten erkannt und aufgenommen werden. Diese Bakterien werden nicht abgetötet und lösen auch keine T-Zellant-

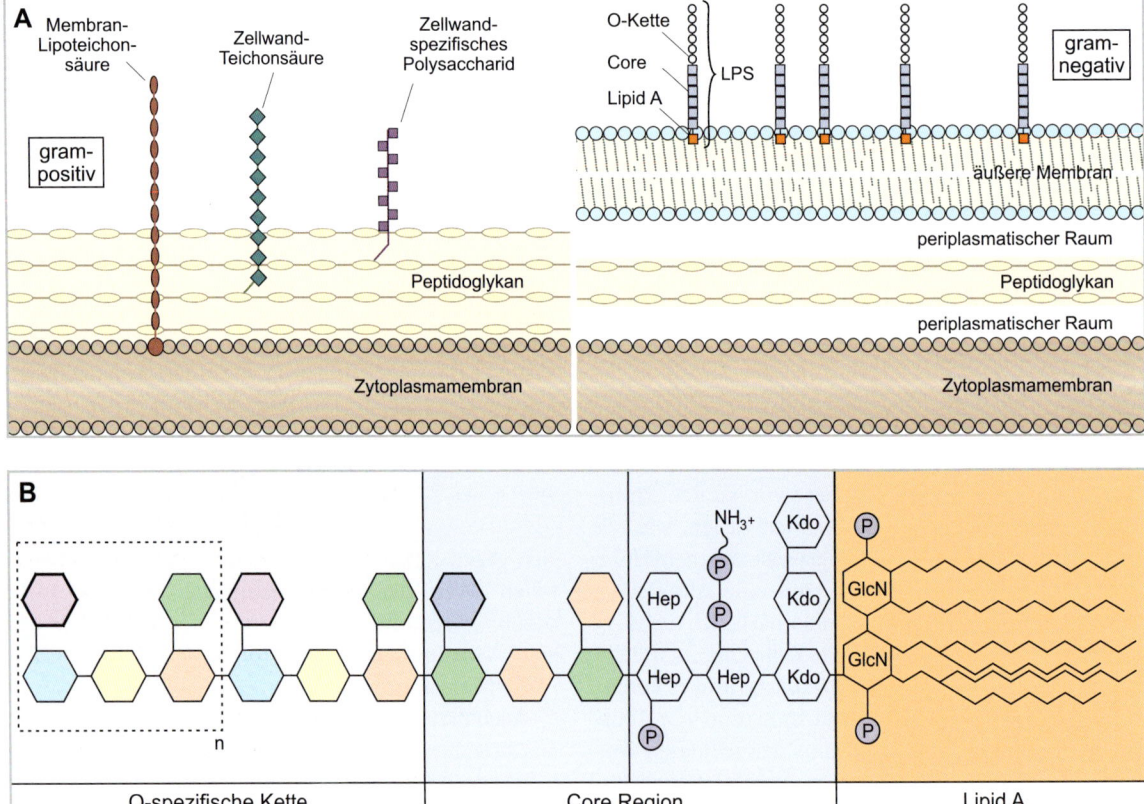

○ **Abb. 4.7** Bakterienzellwände.

A Aufbau von Bakterienzellwänden am Beispiel eines grampositiven und gramnegativen Bakteriums. Grampositive Bakterien sind durch eine dicke Peptidoglykanschicht und mit ihr verknüpften Teichonsäuren und Lipoteichonsäuren charakterisiert. Polysaccharidketten können sich zu einer Kapsel verdichten (links). Gramnegative Bakterien zeichnen sich durch eine dünne Peptidoglykanschicht aus, die über Lipoproteine mit einer äußeren Membran verbunden ist. An deren Oberfläche befinden sich Lipopolysaccharide (LPS), die beim Zerfall des Bakteriums als Endotoxine wirken. Das äußere Ende des Lipopolysaccharids ist die O-Kette, die

für die Typisierung von Bakterien herangezogen wird (rechts).
B Das Endotoxin von gramnegativen Bakterien ist aus drei strukturellen Teilen aufgebaut: Die Oligosaccharidspezifische Kette (O-spezifische Kette) stellt eine wichtige antigene Struktur dar. Der Kernteil, oder „core"-Region, bildet das eigentliche Gerüst des Moleküls und ist für ganze Gruppen von Bakterien identisch. Mit dem Lipid A ist das LPS in der Membran verankert. Lipid A stellt die eigentliche toxische Komponente dar. (Hep: L-Glycero-D-mannoheptose; Kdo: 2-Keto-3-desoxyoctansäure; GlcN: Glucosamin).

wort aus, da ihre Antigene nicht von Makrophagen präsentiert werden. Die Zellwandbestandteile dieser Bakterien stellen jedoch so genannte Thymus-unabhängige (TI-)Antigene dar (▸ Kap. 3.3.3), die reife B-Zellen zur Produktion von Immunglobulinen (IgM) stimulieren können. Über die Opsonisierung mit Antikörpern und Aktivierung des Komplementsystems können diese Bakterien nun von Phagozyten aufgenommen und getötet werden (○ Abb. 3.37, 3.38).

Manche Bakterien (anaerobe Bakterien, wie Clostridien, grampositive, wie bestimmte Staphylokokken und Streptokokken) schädigen Zellen nicht durch Infektion, sondern durch die Freisetzung von toxischen Proteinen (Exotoxine). Diese Toxine bestehen in der Regel aus zwei Untereinheiten, wobei eine für die Bindung des Toxins an die Zelloberfläche verantwortlich ist. Die zweite Untereinheit gelangt dann ins Zytoplasma und vergiftet die Zelle. Antikörper, die die Bindung des Toxins an die Zellen unterbinden können, sind essenzielle Effektoren der Immunantwort bei der Infektion mit Toxin-produzierenden Bakterien.

In ▯ Tab. 4.2 sind einige wichtige, pathogene Bakterien aufgelistet.

Die Art der Immunantwort auf Bakterien ist neben ihren strukturellen Eigenschaften wesentlich von ihrem Lebensraum im infizierten Organismus beeinflusst (○ Abb. 4.8). Viele Bakterien vermehren sich im Gegensatz zu Viren in den Extrazellularräumen des Körpers oder auf der Oberfläche von Epithelien (Schleimhäuten). Es gibt aber auch Bakterien, wie bestimmte Chlamydien, Rickettsien und Listerien, sowie die Gruppe der Mykobakterien, die in Zellen des Wirtes eindringen, um sich zu vermehren. Die Mykobakterien halten sich im Gegensatz zu den anderen intrazellulären Bakterien, die sich frei im Zytoplasma befinden, in zellulären Vesikeln auf (▸ Kap. 4.3.2). Die ○ Abb. 4.9 zeigt den Befall von Schleimhautmakrophagen durch *Mycobacterium avium* im Darm.

Eine erfolgreiche Abwehrstrategie gegen intrazelluläre bakterielle Erreger beinhaltet natürlich generell zunächst – wie es eigentlich für alle Infektionen gültig ist – den Erreger durch erste nicht spezifische Barrieren (Epitheliale Barrieren) abzuwehren (○ Abb. 2.2). Kommt es dennoch zum Eindringen ins Gewebe, werden Bakterien von Komponenten des angeborenen Immunsystems, insbesondere des Komplements und der Phagozyten, erkannt und es kommt zur Induktion einer lokalen Entzündung. Im Rahmen dieser Entzündungsreaktion soll der Erreger im Wesentlichen durch Phagozytose beseitigt werden (○ Abb. 2.9). Falls dies nicht gelingt, werden adaptive Mechanismen induziert, wobei die humorale Immunantwort bei extrazellulären Bakterien und die zelluläre Antwort bei intrazellulären Bakterien die jeweils wichtigere Rolle spielt.

▯ **Tab. 4.2** Einige humanpathogene Bakterien und die durch sie ausgelösten Erkrankungen

Bakterium	Erkrankung
Staphylococcus aureus	Abszess, Osteomyelitis
Streptococcus pyogenes	Tonsillitis, Endocarditis, Scharlach
Streptococcus pneumoniae	Pneumonie
Neisseria gonorrhoeae	Gonorrhö
Neisseria meningitidis	Meningitis
Corynebacterium diphtheriae	Diphtherie
Clostridium tetani	Tetanus
Salmonella typhi	Erbrechen, Durchfall, Lebensmittelintoxikation
Vibrio cholerae	Cholera
Chlamydia trachomatis	Trachom
Mycobacterium tuberculosis	Tuberkulose
Mycobacterium avium	Durchfall
Rickettsia prowazekii	Typhus

Intrazelluläre Bakterien, die sich im Zytoplasma befinden, führen gegebenenfalls zu einer Präsentation ihrer Antigene in Form von MHC-I-Komplexen auf der Oberfläche der befallenen Zelle. In der Folge induzieren solche Erreger eine T_c-vermittelte Antwort, die schließlich in der Zerstörung der infizierten Zelle mündet. Auch NK-Zellen können an der Beseitigung infizierter Zellen eine Rolle spielen. Mykobakterien, die sich in Vesikeln von Makrophagen befinden (○ Abb. 4.9), induzieren dagegen eine T_H1-vermittelte Aktivierung der Makrophagen, die zur Abtötung des Mykobakteriums führen soll. Aktivierte NK-Zellen können IFN-γ freisetzen und dadurch die notwendige Makrophagenaktivierung verstärken. Aktivierte Makrophagen wiederum verfügen über eine Reihe von bakteriziden Mechanismen: Die Freisetzung von großen Mengen an reaktiven Sauerstoffradikalen über das Enzym NADPH-Oxidase, wie auch die Produktion von reaktiven Stickstoffoxiden (NO-Synthase) können intrazelluläre Bakterien schädigen (○ Abb. 3.25). Außerdem sind Faktoren wichtig, die in den Phagolysosomen vorhanden sind, wie kationische Proteine bzw. antibakterielle Proteine (Defensine), die ionendurchlässige Kanäle in Lipiddoppelschichten bilden und damit Bakterien abtöten können.

Bei extrazellulär vorkommenden Bakterien sollte man unterscheiden, ob sie in Körperflüssigkeiten wie

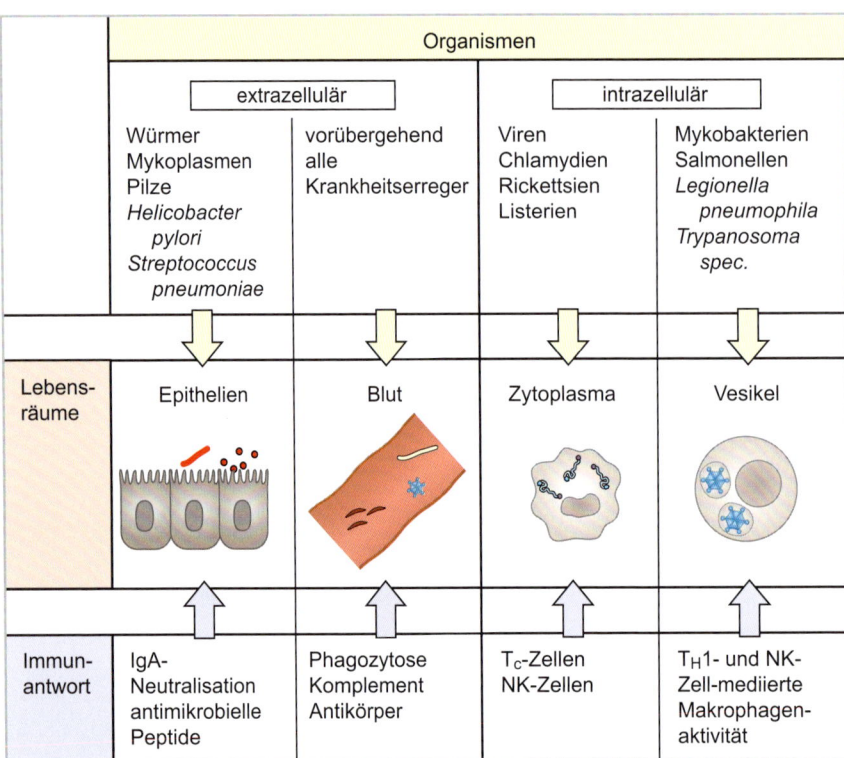

	Organismen			
	extrazellulär		**intrazellulär**	
	Würmer Mykoplasmen Pilze *Helicobacter pylori* *Streptococcus pneumoniae*	vorübergehend alle Krankheitserreger	Viren Chlamydien Rickettsien Listerien	Mykobakterien Salmonellen *Legionella pneumophila* *Trypanosoma spec.*
Lebens-räume	Epithelien	Blut	Zytoplasma	Vesikel
Immun-antwort	IgA- Neutralisation antimikrobielle Peptide	Phagozytose Komplement Antikörper	T_c-Zellen NK-Zellen	T_H1- und NK- Zell-mediierte Makrophagen- aktivität

Abb. 4.8 Lebensräume unterschiedlicher Erreger und die durch sie hervorgerufenen Immunantworten.

dem Blut, der Lymphe oder im Interstitium vorkommen, oder ob sie sich auf Körperoberflächen (Epithelien) ansiedeln. Im ersten Fall konzentriert sich die Abwehr im Wesentlichen auf eine effiziente Beseitigung des Erregers durch Phagozytose. Hierbei spielen Elemente des adaptiven Immunsystems wie Antikörper, und des angeborenen Immunsystems wie das Komplementsystem eine wichtige Rolle, da Opsonisierungs- und Neutralisierungsprozesse hierbei essenziell sind.

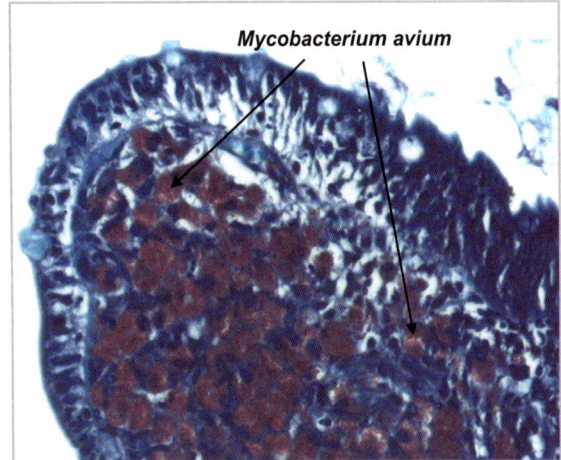

Mycobacterium avium

Abb. 4.9 Atypische Mykobakteriose.
Die Dünndarmschleimhaut zeigt hochgradigen Befall durch *Mycobacterium avium* (*Ziehl-Neelsen*-Färbung) mit Bakteriennachweis in den Makrophagen.

Trotz der großen Bandbreite der angeborenen Immunmechanismen werden Schleimhäute dennoch von Erregern infiziert und können auch zu systemischen Infektionen führen. Beispiele für die Darmschleimhaut sind Salmonellen, Shigellen oder Listerien. Diese Bakterien können über die Infektion von M-Zellen (Abb. 4.2.) die epitheliale Barriere überwinden und gelangen auf direktem Weg ins Lymphsystem des Wirtes. Bakterielle Infektionen, wie durch *Salmonella typhi*, dem Erreger des Typhus oder *Salmonella typhimurium*, dem Auslöser von Lebensmittelvergiftungen, zeigen als Immunantworten rasche lokale Entzündungsreaktionen, die dann gleichzeitig zelluläre Reaktionen von T_H1-Zellen und humorale Immunantworten mit IgG- und IgA-Antikörpern auslösen, die den Erreger entfernen sollen.

4.2.3 Pilze

Über die genauen Mechanismen der Immunantwort gegenüber Pilzen ist noch wenig bekannt. Man geht aber davon aus, dass sie den durch bakterielle Infektionen ausgelösten ähnlich sind. Der Lebensraum des pathogenen Pilzes ist hier sicher ein wichtiges Kriterium. Häufig sind Pilzinfektionen auf Oberflächen wie Haut und Schleimhäute beschränkt (Abb. 4.10), systemische Pilzerkrankungen sind selten. Die wichtigsten Pilze mit medizinischer Bedeutung werden nach dem DHS-System eingeteilt, nämlich in Dermatophyten (70 % aller Pilze, z. B. *Trichophyton*), Hefen (ungefähr 25 %, z. B. *Candida*) und Schimmelpilze (ungefähr 5 %, z. B. *Aspergillus*).

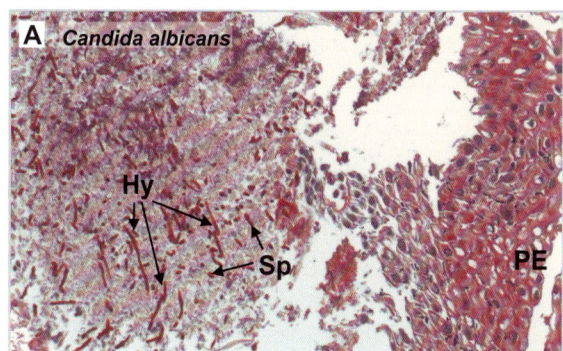

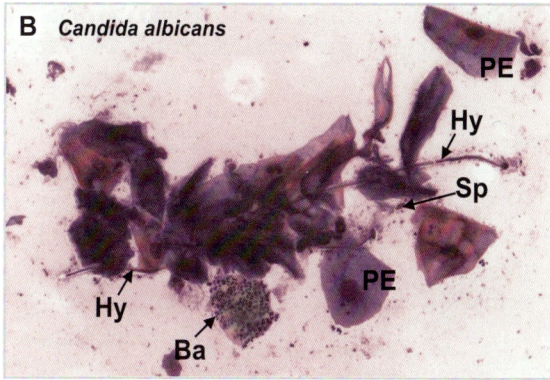

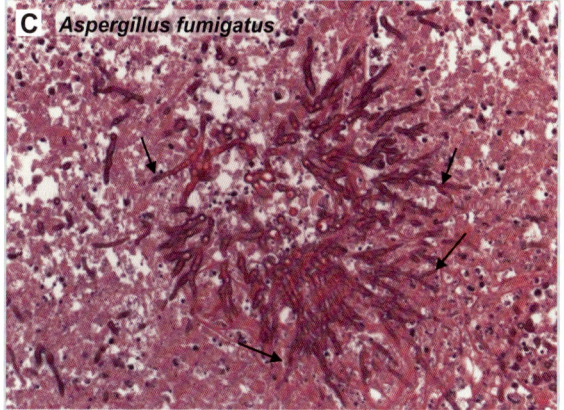

○ **Abb. 4.10** Histologischer Nachweis von Pilzinfektionen.
A Befall der Oesophagusschleimhaut mit *Candida albicans* (Hefen). Zu erkennen ist typisches Plattenepithel (PE); in einer PAS–Reaktion lassen sich Hyphen (Hy) wie auch Sporen (Sp) von *Candida albicans* im angelagerten entzündlichen Detritus nachweisen.
B Ein Bürstenabstrich der infizierten Oesophagusschleimhaut zeigt *Candida-albicans*-Hyphen (Hy) und –Sporen (Sp) in Vergrößerung (Papanicolaou–Färbung). PE: Plattenepithelzelle; Ba: Bakterien.
C Befall von Lungengewebe mit *Aspergillus fumigatus* (Schimmelpilze). Deutlich ist die radiäre Anordnung der dichotom verzweigten und septierten Hyphen zu erkennen (Pfeile; PAS–Färbung).

Die Besiedelung von Schleimhäuten durch beispielsweise *Candida albicans* scheint häufig durch eine Immunsuppression ausgelöst zu sein, was bedeutet, dass ein funktionierendes Immunsystem bestimmte Pilze als Kommensalen in Schranken hält. Als erste Maßnahme in der Abwehr von Pilzen scheint hier die Phagozytose ebenso wie die T-Zell-vermittelte Makrophagenaktivierung eine Rolle zu spielen.

4.2.4 Parasiten (Protozoen und Würmer)

Protozoen (Einzeller) und Würmer fasst man zu dem Begriff Parasiten zusammen. In ◻ Tab. 4.3 sind einige wichtige Parasiten aufgeführt.

Ein wesentlicher Unterschied von Parasiten gegenüber anderen Krankheitserregern ist die Tatsache, dass sie deutlich größer sind, häufig zu groß, um in menschlichen Zellen zu leben oder aufgenommen zu werden. Diese Tatsache beeinflusst in hohem Maße die Immunantworten.

T-Zellen bilden die Basis für die Kontrolle der Parasitenvermehrung. T_H2-vermittelte Immunantworten und damit die Produktion von Antikörpern, insbesondere vom IgE-Typ scheinen bei den meisten antiparasitären Immunantworten vorherrschend zu sein. Antikörper-vermittelte Mechanismen wie die der Komplement-vermittelten Lyse, und auch einfache Neutralisationsmechanismen verhindern ein Eindringen des Parasiten in den Körper. Parasiten können aber auch über die Antikörper-abhängige zelluläre Zytotoxizität (ADCC) von Zellen, die über Fc-Rezeptoren aktiviert werden, abgetötet werden (○ Abb. 3.37).

Antikörper, insbesondere IgE-Moleküle, sind bei einer Schädigung des Parasiten durch Mechanismen der Mastzellgranulierung und/oder einer Degranulation von Eosinophilen essenziell. Dies ist charakteristisch für Würmer (○ Abb. 3.27). Spezifische IgE-Anti-

◻ **Tab. 4.3** Übersicht über einige Parasiten

Parasiten	
Protozoen	
	Leishmania donovani, Plasmodium falciparum, Trypanosoma brucei, Toxoplasma gondii, Entamoeba histolytica
Würmer	
Darm	*Trichuris trichura, Trichinella spiralis, Enterobius vermicularis, Ascaris lumbricoides*
Gewebe	*Filaria, Onchocerca vovulus, Loa loa, Dracuncula medinensis*
Blut, Leber	*Schistosoma, Clonorchis sinensis*

4

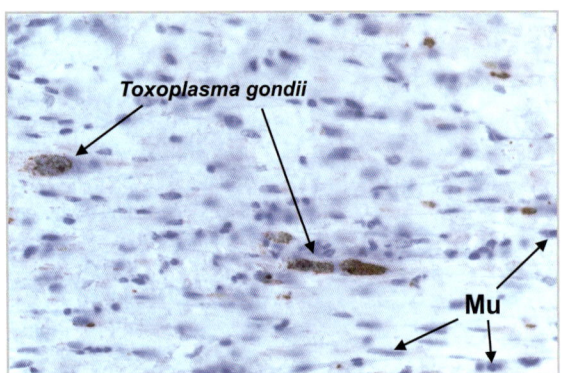

o Abb. 4.11 Intrazellulärer Parasitenbefall.
Spezifischer immunhistochemischer Nachweis von
Toxoplasma gondii in Herzmuskelzellen (Mu). Der Parasit
befindet sich intrazellulär.

körper können nach Bindung an den Parasiten querver-
netzen und darüber Mastzellen/Eosinophile aktivieren,
die daraufhin ihre mit zytotoxischen Faktoren belade-
nen Granula freisetzen. Dieses Mastzellabwehrsystem
verteilt sich anatomisch vor allem auf die Bereiche, an
denen Würmer eindringen können. Das ist unter der
Haut, unter den Oberflächenepithelien der Atemwege
und des Darms. Zellen des angeborenen wie auch des
erworbenen Immunsystems sind in diesen Bereichen
darauf spezialisiert, vor allem Zytokine freizusetzen, die
eine T_H2-Reaktion auslösen. Insbesondere IL-4 induziert dann einen Isotypenwechsel zu IgE.

Es gibt aber auch intrazelluläre Parasiten, wie beispielsweise *Toxoplasma gondii* (o Abb. 4.11), die durch
zytotoxische T-Zellen bekämpft werden. Zum einen
wird die infizierte Zelle über die Sekretion von Perforin
und Granzymen abgetötet. T_c-Effektorzellen setzen
dabei IFN-γ frei, was wiederum Makrophagen aktiviert,
die Parasiten aufzunehmen. IFN-γ hat darüberhinaus
auch einen direkten Effekt auf *Toxoplasma gondii*,
indem es durch Senkung des Tryptophanlevels ein Aus-
hungern des Parasiten bewirkt.

Checkliste: Krankheitserreger
- Es gibt fünf große Gruppen von Krankheitserregern:
  Bakterien, Viren, Pilze, Protozoen und Würmer.
- Die Immunantworten auf die Erreger sind maßgeblich
  geprägt durch die Art des Erregers und durch seinen
  Lebensraum im infizierten Organismus.

4.3 Schädigungsmechanismen von Krankheitserregern und ihre Wege, einer Immunantwort zu entgehen

Das Immunsystem verfügt – wie wir gehört haben –
über effiziente Mechanismen, Erreger abzuwehren und

zu beseitigen. Allerdings schließt dies nicht aus, dass
durch den Erreger bzw. durch die gegen ihn gerichteten
Abwehrreaktionen auch gesundes Gewebe geschädigt
wird.

Weiterhin entwickeln Erreger Mechanismen, der
Immunreaktion zu entgehen.

4.3.1 Schädigungsmechanismen von Krankheitserregern

Gewebe kann durch Krankheitserreger auf unterschiedlichste Art geschädigt werden (o Abb. 4.12) , was wiederum von den Eigenschaften und Lebensräumen des
Pathogens im infizierten Organismus und auch von den
möglichen Immunantworten, die induziert werden,
abhängt.

Grundsätzlich können Krankheitserreger selbst
direkt das Gewebe schädigen.
- Mechanismen, die dabei in Frage kommen, sind
  zum Beispiel die Produktion von toxischen Proteinen, so genannten Exotoxinen. Exotoxine von *Streptococcus pyogenes* verursachen beispielsweise die
  Symptome einer Mandelentzündung. Das Teta-
  nustoxin von *Clostridium tetani* führt zum Wundstarrkrampf, und das Choleratoxin von *Vibrio cholerae* ist die Ursache der Cholera.
- Aber auch Endotoxine, die innere Strukturelemente
  von Pathogenen darstellen, können lokale und systemische Krankheitssymptome hervorrufen, indem
  sie Phagozyten aktivieren. LPS von *Escherichia coli*
  kann im systemischen Kreislauf zu einer massiven
  Feisetzung von TNF-α und nachfolgenden Entzündungsreaktionen führen, die bis zum septischen
  Schock gehen können. Endotoxine von *Haemophilus influenzae* können Meningitis auslösen.
- Schließlich kann natürlich allein die Tatsache, dass
  ein Krankheitserreger eine Zelle infiziert, ihre Schädigung nach sich ziehen. Beste Beispiele sind die
  Symptome, die Viren verursachen. Das Hepatitis-
  Virus führt zu einer Leberentzündung. Das Herpes-
  simplex-Virus verursacht relativ harmlose Lippen-
  bläschen, kann aber auch zu einer Meningitis führen.

Nicht nur die Erreger selbst verursachen die Krankheitssymptome, sondern häufig die gegen sie gerichtete
Immunreaktion (indirekte Gewebeschädigung).
- Es können beispielsweise Immunkomplexe entstehen, die sich in Organe ablagern und Entzündungsreaktionen verursachen (vgl. Überempfindlichkeitsreaktionen Typ III, ▶ Kap. 5.2.3). Hier sind z. B. Nie-
  renerkrankungen bei Hepatitis-B-Virusinfektion
  oder *Streptococcus-pyogenes*-Infektion zu nennen.
- Weiterhin können im Rahmen einer erworbenen
  Immunantwort auch Antikörper entstehen, die mit
  körpereigenen Proteinen kreuzreagieren und damit
  Gewebe schädigen. Hier ist eine Infektion mit *Strep-*

○ **Abb. 4.12** Mechanismen der Gewebeschädigung durch Pathogene. Krankheitserreger können direkt durch die Produktion von Exotoxinen, durch ihre Endotoxine oder durch direkte Zellschädigung eine Gewebeschädigung auslösen.
Pathogene können aber auch indirekt durch Formen von Immunkomplexen, gegen den Wirt gerichtete Antikörper oder durch zellvermittelte Immunantworten das Gewebe schädigen.
Beispiele von entsprechenden Pathogenen und den von ihnen ausgelösten Krankheiten sind in Tabellenform angefügt.

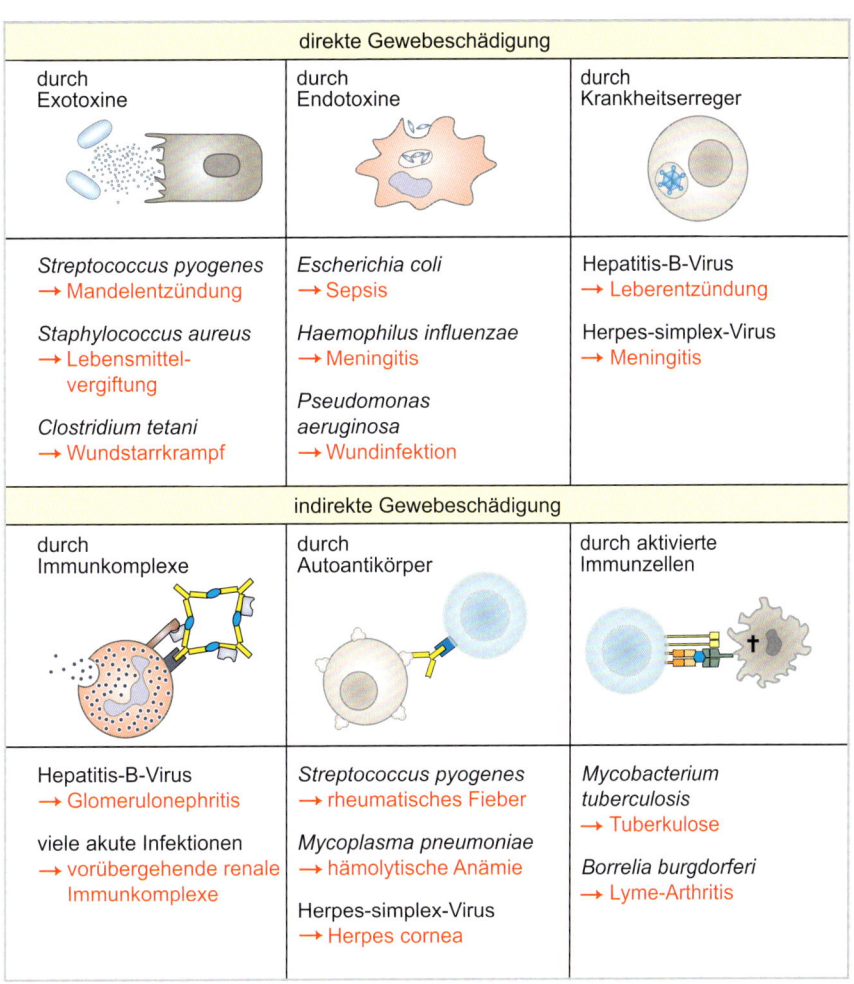

direkte Gewebeschädigung		
durch Exotoxine	durch Endotoxine	durch Krankheitserreger
Streptococcus pyogenes → Mandelentzündung	*Escherichia coli* → Sepsis	Hepatitis-B-Virus → Leberentzündung
Staphylococcus aureus → Lebensmittelvergiftung	*Haemophilus influenzae* → Meningitis	Herpes-simplex-Virus → Meningitis
Clostridium tetani → Wundstarrkrampf	*Pseudomonas aeruginosa* → Wundinfektion	

indirekte Gewebeschädigung		
durch Immunkomplexe	durch Autoantikörper	durch aktivierte Immunzellen
Hepatitis-B-Virus → Glomerulonephritis	*Streptococcus pyogenes* → rheumatisches Fieber	*Mycobacterium tuberculosis* → Tuberkulose
viele akute Infektionen → vorübergehende renale Immunkomplexe	*Mycoplasma pneumoniae* → hämolytische Anämie	*Borrelia burgdorferi* → Lyme-Arthritis
	Herpes-simplex-Virus → Herpes cornea	

tococcus pyogenes ein gutes Beispiel, da sie rheumatisches Fieber nach sich ziehen kann.

■ Auch T-Zellen, die gegen infizierte Zellen gerichtet sind, haben ein gewisses Potential, Wirtszellen zu schädigen. Als Beispiel lässt sich eine Infektion mit *Mycobacterium tuberculosis* anführen. Durch eine Überstimulation von Makrophagen durch T_H1-Zellen werden bestimmte Symptome der Tuberkulose hervorgerufen.

Zusätzlich muss man auch bedenken, dass alle angeborenen Immunantworten, die durch Krankheitserreger induziert werden, Erreger-unabhängig zu mehr oder weniger starken Entzündungsreaktionen führen und dadurch Gewebe zerstören können.

4.3.2 Mechanismen, der Immunantwort zu entgehen

Krankheitserreger haben Strategien entwickelt, oben genannten Immunantworten zu entgehen, bzw. sie sich selbst zunutze zu machen. Dabei können ganz grundsätzlich die angeborenen wie auch die erworbenen Abwehrmechanismen unterwandert werden.

Wesentliche generelle Strategien, um einer Immunantwort zu entgehen bzw. sie umzufunktionieren, sind

■ Variation des Antigens,
■ Latenz von Pathogenen,
■ Resistenz gegenüber einer Immunantwort,
■ Suppression der Immunantwort oder
■ Pathogenität der Immunantwort.

Diese Strategien können zu persistierenden und medizinisch bedeutsamen Infektionen führen und werden im Folgenden anhand von Beispielen erläutert.
Variation des Antigens: Es gibt Krankheitserreger wie z. B. Streptokokken und Staphylokokken, die in vielen Formen und verschiedenen Antigentypen vorkommen. Bei *Streptococcus pneumoniae* unterscheiden sich die einzelnen Stämme, die so genannten Serotypen, in den Polysacchariden an der Zelloberfläche. Eine Infektion mit dem einen Serotyp schützt daher nicht vor einer späteren Infektion mit dem gleichen Bakterium eines anderen Serotyps. Infolgedessen kann es trotz einer überstandenen Lungenentzündung zu einer erneuten Erkrankung kommen. Darüberhinaus produzieren bestimmte pathogene Bakterien auch unterschiedliche

antigene Varianten von Toxinen; unterschiedliche Formen des *Streptococcus pyogenes* können beispielsweise dazu führen, dass man mehrmals an Scharlach erkranken kann.

Manche Bakterien haben ihr LPS so verändert, dass TLR-4 nur noch schwach aktiviert oder sogar inhibiert wird. Salmonellen mutieren ihr Flagellin und können so der Erkennung durch TLR-5 entgehen.

Beim Grippevirus ist eine dynamische Veränderung der Antigenität zu beobachten. Es kann zum so genannten Antigendrift oder aber zum Antigenshift kommen. Gegen ein Influenza-Virus eines bestimmten Typs entwickelt sich in der Regel eine Immunität in Form von neutralisierenden Antikörpern gegen Hämagglutinin oder Neuraminidase (o Abb. 4.6), zwei Oberflächenproteine des Virus. Das Virus kann nun durch Punktmutationen in den Genen für Hämagglutinin und Neuraminidase seine Antigenität variieren. Ein Großteil der Antikörper bindet das Virus auf Grund dieses Antigendrifts nicht mehr. Da jedoch T-Zellen und einige Antikörper immer noch Epitope erkennen können, die sich nicht verändert haben, verursachen diese durch Antigendrift neu entstandenen Virus-Varianten beim Menschen, die schon eine Grippe durchgemacht haben, eine relativ milde Erkrankung. Anders ist das bei Infektion mit Influenza-Viren, die durch Antigenshift neu entstanden sind. Bei diesem Vorgang werden in einer Wirtszelle bei Infektion mit zwei verschiedenen Viren einzelne RNA-Moleküle dieser Viren ausgetauscht. Dieser selten vorkommende Antigenshift verursacht große Veränderungen in den viralen Oberflächenproteinen, so dass kein immunologischer Schutz durch eine frühere Infektion gegeben ist. Die neu entstandenen Virus-Varianten verursachen schwere Infektionen, die sich sehr schnell verbreiten und zu den alle paar Jahre auftretenden Grippe-Epidemien führen (o Abb. 4.13).

Latenz von Pathogenen: Sobald ein Virus in eine Wirtszelle eindringt, werden virale Proteine synthetisiert, an Hand derer das Immunsystem die Anwesenheit des Eindringlings erkennt und wirksam dagegen vorgehen kann. Einige Viren können in eine so genannte Latenzphase eintreten, in der sie sich nicht vermehren, kein Protein produzieren und damit vom Immunsystem unerkannt bleiben. Herpesviren sind dazu häufig in der Lage. Das Herpes-simplex-Virus beispielsweise befällt Epithelien, um sich dann in sensorischen Neuronen auszubreiten. Nach einer erfolgreichen Immunantwort auf eine epitheliale Infektion kann das Virus dennoch in den sensorischen Neuronen in einem latenten Stadium, das keine Erkrankung hervorruft, überdauern. Durch Veränderung im Wirt (Stress, Veränderung des Hormonstatus, Sonnenlicht, bakterielle Infektionen) kann das Virus reaktiviert werden und verursacht eine erneute Infektion von Epithelzellen, was sich in der Ausbildung von so genannten Fieberbläschen („cold

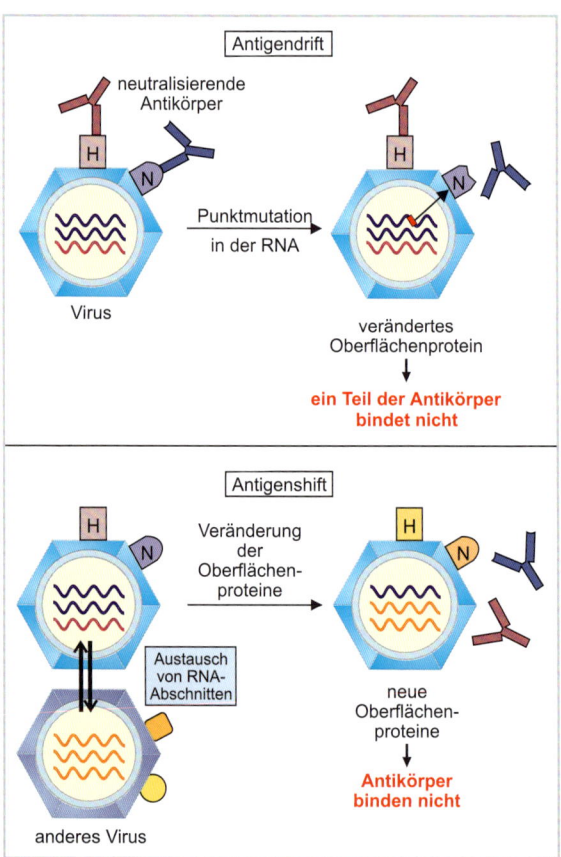

o **Abb. 4.13** Variation des Erregers am Beispiel des Influenza-Virus.
Antigendrift: Durch eine Punktmutation in der RNA des Virus kommt es zu veränderten Oberflächenproteinen (N: Neuraminidase, H: Hämagglutinin). Ein Teil der Antikörper kann das Virus nicht mehr neutralisieren. Es kommt zu einer schwach ausgeprägten Erkrankung.
Antigenshift: Ganze RNA-Moleküle werden zwischen zwei unterschiedlichen Virusvarianten ausgetauscht. Dies führt zu völlig veränderten Oberflächenproteinen. Bestehende Antikörper binden nicht mehr und es kommt zum Ausbruch einer schweren Influenza.

sores") äußert. Sensorische Nervenzellen sind gute „Verstecke" für latente Viren: Sie produzieren wenig virales Protein und exprimieren wenig MHC-I-Moleküle an der Zelloberfläche, was beides dazu führt, dass infizierte Neuronen sehr schlecht von CD8-positiven T-Zellen erkannt werden. Die geringe MHC-I-Expressionsrate ist allerdings auch sinnvoll, um Nervenzellen, die sich ja nur sehr ineffektiv regenerieren können, vor unnötiger Zerstörung durch T_c-Zellen zu schützen.

Das Epstein-Barr-Virus ist ein weiterer Vertreter der Herpesviren und infiziert B-Zellen über den CR-2 (Pfeiffer'sches Drüsenfieber). Einige B-Zellen bleiben latent infiziert und es besteht die Möglichkeit einer malignen Transformation, die dann zu einem B-Zell-Lymphom, dem so genannten Burkitt-Lymphom, führen kann.

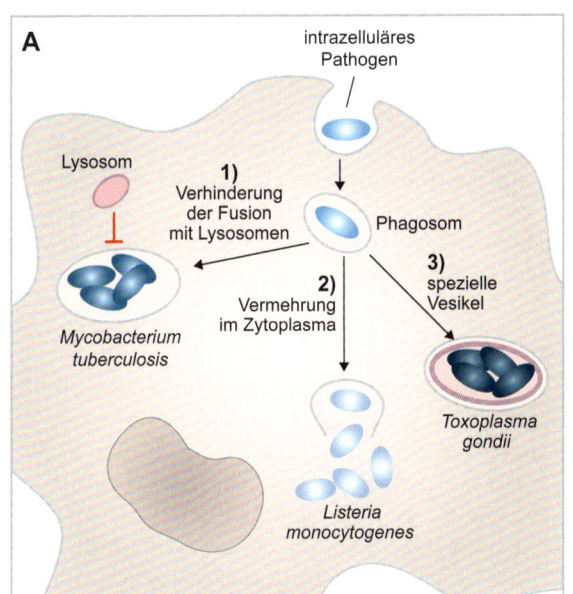

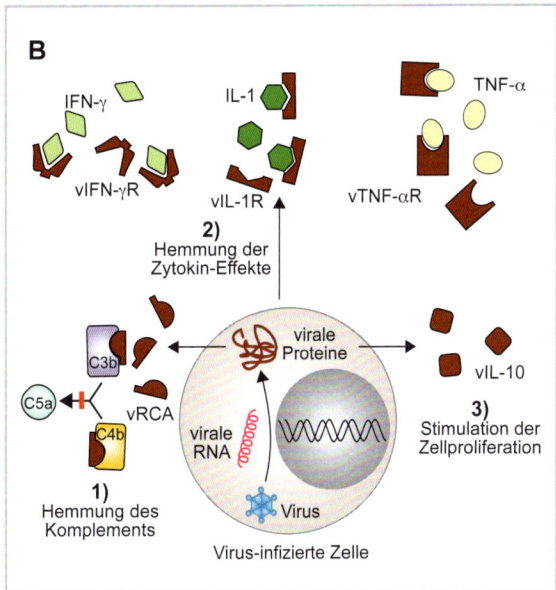

○ Abb. 4.14 Überlebensstrategien von Erregern.

A Nachdem ein intrazelluläres Pathogen über Phagozytose bzw. Endozytose in eine Zelle gelangt ist, befindet es sich im Membran-umgrenzten Kompartiment des Phagosoms. Es kann verschiedene Strategien einsetzen, um zu überleben und sich zu vermehren.
1) *Mycobacterium tuberculosis* kann beispielsweise verhindern, dass die Phagosomen mit den für den Krankheitserreger toxischen Lysosomen fusionieren.
2) Demgegenüber lysiert *Listeria monocytogenes* die Phagosomenmembran und vermehrt sich im Zytoplasma.
3) *Toxoplasma gondii* umgibt sich mit einer eigenen Membran. Diese speziellen Vesikel können nicht mit Lysosomen fusionieren.

B Virengenome können für Proteine codieren, die die Immunantwort modulieren.
1) Beispielsweise können so genannte viral codierte Regulatoren der Komplementaktivierung (vRCA) gezielt einzelne Komplementfaktoren binden und darüber die Komplementaktivierung unterbinden.
2) Über die Bildung löslicher Zytokinrezeptoren (z.B. vIL-1R, vIFN-γR, vTNF-αR) können antiviral oder proin-flammatorisch wirkende Zytokine wie IFN-γ, IL-1 oder TNF-α inhibiert werden.
3) Es können aber auch viral codierte Zytokin-Analoga (z.B. vIL-10) als Wachstumsstimulus für die Zellen sezer-niert werden.

Resistenz gegenüber einer Immunantwort: Einige Krankheitserreger induzieren eine ganz normale Immunantwort, sind aber gegen die Abwehrmechanis-men resistent. Bestimmte Bakterien, wie z. B. der Erre-ger der Tuberkulose *Mycobacterium tuberculosis*, kön-nen ganz normal von Makrophagen erkannt und aufge-nommen werden. Die phagozytierten Bakterien können dann aber verhindern, dass das Phagosom mit dem Lysosom verschmilzt und schützen sich so vor der bak-teriziden Wirkung des Lysosomeninhalts. Das Myko-bakterium kann sich nun in den Makrophagen vermeh-ren und es kommt zur chronischen Infektion. Eine andauernde T-Zellaktivierung und Akkumulation gekoppelt mit einer Zytokinfreisetzung und Anlockung von weiteren Entzündungszellen führt zur Granulom-bildung (○ Abb. 4.14 A und ▶ Kap. 5.2.4).

Andere Bakterien, wie *Listeria monocytogenes*, kön-nen aus Phagosomen entwischen und sich im Zyto-plasma schnell vermehren (○ Abb. 4.14 A). Sie entgehen damit einer T$_H$1-Antwort, können aber von zytotoxi-schen T-Zellen vernichtet werden. Allerdings können

sie sich intrazellulär durch die Induktion einer gerichte-ten Aktinpolymerisation fortbewegen, sich durch die Membranen benachbarten Zellen bohren und sich so weitgehend ungehemmt verbreiten. Das parasitäre Pro-tozoon *Toxoplasma gondii* kann sich in einer Wirtszelle ein eigenes Vesikel bilden und sich so völlig einer Präsentation durch MHC-Moleküle entziehen (○ Abb. 4.14 A).

Suppression der Immunantwort: Viele Krankheitser-reger sind fähig, Immunreaktionen des Wirtes in unter-schiedlichster Art und Weise zu unterdrücken oder abzuschwächen und haben damit einen Überlebensvor-teil. Das Vaccinia-Virus hat beispielsweise in seinen Genrepertoire neutralisierende lösliche Rezeptoren für inflammatorische Zytokine wie TNF-α, IL-1 oder IFN-γ und das Epstein-Barr-Virus codiert für ein IL-10-Ana-log (○ Abb. 4.14 B). Erreger können auch ganz gezielt NK-Zellen hemmen und damit die Abwehr schwächen. Yersinien depletieren durch ihr Protein YopM, das in den Kern der Wirtszelle eingeschleust wird, NK-Zellen. HIV kann die Zahl der aktivierenden Rezeptoren an

NK-Zellen reduzieren. Die Hemmung des Komplement ist ein weiteres probates Mittel von Erregern, um die Immunantwort zu schwächen. Beispielsweise besitzt das Herpes-simplex-Virus einen Komplementrezeptor, der die Komplementeffektormechanismen des Wirts hemmen kann (o Abb. 4.14 B). Eine Reihe von bakteriellen Kapselpolysacchariden oder Oberflächenproteinen (z. B. von *Staphylococcus aureus* oder *Neisseria meningitidis*) hemmt ebenfalls die Komplementaktivierung. Eine weitere erfolgreiche Strategie, Abwehrmechanismen zu unterlaufen, ist die Behinderung der Antigenerkennung. Herpes-simplex-Viren und HCMV können auf unterschiedliche Weise den TAP-Transporter hemmen und damit die Beladung von MHC-I mit Antigenen verhindern. Das Karposi-Sarkom-Virus ist in der Lage, die Apoptose seiner Wirtzelle zu unterdrücken, da es ein Protein exprimieren kann, das Caspase-8 und damit die apoptotische Kaskade hemmt. Staphylokokken bilden Toxine (z. B. *Staphylococcus*-Enterotoxine oder das Toxic Shock Syndrome Toxin-1), die als so genannte Superantigene fungieren. Superantigene binden an Antigenrezeptoren sehr vieler T-Zellen und lösen die Produktion von immunsuppressiv wirkenden Zytokinen aus. Die derart unspezifisch aktivierten T-Zellen proliferieren zunächst und sterben dann sehr schnell durch Apoptose ab. Der genaue Mechanismus ist noch nicht geklärt.

Das eindrücklichste Beispiel für die Auslösung einer Immunsuppression durch ein Pathogen ist das Syndrom der erworbenen Immunschwäche auf Grund einer HIV-Infektion (AIDS), welches im Detail später besprochen wird (▸ Kap. 5.1.2).

In neuerer Zeit wird auch postuliert, dass bestimmte Pathogene natürliche Treg-Zellen unabhängig von ihrem TCR über den TLR-5, den Treg-Zellen exprimieren, aktivieren können und damit eine Immunsuppression induzieren.

Pathogenität der Immunantwort: Das respiratorische Synzytialvirus (RSV) löst eine Immunantwort aus, welche einen Teil der Pathogenese der Erkrankung darstellt und klinisch wichtig ist. Das Virus ruft eine häufig tödlich verlaufende Bronchiolitis bei Kleinkindern hervor. Eine RSV-Infektion führt nicht zur Bildung von neutralisierenden Antikörpern, sondern zur verstärkten Bildung von überwiegend T_H2-Zellen, die IL-3, IL-4 und IL-5 ausschütten. Es kommt daraufhin zur Einwanderung von Eosinophilen in die Lunge, zu einer gesteigerten Schleimbildung und zu lebensgefährlichen Bronchospasmen. Der humanisierte monoklonale Antikörper Palivizumab (Synagis®) ist der erste rekombinante Wirkstoff, der zur passiven Immunisierung eingesetzt wird (▸ Kap. 11.2.5).

Respiratorisches Synzytialvirus (RSV) gehört zur Familie der Paramyxoviren. Auf der Oberfläche besitzt RSV so genannte F-Proteine. Diese F-Proteine sind für die Fusion der Viren mit der Plasmamembran der Wirtszelle verantwortlich. Die F-Proteine sind sehr konservierte Proteine und für unterschiedliche RSV-Subtypen gleich. Der therapeutische Antikörper ist gegen das F-Protein gerichtet.

Helicobacter pylori ist ein gramnegatives Bakterium, das als häufige Ursache für Ulkuskrankheit, Magenschleimhaut-Entzündung und wahrscheinlich auch das Magenkarzinom entdeckt worden ist. Der Infektionsweg ist noch nicht endgültig geklärt. Sicher ist, dass Nahrung, die mit *Helicobacter pylori* enthaltenden Fäkalien verunreinigt ist, eine Infektion auslösen kann. Vermutet wird auch eine Übertragung von Mensch zu Mensch. Die Durchseuchung nimmt mit dem Lebensalter zu. Ein Nachweis ist mittels feingeweblicher und mikrobiologischer Untersuchung einer bei der Magenspiegelung gewonnenen Gewebeprobe oder durch den Urease-Schnelltest möglich.

Auch bei einer Infektion mit dem Bakterium *Helicobacter pylori* verursacht erst die Immunantwort des Körpers auf das Pathogen die eigentliche Krankheit. *Helicobacter pylori* heftet sich an die Magenschleimhaut und induziert eine Entzündungsreaktion, bei der es über die Freisetzung von IL-8 zu einer massiven Anlockung von Leukozyten kommt. Wird der Erreger nicht durch eine Antibiotikatherapie entfernt, verursacht die chronische Entzündung des Magens die Entwicklung von Ulcera und kann auch mit einem erhöhten Karzinomrisiko einhergehen.

Checkliste: Schädigungsmechanismen von Krankheitserregern und ihre Wege, einer Immunantwort zu entgehen

Schädigungsmechanismen:
- direkt über Exo- bzw. Endotoxine oder durch direkte Zellschädigung,
- indirekt über die gegen sie gerichteten Abwehrmechanismen.

Mechanismen, der Immunantwort zu entgehen:
- Variation des Antigens,
- Latenz von Erregern,
- Resistenz gegenüber einer Immunantwort,
- Suppression der Immunantwort,
- Pathogenität der Immunantwort.

5   Immunpathologie

Ein Versagen des Immunsystems kann zu unterschiedlichsten Erkrankungen führen, die hier examplarisch besprochen werden. Grundsätzlich lassen sich zwei Szenarien unterscheiden, eine unzulängliche Immunantwort (Immundefizienzen), die sich in häufig auftretenden Infektionen äußert und eine überschießende bzw. falsch ausgerichtete Immunantwort, die sich in Überempfindlichkeitsreaktionen und Autoimmunerkrankungen bemerkbar macht.

Immundefizienz-Erkrankungen können ihren Ursprung sowohl im angeborenen als auch im erworbenen Immunsystem haben.

Überempfindlichkeitsreaktionen stellen Entzündungsreaktionen dar, die entweder humoral (Antikörper) oder zellulär (T-Zellen) vermittelt sind. Sie werden in vier Typen eingeteilt: Die Typ-I-Reaktion stellt die klassische Allergie dar und ist durch IgE bzw. Mastzellaktivierung charakterisiert. Typ-II- und Typ-III-Reaktionen sind durch Bindung von IgG an Zelloberflächen bzw. die Bildung von Immunkomplexen gekennzeichnet. Die Typ-IV-Reaktion läuft verzögert ab und wird durch T-Zellen vermittelt.

Autoimmunerkrankungen sind die Folge eines Versagens der Selbsttoleranz und werden in organspezifische und systemische Erkrankungen unterteilt. Häufig werden Antikörper gebildet, die gegen körpereigene Strukturen gerichtet sind.

Die Transplantatabstoßung ist eine Reaktion des Immunsystems gegen allogene oder xenogene MHC-Moleküle und kann unterschiedlich verlaufen (hyperakute, akute oder chronische Abstossung).

Es gibt Evidenzen, dass das Immunsystem die Entstehung von Tumoren kontrolliert bzw. bei ihrer Beseitigung eine wichtige Rolle spielt. Strategien der Immuntherapie zielen auf eine Aktivierung einer Anti-Tumor-spezifischen Immunantwort ab.

5.1   Immundefizienz

Eine Immundefizienz wird durch den Defekt einer oder mehrerer Komponente/n des Immunsystems hervorgerufen. Die Folge sind häufig auftretende Infektionen, die zum Tod führen können. Je nach den betroffenen Komponenten des Immunsystems unterscheidet man spezifische Immundefekte, die T- und/oder B-Zell-Antworten betreffen, und unspezifische Immundefekte, deren Ursachen in Defekten von Phagozyten oder Komplement liegen. Zusätzlich lassen sich jeweils primäre bzw. erblich bedingte, angeborene Immundefekte von sekundären bzw. erworbenen Immundefizienzen unterscheiden. Angeborene Immunschwächen sind auf Genmutationen zurückzuführen. Ursachen für eine erworbene Immunschwäche sind beispielsweise Unterernährung, Infektionen mit bestimmten Erregern, sowie Einnahme bestimmter Medikamente oder Strahlung. Zur Diagnose einer Immundefizienz stehen unterschiedlichste Tests zur Verfügung, die in den Kapiteln 15 bis 18 besprochen werden.

5.1.1   Angeborene Immundefizienz

Bisher wurden mehr als 140 Immundefizienzen diagnostiziert. Erbliche Immundefekte sind meist rezessiv und daher zumeist auf Mutationen in Genen auf dem X-Chromosom zurückzuführen. Angeborene Immundefekte können alle Funktionen des Immunsystems betreffen. Generell lässt sich auf Grund der Art der immer wiederkehrenden Infektionen auf die Komponenten des Immunsystems schließen, die defekt sind.

Die wiederholte Infektion mit so genannten pyogenen Bakterien lässt beispielsweise auf einen Defekt in der Produktion bzw. Funktion von Antikörpern oder der Phagozyten und des Komplements schließen. Pyogene Bakterien, wie z. B. Staphylokokken und Streptokokken, tragen eine Polysaccharidhülle, die verhindert, dass sie von Makrophagen und Granulozyten in einer Sofort-Reaktion beseitigt werden können. Die Bekämpfung erfolgt dann zunächst über Opsonisierung der Bakterien mit Antikörpern oder Komplement und nachfolgender Phagozytose.

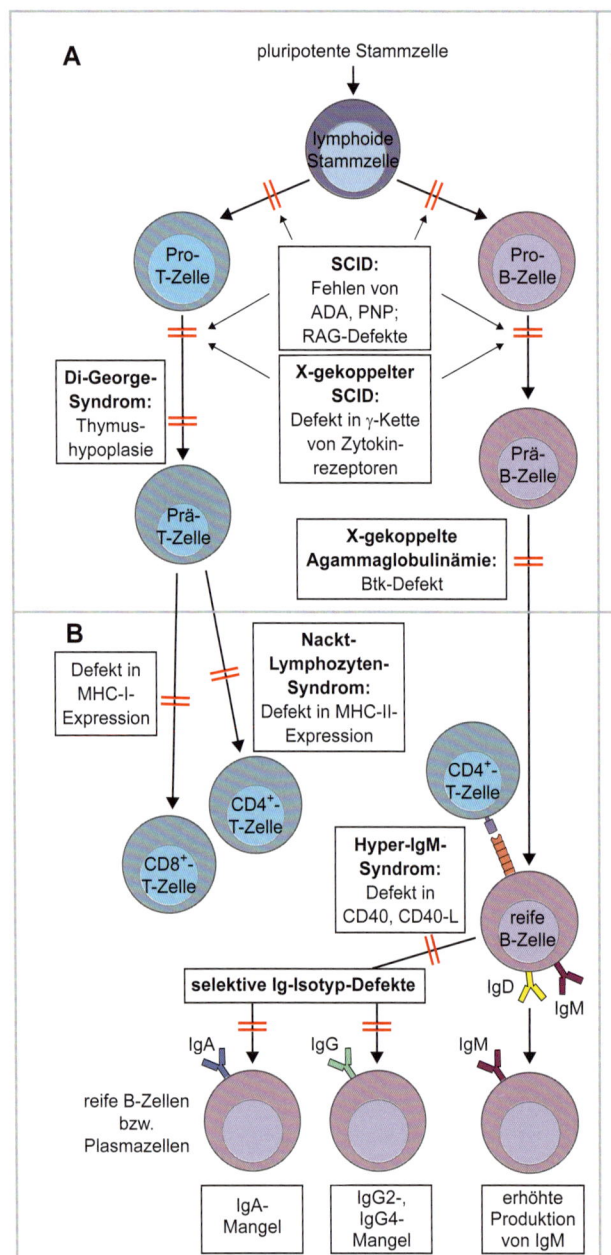

A

pluripotente Stammzelle

lymphoide Stammzelle

Pro-T-Zelle

Pro-B-Zelle

SCID:
Fehlen von ADA, PNP; RAG-Defekte

X-gekoppelter SCID:
Defekt in γ-Kette von Zytokin-rezeptoren

Di-George-Syndrom:
Thymus-hypoplasie

Prä-T-Zelle

Prä-B-Zelle

X-gekoppelte Agammaglobulinämie:
Btk-Defekt

B

Defekt in MHC-I-Expression

Nackt-Lymphozyten-Syndrom:
Defekt in MHC-II-Expression

CD4⁺-T-Zelle

CD4⁺-T-Zelle

CD8⁺-T-Zelle

Hyper-IgM-Syndrom:
Defekt in CD40, CD40-L

reife B-Zelle

IgD

IgM

selektive Ig-Isotyp-Defekte

IgA

IgG

IgM

reife B-Zellen bzw. Plasmazellen

IgA-Mangel

IgG2-, IgG4-Mangel

erhöhte Produktion von IgM

C

pluripotente Stammzelle

myeloide Stammzelle

Angeborene Neutropenien

Neutrophile

Monozyten

Chronische Granulomatose:
Defekt in NADPH-Oxidase

Leukozytenadhäsion-Defizienz:
Defekt in β-Kette von β₂-Integrinen

○ **Abb. 5.1** Angeborene (primäre) Immundefekte.
A Defekte in der Lymphozytenentwicklung: Vorkommende genetische Defekte in der Reifung von T- und B-Lymphozyten sind durch Pfeile gekennzeichnet und mit Namen versehen. (ADA: Adenosindesaminase; PNP: Purinnukleotidphosphorylase; RAG: Rekombinase-aktivierende Gene; Btk: Bruton-Tyrosinkinase).
B Defekte in der Lymphozytenaktivierung und deren Funktionen: Genetische Defekte können in der Expression von Molekülen auftreten, die für die Antigenpräsentation (MHC-II), Rezeptorsignalübertragung und Costimulationssignale (CD40-L) von Bedeutung sind. Der Ort der entsprechenden Blockade ist gekennzeichnet.
C Defekte in der Entwicklung und Funktion von Phagozyten: Die markierten Defekte führen überwiegend zu einem Funktionsverlust von Phagozyten in der angeborenen Immunabwehr.

Eine wiederholte Virusinfektion dagegen deutet beispielsweise auf einen Immundefekt der T-Zellpopulation hin.

Im Folgenden werden Defekte des spezifischen, adaptiven Immunsystems (Lymphozytendefekte) von Defekten des unspezifischen, angeborenen Immunsystems (Phagozyten-, Komplementdefekte) unterschieden.

Angeborene Lymphozyten-Immundefizienzen lassen sich in Defekte der Lymphozytenentwicklung und in Defekte der Aktivierung und Funktion von Lymphozyten unterteilen.

Immundefekte der Lymphozytenentwicklung sind in ○ Abb. 5.1 A zusammengefasst:

Genetische Defekte, die sowohl den T-Zell- wie auch den B-Zellarm der Immunantwort betreffen, werden unter dem Begriff schwere kombinierte Immundefekte oder SCID (severe combined immune deficiency) zusammengefasst. In diesen Patienten kommt es weder zu einer B- noch zu einer T-Zellantwort. Es gibt mehrere genetische Defekte, die zum SCID-Phänotyp führen:

Beispielsweise führt ein Defekt in den Enzymen Adenosindesaminase (ADA) oder Purinnukleotidphosphorylase (PNP) zur Akkumulation von Nukleotidmetaboliten, die besonders toxisch für T-Zellen sind. B-Zellen sind jedoch ebenfalls beeinträchtigt. Des Weiteren gibt es einen Gendefekt, der in der γ-Kette des IL-2-Rezeptors liegt und als X-gekoppelter schwerer kombinierter Immundefekt (X-gekoppelter SCID) bezeichnet wird. Eine T-Zellentwicklung kann in diesen männlichen Patienten nicht stattfinden. Man konnte in diesem Zusammenhang zeigen, dass die γ-Kette des IL-2-Rezeptors auch in anderen Zytokinrezeptoren vorkommt, wie z. B. im IL-4- und IL-7-Rezeptor. Demnach können bei diesem Gendefekt auch B-Zellen im Rahmen der T-Zell-abhängigen Antikörperreaktion nicht mehr proliferieren. Schließlich gibt es eine dritte Gruppe von Gendefekten, die ein SCID-Syndrom verursachen. Ein Defekt in den Rekombinase-aktivierenden Genen RAG-1 oder -2 führt zu einer Störung in der somatischen Rekombination von Antigenrezeptorgenen, was dazu führt, dass sich weder funktionsfähige B- noch T-Zellen bilden können.

SCID ist eine so schwerwiegende Erkrankung, dass betroffene Kinder nur in völlig keimfreier Umgebung (vgl. das *bubble baby*, das durch eine Plastikhülle abgeschirmt war) oder durch Gabe von Antikörpern und nach erfolgreicher Knochenmarktransplantation überleben können. Gentherapeutische Strategien, die auf einen Transfer des „normalen" Gens abzielen, bieten sich bei solchen Erbkrankheiten an, befinden sich aber noch im experimentellen klinischen Stadium.

Bei einer anderen Gruppe von Patienten können T-Zellen im Thymus nicht reifen, da kein normal entwickeltes Epithelgewebe im Thymus vorhanden ist, das die Reifung von Thymozyten in T-Lymphozyten reguliert (Di George-Syndrom).

Das Unvermögen von Patienten, MHC-II-Moleküle auf Makrophagen und B-Zellen sowie auf Thymusepithel zu exprimieren, führt dazu, dass diese Personen einen Mangel an CD4-positiven T-Lymphozyten haben (Nacktes-Lymphozyten-Syndrom). Dieser Mangel führt dann gleichzeitig zu einem Antikörpermangel.

Bei der so genannten MHC-I-Schwäche handelt es sich um eine Erkrankung, bei der trotz normaler Produktion von MHC-I-Molekülen, diese nicht an die Zelloberfläche transportiert werden. Dieser Defekt ist durch eine Mutation im TAP-1- oder TAP-2-Gen bedingt. Das TAP-Protein ist ein wichtiger Peptid-Transporter bei der Prozessierung von Antigenen durch MHC-I (o Abb. 3.12). Das Fehlen von MHC-I-Molekülen an der Zelloberfläche führt dann – ähnlich wie bei MHC-II-Schwäche – zum Fehlen funktionsfähiger CD8$^+$-T-Zellen (mit α/β-TCR). Interessanterweise ist das klinische Bild dieser Patienten jedoch nicht sehr gravierend.

In der B-Zellentwicklung äußert sich eine X-gekoppelte Agammaglobulinämie (XLA, X-linked agammaglobulinemia) in einem kompletten Fehlen von Antikörpern bei männlichen Kindern. Man weiß inzwischen, dass XLA auf ein fehlerhaftes Gen einer Tyrosinkinase zurückzuführen ist. Die so genannte Bruton-Tyrosinkinase (Btk) ist an Ereignissen der Differenzierung von Prä-B-Zellen zu B-Zellen beteiligt. Die Bruton-Tyrosinkinase ist aber auch wichtig für die Aktivierung reifer B-Zell-Klone und wird daher auch als therapeutisches Target bei B-Zell-Lymphomen oder Autoimmunerkrankungen wie der rheumatoiden Arthritis diskutiert (▸ Kap. 5.3.2)

Die o Abb. 5.1 B illustriert angeborene Immundefekte, die durch fehlerhafte Lymphozyten-Aktivierung oder -Funktionen hervorgerufen sind:

Genetisch bedingte Defekte in der T-Zellaktivierung (CD40-L-Defekt) und das Fehlen von MHC-II-Molekülen (APC) (Nacktes-Lymphozyten-Syndrom) führen zu gestörten zellulären Immunantworten sowie zu gestörten T-Zell-abhängigen humoralen Antworten.

Eine Mutation des CD40-Liganden auf aktivierten T-Zellen kann dazu führen, dass CD40-L nicht mehr an das CD40 auf B-Zellen bzw. Makrophagen binden kann, was Defekte in der T$_H$-Zell-abhängigen Aktivierung von B-Zellen und Makrophagen nach sich zieht (▸ Kap. 3.3). Dieser Defekt wird X-gekoppeltes Hyper-IgM-Syndrom genannt. Ein Kontakt mit T-Helferzellen und entsprechenden Zytokinen ist notwendig, um eine IgM-produzierende B-Zelle zur Produktion anderer Immunglobulin-Isotypen anzuregen (Isotyp-Switching). Der Defekt in der Interaktion zwischen CD40 und CD40-L beschränkt sich nicht nur auf die B-Zelldifferenzierung, sondern spielt auch eine wesentliche Rolle bei der Aktivierung von Makrophagen und bei der Entwicklung zytotoxischer T-Effektor-Zellen. Die Patienten mit Hyper-IgM-Syndrom sind also nicht nur gegenüber pyogenen Infektionen sehr empfindlich, sondern beispielsweise auch gegenüber *Pneumocystis jirovecii*, einem opportunistischen Krankheitserreger der Lunge, der normalerweise von aktivierten Makrophagen vernichtet wird.

Es gibt neben dem Hyper-IgM-Syndrom noch weitere selektive Ig-Isotyp-Defekte, z. B. IgA- und IgG-Subklassen-Mangel. Das IgA-Mangelsyndrom kommt am häufigsten vor, ist vor allem bei Kaukasiern verbreitet und liegt in einem Defekt in der Differenzierung von IgA-produzierenden B-Lymphozyten begründet. Diese

---

SCID-Maus ist ein Mäusestamm, der keine B-und T-Zellen besitzt. Der Grund hierfür ist eine Blockade der Lymphozyten-Reifung. Die Lymphozyten-Vorläuferzellen exprimieren keine Antigenrezeptoren.

Nackt-Maus ist ein Inzuchtstamm mit homozygotem genetischen Defekt, der sich im Fehlen des Thymusorgans äußert, was zu einer ausgeprägten T-Zell-Defizienz führt. Die Mäuse sind haarlos und können Organe anderer Spezies akzeptieren, da sie keine funktionierende T-Zellantwort ausführen können.

Personen sind zumeist symptomfrei, können aber häufiger an pulmonalen Infektionen oder Durchfällen leiden, was mit der Rolle von IgA bei der Abwehr von Fremdorganismen in Schleimhäuten im Einklang steht. Der fehlende Schutz könnte auch die erhöhte Frequenz von allergischen (atopischen) Erkrankungen und Autoimmunerkrankungen bei IgA-defizienten Patienten erklären.

Einige Personen können neben IgA- auch zusätzlich keine IgG-Antikörper (insbesondere IgG2 und IgG4) produzieren. Generell lässt sich sagen, dass Patienten mit solch reinen B-Zell-Defekten die meisten Krankheitserreger erfolgreich bekämpfen können. Anfälligkeiten bestehen gegenüber pyogenen Bakterien, die eine Opsonisierung mit spezifischen Antikörpern zu deren Elimination durch Phagozytose benötigen.

Der am weitesten verbreitete Defekt in der humoralen Immunantwort ist ein vorübergehender Mangel an Immunglobulinen während der ersten sechs bis zwölf Lebensmonate. Das Neugeborene besitzt durch die Übertragung von der Mutter nach der Geburt IgG-Immunglobuline. Diese IgG-Moleküle werden jedoch abgebaut und der Antikörperspiegel nimmt ab. Durch die Antikörper in der Muttermilch (IgG und IgA) kann der Mangel durch Stillen etwas verbessert werden. Obgleich die Synthese von IgM-Antikörper schon kurz nach der Geburt einsetzt, beginnt das Baby erst im Alter von etwa sechs Monaten selbst IgG-Antikörper zu bilden. Durch die sehr niedrigen IgG-Konzentrationen sind humorale Antworten also zwischen dem 3. und 12. Lebensmonat besonders schwach, was sich in einer erhöhten Infektanfälligkeit bemerkbar machen kann.

Neben den Defekten in Lymphozytenfunktionen, die Einfluss auf erworbene Immunantworten haben, gibt es auch Defekte des Komplementsystems und der Phagozyten, die sich in der angeborenen Immunantwort zeigen.

Die verschiedenen Faktoren des Komplementsystems spielen – wie beschrieben (▶ Kap. 2.1.2) – eine wichtige Rolle bei Immunantworten. Für alle Komponenten des Komplementsystems, einschließlich der Inhibitoren, sind erbliche Defekte beschrieben. Eine Defizienz im Faktor C2 kommt am häufigsten vor. Das Fehlen von C2 oder anderer Faktoren des klassischen Aktivierungsweges (○ Abb. 2.4) führt zu einer erhöhten Infektanfälligkeit, aber besonders auch zu einer krankhaften Anhäufung von Immunkomplexen, da diese offensichtlich nicht mehr adäquat durch Makrophagen entfernt werden können. Defekte in frühen Komponenten des alternativen Weges (Faktor D bzw. B; ○ Abb. 2.4) führen, ebenso wie Defekte von C3, zu einer erhöhten Anfälligkeit gegenüber extrazellulären Bakterien, insbesondere pyogene Bakterien und *Neisseria*-Stämmen, den Erregern von Meningitis und Gonorrhö. Ein Mangel in den Membran-angreifenden Komponenten (C5-

C9) führt nur zu einer Infektion mit *Neisseria ssp.*, was die Bedeutung der Komplement-induzierten Lyse in der Abwehr gegenüber *Neisseria*-Stämmen unterstreicht.

Eine überschießende Reaktion des Komplementsystems ist bei einem Defekt im C1-Inhibitorprotein zu beobachten. Dieser autosomal dominante Gendefekt ist häufiger anzutreffen als Defizienzen in Komplementfaktoren. Die ungeregelte Aktivität des Komplementsystems führt zur übermäßigen Produktion von gefäßaktiven Mediatoren (z. B. C5a und Bradykinin), die zu lebensbedrohlichen Ödemen führen können. Man nennt das Syndrom das erbliche angioneurotische Ödem.

Defekte des phagozytären Systems können ebenfalls eine Immunschwäche hervorrufen (○ Abb. 5.1 C). Erbliche Defekte in der Produktion von neutrophilen Zellen werden als angeborene Neutropenien bezeichnet und können je nach Ausprägung eine Knochenmarktransplantation zum Überleben notwendig machen. Das Syndrom der Leukozyten-Adhäsionsdefizienz beruht auf einen Gendefekt eines Leukozyten-Integrins (Integrin-β_2-Untereinheit, CD18) und verhindert, dass Makrophagen und Neutrophile an den Ort der Infektion wandern. Die Patienten leiden an ausgedehnten Infekten verursacht von teils eitererregenden Bakterien.

Andere Funktionsstörungen der Phagozyten betreffen ihre Fähigkeit, phagozytierte Bakterien abzutöten. Die septische (chronische) Granulomatose zeichnet sich durch einen Defekt der Granulozyten aus, Superoxidradikale zu bilden und damit bakterizid zu wirken. Der Defekt befindet sich in einem Protein des NADPH-Oxidase-Systems. Diese Patienten leiden unter chronischen bakteriellen Infektionen, die zur Ausbildung von Granulomen führen können (▶ Kap. 5.2.4). Ähnlich ergeht es Patienten, die an einem Mangel an Glucose-6-phosphat-Dehydrogenase (G6PD) oder Myeloperoxidase leiden. Dies sind zwei Enzyme, die ebenfalls für den so genannten „respiratorischen burst" von Phagozyten wichtig sind.

Das sehr komplexe Chediak-Higashi-Syndrom ist durch einen Gendefekt gekennzeichnet, der verhindert, dass Lysosomen mit Phagosomen fusionieren. Damit können die Phagozyten dieser Patienten aufgenommene Krankheitserreger nur wenig effizient abtöten. Die Patienten zeigen daher u. a. eine verminderte Resistenz gegenüber pyogenen Bakterien.

Therapiemöglichkeiten von erblichen Immunschwächeerkrankungen

Während Defizienzen in der humoralen und angeborenen Immunantwort in der Regel nicht lebensbedrohlich sind, sind T-Zell-Defekte wie z. B. beim SCID-Syndrom häufig mit tödlich verlaufenden Infektionen gekoppelt. Defizienzen der Antikörperproduktion lassen sich entweder symptomatisch durch Gabe von Antibiotika gegen pyogene Pathogene behandeln oder können durch Gabe entsprechender Immunoglobuline behoben werden (▶ Kap. 10).

Die Defekte, die zum SCID-Phänotyp oder zur schweren angeborenen Neutropenie führen, lassen sich im Allgemeinen nur durch Knochenmarktransplantation beheben. Wie wir im ▶ Kap. 5.4 detaillierter besprechen werden, treten hierbei zwei Probleme auf, die durch den Polymorphismus der MHC-Moleküle gegeben sind: Zum einen muss eine gewisse Übereinstimmung der exprimierten MHC-Moleküle des Thymusgewebes des Empfängers mit denen des Transplantats bestehen, da sonst das Thymusgewebe keine T-Zellen aus den Spender-Vorläuferzellen produzieren kann. Es besteht zum zweiten die Gefahr, dass reife T-Zellen im Transplantat den Empfänger als fremd erkennen und angreifen. Diese Reaktion wird als Transplantat-gegen-Wirt-Reaktion (graft versus host) bezeichnet. Dies wird dadurch behoben, dass reife T-Zellen aus dem Transplantat entfernt werden.

Die Gefahr einer Wirt-gegen-Transplantat-Reaktion bei SCID-Patienten ist weniger gegeben, da T-Zellen des Wirtes im Falle der SCID-Patienten nicht vorhanden sind, wohl aber bei Patienten mit schwerer angeborener Neutropenie.

Die somatische Gentherapie ist ein aktueller Therapieansatz bei Erkrankungen, die durch einen spezifischen Defekt in einem Gen hervorgerufen sind. Die Idee ist, Stammzellen – beispielsweise aus dem Nabelschnurblut entnommen oder auch Knochenmarkzellen – das intakte Gen, z. B. für ADA oder für die γ-Kette des IL-2R einzupflanzen und die so veränderten Zellen dem Patienten zu reinfundieren. Die wesentlichen Probleme sind hierbei immer noch, dass zum einen effiziente und unbedenkliche Genfähren gefunden werden müssen, die eine ausreichende Genmenge in die Zellen einschleusen und dass zum anderen durch die Integration des Gens in das Genom der Wirtszelle keine unerwünschten Effekte, wie eine Tumorentstehung, ausgelöst werden.

5.1.2 Erworbene Immundefizienz

Erworbene Immunschwächen können durch Medikamente, wie beispielsweise Chemotherapeutika, oder Bestrahlung verursacht sein, die häufig auf T-Lymphozyten toxisch wirken. Mangelernährung in der dritten Welt führt zu ausgeprägten T-Zell-Defekten und schließlich kann beispielsweise eine Infektion mit dem HI-(human immunodeficiency)-Virus zu der bis heute schwerwiegendsten erworbenen Immunschwäche führen, nämlich zu AIDS (acquired immune deficiency syndrome).

HIV ist ein Retrovirus mit Hülle und zählt zur Gruppe der Lentiviren. Die Bezeichnung kommt von *lentus* (= langsam) und bezieht sich auf den langsamen Verlauf bzw. das allmähliche Voranschreiten der Krankheiten, die diese Viren verursachen. HI-Viren können jahrelang persistieren, bis sich die Anzeichen der Krankheit offen zeigen. HIV ist ein Virus, das CD4-positive T-Zellen, dendritische Zellen und Makrophagen infiziert (o Abb. 5.2).

> **Retrovirus** ist ein RNA-Virus, das das Enzym Reverse Transkriptase benutzt, um eine DNA-Kopie von seiner RNA zu produzieren. **HTLV** (Erreger der T-Zell-Leukämie) und **HIV** (AIDS) sind Retroviren.

Das Virus dringt mit Hilfe von zwei Glykoproteinen in der Virushülle (gp120 und gp41) in die Zelle ein. Gp120 bindet hoch affin an CD4. Vor dem Eindringen des Virus muss gp120 aber auch an einen Corezeptor in der Membran der Wirtszelle binden, nämlich die Chemokinrezeptoren CCR5, exprimiert auf dendritischen Zellen, Makrophagen und CD4-positiven T-Zellen bzw. CXCR4 auf aktivierten T-Zellen. Nach der Bindung von gp120 an Rezeptor und Corezeptor induziert gp41 die Fusion von Virushülle und Plasmamembran der Wirtszelle. Die weiteren Stadien der Infektion sind in o Abb. 5.2 B dargestellt. Individuen, die eine nicht-funktionelle Variante von CCR5 besitzen, scheinen gegenüber einer HIV-Infektion resistent zu sein.

> **C-C-** bzw. **C-X-C-Chemokine** sind Chemokin-Untergruppen, die durch die Anordnung der Cysteinreste (C) charakterisiert sind.
>
> **CCR** bzw. **CXCR** sind die entsprechenden Rezeptoren der C-C- und C-X-C-Chemokine.

Die Infektion mit HIV erfolgt im Allgemeinen durch die Übertragung von Körperflüssigkeit (Samenflüssigkeit, Vaginalflüssigkeit, Blut, Milch) einer infizierten auf eine nicht-infizierte Person. Eine HIV-Infektion scheint sehr selten eine Immunantwort hervorzurufen, durch die der Erreger komplett eliminiert werden könnte. Nach einer Abwehr der akuten Infektion durch neutralisierende Antikörper und zytotoxische T-Zellen vermehrt sich das Virus kontinuierlich und scheint in eine klinisch latente Phase einzutreten. Die HIV-spezifischen T_c-Effektorzellen können nämlich von ihren Zielzellen (z. B. infizierten CD4$^+$-T-Zellen), die Fas-L exprimieren, fatalerweise abgetötet werden. Das Virus vermehrt sich nun in geringem Ausmaß in CD4-positiven T-Zellen, dendritischen Zellen und Makrophagen. Es kommt dadurch zu einem stetigen Abbau der Anzahl von CD4-positiven T-Zellen. Makrophagen sterben hingegen nicht, sondern bilden ein Reservoir an Viren und induzieren durch ihren aktivierten Zustand die

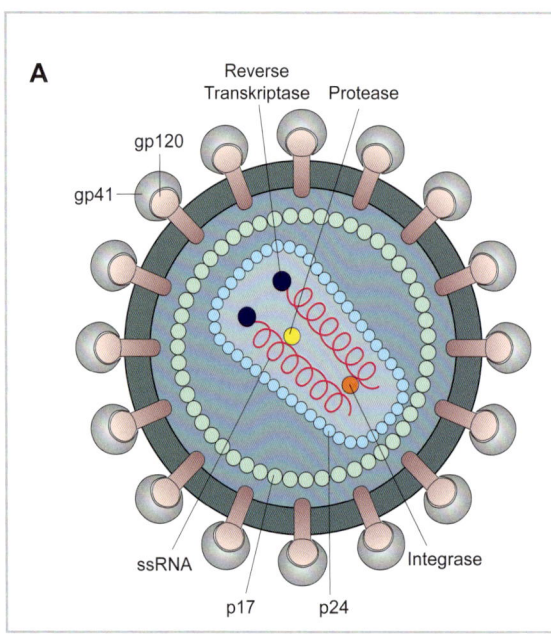

○ **Abb. 5.2** Lebenszyklus eines HI-Virus und therapeutische Angriffspunkte.

A Struktur eines HI-Virus. Ein HI-Virion besteht aus zwei identischen einzelsträngigen RNA-Molekülen (ssRNA) und den assoziierten Enzymen Reverse Transkriptase, Integrase und Protease. Das p24-Kapsidprotein und das p17-Matrixprotein bilden eine „Hülse" (core), die von einer Phospholipidmembran umgeben ist. Wichtige Membranproteine sind gp41 und gp120.

B Die einzelnen Schritte einer HIV-Infektion und Reproduktion sind gezeigt: Das Virion bindet mittels gp120 an CD4 und den Chemokin-Rezeptor (CCR5), gp41 induziert die Fusion von Virushülle und Plasmamembran der Wirtszelle. Virale RNA wird ins Zytoplasma freigesetzt und durch die Reverse Transkriptase in provirale DNA umgeschrieben. Die virale DNA integriert dann ins Wirtsgenom. Virale Proteine werden synthetisiert und nach Umstrukturierung durch virale Proteasen zur Virion-Core-Struktur zusammengesetzt. Neue HIV-Partikel werden freigesetzt. Therapeutische Ansätze sind in den rot umrandeten Kästchen zu sehen.

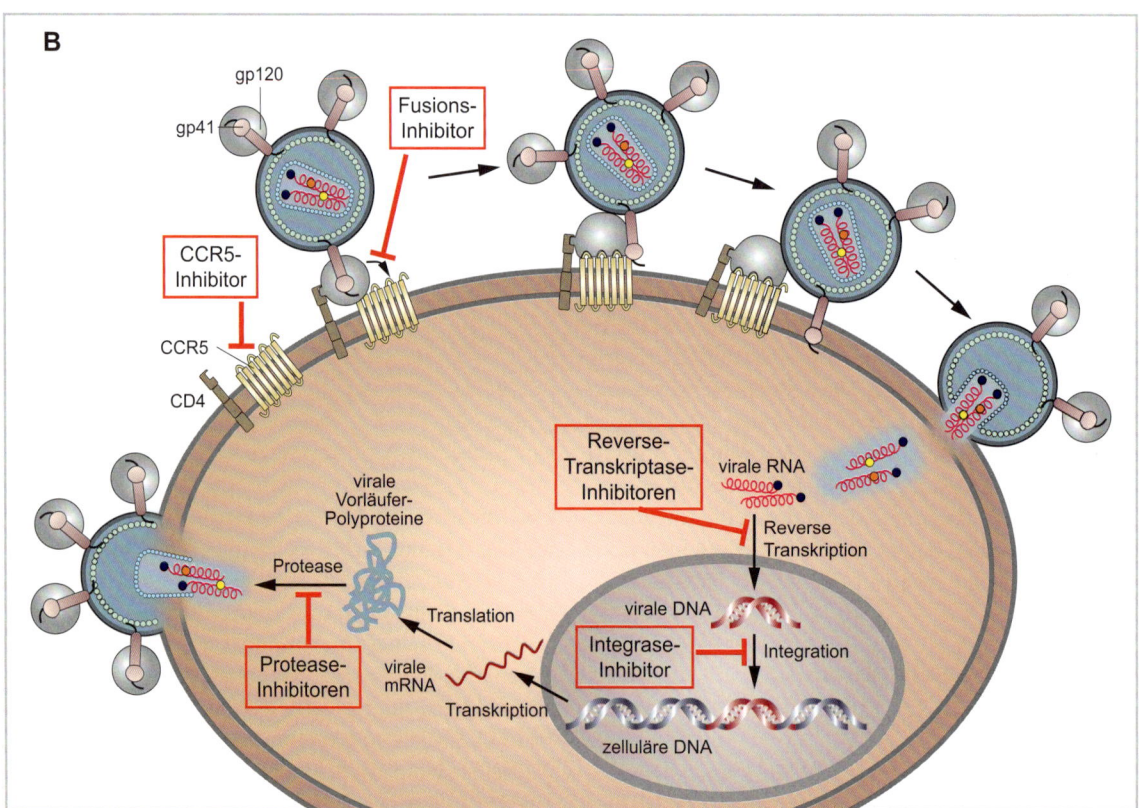

Freisetzung von Zytokinen, die wiederum zur Abtötung von infizierten CD4-positiven T-Zellen führen. Kommt es nach durchschnittlich 10 Jahren dieser asymptomatischen Phase zu einem Zustand, in dem nur noch wenige CD4-positive T-Zellen vorhanden sind, entwickelt der Patient die klinischen Symptome von AIDS. Die zelluläre Immunantwort versagt bei diesen Patienten und Infektionen mit Pilzen wie *Candida albicans* oder Mykobakterien (*Mycobacterium tuberculosis*) sind sehr häufig. Lungenentzündungen durch *Pneumocystis jirovecii* kommen vermehrt hinzu und können zum Tod führen (○ Abb. 5.3).

Abb. 5.3 Klinischer Verlauf einer HIV-Infektion.

Die drei Stadien einer HIV-Infektion sind dargestellt:

Die akute Phase ist geprägt durch einen starken Anstieg der Virus-Menge im Blut. Eine Immunantwort des Wirtes hält die Infektion temporär unter Kontrolle. Zu diesem Zeitpunkt werden allmählich Anti-HIV-Antikörper im Blut nachweisbar. Die Manifestation einer chronischen Infektion von Immunzellen (chronische Phase) wird aber nicht verhindert. Diese Phase ist dadurch gekennzeichnet, dass die Zahl der CD4-positiven T-Zellen stetig abfällt und es zu einem erneuten Anstieg der HI-Viruslast im Blut kommt. Die Endphase (AIDS) ist erreicht, wenn die CD4-positiven T-Zellen mehr oder weniger vollständig depletiert sind.

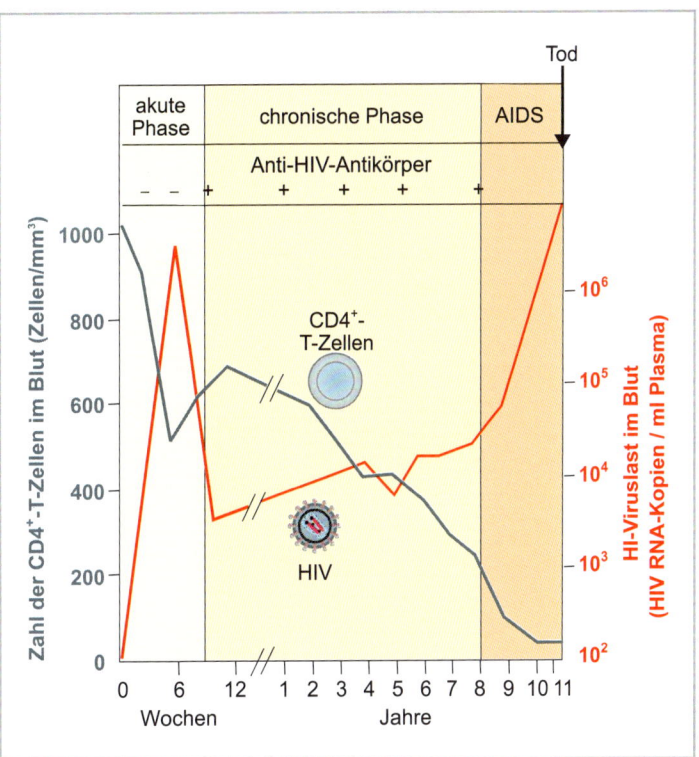

Therapiemöglichkeiten von erworbenen Immunschwächeerkrankungen – Beispiel HIV-Infektion

Die derzeitige Therapie der HIV-Infektion umfasst eine Kombination aus Protease-Inhibitoren (Saquinavir, Ritonavir, Indinavir, Nelfinavir, Amprenavir, Lopinavir) und Nukleosid-Analoga (AZT, d4T, 3Tc). Protease-Inhibitoren hemmen eine virale Protease, die aus Vorläufer-Polyproteinen des Virus funktionsfähige Proteine spaltet. Durch diese Wirkstoffe wird die Reifung der Viruspartikel verhindert. Die Nukleosid-Analoga sollen die Reverse Transkriptase, die die Pro-Virus-DNA synthetisiert, hemmen. Zusätzlich gibt es die Klasse der Nicht-Nukleosid-Hemmstoffe (Nevirapin, Efavirenz, Delavirdin) der Reversen Transkriptase. Bei der so genannten HAART (hoch-aktive anti-retrovirale Therapie) werden drei verschiedene Wirkstoffe kombiniert (Tripel-Therapie), um möglichst effektiv die Virus-Vermehrung zu inhibieren.

Neu in der Therapie von HIV-Erkrankungen sind Antikörper gegen CD4 (Ibalizumab) und CCR5-Rezeptorantagonisten (Maraviroc). Bereits auf dem Markt sind weiterhin eine peptidische Verbindung, die die Fusion des Virus mit der Wirtszelle inhibiert (Enfuvirtide) sowie ein Integrase-Inhibitor (Raltegravir). Bestrebungen, einen Impfstoff gegen HIV zu entwickeln sind außerordentlich attraktiv bergen aber Schwierigkeiten, mit denen man bei Impfstoffen gegen andere Erreger nicht konfrontiert wird.

> **DNA-Impfstoff** ist eine Vakzine, die aus einer (Plasmid-)DNA besteht. Nach Verabreichung kommt es zu einer Immunantwort gegen das Erreger-Protein, für das dieses DNA-Stück codiert. Die (Plasmid-)DNA enthält außerdem unmethylierte CpG-Nukleotide, die als Adjuvans verstärkend wirken können.

Die erste Schwierigkeit ist die Tatsache, dass eine induzierte Immunantwort offensichtlich nicht vor einer dauerhaften Infektion schützen kann. Das zweite Problem ist, dass man nicht weiß, ob die schützende Immunantwort humoraler oder zellulärer Art sein soll bzw. muss. Falls zur Erlangung eines Schutzes eine starke zytotoxische T-Zell-Komponente notwendig ist, müsste der Einsatz von Lebend-Impfstoff möglich sein, was bei HIV ein großes Risiko darstellt. Eine andere Möglichkeit ist hier ein DNA-Impfstoff (▸ Kap. 9.10.5). Darüber hinaus kann sich die Antigenität des Virus ändern (▸ Kap. 4.3.2) und schließlich kann es natürlich auch sein, dass das Immunsystem überhaupt nicht in der Lage ist, dieses Virus zu bekämpfen, so dass Impfen ein falscher Ansatz ist.

5

5.2   Überempfindlichkeitsreaktionen

Von einer Überempfindlichkeitsreaktion spricht man, wenn körpereigenes Gewebe durch eine überschießende bzw. nicht richtige Immunantwort auf ein Antigen geschädigt wird. Eine solche Reaktion tritt frühestens nach dem zweiten Kontakt mit einem Antigen auf und ist individuell sehr unterschiedlich. Die Antigene können exogenen Ursprungs sein und beispielsweise in Staub, Pollen, Nahrung oder Arzneimitteln vorkommen; sie können aber auch endogene Substanzen darstellen (Autoantigene).

> **Überempfindlichkeitsreaktion** ist eine überschießende Immunantwort, die individuell abläuft und körpereigenes Gewebe schädigt. Man unterscheidet zwischen Antikörper-vermittelten (Typ I–III) und T-Zell-vermittelten (Typ IV) Reaktionen.

Es werden 4 Typen von Überempfindlichkeitsreaktionen unterschieden, wobei die Unterscheidungskriterien die unterschiedlichen, zugrunde liegenden Mechanismen sind: Typ I–III werden von Antikörpern vermittelt, Typ IV von T-Zellen (○ Abb. 5.4).

Beim Typ I oder Überempfindlichkeit vom Soforttyp ist das zentrale Ereignis die Aktivierung von Mastzellen durch IgE. Die Typ-I-Reaktion wird auch als Allergie bezeichnet.

Beim Typ II kommt es durch Bindung von Antikörpern (IgG, IgM) an Antigenen auf körpereigenen Zellen zur Komplement-Aktivierung und zur Fc-Rezeptor-vermittelten Rekrutierung von Immunzellen und damit zur Entzündung. Über die Bindung von Antikörpern können körpereigene Zellen auch durch zytotoxische Zellen oder durch Komplement vermittelt getötet werden.

Der Typ III unterscheidet sich von Typ II dadurch, dass es sich um lösliches Antigen handelt, mit dem IgG-Antikörper Immunkomplexe ausbilden, die sich dann über Fc-Rezeptoren an Gewebe binden können und Komplement und Phagozyten aktivieren.

Eine Typ-IV-Reaktion tritt dann auf, wenn durch Antigen aktivierte T-Zellen ihre Zielzellen abtöten oder dazu bewegen, übermäßige Mengen an Zytokinen und Entzündungsmediatoren freizusetzen, die das Gewebe schädigen.

Die Typen II–IV der Überempfindlichkeitsreaktionen spielen bei Autoimmunerkrankungen eine wesentliche Rolle, da sich die Antikörper- bzw. T-Zell-Antwort auch gegen körpereigene Strukturen richten können. Es wird daher Überlappungen der ▸ Kap. 5.2.2–5.2.4. und ▸ Kap. 5.3 geben.

5.2.1   Überempfindlichkeit vom Soforttyp = Allergie

Allergie wird heute als eine Krankheit definiert, die durch eine Immunantwort gegenüber einem harmlosen, nicht pathogenen Antigen ausgelöst wird. Allergische Reaktionen entstehen durch die Produktion spezifischer IgE-Antikörper gegen an sich unbedenkliche und meist weitverbreitete Antigene. Ein Antigen wird daher als Allergen bezeichnet, wenn es eine IgE-Antikörperantwort auslöst. Nach dem ersten Kontakt eines Allergens, zumeist mit Schleimhäuten, finden eine Reihe von Ereignissen statt, die man unter dem Begriff der Sensibilisierung zusammenfasst und die dann beim zweiten Kontakt des Individuums mit diesem Allergen zu allergischen Symptomen führt.

> **Allergen** ist ein nicht-infektiöses Antigen, das eine IgE-Antikörperantwort auslöst und in der Regel zu Typ-I-Überempfindlichkeitsreaktionen führt.

Die Mechanismen, die bei einer allergischen Reaktion ablaufen, sind ein Beispiel für eine Immunantwort, die physiologisch eine wichtige Rolle in der Abwehr von Parasiten spielt, aber ebenso unter pathophysiologischen Bedingungen zur Schädigung der Körpers führen kann.

Im Folgenden wollen wir nun besprechen, wie es zur Produktion von antigenspezifischen IgE-Antikörpern nach Allergenkontakt kommt und welche IgE-mediierten Effektormechanismen zum allergischen Erscheinungsbild führen. Wir werden dann das klinische Erscheinungsbild allergischer Reaktionen beschreiben und kurz auf neue therapeutische Ansätze eingehen.

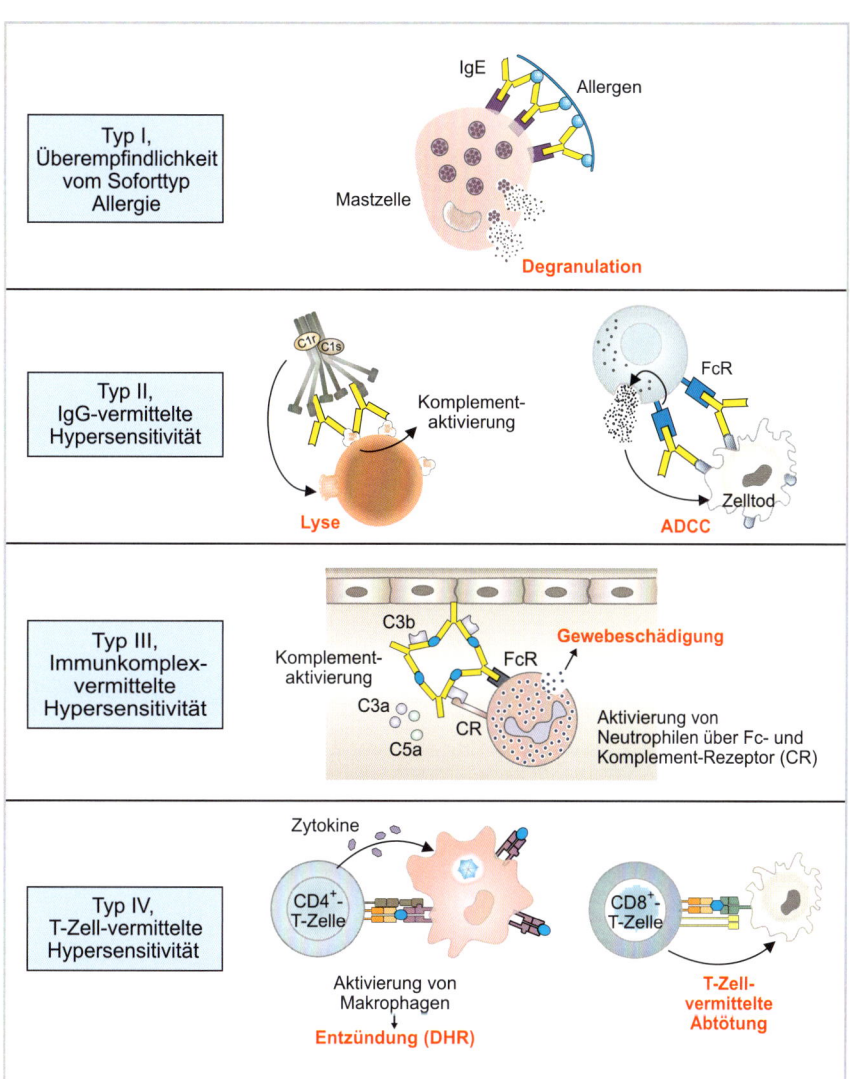

○ Abb. 5.4 Die vier verschiedenen Typen von Überempfindlichkeitsreaktionen

Pathologische Immunantworten und die Mechanismen, die zur Erkrankung führen.
Eine Typ-I-Reaktion ist durch eine Degranulation von Mastzellen durch Allergen-vernetztes IgE charakterisiert.
Eine Typ-II-Reaktion zeichnet sich durch Bindung von Antikörpern an Wirtszellen und der resultierenden toxischen Reaktion und/oder Zelllyse aus.
Eine Typ-III-Reaktion ist durch Bildung von Immunkomplexen charakterisiert, die Entzündungsreaktionen und letztlich Gewebeschädigungen hervorrufen.
Eine Typ-IV-Reaktion ist durch überschießende Effektormechanismen aktivierter T-Zellen gekennzeichnet und wird auch als verzögerte Überempfindlichkeitsreaktion (DHR, delayed hypersensitivity reaction) bezeichnet. Es kommt zu Entzündungs- und toxischen Reaktionen.

Produktion von IgE

Die Produktion von IgE wird durch die Lokalisation der Antigenpräsentation und durch die Art des Antigens bestimmt. Man weiß ja, dass IgE-Antikörper bei der Abwehr von Infektionen mit Parasiten von großer Bedeutung sind. Daher werden die Elemente des Immunsystems, die darauf spezialisiert sind, die IgE-Produktion zu aktivieren, besonders in den anatomischen Bereichen angetroffen, in die Parasiten eindrin-

gen können. Dies sind vor allem Oberflächenepithelien der Atemwege und die Submucosa des Darmes.

Allergene sind in der Regel kleine, lösliche Proteine, die in geringen Dosen über die Luft oder durch Verzehr in Kontakt mit der Schleimhaut der Lunge oder des Darms kommen. Sie lösen nur bei bestimmten Individuen eine Immunantwort aus. Viele Allergene stellen Enzyme dar und können dadurch beispielsweise die festen Zellbindungen zwischen Epithelzellen der Lungen-

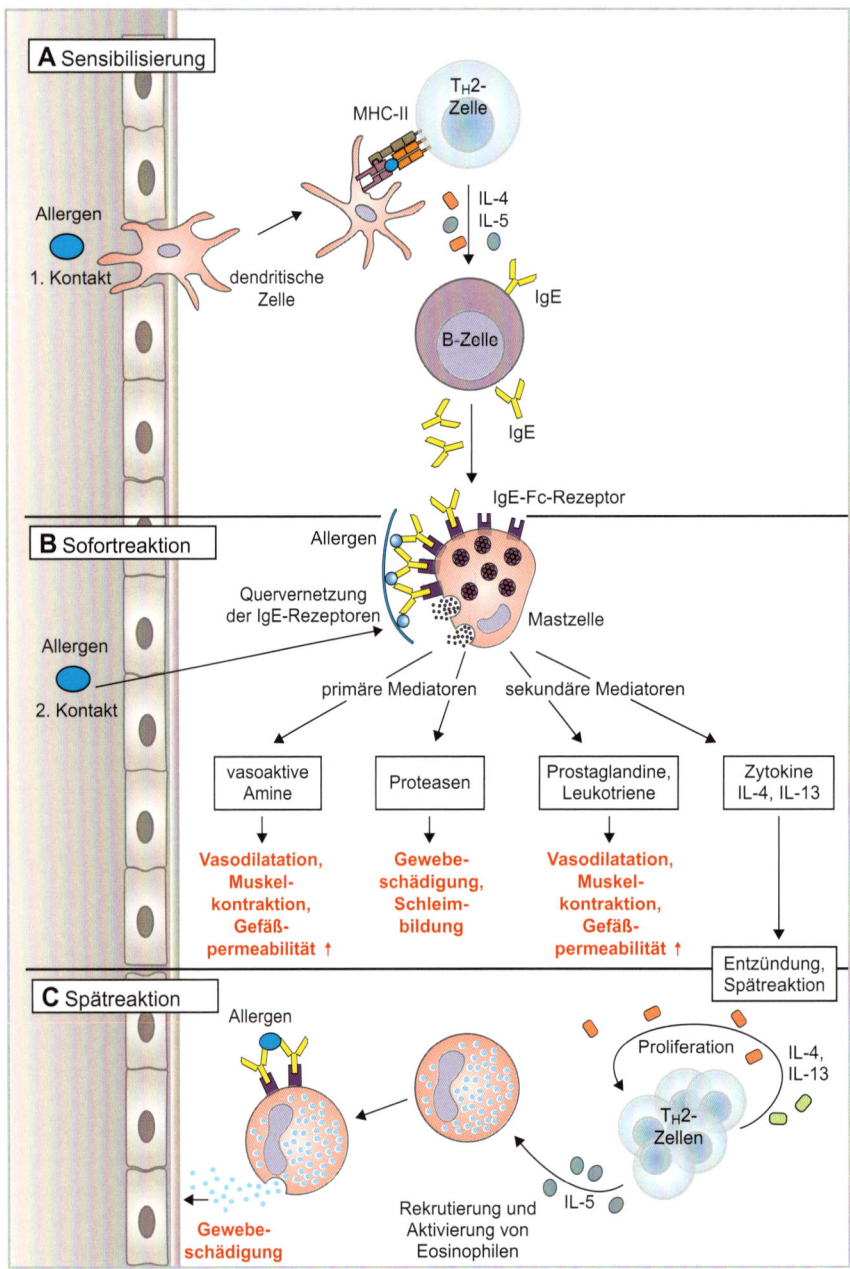

A Sensibilisierung: Ein erster Kontakt mit Allergen führt über die Präsentation durch dendritische Zellen zur Aktivierung von allergenspezifischen T_H2–Zellen. Diese stimulieren B–Zellen, sich zu IgE–produzierenden Plasmazellen zu differenzieren. IgE binden an den hoch affinen $Fc\varepsilon$–RI–Rezeptor auf Mastzellen.

B Allergische Sofortreaktion: Die eigentliche allergische Reaktion tritt erst nach einem zweiten Kontakt mit dem Allergen auf. Die Bindung von Allergen an IgE–Moleküle auf der Mastzelle bewirkt durch cross–linking der $Fc\varepsilon$–RI–Rezeptoren eine Aktivierung der Mastzelle. Dabei werden primäre und sekundäre Mediatoren freigesetzt, die z. T. innerhalb von Minuten (primär) oder Stunden (sekundär) eine Vasodilation, eine erhöhte Gefäßpermeabilität und eine Konstriktion der glatten Muskulatur hervorrufen.

C Allergische Spätreaktion: In der Sofortreaktion freigesetzte Zytokine wie IL–4 und IL–13 aktivieren weiterhin allergenspezifische T_H2–Zellen, wodurch die IgE–Produktion der B–Zellen weiter aufrechterhalten wird. Aktivierte T_H2–Zellen sezernieren ihrerseits IL–5, ein Zytokin, das Eosinophile ins Gewebe rekrutiert und aktiviert. Eine Quervernetzung der IgE–Rezeptoren auf Eosinophilen führt letztlich zur Freisetzung gewebeschädigender Faktoren aus den Granula.

○ **Abb. 5.5** Ablauf einer Typ–I–Überempfindlichkeitsreaktion.

schleimhäute zerstören und so ins Gewebe gelangen, wo sie auf dendritische Zellen treffen (**o** Abb. 5.5 A). Die aktivierten Epithelzellen produzieren mit IL-25, TSLP (thymic stromal lymphopoietin) und IL-33, Zytokine, die dendritische Zellen an der Produktion signifikanter Mengen IL-12 hindern.

Die Produktion von IgE-Antikörpern verläuft dann in zwei wesentlichen Schritten (**o** Abb. 3.26): Nach der Aufnahme des Antigens wandern diese dendritischen Zellen zu regionalen Lymphknoten, wo sie in Wechselwirkung mit naiven CD4-positiven T-Zellen treten, die sich auf Grund des Zytokin-Milieus daraufhin zu T_H2-Zellen ausdifferenzieren und IL-4 sezernieren.

Von den T_H2-Zellen gehen dann zwei getrennte Signale aus, die den Isotypenwechsel von IgM- zu IgE-produzierenden B-Zellen auslösen. Nach Antigenerkennung sezerniert die aktivierte allergenspezifische T_H2-Zelle IL-4, welches als ein Signal an IL-4-Rezeptoren auf der Oberfläche der B-Zelle bindet. Die Signalübertragung läuft über den JAK/STAT-Weg in die B-Zelle hinein. Das andere Signal für den Isotypwechsel zu IgE-Antikörpern ist die costimulatorische Bindung zwischen CD40-L auf der T-Zelle und CD40 auf der Oberfläche der B-Zelle.

IgE-vermittelte Effektormechanismen

Nach der Sensibilisierungsphase besitzt das betroffene Individuum allergenspezifische IgE-Antikörper (**o** Abb. 5.5 A). IgE-Moleküle unterscheiden sich von den meisten anderen Antikörper-Isotypen darin, dass sie zum größten Teil an Zellen gebunden sind, ohne dass eine Antigen/Antikörper-Interaktion vorliegt. Ein essenzieller Zelltyp, an den sich allergenspezifische IgE-Antikörper binden, sind Mastzellen. Mastzellen besitzen hoch affine Bindungsstellen für IgE (Fcε-Rezeptor Typ I, Fcε-RI) und sind die zentralen Effektorzellen bei einer allergischen Reaktion. Sie enthalten zytoplasmatische Granula, in denen eine Vielzahl von Enzymen, wie z. B. Tryptase, Chymase, Cathepsine und Metalloproteasen sowie toxische Mediatoren wie Histamin oder Heparin gespeichert sind. Tryptase und auch weitere Enzyme wie Thrombin oder Cathepsin G aktivieren durch die proteolytische Spaltung extrazellulärer Bereiche von bestimmten Rezeptoren spezifische Signalkaskaden. Diese Rezeptoren nennt man Protease-aktivierbare Rezeptoren (PARs). Sie sind auf Keratinozyten, Endothelzellen oder Nervenzellen exprimiert.

Mastzellen sind hoch spezialisierte Zellen, die im Gegensatz zu zirkulierenden Basophilen oder Eosinophilen nur im Gewebe und zwar bevorzugt in Schleimhäuten, Epithelien und subendothelialen Bindegewebe, nahe kleiner Blutgefäße, vorkommen (**o** Abb. 5.6).

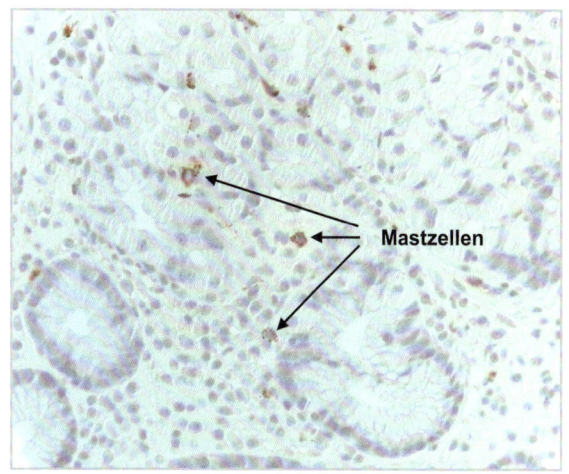

o **Abb. 5.6** Immunhistochemische Darstellung von Mastzellen in der Magenschleimhaut.

Mastzellen entwickeln sich im Knochenmark und sind ausschließlich im Gewebe und nicht in der Zirkulation zu finden. Sie tragen hoch affine Rezeptoren für den Fc-Teil von IgE–Antikörpern. Eine Quervernetzung der IgE-Moleküle an Mastzellen durch Allergenbindung führt zur Degranulation, d. h. zur Freisetzung des Granula-Inhalts (Proteasen, Histamin, etc.).

Wie wird nun eine allergische Reaktion ausgelöst? Der spezifische IgE-Antikörper, der als Reaktion auf den ersten Allergenkontakt gebildet wurde, bindet während der Sensibilisierungsphase an den hoch affinen Fcε-RI-Rezeptor auf der Oberfläche der Mastzelle. Die eigentliche allergische Reaktion wird erst dann ausgelöst, wenn das Allergen bei einem zweiten Kontakt die an Mastzellen gebundenen IgE-Rezeptoren quervernetzt (**o** Abb. 5.5 B). Dies setzt allerdings voraus, dass das Allergen multivalente Eigenschaften besitzt. Mastzellen setzen daraufhin in einer ersten Antwort die in vorgeformten Granula gespeicherten, primären Mediatoren frei. Zu diesen primären allergischen Mediatoren zählt vor allem Histamin, ein kurzlebiges, vasoaktives Amin, das zu einer sofortigen Erhöhung der lokalen Durch-

Histamin ist ein vasoaktives Amin, das in Granula von Mastzellen gespeichert wird und bei Degranulation zur sofortigen Vasodilatation und Permeabilitätserhöhung sowie zur Kontraktion der glatten Muskulatur führt.

Tryptase ist eine Protease, die ebenfalls präformiert in Granula von Mastzellen vorliegt und über die Aktivierung von PARs zu Vasodilatation, Extravasation und zu Schmerzen führt.

blutung und Gefäßdurchlässigkeit führt. Außerdem wird eine Reihe von Enzymen (Proteasen) aus den präformierten Granula freigesetzt, die Bindegewebe abbauen und so zu Zellschäden führen.

Diese Aktivierung der Mastzellen über Quervernetzung der IgE-Rezeptoren führt in einer später folgenden Reaktion zur Synthese und Sekretion einer Reihe so genannter sekundärer Mediatoren. Hier sind Lipidmediatoren zu nennen, wie die Leukotriene (C4, D4 und E4), Prostaglandine und PAF (Plättchen-aktivierender Faktor). Diese wirken schnell und verursachen Kontraktionen der glatten Muskulatur, eine erhöhte Gefäßpermeabilität und Anlockung von Leukozyten sowie Schleimbildung. Es werden aber auch die Zytokine IL-4 und IL-13 vermehrt gebildet und sezerniert, die die Aktivierung von T_H2-Zellen aufrechterhalten und daher zur Synthese von noch mehr IgE-Molekülen führen. Über diesen Mechanismus bewirkt die Sofortreaktion eine Aufrechterhaltung der allergischen Immunantwort, die dann chronische Allergie genannt wird und als Spätreaktion gesehen wird (○ Abb. 5.5 C). Aktivierte T_H2-Zellen setzen IL-5 und IL-3 frei. Dadurch wird die Proliferation und Aktivierung von Eosinophilen gefördert, die – wie wir weiter unten sehen werden – entscheidend für die Gewebeschädigung bei allergischen Reaktionen und vor allem im chronischen Verlauf einer Erkrankung von großer Bedeutung sind. Chronische, allergische Erkrankungen zählen genau genommen zu den Typ-IV-Überempfindlichkeitsreaktionen, da hier – wie erläutert wurde – eine T-Zellantwort Auslöser der pathogenen Situation ist.

> **Eosinophile Granulozyten** sind mobile, mäßig phagozytierende Granulozyten, die vom Blut ins Gewebe migrieren können. Sie weisen Granula auf, die toxische Faktoren beinhalten. Im aktivierten Zustand exprimieren sie große Mengen an IgE-Rezeptoren. Durch Quervernetzung von IgE-Molekülen auf der Oberfläche der Eosinophilen kommt es zur Ausschüttung der toxischen Faktoren. Eosinophile spielen eine wichtige physiologische Rolle bei der Abwehr von Parasiten wie z. B. Würmern.

Eine starke Ansammlung von Eosinophilen und ihre nachhaltige Aktivierung sind charakteristisch für das Vorliegen einer chronischen, allergischen Entzündung und verantwortlich für die auftretenden Gewebeschädigungen (○ Abb. 5.7).

Eosinophile Granulozyten erfüllen, ähnlich wie Mastzellen, zwei Arten von Effektorfunktionen: Nach Aktivierung durch quervernetzte IgE-Moleküle setzen sie erstens hochtoxische Proteine wie major basic protein (MBP), eosinophil cationic protein (ECP) u. a. sowie Radikale aus den Granula frei, die beträchtliche

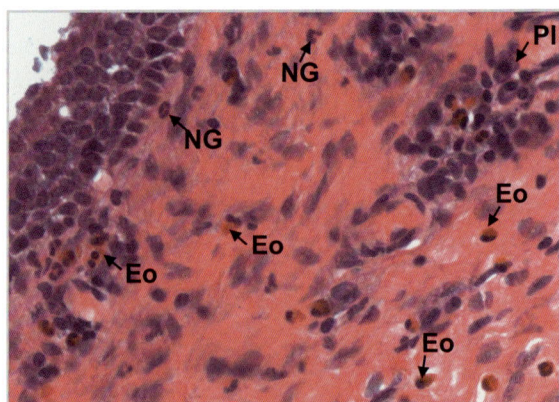

○ **Abb. 5.7** Histologische Aufnahme einer Bronchialschleimhaut, die zahlreiche eosinophile Granulozyten (Eo) mit charakteristischen bisegmentierten Kernen und granuliertem Zytoplasma zeigt. Dies kann auf eine allergische Reaktion hindeuten. (NG: neutrophiler Granulozyt; Pl: Plasmazelle)

Zellschäden verursachen. Zweitens synthetisieren sie Entzündungsmediatoren (Prostaglandine, Leukotriene, PAF, Lipoxine, u. a.), die weitere Eosinophile sowie andere Entzündungszellen anlocken. Aktivierte Eosinophile produzieren Zytokine wie IL-3, IL-5, GM-CSF, IL-8, Eotaxin u. a., die wiederum die Produktion von Eosinophilen steigern. Da eine unangemessene Aktivierung von eosinophilen Granulozyten jedoch in hohem Maße gewebeschädigend ist, obliegt sie normalerweise einer strengen Kontrolle.

Die erste Kontrollinstanz liegt in der Regulation der Produktion von Eosinophilen im Knochenmark. Ohne Infektion befinden sich nur sehr wenige Eosinophile im Körper. Wie erwähnt, bewirkt die Freisetzung von IL-5 aus T_H2-Zellen oder aktivierten Mastzellen eine erhöhte Produktion von Eosinophilen. Die Rekrutierung von Eosinophilen ins Gewebe wird ebenfalls streng reguliert (zweite Kontrollinstanz) und zwar über C-C-Chemokine, die spezifisch für eosinophile Granulozyten sind. Eotaxin 1 und Eotaxin 2 binden an den CCR3-Rezeptor auf Eosinophilen und führen zu einer Einwanderung ins Gewebe. Die dritte Kontrollinstanz liegt im Aktivierungszustand der eosinophilen Zellen. Im nicht-aktivierten Zustand exprimieren eosinophile Zellen keine IgE-Rezeptoren. Nach Aktivierung durch Zytokine und Chemokine bilden die Zellen jedoch große Mengen an Fcε-RI und reagieren auf Quervernetzung der IgE-Moleküle durch Antigen mit einer Degranulierung und einer anschließenden Freisetzung von Entzündungsmediatoren.

Basophile Granulozyten sind in ähnlicher Weise wie Mastzellen und eosinophile Granulozyten an allergischen Entzündungsreaktionen beteiligt, allerdings in untergeordneter Rolle. Interessanterweise können die Effektormechanismen von Mastzellen, eosinophilen

◻ **Tab. 5.1** Klinische Manifestation von wichtigen Typ-I-Überempfindlichkeitsreaktionen

Klinisches Symptom	Klinisches und pathologisches Bild
Allergische Rhinitis, Sinusitis „Heuschnupfen"	Vermehrte Schleimsekretion, Entzündung der oberen Atemwege
Lebensmittelallergie	Erhöhte Peristaltik des Darms auf Grund von Kontraktionen der Darmmuskulatur
Akute Urticaria der Haut	Flecken- oder flächenhafte Rötung und Schwellung am ganzen Körper bedingt durch Allergene, die über Magen/Darmtrakt aufgenommen wurden (Erdnussallergie, Penicillinallergie)
Bronchialasthma	Überreaktion, Kontraktion der glatten Muskulatur, Schleimbildung, Entzündung und Gewebeschädigung durch allergische Spätreaktion
Anaphylaxie (Arzneimittel, Bienenstich, Nahrung)	Abfall des Blutdruckes durch ausgeprägte Vasodilatation und Flüssigkeitsverlust, Obstruktion der Atemwege durch Ödeme in der Luftröhre

und basophilen Granulozyten miteinander in Wechselwirkung treten. Das von Eosinophilen freigesetzte major basic protein beispielsweise verursacht wiederum eine Degranulierung von Mastzellen, die dann IL-3 und IL-5 produzieren und die Produktion von Eosinophilen im Knochenmark stimulieren.

Klinisches Bild einer allergischen Reaktion und Prädisposition

Eine allergische Reaktion wird vom klinischen Erscheinungsbild typischerweise in eine Sofort- und eine Spätreaktion eingeteilt. Die Sofortreaktion (nach Minuten) ist geprägt durch die Effekte der primären Mediatoren, insbesondere dem Histamin, und äußert sich in einer schnellen Erhöhung der Gefäßdurchlässigkeit und einer Dilatation kleiner Gefäße, sowie einer vorübergehenden Kontraktion glatter Muskeln. Die sekundären Mediatoren führen nach Stunden zu einer typischen Entzündungsreaktion mit Leukozyteninfiltration und Ödembildung. Diese Spätreaktion ist zwar klinisch in der Regel weniger ausgeprägt als die Sofortreaktion, kann aber einen chronischen Verlauf annehmen und ist die Hauptursache für spätere, schwerwiegende chronische Krankheitsbilder (◻ Tab. 5.1). In Abhängigkeit vom Ort der Mastzellaktivierung kann eine allergische Reaktion ganz unterschiedliche klinische Auswirkungen haben. Es gibt zwei primäre Aufenthaltsorte für Mastzellen: in den Schleimhäuten, insbesondere der Atemwege und des Darms oder perivaskulär im Bindegewebe und in der Haut.

Das Atemwegsystem ist der häufigste Eintrittsweg für Allergene. Eine schwache Reaktion auf ein Allergen äußert sich als Heuschnupfen oder allergische Rhinitis, was sich in häufigem Niesen und lästigem „Laufen der Nase" äußert. Diese Reaktion wird durch Mastzellen in der Schleimhaut des Riechepithels hervorgerufen. Eine ähnliche Reaktion wird ausgelöst, wenn Allergen aus der Luft mit Mastzellen-gebundenem IgE im Bereich

der Augenbindehaut interagiert. Es kommt zur Konjunktivitis.

Eine wesentlich schwerwiegendere Reaktion ist das allergische Asthma, welches durch Mastzellen der Submucosa der unteren Atemwege verursacht wird. Dies führt in Sekunden zur Konstriktion der Bronchien, verbunden mit einer Erhöhung der Flüssigkeits- und Schleimproduktion und kann lebensbedrohlich sein.

Asthma kann einen chronischen Verlauf nehmen und ist dann häufig vom eigentlich verursachenden Allergen unabhängig. Dieses nicht-allergische Asthma ist nicht IgE-induziert. Die Mastzellen können hierbei alternativ über die Komplementfaktoren C3a oder C5a, aber auch über LPS aktiviert werden. Asthmatiker können empfindlicher gegenüber einer großen Menge an Reizen aus der Umwelt sein.

Allergene sind in vielen Nahrungsmitteln zu finden (Erdnüsse, Schalentiere, Gewürze). Die Aktivierung der Mastzellen in der Schleimhaut des Verdauungstraktes führt durch Flüssigkeitsverlust und Kontraktion zu Durchfall und Erbrechen. Aus noch nicht geklärten Gründen können auch Bindegewebe-Makrophagen der Haut aktiviert werden und zu einer typischen akuten Urticaria (Nesselsucht) führen. Diese Allergieform kommt häufig bei der Verabreichung von oralem Penicillin beim Patienten mit Penicillin-spezifischen IgE-Antikörpern vor.

So genannte Kontakt-Allergene sind Allergene, die eine lokale allergische Reaktion in der Haut auslösen können. Eine Aktivierung der Mastzellen führt dann zu einer erythematösen Quaddelbildung. Ist das Ödem nicht begrenzt, sondern zerstreut, bezeichnet man dies als Urticaria (Nesselsucht). Diese Form kommt meist bei durch die Nahrung in den Blutkreislauf aufgenommenen Allergenen vor (s.o.). Es gibt allerdings auch eine chronische Urticaria, die wahrscheinlich eine Autoimmunerkrankung ist und zum Typ II der Empfindlichkeitsreaktionen zu zählen ist. Bei der Ätiologie der atopischen Dermatitis, die hauptsächlich bei Kindern vorkommt, scheinen ebenfalls T_H2-Zellen und IgE sowie eine vermehrte Expression von proteaseaktivierbaren Rezeptoren (PAR-2) an der chronischen Entzündungsreaktion beteiligt zu sein.

Bei einer systemischen Exposition des Allergens kann es zu einem sehr gefährlichen Syndrom der so genannten systemischen Anaphylaxie kommen. Eine Aktivierung von Mastzellen überall im Körper hat lebensbedrohliche Auswirkungen. Es kann zu einem extremen Blutdruckabfall und Konstriktion der Atemwege mit Anschwellen des Kehlkopfdeckels und damit Ersticken kommen. Dies wird auch als anaphylaktischer Schock bezeichnet.

Insektenstiche, die Aufnahme bestimmter Nahrungsmittel oder i.v.-Verabreichung von Medikamenten, für die ein Patient IgE-Antikörper entwickelt hat, können einen solchen anaphylaktischen Schock auslösen.

Anaphylaktische Schockreaktionen kommen nicht selten bei der Applikation von Penicillin und ähnlichen Substanzen vor. Man geht davon aus, dass das kleine Molekül Penicillin durch seine hochreaktive β-Lactamstruktur mit körpereigenen Proteinen reagiert (Haptenfunktion) und die entstandenen Konjugate T_H2-Zellen aktivieren können.

Unter **„Atopischen Erkrankungen"** sind klinische Krankheitsbilder zusammengefasst, die durch eine Typ-I-Überempfindlichkeitsreaktion bedingt ist. Hierzu zählen die allergische Rhinitis (Heuschnupfen), Ekzeme, Asthma und verschiedene Nahrungsmittelallergien.

In unseren entwickelten Industrieländern scheint bei fast der Hälfte der Menschen eine Veranlagung vorhanden zu sein, auf eine Reihe von Umweltantigenen mit einer erhöhten Menge an IgE-Antikörpern zu reagieren. Die damit assoziierten Erkrankungen werden unter dem Begriff „Atopie" zusammengefasst. Bei so genannten atopischen Personen findet man einen erhöhten Gesamtspiegel von IgE-Molekülen und eine erhöhte Konzentration von eosinophilen Granulozyten im Blut. Hierbei sind wahrscheinlich genetische Faktoren, aber auch Umweltfaktoren von Bedeutung. Beispielsweise wurde eine Reihe von Kandidatengenen identifiziert, die bei Asthmatikern an der Ursache ihrer Erkrankung beteiligt sein könnten. Diese liegen in bestimmten Gen-Loci auf den Chromosomenabschnitten 11q und 5q. Eine Veränderung des Promotors für IL-4, sowie eine Strukturvariante des IL-4-Rezeptors könnten z.B. der Grund für eine gesteigerte IgE-Produktion sein. Manche Allergiker scheinen weiterhin eine Strukturvariante der MHC-II-Moleküle zu besitzen, die zu einer ver-

stärkten Präsentation einzelner Allergen-abgeleiteter Peptide führen. Des Weiteren besteht ein Polymorphismus der β-Kette des hoch affinen IgE-Rezeptors, der zu einer besseren Vernetzung nach Antigenkontakt führt.

Neben diesen genetischen Faktoren, deren genereller kausaler Zusammenhang mit der Entwicklung einer Allergie nicht eindeutig geklärt ist, kommen Umwelteinflüsse in Betracht. Allerdings lassen sich hier auch keine klaren, generell zutreffenden Beziehungen identifizieren.

Neuere Erkenntnisse, die man aus Untersuchungen von gesunden Probanden, die Allergenen ausgesetzt waren, gewonnen hat, weisen auf eine entscheidende Rolle der peripheren T-Zell-Toleranzmechanismen (▸ Kap. 5.3) gegenüber Allergenen und der Treg-Zellpopulation hin.

Therapiemöglichkeiten einer Allergie

Etablierte Strategien (○ Abb. 5.8) haben zum einen das Ziel, durch Gabe steigender Mengen von Allergen den Patienten zu desensibilisieren. Dieses Vorgehen wird auch als Allergen-spezifische Immuntherapie oder Allergen-SIT bezeichnet. Das Ziel besteht darin, durch die Desensibilisierung die Antikörperantwort von IgE zu IgG zu verschieben, bzw. das Gleichgewicht von der Seite der T_H2-Reaktion auf die T_H1-Immunantwort zu verlegen (▸ Kap. 14).

Zum anderen behandelt man die Symptome der Allergie. Adrenalin ist das Mittel der Wahl beim anaphylaktischen Schock, da es die Herztätigkeit anregt, die Bronchialgefäße dilatiert und das Endothel regeneriert. Bei akuten Asthmaanfällen sind $β_2$-Sympathomimetika in Inhalationsform für eine sofortige Erweiterung der Bronchien von großer Bedeutung. Die Folgen der Histaminfreisetzung werden durch Gabe von Antihistaminika vom H1-Typ verhindert (▸ Kap. 12), ebenso wie man durch Verabreichung von Corticosteroiden die generellen Auswirkungen einer chronischen Entzündung verhindern will (▸ Kap. 7.3). Zur Beseitigung der Bronchokonstriktion bei Asthma können der bereits zugelassene Cysteinyl-Leukotrien-Rezeptorantagonist (Montelukast) oder aber auch die noch in der Entwicklung steckenden Inhibitoren der Lipoxygenase und der Phosphodiesterase-4 eingesetzt werden.

Neuere kausal ausgerichtete Ansätze (○ Abb. 5.8 B) sind beispielsweise die Neutralisation und Elimination von IgE-Molekülen durch Verabreichung von Anti-IgE-Antikörper (Omalizumab, ▸ Kap. 11.2.5). Des Weiteren gibt es den Ansatz, IgE-Fc-Konstrukte zu verwenden, die zwar an den hoch affinen IgE-Mastzellrezeptor binden, aber keinen variablen Teil besitzen. Deshalb kann kein Antigen binden und es kommt nicht zur Quervernetzung der Antikörper und damit zur Aktivierung der Mastzelle. Eine Mastzellblockade kann auch durch Gabe von Cromonen oder Furosemid, die die Freiset-

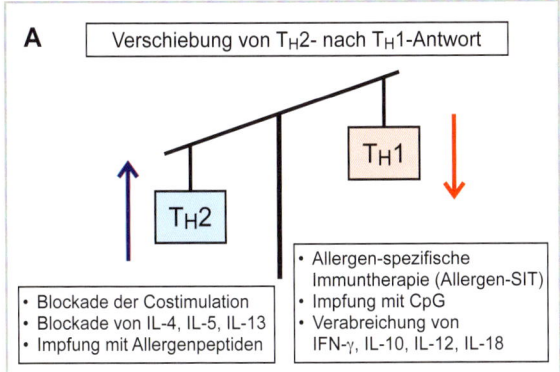

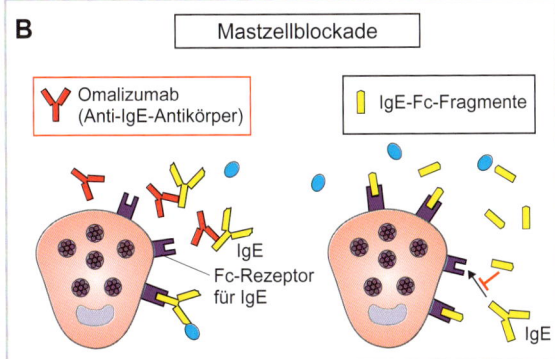

Abb. 5.8 Kausale therapeutische Ansätze zur Behandlung von Allergien.

A Eine Verschiebung der T_H2-Antwort nach T_H1 kann durch Allergen-SIT erreicht werden und wird vielfach angewendet. Denkbar wäre auch eine Impfung mit CpG-Nukleotiden oder die Verabreichung von IFN-γ, IL-10 und IL-12. Eine Verminderung der T_H2-Antwort könnte durch eine Blockade von IL-4, IL-5 und IL-13 bzw. der Costimulation oder durch Impfung mit Allergen-abgeleiteten Peptiden erreicht werden.

B Eine Mastzellblockade wird durch Abfangen von IgE mittels Anti-IgE-Antikörper (z. B. Omalizumab, siehe auch ▶ Kap. 11.2.5) erreicht. Die $Fc\varepsilon$-RI-Rezeptoren könnten auch durch IgE-Fc-Fragmente blockiert werden, die kein Allergen binden können. Damit könnte eine Mastzellaktivierung verhindert werden.

zung von Mastzellmediatoren verhindern, erreicht werden.

Noch in der experimentellen Phase befinden sich auch Inhibitoren von IL-4, IL-5 und IL-13, die eine T_H2-Antwort verhindern sollen. Eine Inhibition costimulatorischer Moleküle wie B7.2 oder CD28 durch Antikörper könnte genauso wie die Verabreichung von antiinflammatorischen Zytokinen (IFN-γ, IL-12 oder IL-18) erfolgversprechend sein. Entsprechende Wirkstoffe sind zwar mit Abatacept oder Belatacept als B.7-Inhibitor oder auch mit Gamma-Interferon auf dem Markt, allerdings sind sie nicht für die Allergie-Therapie zugelassen. Eine weitere Strategie, die starke T_H2-Antwort auf ein Peptidallergen zu verhindern, wird in Form

einer Impfung des Allergikers mit Peptiden verfolgt. Die Peptide leiten sich von gewöhnlichen Allergenen ab, stellen also in der Regel keine stark immunogenen Substanzen dar. Die Hoffnung ist, dass durch die Verabreichung der schwachen Immunogene eine T-Zell-Anergie induziert wird, da die T-Zellen diese Allergenfragmente zwar erkennen, aber keine Costimulation erfolgt. Somit wird die T-Zelle nicht aktiviert und verfällt in einen anergischen Zustand. Es kommt zur reduzierten Zytokinproduktion. Die Gefahr des Auslösens einer Allergie ist gering, da IgE-Moleküle im Gegensatz zu T-Zellen nur das vollständige Allergen erkennen. Das Problem bei diesem Ansatz ist allerdings, dass eine Vielzahl an unterschiedlichen Peptiden zur Impfung notwendig ist, da der Polymorphismus der MHC-II-Moleküle, die diese Peptide präsentieren müssen, sehr groß ist.

Ein weiterer Ansatz besteht darin, die T_H1-Antwort zu aktivieren. Man experimentiert hier mit der Verabreichung von Zytokinen, wie z. B. IFN-γ oder IL-10. Erste experimentelle Erfolge gibt es für die Impfung mit so genannten Cytosin-Guanin-Dinukleotiden (CpG). Diese Oligonukleotide imitieren bakterielle DNA-Sequenzen und stimulieren daher im besonderen Ausmaß die T_H1-Antwort.

Die Inhibierung der Mobilisierung von Eosinophilen ist ebenfalls ein wichtiges Target, insbesondere bei chronischen Allergien, wie z. B. Asthma bronchiale, wo den Eosinophilen eine entscheidende Rolle in der Pathophysiologie zugeschrieben wird. Hierfür kommen Inhibitoren des Eotaxinrezeptors CCR3 in Frage.

Schließlich wird die Möglichkeit diskutiert, Allergen-spezifische Treg-Zellen zu generieren und allergischen Patienten zu verabreichen. Hierbei müssen aber noch viele Fragen zur generellen Sicherheit (Immunsuppression, Tumorentwicklung) und Effizienz einer solchen Treg-basierten Therapie beantwortet werden.

5.2.2 Überempfindlichkeitsreaktion Typ II

Typ-II-Reaktionen führen zu einer Antikörper-vermittelten Zerstörung oder zum Funktionsverlust von Zellen. Die pathogene Immunantwort kann über drei Wege laufen.

Komplement-abhängige Reaktionen

Die Bindung von Komplement an Antikörper auf der Zelloberfläche führt über den klassischen Weg entweder zur Lyse oder nach Opsonisierung zur Phagozytose der Zelle. Wenn die Struktur, an die Antikörper gebunden haben, für eine Phagozytose zu groß ist (z. B. bei einer Basalmembran), behilft sich der aktivierte Phagozyt damit, dass er seine Lysosomen freisetzt, wodurch auch Nachbarzellen geschädigt werden (Abb. 5.11).

Beispiele für eine Komplement-bedingte Lyse sind Immunantworten auf Erythrozyten bei so genannten

5

◻ **Tab. 5.2** Häufigkeit und Merkmale des ABO-Systems

Blutgruppe	Vorhandenes Antigen	Antikörper gegen	Häufigkeit in Mitteleuropa
A	Antigen A	B	48 %
B	Antigen B	A	9 %
AB	Antigen A und Antigen B	keine Antikörper	4 %
0	kein Antigen	A, B	39 %

Transfusionszwischenfällen, wenn der Empfänger Antikörper gegen Erythrozyten des Spenders besitzt. Es kommt bei der Transfusion dann zur Komplementabhängigen Lyse der roten Blutkörperchen (hämolytische Anämie). Wesentliche Antigene sind hierbei die Blutgruppenantigene.

Es gibt beim Menschen mindestens 20 verschiedene Blutgruppensysteme. Das ABO-System mit den vier verschiedenen Blutgruppen A, B, AB und 0 ist für die Transfusionsmedizin von besonderer Bedeutung. Ein Individuum einer bestimmten Blutgruppe kann Erythrozyten erkennen, die Antigene einer anderen Blutgruppe tragen und Antikörper gegen diese bilden. Diese Antigene sind bestimmte Zuckerketten, die Teil von Glykoproteinen und Glykolipiden sind und sich auf der Mehrzahl zellulärer Oberflächen befinden. Beim ABO-System werden bereits im 1. Lebensjahr Antikörper (Isoagglutinine) gegen diejenigen Antigene gebildet, die nicht auf der Erythrozytenoberfläche vorhanden sind. Daher ist eine Prüfung der Übereinstimmung zwischen Blutspender und Empfänger bei diesem Blutgruppensystem besonders wichtig, um eine Typ-II-Reaktion und damit eine Lyse der Erythrozyten auszuschließen (▸ Kap. 16; ○ Abb. 16.5 A).

Die ◻ Tab. 5.2 veranschaulicht das Auftreten von Antigenen und Antikörpern beim ABO-Blutgruppensystem; in ◻ Tab. 5.3 sind die im Notfall möglichen, kompatiblen Transfusionen gegenübergestellt.

◻ **Tab. 5.3** Möglichkeiten von kompatiblen Transfusionen

Erythrozytensubstitution		Plasmatransfusion	
Empfänger	Spender	Empfänger	Spender
0	0	0	0, A, B und AB
A	A und 0	A	A und AB
B	B und 0	B	B und AB
AB	AB, A, B und 0	AB	AB

> **Rhesus-System** ist nach den Rhesus-Affen benannt, bei denen es erstmalig festgestellt wurde. Es ist ein komplexes System an Antigenen, von denen das dominant vererbliche D-Antigen am wichtigsten ist. 85 % der europäischen Bevölkerung besitzt es und wird als Rh⁺ bezeichnet. Gelangen Rh⁺-Erythrozyten in das Blut eines Rh⁻-Menschen, werden Antikörper gegen das Rhesus-Antigen D gebildet.

Von Bedeutung ist auch das Rhesus-System, ein weiteres Blutgruppensystem, das eine Erythroblastosis fetalis, eine hämolytische Anämie beim Neugeborenen, hervorrufen kann (○ Abb. 5.9). Rhesusantigene sind Lipoproteine, die vor allem auf Erythrozyten vorkommen. Besonders wichtig ist hierbei das Rhesus-D-Antigen. Eine Mutter, die kein Rhesus-D-Antigen trägt (Rh⁻), kann durch Rhesus-D-positive Erythrozyten, die gewöhnlich bei der Geburt retrograd vom fötalen in den mütterlichen Kreislauf übertreten, sensibilisiert werden. Da sich erst dann RhD-Antikörper bilden, verläuft die erste Schwangerschaft bzw. Geburt in der Regel ohne Komplikationen. Bei einer zweiten Schwangerschaft können die Anti-Rhesus-D-Antikörper der Mutter über die Plazenta in den fetalen Blutkreislauf übertreten und die kindlichen Erythrozyten zerstören (Morbus haemolyticus neonatorum). Um die Bildung von Anti-Rhesus-D-Antikörper in der Mutter zu verhindern, werden ihr kurz nach der Geburt des ersten Rh⁺-Kindes im Rahmen der Rhesus-Prophylaxe Anti-RhD-Antikörper injiziert, die die fetalen Erythrozyten, die in den mütterlichen Blutkreislauf gelangt sind, sofort zerstören und eliminieren sollen (▸ Kap. 10.5.4).

Eine Lyse von Erythrozyten kann auch durch so genannte Autoantikörper gegen Erythrozytenantigene verursacht sein (autoimmunhämolytische Reaktion). Es gibt Individuen, die gegen körpereigene Erythrozyten und auch neutrophile Granulozyten und Thrombozyten Antikörper bilden können (Autoantikörper). Der Nachweis von Autoantikörpern wird mit dem so genannten Coombs-Test geführt (▸ Kap. 16). Hier wird

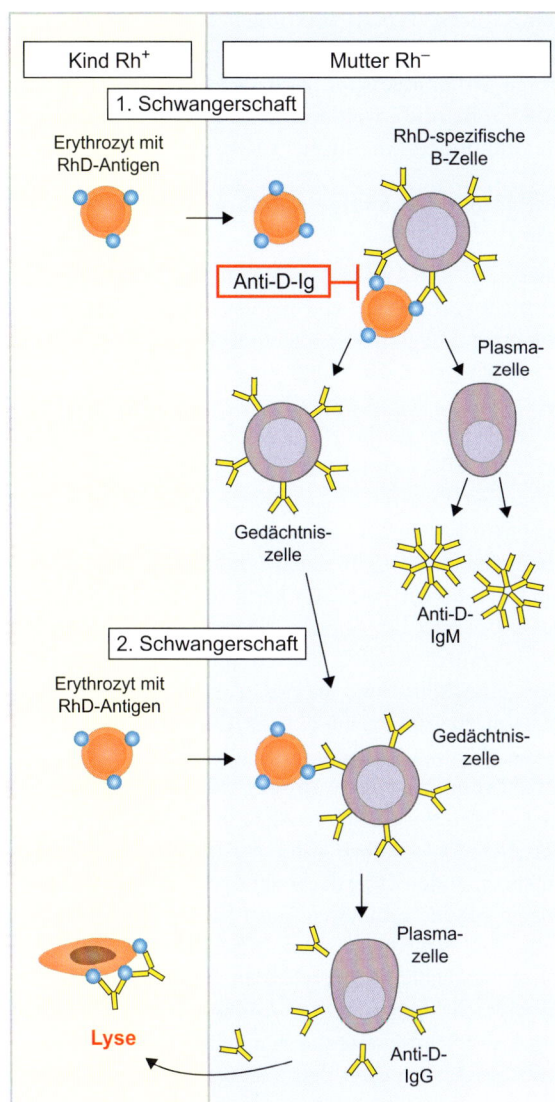

Abb. 5.9 Erythroblastosis fetalis als Beispiel einer Typ-II-Überempfindlichkeitsreaktion.
Wenn eine Rh⁻-Mutter ein Rh⁺-Baby austrägt, entwickelt die Mutter Antikörper und Gedächtniszellen gegen das Rhesusprotein. Bei einer zweiten Schwangerschaft mit einem Rh⁺-Kind kommt es zur Zerstörung der fetalen Erythrozyten durch das anti-RhD-IgG der Mutter. Als Prophylaxe wird die Mutter unmittelbar nach der 1. Geburt mit Anti-RhD-Antikörper passiv immunisiert. Es kommt zur Zerstörung und Elimination der Rh⁺-fetalen Erythrozyten. Damit wird eine Bildung von Anti-Rhesus-D-Antikörper verhindert.

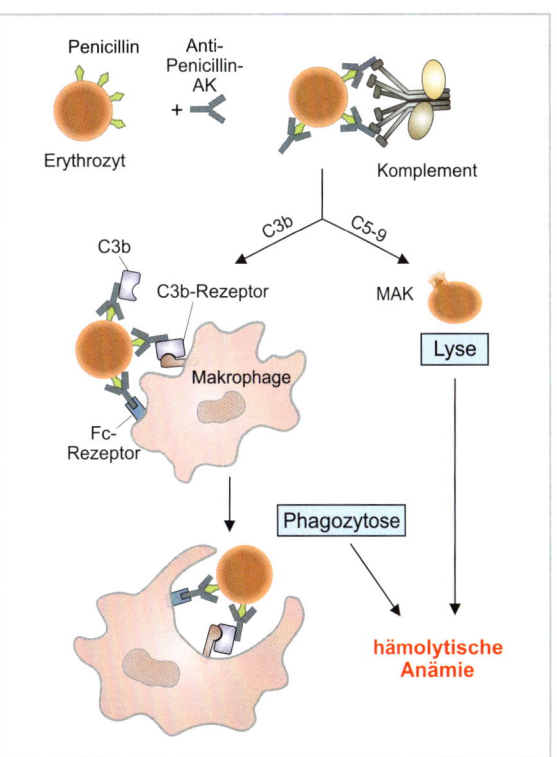

Abb. 5.10 Typ-II-Überempfindlichkeitsreaktion am Beispiel einer durch anti-Penicillin-IgG induzierten Hämolyse.
Antikörper bindet an Penicillin, das sich auf der Oberfläche von Erythrozyten befindet. Durch die Aktivierung von Komplement kommt es entweder über C5-C9-Fragmente zur direkten Lyse der Erythrozyten oder nach Opsonisierung durch C3b-Fragmente zur Phagozytose der Erythrozyten durch Makrophagen. Beides führt schließlich zu einer hämolytischen Anämie.

durch Agglutination von körpereigenen Erythrozyten die Anwesenheit von Auto-Erythrozytenantikörpern bestimmt. Bei den Autoantikörpern gibt es wärmereaktiv- und kältereaktiv-wirkende Antikörper. Während wärmereaktive Autoantikörper eine autoimmunhämolytische Anämie bei einer Reaktionstemperatur von 37 °C herbeiführen, findet die Reaktion von kältereakti-

ven Autoantikörpern zumeist in der Peripherie statt, wo im Winter die Temperatur in den Kapillarschlingen der Haut bis auf 30 °C abfallen kann. In schweren Fällen kann es bis zu Nekrosen in Fingern und Zehenspitzen, oder anderen peripheren Endstrombahnen kommen.

Die Einnahme bestimmter Medikamente, z. B. Penicillin oder Methyldopa, führt in seltenen Fällen ebenfalls zu einer hämolytischen Anämie. Diese Anämie wird durch die Bildung von Antikörpern gegen das entsprechende Medikament ausgelöst. Bindet das entsprechende Arzneimittel an die Zelloberfläche von Erythrozyten, kann sich der Antikörper anlagern und eine Komplementaktivierung auslösen. Dies bedingt entweder eine nachfolgende Lyse oder die Opsonisierung und Phagozytose der Erythrozyten (Abb. 5.10). Neben Erythrozyten können auch Granulozyten und Thrombozyten in gleicher Weise betroffen sein.

Ein weiteres Beispiel für eine Typ-II-Reaktion, die über die Aktivierung von Komplement und insbesondere durch eine Aktivierung von Phagozyten charakte-

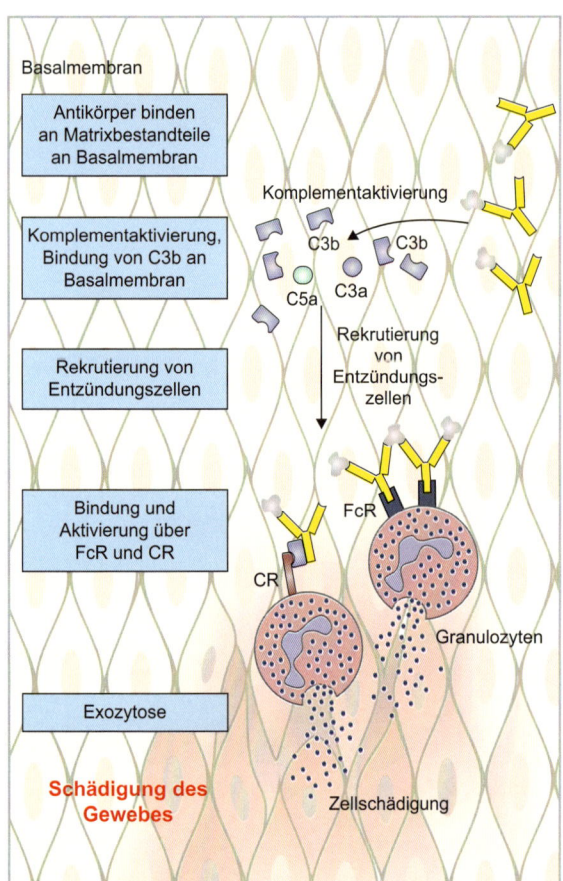

Basalmembran

Antikörper binden
an Matrixbestandteile
an Basalmembran

Komplementaktivierung

Komplementaktivierung,
Bindung von C3b an
Basalmembran

C3b   C3b
C5a   C3a

Rekrutierung
von
Entzündungs-
zellen

Rekrutierung von
Entzündungszellen

FcR

Bindung und
Aktivierung über
FcR und CR

CR

Granulozyten

Exozytose

Schädigung des
Gewebes

Zellschädigung

○ Abb. 5.11 Goodpasture–Syndrom als Beispiel einer
Typ–II–Überempfindlichkeitsreaktion.
Antikörper binden an glomeruläre Basalmembranen. Es
kommt zur Aktivierung von Komplement und zur Bindung
von C3b-Fragmenten an die Membranen. Neutrophile
Granulozyten werden über Fc-Rezeptoren und ihre
Komplementrezeptoren gebunden und aktiviert. Die
Basalmembran ist zu groß für eine Phagozytose. In der
Folge setzt der Granulozyt seine Granula frei (Exozytose)
und schädigt das umliegende Gewebe.

risiert ist, ist das so genannte Goodpasture-Syndrom.
Dies ist eine Glomerulonephritis, die durch Autoantikörper gegen glomeruläre Basalmembranen und Basalmembranen der Lunge hervorgerufen ist. Wie in den
○ Abb. 5.11 und ○ Abb. 5.12 zu sehen ist, führt die Bindung von Antikörpern an die Basalmembran zu einer
Aktivierung von Komplement und C3b opsonisiert daraufhin die Basalmembran. Neutrophile Granulozyten
werden über C3b- und Fc-Rezeptoren an den Antikör-
per-Basalmembran-Komplex gebunden. Da die Basalmembran für eine Phagozytose zu groß ist, setzt der
Phagozyt seine Granula und Lysosomen nach außen
frei, was zur Schädigung der umliegenden Zellen führt.
Dieser Vorgang wird auch Exozytose genannt und
scheint auch bei Erkrankungen wie der rheumatoiden
Arthritis ein Mechanismus der Gewebeschädigung zu

sein. Solche Typ-II-Reaktionen sind häufig an der
Pathophysiologie von Autoimmunerkrankungen, die
durch Autoantikörper verursacht werden, beteiligt.
Weitere Beispiele werden wir bei der Besprechung von
Autoimmunerkrankungen (▶ Kap. 5.3.2) kennenlernen.

Antikörper-abhängige zelluläre Zytotoxizität (ADCC)

Diese Art der Antikörper-mediierten Zellschädigung
ist nicht von der Aktivierung des Komplementsystems
abhängig. Die Zielzelle, die Antikörper auf ihrer Zelloberfläche trägt, wird durch eine Reihe von nicht-sensi-
bilisierten Zellen, die aber Fc-Rezeptoren tragen, abgetötet. Dazu wird die Zielzelle über IgG-Moleküle auf
ihrer Oberfläche an die Fc-Rezeptoren der Killerzellen
gebunden. Es tritt eine Zelllyse ein, ohne dass eine Phagozytose stattfindet. Diese so genannte Antikörper-
abhängige zelluläre Toxizität (antibody-dependent cellular cytotoxicity, ADCC) kann durch Fc-Rezeptoren
auf NK-Zellen, Eosinophile, Neutrophile oder Monozyten vermittelt werden. ADCC spielt ebenfalls immer
dann eine Rolle, wenn die Zielstruktur, die zerstört werden soll, zu groß ist, um phagozytiert zu werden.

Antikörper-mediierte zelluläre Dysfunktion

Typ-II-Reaktionen führen nicht immer zur Zerstörung
der Zielzelle, sondern können auch die Funktion des
entsprechenden Oberflächenantigens, an das der Antikörper bindet, inhibieren. Zwei Beispiele sind die Störung der Neurotransmission bei Myasthenia gravis
durch Blockade des Acetylcholin-Rezeptors durch antagonistische Anti-Rezeptor-Antikörper und die Stimulation der Schilddrüse durch agonistische Anti-Rezeptor-Antikörper gegen den TSH-Rezeptor bei Morbus
Basedow, auch Graves' Disease genannt (○ Abb. 5.13).

Die Acetylcholin-Rezeptoren befinden sich auf der
motorischen Endplatte, wo das Neuron mit den Muskeln Kontakt aufnimmt. Normalerweise leitet das Neuron die Impulse durch die Freisetzung von Acetylcholin
aus den Nervenendigungen in den neuromuskulären
Spalt weiter. Acetylcholin bindet an den entsprechenden Rezeptor und führt zur Kontraktion der Muskelfibrillen. Durch Blockade des Acetylcholin-Rezeptors
können diese Impulse nicht mehr die Muskelfibrillen
erreichen. Zudem kommt es durch die Bindung des
Autoantikörpers zu einer Degradation des Rezeptor-
proteins und damit zu einer fortschreitenden Muskelschwäche.

Das Thyreoidea-stimulierende Hormon (TSH) aus
der Hypophyse stimuliert die Schilddrüsenzellen nach
Bindung an den TSH-Rezeptor (TSHR) dazu, Schilddrüsenhormone zu bilden. TSHR-Antikörper können
als Agonist an den TSH-Rezeptor der Schilddrüsenzelle
binden und TSH-unabhängig eine Ausschüttung von
Schilddrüsenhormonen hervorrufen. Es kommt zur

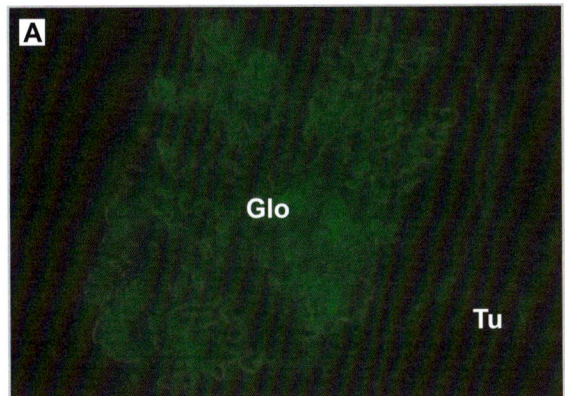

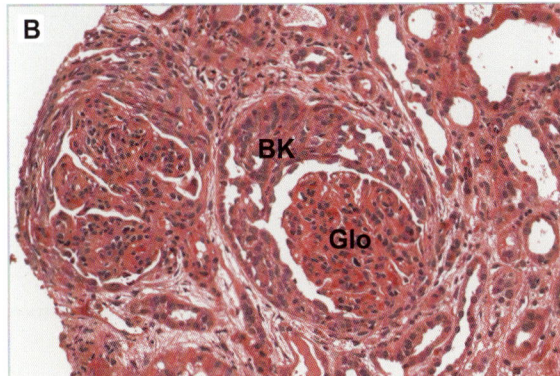

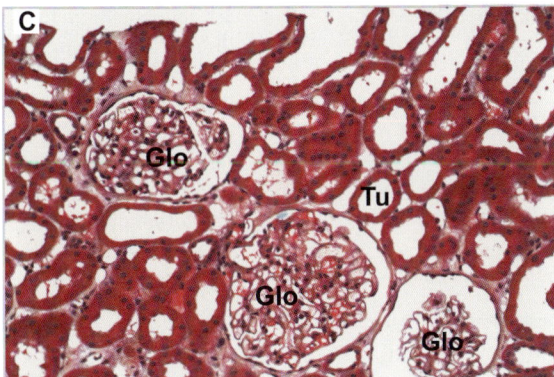

○ **Abb. 5.12** Auswirkung von Typ-II-Reaktionen an der Niere.
A IgG, das an die Basalmembran bindet, lässt sich durch Immunfluoreszenz darstellen. Bei der Anti-Basalmembran-Glomerulonephritis zeigt sich eine lineare Reaktion im Bereich von Glomerula (Glo) und Tubuli (Tu) der Niere.
B Histopathologie einer intra- bzw. extrakapillär-proliferativen Glomerulonephritis mit Zellvermehrung im Glomerulum (Glo) und in der Bowman'schen Kapsel (BK), z. B. beim Goodpasture-Syndrom.
C Zum Vergleich die Histologie einer gesunden Niere. Drei regelhafte Nierenkörperchen (Glomerula; Glo) mit Gefäßpol und Harnkanälchen (Tubuli; Tu).

Überproduktion von Schilddrüsenhormonen, die nicht mehr durch TSH regulierbar ist. Diese Hyperthyreose wird als Morbus Basedow oder im Englischen als Graves' Disease bezeichnet.

In neuerer Zeit konnte gezeigt werden, dass bis zu 80 % der Patienten mit dilatativer Kardiomyopathie (DCM) agonistische Antikörper gegen muskarine Acetylcholin-Rezeptoren oder gegen β_1-adrenerge Rezeptoren besitzen. Die Daueraktivierung der Rezeptoren verursacht Tachykardien und führt zu einer Vergrößerung und zum Funktionsverlust der Herzmuskelzellen.

Typ-II-Überempfindlichkeitsreaktionen können auch durch kreuzreagierende, pathogen-spezifische Antikörper, die sich beispielsweise infolge einer Mittelohrentzündung mit Streptokokken entwickeln und zufällig auch Epitope des Myokards erkennen, bedingt sein und so akutes rheumatisches Fieber bei Kindern hervorrufen. (▸ Kap. 5.3).

5.2.3 Überempfindlichkeitsreaktion Typ III

Eine Typ-III-Überempfindlichkeitsreaktion ist durch die Aktivierung von Komplement durch lösliche Antigen/Antikörper-Komplexe bedingt und wird auch als Immunkomplex-Erkrankung bezeichnet.

Die Bildung von Antigen/Antikörper-Komplexen erleichtert normalerweise die Phagozytose und damit die Entfernung eines Antigens. In einigen Fällen führen jedoch größere Mengen an solchen Immunkomplexen zu Typ-III-Überempfindlichkeitsreaktionen. Das Ausmaß dieser Reaktionen ist abhängig von der Menge und der Lokalisation der Immunkomplexe.

Die Menge bzw. die Größe der gebildeten Immunkomplexe und damit die Schwere der Reaktion ist von der Menge an Antikörper abhängig. Ein Antikörperüberschuss führt zu großen Komplexen, die zunächst über Komplement an Erythrozyten gebunden werden und dann effizient in der Leber oder Milz von Makrophagen entfernt werden. Diese großen Komplexe bewirken in der Regel keine unerwünschten Reaktionen.

Kleine Komplexe bilden sich dann, wenn das Antigen im Überschuss vorhanden ist, d. h. eine ungenügend hohe Menge an Antikörpern zur Verfügung steht. Die kleineren Komplexe binden weniger gut an Erythrozyten, zirkulieren länger und haben geringere Affinitäten zu Phagozyten.

Neben der Größe der Immunkomplexe ist auch der funktionelle Status des phagozytären Systems entscheidend für die Entstehung einer Typ-III-Überempfindlichkeitsreaktion: Sind die Phagozyten nicht in der Lage, die Immunkomplexe zu eliminieren, kommt es verstärkt zur Typ-III-Reaktion.

Es gibt auch Vermutungen, dass der Kohlenhydratanteil der IgG-Moleküle die Entfernung von Immunkomplexen durch Phagozyten maßgeblich beeinflusst

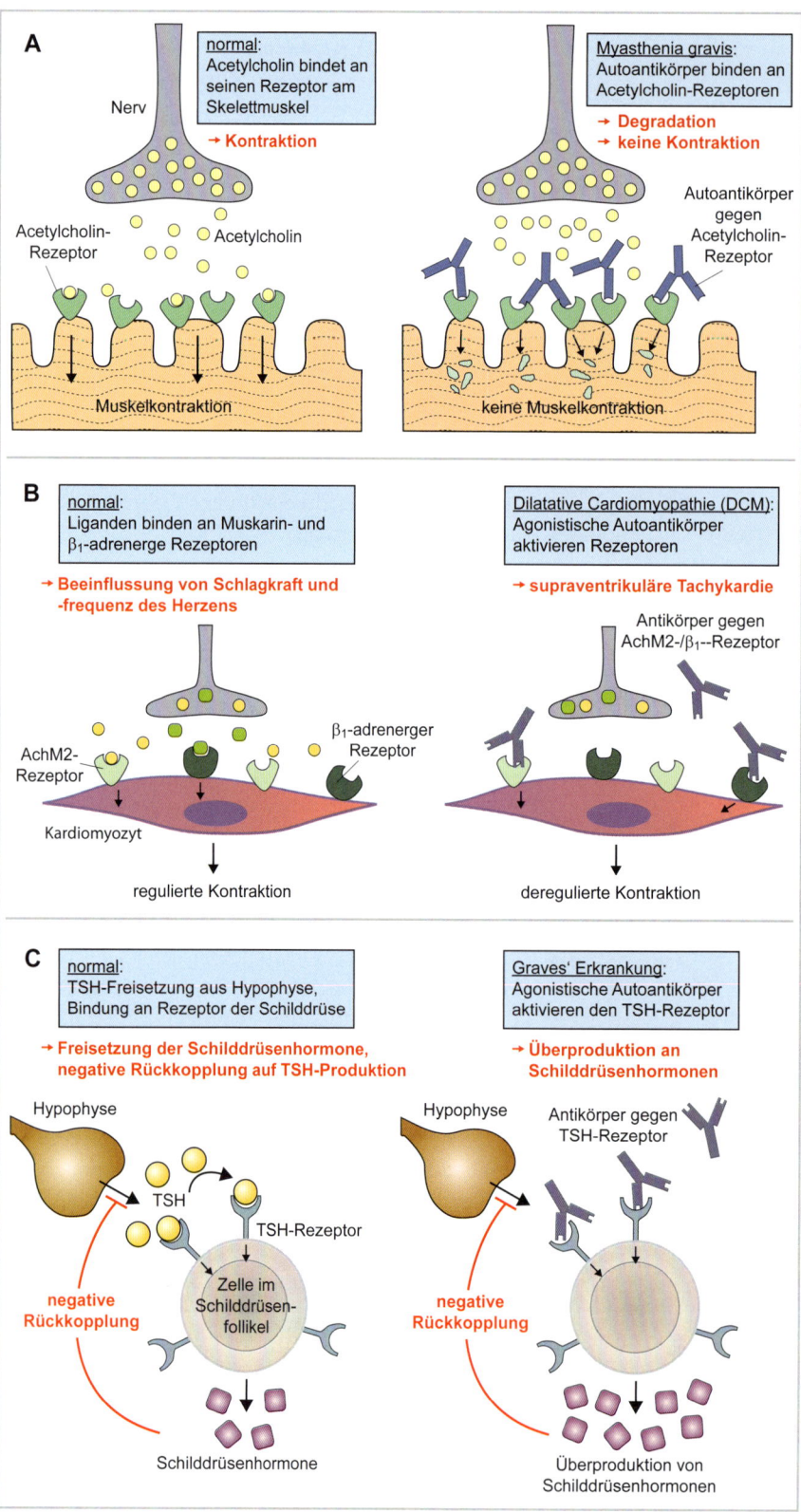

A

Nerv

normal:
Acetylcholin bindet an seinen Rezeptor am Skelettmuskel
→ **Kontraktion**

Acetylcholin-Rezeptor   ○ Acetylcholin

Muskelkontraktion

Myasthenia gravis:
Autoantikörper binden an Acetylcholin-Rezeptoren
→ **Degradation**
→ **keine Kontraktion**

Autoantikörper gegen Acetylcholin-Rezeptor

keine Muskelkontraktion

B

normal:
Liganden binden an Muskarin- und β_1-adrenerge Rezeptoren
→ **Beeinflussung von Schlagkraft und -frequenz des Herzens**

AchM2-Rezeptor

β_1-adrenerger Rezeptor

Kardiomyozyt

regulierte Kontraktion

Dilatative Cardiomyopathie (DCM):
Agonistische Autoantikörper aktivieren Rezeptoren
→ **supraventrikuläre Tachykardie**

Antikörper gegen AchM2-/β_1--Rezeptor

deregulierte Kontraktion

C

normal:
TSH-Freisetzung aus Hypophyse, Bindung an Rezeptor der Schilddrüse
→ **Freisetzung der Schilddrüsenhormone, negative Rückkopplung auf TSH-Produktion**

Hypophyse

TSH

TSH-Rezeptor

negative Rückkopplung

Zelle im Schilddrüsen-follikel

Schilddrüsenhormone

Graves' Erkrankung:
Agonistische Autoantikörper aktivieren den TSH-Rezeptor
→ **Überproduktion an Schilddrüsenhormonen**

Hypophyse

Antikörper gegen TSH-Rezeptor

negative Rückkopplung

Überproduktion von Schilddrüsenhormonen

❂ Abb. 5.13 Funktionsverlust von Rezeptoren durch Antikörper.

A Antikörper gegen den Acetylcholin-Rezeptor inhibieren die neuromuskuläre Transmission und verursachen eine Paralyse (Myasthenia gravis)

B Eine dilatative Kardiomyopathie (DCM) kann durch agonistische Autoantikörper gegen muskarine Acetylcholin (AchM2)-Rezeptoren oder β_1-adrenerge Rezeptoren verursacht werden. Es kann zu einer supraventrikulären Tachykardie und längerfristig zu einer Vergrößerung des Herzmuskels und zu Funktionsverlust führen.

C Antikörper gegen den TSH-Rezeptor bewirken die übermäßige Ausschüttung von Schilddrüsenhormonen (Graves' Erkrankung, Morbus Basedow). Obwohl die negative Rückkopplung die TSH-Sekretion unterdrückt, stimuliert der Antikörper die Schilddrüsenzelle zur Hormonproduktion.

und dass Anomalien in diesen Zuckereinheiten bei bestimmten Immunkomplex-Erkrankungen, wie z.B. der rheumatoiden Arthritis, eine Rolle spielen.

Immunkomplex-vermittelte Erkrankungen können dann von generalisiertem Charakter sein, wenn die Immunkomplexe in der Zirkulation entstehen und sich an den Gefäßwänden ablagern. Durch Antigen/Antikörper-Komplexe hervorgerufene Reaktionen können aber auch in ganz bestimmten Organen lokalisiert sein. Bevorzugt kommen Komplexablagerungen beispielsweise an der Basalmembran von Glomeruli in der Niere, an Synovialmembranen der Gelenke (Arthritis) oder in den kleinen Blutgefäßen der Haut vor. Eine Glomerulonephritis, eine Arthritis bzw. eine so genannte Arthus-Erkrankung sind die Folgeerscheinung.

Welche Faktoren beeinflussen die Entstehung solcher Immunkomplex-Erkrankungen und welche pathophysiologischen Mechanismen sind involviert?

Die Art des Antigens kann die Entstehung von Immunkomplex-Erkrankungen beeinflussen. Grundsätzlich können es exogene Antigene sein, wie Fremdproteine (z.B. Arzneimittel) oder Pathogene. Unter Umständen sind es aber auch endogene Antigene, gegen die ein Individuum Antikörper und damit Immunkomplexe bildet. Diese Erkrankungen werden im Detail im ▸ Kap. 5.3 „Autoimmunerkrankungen" besprochen.

Bei den exogenen Antigenen stehen Krankheitserreger, die eine persistierende Infektion, gleichzeitig eine nur schwache humorale Antwort und damit eine chronische Bildung von Immunkomplexen verursachen, im Blickpunkt des Interesses. Hier sind Krankheitserreger wie Streptokokken und Staphylokokken zu nennen, deren Persistenz durch Ablagerung von Immunkomplexen zu einer Glomerulonephritis bzw. einer subakuten Endocarditis führt. Eine chronische Hepatitis ist ebenfalls charakterisiert durch eine konstante Produktion von viralen Hepatitis-B-Antigenen, die fortwährend mit den entsprechenden Antikörpern reagieren. Die Folgen der Immunkomplex-Bildung sind Ablagerungen in Gefäßen und bestimmten Organen und deren Schädigung. Immunkomplexe können auch auf Körperoberflächen, insbesondere in der Lunge, entstehen. Hier sind es vor allem Antigene, die von Schimmelpilzen stammen und interessanterweise keine IgE-Reaktion, sondern die Bildung von zirkulierenden IgG bewirken. Bei kontinuierlicher Exposition von Actinomyceten-Antigen, wie es bei Bauern häufig der Fall ist, kommt es zu einer allergischen Alveolitis, die maßgeblich durch die Formierung von Immunkomplexen hervorgerufen ist und nicht mit chronischem allergischen Asthma verwechselt werden sollte. Man bezeichnet diese Krankheit, die berufsbedingt durch wiederholten Kontakt mit Heustaub und Pilzsporen auftritt, „Farmerlunge" oder „Dreschfieber".

Hinsichtlich der pathophysiologischen Mechanismen einer Immunkomplex-bedingten Erkrankung lassen sich drei Phasen unterscheiden (○ Abb. 5.14):
- Entstehung der Antigen/Antikörper-Komplexe in der Zirkulation,
- Ablagerung der entstandenen Antigen/Antikörper-Komplexe in den Gefäßen oder entsprechenden Geweben und
- Auslösen einer Entzündungsreaktion (generalisiert oder lokalisiert) durch Rekrutierung von Leukozyten und deren Exozytose.

Die Entzündungsreaktion führt zu einem Gewebeschaden und wird maßgeblich durch eine Aktivierung des Komplementsystems initiiert. Die freigesetzten kleinen Fragmente C3a, C4a und C5a sind Anaphylatoxine und führen zum einen zu einer Degranulation der Mastzellen und damit zu einer Erhöhung der Gefäßpermeabilität, zum anderen sind die Fragmente chemotaktische Faktoren und rekrutieren Neutrophile an den Ort der Komplexablagerungen. Das C3b-Fragment fungiert als Opsonin, welches die Immunkomplexe umhüllt. Durch Bindung der Komplexe an die Oberfläche von Neutrophilen (sowohl über Komplementrezeptoren wie auch über Fc-Rezeptoren) kommt es zu deren Aktivierung und damit zur Freisetzung von lytischen, gewebeschädigenden Enzymen (Exozytose).

> **Opsonin** ist eine Substanz, die die Phagozytose eines Antigens, das an das Opsonin gebunden ist, aktiviert. Opsonine sind klassischerweise Antikörper oder das Komplement-Fragment C3b.

Die Aktivierung des Komplements kann weiterhin eine Aggregation von Blutplättchen bewirken und so die Bildung von Mikrothromben initiieren.

Zusammenfassend lässt sich sagen, dass eine Aktivierung des Komplementsystems wahrscheinlich die bedeutendste Rolle in der Pathogenese von Immunkomplex-Erkrankungen spielt.

Zwei gute Beispiele für eine systemische (generalisierte) und eine lokale Immunkomplex-Erkrankung sind die Serumkrankheit und die Arthus-Erkrankung.

Wird ein therapeutisches Immunserum verabreicht, z.B. Pferdeserum gegen bestimmte Gifte oder Serum gegen Thymozytenantigene, werden dabei als fremd erkannte Serumproteine in die Zirkulation gebracht. Nach 6 bis 7 Tagen kann die so genannte Serumkrankheit auftreten. Zu diesem Zeitpunkt haben sich IgG-Antikörper gegen die equinen Serumproteine gebildet und es kommt zur Ausbildung und Ablagerung von Immunkomplexen an Gefäßwänden und in Geweben. Dies führt über die Aktivierung von Komplement und

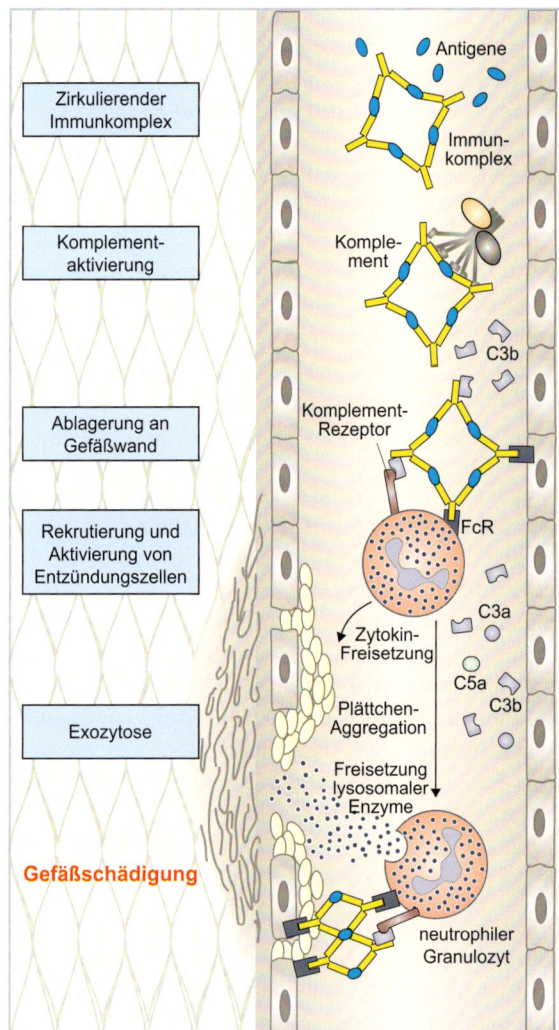

Antitoxinseren sind Seren, die durch Injektion eines Toxins in Pferden, Ziegen oder anderen Spendertieren gewonnen werden und hohe Antikörpertiter aufweisen. Beispiele sind Botulismus-Antitoxin, Diphtherie-Antitoxin, Gasbrand-Antitoxin, Schlangengift-Seren oder Skorpiongift-Serum. Die Nativseren werden zur Vermeidung der Serumkrankheit von Begleitproteinen gereinigt (Fermo-Seren, ▸ Kap. 10).

⊙ **Abb. 5.14** Immunkomplex-vermittelte Gewebeschädigung.
Lösliches Antigen in der Zirkulation bedingt die Produktion von Antikörpern. Bei Überschuss von Antigen bilden sich kleine Immunkomplexe, die nicht vom phagozytären System entfernt werden. Die Immunkomplexe lagern sich an der Gefäßwand ab. Es kommt zur Aktivierung von Komplement und C3b opsoniert die Immunkomplexe. Kleine Komplementfaktoren (C5a, C3a) locken neutrophile Granulozyten an, die über Komplement- und Fc-Rezeptoren an die Immunkomplexe binden. Weiterhin führen sie zu einer Aggregation der Blutplättchen. Die neutrophilen Granulozyten werden aktiviert und setzen proinflammatorische, vasoaktive und permeabilitätserhöhende Faktoren frei (Exozytose). Es kommt zu einer Gefäßentzündung und -schädigung.

Phagozyten zu den typischen entzündlichen Erkrankungen, beispielsweise der Niere, der Gefäße oder den Gelenken. Die Symptome werden durch den Abfall der Komplement-Konzentration im Serum sowie mit vermehrter Antikörperproduktion besser. Die Komplexbildung wird hinsichtlich einer effizienten Elimination

mit der Zeit optimiert und daher sind die Symptome der Serumkrankheit nur vorübergehend, bis das Antigen entfernt ist.

Die Arthus-Reaktion ist lokal begrenzt auf die Wände und das perivaskuläre Gewebe der kleinen Blutgefäße, zumeist der Haut. Eine solche Reaktion kann experimentell zum Nachweis von gegen ein bestimmtes Antigen gerichteten IgG-Antikörpern benutzt werden. Dazu wird das entsprechende Antigen subkutan in die Haut gespritzt. Die zirkulierenden Antikörper diffundieren ins Gewebe und bilden an dieser Stelle Immunkomplexe, die wiederum an Fc-Rezeptoren von Mastzellen und anderen Leukozyten binden und dadurch eine lokale Entzündungsreaktion mit erhöhter Gefäßdurchlässigkeit auslösen. Dadurch wird der Prozess weiter verstärkt und es entsteht nach einigen Stunden an der Einstichstelle ein hämorrhagisches Ödem, welches als Nachweis zirkulierender Antikörper dient (⊙ Abb. 5.15).

Der in der Klinik wichtige Nachweis von Immunkomplexen kann auch durch eine Reihe von *In-vitro*-Testverfahren geführt werden, die im ▸ Kap. 16 im Detail besprochen werden.

Zum Schluss dieses Kapitels sei angemerkt, dass rekombinante Arzneimittel, die i.v. gegeben werden, unter Umständen Typ-III-Reaktionen induzieren können, da es nicht auszuschließen ist, dass die rekombinanten Proteine als fremd erkannt werden und eine moderate Antikörperproduktion auslösen.

5.2.4 Überempfindlichkeitsreaktion Typ IV

Typ-IV-Überempfindlichkeitsreaktionen sind T-Zell-abhängig und verlaufen prinzipiell genauso, wie für die zelluläre Immunantwort gegenüber Pathogenen bereits beschrieben. Da die Immunantwort T-Zell-vermittelt ist, benötigen die Mechanismen der Typ-IV-Reaktion immer einige Zeit, sich zu entwickeln und wird deshalb als Hypersensibilität vom verzögerten Typ bezeichnet (delayed type hypersensitivity, DTH).

Eine Typ-IV-Reaktion lässt sich in verschiedene Phasen unterteilen:

Nach dem initialen Kontakt mit dem Antigen kommt es zunächst zur Sensibilisierung. Nach Aufnahme des Antigens durch antigenpräsentierende Zellen (Makro-

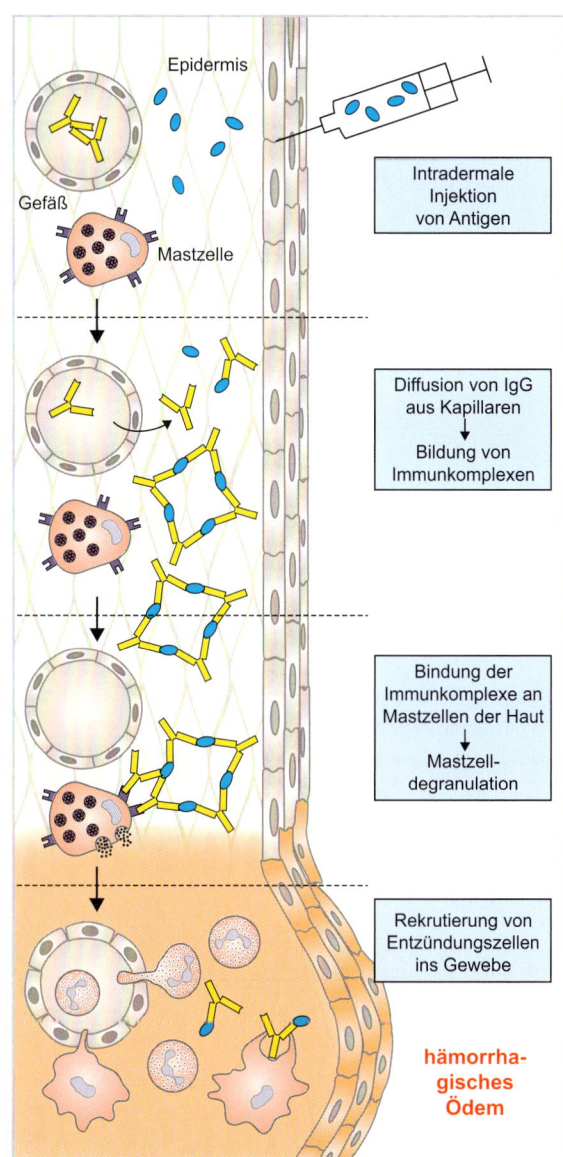

Epidermis

Gefäß

Mastzelle

Intradermale
Injektion
von Antigen

Diffusion von IgG
aus Kapillaren
↓
Bildung von
Immunkomplexen

Bindung der
Immunkomplexe an
Mastzellen der Haut
↓
Mastzell-
degranulation

Rekrutierung von
Entzündungszellen
ins Gewebe

**hämorrha-
gisches
Ödem**

○ Abb. 5.15 Die Arthus-Reaktion als Nachweis für IgG-Moleküle gegen ein bestimmtes Antigen. Personen, die bereits Antikörper gegen ein bestimmtes Antigen gebildet haben, reagieren auf Injektion dieses Antigens in die Haut mit der so genannten Arthus-Reaktion, die als Nachweis für antigenspezifisches IgG verwendet wird. IgG-Antikörper, die aus den Kapillaren heraus diffundieren, bilden mit injiziertem Antigen lokale Immunkomplexe. Die Immunkomplexe binden an Fcγ-Rezeptoren auf Mastzellen und aktivieren sie. Durch die Degranulation der Mastzellen wandern inflammatorische Zellen in die Region ein und die Gefäßpermeabilität sowie der Blutfluss werden erhöht. Es kommt zur Blockade der kleinen Blutgefäße. An der Einstichstelle entsteht ein hämorrhagisches Ödem, welches als Nachweis für eine Arthus-Reaktion dient.

phagen) kommt es zur Aktivierung und Differenzierung von T_H1-Zellen und zur Ausbildung von Gedächtniszellen. Seltener kommt es zur Aktivierung von CD4-positiven T_H2-Zellen und von CD8-positiven T-Zellen. Bei einem zweiten Kontakt mit dem Antigen setzen sensibilisierte T_H1-Zellen eine Vielzahl von Zytokinen frei, insbesondere IFN-γ, TNF-β, IL-12 und IL-2. Inzwischen weiß man aber, dass nicht nur den T_H1-Zellen hierbei eine wichtige Rolle zukommt, sondern auch die T_H17- und B-Zellen chronische Entzündungen aufrechterhalten.

> **TNF-**β wird auch als Lymphotoxin (LT) bezeichnet und ist ein Zytokin, das von aktivierten CD4-positiven T-Zellen sezerniert wird und auf Zellen direkt toxisch wirken kann.

Diese Faktoren rekrutieren und aktivieren Makrophagen und andere Entzündungszellen. Aktivierte Makrophagen präsentieren ihrerseits verstärkt Antigen, sodass die Überempfindlichkeitsreaktion erhalten bleibt und sich je nach Lokalisation und Antigen in intensiven Entzündungserscheinungen äußern kann.

Man kann die Überempfindlichkeitsreaktionen vom verzögerten Typ in drei verschiedene Formen unterteilen:

- Tuberkulin-Reaktion,
- granulomatöse Überempfindlichkeitsreaktion,
- Kontaktdermatitis.

Tuberkulin-Reaktion

Die Überempfindlichkeitsreaktion vom Tuberkulin-Typ ist eine klassische Typ-IV-Reaktion vom verzögerten Typ. Diese Reaktion wurde erstmals 1890 von Robert Koch beschrieben, als er eine lokalisierte Entzündungsreaktion an Patienten beobachtete, die mit *Mycobacterium tuberculosis* infiziert waren, nachdem er ihnen *Mycobacterium*-Filtrat intradermal verabreichte. Der so genannte Tuberkulin-Test dient heute noch der Feststellung einer vorangegangenen Infektion mit *Mycobacterium tuberculosis* und einiger anderer intrazellulärer Bakterien und Pilze. Geringe Mengen an Antigen werden in die Haut injiziert und bewirken nach 24 bis 72 h eine typische Schwellung und Entzündung der Hautstellen. Bei der Tuberkulin-Reaktion sind wahrscheinlich die Makrophagen die primären antigenpräsentierenden Zellen, die dann T_H1-Zellen aktivieren.

Granulomatöse Überempfindlichkeitsreaktion

Die Überempfindlichkeitsreaktion vom granulomatösen Typ hat ihre Ursache in der Persistenz von Mikroorganismen in Makrophagen, die diese nicht beseitigen können. Die Granulombildung ist dadurch bedingt, dass durch lokale, aktivierte T_H1-Zellen und vor allem

5

aber T$_H$17-Zellen Zytokine freigesetzt werden, die weitere Makrophagen anlocken und aktivieren. Das Übergewicht der T$_H$17-Antwort ist maßgeblich für die Immunpathologie der Granulombildung verantwortlich. Dabei sind die Zytokine TGF-β, IL-3, IL-6, IL-17 und in der Folge IL-23 von großer Bedeutung. Die sich ansammelnden Makrophagen werden zu einer Hauptquelle für TNF-α. Makrophagen können sich unter diesen Bedingungen zu epitheloiden Zellen ausdifferenzieren, die weiter TNF-α freisetzen, was letztlich zur Ausbildung der für diese Granulome charakteristischen Riesenzellen führt (○ Abb. 5.16 und ○ Abb. 5.17). Solche Granulome treten bei verschiedenen Erkrankungen auf, bei denen der Erreger (zumeist Mykobakterien) persistiert, wie z. B. bei der Tuberkulose (○ Abb. 5.17), Lepra, Leishmaniose oder Wurminfektionen (Trematoden).

Kontaktdermatitis, Morbus Crohn und chronisches Asthma

Bei der Kontaktdermatitis ist das auslösende Agens meist ein kleines, hochreaktives Molekül, das die intakte Haut leicht durchdringen kann (○ Abb. 5.18). Diese Substanzen reagieren mit körpereigenen Proteinen und es entstehen so genannte Protein/Hapten-Komplexe, die dann von antigenpräsentierenden Zellen der Haut, die man Langerhans-Zellen nennt, aufgenommen und als MHC-II-Komplexe den T$_H$1-Zellen präsentiert werden. Ein entsprechendes Zytokinmilieu (z. B. IL-6 und TGF-β) kann auch zur Aktivierung von T$_H$17-Zellen führen. Im Verlauf der Immunantwort entstehen auch T-Gedächtniszellen (▸ Kap. 4.1), die sich u. a. in der Dermis ansiedeln. Diese Sensibilisierungsphase dauert etwa 14 Tage. Ein weiterer Kontakt (Auslösephase) mit der sensibilisierenden Substanz führt dann zu einer raschen Aktivierung von spezifischen T$_H$1-Zellen bzw. T$_H$17-Zellen in der Dermis, die Zytokine freisetzen, wobei hier vor allem IFN-γ und IL-17 eine wichtige Rolle spielen. Diese Zytokine aktivieren dann nämlich die Keratinozyten der Epidermis, proinflammatorische Zytokine, wie IL-1, TNF-α, IL-8 etc. freizusetzen. Die wiederum locken Monozyten in die Haut und induzieren deren Reifung zu aktivierten Gewebemakrophagen, die starke Entzündungsreaktionen hervorrufen können. Werden durch die sensibilisierenden Substanzen im Zytosol veränderte Proteine erzeugt, kann auch eine MHC-I-vermittelte CD8-Zell-induzierte zytotoxische Reaktion in der Dermis entstehen.

> **Langerhans-Zellen** sind phagozytierende dendritische Zellen in der Epidermis. Sie können von dort über die Lymphgefäße zu regionalen Lymphknoten wandern, wo sie zu reifen dendritischen Zellen differenzieren.

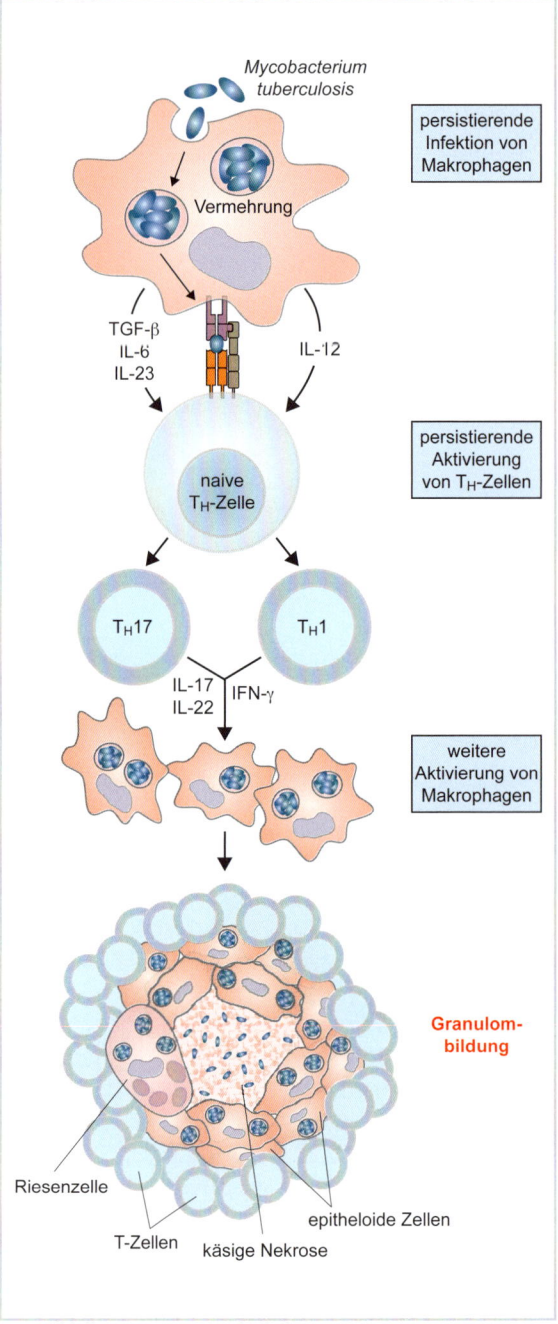

○ **Abb. 5.16** Pathogenese der Granulombildung bei einer Typ-IV-Überempfindlichkeitsreaktion.
Durch die persistierende Infektion von Makrophagen kommt es zu einer anhaltenden Stimulation von T$_H$1-Zellen, vor allem aber auch von T$_H$17-Zellen. Die stetig freigesetzten Zytokine wie IFN-γ aber auch IL-6, IL-17 und IL-23 führen zu einer ständigen Aktivierung von Makrophagen. Diese lagern sich zusammen, mutieren zu epithelialen Zellen, sterben z. T. ab (käsige Nekrose) oder bilden so genannte Riesenzellen aus. Diese Riesenzellen verdrängen normale Gewebezellen und setzen große Mengen an lytischen Enzymen frei, die dann das umliegende Gewebe schädigen, z. B. die Lunge bei einer persistierenden Infektion mit *Mycobacterium tuberculosis*.

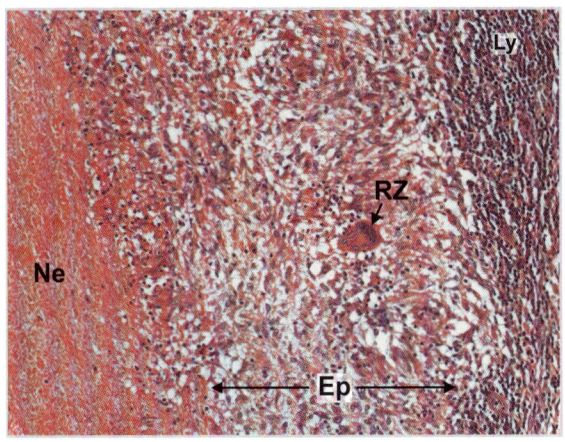

Abb. 5.17 Histologische Analyse einer Granulombildung im Lymphknoten bei Tuberkulose.
Zu erkennen ist ein zonaler Granulom-Aufbau mit zentraler käsiger Nekrose (Ne) und charakteristischem Epitheloid-saum (Ep) und Langerhans'scher Riesenzelle (RZ). Außen ist Lymphknotengewebe (Ly) erkennbar.

Tab. 5.4 Beispiele von Arzneimitteln mit allergenem Potenzial

Arzneimittel-Typ	Beispiele
Antibiotika	Penicilline, Sulfonamide
Antihypertensiva	Hydralazin, Methyldopa
Antiarrhythmika	Quinidin, Procainamid
Antipsychotika	Trizyklika, Phenothiazine
Proteine und Peptide	Hormone (z. B. Insuline), Enzyme (z. B. L-Asparaginase)
Antikörper	Immunseren, monoklonale und polyklonale Antikörper
Phytopharmaka	Asteraceen (z. B. Arnika), Cumarin-drogen, Psoralen-haltige Pflanzen, Pollen

Häufige so genannte Kontaktallergene sind Nickel und Chromat, unterschiedlichste Chemikalien und eine Reihe von Pflanzeninhaltsstoffen. Beispielsweise lösen die in Asteraceen vorkommmenden Sesquiterpenlactone (z. B. Helenalin) häufig eine Kontaktdermatitis aus.

Morbus Crohn ist eine chronisch-entzündliche Darmerkrankung, die auf eine übermäßige Makrophagen-Aktivierung und damit eine Beteiligung von T_H1- bzw. T_H17-Zellen zurückzuführen ist. Die chronische Entzündung des Darms resultiert in einem Gewebeumbau, ähnlich dem Granulom bei der persistierenden Infektion mit *Mycobacterium tuberculosis*.

Gewebeschädigung eines **chronischen Asthmas** bzw. einer chronischen allergischen Rhinitis sind ebenfalls Typ-IV-Reaktionen, weil sie im Gegensatz zur allergischen Sofortreaktion sehr verzögert eintreten. Der Mechanismus beruht allerdings auf einer T_H2-Zellaktivierung, wobei hier weniger die Mastzellen, als vielmehr die Aktivierung der Eosinophilen von großer pathogener Bedeutung sind. Die Schleimhäute unterliegen einer fibrotischen Umorganisation und reagieren hypersensibel auf ganz unterschiedliche Umweltfaktoren.

Überempfindlichkeitsreaktionen durch Arzneimittel

Überempfindlichkeitsreaktionen machen ungefähr 10 % der beobachteten Nebenwirkungen von Arzneimitteln aus. In den meisten Fällen ist es sehr schwierig, die zu Grunde liegenden Mechanismen zu identifizieren. Eine Ausnahme bilden jedoch hochmolekulare Arzneistoffe, wie Proteine und Polysaccharide, die als Antigen erkannt werden können. Typ-I- und Typ-III-Reaktionen können bei Verabreichung von gentechnisch hergestellten Proteinen oder Antikörpern vorkommen, die in der Regel i. v. gegeben werden und sich in ihrer Struktur von der human naiven Struktur unterscheiden können (▶ Kap. 7.4, 8.4 und 11).

Bei vielen kleinen Arzneistoffmolekülen wird angenommen, dass sie als Hapten wirken und alle Typen von Immunreaktionen auslösen können.

Auf häufig auftretende Allergien, wie auf Penicillin oder Sulfonamide, kann getestet werden (▶ Kap. 18).

Grundsätzlich sollte bei Vorliegen einer Arzneimittel-induzierten Überempfindlichkeitsreaktion eine Überdosierung des Arzneistoffes vermieden werden.

5

Checkliste: Überempfindlichkeitsreaktionen

Überempfindlichkeitsreaktionen sind Entzündungsreaktionen, die entweder humoral (Antikörper) oder zellulär (T-Zellen) vermittelt sind. Unterscheidung in 4 Typen:

- Typ I: Übergewicht der T_H2-Antwort, IgE-vermittelt, Mastzelldegranulation, Allergische Rhinitis, Asthma bronchiale.
- Typ II: IgG bindet an Zelloberflächen und vermittelt deren Schädigung oder Tod; hämolytische Reaktionen, Dysfunktionen.
- Typ III: Bildung von Immunkomplexen (generalisiert oder lokalisiert), Komplementaktivierung als Ausgang der Gewebeschädigung durch Neutrophile; Serumkrankheit, Arthus-Reaktion.
- Typ IV: durch T-Zellen, meist T_H1- und T_H17-Zell-vermittelt, Makrophagenaktivierung durch T_H1- und T_H17-Zytokine, Gewebeschädigung durch Makrophagenmediatoren (lytische Enzyme, NO, ROS etc.); Tuberkulin-Reaktion, Granulombildung bei Mykobakterien-Infektion; Kontaktdermatitis, Morbus Crohn; chronisches Asthma.

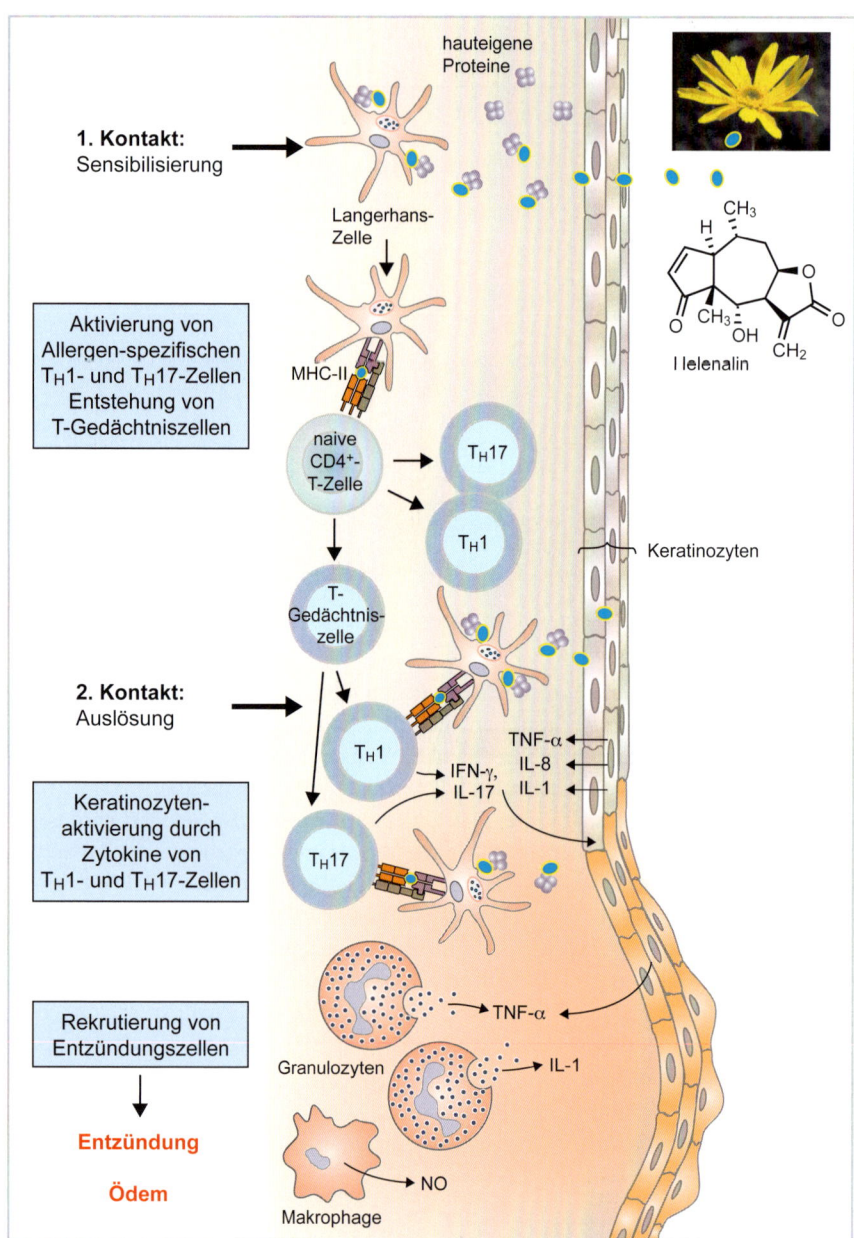

Helenalin bildet mit hauteigenen Proteinen einen Komplex, der von APC der Haut (Langerhans-Zellen) als fremd erkannt wird. Es kommt nach einer MHC-II-vermittelten Antigenpräsentation zur Aktivierung von T_H1- und T_H17-Zellen und zur Ausbildung von Gedächtniszellen. Ein wiederholter Antigen-Kontakt führt zur raschen Aktivierung der T_H1- bzw. T_H17-Antwort und zur Zytokin-Freisetzung. Diese aktivieren Keratinozyten, die daraufhin proinflammatorische Mediatoren freisetzen. Es kommt zur Anlockung weiterer Entzündungszellen, wie Makrophagen und Neutrophilen, die lytische Enzyme freisetzen. In der Folge kommt es zur Entzündung und Ödembildung. Es zeigt sich das charakteristische Bild einer Kontaktdermatitis mit geröteter Haut und Pustelbildung.

○ **Abb. 5.18** Kontaktdermatitis durch Sesquiterpenlactone als Beispiel einer Typ-IV-Überempfindlichkeitsreaktion.

Außerdem sollte auf die Gabe von Arzneistoffen mit einer ähnlichen Struktur verzichtet werden. Bei Unsicherheit sollte ein Hauttest durchgeführt werden (▶ Kap. 18). Die ▢ Tab. 5.4 zeigt Arzneimittelgruppen, von denen bekannt ist, dass sie gehäuft Überempfindlichkeitsreaktionen auslösen.

5.3   Immuntoleranz und Autoimmunität

Die ganz große Leistung unseres Immunsystems ist es, zwischen körpereigenen und fremden Antigenen zu unterscheiden. Während der Entstehung und Reifung von Lymphozyten werden konstant auch immer Lym-

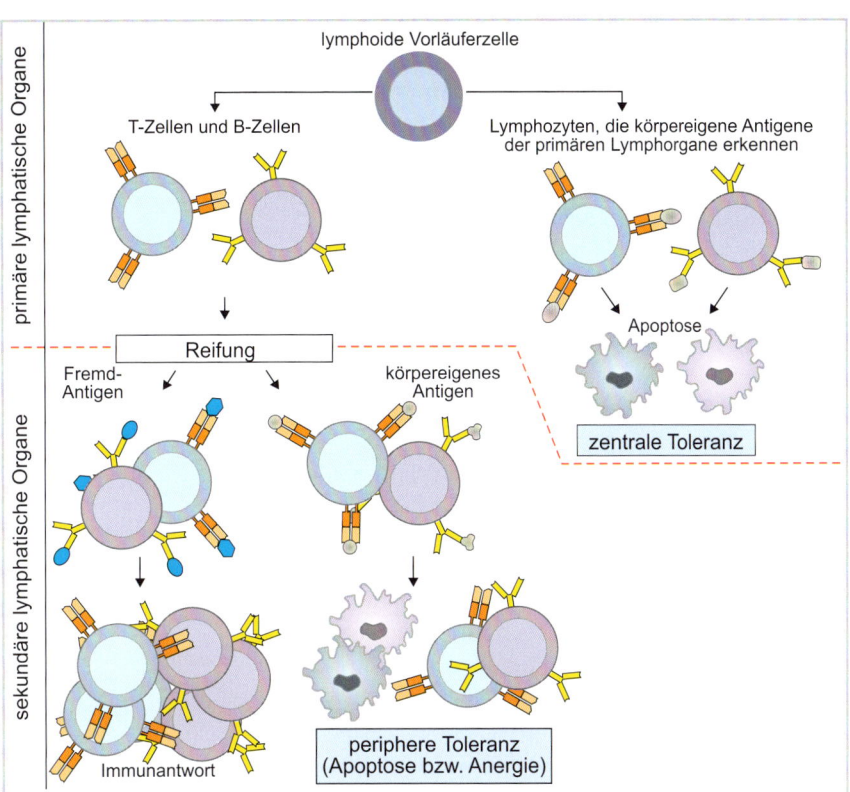

Abb. 5.19 Zentrale und periphere Toleranz gegenüber Autoantigenen.

Unreife Lymphozyten, die körpereigene Antigene in primären (generativen) Immunorganen erkennen, werden durch Apoptose entfernt (zentrale Toleranz).
Autoreaktive Lymphozyten werden inaktiviert (Anergie, Suppression) oder entfernt (Apoptose) wenn sie mit Autoantigen in peripheren Immunorganen reagieren (periphere Toleranz).

phozyten gebildet, die eigene Antigene erkennen. Es müssen also Mechanismen existieren, die verhindern, dass es zu einer Immunreaktion gegen Eigenantigene kommt. Normalerweise reagiert das Immunsystem mit Toleranz auf Autoantigene, das heißt, es kommt zu keiner Immunantwort gegen körpereigenes Gewebe. Man bezeichnet diesen Zustand als Selbsttoleranz.

Wird der Zustand der Selbsttoleranz aufgehoben, so kann Autoimmunität die Folge sein. Unter Autoimmunität versteht man Immunreaktionen, die gegen körpereigene Gewebeantigene gerichtet sind und charakteristische Gewebeschäden hervorrufen können.

Der Begriff „Immuntoleranz" beschreibt den generellen Zustand der Unfähigkeit eines Individuums, gegen ein spezifisches Antigen eine Immunreaktion auszulösen. Dies kann ebenso wie die Autoimmunität pathophysiologische Folgen haben, wie beispielsweise bei der Entstehung von Tumoren.

Wir werden im Folgenden zwei essenzielle Fragen angehen:

- Wie erreicht das Immunsystem im Regelfall den Zustand der Selbsttoleranz?
- Welche Faktoren und Mechanismen führen zu einer Autoimmunität?

5.3.1 Mechanismen der Selbsttoleranz

Selbsttoleranz wird durch eine Abfolge unterschiedlicher immunologischer Kontrollmechanismen gewährleistet. Grundsätzlich kann man Mechanismen der so genannten zentralen Toleranz von denen der peripheren Toleranz unterscheiden (o Abb. 5.19).

Der Begriff „zentrale Toleranz" bezieht sich auf die Eliminierung autoreaktiver Lymphozyten während ihrer Reifung in den primären Immunorganen Thymus und Knochenmark und stellt den ersten und wichtigsten Kontrollpunkt dar. Die zentrale Toleranz kann sich aber nur auf die Antigene beziehen, die in den primären Immunorganen vorkommen. Den Kern der zentralen Toleranz stellt die klonale Deletion von heranreifenden T- und B-Zellen dar, die ubiquitär vorkommende Antigene mit hoher Affinität binden. Dies geschieht für T-Zellen im Thymus und für B-Zellen im Knochenmark. Die **T-Zell-Toleranz**, die entscheidend für ein Verhindern einer Autoimmunität ist, ist relativ gut untersucht. T-Zellen entstehen im Thymus aus Vorläuferzellen des Knochenmarks durch somatische Rekombination. Im Thymus befinden sich mehr als 10^6 unreife T-Zellen mit verschiedener Antigenspezifität. Man muss bedenken, dass die Entwicklung von TCR (und auch BCR) ein rein zufallsgesteuerter Prozess ist. Dadurch ist es nachvollziehbar, dass sich auch T- (bzw. B-)Zellen entwickeln, die körpereigene Antigene erkennen können. Nur 1 bis 2 % der Thymozyten verlassen aber als reife T-Zellen den Thymus. Es findet also ein effizienter Selektionsprozess statt, der zum einen gewährleisten soll, dass keine T-Zellen den Thymus verlassen, die mit hoher Affinität körpereigene Proteine erkennen und so aktiviert würden. Auf der anderen Seite müssen aber alle reifen T-Zellen durch minimal affine Bindung von MHC-Peptid-Komplexe an ihren TCR Überlebenssignale aus ihrer Umgebung erhalten, um dann für die Erkennung von Fremdantigenen zur Verfügung zu stehen. Eine große Menge an Autoantigenen, wenn auch nicht sämtliche, werden im Thymus-Epithel (in Kortex und Medulla) durch unterschiedliche Zellen den unreifen Thymozyten präsentiert (○ Abb. 5.20). Diejenigen T-Zellklone, die hoch affine Rezeptoren für ein Selbstpeptid besitzen, werden durch Apoptose über den Todesrezeptorliganden TRAIL deletiert (negative Selektion). Bleibt eine Bindung aus oder unterhalb einer gewissen Schwelle, sterben die Zellen ebenfalls ab. T-Zellen, deren TCR eine mittlere, für das Überleben jedoch ausreichende Affinität zu MHC-Allelen und im Thymus präsentierten Antigenen besitzen, verlassen das primäre lymphatische Organ als reife naive T-Zellen (positive Selektion). Es gibt noch eine weitere Möglichkeit, die man erst in neuerer Zeit zur Kenntnis genommen hat: Ist das Signal stark aber noch unterhalb der Affinität, die eine Apoptose der T-Zellen auslöst, so entstehen die so genannten Treg-Zellen, die neben CD4 auch CD25 exprimieren und sich durch den Transkriptionsfaktor FoxP3 definieren. Diese Treg-Zellen fungieren, nachdem sie den Thymus verlassen haben, als wichtige Modulatoren in der Aufrechterhaltung der peripheren Toleranz, da sie, wenn sie ihr Antigen in der Peripherie wiederfinden, immunsuppressive Zytokine sezernieren können.

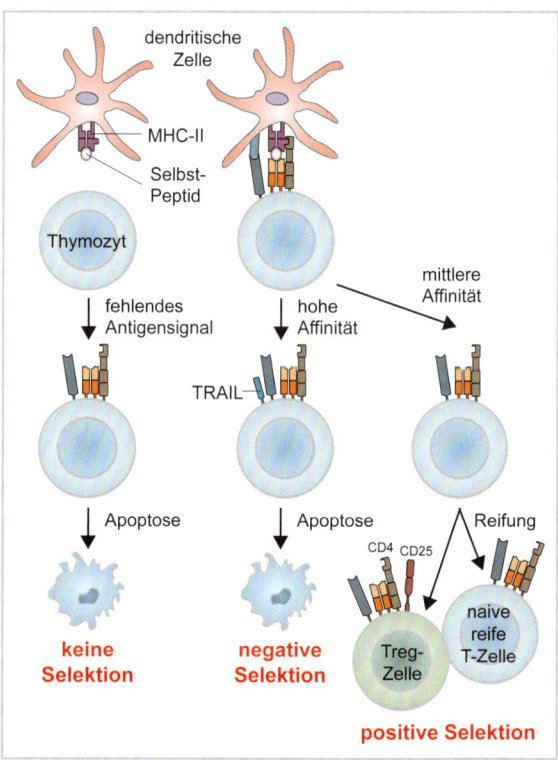

○ **Abb. 5.20** Zentrale Toleranz gegenüber Autoantigenen. Thymozyten suchen während ihrer Reifung im Thymus über ihren TCR Kontakt zu MHC-Selbstpeptid-Komplexen an dendritischen Zellen, um Aktivierungs- und Überlebenssignale zu erhalten. Binden Thymozyten überhaupt nicht oder mit hoher Affinität an Selbstpeptide, so werden sie durch Apoptose deletiert. Thymozyten mit minimaler Affinität reifen weiter heran und verlassen den Thymus als naive reife T-Zellen. Thymozyten mit mittlerer Affinität können sich zu regulatorischen T-Zellen (Treg) differenzieren und verlassen ebenfalls den Thymus.

○ **Abb. 5.21** Mechanismen der peripheren T-Zell-Toleranz. ▶

A Aktivierungs-vermittelter Tod von T-Lymphozyten (klonale Deletion).
  T-Zellen, die ein Antigen auf APC erkannt haben, sezernieren IL-2, proliferieren und differenzieren zu Effektorzellen. Die wiederholt auftretende Stimulation von T-Zellen durch ein ständig präsentes Autoantigen bedingt eine Coexpression von Fas und Fas-L, so dass sie sich gegenseitig umbringen.

B T-Zell-Anergie. Wird ein Antigen durch APC präsentiert, die costimulatorische Moleküle (B7) exprimieren, so wird eine T-Zell-Antwort induziert.
  Ein Autoantigen kann entweder ohne costimulatorisches Signal von der APC präsentiert werden oder in Anwesenheit von cytotoxic T-lymphocyte-associated protein 4 (CTLA-4) einem inhibitorischen costimulatorischen Regulator. In beiden Fällen kommt es nicht zu einer T-Zellaktivierung. Die T-Zellen befinden sich im Zustand der Anergie.

C Ignoranz. Anatomische Barrieren können verhindern, dass autoreaktive T-Zellen von antigenpräsentierenden Zellen, die Selbstantigene präsentieren, aktiviert werden können.

D Treg-Zell-vermittelte Immunsuppression. Antigenspezifische T-Zellen differenzieren zu Effektorzellen. Hier dargestellt sind T_H1-Zellen, die durch Freisetzung von IFN-γ Makrophagen aktivieren.
  T-Zellen, die körpereigene Antigene moderat erkennen, werden im Thymus zu so genannten natürlichen regulatorischen T-Zellen ($CD4^+$-/$CD25^+$-T-Zellen = Treg-Zellen) differenzieren. Diese sezernieren Zytokine wie IL-10 und TGF-β, welche eine Aktivierung von APC und T_H1-Zellen und die entsprechende Immunantwort inhibieren können.

Die **zentrale B-Zell-Toleranz** ist im Knochenmark ähnlich organisiert: B-Zellen haben während ihrer Reifung im Knochenmark ständig Kontakt mit Antigenen, entweder auf Stromazellen des Knochenmarks oder in löslicher Form im Blut vorkommend. Ist die Bindungs-

stärke zu hoch, kommt es zur so genannten Rezeptoredition, wobei es hier durch eine erneute Rekombination der BCR-Gene zu einer Änderung der Antigenspezifität in der heranreifenden B-Zelle kommt. Wenn die B-Zelle dann jedoch in einem späteren Reifestadium auf ein

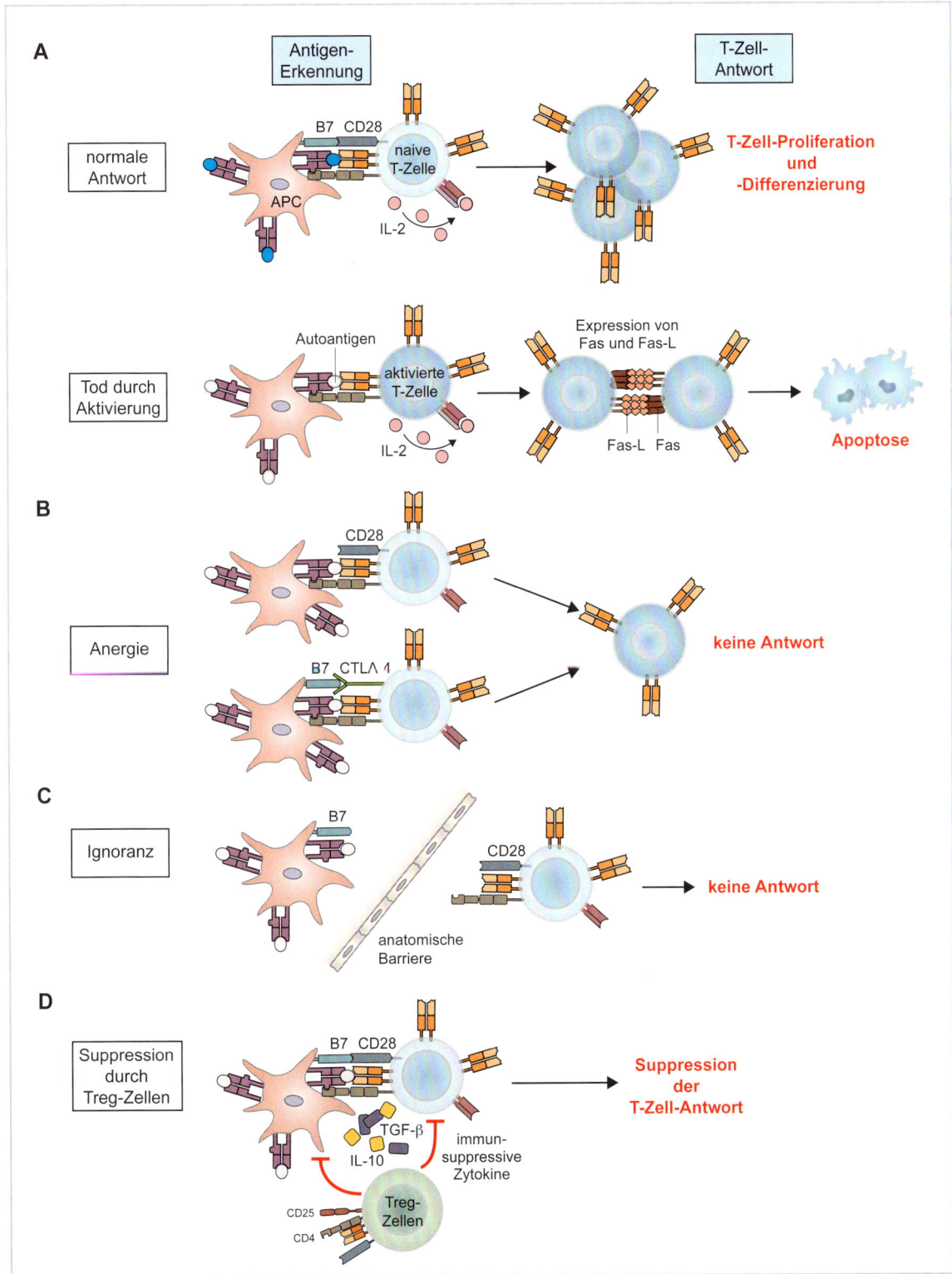

Autoantigen trifft und aktiviert werden könnte, tritt entweder Apoptose ein (Deletion), oder es kommt zur Herunterregulation der BCR-Dichte.

Zentrale Toleranzmechanismen greifen auch bei **NK-Zellen:** Hier dürfen nur diejenigen NK-Zellen ausreifen, deren inhibitorische KIRs aktiv sind und an ein körpereigenes MHC-I-Allel binden können. Damit wird ein inhibitorisches Signal vermittelt und sichergestellt, dass alle reifen NK-Klone durch körpereigene Zellen inhibiert werden können.

Trotz dieser zentralen Toleranzmechanismen entwischen einige autoreaktive T-und B-Zellen dieser Kontrolle und gelangen in die Peripherie. Wichtig ist, dass sie hier durch Mechanismen der peripheren Toleranz beseitigt werden können. Man kennt verschiedene Mechanismen der peripheren Toleranz (o Abb. 5.21 A–D). Die wesentlichen werden im Folgenden angesprochen:

1. **Klonale Deletion** von aktivierten autoreaktiven T-Lymphozyten über das Fas/Fas-L-System: Im Gegensatz zu Fremdantigenen, die in der Regel eliminiert werden, bewirken Autoantigene durch ihre permanente Präsenz eine ständige Stimulation peripherer T-Zellen. Die wiederkehrende Stimulation von T-Zellen führt dazu, dass diese vermehrt Fas-Liganden (Fas-L) exprimieren und über Bindung an den Fas-Rezeptor sich selbst in die Apoptose führen.
2. **Klonale Anergie:** Darunter versteht man die Inaktivierung von T-Lymphozyten durch die Tatsache, dass kein costimulatorisches Signal gegeben wird, wenn die antigenpräsentierende Zelle ein Autoantigen anstelle eines Pathogens über ihre MHC-Moleküle präsentiert. Dies hat zur Folge, dass der autoreaktive Lymphozyt nicht in der Lage ist, nach Antigen-Kontakt aktiviert zu werden. Er verfällt in den Zustand der Anergie. In manchen Fällen fangen die T-Zellen, denen körpereigene Antigene begegnen, an, ein Protein an ihrer Oberfläche zu exprimieren, das CTLA-4 (cytotoxic T-lymphocyte-associated protein 4) genannt wird. CTLA-4 bindet B7-Moleküle und der Komplex sendet dann aber inhibitorische Signale in Richtung T-Zelle aus.
3. **Ignoranz:** Kommen antigene Epitope an immunprivilegierten Orten (o Tab. 5.6) oder nur in sehr geringer Dichte auf APCs vor, bleibt eine Aktivierung und Reifung der autoreaktiven T-Zellen aus.
4. **Dominante Suppression:** Neue Arbeiten zeigen, dass sich im Thymus nach moderatem Autoantigen-Kontakt aktiv eine Population von T-Zellen entwickeln kann, die regulatorische T-Zellen (Treg) genannt werden. Die Mehrheit dieser Zellen tragen neben CD4 das Oberflächenantigen CD25, sodass diese Zellen **natürliche** $CD4^+$-/$CD25^+$-Treg-Zellen genannt werden. $CD4^+$-/$CD25^+$-Treg-Zellen sind in der Lage, eine autoreaktive T-Zellantwort über T_H1-

und T_H2-Zellen zu unterdrücken und damit eine Autoimmunitätsreaktion zu verhindern. Diese regulatorischen Zellen könnten also von großem therapeutischen Nutzen sein. Treg-Zellen sezernieren IL-10 und TGF-β, beides Zytokine, die eine T-Zellproliferation sowie APCs in ihrer Aktivität inhibieren können. Verschiedene weitere Gruppen von Treg-Zellen (T_R1; T_H3) sind beschrieben, die sich unter bestimmten Bedingungen im Rahmen einer tolerogenen Immunantwort entwickeln und durch TGF-β, IL-10 oder unreife dendritische Zellen stimuliert werden (**induzierte Treg**).

TGF-β (transforming growth factor) hat den Namen von seinen wachstums-inhibierenden Eigenschaften. Es inhibiert beispielsweise die Proliferation von T_H1-Zellen und wirkt so anti-inflammatorisch. Es scheint bei der Entwicklung der peripheren Toleranz von Bedeutung zu sein.

Anergie bezeichnet den Zustand fehlender Reaktivität auf Antigene. Personen sind anergisch, wenn sie bei Kontakt mit entsprechenden Antigenen keine Typ-IV-Reaktion zeigen. Lymphozyten sind anergisch, wenn sie selbst bei optimaler Stimulation nicht auf ihr Antigen reagieren.

Die periphere B-Zell-Toleranz ist im Wesentlichen durch das Fehlen einer Autoantigen-spezifischen T-Zell-Hilfe gewährleistet, da diese ja durch die oben genannten Mechanismen in einem „unschädlichen, inaktivierten" Zustand gehalten werden. Die periphere B-Zell-Toleranz wird dann letztlich dadurch erreicht, dass B-Zellen, die nach Erkennung von körpereigenen Proteinen keine T-Zellhilfe bekommen in Anergie verfallen oder abgehalten werden, in den Lymphknoten zu wandern. Sie sterben dann, weil sie keine entsprechenden Überlebenssignale erhalten.

Wie oben erwähnt, kann es beim Versagen dieser Mechanismen der Selbsttoleranz zu Autoimmunerkrankungen kommen. Was versteht man unter einer Autoimmunerkrankung und welche Faktoren führen dazu?

5.3.2 Autoimmunität

Von einer Autoimmunerkrankung spricht man streng genommen nur dann, wenn drei Kriterien erfüllt sind:
- Es ist eine Autoimmunreaktion vorhanden.
- Diese Reaktion ist nicht als Folge einer Gewebezerstörung anderer Genese zu sehen.
- Es gibt keinen anderen Grund für die Erkrankung.

◻ **Tab. 5.5** Einteilung von häufigen Autoimmunerkrankungen

Organspezifische Autoimmunerkrankungen	Mechanismus	Systemische Autoimmunerkrankungen	Mechanismus
Morbus Basedow (Graves' Erkrankung) Hashimoto-Thyroiditis	Autoantikörper (stimulatorisch) Tc-Zellen, Autoantikörper (Typ IV)	Essenzielle Kryoglobulin-ämie	Immunkomplexe (Typ III)
Autoimmun-hämolytische Anämie, idiopathisch-thrombozytopenische Purpura	Autoantikörper	Lupus erythematodes	Autoantikörper, Immunkomplexe (Typ III)
Multiple Sklerose	T_H1/Tc; Autoantikörper	Rheumatoide Arthritis	Autoantikörper, Immunkomplexe (Typ III, Typ IV)
Diabetes mellitus Typ I	T-Zellen (Typ IV)	Sjögren-Syndrom	Autoantikörper (Typ IV)
Myasthenia gravis	Blockierende Autoantikörper	Sklerodermie	Autoantikörper
Goodpasture Syndrom	Autoantikörper		

Autoimmunerkrankungen können als organspezifische oder nicht-organspezifische = systemische Erkrankungen klassifiziert werden (◻ Tab. 5.5). Bei Erkrankungen wie Diabetes mellitus Typ I, Morbus Basedow oder Multiple Sklerose sind die autoimmunen Effekte auf ein Organ bzw. spezifische Zellen beschränkt, wie z. B. auf die Insulin-produzierenden β-Zellen des Pankreas. Bei systemischen Erkrankungen wie der Rheumatoiden Arthritis oder Lupus erythematodes ist die Immunreaktion auf Antigene gerichtet, die ubiquitär vorkommen, wie z. B. Immunglobulin oder Bestandteile des Chromatins.

Mechanismen der Autoimmunerkrankungen

Die Pathogenese von Autoimmunerkrankungen ist sehr komplex und lässt sich nicht auf einen verantwortlichen Mechanismus zurückführen. Des Weiteren variieren die Defekte von einer Autoimmunerkrankung zur anderen. Ein kompliziertes Zusammenspiel von immunologischen/mikrobiellen, genetischen und Umwelt-Faktoren (◐ Abb. 5.22), das bisher wenig verstanden ist, ist für das Entstehen einer Autoimmunerkrankung verantwortlich. Im Folgenden werden einzelne Defekte bei den immunologischen, genetischen und mikrobiellen Faktoren, die für Autoimmunerkrankungen verantwortlich gemacht werden, erörtert.

Immunologische Faktoren

Bisher gibt es keine überzeugenden Hinweise, dass ein Versagen der zentralen Toleranz als Grund für Autoimmunerkrankungen in Frage kommt, wohl aber Defekte in der peripheren Toleranz.

Versagen der T-Zell-Anergie: Autoreaktive Zellen, die einer klonalen Deletion entwischt sind, können – wie erwähnt – durch das Ausbleiben von costimulatorischen Signalen Autoantigen-präsentierender Zellen in einen anergen, unreaktiven Zustand übergehen. Diese T-Zell-Anergie kann aber durchbrochen werden, wenn es durch unterschiedliche Umstände, wie z. B. durch eine Infektion bzw. Entzündungsreaktion, zur Expres-

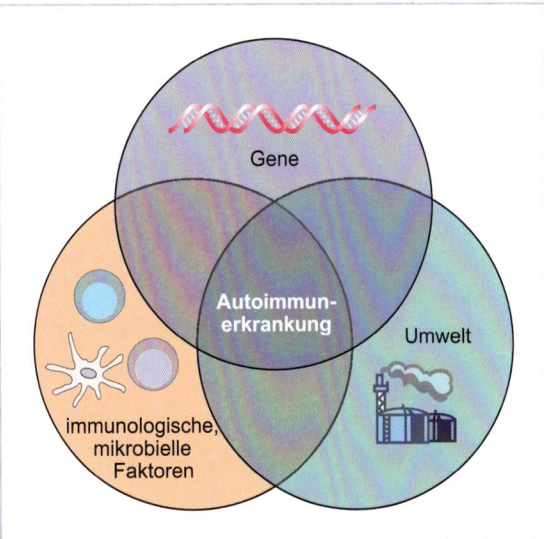

◐ **Abb. 5.22** Wesentliche Faktoren, die an der Pathogenese der Autoimmunerkrankung beteiligt sind. Neben genetischen Faktoren, die eine gewisse individuelle Prädisposition bedingen, können auch immunologische Faktoren, die z. T. auch genetische Ursachen haben, sowie mikrobielle Faktoren und Umweltfaktoren eine Autoimmunerkrankung hervorrufen.

sion solcher costimulatorischen Moleküle kommt. Die Folge ist eine Freisetzung von IL-12 und die Aktivierung von T$_H$1-Zellen. Eine erhöhte Expression von B7-costimulatorischen Molekülen wurde beispielsweise im zentralen Nervensystem von Patienten mit Multipler Sklerose, in den Gelenken von Patienten mit Rheumatoider Arthritis oder in der Haut von Patienten mit Psoriasis gefunden. In einem experimentellen Tiermodell wurde weiterhin gezeigt, dass die Expression von B7 in β-Zellen des Pankreas für die Zerstörung von Inselzellen durch autoreaktive T-Zellen und für die Entstehung von Diabetes mellitus Typ I verantwortlich gemacht werden kann. Dies eröffnet die attraktiven Möglichkeiten, durch gezielte Manipulation der costimulatorischen Signale Autoimmunerkrankungen zu therapieren (○ Abb. 5.27).

Versagen des Fas-mediierten Zelltodes aktivierter T-Zellen: Eine persistierende Aktivierung von autoreaktiven T-Zellen führt im Normalfall zur Apoptose der Zellen durch Induktion des Fas/Fas-L-Systems. Experimentelle Hinweise zeigen, dass ein Defekt im Fas/Fas-L-System zur Ausbildung einer massiven Lymphozyten-Ansammlung führt und in Mäusen eine Autoimmunerkrankung hervorruft, die der des systemischen Lupus erythematodes (SLE) des Menschen ähnlich ist.

Versagen der Treg-Zell-mediierten Immunsuppression: Möglicherweise entstehen auch durch Fehlen oder durch funktionelle Defekte der Treg-Zellen Autoimmunerkrankungen. Am Modell einer autoimmunen Colitis wurde für die Maus gezeigt, dass die Gabe von CD4$^+$-/CD25$^+$-T-Zellen, die IL-10 aber kein IL-4 sezernieren, das Ausbrechen der Krankheit verhindern kann. T$_H$17-Zellen als Gegenspieler zu Tregs werden in diesem Zusammenhang ebenfalls diskutiert. Im Modellsystem des Diabetes mellitus Typ I der Maus (NOD-Mäuse) lässt sich durch Übertragung eines insulinspezifischen T-Zellklons, was die Freisetzung von TGF-β zur Folge hat, die Zerstörung der β-Zellen durch autoreaktive T-Zellen verhindern. Strategien, Antigen-spezifische Treg-Zellen aus menschlichem Blut zu isolieren und zu vermehren, um sie dann Patienten mit Autoimmunerkrankungen zu verabreichen, sind attraktiv und werden intensiv erforscht. Allerdings birgt diese Strategie u.a. die Gefahr, die „Immunsurveillance von Tumoren" (▸ Kap. 5.5) zu beeinträchtigen.

Neben Defekten in den Mechanismen, die zur Selbsttoleranz führen (Klonale Deletion, Anergie, Suppression) sind auch Mechanismen der Autoimmunität vorstellbar, die von der Natur des Autoantigens und seiner Erkennung abhängig sind. Hierzu zwei Beispiele:

Freisetzung von sequestrierten Antigenen: Antigene, die in immunologisch privilegierten Regionen sitzen (□ Tab. 5.6), induzieren keine Immunreaktion (weder Toleranz noch Aktivierung), können jedoch zum Ziel eines Immunangriffs werden, wenn sie in die Zirkula-

□ **Tab. 5.6** Immunprivilegierte Körperregionen

Auge
Gehirn
Hoden
Uterus (Fetus)

tion oder in umgebende Gewebe gelangen. Gründe für die Freisetzung dieser Antigene in die Umgebung können Verletzungen oder Entzündungsreaktionen sein, die wiederum mit einer Induktion von costimulatorischen Signalwegen und damit dem Versagen der T-Zell-Anergie in Verbindung stehen. Ein Beispiel ist die Erkrankung Ophthalmia sympathica, die auf einer Schädigung des Auges beruht. Dabei gelangen Antigene aus dem betroffenen Auge in das umgebende Gewebe, wo sie von T-Zellen erkannt werden. Die gebildeten Effektorzellen greifen das verletzte, aber auch das gesunde Auge an.

Antigen-Ausbreitung – „Epitop-Spreading": Ein körpereigenes Protein hat in der Regel relativ wenige antigene Determinanten (Epitope), die effektiv prozessiert und T-Zellen präsentiert werden. Das heißt, die meisten Autoantigene werden nicht besonders gut vom Immunsystem erkannt. Daher werden T-Zellen, die für diese so genannte „kryptischen Epitope" spezifisch sind, nicht effizient über klonale Deletion oder Anergie entfernt. Gründe für eine mangelnde Erkennung durch das Immunsystem können beispielsweise ein zu geringes Vorkommen des Autoantigens, ein unzureichendes Prozessieren durch APC oder aber auch das Fehlen costimulatorischer Faktoren sein. Es ist also möglich, dass Autoantigen-spezifische T-Zellen eine Autoimmunität auslösen können, wenn die bisher versteckten Epitope sich plötzlich in immunogener Form präsentieren. Die auslösenden Faktoren für eine solche Demaskierung sind noch nicht gut charakterisiert. Man nennt diesen Vorgang Antigenausbreitung oder Epitop-Spreading, da sich die Immunantwort auf Epitope ausweitet, die initial nicht erkannt wurden. Es gibt Hinweise, dass „Epitop-Spreading" in der Pathogenese der Multiplen Sklerose, Typ-I-Diabetes und Lupus erythematodes beteiligt sein könnte.

> **Epitop** ist eine Stelle auf einem Antigen, die von Antikörpern oder von Antigenrezeptoren erkannt wird.

Mikrobielle Faktoren – Infektionen

Es gibt eine Reihe von Hinweisen, dass Infektionen in vorbelasteten Personen Autoimmunerkrankungen auslösen können (○ Abb. 5.23). Infektiöse Organismen

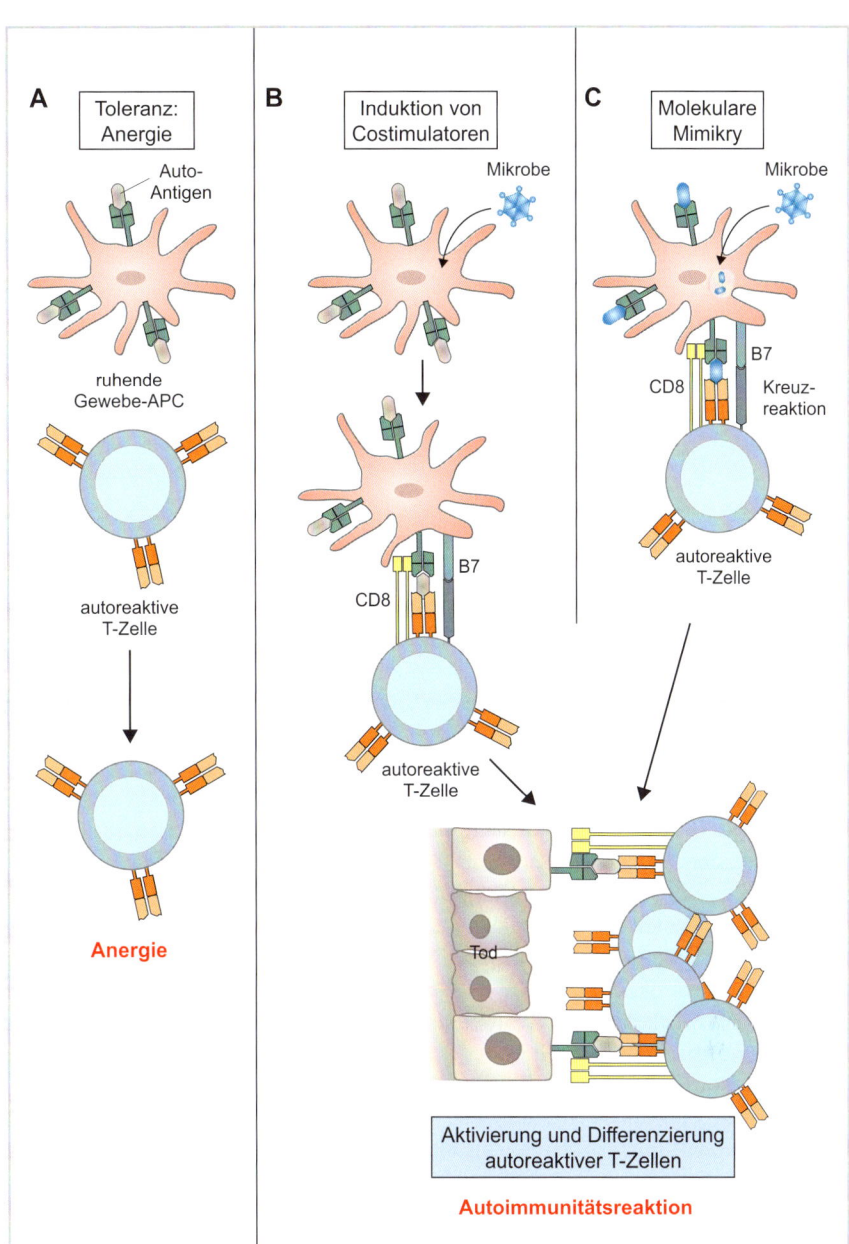

Abb. 5.23 Pathogenese von Autoimmunerkrankungen durch Krankheitserreger.

A Normalfall: Toleranz. Eine reife autoreaktive T-Zelle, die einer APC begegnet, die körpereigene Antigene exprimiert, verfällt normalerweise in Anergie, da keine costimulatorischen Signale vorhanden sind.

B Induktion von Costimulatoren. Wird eine APC, die körpereigene Antigene präsentiert, infiziert, kommt es zur Expression von B7-Molekülen und zur Aktivierung entsprechender autoreaktiver T-Zellen.

C Molekulare Mimikry. Einige mikrobielle Antigene können mit körpereigenen Antigenen kreuzreagieren (Mimikry). Damit kann die Erreger-spezifische Immunantwort auch auf körpereigene Strukturen gerichtet sein.

In beiden Fällen (**B** und **C**) kommt es zu einer Aktivierung von autoreaktiven T-Zellen (sowohl CD4⁺- als auch CD8⁺-T-Zellen) und damit zur Bildung von Autoantikörpern (aus Gründen der Übersichtlichkeit nicht gezeigt) und zur Aktivierung zytotoxischer T-Effektorzellen. Die Autoimmunitätsreaktion bedingt eine Schädigung des Gewebes.

können die Selbst-Toleranz auf verschiedene Weise durchbrechen. Hierzu Beispiele:

Infektion von antigenpräsentierenden Zellen: Es ist möglich, dass Krankheitserreger, die von antigenpräsentierenden Zellen aufgenommen worden sind, die Expression von costimulatorischen Substanzen stimulieren und so einen Zusammenbruch der Anergie autoreaktiver T-Zellen bewirken (**o** Abb. 5.23 B). Beispielsweise kann durch Gabe von Freund'schem Adjuvans und einem Rückenmarkshomogenat eine experimentelle allergische Enzephalomyelitis (EAE) induziert werden. Die Erkrankung ist durch T_H1-Zellen vermittelt, die sich gegen Myelinproteine richten. EAE der Maus ist ein Modell für die Multiple Sklerose des Menschen.

Mechanismus der molekularen Mimikry: Manche Krankheitserreger weisen gleiche Epitope wie Autoantigene auf. Das hat zur Folge, dass eine Immunantwort auf den Erreger gleichzeitig eine Reaktion gegen körpereigene Proteine auslöst und somit zu einer Gewebeschädigung führt (**o** Abb. 5.23 C). Es ist bekannt, dass Menschen nach einer Infektion mit einigen Streptokokken-Arten Antikörper gegen Autoantigene in der Niere, der Gelenke und vor allem auch des Herzens entwickeln können. Es kommt zu einer Überempfindlichkeitsreaktion vom Typ II, welche rheumatisches Fieber genannt wird. Molekulare Mimikry scheint auch T-Zell-Epitope mit einzubeziehen. Bei Patienten mit Multipler Sklerose wurden aktivierte T-Zellklone gegen das „myelin basic protein" identifiziert, die auch gegen eine Reihe von viralen Peptiden stark reagierten. Es bestehen auch gewisse Kreuzreaktivitäten zwischen bestimmten Coxsackie-Viren und der Glutaminsäuredecarboxylase in Inselzellen des Pankreas. Neben dem rheumatischen Fieber könnte molekulare Mimikry also auch bei Diabetes Typ I und Multipler Sklerose eine Rolle spielen.

Polyklonale Lymphozyten-Aktivierung: Eine Reihe von Mikroorganismen bzw. ihre Produkte sind in der Lage, sich wie Superantigene zu verhalten, d.h. durch Bindung an MHC-II-Moleküle oder an die β-Kette von T-Zellrezeptoren Antigen-unabhängig einen großen Pool von CD4-positiven T-Zellen zu aktivieren. Es wird angenommen, dass unter der großen Menge von T-Zellen auch autoreaktive T-Zellen zu finden sind, die dann nicht über klonale Anergie eliminiert werden und deshalb eine Autoimmunität auslösen können. Bakterielle Endotoxine wie z.B. LPS können auch eine polyklonale Aktivierung von B-Zellen bewirken, was dann zumindest *in vitro* zur Produktion von anti-DNA-, anti-Thymozyten- und anti-Erythrozyten-Antikörper führen kann. Eine Beteiligung der polyklonalen Lymphozyten-Aktivierung bei Rheumatoider Arthritis und eventuell Diabetes wird diskutiert.

Freisetzung von „kryptischen" Epitopen durch Infektion – Zerstörung von Gewebe-/Zellbarrieren: Wie erwähnt, sind bestimmte Antigene von der Zirkulation abgeschirmt, entweder durch eine Gewebebarriere (immunprivilegierte Organe, **▫** Tab. 5.6) oder innerhalb einer Zelle. Kann eine Infektion solche Barrieren zerstören, kommt es zur Exposition bisher versteckter Antigene. Als Beispiel wurde bereits die Krankheit Ophthalmia sympathica genannt. Eine Entzündungsreaktion kann weiterhin die Präsentation von kryptischen Epitopen und damit den schon angesprochenen Mechanismus der Epitop-Ausbreitung begünstigen.

Bindung von Krankheitserregern an körpereigene Proteine: In einigen Fällen können Krankheitserreger an körpereigene Proteine binden und diese so als Carrier wirken. Der Fremdorganismus induziert eine T-Zellreaktion und darüber wird dann eine zelluläre und humorale Reaktion auch gegen das körpereigene Protein ausgelöst. Solche Autoimmunreaktionen sollten mit der Beseitigung des Erregers beendet sein. Bei der interstiziellen Nephritis werden derartige Mechanismen diskutiert.

Genetische Faktoren – Umweltfaktoren

Genetische Faktoren: Es besteht wenig Zweifel, dass genetische Faktoren die Häufigkeit und die Art von Autoimmunerkrankungen beeinflusst. Hierfür gibt es verschiedene Evidenzen:

- Bestimmte Autoimmunerkrankungen treten familiär gehäuft auf, wie z.B. eine Autoimmunthyroiditis oder eine autoimmune hämolytische Anämie.
- Nahezu alle untersuchten Autoimmunerkrankungen sind mit einer bestimmten HLA-Spezifität (human leukocyte antigen) assoziiert. Beispielsweise exprimieren fast alle Diabetes-mellitus-Patienten HLA-DR-3 und -DR-4, wogegen HLA-DR-2, welches vor Diabetes mellitus schützen kann, bei den Patienten nicht vorkommt. Ein Zusammenhang zwischen dem MHC-Genotyp und einer Autoimmunerkrankung ist nicht abwegig, weiß man ja, dass die Fähigkeit einer T-Zelle, aktiv zu werden, vom entsprechenden MHC-/Antigen-Komplex abhängt. Außerdem weiß man, dass MHC-Gene bei der Entwicklung von T-Zellrezeptoren von Bedeutung sind.
- Am Beispiel von Diabetes mellitus ist aber auch gezeigt worden, dass der MHC-Genotyp nicht allein über den Ausbruch der Erkrankung entscheidet. Die individuelle Transkriptionsrate, mit der ein Protein im Thymus exprimiert wird, entscheidet beispielsweise, ob dieses Protein ein potenzielles Autoantigen werden kann. Eine hohe Expression von Insulin im Thymus schützt vor der Entstehung von Autoimmunreaktionen, weil die Wahrscheinlichkeit der klonalen Deletion von autoreaktiven T-Zellen vor der eigentlichen Ausreifung von T-Zellen sehr hoch ist. Weiterhin zeigen Autoimmunerkrankungen eine

HLA steht für **h**uman **l**eukocyte **a**ntigen und ist die genetische Bezeichnung für MHC. Der Mensch besitzt sechs Klassen von MHC-I-Molekülen (jeweils ein Allel von HLA-A, HLA-B und HLA-C) und mindestens sechs Klassen MHC-II-Moleküle (jeweils ein Allel von HLA-DR, HLA-DQ und HLA-DP und Kombinationen). Die einzelnen Genloci sind durch Großbuchstaben gekennzeichnet, wie z. B. HLA-DR, und die Allele durch Zahlen, z. B. HLA-DR-3.

eindeutige Abhängigkeit vom Geschlecht, sind also auch abhängig vom Hormonstatus des Individuums.

Umweltfaktoren: Bei der Abhängigkeit von Umweltfaktoren lässt sich klar zeigen, dass weniger die generelle Disposition zu einer Autoimmunerkrankung, als vielmehr ihr Ausbruch stark von äußerlichen Faktoren abhängen kann. Bei Rauchern tritt beispielsweise eine Blutung in der Lunge im Rahmen des Goodpasture-Syndroms signifikant häufiger auf als bei Nichtrauchern. Beim Goodpasture-Syndrom führen Autoantikörper gegen die α-Kette des Typ-IV-Kollagens, das normalerweise in Basalmembranen des Körpers weit verbreitet aber unterschiedlich zugänglich ist, bevorzugt in der Niere zu einer Glomerulonephritis. Die Lunge ist ebenfalls betroffen, wenn auch seltener. Der Grund, warum die Lunge weniger häufig in Mitleidenschaft gezogen ist, liegt an der Tatsache, dass das Antigen in der Lunge durch die festen Zell/Zell-Verbindungen des alveolären Epithels schwerer zugänglich ist als in der Basalmembran der Niere. Rauchen löst eine Entzündungsreaktion in der Lunge aus, wodurch die Kapillaren geschädigt werden und das Antigen für den Autoantikörper zugänglich wird.

Beispiele von Autoimmunerkrankungen und zugrunde liegende Mechanismen

In Abhängigkeit der Art und Lokalisation des Autoantigens laufen Autoimmunreaktionen, wie Überempfindlichkeitsreaktionen der Typen II–IV ab. Sie können also Antikörper- und/oder T-Zell-vermittelt sein (◻ Tab. 5.5). Die IgE-vermittelte Immunantwort scheint für autoimmune Erkrankungen allerdings keine Rolle zu spielen.

Autoantikörper-vermittelte Erkrankungen: Die Zerstörung von Blutzellen durch Autoantikörper gegen ihre Membranproteine sind typische Autoimmunerkrankungen vom Typ II. Ein Beispiel ist die autoimmune hämolytische Anämie, wo Erythrozyten durch Komplement, das durch IgM/IgG an der Oberfläche der Erythrozyten aktiviert wird, lysiert werden (◉ Abb. 5.10). Bei der autoimmunen thrombozytopenischen Purpura bindet ein Autoantikörper an den GPIIb/IIIa-Fibrino-

genrezeptor und führt über die Aktivierung des Komplement-Systems zur Lyse der Thrombozyten.

Kernhaltige Zellen sind vor Komplement-induzierter Lyse besser geschützt. Allerdings werden diese Zellen, wenn Autoantikörper binden, durch nicht-lytische Mengen an Komplement in der Regel stark aktiviert. Dies kann zur Freisetzung von Zytokinen oder Eicosanoiden führen. Durch Komplementbestandteile wie C5a und andere freigesetzte Chemokine, wie dem Leukotrien B4, werden dann Entzündungszellen angelockt, die zur Gewebeschädigung führen können. Die Bindung von Autoantikörpern kann weiterhin eine Antikörper-abhängige zelluläre Zytotoxizität, vermittelt durch NK-Zellen (ADCC), bewirken und damit zum Zellschaden beitragen. Die Hashimoto-Thyroiditis ist ein Beispiel für eine Art von Typ-II-Überempfindlichkeit, die durch Antikörper gegen Thyreoglobulin und nachfolgender Entzündungsreaktion ausgelöst wird.

Durch Bindung von Autoantikörpern an Rezeptormoleküle einer Zelle kann nicht nur eine Entzündungsreaktion ausgelöst, sondern auch unter Umständen die Funktion dieses Rezeptors inhibiert oder aktiviert werden. Beides kann pathologische Folgen haben. Als Beispiele sei die Basedow-Erkrankung (= Graves' Disease) genannt, bei der es durch Autoantikörper gegen den Rezeptor des TSH zu einer Überproduktion von Schilddrüsenhormonen kommt, da der normale Rückkopplungsmechanismus an die Hypophyse nicht funktioniert (◉ Abb. 5.13 B).

Bei der Myasthenia gravis werden Autoantikörper gegen die α-Kette des Acetylcholin-Rezeptors an den neuromuskulären Endplatten gebildet und blockieren so die Signalübertragung. Durch ebenfalls auftretende Degradation des Rezeptors kommt es zu einer fortlaufenden Schwächung des Körpers, die tödlich verlaufen kann (◉ Abb. 5.13 A).

Eine Typ-III-Immunreaktion entsteht – wie wir ja schon gehört haben – dann, wenn nach Antigen/Antikörper-Reaktion Immunkomplexe in dem Umfang entstehen, dass sie nicht mehr adäquat von mononukleären Phagozyten beseitigt werden können. Lupus erythematodes ist ein Beispiel für eine Typ-III-Autoimmunerkrankung. Durch eine chronische Produktion von IgG gegen ubiquitäre körpereigene Antigene, die vor allem im Kern vorkommen (antinukleäre Antikörper), werden, wenn die Antigene beim Absterben von Zellen nach außen treten, viele kleine Immunkomplexe gebildet, die sich überall in Wänden kleiner Blutgefäße ablagern. Dies führt zu einer Fc- und Komplement-Rezeptor-mediierten Aktivierung von Phagozyten. Durch die Freisetzung toxischer Faktoren kommt es zur Gewebeschädigung, was wiederum die Freisetzung nukleärer Antigene aus sterbenden Zellen nach sich zieht. Organe wie die Niere, Lunge, Haut oder Gelenke sind davon bevorzugt betroffen (◉ Abb. 5.24). Dieser Circulus vitio-

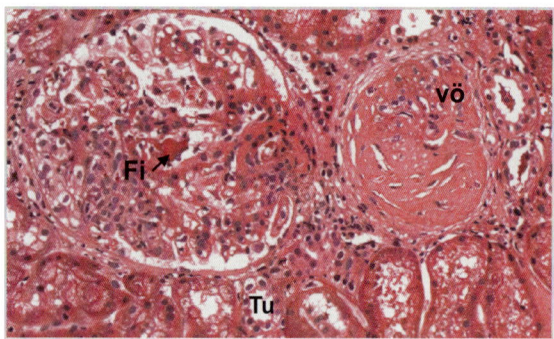

Abb. 5.24 Gewebeschädigung der Niere bei Lupus erythematodes.
Die Stanzzylinderbiopsie der Niere zeigt ein bereits verödetes Glomerulum (vö), mit intra-, extrakapillär-proliferativer Zellproliferation (Glomerulonephritis). (Fi: Fibrinniederschläge, Tu: Tubulus).

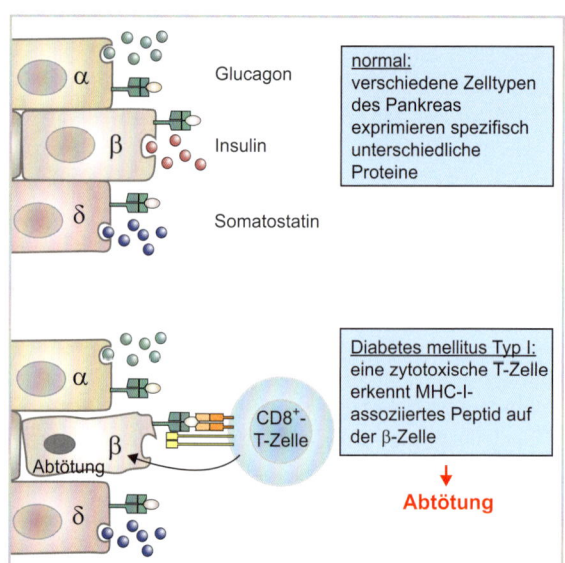

Abb. 5.25 Pathogenese des Diabetes mellitus Typ I.
Beim Diabetes mellitus Typ I werden die Insulin-produzierenden β-Zellen des Pankreas zerstört. CD8-positive zytotoxische T-Zellen, die gegen MHC-I-präsentierte Insulinpeptide gerichtet sind, sind an der Zerstörung der β-Zellen maßgeblich beteiligt.

sus führt zur Bildung weiterer Immunkomplexe bzw. Entzündungsreaktionen, die schließlich großen Schaden anrichten können. Insbesondere Fc-Rezeptoren sind bei dieser Art von Autoimmunerkrankung von zentraler Bedeutung.

Autoimmunerkrankungen, die ursächlich durch Autoantikörper verursacht sind, werden durch die Plazenta auf den Fetus übertragen. Beispiele sind hierfür Myasthenia gravis, Morbus Basedow oder thrombozytopenische Purpura. Da sich die maternellen IgG jedoch rasch abbauen, ist dieses Problem nur temporär. Autoantikörper müssen nämlich nicht notwendigerweise die Ursache von Autoimmunerkrankungen sein, sie können vielmehr auch die Folge der Gewebeschädigung durch eine Autoimmunreaktion sein.

Autoreaktive T-Zell-vermittelte Erkrankungen: Autoreaktive T-Zellen sind neben Autoantikörpern die maßgeblichen Effektoren bei einer Autoimmunerkrankung. Wichtige Krankheiten, die durch eine Typ-IV-Reaktion bedingt sind, sind Diabetes mellitus Typ I, die Rheumatoide Arthritis und die Multiple Sklerose. Im Gegensatz zum Nachweis von Autoantikörpern lassen sich autoreaktive T-Zellen sehr schwer nachweisen. Allerdings weiß man, dass Insulin-spezifische CD8-positive T-Zellen für das Abtöten von β-Zellen des Pankreas verantwortlich sind (o Abb. 5.25). Es gibt aber auch Hinweise auf eine Beteiligung von CD4$^+$-T-Zellen am Diabetes mellitus Typ I. Dies steht im Einklang mit der Korrelation der Erkrankung mit bestimmten MHC-II-Allelen. Bei Patienten mit Multipler Sklerose (MS) hat man aktivierte T-Zellen identifizieren können, die auf Myelinkomponenten, insbesondere dem so genannten basischen Myelinprotein (myelin basic protein, MBP) gerichtet sind. Bei MS kommt es zu einer Infiltration des Nervengewebes durch T-Lymphozyten, B-Lymphozyten und Makrophagen (o Abb. 5.26). Durch Autoantikörper aktiviertes Komplement und autoreaktive T-Zellen führen zur Zerstörung der Myelinscheiden um die Axone von Nervenzellen in Gehirn und Rückenmark. Ob die primäre Ursache der MS jedoch eine Autoimmunitätsreaktion ist, die im Wesentlichen durch T$_H$1-Zellen und deren Zytokine bedingt ist oder aktivierte Tc-Effektorzellen eine wichtige Rolle spielen, wird intensiv diskutiert. Aktuell wird angenommen dass neben T$_H$1-Zellen auch T$_H$17- und Treg-Zellen eine wesentliche Rolle in der chronischen Entzündung des Nervensystems bei MS spielen.

Für entzündliche Autoimmunerkrankungen scheinen allerdings T$_H$1-Zellen und wie in neuerer Zeit identifiziert, T$_H$17-Zellen verantwortlich zu sein. Bei der Rheumatoiden Arthritis erweist sich beispielsweise eine Therapie mit Antikörpern gegen CD4-positive T-Zellen als erfolgreich. Das verursachende Antigen, das T$_H$1-Zellen MHC-II-abhängig präsentieren, ist nicht identifiziert. Bisher ist nicht klar ob es überhaupt eine Antigen-spezifische autoimmune Komponente bei der Rheumatoiden Arthritis gibt. Man nimmt an, dass neben T$_H$1-Zellen auch Antikörper beteiligt sind. Häufig wird ein IgM-Anti-IgG-Autoantikörper gefunden, den man als Rheumafaktor bezeichnet. In neuerer Zeit wird postuliert, dass auch proliferierende B-Zellen entscheidend zur Pathophysiologie der Rheumatoiden Arthritis beitragen. Dies gründet auf einer Reihe von Beobachtungen und Befunden:

1) In der Synovia von Patienten wurden kleine „Keimzentren aktivierter B-Zellen" diagnostiziert, die von der Präsenz von TNF-α abhängig waren.

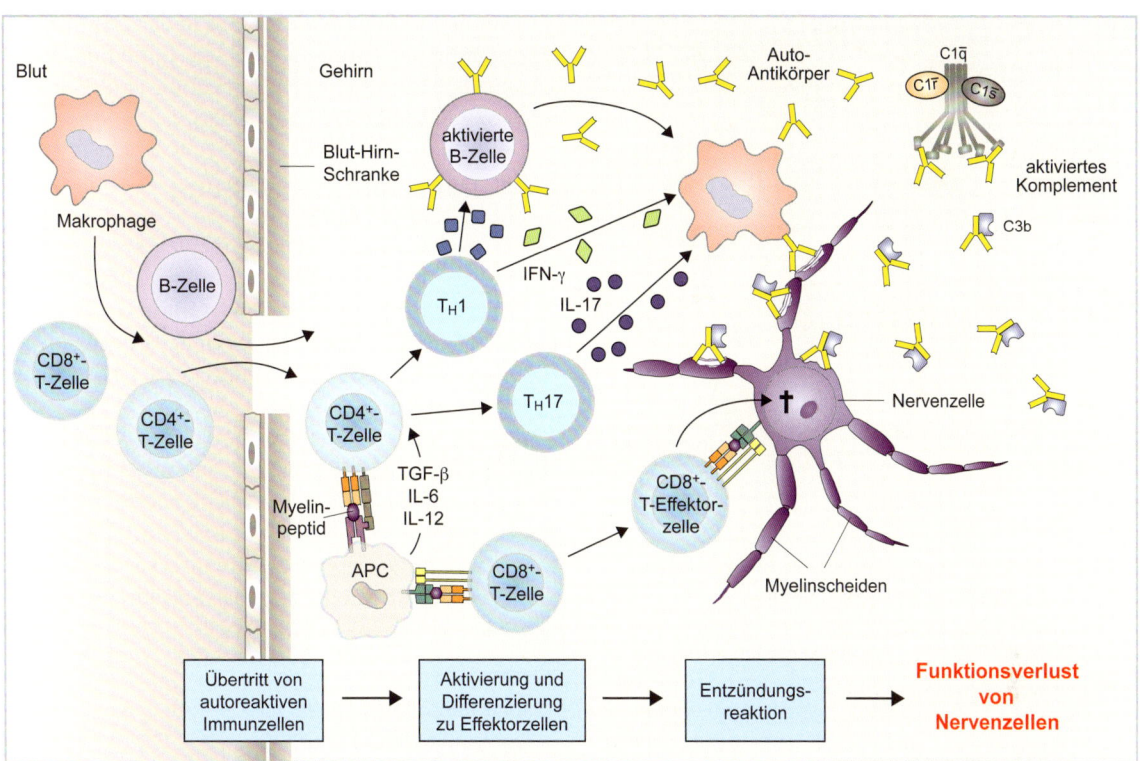

Abb. 5.26 Klassisches Konzept der Pathogenese der Multiplen Sklerose.

Lymphozyten und Makrophagen durchdringen die Blut/Hirn-Schranke. Autoreaktive T-Zellen sind gegen Proteine der Myelinschicht gerichtet. Es kommt zur Produktion von Autoantikörpern und zur Aktivierung von Komplement und Makrophagen, welche die Myelinschichten der Nervenzellen schädigen. CD4-positive T-Zellen (T$_H$1 und T$_H$17) und ihre Zytokine (IFN-γ, IL-6, IL-17 etc.) sind wesentliche Mediatoren dieser Prozesse. Allerdings sind auch CD8-positive zytotoxische T-Effektorzellen an der Gewebeschädigung beteiligt, da sie direkt die Oligodendrozyten abtöten können. Die Erkrankung ist durch eine chronische Entzündungsreaktion charakterisiert.

2) Klinische Erfolge sind sowohl bei Therapien mit TNF-α-Inhibitoren als auch mit Anti-CD20-Antikörpern zu erzielen.

Einige Therapieansätze für Autoimmunerkrankungen

Bisher wurden eigentlich nur Symptome behandelt, wie die Wiederherstellung des metabolischen Gleichgewichts durch Gabe z. B. von Insulin (bei Diabetes mellitus Typ I), die Entzündung (bei Rheumatoider Arthritis, Lupus erythematodes) durch entzündungshemmende Medikamente (Corticosteroide) und die T-Zell-mediierte Überempfindlichkeit durch Immunsuppressiva, wie mTOR/Calcineurin-Inhibitoren

Aktuelle Therapien beinhalten Anti-TNF-α-Antikörper oder lösliche rekombinante TNF-α-Rezeptoren. Beide Ansätze werden zur Unterdrückung der chronischen Entzündungsreaktionen bei Rheumatoider Arthritis eingesetzt (▶ Kap. 11.2.2). Bei dieser Erkrankung hat sich auch die Verabreichung von Antikörpern gegen das B-Zell-Oberflächenprotein CD20 als sehr erfolgversprechend gezeigt.

Grundsätzlich kann man eine T-Zellaktivierung durch Gabe von Anti-CD3-Antikörper oder von rekombinanten IL-2-Rezeptorantagonisten unterdrücken bzw. durch Antikörper gegen CD4-positive T-Zellen reduzieren (Abb. 5.27). CD52, ein Glykoprotein auf der Oberfläche von B- und T-Zellen, könnte ein weiteres Target sein, autoreaktive T- und B-Zellen zu entfernen (siehe MabCampth®). Wichtig für kausale und individuelle Therapieansätze wäre es, die von T-Zellen erkannten Autoantigene zu identifizieren, um dann die Aktivität der autoreaktiven T-Zellen regulieren bzw. verhindern zu können. Die Idee einer Vakzinierung mit autoreaktiven T-Zellklonen ist attraktiv. Abgewandelte Autoantigene könnten zur Blockade der MHC/TCR-Bindung eingesetzt werden. Denkbar sind auch monoklonale Antikörper gegen spezifische MHC-Allele, die häufig bei Autoimmunerkrankungen zu finden sind.

Ein detailliertes Wissen über die Regulation der Immuntoleranz, insbesondere der Aktivierung der Treg-Zellen, ist ebenfalls eine Voraussetzung für die Entwicklung von selektiven Arzneimitteln und stellt eine große Herausforderung dar. Da bei einigen

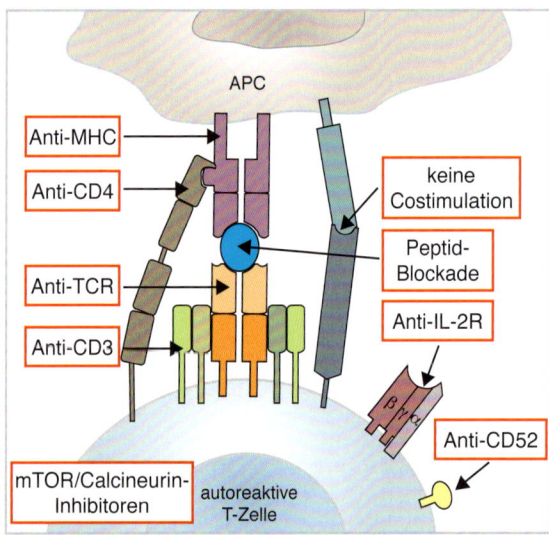

○ **Abb. 5.27** Einige Therapiestrategien zur kausalen Bekämpfung von Autoimmunreaktionen.
Bereits zugelassene Wirkstoffe blockieren die costimulatorische Signalkaskade bzw. das intrazelluläre mTOR und Calcineurin. Monoklonale Antikörper gegen das CD3- oder das CD4-Membranmolekül und gegen den aktivierten IL-2-Rezeptor auf T-Zellen haben in Tiermodellen bereits Erfolge gezeigt. Die ursprünglich für die Prophylaxe der Transplantatabstoßung zugelassenen Antikörper Basiliximab und Daclizumab gegen den IL-2-Rezeptor könnten insofern auch bei der Therapie der Autoimmunerkrankungen Verwendung finden. Ein Antikörper gegen CD52 führt zu einer Depletion sowohl von T- als auch von B-Zellen. Weiterhin vorstellbar wären außerdem monoklonale Antikörper gegen MHC-Allele, die bevorzugt bei Autoimmunerkrankungen vorkommen, ebenso wie gegen die entsprechenden TCRs.
Sind Autoantigene identifiziert, könnten abgewandelte blockierende Peptide entwickelt werden (▸ Kap. 7.3).

Checkliste: Immuntoleranz und Autoimmunität

- Ein gesundes Individuum ist gegen seine eigenen Antigene tolerant, d. h. es kommt zu keiner Immunantwort.
- Man unterscheidet zwischen zentraler und peripherer Toleranz.
- Autoimmunität ist das Resultat eines Versagens der Selbsttoleranz.
- Verschiedenste Faktoren können für die Autoimmunität verantwortlich sein: Versagen der immunologischen Mechanismen, die die periphere Toleranz hervorrufen (Aktivierungs-induzierter Zelltod, Immunsuppression, Anergie, Ignoranz) sowie Infektionen mit Krankheitserregern (mikrobielle Faktoren). Genetische Faktoren wie bestimmte HLA-Genotypen werden diskutiert, ebenso wie Umweltfaktoren.
- Die Therapie ist zumeist symptomatisch ausgerichtet und umfasst im Wesentlichen Immunsuppressiva. Neue Strategien zielen auf Möglichkeiten ab, autoreaktive T-Zellen spezifisch zu blockieren.

Autoimmunerkrankungen Defekte in der Treg-Population identifiziert wurden, stellt die Induktion dieser immunsuppressiven T-Zell-Population natürlich eine attraktive Behandlungsstrategie dar.

5.4 Transplantatabstoßung

Die Transplantation von Organen zum Ersatz ernsthaft erkrankter Organe stellt einen großen Fortschritt der modernen Medizin dar. Die am häufigsten vorgenommenen Transplantationen betreffen das Knochenmark, die Niere, Herz, Leber und Lunge sowie die Hornhaut des Auges (○ Abb. 5.28).

Die große Herausforderung bei einer Transplantation ist, die Abstoßungsreaktion in Schach zu halten, bzw. zu verhindern. Eine Transplantatabstoßung ist die Folge einer erworbenen Immunantwort gegen das transplantierte Gewebe, das als fremd erkannt wird. Die Antigene, die für eine Abstoßungsreaktion verantwortlich sind, nennt man Alloantigene.

Transplantationsgewebe wird je nach „Fremdheitsgrad" unterschieden in:

Autograft: Eigenes (autogenes) Gewebe, das von einer Körperstelle zu einer anderen transplantiert wird (z. B. Haut).

Isograft: Gewebe von einer genetisch identischen Person (syngen).

Allograft: Gewebe eines genetisch unterschiedlichen (allogenen) Individuums gleicher Spezies (z. B. Mensch).

Xenograft: Gewebe eines Individuums unterschiedlicher (xenogener) Spezies (z. B. Schwein).

5.4.1 Abstoßungsantigene – Alloantigene

Alloantigene sind Proteine, die sich bei den einzelnen Individuen einer Spezies unterscheiden. Die stärksten Alloantigene stellen – wie wir schon gehört haben – die Produkte des MHC dar, die auch MHC-Antigene genannt werden. MHC-Antigene sind nicht gleichmäßig auf allen Zellen des Körpers verteilt. MHC-I-Moleküle werden auf allen kernhaltigen Zellen exprimiert, wogegen MHC-II-Moleküle auf antigenpräsentierende Zellen beschränkt sind. Die Expression von MHC-Molekülen wird durch IFN-γ und TNF-α stark hochreguliert.

T-Zellen, die gegen allogene MHC-Moleküle gerichtet sind, kommen im Körper in hoher Konzentration vor, so dass Unterschiede in den MHC-Molekülen den stärksten Auslöser einer Transplantatabstoßung darstellen. Es wird also bei der Auswahl eines geeigneten Spenderorgans – wenn möglich – sehr sorgfältig auf eine

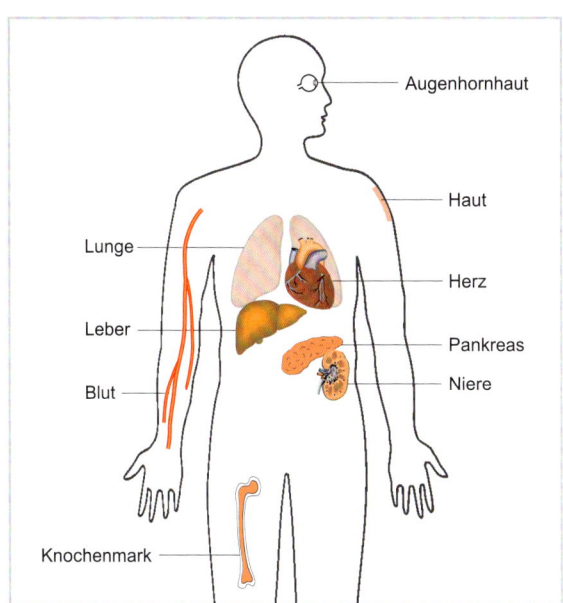

Abb. 5.28 Routinemäßig transplantierte Organe.

größtmögliche Übereinstimmung der HLA-Typen geachtet. Allerdings ist eine genaue Übereinstimmung nur in seltenen Fällen zu erreichen und eine Behandlung mit Immunsuppressiva ist immer angezeigt. Vor einer Transplantation werden Spender und Empfänger hinsichtlich ihrer Blutgruppe und ihrer HLA-Spezifität typisiert (▶ Kap. 18).

Selbst bei identischem MHC-Transplantat (Isograft, d. h. von einem eineiigen Zwilling) kommt es in der Regel zu einer Abstoßung. Diese beruht auf Nicht-MHC-Molekülen, die aber durch MHC-Moleküle des Empfängers präsentiert werden. Diese polymorphen Antigene nennt man daher Nebenhistokompatibilitätsantigene. Reaktionen gegen diese Nebenhistokompatibilitätsantigene ähneln der Immunantwort gegen eine virale Infektion, d. h. sie ist im Wesentlichen T_c-Zell-mediiert. Diese Abstoßungsreaktion läuft aber langsamer und weniger heftig als eine Abstoßungsreaktion, die gegen fremde MHC gerichtet ist, was darin begründet ist, dass weitaus weniger reaktive T-Zellen gegen Nebenhistokompatibilitätsantigene im Körper vorkommen.

5.4.2 Erkennung von Alloantigenen – Sensibilisierungsphase

Während der Sensibilisierungsphase erkennen CD4- und CD8-positive T-Zellen die Alloantigene und werden aktiviert. Die molekularen Mechanismen der Erkennung von Alloantigenen sind noch nicht vollständig geklärt. Man geht davon aus, dass Alloantigene eines Transplantats vom Empfänger auf zweierlei Arten erkannt werden können, die sich nicht gegenseitig ausschließen müssen (▶ Abb. 5.29).

■ Die so genannte direkte Erkennung erfolgt über T-Zellen des Empfängers, deren Rezeptoren ein allogenes MHC-I- bzw. MHC-II-Molekül auf APC des Spenders erkennen. Da die entsprechenden APC-Zellen des Spenders costimulierende Faktoren exprimieren, werden sowohl CD8- als auch CD4-positive T-Zellen aktiviert und zur Proliferation angeregt. Die APC-Zellen des Spenders werden auch „Passagierleukozyten" genannt. Sie gelangen aus dem Transplantat in den Blutkreislauf und in sekundäre lymphatische Organe des Empfängers. Aktivierte T-Zellen wandern in der Folge zum Transplantat und zerstören es im Fall von aktivierten T_c-Zellen. CD4-positive T-Zellen setzen Zytokine frei, die die Proliferation von T_c-Zellen fördern (IL-2), aber auch eine typische Entzündungsreaktion induzieren (IFN-γ, TNF-α). Die direkte Erkennung dürfte maßgeblich für eine akute Abstoßung verantwortlich sein.

■ Der indirekte Weg läuft so ab, dass allogene MHC-Proteine auf Zellen bzw. Gewebe des Spenders durch APC des Empfängers erkannt, prozessiert und präsentiert werden und zwar sowohl von MHC-I- als auch MHC-II-Molekülen des Empfängers. Die T-Zellen werden also durch die körpereigenen APC, die fremde MHC-Antigene präsentieren, aktiviert. Der indirekte Weg führt in der Regel nicht zum direkten zytotoxischen Angriff von T-Zellen, kann aber trotzdem zur Gewebeabstoßung (chronischer Verlauf) beitragen, indem durch eine vorwiegend CD4⁺-T-Zell-mediierte Antwort Makrophagen aktiviert werden und die Produktion von allogenen Antikörpern stimuliert wird.

Beide Erkennungswege verstärken sich gegenseitig durch die Freisetzung von Zytokinen. Die wichtigsten Zytokine bei einer Abstoßungsreaktion sind IL-2 und IFN-γ. IL-2 aktiviert zytotoxische T-Zellen und IFN-γ induziert die MHC-Antigenexpression und aktiviert Makrophagen.

Die so genannte „mixed lymphocyte reaction (MLR)" ist ein *In-vitro*-Modell für die Erkennung von Alloantigenen durch T-Zellen (▶ Kap. 18).

5.4.3 Effektormechanismen, die zur Abstoßung führen – Effektorphase

Eine Abstoßungsreaktion ist ein komplexer Prozess, in welchem zelluläre wie auch humorale Immunreaktionen eine Rolle spielen. Die T-Zellen sind jedoch bei der Abstoßung von zentraler Bedeutung.

Sowohl die Aktivierung von CD8-positiven T_c-Zellen als auch aktivierte CD4-positive T-Zellen sind bei einer Transplantatabstoßung involviert (▶ Abb. 5.30).

Auf Grund der Geschwindigkeit, mit der es zu einer Abstoßung kommt, lassen sich Aussagen zum Mecha-

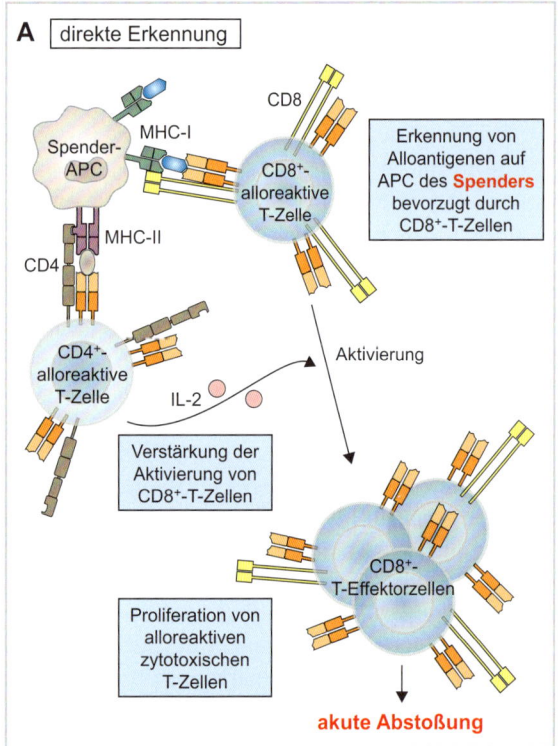

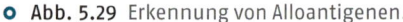

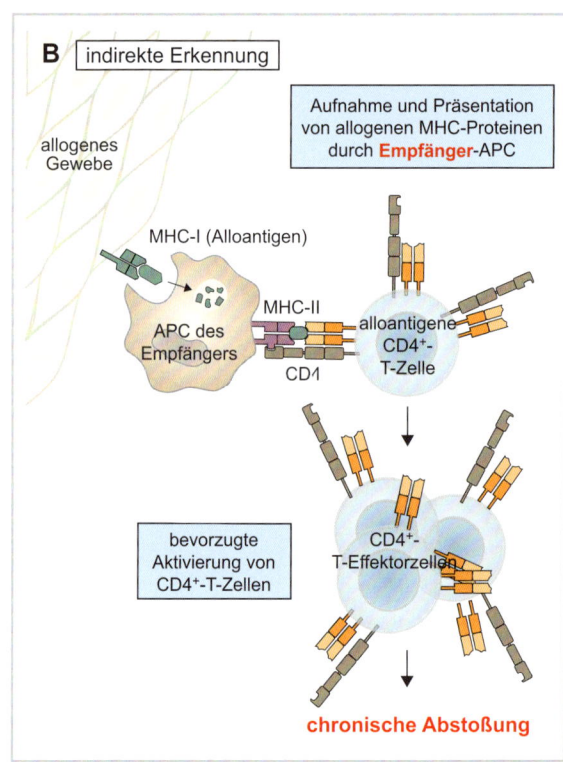

o Abb. 5.29 Erkennung von Alloantigenen.

A Direkte Erkennung: T–Zellen des Empfängers erkennen allogene MHC–Moleküle auf APC des Spenders als fremd. Die Immunantwort erfolgt schnell und wird vor allem über CD8–positive zytotoxische T–Effektorzellen vermittelt. Aktivierte CD4–positive T–Zellen können diesen Prozess verstärken.

B Indirekte Erkennung: Allogene MHC–Moleküle aus dem Gewebe des Spenders werden von APC des Empfängers aufgenommen, prozessiert und von Alloantigen–spezifischen T–Zellen (bevorzugt CD4–positive T–Zellen) als fremd erkannt. Die Immunantwort erfolgt verzögert und beinhaltet insbesondere eine T–Helferzell–Antwort (CD4–positive T–Zellen).

nismus machen. Diese Information ist für potenzielle Interventionsstrategien von großer Bedeutung.

- Eine hyperakute Transplantatabstoßung kann innerhalb von Minuten auftreten und kommt dadurch zustande, dass präformierte Antikörper gegen das Transplantat vorhanden sind, insbesondere gegen Antigene des Gefäßendothels. Da das Hauptziel der hyperakuten Abstoßungsreaktion die Endothelzellen sind, kommt es als Typ-II-Überempfindlichkeitsreaktion zur Schädigung des Endothels und nachfolgender Thrombenausbildung. Da diese Reaktion verhindert werden kann, wenn das Serum des Empfängers auf die Anwesenheit von Antispender-Antikörper untersucht wird (so genannte Kreuzprobe), spielt diese Form der Abstoßungsreaktion in der Klinik kaum noch eine Rolle.

- Eine akute Abstoßung benötigt Tage bis Wochen und ist auf eine primäre Aktivierung von T-Lymphozyten (o Abb. 5.31) und die folgenden Effektormechanismen zurückzuführen. Zum einen zerstören Alloantigen-spezifische CD8-positive T-Effektorzellen das Parenchym des Transplantats, zum

anderen kommt es, vermittelt durch Autoantikörper und Komplementaktivierung, in den Gefäßen zu Entzündungsreaktionen, d. h. zu einer Endothelitis. Wenn ein Empfänger ein Transplantat abgestoßen hat und erneut ein Organ erhält, setzt eine sekundäre Aktivierung der T-Zellen ein, welche zu einer beschleunigten Abstoßung führt (6–8 Tage), bevor das Organ überhaupt eingeheilt war. Dies ist auf die Ausbildung von Alloantigen-spezifischen T-Gedächtniszellen zurückzuführen.

- Eine chronische Abstoßungsreaktion kann sich über Monate und Jahre hinziehen und ist von charakteristischen atherosklerotischen Ablagerungen und einer Verengung der Blutgefäße begleitet. Man nimmt an, dass diese Lumenverdichtung über IL-1 mediiert ist, das zur Freisetzung von PDGF (platelet derived growth factor) führt, das wiederum die Proliferation der glatten Muskelzellen fördert. Da inflammatorische Zytokine wie IL-1, TNF-α oder Chemokine wie MCP und RANTES bei der chronischen Abstoßung eine entscheidende Mediatorfunktion haben, sind die Ursachen der chronischen

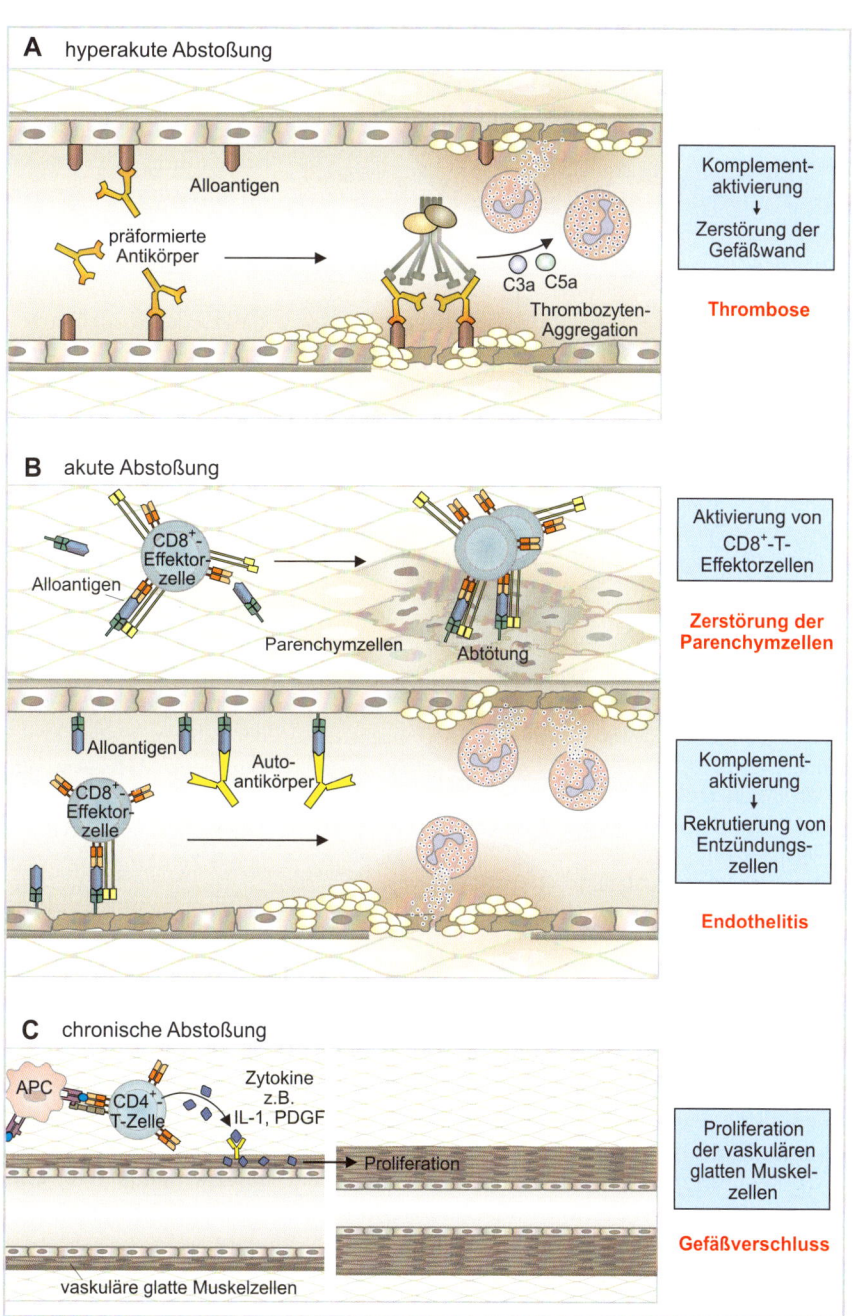

○ **Abb. 5.30** Mechanismen einer Transplantatabstoßung.

A Hyperakute Abstoßung: Präformierte Antikörper reagieren mit Alloantigenen auf dem Gefäßendothel des transplantierten Organs. Komplement wird aktiviert und es kommt zur Thrombose und zur Zerstörung der Gefäßwand.

B Akute Abstoßung: Zum einen reagieren CD8-positive T-Effektorzellen mit Alloantigen auf den Endothelzellen und Parenchymzellen, zum anderen tragen Autoantikörper über Komplementaktivierung und Rekrutierung von Entzündungszellen zur Zerstörung der Endothelzellen bei und verursachen eine so genannte Endothelitis.

C Chronische Abstoßung: Alloantigen-spezifische CD4-positive T-Zellen haben sich entwickelt und produzieren Zytokine, die Endothelzellen und vaskuläre glatte Muskelzellen zur Proliferation anregen und so zum Gefäßverschluss führen können.

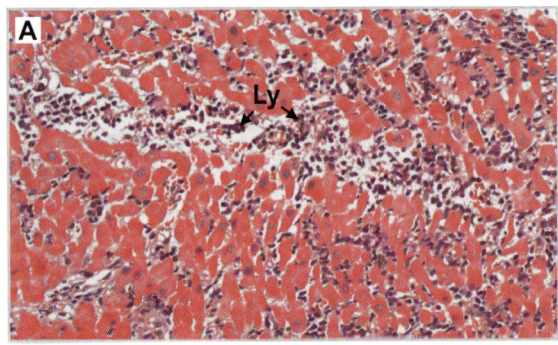

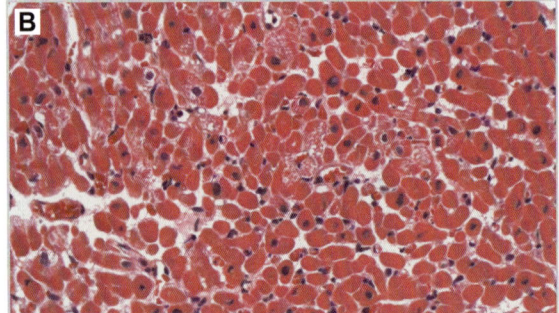

○ Abb. 5.31 Endomyokard-Biopsie nach Herztransplantation.
A Die diffuse Infiltration der Herzmuskulatur mit Lymphozyten (Ly) weist auf eine akute zelluläre Transplantat-Reaktion hin.
B Normale Herzmuskulatur im Querschnitt.

Abstoßung in einer Entzündungsreaktion als Folge alloreaktiver Mechanismen zu suchen. Ischämie-Reperfusionsschäden, die bei der Operation auftreten, können diese späten Folgen ebenfalls verursachen. Schließlich kann eine Ciclosporin-Toxizität oder eine virale Infektion zur chronischen Abstoßung führen.

> **Ischämie-Reperfusionsschäden** sind Schäden, die durch vorübergehende Blockade der Blutzufuhr ausgelöst werden. Während der Ischämie werden Mechanismen initiiert, die in der anschließenden Reperfusionsphase des Organs zu Zellschäden führen. Diskutiert wird hierbei die Beteiligung von reaktiven Sauerstoffradikalen.

5.4.4 Umgekehrte Abstoßungsreaktion – Transplantat-gegen-Wirt-Krankheit

Abstoßungsreaktionen richten sich in der Regel gegen das Transplantat (host versus graft). Es gibt aber auch die umgekehrte Abstoßungsreaktion, die man „graft-versus-host-Reaktion" nennt. Diese führt zur so genannten graft versus host disease (GVHD) und ist vor allem bei Knochenmarktransplantationen von Bedeutung.

Allogene Knochenmarktransplantationen werden zur Therapie bestimmter Formen von Leukämie oder Lymphomen, aber auch bei einigen primären Immunschwäche-Erkrankungen durchgeführt. Bei einer Leukämiebehandlung wird das Knochenmark des Empfängers zerstört (durch aggressive Chemotherapie). Falls im Spenderknochenmark reife T-Zellen vorkommen, können diese Gewebe des Empfängers als fremd erkennen und schwere Entzündungsreaktionen auslösen. Diese GVHD kann nicht nur bei schlechter Übereinstimmung der HLA-Typen auftreten, sondern auch bei HLA-identischen Geschwistern, die sich in zahlreichen, nicht MHC-gekoppelten Genen unterscheiden.

Das Vorhandensein alloreaktiver T-Zellen kann relativ leicht durch die so genannte „mixed lymphocyte reaction" getestet werden (▶ Kap. 18.4 und ○ Abb. 18.6). Die reaktiven T-Zellen lassen sich aus dem Knochenmark *in vitro* entfernen. Eine GVHD ist jedoch nicht nur negativ zu bewerten, möglicherweise werden dabei insbesondere Leukämie-Zellen zerstört.

Interessant ist nun aber, dass das „fremde" Gewebe eines Säugerfetus von der Mutter über den Zeitraum der Schwangerschaft toleriert wird, obgleich der Fetus väterliche MHC-Antigene trägt. Man nimmt an, dass die Plazenta als Schutzschirm zwischen Fetus und Mutter fungiert und durch die Expression unterschiedlicher Zytokine und Wachstumsfaktoren wie z. B. IL-10 sowie lösliche TNF-α-Rezeptoren ein anti-inflammatorisches Milieu garantieren. Weiterhin wird in der Plazenta Fas-L und nicht Fas exprimiert, daher werden autoreaktive T_c-Zellen, die konstitutiv Fas an ihrer Oberfläche besitzen, eliminiert. Daneben exprimiert der Trophoblast keine klassischen MHC-I-Moleküle, sondern so genannte HLA-G-Moleküle, die Liganden für inhibitorische KIRs darstellen und damit eine NK-Aktivierung unterbinden. In der Plazenta ist das Enzym Indolamin-2,3-dioxygenase (IDO) hochreguliert. IDO baut die insbesondere für T-Zellen essenzielle Aminosäure Tryptophan ab. Das Abbauprodukt ist gleichzeitig toxisch für T_H1-Zellen. IDO ist also ein endogenes, immunsuppressives Enzymsystem. Hinzu kommt, dass der Trophoblast Progesteron produziert, das in hohen Konzentrationen immunsuppressiv wirkt. In der Summe ist die Fetus-Toleranz ein multifaktorieller Prozess: Zum einen ist der Fetus durch eine nicht-immunogene Barriere (Uterus) geschützt und damit immunprivilegiert, und zum anderen bedingt der Fetus eine lokale immunsuppressive Antwort der Mutter.

Generell nimmt man heute an, dass wie bei allen Immunantworten auch bei alloreaktiven Gewebeabstoßungsreaktionen Treg-Zellen eine wichtige immunmodulatorische Funktionen besitzen. Unterschiedliche tierexperimentelle Daten lassen die Hoffnung zu, dass eine Anreicherung oder Erzeugung von Treg-Zellen,

z. B. in Knochenmarktransplantaten, bei GVHD therapeutisch von Nutzen sein könnte.

5.4.5 Verhinderung der Abstoßung durch Immunsuppressiva

Die Behandlung bzw. Vorbeugung einer Transplantatabstoßung erfolgt heute durch Einsatz von Immunsuppressiva. Hierbei werden Makrolide, wie Ciclosporin, FK 506 und Rapamycin eingesetzt (▶ Kap. 7). Auch Steroide und antimitotische Substanzen, wie Azathioprin, werden verwendet. Des Weiteren gibt es auch T-Zell-selektive Anti-T-Zellimmunglobuline (ATG, ▶ Kap. 10.5.3) und murine, monoklonale (Muromomab) bzw. auch seit einigen Jahren rekombinante monoklonale Antikörper (Basiliximab, Daclizumab, ▶ Kap. 11.2.1) gegen reife bzw. aktivierte T-Zellen (Anti-CD3; Anti-CD25), die zum Einsatz kommen. Sehr aktuelle Forschungsgebiete beschäftigen sich mit Möglichkeiten, mittels therapeutischer Impfstrategien Toleranz gegen HLA-Allogene zu induzieren bzw. Treg-Zellen zu verabreichen bzw. zu aktivieren.

Darüberhinaus wird der Einsatz von Zytokin-Inhibitoren wie IL-1RA oder TNF-α-Inhibitoren und Verabreichung von IL-10 experimentell untersucht. Detaillierte Information zu Immunsuppressiva ist im ▶ Kap. 7 zu finden.

5.5 Tumorimmunologie

Die Vorstellung, dass das Immunsystem kontinuierlich darauf achtet, sich abnormal entwickelnde Zellen zu zerstören und damit einer Tumorgenese entgegenwirkt, gibt es schon sehr lange. Man geht auch davon aus, dass ein funktionstüchtiges Immunsystem grundsätzlich zur Regression bestehender Tumoren führen kann. Einer der Pioniere, die eine Aktivierung des Immunsystems schon vor dem zweiten Weltkrieg gezielt zur Bekämpfung von Krebs einsetzen wollten, war William B. Coley. Er impfte Tumorpatienten mit bakteriellen Impfstoffen und konnte Erfolge erzielen.

Es gibt in der Tat eine Reihe von Anhaltspunkten, die diese Theorie der Immunüberwachung oder „immune surveillance" unterstützen:

■ Man findet beispielsweise in vielen Tumoren lymphatische Infiltrate, die man auch „TIL, tumor infiltrating lymphocytes" nennt. Diese werden auch als Therapieansatz in Kombination mit Zytokinen verwendet (▶ Kap. 8.5.3).

■ Es kann zu spontanen Regressionen von Tumoren kommen, die man als einen geglückten Angriff des Immunsystems wertet.

■ Man hat beobachtet, dass bei bestimmten Immundefizienzen (z. B. AIDS) oder bei Autoimmunerkrankungen, insbesondere wenn Viren beteiligt sind, eine erhöhte Frequenz von Tumoren des lymphatischen Systems zu beobachten ist.

■ Weiterhin treten Tumoren vermehrt in der Kindheit oder im Alter auf – dann also, wenn das Immunsystem nicht optimal arbeitet.

„immune surveillance" beschreibt die physiologische Funktion des Immunsystems, Klone transformierter Zellen zu erkennen und zu zerstören, bevor sich ein Tumor bildet, bzw. Tumorzellen abzutöten, wenn sie entstanden sind. Manchmal wird der Begriff auch für die Aufgabe von T-Zellen benutzt, Zellen, die Fremdantigen exprimieren, zu eliminieren.

TIL, Tumor-infiltrierende Lymphozyten sind Lymphozyten, die man in entzündlichen Infiltraten eines Tumors nach chirurgischer Entfernung finden kann. Tumorspezifische zytotoxische T-Lymphozyten und NK-Zellen sind vorherrschend. Experimentell wird versucht, TILs aus Patienten *ex vivo* mit IL-2 zu behandeln und zu reinfundieren.

Allerdings gibt es auch Argumente gegen eine bedeutende Rolle des Immunsystems. Insbesondere die Tatsache, dass bei allen Beispielen von Immundefizienzen nur ein limitiertes Spektrum an Tumorarten auftritt. Diese Beobachtung lässt eher auf die entscheidende

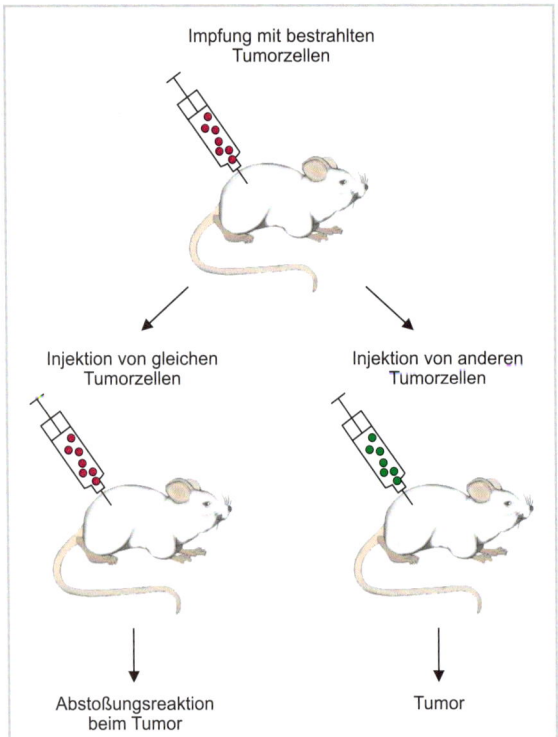

Impfung mit bestrahlten
Tumorzellen

Injektion von gleichen
Tumorzellen

Injektion von anderen
Tumorzellen

Abstoßungsreaktion
beim Tumor

Tumor

⊙ Abb. 5.32 Abstoßung von Tumorantigenen.
Werden Tumorzellen, die durch Bestrahlung gehindert
sind, sich zu vermehren, einer Maus injiziert, kommt es
offensichtlich zur Ausbildung einer Immunantwort.
Dadurch wird bei einer zweiten Injektion vermehrungsfä-
higer Tumorzellen des gleichen Typs verhindert, dass ein
Tumor entsteht. Ein Tumor entsteht aber, wenn andere
Tumorzellen verwendet werden als die, gegen die geimpft
wurde.

Bedeutung von Viren bei der Entstehung dieser Tumoren schließen. Das Immunsystem kann dabei wohl eher
die Ausbreitung der potenziell onkogen wirkenden
Viren reduzieren, als die entstandenen Tumorzellen eliminieren.

Auf der anderen Seite kommen von Tierexperimen-
ten Hinweise, dass einige Tumoren spezifische Immunreaktionen auslösen, durch die ihr Wachstum unterdrückt wird, also eine schützende Immunantwort gegen
Tumoren möglich ist. So ist es z. B. möglich, durch
Injektion von bestrahlten Tumorzellen zu einem
bestimmten Grad eine schützende Immunität gegen
eine zweite Injektion mit lebensfähigen Tumorzellen
auszulösen (⊙ Abb. 5.32). Die eintretende Tumorabstoßung ist ein T-Zell-abhängiger Prozess und ist wohl
gegen so genannte Tumor-spezifische Transplantationsantigene (TSTA) oder Tumorabstoßungsantigene
(TRA) gerichtet. Dennoch entwickeln sich bei Individuen ohne T-Zellen nicht mehr Tumore als bei Gesunden. In ⊙ Abb. 5.33 ist der Mechanismus der Induktion
einer Tumor-spezifischen T-Zellantwort dargestellt.

Wie entstehen nun solche Tumorantigene und wie können sie identifiziert werden?

5.5.1 Tumorantigene

Tumorantigene können auf unterschiedliche Weise entstehen:

- Während der Onkogenese kann es zu Punktmutationen in den Genen körpereigener Proteine kommen. Wirken sich diese Mutationen auch in der
  Sequenz oder Struktur der Proteine aus, können
  diese von reifen T-Zellen als fremd erkannt werden.
  Diese Antigene sind dann streng tumorspezifisch.
  Beispiele hierfür sind Punktmutationen im Gen der
  Cyclin-abhängigen Kinase 4, einem wichtigen Zell-
  zyklusregulator, oder im Gen der Caspase-8, einem
  wichtigen Enzym in der Apoptose.

> **Tumorantigene** sind Moleküle auf Tumoren, die vom
> Immunsystem experimentell als fremd erkannt wer-
> den und eine Abstoßungsreaktion, d. h. eine T-Zell-
> antwort bewirken. Sie werden daher auch Tumor-
> spezifische Transplantationsantigene (TSTA) oder
> Tumorabstoßungsantigene (TRA) genannt. Diese Anti-
> gene sind einzigartig für den Tumor.

- Tumorantigene können aber auch durch abnormale
  Expression eines Proteins oder durch seine abnor-
  male posttranslationale Modifikation entstehen.
  Insbesondere sind die so genannten Keimzellprote-
  ine, die normalerweise nur in männlichen Keimzel-
  len vorkommen, potente Antigene, wenn sie fälsch-
  licherweise in anderen Geweben exprimiert werden.
  Die Hodenproteine MAGE-1 und MAGE-3 sind in
  Melanomen, Brustkrebsgewebe und Glioma zu finden. Auch die Überexpression eines normalen
  Selbst-Proteins durch eine Tumorzelle erhöht die
  Dichte, in der die Proteine präsentiert werden und
  kann so zur Erkennung durch T-Zellen führen. Ein
  Beispiel hierfür ist HER-2/neu, eine Rezeptor-Tyro-
  sinkinase, die z. B. in Mamma- und Ovarialkarzino-
  men überexprimiert ist und normalerweise mit
  einer schlechten Prognose einhergeht.
  Eine weitere Gruppe von Tumorabstoßungsantigenen entsteht durch abnormale posttranslationale
  Modifikationen. Beispiel ist das MUC-1, ein Mucin,
  das unterglykosyliert ist und bei einer Reihe von
  Tumoren, wie Mamma- und Pankreaskarzinomen
  vorkommt.
- Eine weitere Gruppe von Tumorantigenen stellen
  die Produkte von viralen Onkogenen, Tumorsuppressorgenen oder bestimmte Differenzierungsantigene dar. Beispiele sind die Proteine E6 und E7 des
  menschlichen Papillomavirus Typ 16, die in Gebär-
  mutterhalskarzinomen exprimiert werden.

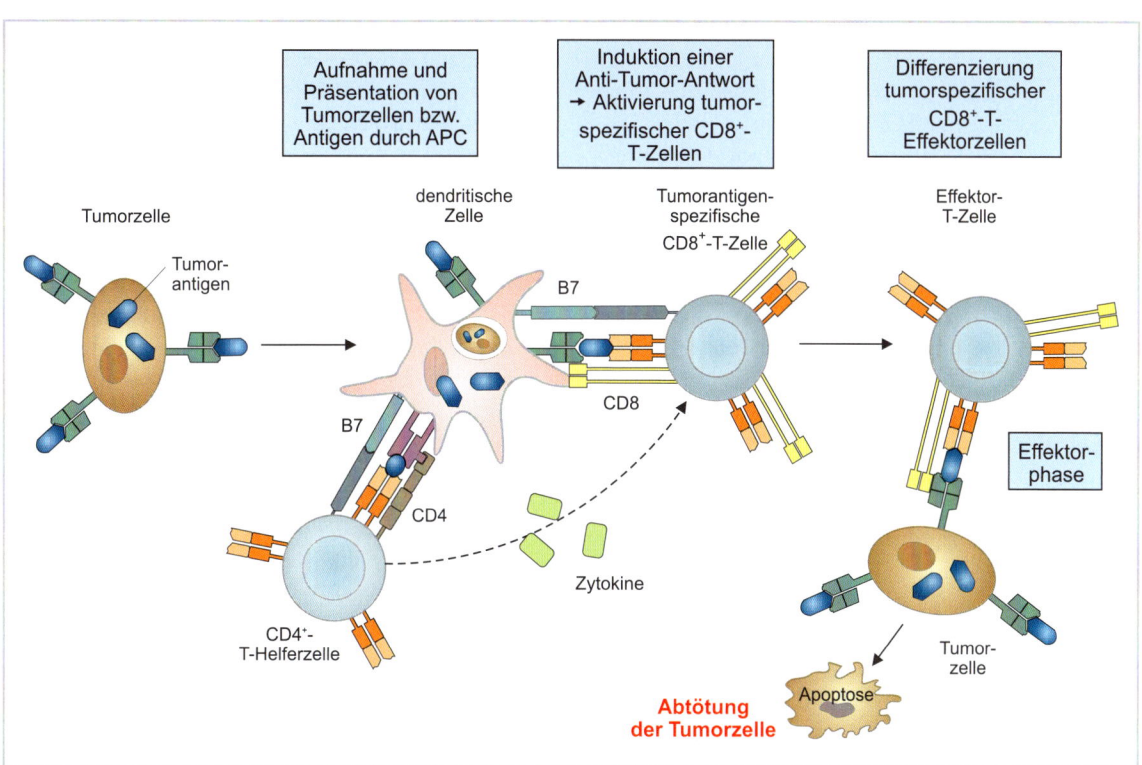

Abb. 5.33 Induktion einer CD8-positiven T-Zellantwort gegen Tumorzellen.
Tumorzellen oder ihre Antigene können von APC aufgenommen und T-Zellen präsentiert werden. Die APC können CD4-positive Zellen ebenso wie CD8-positive T-Zellen stimulieren. CD4-positive Zellen unterstützen die Differenzierung tumorspezifischer zytotoxischer Zellen. CD8-positive T-Effektorzellen können Tumorzellen ohne Costimulation und T-Zellhilfe abtöten.

Bestimmte Differenzierungsantigene können ebenfalls Tumorantigene sein. Die besten Beispiele sind die Differenzierungsantigene, die von Melanozyten und Melanomzellen exprimiert werden und für die Synthese des Melanins wichtig sind. Spezifische Oberflächen-Ig sind in Lymphomen exprimiert und entstehen nach Gen-Umlagerungen in B-Zell-Klonen.

- Tumorantigene können auch von onkogenen Viren stammen, die nach Infektion von Wirtszellen zur Expression von Virusantigenen an der Zelloberfläche führen.

Systematik der malignen Tumore
- **Karzinome** sind Tumore des epithelialen Gewebes,
- **Sarkome** sind mesenchymalen Ursprungs,
- **Glioblastome** sind Tumore des Nervengewebes,
- **Melanome** sind Pigmenttumore,
- **Leukämien** und **Myelome** sind Tumoren des blutbildenden Systems und gehören mit den malignen Lymphomen zu den malignen Systemerkrankungen.

Onkogen ist ein Gen, das für ein Protein codiert, das Zellen transformieren kann. Onkogene, die von Viren stammen, werden als v-onc geschrieben, die entsprechenden Gene in normalen Zellen c-onc. Weitere Beispiele sind mutiertes Ras, oder Bcr/Abl.

Protoonkogen ist ein Tumor-assoziiertes Gen, das für einen Faktor codiert, der Proliferation, Überleben oder Tod reguliert und für die normalen Funktionen der Zelle notwendig ist. Wenn es aber überexprimiert wird oder in mutierter Form vorliegt, kann es die Transformation der Zelle bewirken.

Tumorsuppressorgene sind Gene, die für Proteine codieren, die Proliferation und Zelltod regulieren. Ein Beispiel ist p53, das in vielen Tumoren als mutiertes Protein vorliegt.

Tumorantigene können identifiziert werden, indem eine andere Spezies mit Tumormaterial immunisiert wird. Es erfolgt – wie bereits erwähnt – eine tumorspezifische T-Zellantwort, die eine Abstoßung des Tumors bewirkt. Man muss erwähnen, dass, obwohl jede dieser

Gruppen von Tumorabstoßungsantigenen eine Anti-Tumor-Reaktion *in vitro* und *in vivo* auslösen kann, eine spontane Reaktion gegen einen etablierten Tumor jedoch nur in Ausnahmefällen entsteht.

Um eine solche Abstoßungsreaktion durch therapeutische Impfstrategien zu triggern, ist die Identifizierung von spezifischen Tumorantigenen von entscheidender Bedeutung. Tumorspezifische Antigene lassen sich neben der oben erwähnten Methode der Injektion ins Tier und nachfolgender Isolierung der reaktiven T-Zellen, auch *in vitro* durch die so genannte „Lymphozyten-Tumorzellen-Mischkultur" entdecken. Bestrahlte Tumorzellen werden zusammen mit Lymphozyten aus dem gleichen Individuum inkubiert. Aus dieser Cokultur werden zytotoxische T-Zellen, die auf Tumorzellantigene reagieren, kloniert und können zur Charakterisierung der entsprechenden Antigene herangezogen werden. Ein weiterer technologischer Fortschritt zur Identifizierung von Tumorantigenen ist die so genannte SEREX-Methode. SEREX steht für serological screening of recombinant cDNA expression libraries, wobei eine rekombinante Protein-Bibliothek des Tumors die Grundlage darstellt. Die einzelnen Tumorproteine werden auf Nitrocellulosefolien übertragen und daraufhin getestet, ob Antikörper im Serum des Patienten an sie binden. Dies geschieht nur dann, wenn das betreffende Tumorprotein T-Helfer-Lymphozyten im Patienten aktiviert hat, und diese wiederum B-Zellen dazu anregen, spezifische Antikörper gegen das Tumorprotein zu produzieren. Tumorproteine, die Serumantikörper binden, können isoliert und ihr genetischer Code unmittelbar entschlüsselt werden.

Wie oben schon erwähnt, lässt die Tatsache, dass bei Menschen mit einem T-Zell-Mangel keine signifikante Tumorhäufigkeit auftritt und Menschen mit Immunschwäche nur für Virus-assoziierte Tumoren empfänglich sind, vermuten, dass viele Tumoren doch nicht vom Immunsystem überwacht werden. Tumoren verfügen wohl über Methoden, trotz der Präsenz von Antigenen, einen Zustand der Immuntoleranz zu entwickeln. Dies bezeichnet man als „immune escape". Es werden mehrere Mechanismen des „immune escape" diskutiert, die natürlich hoch interessante therapeutische Angriffspunkte darstellen können (○ Abb. 5.34).

> **Immuntoleranz** ist die Unfähigkeit des Immunsystems, auf ein Antigen zu reagieren. Immuntoleranz besteht gegen körpereigene Antigene. Falls diese Selbsttoleranz nicht funktioniert, kommt es zu Autoimmunerkrankungen. Immuntoleranz kann auch eine Tumorgenese begünstigen.

- Es gibt Tumoren, die nicht immunogen sind, da sie im Verlauf ihrer Entwicklung MHC-I-Moleküle verlieren oder da ihr Antigen wie ein Autoantigen behandelt wird und die T-Zellen tolerant macht.
- Es können auch Adhäsionsmoleküle, wie LFA-1 oder LFA-3 fehlen, die für eine Adhäsion an Lymphozyten benötigt werden.
- Tumorzellen können immunsuppressive Zytokine produzieren, die noch nicht exakt definiert sind. IL-10 und TGF-β sind hoffnungsvolle Kandidaten.
- Tumorzellen sind generell genetisch instabil und können auch dadurch entkommen, dass sie immunogene Antigene einfach verändern.
- Tumorzellen können Substanzen produzieren und sezernieren, die eine physikalische Barriere (z. B. Kollagen) um den Tumor aufbaut und Lymphozyten abhält.

Krebs ist eine der drei häufigsten Todesursachen in den Industrieländern. Die Tumortherapie ist daher ein zentrales Thema der biomedizinischen Wissenschaften. In den letzten Jahren haben – wie oben erläutert – neue Erkenntnisse zum besseren Verständnis der Immunantworten und ihrer Effektormechanismen geführt.

Dies wiederum hat neue immuntherapeutische Strategien aufgezeigt, die insbesondere auch bei der Bekämpfung von Krebs immer wichtiger werden.

5.5.2 Immuntherapie bei Tumoren

Obgleich Ansätze, Tumoren über eine gezielte Beeinflussung des Immunsystems zu behandeln, eine lange Geschichte haben, haben sich bisher nicht sehr viele dieser wichtigen Ansätze wirklich in die Praxis umsetzen lassen. Die unterschiedlichen Ansätze haben alle ein gemeinsames Ziel: die Aktivierung des Immunsystems, um gezielt maligne Zellen zu zerstören. Im Gegensatz zu Pathogenen, die in den Körper eindringen, induzieren Tumor-assoziierte Antigene (TAA) meistens nur eine schwache Immunantwort. Ziel muss es sein, die immunologische Toleranzschwelle, die Tumorantigene genießen, zu durchbrechen. Drei angewandte Ansätze werden besprochen:
- Vakzinierungsstrategien (○ Abb. 5.35),
- Einsatz von monoklonalen Antikörpern und
- Einsatz von Zytokinen.

Gegen den Tumor aktiv zu immunisieren, d. h. eine aktive Immunantwort gegen Tumorzellen zu induzieren, ist eine attraktive Strategie. Man hat in der Vergangenheit versucht, Tumorzellen, die chirurgisch entfernt wurden, als Grundlage einer Vakzine in Kombination mit Adjuvanzien, die die Immunogenität erhöhen sollten, zu verwenden. Bei Melanomen wurde diese Methode versucht, brachte allerdings nicht den erwünschten Erfolg. Der Grund hierfür liegt ziemlich

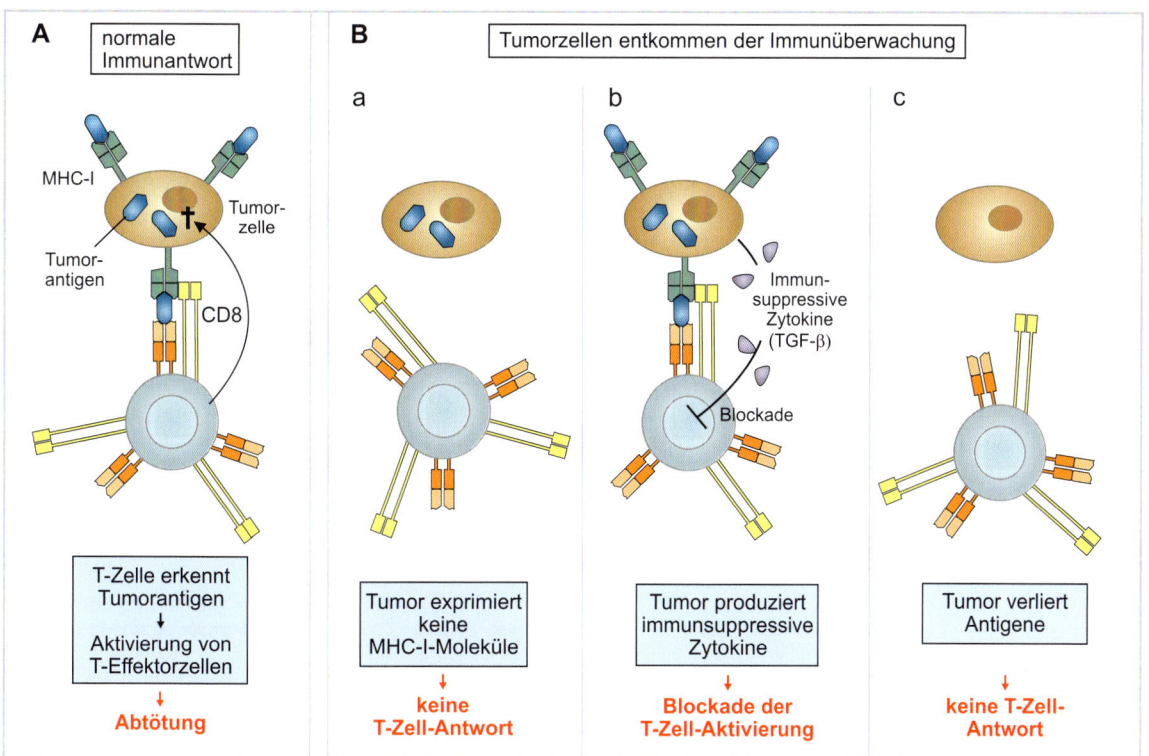

A normale Immunantwort

MHC-I
Tumor-zelle
Tumor-antigen
CD8

T-Zelle erkennt Tumorantigen
↓
Aktivierung von T-Effektorzellen
↓
Abtötung

B Tumorzellen entkommen der Immunüberwachung

a

Tumor exprimiert keine MHC-I-Moleküle
↓
keine T-Zell-Antwort

b

Immun-suppressive Zytokine (TGF-β)
Blockade

Tumor produziert immunsuppressive Zytokine
↓
Blockade der T-Zell-Aktivierung

c

Tumor verliert Antigene
↓
keine T-Zell-Antwort

○ **Abb. 5.34** Mechanismen des „Immune Escape" von Tumoren.
A Tumorzellen können eine normale Immunantwort auslösen, wenn sie Antigene besitzen, die als ausreichend fremd erkannt werden.
B Tumorzellen können dieser Überwachung durch das Immunsystem entkommen, indem sie beispielsweise
a) keine MHC–Moleküle exprimieren,
b) immunsuppressive Zytokine produzieren oder
c) ihre Antigene verlieren.

wahrscheinlich in einer zu geringen Immunogenität der Tumorzellen. Um diese Immunogenität zu erhöhen, werden gentherapeutische Maßnahmen ergriffen: Falls Tumorantigene identifiziert sind, können deren Gene in die Tumorzelle eingebracht werden, was die Immunogenität des Tumors erhöhen kann (○ Abb. 5.35 A). Es werden aber auch Gene, die für bestimmte Zytokine oder costimulatorische Proteine codieren, in Tumorzellen eingeschleust. Eine Tumorzelle, die keine costimulatorischen Moleküle exprimiert, kann auch keine Immunantwort induzieren, selbst wenn sie Tumorantigene bildet, die von CD8⁺-T-Zellen erkannt werden. Eine Aktivierung zur Effektorzellen geschieht erst auf Grund eines zweiten, costimulierenden Signals. Werden Tumorzellen beispielsweise mit dem B7-Gen transfiziert, können diese Zellen tumorspezifische T-Zellen aktivieren, sich in toxische Effektorzellen umzuwandeln (○ Abb. 5.35 B).

Eine weitere Möglichkeit, die experimentell versucht wird, ist das Einbringen von Genen, die für den GM-CSF codieren. Dieser Faktor induziert die Differenzierung von hämatopoetischen Vorläuferzellen und lockt diese in den Tumor.

Neben Tumorzellen lassen sich auch dendritische Zellen zur Tumorvakzinierung einsetzen. Die Vorstellung ist, dass diese dendritischen Zellen dann Tumorantigene aufnehmen und im Lymphknoten T-Zellen präsentieren (indirekte Erkennung) und so als Antigenitätsverstärker fungieren. Dendritische Zellen können *ex vivo* mit DNA-Nukleotiden (z. B. CpG-DNA), die an TLR binden, aktiviert oder mit Tumorantigen behandelt bzw. transfiziert und dann dem Patienten reinfundiert werden.

Zellen als Vakzine haben den Nachteil der Heterogenität. Deshalb werden Vakzinierungsansätze auf der Basis von definierten Peptiden/Proteinen ebenfalls erprobt. Der Nachteil dieses Ansatzes ist der große Aufwand, immunogene Peptiddomänen in einem Tumorprotein zu definieren. Häufig werden diese Proteine/Peptide in Kombination mit antigenpräsentierenden Zellen oder Adjuvanzien verabreicht.

Eine weitere Vakzinierungsstrategie ist die Verwendung von viralen oder bakteriellen Vektoren, die Tumorantigene enthalten. Immunreaktionen gegen die Erreger richten sich dann z. T. auch gegen die von ihnen codierten Tumorantigene.

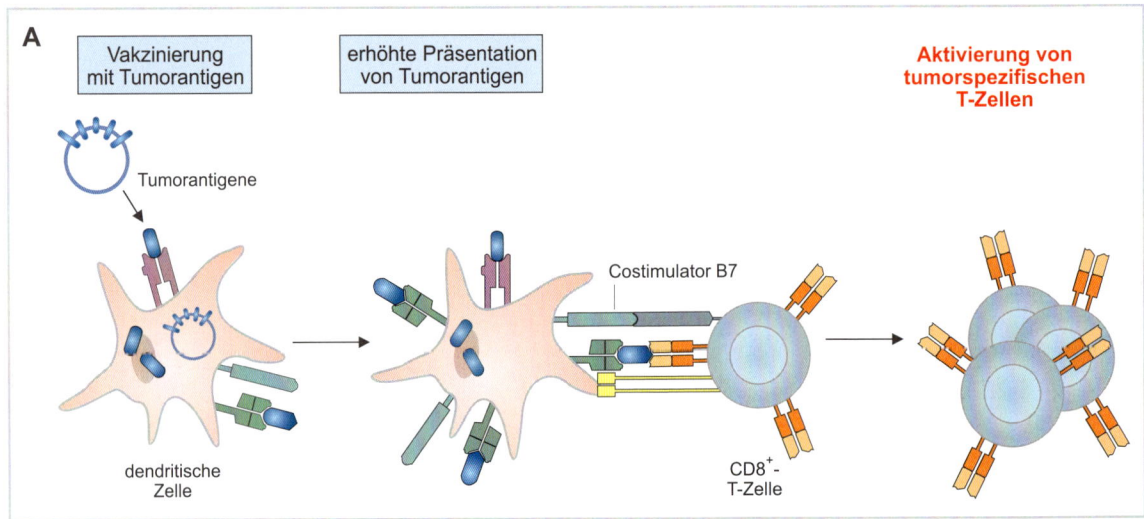

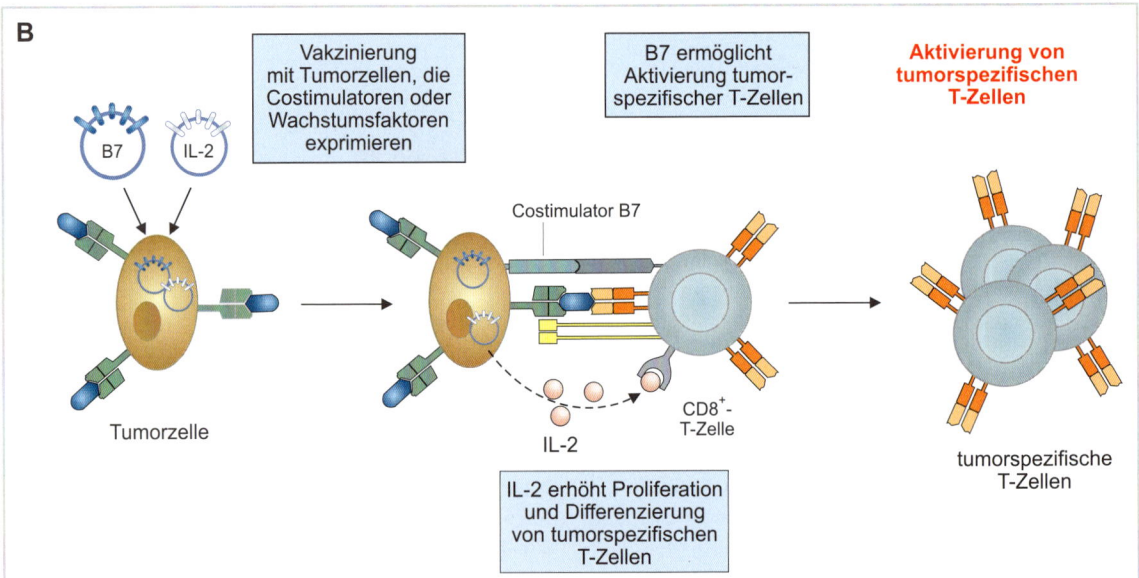

o Abb. 5.35 Strategien, die Immunantwort gegen Tumoren zu erhöhen – Beispiele einer Tumorvakzinierung.

A Dendritische Zellen des Tumorpatienten könnten mit Tumorantigen transfiziert werden. In der Folge sollte es zur verstärkten Präsentation von Tumorantigen und damit zur Ausbildung von Tumorantigen-spezifischen T-Effektorzellen kommen.

B Tumorzellen könnten mit costimulatorisch wirkenden Molekülen oder Wachstumsfaktoren für Immunzellen (z. B. B7, IL-2, GM-CSF) transfiziert werden. Dadurch sollte es zur Differenzierung und Aktivierung von tumorspezifischen T-Effektorzellen kommen.

In der Abbildung sind nur CD8$^+$-T-Zellantworten dargestellt, allerdings werden CD4$^+$-T-Zellantworten ebenfalls durch diese Strategien aktiviert.

Als alternatives, experimentelles Verfahren der Tumorimpfung ist die Verarbeitung von Hitzeschockproteinen aus dem Tumor zusammen mit dem Tumorantigen anzusehen. Man weiß, dass die Aufnahme von Tumorantigenen und damit ihre Präsentation als MHC-I-Komplex in Anwesenheit von Chaperonen deutlich verbessert werden kann.

Eine andere Möglichkeit besteht darin, nicht nur die Tumorzellen immunogener, sondern auch die entspre-

chenden T-Zellen aktiver zu machen. Dazu gibt es Ansätze, bei denen die so genannten tumorinfiltrierenden Lymphozyten isoliert und mit dem Gen für IL-2 transfiziert werden. Dies soll bewirken, dass es zu einer starken klonalen Expansion der möglicherweise tumorspezifischen T-Zellen kommt. Diese Zellen werden dem Patienten reinfundiert. Alternativ dazu kann man auch periphere Lymphozyten gewinnen und mit IL-2 transfizieren.

Bisher ist allerdings noch nicht klar, ob die unterschiedlichen Strategien der Tumorimpfung klinisch wirklich wirksam sind. Die wichtige Frage bleibt, ob Patienten mit bereits etablierten Tumoren eine wirklich ausreichend starke Immunantwort aufbauen können, um Tumorzellen zu beseitigen. Möglicherweise ist ja im Patienten schon ein Stadium erreicht, in dem alle tumorspezifischen naiven T-Zellen bereits tolerant gegenüber dem Tumor geworden sind.

Außerdem besteht die große Gefahr, dass die transfizierten Zellen bzw. die Tumorantigene Autoimmunerkrankungen in den Organen auslösen, aus denen die Zellen bzw. Antigene hervorgegangen sind.

Eine andere Strategie, Tumorzellen durch immunologische Mechanismen zu bekämpfen, ist der Einsatz von Antikörpern – sozusagen eine „passive Immunisierung".

Antikörper gegen Tumorantigene sind nicht nur für die Therapie erfolgversprechend (▸ Kap. 11.2.3), sondern haben sich natürlich auch in der Diagnose, Prognose und Verlaufskontrolle von Tumorerkrankungen unersetzlich gemacht (▸ Kap. 11.2.4). Der Einsatz von monoklonalen Antikörpern bringt nicht immer den erwünschten Erfolg, was man auf unterschiedliche Gründe zurückführen kann: z. B. mangelnde Selektivität, d. h. der therapeutische Antikörper erkennt nicht nur die Tumorzellen sondern auch andere, gesunde Zellen, die ebenfalls eliminiert werden. Weitere wichtige Gründe sind in der schlechten Bioverfügbarkeit von Antikörpern zu suchen. Sie sind zu groß, um gewebegängig zu sein. Dieses könnte durch Herstellung von Fab- oder Fv-Fragmenten überwunden werden (▸ Kap. 3.1.2), allerdings kommt es dann zum Ausbleiben einer Antikörper-/Komplement-induzierten Zellabtötung (▸ Kap. 3.3.4).

Das Problem einer effizienten Abtötung von Tumorzellen, die Antikörper gebunden haben, lässt sich durch Kopplung an Wirkstoffe (Chemotherapeutika) Radionukleotide oder Toxine (Immunotoxine) bewerkstelligen. Einige solcher Antikörper bzw. Fusionsproteine sind z. T. bereits auf dem Markt (▸ Kap. 11). Ein attraktives Verfahren ist es, den Antikörper mit einem Enzym zu verknüpfen, das eine nichttoxische Vorstufe eines Chemotherapeutikums erst im Tumor in die toxische Form umwandelt. Damit werden hohe Konzentrationen des Wirkstoffes im Tumor bei geringen unerwünschten Effekten auf das umgebende Gewebe erreicht.

Die Spezifität der Antikörpertherapie lässt sich durch Einsatz so genannter bifunktioneller Antikörper verbessern, die beispielsweise gegen zwei unterschiedliche Tumorantigene gerichtet sind. Bifunktionelle Antikörper lassen sich auch sehr elegant zum so genannten „targeting" verwenden. Die Idee ist, dass ein Antikörper, der z. B. durch chemische Kopplung zweier monoklonaler Antikörper so konstruiert ist, dass er an einer

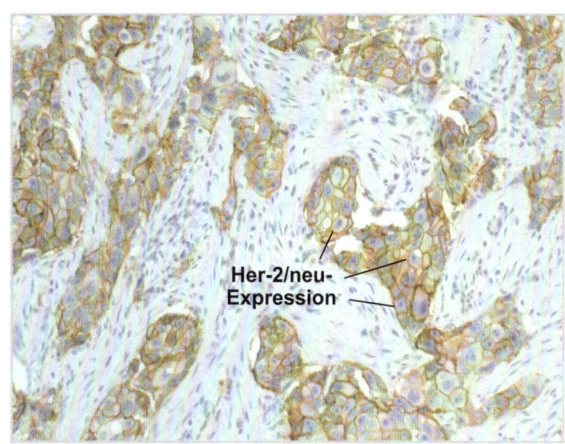

Abb. 5.36 Expression von Her-2-Rezeptor bei Mammakarzinom.
Immunhistochemische Analyse von Brustgewebe auf Her-2/neu-Antigen (Hercep-Test) zeigt eine stark positive, membranöse Expression.

Antigenbindungsstelle ein Tumorantigen bindet und an der anderen Seite ein Oberflächenepitop einer Effektorzelle, z. B. CD3 einer T-Zelle oder CD16 einer NK-Zelle. Ein solcher bifunktioneller Antikörper kann dann eingesetzt werden, um Effektorzellen zu Tumorzellen zu transportieren.

> **CD20** ist ein Oberflächenprotein auf B-Zellen, das als Oligomer Ca²⁺-Kanäle bilden kann und wahrscheinlich an der Regulation der B-Zellaktivierung beteiligt ist.

Viele dieser Strategien sind noch in der experimentellen Phase, es gibt aber auch Beispiele – wie der Einsatz von Antikörpern – die zumindest als Zusatztherapie durchaus Erfolge bringen. Herceptin (▸ Kap. 11.2.3) ist ein humanisierter monoklonaler Antikörper gegen das Tumorantigen HER-2/neu, das ein Rezeptor für den Epidermalen Wachstumsfaktor ist, und auch auf gesundem Gewebe vorkommt, allerdings in wesentlich geringerem Ausmaß als in Tumoren, insbesondere der Brust (o Abb. 5.36). Die Wirkung des Antikörpers ist wahrscheinlich eine Blockade des Rezeptors und damit eine Hemmung der Proliferation sowie eine Antikörper-abhängige zelluläre Zytotoxizität (ADCC).

Rituximab ist ein Antikörper, der an CD20 von B-Zellen bindet und durch Clusterbildung Apoptose auslöst (▸ Kap. 11.2.4). Weiterentwicklungen sind die beiden murinen monoklonalen Antikörper Ibritumomab und Tositumomab, die ebenfalls gegen CD20 gerichtet sind, allerdings zusätzlich mit Yttrium-90 bzw. mit Jod-131 markiert werden.

Erfolgreich ist auch der Einsatz von antiidiotypischen Antikörpern zur Bekämpfung von B-Zell-Lym-

5

phomen, die einen ganz spezifischen Immunglobulin-Idiotyp exprimieren.

Neben der Tumorvakzinierung und Antikörperverabreichung werden auch Zytokine zur Tumortherapie verwendet. IFN-α wird erfolgreich bei viral induzierten Leukämieformen eingesetzt. IL-2 wird als T-Zell- und NK-Aktivator zur Behandlung von Melanomen und Nierenkarzinomen verwendet.

IFN-γ soll über eine Überexpression von MHC-Molekülen und T_c-Aktivierung positiv bei einer intraperitonealen (= lokalen) Gabe bei Ovarialkarzinom wirken. Auch TNF-α soll – wenn lokal verabreicht – u.U. zur Reduktion der malignen Ascites bei Ovarialkarzinom führen.

Einige andere Zytokine, insbesondere die hämatopoetischen Wachstumsfaktoren sind für die Unterstützung einer Chemotherapie von großer Bedeutung, um die therapiebedingte Aplasie von Blutzellen möglichst zeitlich kurz zu halten.

Der Einsatz von monoklonalen Antikörpern und Zytokinen in der Tumortherapie wird nochmals in den ▶ Kap. 8.5 und ▶ Kap. 11.2.3 detailliert besprochen.

Checkliste: Tumorimmunologie

- Tumore zu beseitigen und ihr Wachstum zu hemmen, wird zur physiologischen Funktion des Immunsystems gerechnet.
- Tumore tragen Antigene. Diese können Produkte von Onkogenen, mutierten Tumorsuppressorgenen, sonstigen mutierten oder überexprimierten zellulären Proteinen oder Produkte onkogener Viren sein.
- Die Tumorabstoßung ist eine Reaktion von CD8-positiven zytotoxischen T- Effektorzellen. APC präsentieren die Tumorantigene nach Aufnahme von Tumorzellen. Tumorspezifische CD4-positive Zellen können die CD8-positive T-Zellantwort verstärken.
- Tumorzellen können der Immunüberwachung entgehen („immune escape"), indem sie ihre Antigene nicht mehr exprimieren, keine MHC-Moleküle oder andere Moleküle der Antigenerkennung tragen, sowie immunsuppressive Zytokine freisetzen.
- Immuntherapie von Tumoren zielt auf eine Aktivierung einer Anti-Tumor-spezifischen Immunantwort ab. Strategien dazu sind eine passive Immunisierung mit monoklonalen Antikörpern, die gegen Epitope auf Tumorzellen gerichtet sind. Aktives therapeutisches Impfen beinhaltet die Gabe von Tumorzellen, die gentechnisch verändert sind und vermehrt Zytokine oder costimulatorische Moleküle exprimieren. Gentechnisch modulierte dendritische Zellen werden ebenfalls eingesetzt.

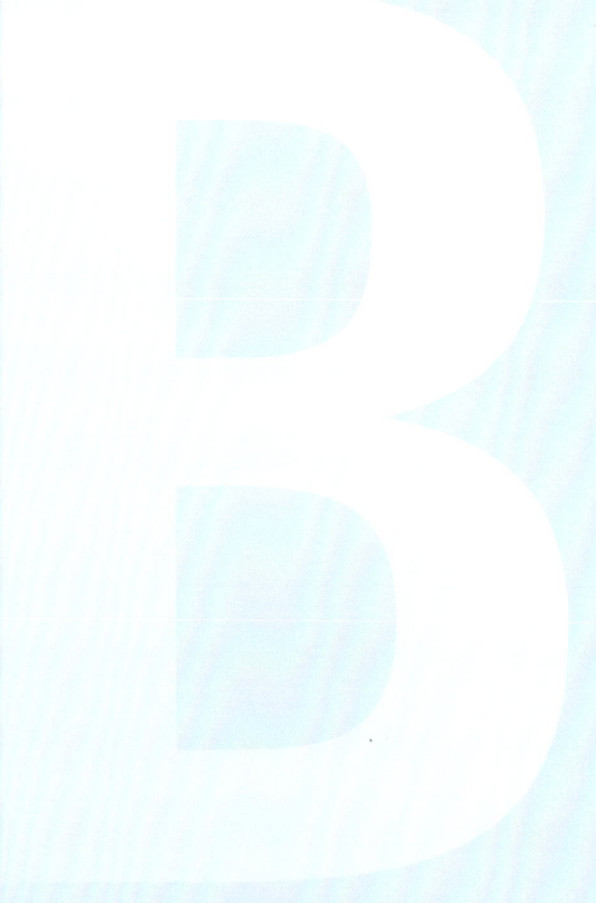

Teil B
Immuntherapeutika

A
B
C

Prinzipiell können Immuntherapeutika mit unterschiedlicher Zielrichtung hergestellt und eingesetzt werden (⊙ Abb. 6.1).

- Arzneimittel, die ein überschießendes Immunsystem in seiner Funktion „bremsen", bezeichnen wir als Immunsuppressiva.
- Umgekehrt schieben Immunstimulanzien ein zu wenig aktives Immunsystem an.
- Von enormer Bedeutung ist das rechtzeitige „Training" des Immunsystems für den Ernstfall bei Bedrohung durch aggressive infektiöse Agenzien wie Viren, Bakterien, Pilze oder Protozoen. Hier stehen sehr gute und sichere Impfstoffe zur aktiven Immunisierung zur Verfügung, und Konzepte werden erprobt, deren Potenzial vielversprechend, aber noch nicht bewiesen ist. Sollte dieses „Training" versäumt worden oder nicht möglich gewesen sein, kann man in aller Regel auf eine passive Immunisierung mit Hilfe von Seren oder Antikörpern zurückgreifen.

Eine Vielzahl von Medikamenten wirkt sich in der einen oder anderen Weise auf das Immunsystem aus. Oft – allerdings keineswegs ausschließlich – wurden Immuntherapeutika als Immunmodulatoren konzipiert. Es gibt sehr viele Beispiele, wo die immunmodulatorische Wirkung als Nebeneffekt im Laufe der Entwicklung aufgefallen ist, also zufällig entdeckt wurde. In einigen Fällen ließen sich die beobachteten immunmodulatorischen Wirkungen für neue Therapiekonzepte nutzen. Bei anderen Medikamenten ist man gezwungen, diese immunmodulatorischen Effekte als unerwünschte Arzneimittelwirkungen in Kauf zu nehmen.

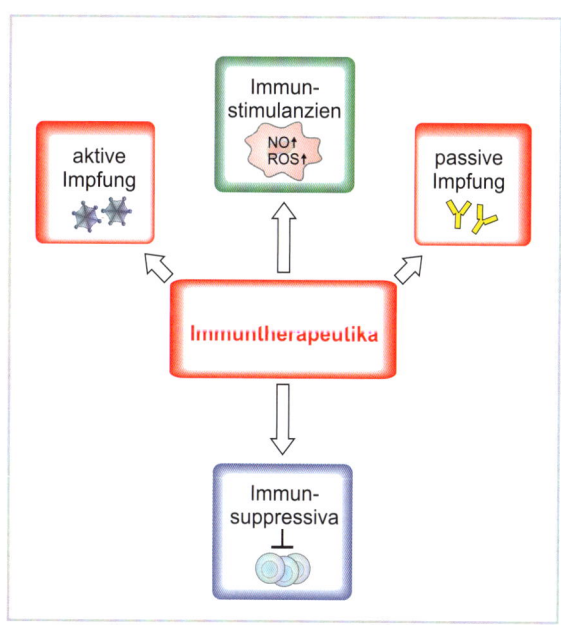

⊙ **Abb. 6.1** Einteilung der Immuntherapeutika

7   Immunsuppressiva

7.1   Einleitung

Das Immunsystem ist im physiologisch intakten Zustand ein fein gesteuertes, in hohem Maße ausbalanciertes System, das bei Bedarf sowohl in Richtung Aktivierung als auch in Richtung Inhibition ausschlagen kann. In diesem Kapitel beleuchten wir die Möglichkeit, das Immunsystem in seiner Funktion zu inhibieren. Dieser Prozess wird als Immunsuppression bezeichnet.

Die Suppression der Immunreaktivität kann entweder ein ungewollter oder ein gewollter Effekt sein. Sie kann also dem Patienten sowohl schaden als auch nutzen.

Eine Vielzahl von Medikamenten besitzt unerwünschte immunsuppressive Eigenschaften. Hierzu zählen z. B. die Zytostatika, die als unerwünschte Effekte u. a. auch das Immunsystem schwächen, obwohl gerade in einer Situation, wo Zytostatika indiziert sind, ein besonders aktives Immunsystem nötig wäre.

Andererseits kann eine induzierte Immunsuppression auch therapeutisch notwendig oder gar lebensrettend sein. Lebensrettend sind Immunsuppressiva bei Organtransplantationen (▶ Kap. 5.4), um die gefürchtete Abstoßungsreaktion zu kontrollieren. Zunächst werden hohe Dosen meist mehrerer Immunsuppressiva benötigt, um die erste Transplantationsperiode im Rahmen der so genannten Induktionstherapie zu überstehen. Später, in der Erhaltungsphase, können die Dosen reduziert werden, wobei aber in jedem Fall eine lebenslange Therapie mit Immunsuppressiva erforderlich ist.

Als therapeutisch wichtig (wenn nicht gar notwendig) stuft man heute z. B. Immunsuppressiva bei der Behandlung von Autoimmunerkrankungen (▶ Kap. 5.3.2), wie die Rheumatoide Arthritis, ein. Dies bedeutet nicht, dass diese Immuntherapeutika die klassischen Antiphlogistika, die in der entzündlichen Effektorphase eingreifen, verdrängt haben. Aber es hat sich gezeigt, dass auch Patienten mit Autoimmunerkrankungen von direkten T-Zell-Immunsuppressiva, wie z. B. Ciclosporin, die ursprünglich ausschließlich bei Transplantationen eingesetzt wurden, sehr profitieren können. Es gibt heute eine große Zahl dieser, als so genannte Basistherapeutika eingestuften Wirkstoffe, deren Wirkprinzipien längst noch nicht in jedem Fall verstanden sind.

Zwei prinzipielle Mechanismen kommen hier in Betracht:

- Zum einen können derartige Wirkstoffe direkt in das biochemische Geschehen eines Immunregelkreislaufes eingreifen.
- Zum anderen können sie als Zytostatika fungieren, die die Proliferation und Differenzierung von zellulären Komponenten des Immunsystems blockieren und so das Immunsystem schwächen.

Neben chemisch-synthetischen Substanzen finden sich unter den Immunsuppressiva vor allem auch wichtige Xenobiotika, d. h. oral verfügbare Wirkstoffe, die von Mikroorganismen produziert werden, und seit einigen Jahren auch biotechnologisch gewonnene Wirkstoffe.

Ein Durchbruch in der Transplantationsmedizin, einem der bedeutendsten Indikationsgebiete für Immunsuppressiva, war die Einführung von Cyclosporin A (Sandimmun®) im Jahre 1983. Durch den Einsatz dieses Wirkstoffs in Kombination mit Azathioprin und Corticosteroiden erhöhte sich die 1-Jahresüberlebensrate nach Nierentransplantationen um 80–90 %. 1-Jahresüberlebensraten nach Herztransplantationen wurden durch diese Wirkstoffkombination um nahezu 80 % gesteigert.

Einer der lange Zeit dominierenden biotechnologisch hergestellten Wirkstoffe, der in der Transplantationsmedizin zweifelsohne unzählige Leben gerettet hat, war der monoklonale Maus-Antikörper OKT3, der eine Depletion praktisch des gesamten T-Zell-Pools bewirkte. Dieser erste reine Antikörper bekommt heute, ebenso wie das lange eingesetzte Anti-Lymphozyten-Globulin (ALG), ernst zu nehmende Konkurrenz durch die – wahrscheinlich – besser verträglichen Biotechnologika auf dem Markt.

Im Folgenden sollen zunächst die klassischen, in der Rheumatologie eingesetzten, Basistherapeutika vorgestellt werden, die alle auch immunsupprimierende Eigenschaften besitzen. Danach folgen die in der antirheumatischen bzw. immunsuppressiven Therapie gebräuchlichen Zytostatika. Eine Reihe von Naturstoffen werden als wichtige Vertreter der Gruppe der Immunsuppressiva vorgestellt, und zum Schluss werden wir die biotechnologisch/gentechnologisch hergestellten Immunsuppressiva besprechen.

7.2   Chemisch-synthetische Wirkstoffe

Chloroquin, Hydroxychloroquin

Ursprünglich wurden Chloroquin und Hydroxychloroquin (○ Abb. 7.1) als Antimalariamittel in den Markt eingeführt. Zwischenzeitlich zählen die Substanzen aber auch zu den am häufigsten eingesetzten Wirkstoffen in der Rheumatherapie, obwohl der antirheumatische Wirkungsmechanismus nach wie vor nicht genau bekannt ist. Man diskutiert z. B. eine „Stabilisierung der Lysosomenmembran" und eine „Hemmung lysosomaler Enzyme", da Chloroquin den pH-Wert in den lysosomalen Vesikeln erhöht (○ Abb. 7.2). Dies inhibiert unter anderem auch die Präsentation von Antigenen, da die proteolytische Prozessierung der Antigene verlangsamt wird und der Aufbau der MHC-Moleküle und deren Transport an die Zelloberfläche wegen der pH-Verschiebung gestört sind. Ferner diskutiert man einen Prostaglandin-Antagonismus und eben auch immunsuppressive Eigenschaften. Neben der Tatsache, dass die beiden Substanzen relativ sicher eingesetzt werden können, zählen sie auch zu den kostengünstigsten Basistherapeutika in der Rheumatologie.

Die Wirkung tritt nach ca. 2–6 Monaten ein. Eine Hemmung der Gelenkdestruktion wird mit diesen Substanzen allerdings nicht erreicht.

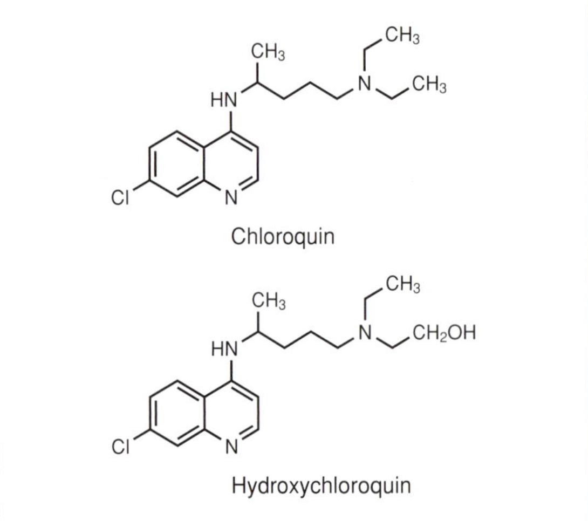

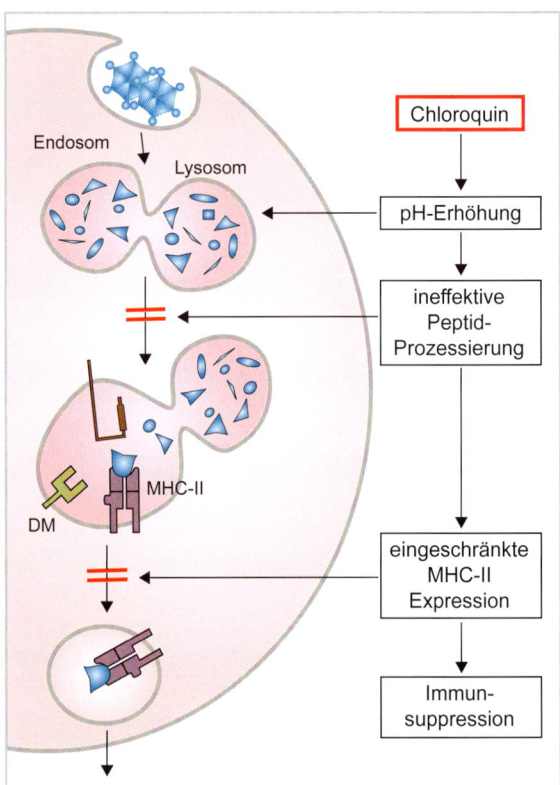

○ **Abb. 7.2** Wirkmechanismus von Chloroquin. Chloroquin und Hydroxychloroquin erhöhen den lysosomalen pH-Wert. Dies verringert die Aktivität lysosomaler Enzyme, wodurch MHC–Peptide schlechter gebildet und MHC–Komplexe nicht so effizient an die Zelloberfläche transportiert werden können.

Chloroquin und Hydroxychloroquin sind plazentagängig und können zu Organschäden beim Fetus führen. Deshalb sollte vor Beginn der Behandlung eine Schwangerschaft ausgeschlossen und während der Therapie ein wirksamer Konzeptionsschutz eingehalten werden. Darüber hinaus gehen die Wirkstoffe zu ca. 2–4 % in die Muttermilch über und können durch die lange Halbwertszeit zu einer Akkumulation im Säugling führen. Deshalb darf während der Behandlung nicht gestillt werden.

Pharmakokinetik/Metabolismus: Die Substanz wird gut aus dem Magen-Darm-Trakt resorbiert und reichert sich in vielen Geweben (Leber, Lunge, Nieren) in Konzentrationen an, die die Serumkonzentration um ein Vielfaches überschreiten. Die maximalen Blutspiegel werden nach 3–4 Stunden erreicht. Hohe Konzentrationen befinden sich im Übrigen auch in Erythrozyten, besonders wenn sie von Parasiten befallen sind (Chloroquin als Antimalariamittel!). Die Plasmaeiweißbindung beträgt etwa 50 %.

Chloroquin und Hydroxychloroquin werden nur sehr langsam mit einer Halbwertszeit von 30–60 Tagen eliminiert. Chloroquin wird in der Leber u. a. zu Mono-

○ **Abb. 7.1** Chloroquin und Hydroxychloroquin

Chloroquin, Hydroxychloroquin

Spezialitäten:	Resochin®, Quensyl®
Indikation:	U. a. als „Basistherapeutikum" bei chronischer Polyarthritis und zur Behandlung des Lupus erythematodes. Resochin®: zusätzlich bei juveniler chronischer Arthritis.
Mechanismus:	Nicht in allen Details verstanden. Hemmung lysosomaler Aktivitäten, Prostaglandin-Antagonismus, Immunsuppression.
Dosierung:	Zur Vermeidung von Retinopathien sollte nach Körpergewicht dosiert werde (3,5–4 mg Chloroquinphosphat pro kg KG; 6–6,5 mg Hydroxychloroquinsulfat pro kg KG.

---

desethylchloroquin metabolisiert, aber auch zu 40–70 % unverändert über die Nieren eliminiert. Monodesethylchloroquin wird über die Galle und die Nieren ausgeschieden. Hydroxychloroquin wird im Wesentlichen zu zwei aktiven Metaboliten abgebaut, wobei der Hauptmetabolit das Desethylhydroxychloroquin ist. Die Ausscheidung erfolgt zum größten Teil über den Stuhl und nur zum kleineren Teil über die Nieren. Das mit dem Urin ausgeschiedene Material besteht zu etwa 60 % aus unverändertem Wirkstoff. Bei Patienten mit eingeschränkter Leber- oder Nierenfunktion müssen die Dosierungen gegebenenfalls angepasst werden.

Unerwünschte Wirkungen: Gastrointestinale Beschwerden, Kopfschmerz und Schwindel, Hautausschlag. Reversible Cornea- und Linsentrübung, irreversible Retinopathie. Hämolytische Anämie bei Glucose-6-Phosphat-Dehydrogenasemangel.

Interaktionen: Die Chloroquin-Metabolisierung wird von Cimetidin gehemmt, was toxische Effekte verursachen kann. Antazida hemmen die Resorption von Chloroquin und Hydroxychloroquin. Die Bioverfügbarkeit von Ampicillin wird durch Chloroquin verringert. Chloroquin verringert die Bioverfügbarkeit von Methotrexat um etwa 30 %.

Sulfasalazin

Sulfasalazin (Azulfidine® RA, Pleon® RA, Sulfasalazin Hexal®, Sulfasalazin-Heyl®, Sulfasalazin medac) ist ein Konjugat zwischen dem Sulfonamid Sulfapyridin und dem Salicylat Mesalazin (5-Aminosalicylsäure) (**o** Abb. 7.3). Der Wirkungsmechanismus von Sulfasalazin ist nicht recht verstanden. Vermutlich ist der Metabolit Mesalazin der pharmakologisch wirksame Bestandteil, der intraluminal freigesetzt wird. Für Sulfasalazin ist jedoch auch ein „second-line"-Effekt nachgewiesen, der vermutlich auf die Sulfapyridinkomponente zurückzuführen ist.

Sulfasalazin wirkt nachweislich immunsuppressiv. Ferner hemmt es (schwach) die Prostaglandin- und Leukotriensynthese, und es besitzt über die 5-Aminosalicylsäurekomponente Radikalfängereigenschaften. Auch wird die Bindung des Tumornekrosefaktors α an seinen Rezeptor gehemmt, und es wird eine Hemmung der IgA-, IgG- und IgM-Sekretion durch mononukleäre Zellen sowie eine Hemmung der Bindung chemotaktischer Peptide an neutrophile Zellen diskutiert.

Die Wirkung tritt nach 1–3 Monaten ein. Sulfasalazin kann auch das Fortschreiten einer Gelenkdestruktion verlangsamen. Neben dem Einsatz als Basistherapeutikum bei der Rheumatoiden Arthritis wird Sulfasalazin auch bei chronisch entzündlichen Darmerkrankungen (Colitis ulcerosa und Morbus Crohn) eingesetzt.

Sulfasalazin und seine Metabolite sind plazentagängig und gehen in die Muttermilch über. Allerdings kann Sulfasalazin (bei gleichzeitiger Folsäuresubstitution) nach einer sorgfältigen Risikoabschätzung durchaus während Schwangerschaft und Stillzeit eingenommen werden, da kaum eine Gefährdung für den Fortgang der Schwangerschaft und für den Fetus bzw. den Säugling besteht.

Die Patienten sollten darauf hingewiesen werden, das Medikament mit viel Flüssigkeit einzunehmen und dass sich der Urin verfärben kann. Außerdem kann Sulfasalazin „Analgetika-Asthma" induzieren.

Pharmakokinetik/Metabolismus: Ca. 20 % des Sulfasalazins werden im Dünndarm resorbiert, wovon ca. 90 % den enterohepatischen Kreislauf durchlaufen und wieder biliär sezerniert werden. Im Colon erfolgt die Spaltung zu Sulfapyridin und 5-Aminosalicylsäure. Sulfapy-

o Abb. 7.3 Bildung des Sulfasalazin aus Sulfapyridin und 5-Aminosalicylsäure.

Sulfasalazin

Spezialitäten:	Azulfidine® RA, Pleon® RA, Sulfasalazin Hexal®, Sulfasalazin-Heyl® , Azulfidine®, Colo-Pleon®
Indikation:	Aktive chronische Polyarthritis (Rheumatoide Arthritis), Colitis ulcerosa, Morbus Crohn.
Mechanismus:	Nicht genau verstanden. Hemmung der Prostaglandin- und Leukotriensynthese, Immunsuppression, Radikalfängereigenschaften.
Dosierung:	Einschleichende Dosierung und schrittweise Erhöhung auf vorgegebene Dosis; je nach Verträglichkeit und Schwere des Krankheitsbildes sollte ggf. individuell dosiert werden.

---

ridin wird zu 90 %, die 5-Aminosalicylsäure zu 30 % resorbiert. Metabolisiert wird Sulfasalazin durch N-Acetylierung, Hydroxylierung und Glucuronidierung und wird dann zum größten Teil mit dem Urin ausgeschieden. Nicht-acetyliertes Sulfapyridin ist an Serumalbumin gebunden und erreicht nach 12 Stunden die maximale Plasmakonzentration. Patienten, die aufgrund einer genetischen Veranlagung langsamer acetylieren, entwickeln höhere Serumkonzentrationen und leiden deshalb auch eher unter Nebenwirkungen. Die Plasma-Eliminationshalbwertszeit $t_{1/2}$ beträgt ca. 6–14 Stunden.

Unerwünschte Wirkungen: Unerwünschte Arzneimittelwirkungen sind vielschichtig und dosisabhängig, z. B. allergische Reaktionen an Haut und Schleimhäuten, Übelkeit, abdominale Beschwerden, Kopfschmerzen, Ohrensausen und Hörstörungen, Blutbildveränderungen und Oligospermie, verringerte intestinale Folsäureresorption, Leukopenie.

Interaktionen: Bei gleichzeitiger Gabe von Antibiotika kann durch Störung der Darmflora der Grad der Spaltung des Wirkstoffs verringert werden. Sulfasalazin kann die Resorption von Digoxin reduzieren und die Ciclosporinspiegel verringern.

Eine gleichzeitige Gabe von Purin-Antagonisten wie Azathioprin kann deren Wirkung verstärken, da das Enzym Thiopurinmethyltransferase (TPMT) durch Salazine gehemmt wird. Unerwünschte Wirkungen (Blutbildschäden, Leukopenie, Anämie, Panzytopenie) können dadurch vermehrt auftreten.

Ein Glucose-6-Phosphat-Dehydrogenasemangel gilt wegen der Gefahr des Auftretens einer hämolytischen Anämie als Kontraindikation. Bei gleichzeitiger Einnahme von Arzneimitteln mit hoher Proteinbindung kann deren Wirkung verstärkt werden.

Auranofin

Auranofin (Ridaura®) ist ein oral applizierbares Goldpräparat, dessen genauer Wirkungsmechanismus im Detail nicht verstanden ist (o Abb. 7.4). Als Schwermetall besitzt Gold eine hohe Affinität zu Thiol-Gruppen. Verschiedene „proinflammatorische" Transkriptionsfaktoren – einschließlich AP-1 (ein Komplex aus den

$$H_3COCO\ \cdots\ O\ \cdots\ S-AuP(C_2H_5)_3$$
$$H_3COCO\ \cdots\ \cdots\ OCOCH_3$$
$$OCOCH_3$$

o Abb. 7.4 Auroanofin

Proto-Onkogenen Jun und Fos) und NF-κB – besitzen Cysteine im Bereich ihrer positiv geladenen DNA-Bindungsdomänen (o Abb. 7.5). Diese ungewöhnliche elektrostatische Umgebung im Bereich der DNA-Bindungsdomänen begünstigt die Ausbildung von Thiolat-Anionen, so dass die Affinität des Golds noch verstärkt wird. Daher zeigen Goldpräparate eine gewisse selektive „Toxizität" für Transkriptionsfaktoren, z.B. im Vergleich zu Enzymen, für deren Hemmung durch SH-Gruppenblockade zehnfach höhere Dosen erforderlich sind.

Man diskutiert für Auranofin auch eine Hemmung lysosomaler Enzyme, Schutz von Kollagen vor Kollagenasen und eine Hemmung der Bildung von Sauerstoffradikalen. Eine immunsuppressive Wirkung erscheint auch durch die beobachtete Hemmung der

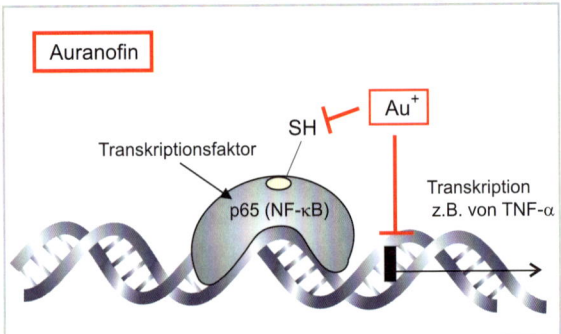

o Abb. 7.5 Wirkmechanismus von Goldsalzen.
Als Schwermetall besitzen Goldsalze eine hohe Affinität zu SH-Gruppen. In der DNA-Bindungsdomäne von Transkriptionsfaktoren liegen die SH-Gruppen wegen der positiv geladenen Umgebung in relativ hohem Prozentsatz als Thiolate vor und binden daher besonders gut Goldverbindungen. Dadurch wird die Transkription einzelner Gene gezielt gehemmt.

Auranofin

Spezialitäten:	Ridaura®
Indikation:	Progredient chronische Polyarthritis.
Mechanismus:	Nicht genau verstanden. Hemmung lysosomaler Enzyme, Hemmung der Bildung von Sauerstoffradikalen, Hemmung der Makrophagenfunktion und der Stimulierbarkeit von Lymphozyten.
Dosierung:	1–2 × 3 mg/Tag, maximal 3 × 3 mg/Tag.

Makrophagenfunktion, die Stimulierbarkeit von Lymphozyten, die Hemmung der Leukozyten-Chemotaxis und die reduzierte Expression von Adhäsionsmolekülen wie ICAM-1 und VCAM-1 plausibel.

Wegen des hohen Anteils an renaler und hepatischer Elimination ist Auranofin bei Patienten mit schwerer Leber- oder Nierenfunktionseinschränkung kontraindiziert. Frauen im gebärfähigen Alter müssen während der Einnahme eine geeignete Methode zur Empfängnisverhütung anwenden.

Das Medikament sollte zu den Mahlzeiten eingenommen werden.

Pharmakokinetik/Metabolismus: Ca. 25 % der Dosis werden resorbiert. Davon werden je die Hälfte renal und hepatisch (biliär) eliminiert. Die Plasma-Eliminationshalbwertszeit $t_{1/2}$ beträgt 17–25 Tage, die Ganzkörper-Eliminationshalbwertszeit ca. 81 Tage. In Lysosomen (Aurosomen) wird ein Teil des Goldes angereichert.

Unerwünschte Wirkungen: Ca. 50 % der Patienten klagen unter abdominalen Schmerzen, Übelkeit und Diarrhö. Ferner werden Haut- und Schleimhautreizungen (Pruritis, Exantheme, Ulzerationen der Mundschleimhaut) beobachtet. Eine Enterokolitis mit bis zu 50 % Letalität tritt bei weniger als 1 % der Patienten auf. Am Auge kann es zu Einlagerungen von Gold kommen.

Interaktionen: Bei gleichzeitiger Gabe von Komplexbildnern (Dimercaptol, D-Penicillamin, Acetylcystein) ist mit einer Beeinflussung von Verteilung und Elimination zu rechnen. Die gleichzeitige Gabe von nephro- und myelotoxischen Substanzen ist zu vermeiden.

Parenterale Goldpräparate

Parenterales Gold (Tauredon®) wird zunehmend seltener eingesetzt, obwohl dessen Wirksamkeit und Sicherheit in annähernd 70 Jahren gut belegt ist. Nachteilig ist, dass die Wirkung erst sehr spät (nach 3–6 Monaten) einsetzt. Der Wirkstoff ist Natriumaurothiomalat (46 % Gold) (○ Abb. 7.6). Der genaue Wirkungsmechanismus ist nicht verstanden. Er entspricht aber sicherlich dem, der bereits für Auranofin diskutiert wurde.

Ein bekannter Metabolit parenteraler Goldpräparate ist Aurocyanid [Au(CN)$_2$]. Aurocyanid wird durch Oxidation von Thiocyanate durch die Myeloperoxidase gebildet, ein wichtiges Enzym des „oxidativen Bursts" der Neutrophilen und Monozyten. Aurocyanid ist ein potenter Inhibitor sowohl des „oxidativen Bursts" als auch der Lymphozytenproliferation. Es ist denkbar, dass dieser Metabolit für viele antirheumatische Effekte aber auch für viele unerwünschte Wirkungen verantwortlich ist.

Bis zu 40 % aller Patienten erfahren unerwünschte Arzneimittelwirkungen. Allerdings sind diese in der Regel eher milde und gut beherrschbar, wenn eine sorgfältige Dosisanpassung vorgenommen wird. Schwere Komplikationen wie Thrombozytopenie, aplastische Anämie, Pneumonitis und membranöse Glomerulonephritis sind glücklicherweise sehr selten. Dennoch sind die unerwünschten Arzneimittelwirkungen wohl als Grund dafür anzusehen, dass viele Patienten nach 2–4 Jahren die Goldpräparate absetzen. Dies kann jedoch auch daran liegen, dass die Injektionen teils als schmerzhaft empfunden werden.

Patienten sollten darauf hingewiesen werden, dass übermäßige UV-Strahlung (z. B. in Solarien oder durch Sonnenbaden) gemieden werden sollte. Ferner sollte während einer Behandlung mit Tauredon® nicht gestillt werden, da der Wirkstoff in die Muttermilch übertritt und Schädigungen des Säuglings nicht ausgeschlossen werden können.

Pharmakokinetik/Metabolismus: Natriumaurothiomalat gelangt nach i. m.-Applikation schnell in den systemischen Kreislauf. Die Elimination erfolgt zu 70 % renal, zu 30 % biliär. Die Plasma-Eliminationshalbwertszeit $t_{1/2}$ beträgt 10–35 Tage, die Ganzkörper-Eliminationshalbwertszeit 250 Tage.

Wie oben erwähnt werden parenterale Goldpräparate durch Oxidation von Thiocyanate durch die Myeloperoxidase zu Aurocyanid metabolisiert. Aurocyanid ist

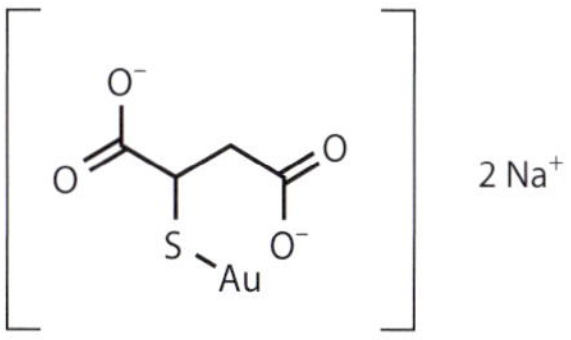

○ **Abb. 7.6** Natriumaurothiomalat

Natriumaurothiomalat

Spezialitäten: Tauredon®

Indikation: Chronische Polyarthritis (Rheumatoide Arthritis), einschl. juveniler Arthritis, Arthritis psoriatica.

Mechanismus: Nicht genau verstanden. Hemmung lysosomaler Enzyme, Hemmung der Bildung von Sauerstoffradikalen, Hemmung der Makrophagen–Funktion und der Stimulierbarkeit von Lymphozyten.

Dosierung: Initial 10 mg Natriumaurothiomalat als Testdosis. Nachfolgend 1 × 50 mg/Woche. Nach 6 Monaten bei Wirkungseintritt Reduzierung auf 50 mg alle 2 Wochen, bei Erreichen einer Vollremission 50 mg alle 4 Wochen.

---

ein aktiver Metabolit, der sowohl den „oxidativen Burst" als auch die Lymphozytenproliferation inhibiert. **Unerwünschte Wirkungen:** Abdominale Schmerzen, Übelkeit, Diarrhö, Ausschlag. Proteinurie, unterschiedliche Schädigungen des blutbildenden Systems mit Thrombozytopenie, Granulozytopenie, Anämie. Vasomotorische Reaktionen treten bei 5 % der Patienten auf. Am Auge kann es zu Einlagerungen von Gold kommen. **Interaktionen:** Bei gleichzeitiger Gabe von Komplexbildnern (Dimercaptol, D-Penicillamin, Acetylcystein) ist mit einer Beeinflussung von Verteilung und Elimination zu rechnen. Die gleichzeitige Gabe von nephro- und myelotoxischen Substanzen ist zu vermeiden.

D-Penicillamin

D-Penicillamin (Metalcaptase®) ist ein Strukturanaloges des Cysteins, das mit einem Teil des Penicillins kondensiert ist (o Abb. 7.7). Es besitzt wegen seines ungünstigen Nutzen-Risiko-Profils kaum noch eine Bedeutung in der Therapie der Rheumatoiden Arthritis. Dazu kommt, dass auch für D-Penicillamin der Wirkungsmechanismus kaum verstanden ist. Es wurde in die Rheumatherapie eingeführt, da es als „Thiol-Molekül" die Disulfid-Brücken von IgM-Molekülen reduzieren konnte. Diese Eigenschaft scheint aber für den Einsatz als Antirheumatikum keine Rolle zu spielen.

o **Abb. 7.7** Wirkmechanismus von D-Penicillamin. D-Penicillamin bildet Metall-Komplexe (oben) und spaltet Disulfidbrücken (unten) unter Ausbildung von gemischten Penicillamin-Disulfiden (Me: Schwermetall; PA: D-Penicillamin).

Ähnlich wie Goldkomplexe hemmt auch D-Penicillamin das DNA-Bindevermögen des Transkriptionsfaktors AP-1 (Komplex aus den Proto-Onkogenen Jun und Fos). Mutationsexperimente haben gezeigt, dass für diesen Effekt die Thiolgruppen der Cysteine essenziell sind. Nachweisbar sind ferner eine Hemmung der T-Helferzellfunktion, der Fibroblastenproliferation und eine Radikalfänger-Aktivität. Als Chelatbildner ist D-Penicillamin nach wie vor bei Morbus Wilson und bei Schwermetallvergiftungen (Blei, Quecksilber, Kupfer, Zink) Mittel der ersten Wahl.

D-Penicillamin verbessert die klinischen Symptome der Rheumatoiden Arthritis und bessert auch relevante Laborparameter. Allerdings scheint es nicht die Gelenkdestruktion aufhalten zu können. Leider ist die *Compliance* nicht optimal. Gründe sind wahrscheinlich unbefriedigende Wirksamkeit oder unerwünschte Arzneimittelwirkungen.

D-Penicillamin sollte mit viel Flüssigkeit vor den Mahlzeiten eingenommen werden. Zur Einnahme von Antazida sollte ein Zeitabstand von mindestens zwei Stunden eingehalten werden. Frauen im gebärfähigen Alter sollten während der Behandlung auf eine wirksame Schwangerschaftsverhütung achten. **Pharmakokinetik/Metabolismus:** D-Penicillamin wird oral zu 40–70 % resorbiert. Die Elimination erfolgt fast ausschließlich renal, vorwiegend als Disulfidmetaboliten. 3–25 % werden unverändert mit dem Urin ausgeschieden. Die Plasma-Eliminationshalbwertszeit $t_{1/2}$ beträgt 1–3 Stunden, die Ganzkörper-Eliminationshalbwertszeit 4–6 Tage.

Die wichtigsten mit dem Urin ausgeschiedenen Metabolite des D-Penicillamins sind Cystein-Penicillamin, Acetyl-Penicillamin und Penicillamin-Disulfid. Ferner wurde S-Methyl-D-Penicillamin identifiziert. **Unerwünschte Wirkungen:** Häufig sind reversible Geschmacksstörungen, abdominale Schmerzen, Übelkeit, Exantheme. Bis zu 30 % der Patienten entwickeln eine Proteinurie, die bei fortgesetzter D-Penicillamin-Gabe bei 30 % der Fälle in ein nephrotisches Syndrom auf Grund einer Immunkomplexnephritis übergeht. Selten sind Antikörpermangelsyndrom, Leu-

---

D-Penicillamin

Spezialitäten:	Metalcaptase®
Indikation:	Chronische Polyarthritis rheumatica, Sklerodermie, Morbus Wilson, Vergiftungen mit Schwermetallen, Cystinurie, Cystinsteine.
Mechanismus:	Nicht genau verstanden. Hemmung der T-Helferzellfunktion, der Fibroblastenproliferation; Radikalfänger-Aktivität.
Dosierung:	Bei rheumatoider Arthritis: Einschleichende Dosierung mit initial 1 × 150 mg/Tag (abendliche Gabe). Alle 2 Wochen Steigerung um 150 mg/Tag bis zu einer Tagesdosis von 2 × 300 mg/Tag (morgens und abends). Vorübergehend maximal 1200 mg/Tag. Bei Eintreten einer Remission schrittweise Reduktion auf 5–10 mg/kg KG und Tag.

---

kopenie, Thrombozytopenie, aplastische Anämie und Hepatitis.

Interaktionen: D-Penicillamin kann die Digoxin-Konzentration im Blut verringern. Die D-Penicillamin-Resorption wird bei gleichzeitiger Einnahme von Eisenpräparaten oder Aluminium-/Magnesium-haltigen Antazida vermindert. Indometacin kann zu erhöhten Plasmaspiegeln von Penicillamin führen und eine Kombination mit Azathioprin verschlechtert die Verträglichkeit von Metalcaptase®.

Methotrexat

Methotrexat (Lantarel®, Metex®, MTX Hexal®, u. a.) ist ein Folat-Antagonist (o Abb. 7.8), der das Enzym Dihydrofolat-Reduktase kompetitiv hemmt (o Abb. 7.9). Somit interferiert Methotrexat mit dem C-1-Stoffwechsel. Methotrexat wirkt in höheren Dosen antiproliferativ und immunsuppressiv. Der genaue Wirkmechanismus, z. B. bei der Behandlung der Rheumatoiden Arthritis, ist jedoch nicht bekannt. Man spekuliert, dass bei niedrigen Dosen (bis zu 25 mg) – wie sie in der Rheumatologie eingesetzt werden – Methotrexat und sein Metabolit 7-Hydroxy-Methotrexat zu Polyglutamaten modifiziert werden, die ihrerseits die Thymidylat-Synthase und damit Transmethylierungsreaktionen inhibieren. Zusätzlich kann Methotrexat die Sekretion von IL-1, IFN-γ und TNF-α inhibieren. Die Sekretion von IL-4 scheint gesteigert zu werden.

Methotrexat zeichnet sich in niedriger Dosierung (bis zu 25 mg/Woche) durch gute Wirksamkeit und ein relativ günstiges Nebenwirkungsprofil aus. Die Kosten sind besonders bei oraler Applikation immer noch gering.

Wegen seiner positiven Eigenschaften ist die Patienten-*Compliance* bei Methotrexat höher als bei anderen Basistherapeutika in der Behandlung der Rheumatoiden Arthritis. Während Abbrüche wegen fehlender Wirksamkeit eher selten sind, ist der Methotrexat-Einsatz aber doch durch typische Nebenwirkungen begrenzt. Stomatitis, Nausea, Diarrhö und Alopezie

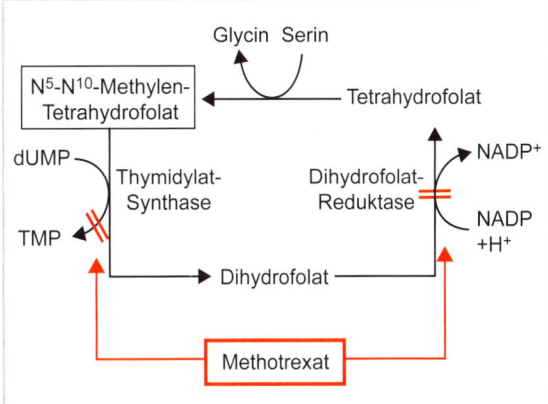

o **Abb. 7.9** Wirkmechanismus von Methotrexat. Methotrexat inhibiert das Enzym Dihydrofolat-Reduktase. Diese ist wichtig, um die Zelle mit dem C-1-Gruppen-Donator N⁵,N¹⁰-Methylen-Tetrahydrofolat zu versorgen. Liegt dieser C-Faktor der Thymidylat-Synthase nicht in ausreichender Menge vor, werden u. a. einige DNA-Bausteine (z. B. TMP) nicht mehr synthetisiert. Der Metabolit 7-Hydroxy-Methotrexat und dessen Polyglutamat-Varianten inhibieren ihrerseits die Thymidylat-Synthase. Dies erklärt auch die antiproliferative und immunsuppressive Wirkung des Methotrexats.

o **Abb. 7.8** Folsäure und Methotrexat

Methotrexat

Spezialitäten:	Lantarel®, Metex®, u.a.
Indikation:	Schwere Formen der chronischen Polyarthritis und Arthritis psoriatica, schwere Formen der Psoriasis vulgaris.
Mechanismus:	Kompetitiver Inhibitor der Dihydrofolat-Reduktase, daher antiproliferative und immunsuppressive Wirkung. Der antirheumatische Mechanismus ist aber nicht genau verstanden.
Dosierung:	Zur Behandlung der Rheumatoiden Arthritis: wöchentliche Dosis 5–15 mg. In Einzelfällen maximal 20 mg/Woche. Zur Behandlung der Psoriasis vulgaris: wöchentliche Dosis 7,5–25 mg. In Einzelfällen maximal 30 mg/Woche.

---

können durch die Comedikation mit Folsäure (z. B. 5 mg 12–24 Std. nach Methotrexat-Applikation) oder Folinsäure begrenzt werden. Allerdings vermindert die Folsäure wahrscheinlich die erwünschten Effekte des Methotrexats. Relative Kontraindikationen für Methotrexat sind Lebererkrankungen, Niereninsuffizienz und schwerere Lungenerkrankungen sowie Alkoholabusus. Selten – aber bedrohlich – ist die Methotrexat-Pneumonitis. Methotrexat ist teratogen und darf nicht in der Schwangerschaft angewendet werden. Männer und Frauen im geschlechtsreifen Alter müssen während und bis zu 3–6 Monate nach Beendigung der Therapie mit Methotrexat wirksame kontrazeptive Maßnahmen einhalten. Bei regelmäßigen Kontrollen müssen Leberenzyme mitbestimmt werden. Das Risiko einer lebertoxischen Wirkung von Methotrexat ist gering.

Die Präparate sollten nach den Mahlzeiten mit viel Flüssigkeit eingenommen werden.

Pharmakokinetik/Metabolismus: Es wurden erhebliche interindividuelle Resorptionsschwankungen von 25–100 % beobachtet. Methotrexat gelangt durch aktiven Transport in den Intrazellularraum, wo es als Polyglutamatkonjugat über Monate verweilen kann. Die Elimination erfolgt zu mehr als 80 % als unmodifiziertes Molekül über die Niere. Ein kleiner Teil wird als 7-Hydroxy-Methotrexat ausgeschieden. Die terminale Plasma-Eliminationshalbwertszeit $t_{1/2}$ beträgt 7 Stunden.

Unerwünschte Wirkungen: Dyspepsie, Nausea, Diarrhö, Exantheme, Kopfschmerzen. Bis zu 30 % der Patienten zeigen eine vorübergehende Erhöhung der Transaminasen, die bis zum 2- bis 3-fachen der Norm ansteigen kann. Außerdem besteht ein Risiko der Entwicklung einer Leberzirrhose. Bei allen immunsuppressiven Therapieformen besteht ein erhöhtes Risiko für die Entstehung von lymphoproliferativen Neoplasien.

Interaktionen: Probenecid und andere organische Säuren (NSARs, Penicillin) sowie Sulfonamide hemmen kompetitiv die renale Methotrexat-Ausscheidung. Die Methotrexat-Toxizität ist bei gleichzeitiger Gabe anderer Inhibitoren der Dihydrofolat-Reduktase (z. B. Trimethoprim) erhöht. Vorsicht ist geboten bei gleichzeitiger Gabe myelo-, hepato- oder nephrotoxischer Substanzen.

Azathioprin

Azathioprin (Azafalk®, Azaimun®, Azamedac®, Imurek®, Zytrim®, u.a.) wird als Immunsuppressivum seit 1961 klinisch genutzt. Azathioprin (o Abb. 7.10A) selbst ist inaktiv. Erst seine Metaboliten (6-Mercaptopurin und vor allem die Thioinosinsäure = 6-Mercaptopurin-Ribonukleotid) hemmen als Purin-Analoga die Purin-Synthese. Das Nukleotid-Analogon wird ausschließlich intrazellulär gebildet. Es hemmt die Glutamin-5-phosphoribosyl-pyrophosphat-Amidotransferase, das erste Enzym im Rahmen der Purin-Biosynthese, die Adenylsuccinat-Synthetase und die Inosinmonophosphat-Synthetase, beides Enzyme, die die AMP-Biosynthese katalysieren (o Abb. 7.10B). Außerdem wird die IMP-Dehydrogenase inhibiert, die an der GMP-Biosynthese beteiligt ist. Des Weiteren wird postuliert, dass Azathioprin SH-Gruppen von Proteinen durch Alkylierung blockiert und die DNA-Replikation dadurch inhibiert, dass Purin-Thio-Analoga in die DNA eingebaut werden.

Wegen seiner starken immunsuppressiven Wirkung wird Azathioprin außer zur Prophylaxe bzw. Therapie der Transplantatabstoßung auch bei schweren Fällen von Rheumatoider Arthritis, Kollagenosen, chronisch-entzündlichen Darmerkrankungen und anderen Autoimmunerkrankungen eingesetzt.

Die Toxizität von Azathioprin ist nicht zu vernachlässigen. Daher ist im Einzelfall eine kritische Nutzen/Risiko-Bewertung notwendig. Azathioprin sollte z. B. bei der Rheumatoiden Arthritis nur eingesetzt werden, wenn die therapeutischen Möglichkeiten mit anderen Basistherapeutika ausgeschöpft sind. Zusammen mit Ciclosporin wird es in der Transplantationsmedizin (▶ Kap. 5.4) als Basis-Immunsuppressivum genutzt.

Die relativ selektive Hemmung der Lymphozyten-Proliferation (Killer-Lymphozyten, CD8-positiven T-Lymphozyten mit zytotoxischer und Suppressorfunk-

○ **Abb. 7.10** Wirkmechanismus von Azathioprin. Azathioprin wird u. a. zunächst zu 6-Mercaptopurin und weiter zu 6-Mercaptopurin-Nukleotid verstoffwechselt (A). 6-Mercaptopurin-Nukleotid hemmt Schlüsselenzyme der Purin-Biosynthese, nämlich die Glutamin-5-phosphoribosyl-pyrophosphat-Amidotransferase, die IMP-Synthetase, die Adenylsuccinat-Synthetase und die IMP-Dehydrogenase. Dadurch können die Purine AMP und GMP nicht mehr in ausreichendem Maße synthetisiert werden. Abgebaut wird 6-Mercaptopurin u. a. zu 6-Mercaptoharnsäure. Die Xanthin-Oxidase, die diese Reaktion katalysiert, wird durch Allopurinol gehemmt, so dass bei einer gleichzeitigen Gabe von Azathioprin und Allopurinol die Dosis angepasst werden muss.

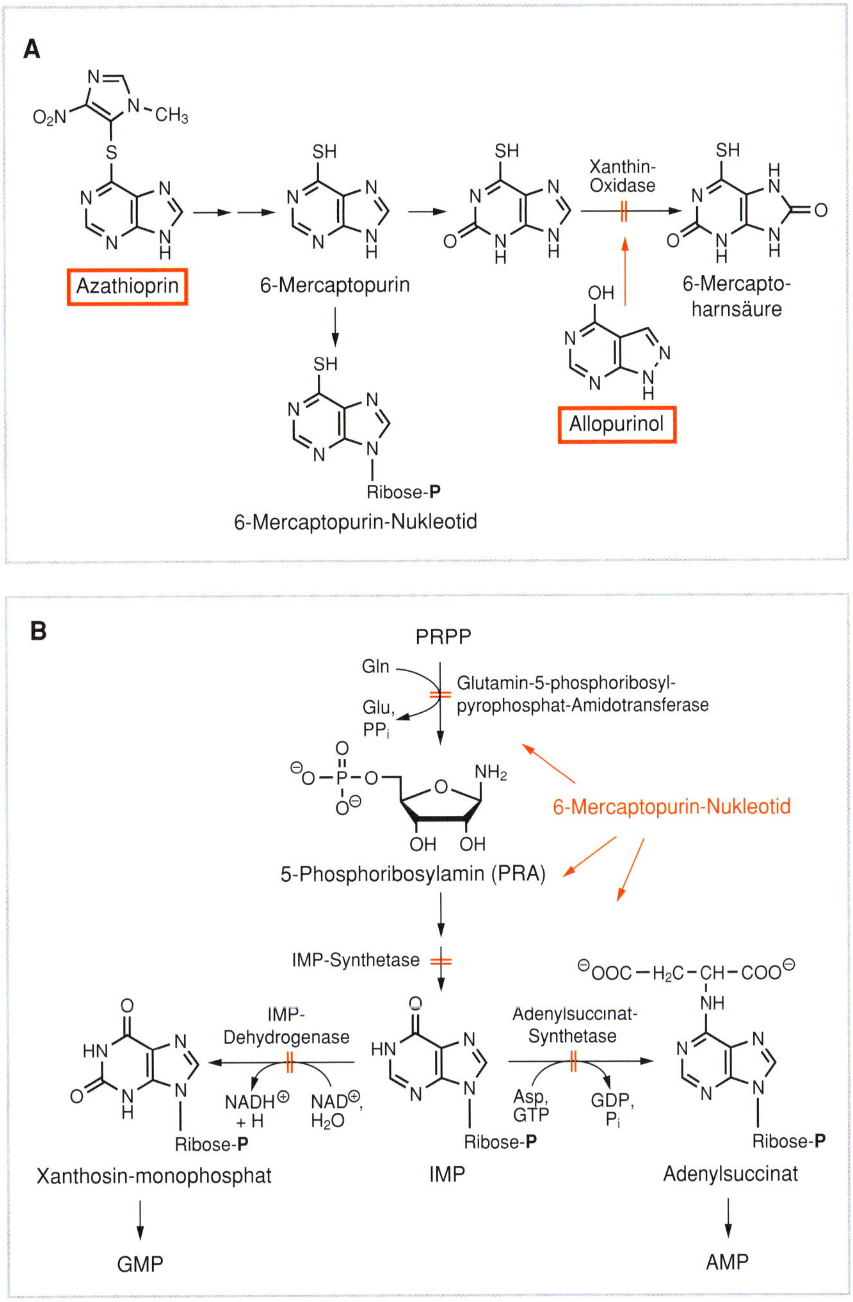

tion) beruht darauf, dass Lymphozyten, anders als viele andere Zellen, ihre Nukleotide in großem Umfang neu synthetisieren und nicht den so genannten *salvage pathway* zur Regeneration von Nukleotiden benutzen.

Männer und Frauen im geschlechtsreifen Alter müssen während, und bis zu 6 Monate nach Beendigung der Therapie mit Azathioprin wirksame kontrazeptive Maßnahmen einhalten.

Pharmakokinetik/Metabolismus: Die Resorption liegt nach oraler Gabe bei ca. 85 %. In der Leber wird Azathioprin schnell zu 6-Mercaptopurin umgesetzt, das wiederum zu verschiedenen 6-Thioguanin-Nukleotiden transformiert wird. Das Endprodukt des Metabolismus

ist 6-Thio-Harnsäure. Bis zu 50 % einer Dosis werden mit dem Urin innerhalb von 24 Stunden nach der Einnahme ausgeschieden, wovon ca. 10 % in unveränderter Form vorliegen. Nur 12,6 % der verabreichten Dosis erscheinen innerhalb von 48 Stunden in den Fäzes. Die terminale Plasma-Eliminationshalbwertszeit $t_{1/2}$ von Azathioprin bzw. Mercaptopurin beträgt 1,7 bzw. 1,2 Stunden.

Unerwünschte Wirkungen: Nebenwirkungen wie Übelkeit, Erbrechen, Diarrhö, Stomatitis, Alopezie, Knochenmarkdepression, cholestatische Hepatitis, Verschlimmerung einer Myasthenia gravis mit myasthenischer Krise, progrediente Hyperpigmentierung treten

---

Azathioprin

Spezialitäten: Azafalk®, Azaimun®, Azamedac®, Imurek®, Zytrim®, u. a.

Indikation:
- In Kombination mit anderen Immunsuppressiva zur Vorbeugung der akuten Abstoßungsreaktion nach allogener Transplantation,
- schwere Rheumatoide Arthritis, schwere oder mittelschwere entzündliche Darmerkrankungen, systemischer Lupus erythematodes, Dermatomyositis, autoimmune chronisch aktive Hepatitis, Polyarthritis nodosa, autoimmune hämolytische Anämie, hervorgerufen durch IgG-Wärmeanti-körper, chronisch refraktäre idiopathische thrombozytopenische Purpura,
- bei schubförmiger multipler Sklerose, wenn eine immunprophylaktische Therapie angezeigt ist.

Mechanismus: Azathioprin ist ein Prodrug. Die Metaboliten wirken als Purin-Analoga und wirken so antiproliferativ und immunsuppressiv.

Dosierung: Je nach Indikation und Schwere der Erkrankung 1–5 mg/kg KG und Tag.

---

eher bei höheren Dosen auf. Dosisunabhängig sind Exantheme, Myalgien, Arthalgien, Rigor, Pneumonitis, Pankreatitis, Meningitis und Arrhythmien. Bei länger dauernder Immunsuppression besteht ein erhöhtes Risiko für die Entstehung von lymphoproliferativen Neoplasien.

Interaktionen: Bei gleichzeitiger Anwendung von Allopurinol muss die Azathioprin-Dosis um 75 % reduziert werden. Bei Comedikation von Präparaten, die ebenfalls Störungen der Hämatopoese hervorrufen, ist Vorsicht geboten. Solche Wechselwirkungen sind für ACE-Hemmer, Sulfasalazin, Aminosalicylate wie Mesalazin, Cotrimazol, Cimetidin, Indometacin, D-Penicill-amin oder Zytostatika beschrieben. Die antikoagulatorische Wirkung von Warfarin kann durch Azathioprin vermindert werden. Die Wirkung von nicht-depolarisierenden Muskelrelaxanzien wird abgeschwächt, die neuromuskuläre Blockade durch Succinylcholin wird dagegen verstärkt.

Leflunomid

Leflunomid (Arava®) ist eine Alternative zum Methotrexat. Das Isoxazol-Derivat wurde ursprünglich Mitte der 1970er Jahre im Rahmen eines Herbizid-Programms synthetisiert. Erste Hinweise auf immunsuppressive Eigenschaften in Autoimmun-Modellen wurden 1990

O Abb. 7.11 Wirkmechanismus von Leflunomid. A Das aktive Prinzip ist nicht Leflunomid sondern der Metabolit Teriflunomid (A77 1726). Als alternativer Wirkstoff könnte auch FK778 zum Einsatz kommen. B Teriflunomid hemmt reversibel das Enzym Dihydroorotat-Dehydrogenase, so dass die Pyrimidin-Neusynthese (UMP, TMP, CMP) zum Erliegen kommt.

dokumentiert. In diesen Arbeiten erwies sich Leflunomid als potenter Inhibitor sowohl von T- als auch von B-Zellen. Seitdem wurde die Substanz intensiv beforscht.

Als Prodrug ist es selbst nicht aktiv. Sein aktiver Metabolit Teriflunomid (A77 1726) hemmt reversibel die Dihydroorotat-Dehydrogenase und verhindert somit die Neusynthese von Pyrimidin-Nukleotiden (o Abb. 7.11).

Das Konzept einer möglichst selektiven Toxizität besteht darin, dass ruhende Lymphozyten und andere weniger aktive Zellen ihren Bedarf an Pyrimidin-Nukleotiden durch Wiederverwertung von Pyrimidin-Nukleotiden decken können, wohingegen aktive, schnell proliferierende Lymphozyten auf eine Pyrimidin-Neusynthese angewiesen sind. Vorteilhaft für das aktive Prinzip ist die Tatsache, dass die Konzentration an Dihydroorotat-Dehydrogenase in lymphatischen Zellen relativ gering und daher gut hemmbar ist. Als weitere Effekte von Teriflunomid werden eine Hemmung der Tyrosinkinase-Aktivität, eine direkte Hemmung der Synthese von IL-1 und TNF-α, und eine Hemmung von Transkriptionsfaktoren diskutiert, die die Bildung inflammatorischer Zytokine steuern.

Leflunomid wird eine dem Methotrexat vergleichbare Wirksamkeit und Toxizität nachgesagt. Leflunomid hat wegen seiner enterohepatischen Rezirkulation eine sehr lange Eliminationshalbwertszeit. Da Leflunomid wie Methotrexat teratogen ist, muss es vor einer geplanten Schwangerschaft mit Colestyramin ausgewaschen werden. Kontraindikationen für den Einsatz von Leflunomid sind obstruktive Gallenwegserkrankungen, Lebererkrankungen, schwere Immundefekte und eine Behandlung mit Rifampicin, unter der die Leflunomid-Spiegel ansteigen.

Pharmakokinetik/Metabolismus: Leflunomid wird praktisch vollständig resorbiert. Präsystemisch wird es dann komplett in den aktiven Metaboliten umgewandelt. Die Bioverfügbarkeit bezogen auf Teriflunomid beträgt etwa 80 %. Die aktive Substanz ist zu 99 % an Plasmaprotein gebunden. Daher sollte Leflunomid bei Hypoproteinämie nicht eingesetzt werden. Teriflunomid wird zur einen Hälfte unverändert mit dem Stuhl, zur anderen Hälfte als Glucuronide mit dem Urin ausgeschieden. Teriflunomid unterliegt einem ausgeprägten enterohepatischen Kreislauf. Die terminale Plasma-Eliminationshalbwertszeit $t_{1/2}$ beträgt 14 Tage.

Unerwünschte Wirkungen: Wegen des enterohepatischen Kreislaufes treten oft gastrointestinale Symptome wie Übelkeit und Diarrhö auf (10–30 % der Patienten). Häufig sind auch leichte allergische oder toxische Hautreaktionen sowie ein reversibler Haarausfall zu beobachten, ebenso wie Stomatitis, Mundulzera, leichte Hypertonie, Gewichtsabnahme, Kopfschmerz, Schwindel, Parästhesien und Sehnenscheidenentzündungen. Leberwerte können bei 2–5 % der Patienten bis über das Dreifache der Norm ansteigen (Absetzen der Therapie!). Auch dosisabhängige, reversible hämatologische Nebenwirkungen sind typisch. Bei allen immunsuppressiven Therapieformen besteht ein erhöhtes Risiko für die Entstehung von lymphoproliferativen Neoplasien.

Interaktionen: Wegen der langen Verweildauer des aktiven Leflunomid-Metaboliten können potenzielle Interaktionen auch noch 1–2 Monate nach Absetzen des Wirkstoffs auftreten. Daher wird empfohlen, bei Therapie-Ende ein Auswaschverfahren mit Colestyramin oder Aktivkohle durchzuführen. Leflunomid ist ein Inhibitor von CYP2C9. Dies ist zu bedenken, wenn gleichzeitig mit Medikamenten behandelt wird, die durch dieses Isoenzym abgebaut werden (z. B. Phenytoin, Warfarin, Tolbutamid). Die gleichzeitige Verabreichung von hepato- und hämatotoxischen DMARDs (z. B. Methotrexat) wird nicht empfohlen. Eine klinisch nicht relevante Interaktion wurde mit Rifampicin beobachtet, wobei bei gleichzeitiger Gabe beider Wirkstoffe die Spitzenspiegel des aktiven Leflunomid-Metaboliten um etwa 40 % erhöht waren. Die AUC änderte sich allerdings nicht.

Mittlerweile sind die Daten einer zweijährigen Phase-III-Studie mit Teriflunomid an insgesamt 1088 Patienten mit schubförmiger Multipler Sklerose veröffentlicht. Hier zeigte sich, dass sowohl eine einmal tägliche Dosis von 7 mg als auch von 14 mg die jährliche Schubrate im Vergleich zu Placebo signifikant um 31 % reduziert. Darüber hinaus wurde das Risiko einer

Leflunomid	
Spezialitäten:	Arava®
Indikation:	Leflunomid ist als antirheumatisches Basistherapeutikum zur Behandlung der aktiven Rheumatoiden Arthritis und einer aktiven Psoriasis-Arthritis (Arthritis psoriatica) zugelassen.
Mechanismus:	Kompetitiver Inhibitor der Dihydroorotat-Dehydrogenase, daher antiproliferative und immunsuppressive Wirkung. Der antirheumatische Mechanismus ist aber nicht genau verstanden.
Dosierung:	Nach einer Ladungsdosis von 1 × 100 mg/Tag über 3 Tage werden 10–20 mg Leflunomid 1 × tgl. als Erhaltungsdosis gegeben.

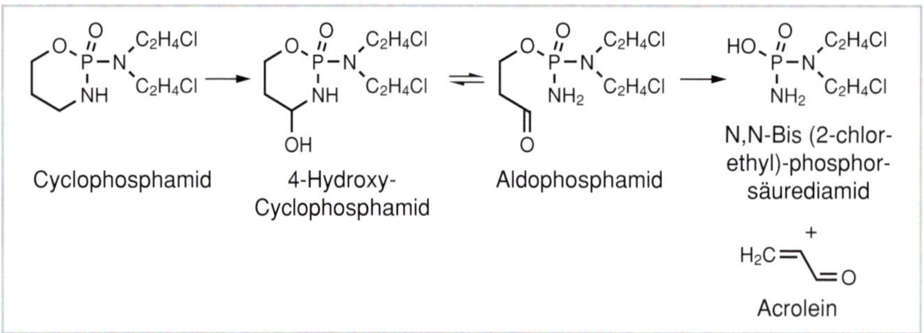

Abb. 7.12 Metabolismus von Cyclophosphamid. Cyclophosphamid wird in der Leber zunächst hydroxyliert und dann nichtenzymatisch unter Abspaltung von Acrolein in ein aktives Alkylans überführt.

Behinderungsprogression durch eine Dosierung von 14 mg ebenfalls signifikant um 30 % und durch die 7-mg-Dosierung numerisch um 24 % dauerhaft über einen Zeitraum von 12 Wochen gesenkt. In einem 8-Jahres-*Follow-Up* einer Phase-II-Studie für Patienten mit schubförmiger Multipler Sklerose war Teriflunomid auch während der dauerhaften Verabreichung gut verträglich. Teriflunomid könnte eventuell zukünftig für die Mono- oder Kombinationstherapie mit Beta-Interferon oder Glatirameracetat zur Verfügung stehen.

Ein Analogon (FK778, **o** Abb. 7.11) der aktiven Substanz Teriflunomid wird für die Verhinderung einer Abstoßungsreaktion nach Nieren- oder Lebertransplantation getestet.

Cyclophosphamid

Cyclophosphamid (Endoxan®, Cyclostin®) war einer der ersten bekannten immunsuppressiven Wirkstoffe. Eigentlich wurde es als Alkylans im Rahmen der Tumortherapie entwickelt, wo es nach wie vor einen wichtigen Platz als Monotherapeutikum oder besonders im Rahmen von Polychemotherapie-Programmen einnimmt. Cyclophosphamid ist bekanntlich ein Prodrug (**o** Abb. 7.12). Erst seine in der Leber durch mikrosomale Enzyme gebildeten Metabolite wirken DNA-alkylierend und damit antiproliferativ und immunsuppres-

siv. Die Substanz hindert proliferierende Zellen daran, in die S-Phase vorzurücken.

Die Ratio, Cyclophosphamid als Immunsuppressivum einzusetzen, beruht darauf, dass die Substanz natürlich auch die Proliferation sich schnell teilender Lymphozyten blockiert. Erste Versuche dazu wurden in den 1970er Jahren vor allem bei Patienten unternommen, die Azathioprin nicht vertrugen. Schwere Nebenwirkungen begrenzen allerdings den Einsatz dieser Substanz.

Da Cyclophosphamid in die Muttermilch übergeht, darf während einer Behandlung nicht gestillt werden.

Pharmakokinetik/Metabolismus: Die gastrointestinale Resorption liegt bei ca. 90 %. Die Wiederfindungsrate der Muttersubstanz liegt bei ca. 6,5 %, die der Metabolite bei ca. 60 %. Die Eliminationshalbwertszeit $t_{1/2}$ der alkylierenden Aktivität beträgt ca. 7,5 h. Bei Niereninsuffizienz und chronischen Lebererkrankungen ist die Plasmahalbwertszeit verlängert.

Unerwünschte Wirkungen: Übelkeit, Erbrechen, Alopezie treten häufig und dosisabhängig auf. Ein besonders schwerwiegendes Problem bei der immunsuppressiven Therapie mit Cyclophosphamid ist das 2- bis 4-fach erhöhte Risiko für das Auftreten von Malignomen, hauptsächlich Neoplasien der Harnblase, der Haut und des blutbildenden Systems.

Cyclophosphamid

Spezialitäten:	Endoxan®, Cyclostin®
Indikation:	Neben seinem Einsatz als Zytostatikum in der Tumortherapie ist Cyclophosphamid zugelassen:
	■ bei bedrohlich verlaufenden „Autoimmunkrankheiten" z. B. Rheumatoide Arthritis, Arthropathia psoriaca, systemischer Lupus erythematodes, Sklerodermie, systemische Vaskulitiden, bestimmte Formen der Glomerulonephritis, Myasthenia gravis, autoimmunhämolytische Anämie, Kälteagglutinationskrankheit.
	■ zur immunsuppressiven Behandlung bei Organtransplantationen.
Mechanismus:	Nach Aktivierung in der Leber wirkt Cyclophosphamid als Alkylans. Es hemmt die Proliferation durch einen Block in der S-Phase.
Dosierung:	Orale Tagesdosis 1–2 mg/kg KG. Zur Therapie der Glomerulonephritis bei systemischem Lupus erythematodes werden 0,5–1,0 g Cyclophosphamid/m² Körperoberfläche als intravenöse Pulstherapie alle 4 Wochen verabreicht.

Interaktionen: Mit einer Verstärkung der Myelotoxizität ist bei gleichzeitiger Allopurinolgabe durch signifikante Erhöhung der Konzentration von Cyclophosphamid und seiner Metabolite im Serum zu rechnen. Cyclophosphamid führt zur Verstärkung der kardiotoxischen Effekte von Anthrazyklinen und der blutzuckersenkenden Wirkung von Sulfonylharnstoffen.

Mitoxantron

Mitoxantron (Ralenova®, Mitoxantron Hexal® MS) wurde in den späten 1970er als antineoplastischer Wirkstoff entwickelt und ist eigentlich eher aus der Tumortherapie bekannt. Es ist ein basisch substituiertes Anthrachinon-Derivat (**o** Abb. 7.13), das in die DNA-Doppelhelix interkaliert und dabei die Topoisomerase II inhibiert. Die Addukte mit der DNA bilden sich bevorzugt an CpA- und CpG-Bereichen, wobei letztere wesentlich stabiler sind. Sind die Cytosine in den CpG-Stellen zusätzlich 5-methyliert, ist der Bereich eine bevorzugte Interkalationsstelle. Dadurch wird letztlich auch Replikation und Transkription verhindert und die Zelle stirbt ab. Als Zytostatikum wird Mitoxantron üblicherweise in einer Dosierung von 10–14 mg/m^2 Körperoberfläche zur Behandlung des metastasierenden Mammakarzinoms, des Non-Hodgkin-Lymphoms und bei akuter nichtlymphatischer Leukämie der Erwachsenen entweder als Monotherapeutikum oder im Rahmen einer Kombinationstherapie mit anderen antineoplastisch wirksamen Substanzen angewendet. Außerdem ist es indiziert bei Schmerzen im Zusammenhang mit einem fortgeschrittenen, hormonrefraktären Prostatakarzinom in Kombination mit niedrig dosierten Corticosteroiden. Meist werden sechs Applikationen im Abstand von jeweils 21 Tagen angewendet. Die wichtigste und dosislimitierende Nebenwirkung ist eine Leuko- und Thrombozytopenie.

Eventuell basiert darauf die Rationale für den Einsatz von Mitoxantron als Immunsuppressivum bei Multipler Sklerose. Man hat allerdings auch beobachtet, dass Mitoxantron dazu führt, dass weniger entzündungsspezifische Zytokine gebildet werden und die Myelin-Destruktion durch Makrophagen abnimmt. Aufgrund der positiven Studienergebnisse wurde Mitoxantron 2003 zur Behandlung von Patienten mit sekundär-progredienter oder progressiv schubförmiger Multipler Sklerose zugelassen, wobei alle drei Monate 12 mg/m^2 Körperoberfläche intravenös verabreicht werden. Eventuell ist je nach Ausmaß der Knochenmarksuppression eine Dosisanpassung erforderlich.

Eine gefürchtete Nebenwirkung der Mitoxantron-Therapie ist die Kardiotoxizität der Substanz, die noch Monate bis Jahre nach Therapieende zum tödlich verlaufenden Herzversagen führen kann. Aus der Onkologie war ein steiler Anstieg der Kardiotoxizität ab einer kumulativen Dosis von 160 mg/m^2 Körperoberfläche bekannt. Aus diesem Grund wurde für die Therapie der Multiplen Sklerose zunächst eine Limitierung auf 140 mg/m^2 Körperoberfläche festgelegt, die dann allerdings 2005 auf 100 mg/m^2 verringert wurde, wodurch der Einsatz von Mitoxantron zeitlich begrenzt ist. Es wird überwiegend als *Second-Line*-Therapie bei der sekundär-progredienten und der schweren *relapsing-remitting* Form der Multiplen Sklerose eingesetzt.

Weitere Nebenwirkungen können eine Therapie-induzierte Leukämie, Menstruationsstörungen sowie Infertilität bei Patientinnen und auch Patienten sein. Männliche Patienten sollten deshalb vor Therapiebeginn eine Spermakonservierung in Betracht ziehen.

Da Mitoxantron erbgutschädigend wirken kann, dürfen Männer während der Behandlung und bis zu 6 Monate danach kein Kind zeugen und Frauen müssen während der Therapie eine anerkannt sichere Methode zur Empfängnisverhütung anwenden. Mitoxantron gelangt in die Muttermilch und ist auch mehrere Wochen nach der letzten Anwendung noch in signifikanten Konzentrationen in der Muttermilch nachzuweisen. Deshalb muss vor einer Therapie mit Mitoxantron abgestillt werden.

Pharmakokinetik/Metabolismus: Nach intravenöser Gabe wird Mitoxantron rasch aus dem Plasma eliminiert und verteilt sich im Gewebe, dabei liegt der an Protein gebundene Anteil bei ca. 90 %. Die Halbwertszeit beträgt ca. 9 Tage, wobei Mitoxantron über die Nieren sowie über den hepatobiliären Weg ausgeschieden wird. Nach einer Einmaldosis von 12 mg/m^2 Körperoberfläche waren innerhalb von 120 Stunden 10,1 % der Dosis ausgeschieden, wobei 6,5 % unverändertes Mitoxantron und 3,6 % Metaboliten (Monocarboxyl- und Dicarboxylderivate und Glucuronidkonjugaten) waren. Mitoxantron ist kein Substrat von Cytochrom-P450-Enzymen. Allerdings ist es ein schwacher Induktor von CYP2E1.

Unerwünschte Wirkungen: Neben der Kardiotoxizität sind häufig Myelosuppression, Kopfschmerzen, Übelkeit, Durchfall, Alopezie und erhöhte Blutharnstoff-Spiegel zu beobachten.

Interaktionen: Aufgrund des kardiotoxischen Potenzials darf Mitoxantron nicht zusammen mit anderen kardiotoxischen Substanzen angewendet werden. Während der Therapie mit Mitoxantron kann der Erfolg einer

o Abb. 7.13 Mitoxantron

Mitoxantron

Spezialitäten: Ralenova®, Mitoxantron Hexal® MS

Indikation: Neben seinem Einsatz als Zytostatikum in der Tumortherapie ist Mitoxantron zugelassen bei nicht Rollstuhl-pflichtigen Patienten mit sekundär-progredienter oder progressiv-schubförmiger Multipler Sklerose mit einem EDSS von 3 bis einschließlich 6 mit und ohne überlagernden Schüben bei Versagen oder Unverträglichkeit einer Vortherapie mit Immunmodulatoren, die sich im aktiven Krankheitsstadium, definiert durch 2 Schübe oder EDSS-Verschlechterung um mindestens 1 Punkt in 18 Monaten, befinden.

Mechanismus: Mitoxantron interkaliert in die DNA, inhibiert die Topoisomerase II und führt zu Einzel- und Doppelstrangbrüchen. Sowohl Replikation als auch Transkription der DNA werden beeinträchtigt.

Dosierung: Intravenös 12 mg/m^2 Körperoberfläche, alle 3 Monate bis zu einer Gesamt-Lebensdosis von 100 mg/m^2.

Impfung beeinträchtigt sein, außerdem sollte auf die Verwendung von Lebendimpfstoffen verzichtet werden.

Cladribin

Cladribin (2-Chloro-2'-deoxyadenosine [2-CdA]) wurde in den späten 1970er Jahren für die Behandlung lymphoider Erkrankungen entwickelt und ist seit 1993 zur Therapie der Haarzellleukämie verfügbar (Leustatin®, Litak®). Der Wirkstoff ist ein Adenosindeaminase-resistentes, chloriertes Purin-Nukleosid-Analogon (○ Abb. 7.14) und gehört damit zu den Antimetaboliten. Nach Phosphorylierung zum aktiven Triphosphat-Desoxynukleotid akkumuliert Cladribin sehr selektiv in Lymphozyten und Monozyten und führt dort zu DNA-Schädigungen und zum Zelltod.

In der CLARITY-Studie reduzierten Cladribin-Tabletten signifikant die auf ein Jahr bezogene Schubrate gegenüber Placebo (primärer Endpunkt). Diese signifikante Wirkung war bereits 12 Wochen nach Beginn der Therapie bei den mit der niedrigen Dosierung von Cladribin-Tabletten behandelten Patienten feststellbar (niedrige Dosierung: 0,20; Placebo: 0,49) und 16 Wochen nach Behandlungsbeginn für beide mit Cladribin-Tabletten behandelten Patientengruppen (niedrige Dosierung: 0,19; hohe Dosierung: 0,21; Placebo: 0,44). Die Effekte hielten über die Studiendauer von 96 Wochen an, und es ergaben sich relative Verringerun-

gen der jährlichen Schubraten um mehr als 50 % für die mit Cladribin-Tabletten behandelten Patienten im Vergleich zu Placebo (niedrige Dosierung: 0,14; hohe Dosierung: 0,15; Placebo: 0,33, p<0,001 für beide Behandlungsgruppen).

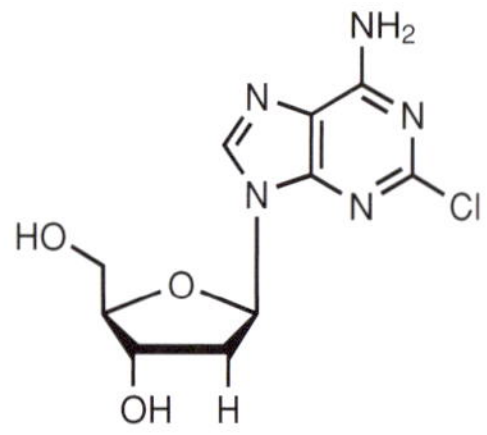

Cladribin ist in Australien und Russland unter dem Markennamen Movectro® zur Therapie der schubförmigen MS zugelassen. Das *Committee for Medicinal Products for Human Use* (CHMP) der europäischen Arzneimittelbehörde EMA (*European Medicines Agency*) hat im Sommer 2010 eine negative Stellungnahme zum Antrag auf Marktzulassung für Cladribin-Tabletten zur Therapie der schubförmigen Multiplen Sklerose (MS) abgegeben. Das CHMP vertrat die Ansicht, dass auf Grundlage der vorliegenden Daten die Vorteile von Cladribin-Tabletten die Risiken nicht aufwiegen. Ob Merck Serono neue Daten liefern kann, damit die Zulassung doch noch erfolgen kann, bleibt abzuwarten.

Laquinimod

Laquinimod (ABR-215 062, SAIK-MS) gehört zur Substanzgruppe der Chinolone und ist ein neuer, oral bioverfügbarer Immunmodulator, der sich als ungefähr 20-mal aktiver erwiesen hat als das Vorläufermolekül Roquinimex (Linomid, ○ Abb. 7.15).

Der Wirkmechanismus von Laquinimod ist noch nicht vollständig aufgeklärt, allerdings scheint die Substanz zu einer Verschiebung der T-Zellantwort von T_H1 hin zu T_H2 zu führen und die dendritischen Zellen zu beeinflussen. Außerdem induziert Laquinimod die Bildung und Freisetzung neurotropher Faktoren und weist weitere neuroprotektive Effekte auf. Mausmodelle legen zusätzlich die Vermutung nahe, dass Laquinimod die Chemokin-induzierte Bindung des T-Zell-Oberflächenproteins VLA-4 an VCAM-1, so dass die T-Zellen nicht aus den Blutgefäßen in das ZNS einwandern können.

○ **Abb. 7.14** Cladribin

In Phase-III-Studien wird Laquinimod in einer täglichen oralen Dosis von 0,6 mg bei *relapsing-remitting*
Multipler Sklerose getestet. Hier zeigte es sich, dass die
jährliche Schubrate durch Laquinimod im Vergleich zu
Placebo signifikant reduziert werden kann. Im Februar
2009 wurde der Substanz von der US-amerikanischen
Zulassungsbehörde der „*Fast Track*"-Status erteilt. Als
aufgetretene unerwünschte Wirkungen werden Hepa-
totoxizität und mögliche proinflammatorische Effekte
genannt.

Laquinimod wird auch für die Therapie von Morbus
Crohn, systemischem Lupus erythematodes und anderen Autoimmunerkrankungen getestet.

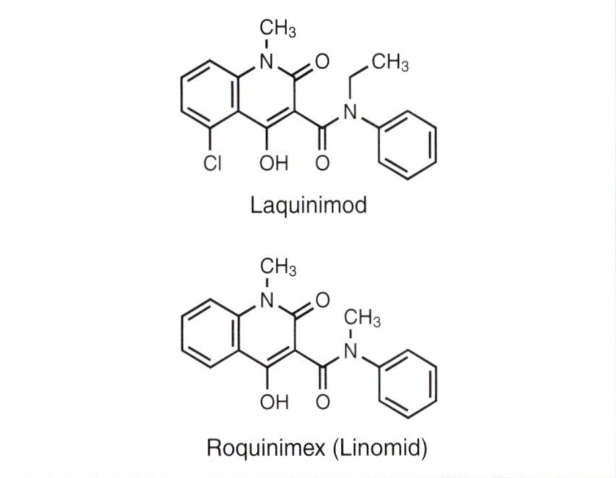

7.3 Naturstoffe

Mycophenolsäure

Mycophenolat-mofetil (CellCept®) ist der 2-Morpholi-
noethylester der Mycophenolsäure (o Abb. 7.16A),
einem Fermentationsprodukt verschiedener *Penicil-
lium*-Arten. Es wurde bereits 1910 isoliert und gereinigt.

Ursprünglich wurde Mycophenolsäure als antibakti-
eller, dann als Antitumor-Wirkstoff beforscht. Mycophenolsäure hemmt hochwirksam die Inosinmonophosphat-Dehydrogenase (o Abb. 7.16B). Da Mycophenolsäure keine Ähnlichkeit mit Nukleotiden besitzt, ist
sie als ein nicht-kompetitiver, reversibler Inhibitor einzustufen, der effizient die Purin-Neusynthese hemmt.
Dieser Wirkmechanismus wurde Mitte der 1980er Jahre
entdeckt.

Die relative selektive Hemmung der Lymphozyten-
Proliferation beruht darauf, dass Lymphozyten, anders
als viele andere Zellen, ihre Nukleotide in großem
Umfang neu synthetisieren und nicht den so genannten
salvage pathway zur Regeneration von Nukleotiden
benutzen. Außerdem konnte man zwei Isoformen der
Inosinmonophosphat-Dehydrogenase in Lymphozyten
identifizieren: Die Isoform I wird vorwiegend in ruhenden Lymphozyten exprimiert, wohingegen die Isoform
II in aktivierten Lymphozyten stark exprimiert wird.
Diese induzierte Isoform erweist sich 4- bis 5-fach sen-
sitiver gegen Mycophenolsäure als die konstitutive Isoform, was ebenfalls zur relativen Selektivität beiträgt.

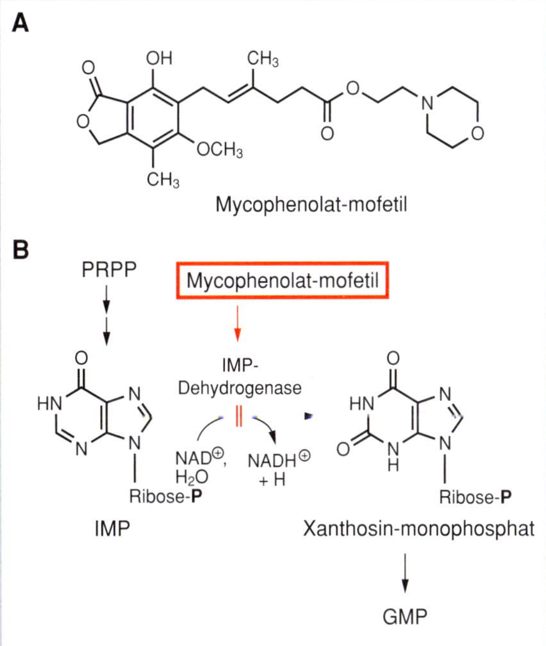

o **Abb. 7.15** Laquinimod und Roquinimex

o **Abb. 7.16** Mycophenolat-mofetil (A) hemmt ebenso wie
die Azathioprin-Metaboliten (siehe Abb. 7.10) die
IMP-Dehydrogenase und blockiert damit die Purin-Biosynthese (B).

Mycophenolat-mofetil	
Spezialitäten:	CellCept®
Indikation:	In Kombination mit Ciclosporin und Corticosteroiden zur Prophylaxe von akuten Transplantatabsto-ßungsreaktionen bei Patienten mit allogener Nieren-, Herz- oder Lebertransplantation.
Mechanismus:	Nicht-kompetitiver, reversibler Inhibitor der Inosinmonophosphat-Dehydrogenase, daher antipro-liferative und immunsuppressive Wirkung.
Dosierung:	Oral 2 × 1 g/Tag bei Nierentransplantation; 2 × 1,5 g/Tag bei Herz- und Lebertransplantation.

Mycophenolsäure hemmt nicht nur die T-Zell-, sondern auch die B-Zell-Funktion. Dies kann bei Allotransplantationen von Bedeutung werden, wo Allo-Antikörper ein kritisches Problem darstellen.

Neben der Hemmung der Nukleinsäuresynthese hat die Hemmung der Inosinmonophosphat-Dehydrogenase auch noch andere Folgen: Es kommt nämlich zu einer Verarmung an GTP in den Lymphozyten. Dies beeinträchtigt den Transfer von Fucose und Mannose auf Glykoproteine, da die Zucker in Form von GDP-Fucose bzw. GDP-Mannose übertragen werden. Die Folge ist eine schlechtere Ausstattung der Zelloberflächen mit Adhäsionsmolekülen. Somit scheint der Inosinmonophosphat-Dehydrogenase-Inhibitor Mycophenolsäure auch das Anlocken inflammatorischer Zellen ins Gewebe und die Effektor-Zielzell-Interaktion zu inhibieren (▶ Kap. 3.3.2).

Mycophenolat-mofetil ist in Kombination mit Ciclosporin und Corticosteroiden zugelassen zur Prophylaxe von akuten Abstoßungsreaktionen nach Nieren-, Herz und Lebertransplantation, wo es wegen seines günstigen Nutzen/Risiko-Verhältnisses Azathioprin weitgehend ersetzt hat. Nach ersten optimistischen Mitteilungen über die Wirksamkeit bei Rheumatoider Arthritis konnte eine kontrollierte klinische Studie jedoch keine signifikante Überlegenheit gegenüber Placebo nachweisen.

Eine wirksame Kontrazeption muss vor Beginn der Behandlung mit Mycophenolsäure, während der Therapie sowie sechs Wochen nach Beendigung der Behandlung angewendet werden. Außerdem müssen die Patienten informiert werden, dass Impfungen während der Behandlung mit Mycophenolsäure weniger wirksam sein können. Attenuierte Lebend-Impfstoffe sollten vermieden werden.

Pharmakokinetik/Metabolismus: Mycophenolat-mofetil wird praktisch vollständig resorbiert und präsystemisch zu Mycophenolsäure hydrolysiert. Die Bioverfügbarkeit bezogen auf Mycophenolsäure beträgt etwa 95 %. In der Leber wird das inaktive Glucuronid gebildet, das einem ausgeprägten enterohepatischen Kreislauf unterliegt und mit dem Urin ausgeschieden

wird. Die Plasma-Eliminationshalbwertszeit $t_{1/2}$ beträgt 16–18 Stunden.

Unerwünschte Wirkungen: Wegen des enterohepatischen Kreislaufs kommt es häufig zu gastrointestinalen Symptomen wie Übelkeit und Diarrhö. Dosisabhängig (bei 2–3 g/Tag) treten Magen-Darm-Blutungen oder gar gastrointestinale Perforationen auf. Ferner werden reversible hämatologische Nebenwirkungen beobachtet. Wegen der Immunsuppression steigt das Risiko für Infektionen. Ausgenommen ist eine *Pneumocystis-jirovecii*-Pneumonie, gegen die Mycophenolat-mofetil schützt. Bei allen immunsuppressiven Therapieformen besteht ein erhöhtes Risiko für die Entstehung von lymphoproliferativen Neoplasien.

Interaktionen: Antazida hemmen die Resorption von Mycophenolat-mofetil. Bei Comedikation mit Colestyramin kommt es zur Unterbrechung des enterohepatischen Kreislaufs und die Plasmaspiegel sinken auf etwa die Hälfte. Eine wechselseitige Hemmung der tubulären Sekretion ist dokumentiert für Mycophenolsäure-Glucuronid und Probenecid sowie Aciclovir. Als Konsequenz ist mit einer erhöhten Toxizität der beiden Substanzen zu rechnen.

Wegen der teils schwerwiegenden gastrointestinalen unerwünschten Nebenwirkungen waren immer wieder Dosisanpassungen/-reduktionen, Therapieunterbrechungen oder gar Therapieabbrüche notwendig, was zu einer erhöhten Zahl an Transplantatabstoßungen führte. Dieses Problem wurde dadurch verringert, dass eine magensaftresistente Formulierung (Natrium-Mycophenolat, Myfortic®) entwickelt wurde, wodurch der Wirkstoff nicht mehr im Magen, sondern gezielt im Dünndarm freigesetzt wird.

Pharmakokinetik/Metabolismus: Nach oraler Anwendung wird Natrium-Mycophenolat nahezu vollständig resorbiert (ca. 93 %). Maximale Mycophenolsäure-Konzentrationen werden wegen der magensaftresistenten Formulierung nach 1,5–2 Stunden (t_{max}) erreicht. Die absolute Bioverfügbarkeit beträgt 72 %. Mycophenolsäure wird zu 97 % an Proteine gebunden. Bei Urämie, Leberversagen oder Hypoalbuminämie kann es deshalb zu einer erhöhten freien Wirkstoff-Konzentration kom-

Natrium-Mycophenolat	
Spezialitäten:	Myfortic®
Indikation:	In Kombination mit Ciclosporin und Corticosteroiden zur Prophylaxe der akuten Transplantatabstoßung nach allogener Nierentransplantation bei erwachsenen Patienten.
Mechanismus:	Nicht-kompetitiver Inhibitor der Inosinmonophosphat-Dehydrogenase, daher antiproliferative und immunsuppressive Wirkung.
Dosierung:	Oral 2 × 720 mg/Tag, das entspricht einer Tagesgesamtdosis von 2 g Mycophenolat-mofetil, bezogen auf Mycophenolsäure.

men. Mycophenolsäure wird durch Glucuronyltransferase zu dem biologisch inaktiven Mycophenolsäure-Glucuronid metabolisiert, das größtenteils über den Urin ausgeschieden wird. Über die Galle ausgeschiedenes Mycophenolsäure-Glucuronid wird von der Darmflora dekonjugiert und die freigesetzte Mycophenolsäure kann reabsorbiert werden. Die Halbwertszeit von Mycophenolsäure beträgt etwa 12 Stunden, die *Clearance* liegt bei 8,6 l/h. Dagegen ist die Halbwertszeit von Mycophenolsäure-Glucuronid auf ca. 16 Stunden verlängert, die *Clearance* liegt bei 0,45 l/h.

Unerwünschte Wirkungen: Patienten, die unter Behandlung mit Immunsuppressiva stehen und hierzu eine Kombination von Arzneimitteln einschließlich Mycophenolsäure erhalten, sind einem erhöhten Risiko an Lymphomen und anderen Malignomen – insbesondere der Haut – zu erkranken, ausgesetzt. Außerdem haben diese Patienten ein erhöhtes Risiko opportunistischer Infektionen, v. a. CMV-Infektionen, Candidiasis und Herpes-simplex-Infektionen. Weitere beobachtete, unerwünschte Wirkungen sind Leukopenie, Diarrhö, Anämie, Thrombozytopenie, Kopfschmerzen, Husten, Müdigkeit, Fieber sowie gastrointestinale Störungen.

Interaktionen: Bei der gleichzeitigen Verabreichung von Aciclovir/Ganciclovir kann es zu erhöhten Plasmaspiegeln sowohl von Aciclovir/Ganciclovir als auch von Mycophenolsäure-Glucuronid kommen, wahrscheinlich infolge einer Konkurrenz bei der tubulären Sekretion. Gleichzeitig eingenommene Magnesium/Aluminium-haltige Antazida reduzieren die Mycophenolsäure-Exposition und -Wirksamkeit. Auch Colestyramin bzw. Gallensäure-bindende Arzneimittel sollten wegen der Einschränkung des enterohepatischen Kreislaufs und der damit verbundenen Reduktion der Mycophenolsäure-Exposition nicht gleichzeitig verabreicht werden.

Ciclosporin

Cyclosporin A (Sandimmun®, Sandimmun® Optoral, Immunosporin® u. a.) ist ein aus *Tolypocladium inflatum gams* isoliertes zyklisches Undecapeptid (○ Abb. 7.17), das als relativ spezifischer Inhibitor der T-Zell-Aktivierung fungiert (○ Abb. 7.18, ▶ Kap. 3.3.1). Seine biologische Aktivität wurde 1973 im Rahmen eines großen mikrobiologischen Screenings entdeckt. Seit 1983 ist es als Immunsuppressivum in der Transplantationsmedizin eingeführt.

Lange war der genaue Wirkungsmechanismus dieses wichtigen Immunsuppressivums unklar. Man beobachtete, dass die Produktion von IL-2, eines der ersten Zytokine, die nach T-Zell-Aktivierung sezerniert werden (▶ Kap. 3.3.1), gehemmt wurde. Es konnte dann gezeigt werden, dass Ciclosporin tatsächlich die Synthese von IL-2 inhibiert, indem es mit einem intrazellulären Calcium-abhängigen Signalweg interferiert.

Zunächst wurde eine Familie zytoplasmatischer Proteine, die Cyclophiline, identifiziert, die Ciclosporin hoch affin binden und hemmen. Cyclophiline sind Prolin-Isomerasen, die bei der Proteinaktivierung sehr häufig eine wichtige Rolle spielen. Allerdings ist diese Hemmung nicht der Grund für die immunsuppressive Wirkung des Ciclosporins. Vielmehr wird durch die Bindung von Ciclosporin an die Cyclophiline eine Bindung der Cyclophiline an Calmodulin vermittelt, wobei eine wichtige Funktion des Calmodulins blockiert wird. Denn normalerweise aktiviert Calmodulin bei hohen Calcium-Konzentrationen die Phosphatase Calcineurin. Der Ciclosporin/Cyclophilin-Komplex bindet an Calcineurin und inhibiert dessen Phosphatase-Aktivität. Das ist kritisch, denn Calcineurin dephosphoryliert normalerweise den nuclear factor of activated T cells (NFAT), der nach Dephosphorylierung in den Zellkern transloziert, wo er zusammen mit anderen Transkriptionsfaktoren wie NF-κB und AP-1 die Expression früher Gene nach T-Zell-Aktivierung kontrolliert. Eines dieser Gene ist das Gen für IL-2.

○ **Abb. 7.17** Ciclosporin

Abu = L-α-Aminobuttersäure
MeBmt = (4 R)-4-((E)-2-Butenyl)-N,4-dimethyl-L-threonin
MeLeu = N-Methyl-L-leucin
MeVal = N-Methyl-L-valin

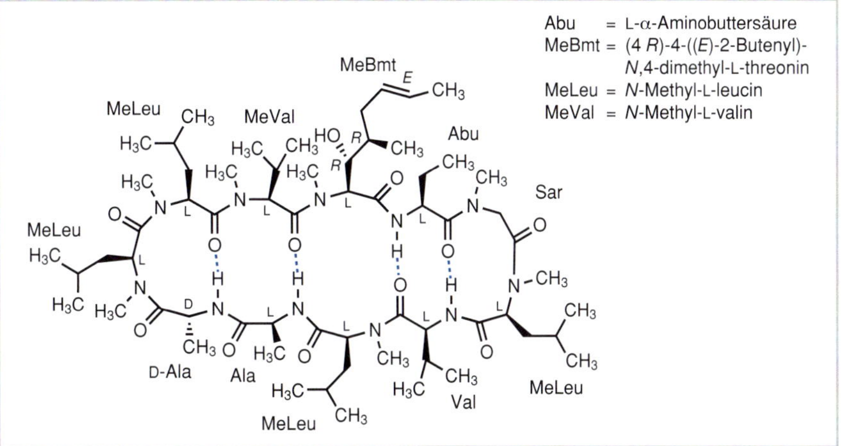

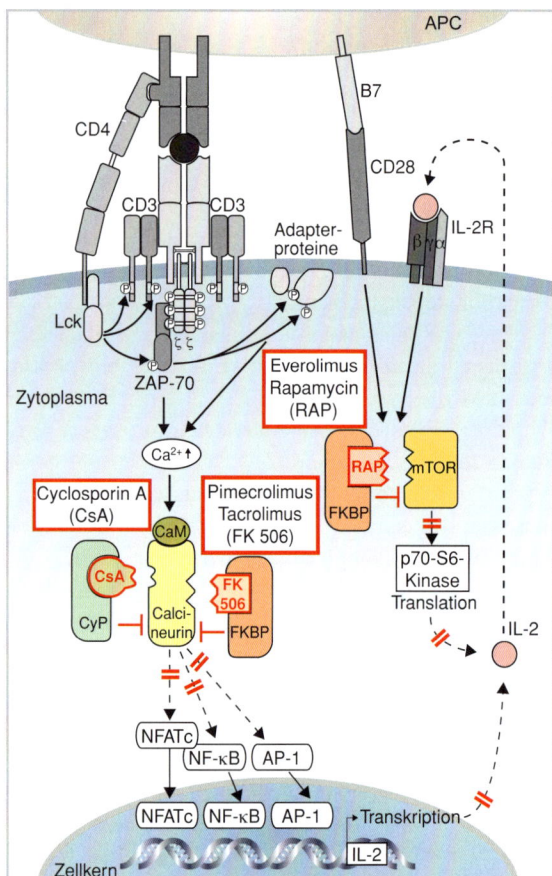

Abb. 7.18 Wirkmechanismen von Ciclosporin, Tacrolimus, Pimecrolimus und Rapamycin.
Intrazellulärer Signaltransduktionsweg und Inhibitionsmechanismen von Ciclosporin (CsA), Tacrolimus (FK 506) und Rapamycin (RAP):
Normalerweise aktiviert Calmodulin bei hohen Calcium-Konzentrationen, wie sie nach Interaktion der T-Zelle mit der APC in der T-Zelle vorliegen, die Phosphatase Calcineurin. Calcineurin dephosphoryliert dann den nuclear factor of activated T cells (NFAT), der nach Dephosphorylierung in den Zellkern transloziert, wo er zusammen mit anderen Transkriptionsfaktoren die Expression früher Gene nach T-Zell-Aktivierung kontrolliert. Ciclosporin bildet jedoch mit Cyclophilin (CyP) einen Komplex aus, der Calcineurin inhibiert.
Auch durch FK 506 wird die Phosphatase-Aktivität von Calcineurin inhibiert, wobei allerdings FK 506 an FK-Bindeproteine (FKBPs) bindet.
Rapamycin bindet – wie FK 506 – an Mitglieder der FKBP-Familie, allerdings interagiert dieser Komplex zunächst mit mTOR (mammalian target of rapamycin). Der entstandene Rapamycin/FKBP/mTOR-Komplex inhibiert dann die so genannte p70-S6-Kinase, die die Translation verschiedener Proteine, wie z. B. IL-2, kontrolliert.

Ciclosporin kam zunächst als Sandimmun® in den Handel. Auf Grund einer unvollständigen und schwankenden Resorption des Standard-Ciclosporin-Präparates Sandimmun® wurde ein Mikroemulsionspräparat, Sandimmun® Optoral, entwickelt, das eine um 20 % bessere relative Bioverfügbarkeit besitzt. In Umstellungsstudien konnte die mittlere Ciclosporin-Dosis bei gleicher Wirksamkeit von 3,2 bzw. 3,4 auf 2,7 bzw. 2,8 mg/kg/d reduziert werden. Daher wurde empfohlen, beim Wechsel zu Sandimmun® Optoral generell mit einer Dosis von 2,5 mg/kg/d zu beginnen.

Pharmakokinetik/Metabolismus: Die Bioverfügbarkeit von Ciclosporin ist nach oraler Gabe stark schwankend und beträgt im Mittel 35 %. Bei Verwendung der Mikroemulsion wird eine gleichmäßigere Bioverfügbarkeit von ca. 60 % erreicht. Fettreiche Nahrung erhöht die Bioverfügbarkeit.

Ciclosporin wird intensiv über CYP3A4 metabolisiert. Die inaktiven Metabolite werden vornehmlich biliär eliminiert. Die terminale Plasma-Eliminationshalbwertszeit $t_{1/2}$ beträgt im Mittel 10 Stunden und ist im Alter und bei Patienten mit Leberfunktionsstörungen verlängert.

Unerwünschte Wirkungen: Schwere Nebenwirkungen sind Nephrotoxizität, Hypertonie und Cholestase. Diese sind meist bei Dosisreduktion reversibel. Häufig sind auch Übelkeit, Diarrhö, Tremor, Parästhesien, Gingivahyperplasie und Hypertrichose. Gelegentlich werden Kopfschmerzen, Exantheme, Thrombozytopenie, Anämie und allergische Reaktionen beobachtet.

Interaktionen: Viele Substanzen führen über eine Hemmung bzw. Induktion von CYP3A4 zu erhöhten (z. B. durch Makrolide, Ketoconazol, Allopurinol, Calciumkanalblocker, orale Kontrazeptiva) bzw. erniedrigten (z. B. durch Antiepileptika, Johanniskraut, Rifampicin, Metamizol) Ciclosporin-Blutkonzentrationen.

Ciclosporin seinerseits vermindert die Elimination von Digoxin, Prednisolon, Colchicin und HMG-CoA-Reduktasehemmern wie Lovastatin. Vorsicht ist auch geboten bei Gabe anderer nephrotoxischer Pharmaka, insbesondere NSARs. So führt die gleichzeitige Gabe von Ciclosporin und Diclofenac zu einem Anstieg der systemischen Bioverfügbarkeit von Diclofenac, wahrscheinlich weil der First-Pass-Effekt an Effektivität verliert.

Tacrolimus (FK 506)

Tacrolimus/FK 506 (Prograf®) ist ein makrozyklisches Lacton, das aus dem Actinomyceten *Streptomyces tsububaensis* isoliert wurde (Abb. 7.19). Es wurde 1984 in Rahmen eines immunologischen Screening-Programms als Immunsuppressivum entdeckt.

Das Spektrum der immunsuppressiven Eigenschaften von Tacrolimus erschien zunächst in weiten Bereichen identisch mit dem von Ciclosporin, obwohl sich

---

Ciclosporin

Spezialitäten: Sandimmun®, Sandimmun® Optoral, Immunosporin® u. a.

Indikation:
- Prophylaxe der Transplantatabstoßung nach allogener Transplantation von Niere, Leber, Herz, Herz-Lunge, Lunge und Pankreas,
- Prophylaxe der Transplantatabstoßung nach Knochenmarktransplantation,
- schwere endogene Uveitis,
- schwerste therapieresistente Formen der Psoriasis, insbesondere vom Plaque-Typ,
- schwere aktive Rheumatoide Arthritis,
- steroidabhängiges und steroidresistentes nephrotisches Syndrom,
- schwere therapieresistente Formen einer länger bestehenden atopischen Dermatitis.

Mechanismus: Inhibitor der T-Zellaktivierung durch Hemmung der Ca^{2+}/Calmodulin-abhängigen Phosphatase Calcineurin.

Dosierung: Als Basistherapeutikum in der Rheumatherapie oder zur Behandlung einer atopischen Dermatitis 2,5 (Initialdosis) bis 5 mg/kg KG verteilt auf 2 Einzeldosen. Bei Organtransplantationen initial 10–14 mg/kg KG über 1–2 Wochen. Danach stufenweise Reduktion auf 2–6 mg/kg KG. Bei Knochenmarktransplantationen 12,5–15 mg/kg KG über 6 Monate. Danach über ein Jahr stufenweise Reduktion bis zum Absetzen.

---

die beiden Moleküle strukturell nicht ähneln. Allerdings fiel auf, dass deutlich niedrigere Dosen *in vitro* als *in vivo* benötigt wurden. Auch die therapeutischen Plasmakonzentrationen sind deutlich niedriger als die von Ciclosporin.

Ebenso wie Ciclosporin ist auch Tacrolimus extrem lipophil und stellt große Ansprüche an die Formulierung, um eine reproduzierbare Bioverfügbarkeit zu gewährleisten.

Prinzipiell ist der Wirkmechanismus identisch mit dem des Ciclosporins (o Abb. 7.18). Auch durch Tacrolimus wird die Phosphatase-Aktivität von Calcineurin inhibiert. Allerdings ist diese Inhibition durch einen anderen Komplex als bei Ciclosporin vermittelt. Tacrolimus bindet an FK-Bindeproteine (FKBPs), Mitglieder einer Immunophilin-Familie, die ebenfalls wie die Cyclophiline Prolin-Isomerase-Aktivität besitzen. FKBP12 scheint der relevanteste Vertreter für die Tacrolimus-Aktivität zu sein. Der FKBP12/ Tacrolimus-Komplex

bindet an die gleiche Stelle am Calcineurin, wie der Cyclophilin/Ciclosporin-Komplex und inaktiviert somit in analoger Weise die Phosphatase-Aktivität.

Tacrolimus wird heute bei Patienten eingesetzt, die Ciclosporin schlecht vertragen. Allerdings ist zu beachten, dass für Tacrolimus auch zentral-nervöse Nebenwirkungen beobachtet werden und es scheint nephrotoxischer zu sein als Ciclosporin.

Des Weiteren wird Tacrolimus auch für die topische Behandlung eines mittelschweren und schweren atopischen Ekzems eingesetzt.

Pharmakokinetik/Metabolismus: Die Bioverfügbarkeit von Tacrolimus schwankt nach oraler Gabe zwischen 14 und 32 %. Bei Einnahme mit den Mahlzeiten verringern sich die Resorptionsquote und -geschwindigkeit. Tacrolimus reichert sich in Erythrozyten an und ist zu 99 % an Plasmaeiweiß gebunden.

Tacrolimus wird intensiv über CYP3A4 metabolisiert. Die inaktiven Metabolite werden vornehmlich biliär eliminiert. Die terminale Plasma-Eliminationshalbwertszeit $t_{1/2}$ beträgt 10 Stunden und ist im Alter und bei Patienten mit Leberfunktionsstörungen verlängert.

Unerwünschte Wirkungen: Schwere Nebenwirkungen sind Nephrotoxizität (ausgeprägter als bei Ciclosporin), Hypertonie und Cholestase. Diese sind meist bei Dosisreduktion reversibel. Tacrolimus weist eine relevante Neurotoxizität (Tremor, Parästhesien, Koordinationsstörungen, Verwirrtheit, Depression) auf. Diese Symptome verschwinden aber meist nach den ersten Therapiewochen. Die für Ciclosporin typischen Gingivahyperplasie und Hypertrichose stellen unter Tacrolimus kein Problem dar. Häufig sind auch Übelkeit und Diar-

o **Abb. 7.19** Tacrolimus

Tacrolimus (FK 506)

Spezialitäten:	Prograf®	Protopic®

Indikation: In Kombination mit Corticosteroiden zur Prophylaxe der Transplantatabstoßung nach Nieren- und Lebertransplantation und zur Behandlung einer manifesten, steroidresistenten Transplantatabstoßung.

- Zur Behandlung des mittelschweren und schweren atopischen Ekzems bei Kindern (ab 2 Jahren) und Erwachsenen, die nicht ausreichend auf die herkömmliche Therapie angesprochen haben.
- Als Erhaltungstherapie des mittelschweren bis schweren atopischen Ekzems bei Patienten mit häufigen Exazerbationen (d. h. 4-mal oder öfter pro Jahr).

Mechanismus: Hemmer der T-Zellaktivierung durch Hemmung der Ca^{2+}/Calmodulin-abhängigen Phosphatase Calcineurin.

Dosierung: Die Initialdosis beträgt 0,1–0,3 mg/kg KG verteilt auf 2 Einzeldosen. Die Dosis muss dann individuell eingestellt werden. Die Maximaldosis von 0,4 mg/kg KG pro Tag sollte nicht überschritten werden.

Salbe dünn auf die zu behandelnden Stellen (nicht Schleimhäute) auftragen.
Kinder (2–16 J.): Protopic® 0,03 % 2-mal täglich bis zu 3 Wochen, danach 1-mal täglich; Erwachsene: 2-mal täglich Protopic® 0,1 %. Erhaltungstherapie: 2-mal pro Woche.

---

rhö. Gelegentlich werden Kopfschmerzen, Exantheme, Thrombozytopenie, Anämie und allergische Reaktionen beobachtet.

Interaktionen: Viele Substanzen führen über eine Hemmung bzw. Induktion von CYP3A4 zu erhöhten (z. B. durch Makrolide, Ketoconazol, Allopurinol, Calciumkanalblocker, orale Kontrazeptiva) bzw. erniedrigten (z. B. durch Antiepileptika, Johanniskraut, Rifampicin, Metamizol) Blutkonzentrationen von Tacrolimus. Tacrolimus seinerseits vermindert die Elimination von Digoxin, Prednisolon, Colchicin und HMG-CoA-Reduktasehemmern wie Lovastatin. Vorsicht ist auch geboten bei Gabe anderer nephrotoxischer Pharmaka, insbesondere NSARs bzw. Aciclovir.

Rapamycin (Sirolimus)

Sirolimus/Rapamycin (Rapamune®) ist ein makrozyklisches Lacton, das aus dem Actinomyceten *Streptomyces hygroscopicus* bereits Mitte der 1970er Jahre isoliert wurde (**o** Abb. 7.20). Zunächst wurde es als Fungistatikum eingestuft, als solches aber wegen vieler Nebenwirkungen nicht weiter entwickelt. Als man die strukturellen Ähnlichkeiten zu Tacrolimus erkannte, wurden 1989 erstmals Studien in Allograft-Modellen durchgeführt. Seit 2001 ist Sirolimus zur Prophylaxe der Transplantatabstoßung nach Nierentransplantation zugelassen. Wegen seiner extremen Lipophilie stellt Sirolimus ähnlich hohe Anforderungen an die Formulierung wie Tacrolimus und Ciclosporin.

Sirolimus ist ein extrem potentes Immunsuppressivum, das sowohl die T-Zell-Aktivierung als auch die Antikörperproduktion durch B-Zellen inhibiert. Die erforderlichen Wirkstoffplasmaspiegel sind sehr gering. Mit Ciclosporin wirkt Rapamycin synergistisch, was auf unterschiedliche Wirkmechanismen hindeutet. Das ist auch tatsächlich der Fall. Denn während Ciclosporin und Tacrolimus in der G_0- und G_1-Phase die Expression wichtiger Faktoren der frühen T-Zell-Aktivierung inhibieren, blockiert Rapamycin den Übergang von der G_1- in die S-Phase und damit letztlich die Zellproliferation.

Auf molekularer Ebene konnte gezeigt werden, dass Rapamycin, wie Tacrolimus, an Mitglieder der FKBP-Familie – besonders an FKBP12 – bindet. Dieser Rapamycin/FKBP-Komplex bindet allerdings nicht an die Serin-Threonin-Phosphatase Calcineurin. Stattdessen bindet er an Proteine, die als mTOR (mammalian targets of rapamycin) bezeichnet werden (**o** Abb. 7.18). Diese Proteine besitzen keine Phosphatase-, sondern eine Kinase-Aktivität. Der Rapamycin/FKBP/mTOR-

o Abb. 7.20 Rapamycin (Sirolimus)

Sirolimus (Rapamycin)

Spezialitäten: Rapamune®

Indikation: Prophylaxe der Organabstoßung bei erwachsenen Patienten mit einem geringen bis mittelgradigen immunologischen Risiko, die ein Nierentransplantat erhalten.

Mechanismus: Hemmer der T- und B-Zellproliferation durch Hemmung der p70-S6-Kinase (Translationskontrolle).

Dosierung: Als orale Initialdosis wird einmalig 6 mg sobald wie möglich nach der Transplantation verabreicht. Anschließend beträgt die Dosis im Mittel einmal 2 mg/Tag. Die Dosis muss individuell eingestellt werden. Es werden Vollblutspiegel von 4–12 ng/ml angestrebt, solange eine Kombinationstherapie mit Ciclosporin erfolgt. Nach dem Absetzen von Ciclosporin sind etwa 8 mg Sirolimus/Tag erforderlich, um den nun höheren Zieltalspiegel von 12–20 ng/ml zu erreichen.

Komplex inhibiert die Zytokin-gesteuerte Zellproliferation, wahrscheinlich über die so genannte p70-S6-Kinase, die die Translation kontrolliert. Diese Kontrolle scheint in lymphoiden Zellen besonders wichtig zu sein, weshalb die Wirkung von Rapamycin auch gerade in diesen Zellen besonders hoch ist.

Ein deutlicher Vorteil von Sirolimus ist die fehlende Nephrotoxizität. Sirolimus beeinflusst weder die renale Durchblutung noch die glomeruläre Filtrationsrate. In Studien lagen die Serumkreatininwerte nach zwei Jahren unter Basis-Immunsuppression mit Sirolimus niedriger als mit Ciclosporin. Allerdings könnte Sirolimus die renale Toxizität von Ciclosporin steigern, wenn es dauerhaft mit diesem kombiniert wird. Daher soll Ciclosporin nach zwei- bis dreimonatiger Kombinations-Therapie stufenweise abgesetzt werden.

Pharmakokinetik/Metabolismus: Die Bioverfügbarkeit von Sirolimus ist mit ca. 15 % gering. Bei Einnahme mit einer fettreichen Mahlzeit erhöht sich die Bioverfügbarkeit. Maximale Blutkonzentrationen werden nach 1–3 Stunden erreicht. Sirolimus reichert sich über 30-fach in Erythrozyten an. Von dem im Plasma verbleibenden Anteil sind 40 % an Protein gebunden. Die terminale Plasma-Eliminationshalbwertszeit $t_{1/2}$ beträgt ca. 60 Stunden und ist bei Leberfunktionsstörungen auf ca. 90 Stunden verlängert.

Sirolimus wird intensiv über CYP3A4 metabolisiert. Die inaktiven Metabolite werden vornehmlich biliär eliminiert. Ferner wird es über P-Glykoprotein wieder in das Darmlumen ausgeschieden.

Unerwünschte Wirkungen: Blutbildungsstörungen aller Art, erhöhte Blutfettwerte, Hypertonie, Ödeme, Durchfall und Akne treten dosisabhängig bei 20–50 % der Patienten auf. Im Gegensatz zur Hyperkaliämie bei Ciclosporin und Tacrolimus führt Sirolimus sehr häufig zu Hypokaliämie. Andere, häufige unerwünschte Wirkungen sind Osteonekrose, Tachykardie, Transaminasenanstieg, Nasenbluten, Stomatitis, Obstipation, Dyspepsie und Hautausschlag. Gelegentlich kommt es zu Pankreatitis. Im Gegensatz zu Ciclosporin und Tacrolimus ist Sirolimus nicht nephrotoxisch. Auch die Neurotoxizität ist weniger ausgeprägt.

Interaktionen: Viele Substanzen führen über eine Hemmung bzw. Induktion von CYP3A4 zu erhöhten (z. B. durch Makrolide, Ketoconazol, Allopurinol, Calciumkanalblocker, orale Kontrazeptiva) bzw. erniedrigten (z. B. durch Antiepileptika, Johanniskraut, Rifampicin) Sirolimus-Blutkonzentrationen. Auch Ciclosporin hemmt den Sirolimus-Metabolismus. Bei gleichzeitiger Einnahme steigt der Sirolimus-Spiegel auf mehr als das Doppelte, bei 4-stündigem Abstand immerhin noch um 80 %. Sirolimus ist nur ein schwacher Inhibitor von CYP2C9, 2C19, 2D6 und 3A4. Daraus resultierende, klinisch relevante Interaktionen sind nicht zu erwarten.

Everolimus

Seit März 2004 ist mit Everolimus (Certican®) ein weiterer Vertreter der immunsuppressiv wirksamen Makrolide zugelassen (○ Abb. 7.21). Wie Sirolimus und Tacrolimus ist auch Everolimus zur Prophylaxe der Transplantatabstoßung nach Nierentransplantation und zusätzlich nach Herztransplantationen zugelassen.

Everolimus wird semisynthetisch aus einem makrozyklischen Lacton, das von *Streptomyces hygroscopicus* gebildet wird, hergestellt. Chemisch unterscheidet es sich nur marginal (in einer Seitenkette des Cyclohexanrings) von Sirolimus und hat auch den gleichen Wirkmechanismus. Beide Moleküle hemmen die Proliferation von Antigen-aktivierten T-Lymphozyten.

Tacrolimus, Sirolimus und auch Everolimus binden zunächst im Zytoplasma an das gleiche Zielprotein, das FK-506-Bindeprotein-12 (FKBP12). Der Tacrolimus-Proteinkomplex interagiert direkt mit der Serin/Threonin-Phosphatase Calcineurin. In der Folge wird die Expression von Zytokinen gehemmt und der Zellzyklus in der G_0-Phase gestoppt. Dagegen interagieren sowohl der Sirolimus- als auch der Everolimus/FKBP12-Komplex mit einem weiteren Schlüsselprotein namens

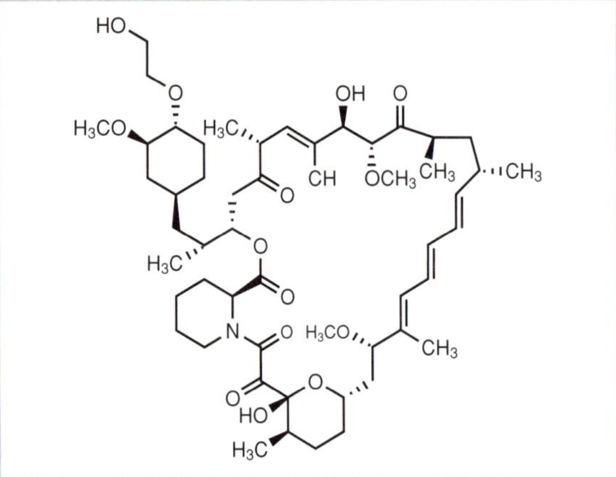

○ Abb. 7.21 Everolimus

FRAP, eine Kinase, die Zellmetabolismus, -wachstum und -proliferation regelt. FRAP steht für FKBP-Rapamycin-assoziiertes Protein und wird auch „mammalian target of rapamycin" (mTOR) genannt. Die Aktivität der FRAP-Kinase ist essenziell für den Übergang des Zellzyklus von der G_1- in die S-Phase. Fällt diese Kinase aus, stoppt die Zellproliferation.

Everolimus hemmt sowohl die durch T-Zell-spezifische Wachstumsfaktoren (IL-2 und IL-15) stimulierte Vermehrung von T- und B-Zellen als auch die von nichthämatopoetischen Zellen, zum Beispiel von glatten Muskelzellen in Gefäßen. Die Proliferation dieser Gefäßmuskelzellen spielt eine Schlüsselrolle bei der chronischen Transplantatabstoßung.

Seit 2009 ist Everolimus als Afinitor® zur Behandlung von Patienten mit fortgeschrittenem Nierenzellkarzinom indiziert, bei denen es während oder nach einer zielgerichteten VEGF-Therapie zu einer Krankheitsprogression kommt.

Pharmakokinetik/Metabolismus: Nach oraler Dosierung treten nach 1–2 Stunden Spitzenkonzentrationen von Everolimus auf. Die Blutspiegel von Everolimus verhalten sich bei transplantierten Patienten über einen Dosisbereich von 0,25–15 mg dosisproportional. C_{max} und AUC von Everolimus werden um 60 % bzw. 16 % reduziert, wenn der Wirkstoff gleichzeitig mit einer fettreichen Mahlzeit gegeben wird.

Markiertes Everolimus wird zum größten Teil (80 %) in den Fäzes und nur ein kleinerer Teil (5 %) mit dem Urin ausgeschieden. Nicht-metabolisierte Substanz wurde in Urin und Fäzes nicht gefunden.

Die Pharmakokinetik war bei Nieren- und Herztransplantierten Patienten, die Everolimus zweimal täglich gleichzeitig mit einer Ciclosporin-Mikroemulsion erhielten, vergleichbar. Ein Steady-State wird am vierten Tag erreicht. Verglichen mit der Anfangsdosis liegen die Blutspiegelwerte 2- bis 3-fach höher.

Everolimus wird hauptsächlich von CYP3A-Isoenzymen zu verschiedenen hydroxylierten und demethylierten Derivaten metabolisiert.

Unerwünschte Wirkungen: Virale, bakterielle und Pilz-Infektionen, Sepsis, Leukopenie, Thrombozytopenie, Anämie, Koagulopathie, thrombotische-thrombozytopenische Purpura/hämolytisch-urämisches Syndrom, Hypercholesterinämie, Hyperlipidämie, Hypertriglyzeridämie, Hypertonie, venöse Thromboembolie, Pneumonie, Bauchschmerzen, Diarrhö, Übelkeit, Erbrechen, Akne, Wundheilungsstörungen nach Operationen, Infektionen der Harnwege, Ödeme, Schmerzen.

Everolimus		
Spezialitäten:	Certican®	Afinitor®
Indikation:	Zur Prophylaxe der Transplantatabstoßung nach allogener Nieren- oder Herztransplantation bei erwachsenen Personen mit einem geringen bis mittelgradigen immunologischen Risiko.	Zur Behandlung von Patienten mit fortgeschrittenem Nierenzellkarzinom. bei denen es während oder nach einer zielgerichteten VEGF-Therapie zu einer Krankheitsprogression kommt.
Mechanismus:	Everolimus hemmt die Proliferation und damit die klonale Expansion Antigen-aktivierter T-Zellen, welche durch die T-Zell-spezifischen Interleukine, z. B. IL-2 und IL-15, gesteuert wird. Ferner hemmt Everolimus einen intrazellulären Signalweg, der normalerweise zur Zellproliferation führt. Dadurch verharren die Zellen im G_1-Stadium des Zellzyklus.	
Dosierung:	Für die allgemeine Nieren- und Herz-Transplantationspopulation wird eine anfängliche Dosierung von 0,75 mg zweimal täglich empfohlen, beginnend sobald wie möglich nach der Transplantation. Dosisanpassungen können erforderlich sein.	10 mg Everolismus einmal täglich, immer zur gleichen Tageszeit und dann immer entweder während oder außerhalb der Mahlzeiten im Ganzen mit einem Glas Wasser einnnehmen.

Interaktionen: Everolimus wird hauptsächlich über CYP3A4 in der Leber und in gewissem Ausmaß in der Darmwand metabolisiert. Es ist ein Substrat für das P-Glykoprotein (P-gp). Die gleichzeitige Behandlung mit starken CYP3A4-Inhibitoren und -Induktoren wird nicht empfohlen. Inhibitoren von P-gp können die Ausschleusung von Everolimus aus den Darmzellen behindern und die Blutspiegel von Everolimus erhöhen.

In vitro erwies sich Everolimus als kompetitiver Inhibitor von CYP3A4 und CYP2D6. Die Bioverfügbarkeit von Everolimus war bei gleichzeitiger Anwendung mit Ciclosporin signifikant erhöht. In einer Studie mit einer Einmalgabe an gesunden Probanden erhöhte die Ciclosporin-Mikroemulsion die AUC von Everolimus um 168 % (46–365 %) und die C_{max} um 82 % (25–158 %) im Vergleich zur alleinigen Gabe von Everolimus.

Die Vorbehandlung gesunder Probanden mit Mehrfach-Dosen von Rifampicin (CYP3A4-Induktor) gefolgt von einer Einmal-Dosis von Certican® erhöhte die *Clearance* von Everolimus fast um das 3-fache, erniedrigte C_{max} um 58 % und die AUC um 63 %. Eine Kombination mit Rifampicin wird nicht empfohlen.

Mäßige Inhibitoren von CYP3A4 und P-gp können die Blutspiegel von Everolimus erhöhen (z. B. Fluconazol, Erythromycin, Verapamil, Nicardipin, Diltiazem, Nelfinavir, Indinavir, Amprenavir). Induktoren von CYP3A4 können den Metabolismus von Everolimus verstärken und die Blutspiegel von Everolimus erniedrigen (z. B. Johanniskraut, Carbamazepin, Phenobarbital, Phenytoin, Efavirenz, Nevirapin).

Pimecrolimus

Seit Oktober 2002 ist mit Pimecrolimus (Elidel®) ein immunsuppressiv wirksames Makrolactam-Derivat von Ascomycin (**o** Abb. 7.22) zur topischen Anwendung zugelassen. Wie Tacrolimus wirkt auch Pimecrolimus als Calcineurin-Inhibitor (Abb 7.18). Der Wirkstoff wird sowohl zur Kurzzeitbehandlung bei Anzeichen und Symptomen des atopischen Ekzems angewendet als auch zur intermittierenden Langzeitbehandlung, um

o Abb. 7.22 Pimecrolimus

das Auftreten von akuten Ekzemschüben zu verhindern. Dabei sollte die Behandlung begonnen werden, sobald die ersten Anzeichen eines atopischen Ekzems auftreten und so kurz wie möglich fortgeführt werden. Die Creme wird nur auf den betroffenen Bereichen dünn aufgetragen und eingerieben. Ist nach sechs Wochen keine Besserung zu erkennen oder tritt eine Exazerbation ein, sollte Elidel® nicht weiter angewendet werden. Die Daten aus klinischen Studien unterstützen eine intermittierende Behandlung mit Elidel® über einen Zeitraum von bis zu 12 Monaten.

Elidel® darf nicht auf Bereiche aufgetragen werden, die von akuten viralen Hautinfektionen betroffen sind (z. B. Herpes simplex oder Windpocken). Während der Behandlung mit Pimecrolimus kann das Risiko für eine Herpes-simplex-Infektion, für ein Eczema herpeticatum oder auch für bakterielle Hautinfektionen erhöht sein. Bei Vorliegen einer Herpes-simplex-Infektion sollte an der betroffenen Stelle die Behandlung mit Elidel® nicht fortgesetzt werden, bis die virale Infektion abgeklungen ist.

Pharmakokinetik/Metabolismus: Aufgrund der Hautselektivität sind die resultierenden Blutspiegel von

Pimecrolimus	
Spezialitäten:	Elidel®
Indikation:	Zur topischen Behandlung von Patienten ab 2 Jahren mit leichtem bis mittelschwerem atopischen Ekzem, wenn eine Behandlung mit topischen Corticosteroiden nicht angebracht oder nicht möglich ist.
Mechanismus:	Pimecrolimus hemmt die Proliferation und damit die klonale Expansion antigen-aktivierter T-Zellen, welche durch die T-Zell-spezifischen Interleukine, z. B. IL-2 und IL-15, gesteuert wird. Ferner hemmt Pimecrolimus einen intrazellulären Signalweg, der normalerweise zur Zellproliferation führt. Dadurch verharren die Zellen im G1-Stadium des Zellzyklus.
Dosierung:	Zweimal täglich dünn auf die betroffenen Hautareale auftragen und vollständig verreiben.

Pimecrolimus nach topischer Anwendung sehr niedrig, weshalb der Metabolismus nicht untersucht werden konnte. Bei Untersuchungen mit oral appliziertem, radioaktiv markiertem Pimecrolimus fanden sich zahlreiche Metaboliten, die durch O-Demethylierung und Oxygenierung entstanden sind. Diese wurden zu 78 % über die Fäzes und nur zu 2,5 % über den Urin ausgeschieden.

Unerwünschte Wirkungen: Virale, bakterielle und Pilz-Infektionen, sowie Reaktionen an der Applikationsstelle.

Die FDA veröffentlichte Anfang 2005 Warnhinweise bezüglich eines potenziellen Risikos, bei der Anwendung von Pimecrolimus an einem Lymphom bzw. an Hautkrebs zu erkranken. Allerdings werden diese Warnhinweise von den großen Fachgesellschaften abgelehnt: Bei den Konzentrationen, die für die Behandlung von Ekzemen angewendet werden, ist das Tumorrisiko nicht erhöht.

Interaktionen: Pimecrolimus wird ausschließlich durch CYP3A4 metabolisiert. Da die Substanz jedoch nur minimal resorbiert wird, sind Wechselwirkungen mit systemisch angewandten Arzneimitteln unwahrscheinlich.

Glucocorticoide

Glucocorticoide (Urbason®, Decortin® u. a.) sind nach wie vor unverzichtbarer Bestandteil der medikamentösen Therapie entzündlich-rheumatischer Erkrankungen. Die Effekte von Glucocorticoiden auf immunkompetente Zellen sind komplex (● Abb. 7.23). Glucocorticoide hemmen Proliferation, Wachstum und Differenzierung, Adhäsion, Migration und Chemotaxis von Monozyten/Makrophagen, Neutrophilen und T-Zellen. Zusätzlich werden die Antigenpräsentation durch Monozyten/Makrophagen sowie die Antikörperproduktion von B-Zellen supprimiert und die Apoptose von Monozyten/Makrophagen, T- und B-Zellen gefördert.

Bemerkenswert sind die Effekte von Glucocorticoiden auf die Gentranskription. Sie werden über einen intrazellulären Rezeptor realisiert, der in Form eines Komplexes an ein Hitzeschockprotein gebunden ist. Bindet ein Glucocorticoid an seinen Rezeptor, so führt dies zur Dissoziation des Hitzeschockproteins. Der nun in einem aktivierten Zustand vorliegende Rezeptor kann einerseits an so genannte Glucocorticoid-responsive Elemente (GREs) der DNA binden und die Transkription des entsprechenden Gens aktivieren. Er kann aber auch durch Interferenz mit Transkriptionsfaktoren wie AP-1 und NF-κB die Transkription von Genen hemmen. Der letztgenannte repressive Mechanismus hat besondere Bedeutung für die Suppression der Expression von proinflammatorischen Zytokinen. Der Glucocorticoid/Rezeptor-Komplex verhindert dabei einer-

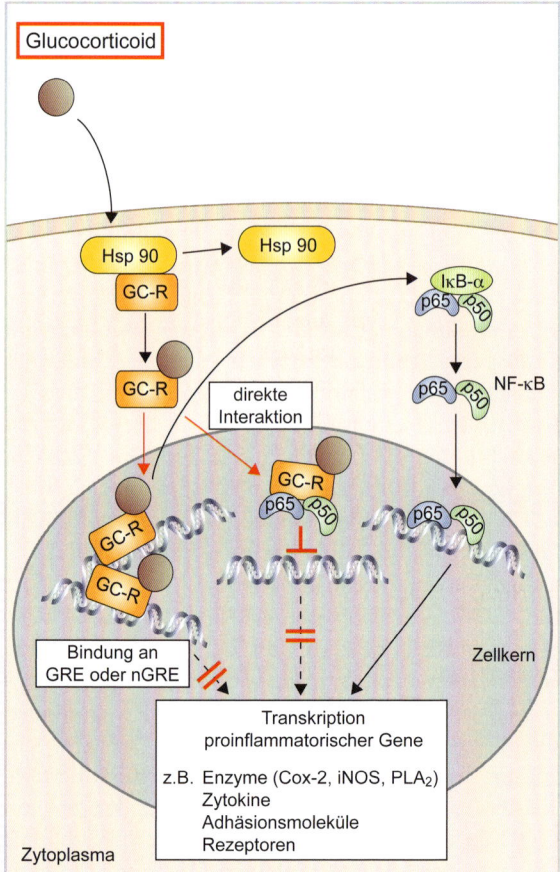

● **Abb. 7.23** Wirkmechanismen der Glucocorticoide. Glucocorticoide binden an intrazelluläre Rezeptoren, die dann in Form des Glucocorticoid/Rezeptor-Komplexes in den Zellkern einwandern. Dort wirken sie auf unterschiedliche Weise: Zum einen inhibieren sie Transkriptionsfaktoren wie NF-κB und AP-1 (FOS/JUN), die die Expression proinflammatorischer Gene regulieren. Sie binden ferner an Glucocorticoid-responsive Elemente (GRE) oder an negative Glucocorticoid-responsive Elemente (nGRE). Im ersten Fall wirken sie selbst als Transkriptionsfaktoren; im zweiten Fall fungieren sie als Transkriptions-Silencer, die die Expression proinflammatorischer Gene abschalten (GC-R: Glucocorticoid-Rezeptor, Hsp: Hitzeschockprotein, Cox-2: Cyclooxygenase 2, iNOS: induzierbare NO-Synthase, PLA2: Phospholipase A2).

seits die Bindung von NF-κB an die DNA, andererseits induzieren Glucocorticoide die Bildung des inhibitorischen Faktors IκB-α, der die Translokation von NF-κB in den Zellkern hemmt.

Darüber hinaus können Glucocorticoide die posttranskriptionale Modifikation sowie die Stabilität von mRNAs regulieren und im Falle von IL-1 und IL-2 die posttranslationale Modifikation der Proteine beeinflussen. Vermittelt über die genannten Mechanismen wird vor allem die Bildung der proinflammatorischen Zyto-

---

Methylprednisolon, Prednisolon

Spezialitäten: Urbason®, Decortin® u. a.

Indikation: Erkrankungen, die einer Therapie mit Glucocorticoiden bedürfen, z. B.:
- Asthma bronchiale, obstruktive Atemwegserkrankungen,
- interstitielle Lungenerkrankungen,
- schwere Verlaufsformen von Pollinosis und Rhinitis allergica,
- Hauterkrankungen, die auf Grund ihres Schweregrades und/oder des Befalls tiefer gelegener Hautkompartimente nicht mit Corticoid-Externa ausreichend behandelt werden können,
- Autoimmunerkrankungen wie Pemphigus, systemischer Lupus erythematodes, Dermatomyositis, Vaskulitiden und Arteriitiden,
- chronische Polyarthritis,
- juvenile Arthritis in hochaktiven Phasen,
- Blutkrankheiten, die nicht auf medikamentösen Schäden beruhen,
- Magen-Darm-Krankheiten wie Colitis ulcerosa und Morbus Crohn,
- zur Immunsuppression nach Transplantationen,
- als ergänzende Maßnahme bei einer Zytostatika- oder Strahlentherapie.

Mechanismus: Hemmung der Transkription spezifischer, proinflammatorischer Gene, vermittelt über einen Glucocorticoid/Rezeptor-Komplex.

Dosierung: Die Höhe der Dosierung ist abhängig vom eingesetzten Wirkstoff, von der Art und Schwere der Erkrankung und vom individuellen Ansprechverhalten des Patienten. Generell werden relativ hohe Initialdosen eingesetzt, die bei akuten, schweren Verlaufsformen deutlich höher sein müssen als bei chronischen Erkrankungen. Nach erfolgreicher Einleitung der Behandlung wird die Dosis schrittweise – je nach klinischer Symptomatik und Ansprechverhalten in Abständen von einem bis mehreren Tagen – bis auf die Erhaltungsdosis reduziert. Speziell bei chronischen Erkrankungen ist oft eine Langzeitbehandlung mit niedrigen Erhaltungsdosen erforderlich.

---

kine IL-1, IL-2, IL-6, TNF-α und IFN-γ gehemmt. Außerdem supprimieren Glucocorticoide die Bildung von Prostaglandinen und Leukotrienen sowie von Stickstoffmonoxid (NO) durch Hemmung der Phospholipase A_2 bzw. Hemmung der Induktion der induzierbaren NO-Synthase (iNOS). Andererseits induzieren Glucocorticoide endogene antiinflammatorische Proteine wie IL-10 und Lipocortin 1.

Für die Amplitude der Glucocorticoid-stimulierten Gentranskription und damit die Effekte an der Zielzelle ist neueren Untersuchungen zufolge nicht nur die freie Hormonkonzentration und die Affinität zum Rezeptor (GC-R) entscheidend. Intrazellulär kann die Fähigkeit des GC-R-Systems, das Glucocorticoid-Signal zu empfangen und zu transduzieren, zum Beispiel durch das Verhältnis zwischen GC-R und den Transkriptionsfaktoren AP-1 und NF-κB sowie durch dominant negative Inhibitoren des GC-R modifiziert werden. Diese Modifikationsmöglichkeiten des Glucocorticoid-Signals auf verschiedenen Ebenen der Signaltransduktion bieten Ansatzpunkte für die Erklärung der großen individuellen Unterschiede bezüglich unerwünschter Effekte von Glucocorticoiden am Knochen und bedürfen gerade im Hinblick auf die Steroid-Osteoporose bei entzündlichen Erkrankungen weiterer Aufklärung.

Eine längere Therapie mit Glucocorticoiden muss ausschleichend beendet werden.

Pharmakokinetik/Metabolismus: Nach i. v.-Injektion von Methylprednisolon wird der Wirkstoff rasch aus dem Ester freigesetzt, ein Teil ist sofort biologisch verfügbar. Die Serumhalbwertszeit von Methylprednisolon beträgt etwa 2–3 Stunden. Dosisunabhängig werden 77 % an Eiweiß gebunden, und zwar nur an Albumin, nicht an Transkortin.

Methylprednisolon wird hauptsächlich in der Leber metabolisiert. Die Metaboliten (11-Keto- und 20-Hydroxy-Verbindungen) sind hormonell inaktiv und werden vorwiegend renal eliminiert. Innerhalb von 10 Stunden erscheinen etwa 85 % der applizierten Dosis im Urin, etwa 10 % in den Fäzes. Etwa 3 % des freigesetzten Methylprednisolons werden unmetabolisiert renal ausgeschieden. Bei eingeschränkter Nierenfunktion ist die Metabolisierung von Methylprednisolon nicht beeinträchtigt, eine Dosisanpassung ist daher nicht erforderlich.

Die Wirkdauer ist länger als die Verweilzeit im Serum, sie beträgt im mittleren Dosisbereich 12–36 Stunden.

Unerwünschte Wirkungen: Adrenale Suppression und die Induktion einer Cushing-ähnlichen Symptomatik, Wachstumsverzögerung bei Kindern, Störungen der

Sexualhormonsekretion, verminderte Glucosetoleranz, Diabetes mellitus, Natriumretention mit Ödembildung, vermehrte Kaliumausscheidung mit möglicher Hypokaliämie (cave: Rhythmusstörungen!), Zunahme der pulmonalen Stauung bei Patienten mit Herzinsuffizienz, Gewichtszunahme, Veränderungen der Serumlipidfraktionen, verstärkter Eiweißabbau mit möglichem begleitendem Harnstoffanstieg, Hautveränderungen, Atrophie, Petechien, Ekchymosen, Steroidakne, verzögerte Wundheilung, periorale Dermatitis, Muskelatrophie (bei Patienten mit Myasthenia gravis kann eine reversible Verschlechterung der Muskelschwäche auftreten, die zu einer myasthenischen Krise fortschreiten kann), Auslösung einer akuten Myopathie bei zusätzlicher Anwendung von nicht-depolarisierenden Muskelrelaxanzien, Osteoporose, aseptische Knochennekrosen, Sehnenruptur, zerebrale Krampfanfälle, Pseudotumor cerebri, Auftreten oder Verstärkung psychischer Störungen, Gereiztheit, Antriebs- und Appetitsteigerung, Manifestation einer latenten Epilepsie, Schwindel, Kopfschmerzen, Schlaflosigkeit, Magen-Darm-Ulzera mit der Gefahr einer Perforation, gastrointestinale Blutungen, Pankreatitis, Oberbauchbeschwerden, Hypertonie, Erhöhung des Thromboserisikos, Vaskulitis, Leukozytose (initial, im Therapieverlauf reversibel), Lymphopenie, Eosinopenie, Polyglobulie, Thrombozytoseneigung, Schwächung der Immunabwehr mit Erhöhung des Infektionsrisikos, Maskierung von Infektionen, Katarakt, Glaukom.

Interaktionen:

- Bei gleichzeitiger Anwendung von Salicylaten, Indometacin und anderen nichtsteroidalen Antiphlogistika kann die Gefahr gastrointestinaler Ulzerationen und Blutungen erhöht sein.
- Die blutzuckersenkende Wirkung von oralen Antidiabetika und Insulin wird vermindert.
- Enzyminduktoren, z. B. Barbiturate, Phenytoin, Primidon, Rifampicin, vermindern die Glucocorticoidwirkung.
- Orale Antikoagulanzien (Cumarinderivate) werden in ihrer Wirkung abgeschwächt; bei gleichzeitiger Anwendung ist eine Dosisanpassung der Antikoagulanzien erforderlich.
- Estrogene (z. B. Ovulationshemmer) können die klinische Wirkung der Glucocorticoide verstärken.
- Zusätzliche Augeninnendrucksteigerung bei gleichzeitiger Anwendung von Atropin sowie anderen Anticholinergika ist nicht ausgeschlossen.
- Herzwirksame Steroidglykoside können durch Kaliummangel in ihrer Wirkung verstärkt werden. Bei gleichzeitiger Anwendung von Saluretika kommt es zu einer zusätzlichen Kaliumausscheidung. Auch durch Laxanzien kann der Kaliumverlust verstärkt werden.

- Bei gleichzeitiger Gabe von ACE-Hemmstoffen kann das Risiko des Auftretens von Blutbildveränderungen erhöht sein.
- Chloroquin, Hydroxychloroquin, Mefloquin: Erhöhtes Risiko des Auftretens von Myopathien, Kardiomyopathien.
- Die Wirkung von Somatropin kann bei Langzeitgabe vermindert werden.
- Ciclosporin: Gegenseitige Hemmung der Metabolisierung; erhöhte Gefahr zerebraler Krampfanfälle. Bei gleichzeitiger Gabe von nicht-depolarisierenden Muskelrelaxanzien kann die Muskelrelaxation länger anhalten.

Glatirameracetat

Glatirameracetat (Copaxone®) wurde zunächst unter dem Namen Copolymer-1 bekannt. Seit November 2001 ist Glatirameracetat EU-weit zur Reduktion der Schubfrequenz bei Patienten mit schubförmig remittierender Multipler Sklerose zugelassen.

Glatirameracetat ist ein Gemisch aus hydrophilen Polypeptiden, die zufällig aus den L-Aminosäuren Lysin, Alanin, Glutamin und Tyrosin (ungefähres molekulares Verhältnis 5:3:1,5:1) synthetisiert werden. Die Polypeptide haben eine Molmasse zwischen 5000 und 9000 Da. Da die Substanz nach dem Zufallsprinzip polymerisiert wird, muss die Wirksamkeit jeder Charge im Tierversuch überprüft werden. Für die Therapie werden 20 mg der Substanz einmal täglich unter die Haut gespritzt.

Der Pathomechanismus der Multiplen Sklerose ist noch nicht vollständig aufgeklärt. Als Auslöser gilt jedoch eine Autoimmunreaktion (▶ Kap. 5.3.2). Das Immunsystem scheint das Myelinbasische Protein (MBP) zu attackieren. Im Tiermodell konnte ein ähnliches Krankheitsbild, die experimentell allergische Enzephalomyelitis (EAE), durch Myelinbasisches Protein ausgelöst werden.

In der Pathogenese der experimentell allergischen Enzephalomyelitis dominieren T_H1-Zellen ganz signifikant über T_H2-Zellen und die von T_H1-Zellen sezernierten Zytokine IFN-γ, TNF-α, und IL-2 werden für die Zerstörung der Myelinscheide mitverantwortlich gemacht.

Im Tiermodell unterdrückte Glatirameracetat eine EAE. Weitere Befunde lassen vermuten, dass durch Glatirameracetat verstärkt die Bildung von Helferzellen vom Typ T_H2 induziert wird (○ Abb. 7.24). Ferner wurde gezeigt, dass die artifiziellen Peptide sehr bevorzugt an MHC-II-Moleküle binden und mit der Bindung von Myelin-Antigenen effizient kompetieren. Dadurch wird eine Aktivierung spezifischer T-Zellen unterdrückt und die Myelinscheiden der Nervenfasern vor dem „Angriff" dieser Zellen verschont. Auch klinische

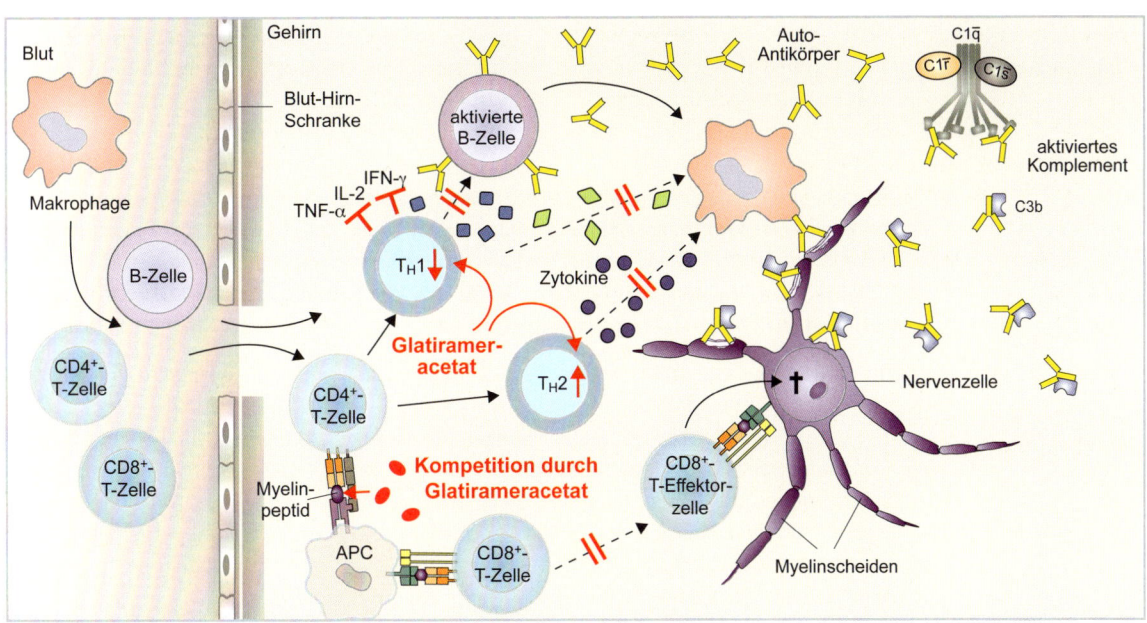

Abb. 7.24 Wirkmechanismus von Glatirameracetat.

A. Bei der immunologischen MS-Pathogenese dominiert die zelluläre Toxizität durch ein Übergewicht der T_H1-Reaktivität gegenüber der T_H2-Reaktivität. Glatirameracetat verschiebt das Verhältnis T_H1:T_H2 stark in Richtung T_H2, wodurch die Stimulation der zellulären Immunantwort stark zurückgedrängt wird. Ferner wird auch die Bildung proinflammatorischer Zytokine wie IFN-γ, TNF-α und IL-2 reduziert.

B. Außerdem kompetieren Glatiramer-Peptide sehr effizient mit Myelin-Peptiden um MHC-II-Moleküle, was die Aktivierung von Myelin-reaktiven T-Zellen herabsetzt und somit den weiteren Verlauf der Multiplen Sklerose lindert.

Daten deuten auf eine Verschiebung der immunologischen Reaktion von T_H1 nach T_H2 hin. Nach welchem Mechanismus das Polypeptid jedoch genau wirkt, wird weiter untersucht.

In einer großen Doppelblindstudie senkte Glatirameracetat in einer Dosierung von täglich 20 mg über zwei Jahre die Schubfrequenz im Schnitt um 30 %. Auch beim Vergleich der nach 24 Monaten anhand der EDS-Skala gemessenen Behinderung schnitt das Verum signifikant besser ab. Allerdings verzögerte die Substanz nicht die Progression der Behinderung bei Patienten mit schubförmig remittierender Multipler Sklerose. Ebenso gelang es bislang nicht, einen positiven Effekt auf Dauer und Schweregrad eines Schubes zu erzielen.

Copaxone® ist angezeigt zur Reduktion der Schubfrequenz bei ambulanten Patienten (d.h. solche Patienten, die ohne Hilfe gehfähig sind) mit schubförmig remittierender Multipler Sklerose, bei denen mindestens zwei Schübe mit neurologischen Funktionsstörungen während der letzten 2 Jahre aufgetreten sind. Copaxone® ist nicht indiziert bei primär oder sekundär progredienter Multipler Sklerose.

Pharmakokinetik/Metabolismus: *In-vitro*-Daten und begrenzte Ergebnisse von Probanden zeigen, dass subkutan verabreichtes Glatirameracetat leicht absorbiert wird. Der überwiegende Teil der Dosis wird bereits im subkutanen Gewebe schnell in kleinere Fragmente abgebaut.

Unerwünschte Wirkungen: Reaktionen an der Injektionsstelle, Brustschmerzen, grippeähnliche Symptome, Asthenie, Rückenschmerzen, Kopfschmerzen, Herzklopfen, Vasodilatation, Übelkeit, Obstipation, Diarrhö, Arthralgie, Angst, Depression, Schwindel, Hypertonie, Dyspnoe, Rash, Schwitzen.

Interaktionen: Daten zu Wechselwirkungen mit IFN-β liegen nicht vor. Bei gleichzeitiger Behandlung mit Corticosteroiden wurden Reaktionen an der Injektionsstelle häufiger beobachtet. *In-vitro*-Untersuchungen deuten an, dass Glatirameracetat in starkem Maße an Plasmaproteine gebunden wird. Jedoch wird Glatirameracetat nicht durch Phenytoin oder Carbamazepin aus der Bindung an Plasmaproteine verdrängt und verdrängt selbst diese Substanzen nicht. Da Copaxone® jedoch theoretisch das Potenzial besitzt, die Verteilung von proteingebundenen Substanzen zu beeinflussen, ist die gleichzeitige Gabe solcher Arzneimittel sorgfältig zu überwachen.

Glatirameracetat

Spezialitäten: Copaxone®

Indikation: Copaxone® ist angezeigt:
- zur Behandlung von Patienten mit einer klar definierten ersten klinischen Episode und einem hohen Risiko, eine klinisch gesicherte Multiple Sklerose zu entwickeln,
- zur Reduktion der Schubfrequenz bei ambulanten Patienten mit schubförmig remittierender Multipler Sklerose, bei denen mindestens zwei Schübe mit neurologischen Funktionsstörungen während der letzten zwei Jahre aufgetreten sind.

Mechanismus: Man geht davon aus, dass Glatirameracetat modifizierend in Immunprozesse eingreift, die für die Pathogenese der Multiplen Sklerose verantwortlich gemacht werden. Diese Hypothese wird durch Ergebnisse unterstützt, die sich aus Untersuchungen der Pathogenese der experimentellen allergischen Enzephalomyelitis (einem experimentellen Tiermodell für MS) ergaben. Studien an Tieren und MS-Patienten weisen darauf hin, dass nach Verabreichung von Glatirameracetat wirkstoffspezifische T-Suppressorzellen induziert und in der Peripherie aktiviert werden. Ferner scheinen durch Glatirameracetat verstärkt induzierte Helferzellen vom Typ T_H2 mit dem Myelinbasischen Protein zu interagieren und so eine allergische Enzephalomyelitis zu unterdrücken.

Dosierung: Die empfohlene Dosierung bei Erwachsenen beträgt einmal täglich 20 mg Glatirameracetat subkutan.

Fumarsäure

Fumarsäure (Fumaderm® initial, Fumaderm®) ist der Trivialname der natürlich vorkommenden Dicarbonsäure *trans*-Butendisäure (o Abb. 7.25). Sie entsteht im Rahmen des Zitronensäurezyklus in den Mitochondrien eukaryontischer Zellen aus Succinat durch Oxidation mithilfe der Succinat-Dehydrogenase. Im weiteren Verlauf hydratisiert das Enzym Fumarase Fumarsäure zu Apfelsäure. In größeren Mengen kommt Fumarsäure u. a. im Erdrauch (*Fumaria officinalis*, Fam.: Papaveraceae) vor.

1959 beschrieb der deutsche Chemiker Walter Schweckendiek erstmals die erfolgreiche Anwendung von Fumarsäure für die Behandlung der Psoriasis. Da jedoch die Salze der Fumarsäure bei oraler Applikation kaum resorbiert wurden, synthetisierte Schweckendiek verschiedene Ester der Fumarsäure, von denen dann später ein Dimethyl- und ein Monoethylester in Kombination eingesetzt wurden. Seit 1994 ist die Psoriasis-Therapie mit Fumarsäureestern in Deutschland zugelassen.

Es konnte gezeigt werden, dass Dimethylfumarat, Monomethylfumarat sowie Monoethylfumarat die Proliferation von Keratinozyten – möglicherweise bedingt durch einen vorübergehenden Anstieg der intrazellulären Ca^{2+}-Konzentration – hemmen. Außerdem induziert Dimethylfumarat Apoptose in humanen T-Zellen und dendritischen Zellen. Insgesamt kommt es durch die Fumarsäureester zu einer Verschiebung der Zytokinproduktion weg von den proinflammatorischen Zytokinen wie IL-2, TNF-α und IFN-γ hin zu den antiinflammtorischen Zytokinen IL-4, IL-5 und IL-10. Allerdings sind die molekularen Mechanismen, wie die Fumarsäureester immunmodulierend auf die verschiedenen Zelltypen wirken, noch weitgehend ungeklärt. Es deutet jedoch einiges darauf hin, dass durch Dimethylfumarat die Translokation von NF-κB aus dem Zytoplasma in den Zellkern blockiert wird, wodurch die Expression von Entzündungsgenen verhindert wird. Ein für die Psoriasis bedeutsamer Effekt ist, dass die intraepidermale Infiltration der Haut mit Granulozyten und T-Helferzellen verringert wird, was von einer Reduktion der Acanthose und Hyperkeratose begleitet wird.

Fumaderm® ist zugelassen zur Behandlung von mittelschweren bis schweren Formen der Psoriasis vulgaris sofern eine alleinige äußerliche Therapie nicht ausrei-

o **Abb. 7.25** Fumarsäure und Fumarate

Fumarsäure

Spezialitäten: Fumaderm® initial/Fumaderm®

Indikation: Fumaderm® initial ist angezeigt zur verträglichkeitsverbessernden Einleitung der Fumaderm®-Therapie. Fumaderm® ist angezeigt zur Behandlung von mittelschweren bis schweren Formen der Psoriasis vulgaris, sofern eine alleinige äußerliche Therapie nicht ausreichend ist.

Mechanismus: Dimethylfumarat, Monomethylfumarat sowie Monoethylfumarat hemmen die Proliferation von Keratinozyten und verringern die intraepidermale Infiltration der Haut mit Granulozyten und T-Helferzellen, was zu einer Reduktion der Acanthose und Hyperkeratose führt. Außerdem induziert Dimethylfumarat Apoptose in humanen T-Zellen und dendritischen Zellen. Insgesamt kommt es zu einer Verschiebung der Zytokinproduktion weg von den proinflammatorischen Zytokinen wie IL-2, TNF-α und IFN-γ hin zu den antiinflammtorischen Zytokinen IL-4, IL-5 und IL-10.

Dosierung: Die Therapie muss einschleichend dosiert werden mit Fumaderm® initial für die ersten 3 Behandlungswochen und zunächst täglich abends 1 Tablette bis täglich 3 × 1 Tablette. Danach wird die Dosis mit Fumaderm® weiter gesteigert bis maximal täglich 3 × 2 Tabletten.

chend ist. Dabei ist die Therapie einschleichend mit der niedriger dosierten Fumaderm® initial zu beginnen: In der ersten Behandlungswoche wird täglich eine Tablette abends eingenommen, in der zweiten morgens und abends je eine Tablette und in der dritten Behandlungswoche dreimal täglich eine Tablette. Anschließend wird auf die, bezüglich Dimethylfumarat vierfach höher dosierte Fumaderm®-Tablette gewechselt und ebenfalls mit täglich einer Tablette am Abend begonnen. Je nach individueller Verträglichkeit wird die Dosis wöchentlich um je eine Tablette gesteigert. Jedoch darf die maximale tägliche Menge von 3 × 2 Tabletten nicht überschritten werden. Mit ersten Therapieeffekten kann nach der 4. bis 6. Behandlungswoche gerechnet werden.

Da für Schwangere keine Erfahrungen vorliegen und nicht bekannt ist, ob die Wirkstoffe in die Muttermilch übergehen, darf Fumaderm® initial und Fumaderm® während Schwangerschaft und Stillzeit nicht eingenommen werden.

Pharmakokinetik/Metabolismus: Die oral verabreichten Fumarsäureester werden innerhalb von 30 min bis 2 h fast vollständig über den Dünndarm resorbiert. Dimethylfumarat wird dabei offenbar im Darm sehr schnell zu Monomethylfumarat hydrolysiert. Nach 5–6 Stunden sind die maximalen Serumkonzentrationen von Monomethylfumarat erreicht. Die Metabolisierung erfolgt zum größten Teil im Zitronensäurezyklus und nur geringe Mengen werden über Urin und Fäzes ausgeschieden.

Unerwünschte Wirkungen: Vor allem zu Therapiebeginn treten sehr häufig Gesichtsrötung und Hitzegefühl (Flush) auf, die jedoch im weiteren Verlauf der Behandlung weniger werden. Außerdem kann es zu Diarrhö, Völlegefühl, Oberbauchkrämpfen, Blähungen und Übelkeit kommen. Blutbildveränderungen wie Leuko- und Lymphopenien sowie Eosinophilie sollten während

der Therapie ebenso überwacht werden wie Leberwerte und Serumkreatininkonzentrationen.

Interaktionen: Methotrexat, Retinoide, Psoralene, Ciclosporin, Immunsuppressiva, Zytostatika und Medikamente mit bekanntem schädlichem Einfluss auf die Nieren dürfen nicht gleichzeitig mit Fumarsäureestern angewendet werden. Während der Behandlung mit Fumarsäureestern muss eine gleichzeitige topische Anwendung von Fumarsäurederivaten z.B. in Form von Salben und/oder Bädern vermieden werden, da die zusätzliche perkutane Aufnahme von Fumarsäurederivaten aus Externa und Bädern zu einer Intoxikation infolge Überschreitung der maximal tolerierbaren Dosis führen könnte.

Wegen des beobachteten immunmodulierenden Effekts und einer Verschiebung zu antiinflammatorischen Zytokinen ist Dimethylfumarat unter der Bezeichnung BG-12 in einer maximalen Dosierung von 720 mg/Tag in fortgeschrittenen klinischen Studien zur Therapie von Patienten mit *relapsing-remitting* Multipler Sklerose.

Fingolimod

Ein neuer Wirkstoff für die Behandlung der Multiplen Sklerose ist Fingolimod (FTY720, **o** Abb. 7.26), eine Substanz, die aus dem Pilz *Isaria sinclairii* stammt. Ursprünglich war die Substanz für die Transplantationsmedizin entwickelt worden. Fingolimod ist ein funktioneller Sphingosin-1-Phosphat-Rezeptor-(S1P-

o Abb. 7.26 FTY720

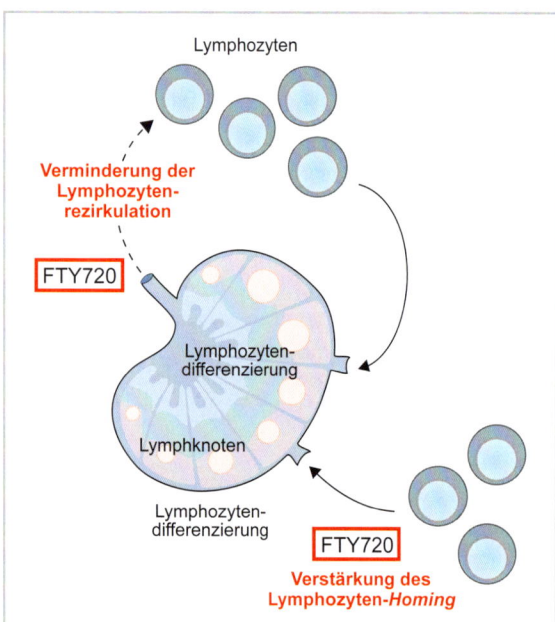

Lymphozyten

Verminderung der Lymphozyten-rezirkulation

FTY720

Lymphozyten-differenzierung

Lymphknoten

Lymphozyten-differenzierung

FTY720

Verstärkung des Lymphozyten-*Homing*

○ **Abb. 7.27** Wirkmechanismus von FTY720.
Das von der SphK1 phosphorylierte FTY720 vermindert die Rezirkulation der Lymphozyten in die Blutbahn und in das periphere Gewebe, wie z. B. das Transplantat. Die Lymphozyten werden stattdessen im sekundären lymphatischen Gewebe festgehalten, was zu einer Lymphopenie führt und das Transplantat vor der zerstörerischen Aktivität der T-Zellen schützt.

R)-Antagonist auf Lymphozyten, also ein Rezeptor-Ligand, der den S1P-Signaltransduktionsweg blockiert.

Der Wirkstoff wird zunächst von der S1P-Kinase SphK1 phosphoryliert. Nach Bindung an den S1P-Rezeptor, wird der Rezeptor internalisiert und steht nicht mehr für die Bindung des natürlichen Liganden Sphingosin-1-phosphat zur Verfügung. Dadurch wird die Rezirkulation der Lymphozyten in die Blutbahn und in das periphere Gewebe vermindert. Die Lymphozyten werden vielmehr von Entzündungsherden und Transplantaten abgezogen und im sekundären lymphatischen Gewebe festgehalten. Das Resultat ist eine Lymphopenie – eine Reduktion der Lymphozytenzahl im Blut und in entzündlichem Gewebe –, die z. B. nach einer Organtransplantation oder bei Multipler Sklerose gewünscht ist (○ Abb. 7.27).

Das neue Prinzip von Fingolimod besteht darin, dass es keine der Aktivitäten klassischer Immunsuppressiva besitzt, wie eine Blockade der T- oder B-Zellaktivierung, der Zell-Proliferation, der Zytokinproduktion oder der Antikörperproduktion. Somit ist Fingolimod eher als „Immunmodulator" und nicht als Immunsuppressivum im eigentlichen Sinne einzustufen.

Seit September 2010 ist Fingolimod (Gilenya™) von der US-amerikanischen Zulassungsbehörde FDA für die Therapie von schubförmig verlaufenden Formen der multiplen Sklerose zugelassen. Das Medikament wird als Primärtherapie eingesetzt und oral in einer Dosis von täglich 0,5 mg verabreicht.

Im Zulassungsantrag bei der FDA wurde dokumentiert, dass Gilenya™ in der Dosis von täglich 0,5 mg die Schubhäufigkeit gegenüber Interferon beta-1a (Avonex®) nach einjähriger Behandlung um 52 % reduziert. Außerdem wurde auch die Krankheitsaktivität stärker reduziert als mit Interferon beta-1a, was anhand der Zahl neuer bzw. jüngst vergrößerter T2-Läsionen gezeigt werden konnte, die mittels Magnetresonanztomographie dargestellt werden. Eine zweijährige placebokontrollierte Studie belegte zudem eine Verringerung der Schubhäufigkeit um 54 %, und des Fortschreitens körperlicher Behinderungen bei Gilenya™-Patienten. In den Studien führte die Behandlung mit Gilenya™ auch zu einer statistisch signifikanten Reduzierung von Gehirnläsionen, die mittels Magnetresonanztomographie gemessen werden.

Am 17.3.2011 hat auch die EMA die Zulassung für Fingolimod erteilt.

Pharmakokinetik/Metabolismus: Für die Wirksamkeit von Fingolimod ist der pharmakologisch aktive Metabolit Fingolimod-Phosphat verantwortlich.

Fingolimod wird langsam (t_{max}: 12–16 Stunden) und umfassend ($\geq$ 85 %) resorbiert. Die absolute orale Bioverfügbarkeit beträgt 93 %. Steady-State-Blutkonzentrationen werden bei einmal täglicher Gabe innerhalb von ein bis zwei Monaten erreicht und sind etwa 10-mal so hoch wie die Werte nach der Initialdosis. Da Fingolimod keine Nahrungsmittelinteraktionen zeigt, kann Gilenya™ unabhängig von den Mahlzeiten eingenommen werden. Die Fingolimod-*Clearance* aus dem Blut beträgt 6,3 ± 2,3 l/h, die durchschnittliche scheinbare terminale Halbwertszeit ($t_{1/2}$) liegt bei 6–9 Tagen.

Fingolimod wird beim Menschen durch reversible, stereoselektive Phosphorylierung in das pharmakologisch aktive (S)-Enantiomer Fingolimod-Phosphat transformiert. Es wird durch oxidative Biotransformation vorwiegend über CYP4F2 (zum Teil durch CYP3A4) metabolisiert und dann durch β-Oxidation zu inaktiven Metaboliten sowie zu nicht-polaren Ceramidanaloga abgebaut.

Unerwünschte Wirkungen: Als schwerwiegende Nebenwirkungen können unter der Therapie mit Fingolimod Herzfrequenzminderung (Bradykardie oder Bradyarrhythmien), Infektionen, Makulaödeme, Atemnot oder Leberprobleme auftreten.

Da Fingolimod Ungeborenen Schaden zufügen kann, sollten Frauen, die schwanger werden können, während der Behandlung mit Gilenya™ und mindestens zwei Monate danach wirkungsvolle Verhütungsmethoden anwenden. Es ist nicht bekannt, ob Fingolimod in die Muttermilch übergehen kann, deshalb sollten Frauen, die den Wirkstoff einnehmen, nicht stillen.

Fingolimod

Spezialitäten: Gilenya®

Indikation: Gilenya® ist als krankheitsmodifizierende Monotherapie von hochaktiver schubförmig-remittierend verlaufender Multipler Sklerose bei folgenden Gruppen erwachsener Patienten angezeigt:

- Patienten mit hoher Krankheitsaktivität trotz Behandlung mit einem Beta-Interferon. Dabei kann es sich um Patienten handeln, die nicht auf einen vollständigen und angemessenen (normalerweise mindestens ein Jahr andauernden) Zyklus einer Beta-Interferon-Therapie angesprochen haben. Diese Patienten sollten während der Therapie im vorangegangenen Jahr mindestens einen Schub gehabt haben und sie sollten mindestens neun T2-hyperintense Läsionen im kranialen MRT oder mindestens eine Gadolinium anreichernde Läsion aufweisen. Ein Patient, der nicht auf die Therapie anspricht („Non-Responder"), lässt sich ebenso als ein Patient mit einer im Vergleich zum Vorjahr unveränderten oder vermehrten Schubrate oder anhaltend schweren Schüben definieren.
- Patienten mit rasch fortschreitender schwerer schubförmig-remittierend verlaufender Multipler Sklerose, definiert durch zwei oder mehr Schübe mit Behinderungsprogression in einem Jahr, und mit einer oder mehr Gadolinium anreichernden Läsionen im MRT des Gehirns oder mit einer signifikanten Erhöhung der T2-Läsionen im Vergleich zu einer kürzlich durchgeführten MRT.

Mechanismus: Fingolimod-Phosphat ist ein funktioneller Sphingosin-1-Phosphat-Rezeptor-(S1P-R)-Antagonist auf Lymphozyten. Durch die Bindung an den Rezeptor können Lymphozyten nicht aus den peripheren Lymphknoten ins Blut und ins ZNS auswandern. Dadurch werden die Entzündungsaktivität von S1P und die negativen Effekte auf die Gap-Junctions der Astrozyten reduziert.

Dosierung: Die empfohlene Dosierung von Gilenya® ist die einmal tägliche Einnahme einer Kapsel zu 0,5 mg. Gilenya® kann entweder zu den oder außerhalb der Mahlzeiten eingenommen werden.

Interaktionen: Eine gleichzeitige Anwendung antineoplastischer, immunsuppressiver oder immunmodulierender Therapien sollte nicht erfolgen, da ein Risiko von additiven Effekten auf das Immunsystem besteht. Vorsicht ist auch geboten, wenn Patienten von lang wirksamen Substanzen, die das Immunsystem beeinflussen, wie z. B. Natalizumab oder Mitoxantron, umgestellt werden. In klinischen Studien zur Multiplen Sklerose war die gleichzeitige Anwendung einer kurzfristigen Corticosteroidtherapie zur Schubbehandlung nicht mit einer erhöhten Infektionsrate assoziiert.

7.4 Biologicals

7.4.1 Beta-Interferone

Zu den wichtigsten Wirkstoffen zur Behandlung der Multiplen Sklerose gehören die rekombinanten Beta-Interferone.

Interferone sind Proteine, die von eukaryontischen Zellen im Rahmen der Immunantwort auf virale Infektionen und andere biologische Stimuli gebildet werden (▶ Kap. 3.3.2, 4.2.1). Sie wirken antiviral, antiproliferativ und immunmodulierend. Sie werden in drei Hauptgruppen – den Interferonen alpha, beta und gamma – unterteilt, wobei IFN-α und IFN-β zusammen die Klasse I und IFN-γ die Klasse II bilden. Die einzelnen

Interferone besitzen überschneidende, aber dennoch klar voneinander abgrenzbare Wirkungen.

IFN-β ist ein Glykoprotein, das von Fibroblasten und Makrophagen produziert wird. Die Zuckerkette ist N-glykosidisch mit dem Protein verknüpft.

Wie alle Zytokine, so entfaltet auch IFN-β seine Wirkung durch Bindung an einen spezifischen Rezeptor. Die Reaktionskaskade ist komplex und führt schließlich zur Expression verschiedener Gene und Marker. Dazu zählen MHC-Klasse-I-Antigene, Mx-Protein, 2',5'-Oligoadenylat-Synthetase, β_2-Mikroglobulin und Neopterin.

Die Bedeutung von IFN-β bei der Multiplen Sklerose ist unbekannt. Dies liegt auch daran, dass die Pathophysiologie der Krankheit längst nicht verstanden ist. Klar ist allerdings, dass IFN-β positive Effekte auf die Progredienz der MS besitzt. Dies wurde in vielen Studien bewiesen.

Bei der Multiplen Sklerose handelt es sich um eine chronisch-entzündliche Erkrankung des zentralen Nervensystems, bei der die Markscheiden der Nervenfasern zerstört werden. Sie gehört deshalb zur Gruppe der so genannten Entmarkungserkrankungen (▶ Kap. 5.3.2).

Multiple Sklerose führt zu vielfältigen Symptomen wie Sehstörungen, Gefühlsstörungen der Haut, Nervenschmerzen oder Muskellähmungen, die oft schubweise auftreten. Auslösend sind Entzündungen an den Markscheiden der Nervenfasern des zentralen Nervensystems, deren Ursachen noch nicht genau bekannt sind. Eine immunologische Genese wird als eine Möglichkeit diskutiert. Genauer gesagt wird angenommen, dass die Multiple Sklerose zur Gruppe der Autoimmunerkrankungen gehört, bei denen Abwehrreaktionen des Immunsystems gegen körpereigene Strukturen gerichtet sind. Wegen dieser möglichen Genese verwundert es nicht, dass Wirkstoffe wie Beta-Interferone sicherlich zu den wichtigsten Arzneistoffen zur Behandlung dieser Krankheit gehören.

Zur Diagnosestellung werden neben der neurologischen Untersuchung Methoden wie Liquoruntersuchung, visuell evozierte Potenziale und Kernspintomographie (MRT) herangezogen. Eine Heilung der Erkrankung ist derzeit noch nicht möglich. Allerdings kann durch die Gabe entzündungshemmender Medikamente bzw. von Präparaten, die die Immunabwehr herabsetzen, die Intensität der Krankheitsschübe vermindert werden. Daneben steht vor allem die Behandlung der mit der Erkrankung verbundenen Symptome im Vordergrund, um den Betroffenen eine hohe Lebensqualität zu sichern.

Alle Beta-Interferone sollten bei Patienten mit vorbestehenden oder aktuellen depressiven Störungen, vor allem bei Patienten mit Suizidneigung mit Vorsicht angewendet werden.

Interferon beta-1a

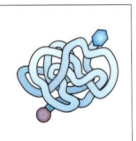

Interferon beta-1a (Avonex®, Rebif®) besteht aus der Aminosäuresequenz von natürlichem, menschlichem Interferon beta (IFN-β). Es wird von Säugetierzellen produziert und ist deshalb wie das natürliche Protein glykosyliert.

Interferon beta-1a ist zur Behandlung einer schubförmigen Multiplen Sklerose (MS) oder einem einmaligen demyelinisierenden Ereignis mit entzündlichem Prozess indiziert. Patienten, die eine progrediente Form der MS entwickeln, sollten Interferon beta-1a nicht mehr bekommen.

Pharmakokinetik/Metabolismus: Bei angemessener Korrektur beträgt die berechnete Bioverfügbarkeit für Avonex® bei einer i.m.-Verabreichung ca. 40 %. Diese Bioverfügbarkeit ist dreimal höher als die subkutane Bioverfügbarkeit, so dass Avonex® nicht subkutan verabreicht werden darf.

Für Rebif® bleibt nach s. c.- oder i. m.-Verabreichung von IFN-β der Serumspiegel niedrig, ist aber noch nach 12–24 Stunden messbar. Subkutane oder intramuskuläre Anwendungen sind hier bezüglich der Verfügbarkeit von IFN-β äquivalent.

Unerwünschte Wirkungen: Grippeähnliches Syndrom, Entzündungen der Injektionsstelle, Gelenk- und Muskelschmerzen, asymptomatischer Anstieg der Transaminase, Pruritus, Ausschlag, Neutropenie, Lymphopenie, Leukopenie, Thrombozytopenie, Anämie, Durchfall, Erbrechen, Übelkeit, Depression, Schlaflosigkeit, Krampfanfälle (sehr selten).

Interaktionen: Es wurde berichtet, dass Interferone die Aktivität von Cytochrom-P450-abhängigen Leberenzymen verringern. Obwohl nicht durch harte Daten belegt, sollte bei einer gleichzeitigen Gabe von Interferon beta-1a und Medikamenten mit geringer therapeutischer Breite, deren Ausscheidung weitgehend vom Cytochrom-P450-System der Leber abhängt, Vorsicht geboten sein. Von Bedeutung sind hier Antiepileptika und einige Antidepressiva.

Gezielte Interaktionsstudien wurden nicht durchgeführt. Eine gleichzeitige Gabe von Interferon beta-1a

Interferon beta-1a		
Spezialitäten:	Avonex®	Rebif®
Indikation:	Zur Behandlung einer schubförmigen Multiplen Sklerose (MS) oder einem einmaligen demyelinisierenden Ereignis mit entzündlichem Prozess.	Behandlung von Patienten mit Multipler Sklerose, ■ die ein einzelnes demyelinisierendes Ereignis erlitten haben und für die ein hohes Risiko besteht, die Erkrankung zu entwickeln, ■ die durch zwei oder mehr Anfälle neurologischer Störungen (Schübe) innerhalb der letzten zwei Jahre gekennzeichnet ist.
Mechanismus:	Interferon der Klasse I, das hauptsächlich antiviral und immunmodulatorisch zu wirken scheint.	
Dosierung:	Avonex® wird in der Regel einmal wöchentlich in einer Dosis von 30 µg intramuskulär appliziert.	Rebif® wird dreimal wöchentlich in einer Dosis von 22 oder 44 µg subkutan appliziert.

und Corticosteroiden oder ACTH während eines Schubes scheint gut vertragen zu werden.

Interferon beta-1b

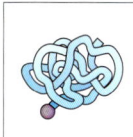

Interferon beta-1b (Betaferon®, Extavia®) kann als „frühes Mutein" bezeichnet werden, da es nicht exakt dem humanen Beta-Interferon entspricht. Es wird in *E. coli* hergestellt und ist daher nicht glykosyliert. Ferner wurde eines der drei Cysteine durch gezielte Genmutation in ein Serin umgewandelt, so dass keine inkorrekten Disulfid-Brücken gebildet werden können. Schließlich fehlt dem Interferon beta-1b das N-terminale Methionin, das enzymatisch in *E. coli* abhydrolisiert wird. Abgesehen von den drei beschriebenen Modifikationen entspricht Interferon beta-1b dem natürlichen, menschlichen IFN-β.

Durch die Modifikationen werden die pharmakodynamischen Eigenschaften nicht signifikant geändert. So bindet auch Interferon beta-1b an die spezifischen Zelloberflächen-Rezeptoren und induziert so die Bildung der typischen Genprodukte, die als Mediatoren der biologischen Wirkung von Beta-Interferonen gelten.

Interferon beta-1b ist zur Behandlung einer schubförmigen Multiplen Sklerose (MS) oder einer sekundär progredient verlaufenden Multiplen Sklerose, die sich in einem akuten Krankheitsstadium befindet, zugelassen.

In mehreren Vergleichsstudien mit Avonex® und Rebif® zeigte sich Betaferon® signifikant überlegen. Gründe für diese Überlegenheit könnten entweder in den molekularen Unterschieden liegen. Sie können aber auch in den unterschiedlichen Dosier-Schemata begründet sein. Avonex® wird – bezogen auf die Wochendosis – am niedrigsten dosiert und wird auch nur einmal wöchentlich appliziert. Ferner wird Avonex® als einziger Beta-Interferon-Wirkstoff intramuskulär verabreicht. Rebif®, das ebenfalls wie Avonex® human-identisches, glykosyliertes Beta-Interferon enthält, wird 3 × wöchentlich in einer Dosierung von 22 oder 44 µg subkutan appliziert. Demgegenüber wird Betaferon® mit einer dreimal-wöchentlichen subkutanen Gabe von 250 µg am höchsten dosiert. Diese höhere Dosierung wird sicherlich mit mehr unerwünschten Arzneimittelwirkungen erkauft. Allerdings scheint die bessere Wirksamkeit diese Nachteile zu rechtfertigen. In der INCOMIN-Studie (The Lancet, 359, 1453), in der die Therapien mit Betaferon® und Avonex® direkt verglichen wurden, ziehen die Autoren das Fazit, dass die Therapie mit Betaferon® einer Therapie mit Avonex® um ca. 20 % überlegen ist.

Pharmakokinetik/Metabolismus: Maximale Serumkonzentrationen von etwa 40 I. E./ml werden 1–8 Stunden nach subkutaner Injektion von 500 µg (16 Millionen I. E.) Interferon beta-1b gefunden. Die mittlere *Clearance*-Rate beträgt bis zu 30 ml/min/kg, und die Dispositions-Halbwertszeit wurde mit bis zu 5 Stunden bestimmt. Betaferon-Injektionen in zweitägigem Abstand führen nicht zu einem Anstieg der Serumspiegel. Die absolute Bioverfügbarkeit bei subkutaner Verabreichung beträgt ca. 50 %.

Unerwünschte Wirkungen: Zu Beginn der Behandlung sind unerwünschte Wirkungen häufig, diese klingen aber im Allgemeinen im Laufe der Behandlung ab. Diese sind: grippeähnliches Syndrom, Entzündungen oder Nekrosen an der Injektionsstelle, Gelenk- und

7

Interferon beta-1b

Spezialitäten: Betaferon®, Extavia®

Indikation: Zur Behandlung:
- von Patienten mit erstmaligem demyelisierendem Ereignis mit aktivem entzündlichem Prozess, wenn dieses Ereignis schwer genug ist, um eine intravenöse Corticosteroid-Therapie zu rechtfertigen, wenn mögliche Differentialdiagnosen ausgeschlossen wurden und wenn bei diesen Patienten der Beurteilung zufolge ein hohes Risiko für das Auftreten einer klinisch gesicherten Multiplen Sklerose besteht,
- von Patienten mit schubweise verlaufender Multipler Sklerose, die in den letzten zwei Jahren zwei oder mehr Schübe durchgemacht haben,
- von Patienten mit sekundär progredient verlaufender Multipler Sklerose, die sich in einem akuten Krankheitsstadium befinden, d. h. klinische Schübe erfahren.

Mechanismus: Interferon der Klasse I, das hauptsächlich antiviral und immunmodulatorisch zu wirken scheint.

Dosierung: Betaferon® und Extavia® werden in der Regel an jedem zweiten Tag in einer Dosierung von 250 µg subkutan injiziert.

Muskelschmerzen, asymptomatischer Anstieg der Transaminase, Pruritus, Ausschlag, Neutropenie, Lymphopenie, Leukopenie, Thrombozytopenie, Anämie, Durchfall, Erbrechen, Übelkeit, Depression, Schlaflosigkeit, Krampfanfälle (sehr selten).

Interaktionen: Es wurde berichtet, dass Interferone die Aktivität von Cytochrom-P450-abhängigen Leberenzymen verringern. Obwohl nicht durch harte Daten belegt, sollte bei einer gleichzeitigen Gabe von Interferon beta-1b und Medikamenten mit geringer therapeutischer Breite, deren Ausscheidung weitgehend vom Cytochrom-P450-System der Leber abhängt, Vorsicht geboten sein. Von Bedeutung sind hier Antiepileptika und einige Antidepressiva.

Gezielte Interaktionsstudien wurden nicht durchgeführt. Eine gleichzeitige Gabe von Interferon beta-1b und Corticosteroiden oder ACTH während eines Schubes scheint gut vertragen zu werden.

7.4.2 C1-Esterase-Inhibitoren

C1-Esterase-Inhibitor aus Humanplasma

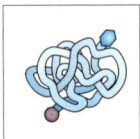

Berinert® P ist ein aus Humanplasma isolierter Inhibitor der humanen Komplementkomponente-1(C1)-Esterase (C1INH). Humaner C1INH wird überwiegend in der Leber gebildet und hat einen Kohlenhydratanteil von 40 %, wobei sowohl N- als auch O-Glykosylierungen vorkommen. Die normale Plasmakonzentration des Inhibitors liegt bei ca. 240 µg/ml. C1INH wirkt als Inhibitor für verschiedene Serinproteasen des Kontakt- und des Komplementsystems und damit als deren Hauptregulator. *In vitro* konnte die Hemmwirkung auf aktiviertes C1s, Kallikrein, Chymotrypsin, Faktor XIIa und Faktor XIa gezeigt werden. Aktiviertes C1s schneidet die Komplementkomponente C4 (▶ Kap. 2.1.2). Bei Patienten mit hereditären (erblich bedingten) Angioödem (HAE), die einen heterozygoten C1INH-Mangel aufweisen, ist der C4-Plasmaspiegel erniedrigt. Durch den C1INH-Mangel kann es zu einer unkontrollierten Aktivierung des Kontakt- und des Komplementsystems mit Bildung von Entzündungsmediatoren kommen, die sich klinisch in Form von akuten Angioödem-Anfällen manifestiert (o Abb. 7.28). Außer im Plasma findet sich C1INH auch in Placenta, Leberzellen, Monozyten und Thrombozyten.

Berinert® P enthält 500 Einheiten C1-Esterase-Inhibitor, wobei eine Einheit der Inhibitor-Aktivität entspricht, die in 1 ml frischem Zitratplasma gesunder Spender enthalten ist. Für die Isolierung des Wirkstoffs aus Humanplasma wurden entsprechende Maßnahmen

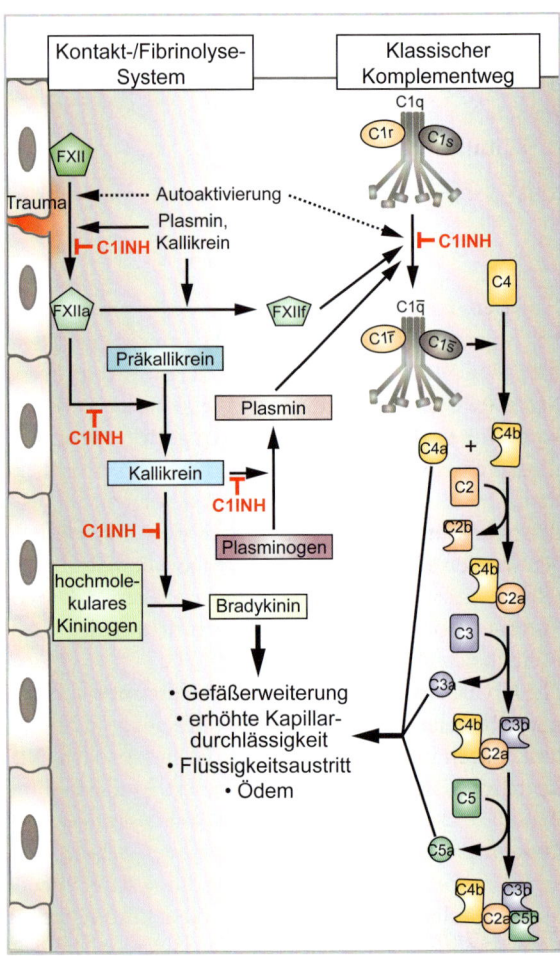

o Abb. 7.28 Effekte des C1-Esterase-Inhibitor (C1INH) auf das Kontakt- und Komplementsystem.
Das Bradykinin-bildende Kontaktsystem wird durch den Blutgerinnungs-Faktor XII angestoßen, der durch ein Trauma oder auch durch Autoaktivierung in die aktive Form FXIIa geschnitten wird. Weitere Spaltung von FXIIa liefert das Fragment FXIIf, das zwar keine Wirkung auf die Gerinnungskaskade hat, aber – ebenso wie Plasmin – die Komplementkomponente C1 aktivieren kann. C1 besteht aus den Untereinheiten C1q, C1r und C1s. Aktiviertes C1s schneidet C4 und initiiert den klassischen Weg des Komplementsystems. Im weiteren Verlauf der Komplementkaskade entstehen die Entzündungsmediatoren C4a, C3a und C5a, die ebenso wie das Bradykinin für eine Gefäßerweiterung und letztlich eine Ödementstehung verantwortlich sind.

ergriffen, so dass eine ausreichend hohe Virussicherheit gewährleistet ist. Der Wirkstoff wird in einer Dosierung von 20 E/kg KG eingesetzt bei hereditärem Angioödem bei Kindern und Erwachsenen.

Pharmakokinetik/Metabolismus: Nach intravenöser Verabreichung von 20 E/kg KG Berinert® P an asymptomatische HAE-Patienten waren eine mediane *In-vivo-Recovery* von 86,7 % und ein medianer Aktivitätsanstieg von 2,3 %/E/kg KG zu beobachten. Innerhalb von im

---

C1-Esterase-Inhibitor aus Humanplasma

Spezialitäten:	Berinert® P
Indikation:	Zur Behandlung des hereditären Angioödems bei Kindern und Erwachsenen.
Mechanismus:	C1-Esterase-Inhibitor hemmt verschiedene Serinproteasen des Kontakt- und Komplementsystems wie Faktor XIIa, Kallikrein und die Komplementkomponente C1 und verhindert dadurch die Entstehung von Bradykinin sowie von Entzündungsmediatoren des Komplementsystems.
Dosierung:	Die empfohlene intravenöse Injektion liegt für Kinder und Erwachsene bei 20 E/kg KG.

Mittel 0,8 Stunden war die maximale Plasma-Konzentration der C1-Esterase-Inhibitor-Aktivität erreicht. Die mediane Halbwertszeit des Wirkstoffs betrug 36,1 Stunden.

Unerwünschte Wirkungen: Als seltene Nebenwirkungen wurden Thrombosen, ein Temperaturanstieg sowie Reaktionen an der Einstichstelle beobachtet. Des Weiteren traten selten auch allergisch-anaphylaktische Reaktionen wie z. B. Tachykardie, Hyper- oder Hypotension, Flush, Urtikaria, Dyspnoe, Kopfschmerzen, Schwindel und Übelkeit auf.

Interaktionen: Interaktionsstudien mit Berinert® P sind nicht durchgeführt worden.

Conestat alfa

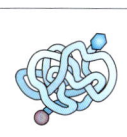

Conestat alfa (Ruconest®) ist ein gentechnisch hergestellter C1-Esterase-Inhibitor (rhC1INH), der aus der Milch transgener Kaninchen gewonnen wird. Die Aminosäuresequenz des rekombinanten Proteins entspricht der des endogenen, humanen C1-Esterase-Inhibitors (C1INH). Eine Einheit Conestat-alfa-Aktivität ist äquivalent zur C1-Esterase-hemmenden Aktivität in 1 ml gepooltem Normalplasma.

Ruconest® wird eingesetzt zur Behandlung von Anfällen im Rahmen des hereditären Angioödems bei Erwachsenen im Alter von mindestens 18 Jahren, bei denen ein Mangel an C1INH vorliegt. Durch die Gabe von Ruconest® in einer Dosis von 50 E/kg Körpergewicht (maximal 4 200 Einheiten) wird die Plasma-C1INH-Aktivität für etwa zwei Stunden auf über 0,7 E/ml, der unteren Grenze des Normalbereichs, erhöht. Dadurch wird die Komplementhomöostase bei HAE-Patienten wiederhergestellt. In den meisten Fällen reicht eine Einzeldosis von Ruconest® aus, um die Symptome eines akuten Angioödem-Anfalls zu beheben. Wird mit der ersten Dosis kein ausreichendes klinisches Ansprechen erzielt, kann eine zusätzliche Dosis (50 E/kg bis zu 4 200 E) verabreicht werden. Allerdings sollten nicht mehr als zwei Dosen innerhalb von 24 Stunden appliziert werden.

Vor der ersten Anwendung von Ruconest® müssen die Patienten auf IgE-Antikörper gegen Kaninchenhautschuppen und -fell getestet werden. Bei positivem Testergebnis darf Ruconest® nicht verabreicht werden. Der IgE-Antikörpertest sollte nach 10 Behandlungen, mindestens aber einmal jährlich, wiederholt werden.

Pharmakokinetik/Metabolismus: Nach Verabreichung von 50 E/kg KG Ruconest® an asymptomatische HAE-Patienten wurde eine C_{max} von 1,36 E/ml beobachtet. Das Verteilungsvolumen von Conestat alfa war mit etwa 3 l vergleichbar mit dem Plasmavolumen. Tierex-

---

Conestat alfa

Spezialitäten:	Ruconest®
Indikation:	Zur Behandlung von akuten Angioödem-Anfällen bei Erwachsenen mit hereditärem Angioödem (HAE) aufgrund eines C1-Esterase-Inhibitormangels.
Mechanismus:	Conestat alfa hemmt als C1-Esterase-Inhibitor verschiedene Serinproteasen des Kontakt- und Komplementsystems wie Faktor XIIa, Kallikrein und die Komplementkomponente C1 und verhindert dadurch die Entstehung von Bradykinin sowie von Entzündungsmediatoren des Komplementsystems.
Dosierung:	Die empfohlene intravenöse Injektion ist für Erwachsene bis 84 kg Körpergewicht 50 E/kg und für Erwachsene ab 84 kg Körpergewicht insgesamt 4 200 Einheiten.

perimentelle Studien zeigten, dass Conestat alfa in der Leber durch rezeptorvermittelte Endozytose aufgenommen und anschließend vollständig hydrolysiert wird. Die Eliminationshalbwertszeit von Conestat alfa betrug etwa 2 Stunden.

Unerwünschte Wirkungen: Die häufigste Nebenwirkung sind Kopfschmerzen; außerdem kann es gelegentlich zu Parästhesien, Diarrhö, Übelkeit, Urtikaria und Schwellungen kommen.

Interaktionen: Interaktionsstudien mit Ruconest® sind nicht durchgeführt worden. In der wissenschaftlichen Literatur gibt es Hinweise auf eine Wechselwirkung zwischen dem Gewebeplasminogenaktivator (tPA) und C1INH-haltigen Arzneimitteln. Ruconest® sollte deshalb nicht gleichzeitig mit tPA verabreicht werden.

7.4.3 Verschiedene Wirkstoffe

Abatacept: siehe ▶ Kap. 11.
Alefacept: siehe ▶ Kap. 11.

Anakinra

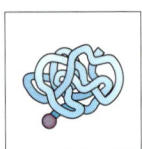

Anakinra (Kineret®) ist ein rekombinanter, humaner IL-1-Rezeptorantagonist (r-metHuIL-1a). Er wird aus entsprechend modifizierten *E.-coli*-Zellen isoliert. Die Aminosäuresequenz entspricht im Wesentlichen der des natürlichen IL-1-Rezeptorantagonisten. Allerdings befindet sich am N-Terminus ein zusätzliches Methionin, das offensichtlich von *E. coli* nicht abhydrolysiert wird. Bedingt durch die Herstellung in Bakterien ist Anakinra im Gegensatz zum humanen IL-1-Rezeptorantagonisten nicht glykosyliert. Das Molekulargewicht des 153 Aminosäuren großen rekombinanten Wirkstoffs beträgt 17,3 kDa.

Anakinra neutralisiert die biologische Aktivität von Interleukin-1α (IL-1α) und Interleukin-1β (IL-1β), indem es kompetitiv deren Bindung an den Interleukin-1-Typ-I-Rezeptor (IL-1RI) hemmt. Interleukin-1 (IL-1) ist ein zentrales proinflammatorisches Zytokin, das als Mediator vieler zellulärer Antworten dient (○ Abb. 7.29; ▶ Kap. 5.3.2, 5.4.3, 5.4.5), einschließlich solcher, die bei Synovitis wesentlich sind. IL-1 findet sich im Plasma und der Synovialflüssigkeit von Patienten mit Rheumatoider Arthritis, wobei eine Korrelation zwischen der IL-1-Konzentration im Plasma und der Aktivität der Erkrankung besteht. Anakinra hemmt *in vitro* die von IL-1 hervorgerufenen Reaktionen, einschließlich der Induktion von Stickstoffmonoxid und der Produktion von Prostaglandin E$_2$ und/oder von Kollagenase durch Synovialzellen, Fibroblasten und Chondrozyten.

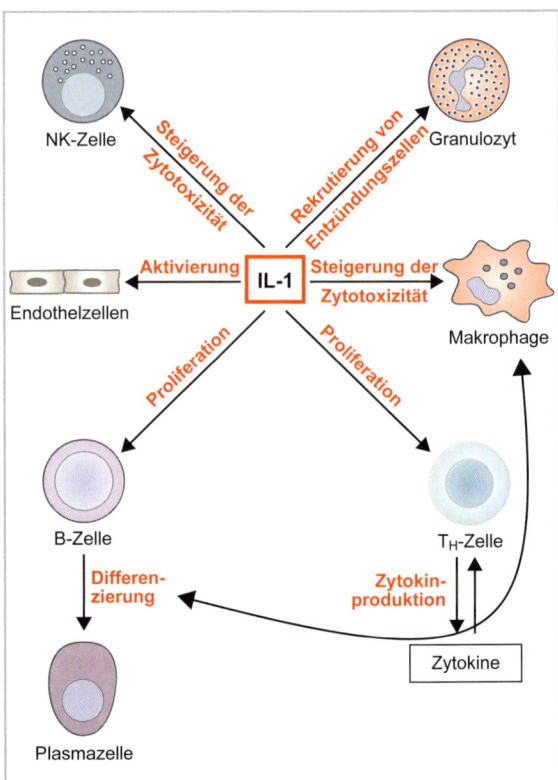

○ **Abb. 7.29** Effekte von IL–1 auf Zellen des Immunsystems. Interleukin 1 wird von vielen Zellen als Antwort auf z. B. Verletzung oder Infektion gebildet und beeinflusst verschiedene Zelltypen und Prozesse.

Kineret® ist zur Behandlung der Symptome der Rheumatoiden Arthritis in Kombination mit Methotrexat bei Patienten indiziert, die nur unzureichend auf Methotrexat alleine ansprechen.

Kineret® wurde mit einer erhöhten Inzidenz für schwerwiegende Infektionen (1,8 % versus 0,7 % in der Placebogruppe) in Verbindung gebracht. Das kann auch erwartet werden, da es sich hier um eine immunsupprimierende Therapie handelt. Patienten, die an Asthma litten, waren stärker betroffen als Patienten ohne Vorgeschichte von Asthma.

Anakinra ist nicht für die gleichzeitige Anwendung mit Etanercept zugelassen. Die gleichzeitige Anwendung von Anakinra und Etanercept wurde mit einem erhöhten Risiko schwerwiegender Infektionen und einem erhöhten Risiko von Neutropenien in Verbindung gebracht und ergab keinen zusätzlichen Nutzen, verglichen mit der alleinigen Anwendung von Etanercept.

Pharmakokinetik/Metabolismus: Die absolute Bioverfügbarkeit von Anakinra nach einer subkutanen Bolusinjektion von 70 mg liegt bei gesunden Probanden bei 95 %, wobei die maximalen Plasmaspiegel nach 3–9 Stunden erreicht sind. Die terminale Halbwertszeit bei RA-Patienten beträgt zwischen 4 und 6 Stunden. Die

Anakinra

Spezialitäten: Kineret®

Indikation: Zur Behandlung der Symptome der Rheumatoiden Arthritis in Kombination mit Methotrexat bei Patienten, die nur unzureichend auf Methotrexat alleine ansprechen.

Mechanismus: Anakinra hemmt kompetitiv die Bindung von IL-1 an den Typ-I-Rezeptor (IL-1RI). Dadurch wird die Funktion des zentralen, proinflammatorischen Zytokins IL-1 neutralisiert.

Dosierung: Die empfohlene Dosis beträgt 100 mg. Sie wird einmal täglich subkutan angewendet. Die Dosis sollte an den einzelnen Tagen jeweils zur gleichen Zeit aber an wechselnden Einstichstellen verabreicht werden, um Beschwerden am Applikationsort zu vermeiden.

geschätzte *Clearance* von Anakinra scheint mit steigender Kreatinin-*Clearance* und zunehmendem Körpergewicht zu steigen. Auch liegt die mittlere Plasma-*Clearance* nach subkutaner Bolusgabe bei Männern um ca. 14 % höher als bei Frauen, und bei Probanden < 65 Jahren um ca. 10 % höher als bei Probanden ≥ 65 Jahren.

Unerwünschte Wirkungen: Reaktionen an der Einstichstelle, Kopfschmerzen, Neutropenie, schwerwiegende Infektionen.

Interaktionen: Interaktionsstudien mit Kineret® sind nicht durchgeführt worden. In den klinischen Studien wurden keine Interaktionen mit nichtsteroidalen Antiphlogistika, Corticosteroiden und Basistherapeutika (DMARDs) beobachtet.

Hinsichtlich der Unbedenklichkeit des gleichzeitigen Einsatzes von TNF-Antagonisten liegen keine gesicherten Erkenntnisse vor.

Basiliximab: siehe ▸ Kap. 11.
Belatacept: siehe ▸ Kap. 11.
Canakinumab: siehe ▸ Kap. 11.
Daclizumab: siehe ▸ Kap. 11.

Drotrecogin alfa

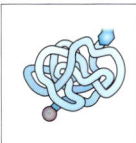

Drotrecogin alfa (Xigris®) ist eine rekombinante Variante des aktivierten Protein C. Die inaktive Vorstufe von Xigris®, rekombinantes humanes Protein C, wird in der humanen Nierenzelllinie HEK 293 produziert. Nach der Reinigung wird das Protein C mit Hilfe von Thrombin aktiviert.

Xigris® ist angezeigt zur Behandlung von erwachsenen Patienten mit schwerer Sepsis mit multiplem Organversagen zusätzlich zur Standardtherapie.

Stand früher das infektiöse Geschehen im Zentrum des Interesses bei der Sepsis-Behandlung, so fokussiert man sich heute auf Gerinnung, Fibrinolyse und Inflammation. Gerinnung und Inflammation sind bei der Sepsis aktiviert, wohingegen die Fibrinolyse nach initialer Aktivierung im weiteren Verlauf der Sepsis gehemmt wird. Dies resultiert in einer tiefgreifenden Störung der Homöostase.

Eines der wichtigsten Regulationssysteme der Gerinnung ist dabei das Protein-C-System. Es besteht aus Protein C, aktiviertem Protein C, Thrombomodulin, Protein S und dem Endothelzell-Protein-C-Rezeptor. Das „wirksame Agens" des Protein-C-Systems ist „aktiviertes Protein C", das aus Protein C entsteht, wenn durch Thrombin ein Peptid von 12 Aminosäuren abgespalten wird. Aktiviertes Protein C ist eine Serin-Protease, die die aktivierten Gerinnungsfaktoren Va und VIIIa degradiert, was wiederum zu einer verringerten Bildung von Thrombin führt. Somit ist die Aktivierung von Protein C durch Thrombin ein negativer Rückkopplungsmechanismus, wodurch Thrombin selbst seine überschießende Bildung verhindert. Thrombin ist nämlich auch ein wichtiges pro-thrombotisches und pro-inflammatorisches Substrat. Aktiviertes Protein C hat demnach antithrombotische und anti-inflammatorische Effekte. Darüber hinaus wirkt es pro-fibrinolytisch, indem es den Plasminogen-Aktivator-Inhibitor 1 (PAI-1) inaktiviert und die Aktivierung des Thrombin-aktivierbaren Fibrinolyse-Inhibitors (TAFI) hemmt. Die Aktivierung von Protein C durch Thrombin geschieht nur, wenn beide Moleküle an den Endothelzellrezeptor Thrombomodulin binden. Aktiviertes Protein C wird durch Komplexbildung mit dem Protein-Cₐ-Inhibitor inaktiviert. Der Protein-Cₐ-Inhibitor ist identisch mit Plasminogen-Aktivator-Inhibitor Typ 3 (PAI-3) und inhibiert auch t-PA, Thrombin und FXa (• Abb. 7.30).

Drotrecogin alfa entfaltet im Rahmen einer Sepsis-Behandlung eine anti-thrombotische Wirkung durch Hemmung der Thrombinbildung und Verbesserung der Sepsis-bedingten Gerinnungsstörung, was sich durch eine raschere Verbesserung von Markern der Gerinnung und Fibrinolyse zeigt. Man beobachtet eine raschere Abnahme der Gerinnungsmarker, wie z. B. D-Dimer-, Prothrombin-F1+2- und Thrombin/Anti-

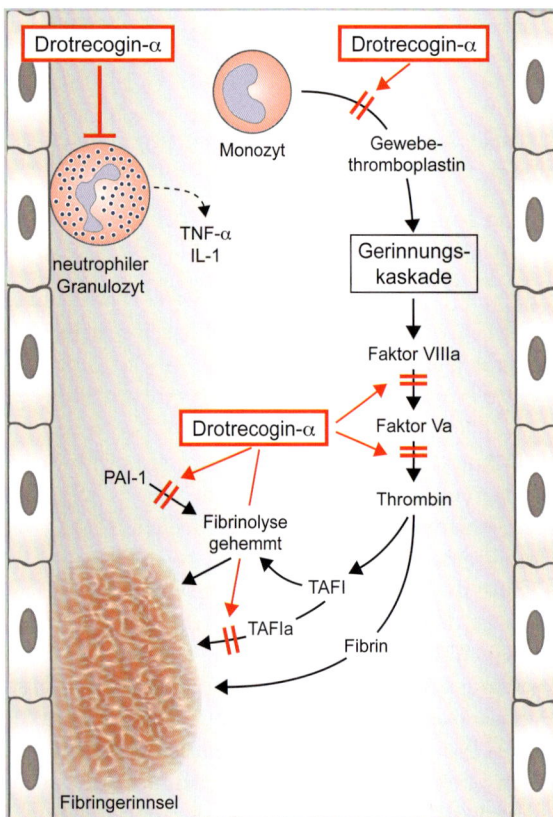

Abb. 7.30 Wirkmechanismus von Drotrecogin alfa. Aktiviertes Protein C degradiert als Serin-Protease die aktivierten Gerinnungsfaktoren Va und VIIIa, was wiederum zu einer verringerten Bildung von Thrombin führt. Außerdem wirkt es pro-fibrinolytisch, indem es den Plasminogen-Aktivator-Inhibitor 1 (PAI-1) inaktiviert und die Aktivierung des Thrombin-aktivierbaren Fibrinolyse-Inhibitors (TAFI) hemmt.

thrombin-Spiegel sowie einen rascheren Anstieg der Protein-C- und Antithrombin-Spiegel. Ebenso stellte Drotrecogin alfa die körpereigene Fähigkeit zur Fibrinolyse wieder her, was durch eine raschere Tendenz zur Normalisierung der Plasminogen-Spiegel und einen rascheren Abfall der PAI-1-Spiegel zum Ausdruck kommt. Außerdem kommt es zu einem rascheren Abfall der IL-6-Spiegel, einem allgemeinen Entzündungsmarker, was auf eine Verminderung der Entzündungsreaktion hinweist.

Die Wirksamkeit von Xigris® wurde in der PRO-WESS-Studie gezeigt. Diese prospektive, multizentrische, randomisierte, doppelblinde placebokontrollierte klinische Phase-III-Studie schloss 1690 Patienten mit schwerer Sepsis ein. Die Patienten erhielten Xigris® in einer Dosierung von 24 µg/kg Körpergewicht/h über 96 Stunden. Xigris® senkte die 28-Tage-Sterblichkeit absolut um 6,1 % im Vergleich zu Placebo. Das relative Risiko zu versterben wurde um 19,4 % gesenkt. Das bedeutet, dass 1 von 5 Patienten, die verstorben wären,

durch die Therapie mit Xigris® überlebt. Die Sterblichkeitssenkung war so dramatisch, dass die Patientenrekrutierung vorzeitig beendet wurde, da den Patienten der Placebogruppe Xigris® aus ethischen Gründen nicht mehr vorenthalten werden konnte. Xigris® wurde 2002 von der EMA unter besonderen Umständen zugelassen, was bedeutete, dass die EMA jährlich das Nutzen-Risiko-Profil des Wirkstoffes überprüft und neu bewertet.

Nachdem wiederholt von schweren Blutungen beim Einsatz von Xigris® berichtet wurde, verlangte die EMA 2007 eine Wiederholung der PROWESS-Studie. In dieser Nachfolgestudie PROWESS-SHOCK ließen sich jedoch die positiven Ergebnisse nicht mehr reproduzieren, weshalb Eli Lilly das Präparat im Oktober 2011 wegen fehlender Wirksamkeit vom Markt nahm.

Pharmakokinetik/Metabolismus: Drotrecogin alfa wird wie endogenes humanes aktiviertes Protein C im Plasma durch endogene Protease-Inhibitoren inaktiviert. Wie Drotrecogin alfa aus dem Plasma eliminiert wird, ist nicht bekannt. Bei gesunden Freiwilligen wird innerhalb von 2 Stunden nach Beginn einer intravenösen Xigris®-Infusion mit konstanter Rate mehr als 90 % des Steady-States erreicht. Nach Beendigung der Infusion ist die Abnahme der Plasmakonzentration von Drotrecogin alfa zweiphasig: Einer schnellen Initialphase ($t_{1/2a}$ = 13 min) folgt eine langsamere zweite Phase ($t_{1/2b}$ = 1,6 Std.). Die kurze Halbwertszeit von 13 Minuten trifft für ungefähr 80 % der Fläche unter der Plasmakonzentrationskurve zu und bestimmt den initialen schnellen Anstieg der Plasmakonzentration von Drotrecogin alfa zum Steady-State. Die Steady-State-Plasmakonzentrationen von Drotrecogin alfa sind über einen Bereich von 12 mg/kg/h bis 48 mg/kg/h proportional zur Infusionsrate.

Die mittlere Steady-State-Plasmakonzentration von Drotrecogin alfa beträgt bei der Gabe von 24 mg/kg/h an Probanden 72 ng/ml. Bei Patienten mit schwerer Sepsis führten Infusionsraten von 12 mg/kg/h bis 24 mg/kg/h rasch zu Steady-State-Plasmakonzentrationen, die proportional zu den Infusionsraten waren. Die Plasma-*Clearance* von Drotrecogin alfa beträgt bei Sepsis-Patienten etwa 41,8 l/h verglichen mit 28,1 l/h bei Gesunden. Bei Patienten mit schwerer Sepsis war durch Niereninsuffizienz und Leberdysfunktion die Plasma-*Clearance* von Drotrecogin alfa signifikant verringert, aber das Ausmaß der *Clearance*-Reduktion (> 30 %) erfordert keine Dosisanpassung.

Unerwünschte Wirkungen: Drotrecogin alfa kann das Blutungsrisiko erhöhen. In der Mehrzahl handelt es sich um Hautblutungen und Blutungen des Gastrointestinaltrakts, seltener um schwerwiegende intrakranielle Blutungen. Gelegentlich bis selten beobachtet man Schmerzen, schwere Koagulopathie und schwere Thrombozytopenie.

Drotrecogin alfa

Spezialitäten: Xigris® (vom Markt genommen)

Indikation: Zur Behandlung von erwachsenen Patienten mit schwerer Sepsis mit multiplem Organversagen zusätzlich zur Standardtherapie.

Mechanismus: Aktiviertes Protein C begrenzt als wichtiger Regulator der Blutgerinnung die Thrombinbildung durch Inaktivierung der Faktoren Va und VIIIa. Damit korrigiert Drotrecogin alfa die Aktivierung der Blutgerinnung in der Mikrozirkulation, eine der wichtigsten Pathogenitätsfaktoren bei der schweren Sepsis.

Dosierung: Die empfohlene Dosis von Xigris® beträgt 24 mg/kg/h als kontinuierliche intravenöse Infusion über einen Zeitraum von 96 Stunden. Wird die Infusion unterbrochen, sollte Xigris® erneut mit einer Infusionsrate von 24 mg/kg/h verabreicht und so lange fortgesetzt werden, bis die empfohlene Gesamtdauer der Infusion von 96 Stunden erreicht ist.

Interaktionen: Xigris® sollte nur unter besonderer Vorsicht gleichzeitig mit anderen gerinnungsaktiven Arzneimitteln verabreicht werden. Dazu gehören Protein C, Thrombolytika (z. B. Streptokinase, tPA, rPA und Urokinase), orale Antikoagulanzien (z. B. Warfarin), Hirudin, Antithrombin, Acetylsalicylsäure und andere Thrombozytenaggregationshemmer, z. B. nichtsteroidale Antiphlogistika, Ticlopidin und Clopidogrel, Glykoprotein-IIb/IIIa-Antagonisten (z. B. Abciximab, Eptifibatide, Tirofiban) und Prostacycline wie z. B. Iloprost.

Efalizumab: siehe ▸ Kap. 11.
Etanercept: siehe ▸ Kap. 11.
Natalizumab: siehe ▸ Kap. 11.
Rilonacept: siehe ▸ Kap. 11.
Tocilizumab: siehe ▸ Kap. 11.
Ustekinumab: siehe ▸ Kap. 11.

8 Immunstimulanzien

8.1 Einleitung

In vielen lebenswichtigen Situationen ist das Immunsystem sehr stark gefordert, in manchen Situationen scheint es sogar überfordert zu sein. Z. B. muss sehr viel Energie in die vielfältigen zellulären und humoralen Funktionsabläufe des Immunsystems gesteckt werden, wenn der Organismus einem Infekt ausgesetzt ist. Nicht selten können sich solche Infektionsherde „festsetzen" und müssen somit – falls unbehandelt – über sehr lange Zeiträume durch das Immunsystem in Schach gehalten werden (▸ Kap. 4). Oder das Immunsystem ist damit beschäftigt, eine irgendwo im Körper entstandene Tumorentwicklung zu kontrollieren (▸ Kap. 5.5). Dies ist eine lang anhaltende und ständig komplexer werdende Aufgabe, die enorme biologische Ressourcen bindet. Die Konsequenzen für den Betroffenen sind generelle Abgeschlagenheit und Beeinträchtigung der Leistungsfähigkeit.

Aber nicht nur physiologische Sondersituationen fordern das Immunsystem. Es sind auch psychologische Konstellationen, die das Immunsystem stark beanspruchen können. Lange ist bekannt, dass sich viele psychische Probleme in immunologischen Parametern abbilden. Denkbar ist aber auch, dass umgekehrt unerkannte somatisch bedingte immunologische Stoffwechsellagen psychische Probleme hervorrufen. Dabei kann man in den meisten Fällen davon ausgehen, dass eine immunsuppressive Stoffwechsellage die Probleme verursacht. Hier setzen Immunstimulanzien an.

8.2 Chemisch synthetische Wirkstoffe

Imiquimod

Imiquimod (Aldara®) ist ein Imidazo-Chinolin-Derivat (○ Abb. 8.1), das zugelassen wurde zur Behandlung äußerlicher Feigwarzen (Condylomata acuminata), die durch humane Papillomviren verursacht werden. Die anfangs stecknadelkopfgroßen Knötchen können sich zu größeren Wucherungen entwickeln und unter Umständen maligne entarten. Bisher standen bei der Therapie chirurgische Maßnahmen im Vordergrund. Die Viren werden meistens durch sexuelle Kontakte übertragen und ihre Manifestation durch feuchtes Klima oder Hautschäden begünstigt. Außerdem wird Aldara® angewendet zur Behandlung kleiner superfizieller Basalzellkarzinome bei Erwachsenen. Das dritte Anwendungsgebiet sind klinisch typische, nicht hyperkeratotische, nicht hypertrophe aktinische Keratosen im Gesicht oder auf der Kopfhaut bei immunkompetenten Erwachsenen, wenn die Läsionen zu groß oder zu zahlreich sind, um über eine Kryotherapie behandelt werden zu können und wenn eine andere topische Behandlungsmöglichkeit kontraindiziert oder ungeeignet ist.

Imiquimod ist ein ärztlich zu verordneter Wirkstoff zur Selbstanwendung, der in einer Creme vor dem Zubettgehen aufgetragen und eingerieben wird, bis die Creme eingezogen ist. Nach einer Einwirkzeit von ca. acht Stunden wird die Imiquimod-Creme mit milder Seife und Wasser wieder abgewaschen. Gegen Feigwarzen wird Aldara® 3-mal in der Woche aufgetragen. Die Wirkung von Imiquimod setzt nach etwa 2–3 Wochen ein und bis zur Abheilung können mehrere Wochen vergehen. Die Behandlung sollte jedoch maximal 16 Wochen erfolgen. Nach der Behandlung bleiben üblicherweise keine Narben zurück. Die Rezidivrate ist mit 12–20 % die niedrigste aller bisherigen therapeutischen Verfahren. Bei einem superfiziellen Basalzellkarzinom wird die Creme sechs Wochen lang 5-mal wöchentlich und gegen aktinische Keratose 3-mal wöchentlich für 4 bis maximal 8 Wochen angewendet.

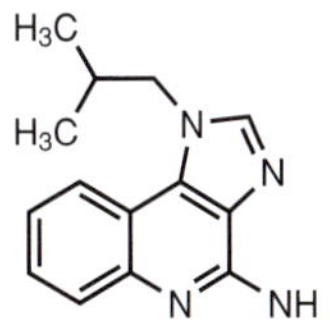

○ **Abb. 8.1** Imiquimod

Imiquimod

Spezialitäten:	Aldara®
Indikation:	Zur topischen Behandlung:

- äußerlicher Feigwarzen im Genital- und Perianalbereich (Condylomata acuminata) bei Erwachsenen,
- kleiner superfizieller Basalzellkarzinome bei Erwachsenen,
- klinisch typischer, nicht hyperkeratotischer, nicht hypertropher aktinischer Keratosen im Gesicht oder auf der Kopfhaut.

Mechanismus:	Imiquimod moduliert die Immunantwort durch Bindung an den Toll-Like-Rezeptor 7 (TLR-7). Man konnte zeigen, dass auf diese Stimulation hin eine Sekretion von IFN-α und anderen Zytokinen induziert wird.
Dosierung:	Dreimal wöchentlich vor dem Zubettgehen auftragen und 6–10 Stunden lang auf der Haut belassen. Die Behandlung mit Imiquimod-Creme ist so lange fortzusetzen, bis alle sichtbaren Feigwarzen im Genital- oder Perianalbereich verschwunden sind, oder bis zu maximal 16 Wochen pro Behandlungszeitraum.

Imiquimod wirkt nicht direkt antiviral sondern zeigt immunmodulierende Wirkung. Rezeptorbindungsstudien haben gezeigt, dass Imiquimod an den Toll-Like-Rezeptor-7 (TLR-7) bindet. Toll-Like-Rezeptoren spielen im Rahmen der unspezifischen Immunantwort eine zentrale Rolle (▶ Kap. 2.2.2). Durch diese Stimulation werden IFN-α und andere Zytokine sezerniert, die antivirale Eigenschaften besitzen und ihrerseits T-Zellen und Monozyten aktivieren. Dadurch wird eine zelluläre Immunantwort induziert. Die Induktion von IFN-α und anderen Zytokinen nach Applikation von Imiquimod-Creme auf Genitalgewebe mit Feigwarzen wurde auch in klinischen Studien nachgewiesen.

Als Begleiterscheinung der Behandlung können örtliche Rötungen und leichtes Brennen auftreten, die aber nur vorübergehend sind. Vorteil der Behandlung ist außerdem, dass sie zu Hause von den Betroffenen selbst durchgeführt werden kann.

Zu beachten ist, dass Imiquimod-Creme nicht auf geschädigter Haut aufgetragen werden sollte, da dabei eine erhöhte systemische Absorption auftreten kann, die mit einem erhöhten Risiko unerwünschter Wirkungen verbunden ist. Darüber hinaus sollte Aldara® bei Patienten mit Autoimmunerkrankungen oder nach Organtransplantation mit besonderer Vorsicht und Abwägung des Nutzen-Risiko-Verhältnisses angewendet werden, da es während der Behandlung möglicherweise zu einer Verschlimmerung der Autoimmunerkrankung bzw. zu einer Organabstoßung oder Graft-versus-host-Reaktion kommen kann.

Pharmakokinetik/Metabolismus: Weniger als 0,9 % einer topisch applizierten Einzeldosis von radioaktiv markiertem Imiquimod wurde über die Haut von Probanden resorbiert. Die geringe Wirkstoffmenge, die in den systemischen Kreislauf gelangte, wurde rasch wieder über Urin und Fäzes in einem durchschnittlichen Verhältnis von 3:1 ausgeschieden. Im Serum waren nach topisch applizierten Einzel- oder Mehrfachdosen keine quantifizierbaren Konzentrationen (> 5 ng/ml) des Wirkstoffs nachweisbar.

Unerwünschte Wirkungen: Juckreiz, Brennen und Schmerzen am Applikationsort, grippeähnliche Symptome, Myalgien, Kopfschmerzen.

Interaktionen: Es wurden keine Studien zu Wechselwirkungen mit anderen Arzneimitteln, einschließlich Immunsuppressiva, durchgeführt. Auf Grund der minimalen perkutanen Resorption von Imiquimod-Creme sind Wechselwirkungen mit systemisch applizierten Wirkstoffen nur in geringem Maße zu erwarten.

Dimepranol-4-acetamidobenzoat: Inosin

Dimepranol-4-acetamidobenzoat: Inosin (Isoprinosine®, Delimmun®, ● Abb. 8.2) bildet im Körper einen Komplex, in dem die Einzelstoffe im Verhältnis 3:1 gebunden vorliegen (Inosiplex). Der Wirkstoff besitzt immunstimulierende und antivirale Eigenschaften. Im Sinne der ersten Wirkung wurden eine verstärkte Makrophagenaktivität, eine Potenzierung der Lymphozytenproliferation, eine Stimulierung der T-Lymphozyten (insbesondere T-Helfer- und T-Suppressorzellen), eine Differenzierung von Null-Zellen zu T-Zellen und eine Stimulierung von Lymphokinen gemessen. Die antivirale Wirkung ergibt sich aus einer Hemmung der Replikation einer Reihe von DNA- und RNA-Viren durch einen beschleunigten Transport der zellulären mRNA vom Kern ins Zytoplasma. Zusätzlich werden die zellulären mRNA/Polyribosomen-Komplexe stabilisiert. Durch die sich daraus ergebende kompetitive Hem-

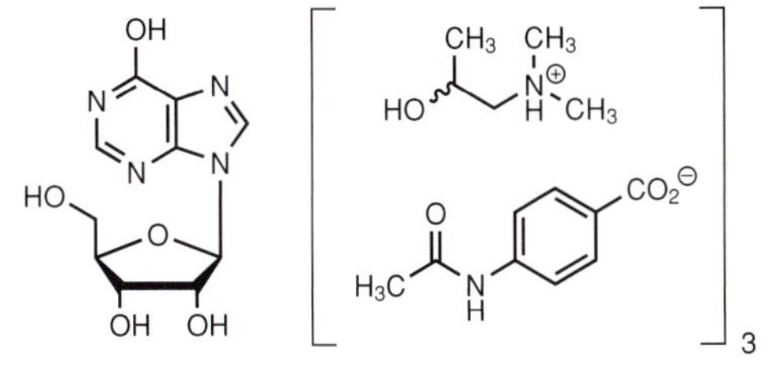

○ **Abb. 8.2** Dimepranol-4-acetamidobenzoat: Inosin

mung des viralen Translationsprozesses wird die Synthese der Virusproteine gestört und die Virus-Replikation gehemmt.

Delimmun® und Isoprinosine® sind zugelassen zur Immunstimulation bei Herpes-simplex-Infektionen, bei der subakut sklerosierenden Panenzephalitis (SSPE) und bei Virusinfektionen bei immunsupprimierten Patienten (Herpes-simplex-, Varicella-Zoster-, Masern-, Zytomegalie- und Epstein-Barr-Virusinfektionen).

Beide Präparate enthalten Weizenstärke, was Patienten mit Zöliakie wissen sollten.

Pharmakokinetik/Metabolismus: Im wässrigen Milieu bildet sich aus der in der Tablette vorliegenden Wirkstoffmischung der arzneilich wirksame Komplex. Dieser wird schnell resorbiert und metabolisiert. Inosin folgt dem für Nukleoside üblichen metabolischen Weg und wird beim Menschen über Hypoxanthin und Xanthin zu Harnsäure abgebaut.

Dimepranol (1-Dimethylamino-2-propanol) wird unverändert oder als N-Oxid, 4-Acetamidobenzoat hauptsächlich an Glukuronsäure gebunden, über die Nieren ausgeschieden.

Unerwünschte Wirkungen: Eine schwache, vorübergehende Erhöhung des Harnsäurespiegels im Serum und Urin (bedingt durch die Metabolisierung des Inosins) sowie eine Erhöhung der Transaminase- und alkalische-Phosphatase-Werte; Übelkeit, Urtikaria, Erythema, Kopfschmerzen, Schwindelgefühl, Durchfall, Verstopfung, Nervosität.

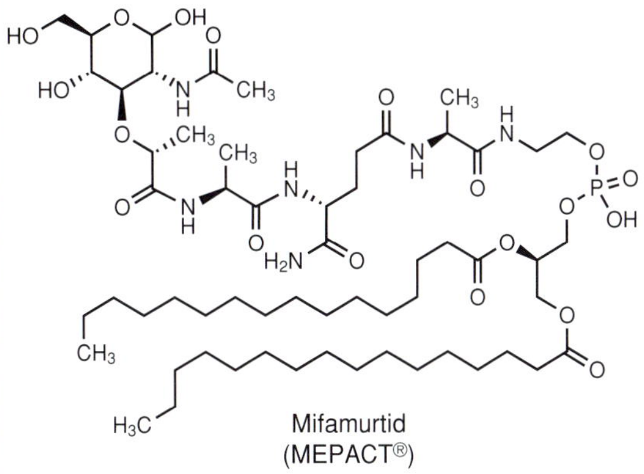

○ **Abb. 8.3** Mifamurtid

Interaktionen: Delimmun® bzw. Isoprinosine® sollten nicht gleichzeitig mit immunsuppressiven Arzneimitteln angewandt werden, da dies zu einer Verstärkung der Immunsuppression führen kann. Die gleichzeitige Anwendung mit Zidovudin kann zu erhöhten Konzentrationen von Zidovudin im Serum führen. Arzneimittel, die ebenfalls zu einer Erhöhung des Harnsäurespiegels führen oder Nierenfunktionsstörungen bewirken können, sollten mit Vorsicht eingesetzt werden.

Mifamurtid

Mifamurtid (Mepact®, ○ Abb. 8.3) ist Muramyltripeptid-Phosphatidylethanolamin (MTP-PE) ein vollsynthetisches Analogon des Zellwandbestandteils Muramyldipeptid (MDP) von *Mycobacterium sp.* Von MDP ist bekannt, dass es eine starke immunstimulierende Wirkung hat. Gegenüber MDP hat Mifamurtid den Vorteil, dass es eine längere Plasmahalbwertszeit aufweist.

Es konnte gezeigt werden, dass MTP-PE spezifisch an den intrazellulären Rezeptor NOD2 bindet, der hauptsächlich in Monozyten, dendritischen Zellen und Makrophagen vorkommt (○ Abb. 8.4). Durch die Rezeptorbindung werden die Zellen angeregt, Zytokine wie TNF-α, IL-1β, IL-6, IL-8 und IL-12 sowie Adhäsi-

---

Dimepranol-4-acetamidobenzoat: Inosin

Spezialitäten:	Isoprinosine®, Delimmun®
Indikation:	Zur Immunstimulation bei Herpes-simplex-Infektionen, bei subakut sklerosierender Panenzephalitis (SSPE) und bei Virusinfektionen bei immunsupprimierten Patienten (Varicella-Zoster-, Masern-, Zytomegalie-, Epstein-Barr-Viren).
Mechanismus:	Immunstimulierende Wirkung durch Stimulierung von Proliferation und Differenzierung immunkompetenter Zellen und Steigerung der Aktivitäten dieser Zellen. Die antivirale Wirkung ergibt sich aus einer Störung der viralen Replikation und der Stabilisierung zellulärer mRNA/Ribosomen-Komplexe.
Dosierung:	Im Allgemeinen werden 50–100 mg arzneilich wirksame Bestandteile/kg KG pro Tag verteilt in sechs Teildosen (alle 2–3 Stunden eine Teildosis) gegeben.

Mifamurtid

Spezialitäten: Mepact®

Indikation: Zur Behandlung nicht metastasierter, resezierbarer hochmaligner Osteosarkome bei Kindern, Jugendlichen und jungen Erwachsenen im Anschluss an eine makroskopisch vollständige Tumorresektion im Rahmen einer postoperativen Kombinationschemotherapie.

Mechanismus: Aktivierung von Monozyten und Makrophagen, die dann über einen bisher nicht bekannten Wirkmechanismus gezielt Tumorzellen eliminieren.

Dosierung: 48 einstündige Infusionen innerhalb eines Zeitraums von 36 Wochen mit einer Wirkstoffmenge von 2 mg/m² Körperoberfläche, wobei in den ersten 12 Wochen zwei Infusionen pro Woche im Abstand von jeweils mindestens 3 Tagen appliziert werden.

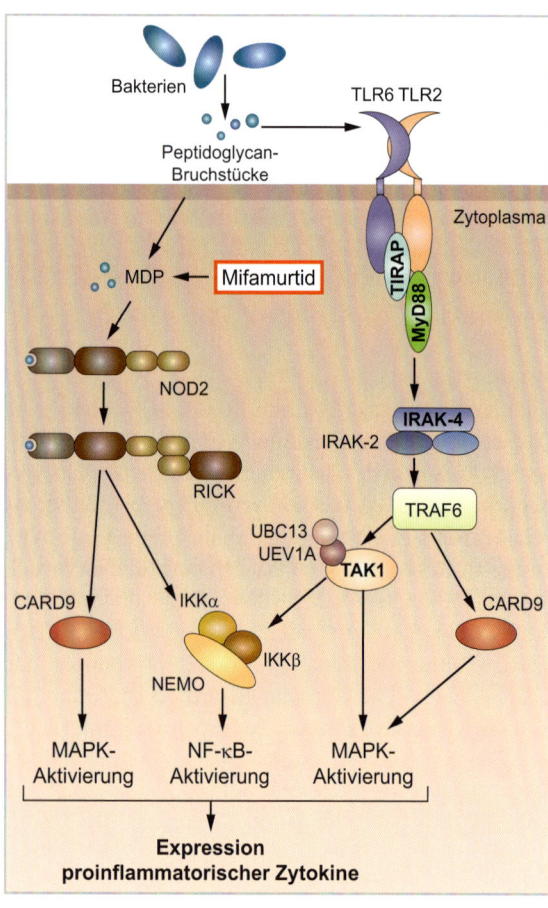

○ Abb. 8.4 Wirkmechanismus von Mifamurtid
Peptidoglykan-Bruchstücke aus der Bakterienzellwand können die intrazelluläre proinflammatorische Signalkaskade zum einen über den TLR2/TLR6-Komplex stimulieren (rechte Seite), zum anderen können Muramyldipeptide (MDP) mit dem Protein NOD2 (nucleotide-binding oligomerization domain) interagieren. Über diesen Weg wird zunächst RICK (receptor-interacting serine/threonine kinase) rekrutiert, worüber letztlich sowohl NF-κB als auch über CARD9 der MAP-Kinaseweg stimuliert wird. Insgesamt kommt es zu einer Stimulation der Genexpression proinflammatorischer Signalstoffe. Mifamurtid stimuliert ebenso wie MDP den NOD2-Signalweg.

onsmoleküle wie LFA-1 und ICAM-1 zu bilden. Bei *In-vitro*-Versuchen töteten die mit MTP-PE stimulierten menschlichen Monozyten gezielt allogene und autologe Tumorzellen von Melanomen aber auch von Ovarial-, Colon- und Nierenzellkarzinomen ab, ohne dabei toxisch auf normale Zellen zu wirken.

Mepact® ist eine liposomale Zubereitung, die nach intravenöser Infusion gezielt von Makrophagen aufgenommen wird. *In vivo* bewirkt Mepact® in Versuchstieren eine Hemmung des Tumorwachstums von Haut- und Lebertumoren sowie Lungenmetastasen und Osteosarkomen. Der genaue Wirkmechanismus, über den die Aktivierung der Makrophagen und Monozyten zu einer Inhibition des Tumorwachstums führt, ist jedoch noch nicht bekannt.

Angewendet wird Mepact® zur Behandlung nicht metastasierter, resezierbarer hochmaligner Osteosarkome bei Kindern, Jugendlichen und jungen Erwachsenen im Anschluss an eine makroskopisch vollständige Tumorresektion im Rahmen einer postoperativen Kombinationschemotherapie. Die Unbedenklichkeit und Wirksamkeit wurde in den Studien nur an Patienten im Alter von 2–30 Jahren bei Diagnosestellung geprüft, so dass keine ausreichenden Daten vorliegen, um Mepact® auch bei Kleinkindern unter 2 Jahren oder Erwachsenen über 30 Jahren empfehlen zu können. Die empfohlene Dosis liegt für alle Patientengruppen bei 2 mg/m² Körperoberfläche und wird 12 Wochen lang zweimal wöchentlich im Abstand von jeweils mindestens 3 Tagen sowie weitere 24 Wochen lang einmal wöchentlich als intravenöse Infusion über einen Zeitraum von einer Stunde verabreicht. Der als Pulver vorliegende Wirkstoff muss vor der Applikation rekonstituiert und filtriert werden, so dass die homogene, weiße, undurchsichtige liposomale Suspension keine Partikel oder Fettklümpchen enthält. Die Suspension darf nicht als Bolusinjektion verabreicht werden und die Behandlung sollte von spezialisierten, in der Osteosarkomtherapie erfahrenen Ärzten eingeleitet und überwacht werden.

Mepact® darf nicht mit Ciclosporin oder anderen Calcineurin-Inhibitoren angewendet werden, da ansonsten eventuell die Milzmakrophagen und mononukleären Phagozyten in ihrer Funktion beeinflusst werden könnten. Eine längerfristige oder Daueranwendung von Corticoiden während der Behandlung mit Mepact® sollte vermieden werden.

Pharmakokinetik/Metabolismus: Bei gesunden erwachsenen Probanden wurde Mifamurtid nach intravenöser Gabe rasch aus dem Plasma entfernt. Die AUC betrug im Mittel 17,0 ± 4,71 h × nM und die C_{max} 15,7 ± 3,72 nM. Nach Injektion von radioaktiv markierten Liposomen zeigte es sich, dass die Liposomen von Zellen des retikuloendothelialen Systems phagozytiert wurden. Die Radioaktivität war sechs Stunden nach der Injektion in Leber, Milz, Nasopharynx und Schilddrüse nachzuweisen.

Unerwünschte Wirkungen: Sehr häufig treten Anämie, Anorexie, Erbrechen, Diarrhö, Verstopfung, Bauchschmerzen, Übelkeit, Myalgien, Arthralgien, Rückenschmerzen, Gliederschmerzen, Kopfschmerzen, Schwindel, Fieber, Müdigkeit, Tachykardie, Hypertonie aber auch Hypotonie auf.

Interaktionen: Mepact® sollte im Rahmen der Kombinationschemotherapie nicht zeitgleich mit Doxorubicin oder anderen lipophilen Substanzen verabreicht werden. NSAID hemmen in hohen Dosierungen die Makrophagen-Aktivierung durch Mifamurtid und sind kontraindiziert. *In-vitro*-Wechselwirkungsstudien zeigten keine Wirkung von Mifamurtid auf Cytochrom-P450-Enzyme.

Plerixafor

Plerixafor (AMD3100, JM3100; Mozobil®, ○ Abb. 8.5) ist ein Bicyclamderivat, das als selektiver Antagonist an den CXCR4-Chemokinrezeptor bindet. Dadurch wird die Bindung des eigentlichen Liganden, des Stromal Cell-derived Factor-1α (SDF-1α), der auch als CXCL12 bezeichnet wird, verhindert. Ursprünglich war die Verbindung als mögliches Therapeutikum gegen HI-Viren entwickelt worden, die CXCR4 als Co-Rezeptor für das

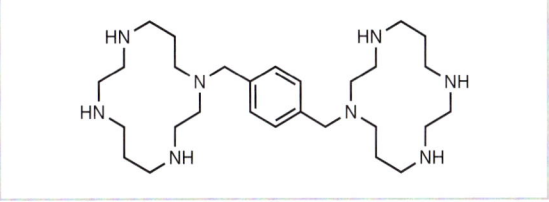

○ **Abb. 8.5** Plerixafor

Eindringen in die Zielzelle benutzen. Plerixafor erwies sich zwar als wirksam, ist jedoch oral nicht bioverfügbar, so dass der mögliche Einsatz als HIV-Therapeutikum wieder verworfen wurde. Allerdings ist CXCR4 auch für die Chemotaxis von Stammzellen in Richtung CXCL12 verantwortlich. Durch die Blockade des Rezeptors durch Plerixafor werden sowohl reife als auch pluripotente Stammzellen mobilisiert und finden sich im peripheren Blut. Aus diesem Grund ist Plerixafor indiziert in Kombination mit G-CSF bei Patienten mit Lymphom und multiplem Myelom, die nicht ausreichend Stammzellen mobilisieren. Plerixafor soll die Mobilisierung von hämatopoetischen Stammzellen in das periphere Blut verbessern, damit diese Zellen für eine autologe Transplantation entnommen werden können.

Im Jahr 2003 wurde Plerixafor als Orphan Drug eingestuft. Die FDA erteilte Mozobil® im Dezember 2008 die Zulassung und die EMA im Mai 2009.

Die Therapie mit Mozobil® sollte von einem in der Onkologie und/oder Hämatologie erfahrenen Arzt eingeleitet und überwacht werden. Dabei wird Plerixafor nach einer 4-tägigen Vorbehandlung mit 10 µg/kg G-CSF in einer Dosis von 0,24 mg/kg Körpergewicht/Tag subkutan injiziert werden. Allerdings sollte die Plerixafor-Dosis 40 mg/Tag nicht überschreiten. In klinischen Studien wurde Mozobil® an 2–4 aufeinander folgenden Tagen eingesetzt. 6–11 Stunden nach der subkutanen Plerixafor-Injektion wird die Apherese eingeleitet. An jedem Morgen vor der Apherese wird zusätzlich G-CSF verabreicht.

Pharmakokinetik/Metabolismus: Nach subkutaner Injektion von 0,24 mg/kg wird Plerixafor rasch absor-

---

Plerixafor

Spezialitäten:	Mozobil®
Indikation:	In Kombination mit G–CSF zur verbesserten Mobilisierung von hämatopoetischen Stammzellen in das periphere Blut zur Entnahme und anschließenden autologen Transplantation bei Patienten mit Lymphom und multiplem Myelom, die nicht ausreichend Stammzellen mobilisieren.
Mechanismus:	Plerixafor bindet als Antagonist an den CXCR4-Chemokinrezeptor und verhindert die Wechselwirkung mit dem natürlichen Liganden SDF-1α. Dadurch werden CD34+-Zellen aus dem Knochenmark mobilisiert.
Dosierung:	Die empfohlene, subkutane Dosis von 0,24 mg/kg Körpergewicht/Tag sollte 6–11 Stunden vor Einleitung der Apheres im Anschluss an eine 4-tägige Vorbehandlung mit G–CSF gegeben werden.

biert, wobei nach ca. 30–60 Minuten die Spitzenkonzentrationen erreicht sind. Die maximale Plasmakonzentration (C_{max}) lag bei 887 ± 217 mg/ml, die systemische Exposition bei 4 337 ± 922 mg × h/ml. Bis zu 58 % des Wirkstoffs liegt an Humanplasmaprotein gebunden vor. Das scheinbare Verteilungsvolumen von Plerixafor beim Menschen liegt bei 0,3 l/kg. Die wesentliche Ausscheidungsroute ist der Urin, wobei bei gesunden Probanden mit normaler Nierenfunktion 70 % der Dosis innerhalb der ersten 24 Stunden nach der Anwendung unverändert ausgeschieden wird. Im Plasma beträgt die Ausscheidungshalbwertszeit 3–5 Stunden.

Unerwünschte Wirkungen: Neben Reaktionen am Injektions- und Infusionsort kommt es sehr häufig zu Durchfall und Übelkeit. Zusätzlich treten Benommenheit und Kopfschmerzen, Erytheme, Hyperhydrosen Müdigkeit und Unwohlsein auf.

Interaktionen: Mit Mozobil® wurden keine Wechselwirkungsstudien durchgeführt. *In-vitro*-Tests zeigten, dass Plerixafor keine Wirkung auf Cytochrom-P450-Enzyme hat und auch nicht darüber verstoffwechselt wird. Auch P-Glykoprotein wird nicht beeinflusst.

Zanamivir

Zanamivir ist als Wirkstoff in Relenza® enthalten (o Abb. 8.6). Hierbei handelt es sich um den ersten Vertreter einer neuen Wirkstoffklasse, die nur indirekt als Immuntherapeutikum zu bezeichnen ist. Zanamivir ist ein selektiver Hemmstoff der Neuraminidase (o Abb. 8.7). Dieses Enzym befindet sich auf der Oberfläche der Influenza-Viren (▸ Kap. 4.2.1). Dort erfüllt es zwei Funktionen: Zum einen ermöglicht dieses Enzym den Viren durch den Mucus zur Oberfläche der Epithelzellen zu gelangen, um diese dann zu infizieren. Zum andern benötigen die Viren das Enzym, um die infizierte Zelle nach erfolgreicher Replikation wieder zu verlassen und neue Infektionszyklen zu initiieren.

Die Neuraminidase-Hemmung setzt *in vitro* bei sehr geringen Zanamivir-Konzentrationen ein (50 %-Hemmung bei 0,64–7,9 nM gegen Influenza-A- und Influenza-B-Stämme). Die Hemmung der viralen Neurami-

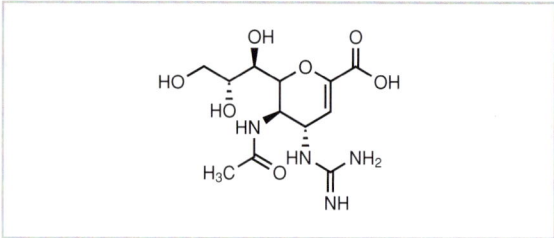

o **Abb. 8.6** Zanamivir

nidase wurde auch *in vivo* gezeigt und richtet sich sowohl gegen Influenza-A- und -B-Stämme als auch gegen alle bekannten Neuraminidase-Subtypen der Influenza-A-Viren.

Zanamivir muss nicht in die Zellen eindringen. Das Target für den Wirkstoff befindet sich an den an der Zelloberfläche fixierten Viren. Zanamivir blockiert die Vermehrung der Influenza-A- und Influenza-B-Viren durch Hemmung der Freisetzung von infektiösen Influenza-Virionen von den Epithelzellen des Respirationstraktes. Die Replikation der Influenza-Viren ist bekanntlich begrenzt auf das Oberflächenepithel des Respirationstraktes.

Die Wirksamkeit der lokalen Anwendung von Zanamivir ist durch klinische Studien bestätigt worden. Allerdings steht ein Beleg der Wirksamkeit bei älteren Patienten (> 65 Jahre) noch aus. Bisher wurden wenige Viren mit reduzierter Empfindlichkeit auf Zanamivir nachgewiesen.

Die Behandlung sollte so früh wie möglich, bei Erwachsenen innerhalb von 48 Stunden, bei Kindern innerhalb von 36 Stunden nach Einsetzen der Symptome begonnen werden. Auch bei einer Postexpositionsprophylaxe sollte Relenza® so früh wie möglich und innerhalb von 36 Stunden nach Kontakt mit einer infizierten Person angewendet werden.

Pharmakokinetik/Metabolismus: Zanamivir wird nicht metabolisiert und unverändert renal ausgeschieden. Die Serumhalbwertszeit von Zanamivir nach Inhalation liegt zwischen 2,6 und 5,05 Stunden. Die renale Elimination ist innerhalb von 24 Stunden abgeschlossen.

Zanamivir	
Spezialitäten:	Relenza®
Indikation:	Behandlung der Influenza A und B bei Erwachsenen und Kindern (ab 5 Jahren) mit typischen Influenza-Symptomen, wenn Influenza in der Region zirkuliert. Zur Postexpositionsprophylaxe der Influenza A und B bei Erwachsenen und Kindern (ab 5 Jahren) nach Kontakt mit einem klinisch diagnostizierten Influenzafall innerhalb desselben Haushalts.
Mechanismus:	Hemmung der Neuraminidase der Influenza-A- und -B-Viren.
Dosierung:	Behandlung: 2-mal täglich 2 Inhalationen (entspricht 2-mal tägl. 2 × 5 mg Zanamivir) über 5 Tage. Postexpositionsprophylaxe: einmal täglich 2 Inhalationen über 10 Tage.

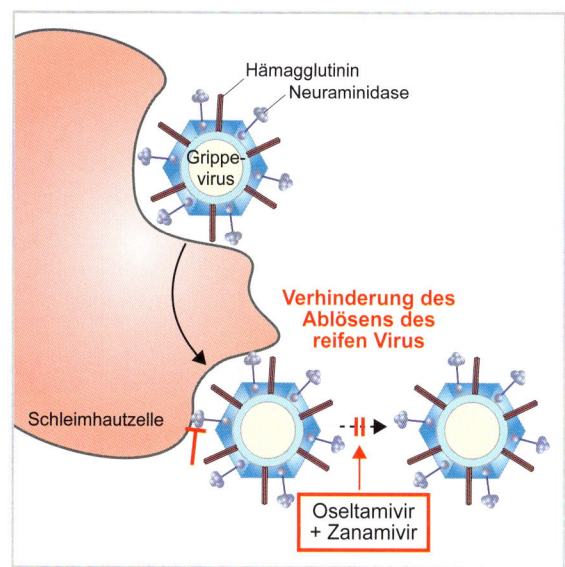

Abb. 8.7 Wirkmechanismus der Neuraminidase-Inhibitoren.
Die Neuraminidase spaltet endständige N-Acetyl-Neuraminsäurereste (Sialylsäuren) auf viralen und zellulären Oberflächenproteinen ab, die normalerweise vom viralen Hämagglutinin als Rezeptoren bei der Adsorption verwendet werden. Wird die Neuraminidase allerdings gehemmt, aggregieren neu gebildete Influenzaviren miteinander oder binden direkt wieder an die Sialylsäuren der Zelloberfläche. Dadurch wird eine Neuinfektion weiterer Zellen verhindert.

Unerwünschte Wirkungen: Bei Patienten mit Asthma bronchiale oder chronisch obstruktiver Atemwegserkrankung besteht das Risiko eines Bronchospasmus. Häufig wird über Beschwerden im Nasenraum, Kopfschmerzen, gastrointestinale Beschwerden, Bronchitis und Husten geklagt.
Interaktionen: Zanamivir wird nicht an Proteine gebunden und nicht in der Leber metabolisiert. Klinisch signifikante Wechselwirkungen mit anderen Arzneimitteln sind unwahrscheinlich.

Oseltamivir

Oseltamivir ist der Wirkstoff in Tamiflu®. Dies ist der erste oral verfügbare Neuraminidase-Hemmer zur kausalen Therapie und Prophylaxe der Influenza A und B. Oseltamivir (Abb. 8.8) ist ein Prodrug, das im Organismus zum Wirkmolekül Oseltamivircarboxylat metabolisiert wird. Dieses hemmt spezifisch die Neuraminidase aller klinisch relevanten Influenza-A- und -B-Viren (Abb. 8.7).

Tamiflu® ist in Deutschland zur Behandlung der Influenza bei Erwachsenen und Kindern ab 1 Jahr zugelassen. Zur Therapie wird Tamiflu® 2 × täglich als Kapsel über einen Zeitraum von 5 Tagen eingenommen. Alternativ kann Tamiflu® – insbesondere bei Kindern oder bei Patienten mit Schluckstörungen – als Suspen-

sion gewichtsabhängig verabreicht werden. Die Behandlung mit Tamiflu® sollte so früh wie möglich, spätestens 48 Stunden nach Auftreten der Influenza-Symptome beginnen.

Während eines pandemischen Influenza-Ausbruchs ist Tamiflu® auch für die Behandlung und zur Postexpositionsprophlaxe bei Säuglingen unter 12 Monaten indiziert.

Zur Prophylaxe der Influenza ist Tamiflu® bei Erwachsenen und Kindern ab 1 Jahr zugelassen und wird 1 × täglich über einen Zeitraum von 10 Tagen dosiert. In der Postexpositionsprophylaxe sollte Tamiflu® so früh wie möglich nach Kontakt mit dem Influenza-Infizierten eingenommen werden. Während eines lokalen Influenza-Ausbruchs kann Tamiflu® in speziellen Situationen für maximal 6 Wochen vorbeugend eingenommen werden.

Durch das Wirkprinzip der Neuraminidase-Hemmung stoppt Tamiflu® die Ausbreitung der Infektion im Organismus. Je früher Tamiflu® nach Auftreten der Symptome eingenommen wird, desto schneller unterbricht das Medikament den Infektionszyklus der Viren. In den Atemwegen gehen weniger Epithelzellen zugrunde, die Abwehrreaktion des Organismus fällt geringer aus und die Sekretion von Entzündungsmediatoren verringert sich. Lokale respiratorische Influenza-Symptome wie Husten, Pharyngitis oder Rhinitis verlaufen milder. Auch systemische Symptome wie Fieber, Abgeschlagenheit, Kopfschmerzen, Myalgien und Arthralgien, sind deutlich schwächer ausgeprägt. Das Immunsystem kann die Viren schneller eliminieren und den Patienten geht es schneller wieder besser. Weil Tamiflu® die Virusvermehrung unterbricht, senkt es auch das Risiko für bakterielle Superinfektionen und kann schwerwiegende Komplikationen der Influenza verhindern.

Pharmakokinetik/Metabolismus: Oseltamivir wird rasch im Gastrointestinaltrakt resorbiert. Mehr als 75 % einer oralen Dosis gelangen als aktive Form in den Blutkreislauf. Bereits nach 30 min ist die aktive Form im Plasma nachweisbar und erreicht nach 3–4 h ihren Maximalwert. Wirksame Konzentrationen sind mehr

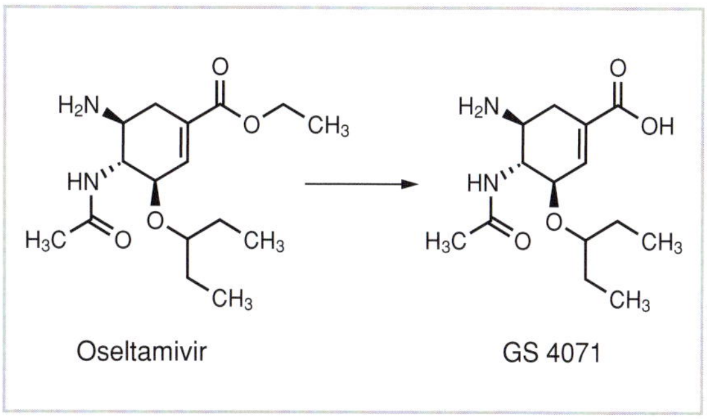

Abb. 8.8 Das Prodrug Oseltamivir wird im Körper zum Wirkstoff GS 4071 metabolisiert.

Oseltamivir

Spezialitäten: Tamiflu®

Indikation: Therapie und Prophylaxe der Influenza.

Mechanismus: Oral bioverfügbares Prodrug. Es wird von der Leber in den Neuraminidase-Inhibitor Oseltamivircarboxylat umgewandelt.

Dosierung: Therapie: für Jugendliche ab 13 Jahren und Erwachsene 2 × täglich eine 75-mg-Kapsel über einen Zeitraum von 5 Tagen; für Säuglinge, Kleinkinder und Kinder gelten gewichtsbezogene Dosierungsanweisungen. Prophylaxe: jeweils die Hälfte der für die Therapie verwendeten Dosis über einen Zeitraum von 10 Tagen.

---

als 12 h nach Einmalgabe vorhanden. Die gleichzeitige Nahrungsaufnahme hat keinen Einfluss auf die Bioverfügbarkeit von Tamiflu®, die Verträglichkeit des Medikaments wird dadurch aber verbessert.

Das Verteilungsvolumen entspricht mit ca. 23 l der Extrazellulärflüssigkeit des Organismus. Somit erreicht der Wirkstoff alle Orte der Virusvermehrung inklusive oberer Respirationstrakt, Lunge, Mittelohr und Nasennebenhöhlen. Die Plasmaproteinbindung der aktiven Form von Tamiflu® ist mit 3 % sehr gering. Der aktive Metabolit hat eine Halbwertszeit von 6–10 h und wird vollständig (> 99 %) renal ausgeschieden. In der Niere wird Oseltamivircarboxylat glomerulär filtriert und zusätzlich tubulär sezerniert (anionischer Transportweg).

Unerwünschte Wirkungen: Übelkeit, Erbrechen, Diarrhö, Bauchschmerzen, Schwindel, Kopfschmerzen, Schlaflosigkeit, bei Kindern auch Nasenbluten.

Interaktionen: Klinisch relevante Wechselwirkungen mit anderen Medikamenten sind unwahrscheinlich.

8.3   Pflanzliche Immunstimulanzien

Seit alters her werden pflanzliche Stoffe auch zur „Stärkung des Immunsystems" eingesetzt. Das Ziel ist, die physiologische Immunantwort durch pflanzliche Immunstimulanzien zu unterstützen, um eine vorhandene Abwehrschwäche zu kompensieren und einen immunologischen Infektionsschutz zu induzieren. Eine solche Immunstimulation kann indiziert sein bei Patienten mit angeborener oder erworbener Immunschwäche, bei gehäuft auftretenden Erkältungen und bei rezidivierenden Infekten im Bereich der oberen Atemwege, die durch Allgemeinmaßnahmen, z. B. durch körperliches Training, durch vitaminreiche Ernährung oder durch eine gesunde Lebensführung nicht reduziert werden können.

Häufig fehlen Belege für die beanspruchte Wirkung und Wirksamkeit der vielfältigen Präparate. Allerdings muss man auch anerkennen, dass sich einige Hersteller der Forderung der Schulmedizin stellen, Nachweise für die Wirksamkeit ihrer Präparate in einer Qualität zu liefern, die sich den Anforderungen der Evidenz-basierten Medizin zumindest annähert. Dies ist kein einfaches Unterfangen, denn im Idealfall sollten Immunstimulanzien als „Prophylaktika" eingestuft werden, die somit definitionsgemäß bei Gesunden eingesetzt werden, um eine Krankheit (in der Regel eine Infektionskrankheit) zu verhindern. Man kann sich leicht vorstellen, dass das Design einer Studie, die diese Charakterisierung eines Immunstimulans berücksichtigt, schwierig ist und dass die Zahl der Studienteilnehmer enorm hoch sein sollte, da ja viele der Probanden – sowohl in der Verum- als auch in der Placebogruppe – gar nicht erkranken.

Allerdings sind auch andere Indikationen für Immunstimulanzien denkbar. So ist eine bekannte und immer stärker tolerierte (vielleicht sogar akzeptierte) Form der Immunstimulation die Behandlung mit Mistelextraktpräparaten als adjuvante Maßnahme im Rahmen einer Tumortherapie. Diese wird vor allem dann akzeptiert, wenn sie als immunstimulierende Begleitmaßnahme zu einer Chemo- oder Strahlentherapie eingesetzt wird. Abzulehnen hingegen ist nach schulmedizinischer Auffassung die Misteltherapie als Ersatztherapie für eine angemessene Strahlen- oder Chemotherapie.

Der Einsatz pflanzlicher Extraktpräparate wird oft als Maßnahme im Rahmen der „Komplementärmedizin" eingestuft. Komplementärmedizin bedeutet, dass die entsprechenden therapeutischen Maßnahmen – wenn erforderlich – parallel (komplementär) zu schulmedizinischen Maßnahmen durchgeführt werden. Dies ist akzeptabel. Dagegen ist der Einsatz von Extraktpräparaten im Sinne einer „Alternativmedizin" in hohem Maß umstritten und in speziellen Fällen sogar abzulehnen.

Im Folgenden sollen die wichtigsten pflanzlichen Immunstimulanzien erörtert und im Sinne einer Komplementärtherapie bewertet werden. Zu den Arzneipflanzen mit immunstimulierendem Potenzial zählen u. a. *Echinacea purpurea*, *Echinacea pallida*, *Baptisia tinctoria* und *Thuja occidentalis*. Ferner ist die bereits angesprochene Mistel zu nennen.

8.3.1 Mistelpräparate

Phytotherapeutisch werden Mistelpräparate als Immunstimulanzien betrachtet, obwohl Rudolf Steiner, der Begründer der Anthroposophie, Mistelextrakte ursprünglich als Krebstherapeutika eingeführt hat. Offensichtlich sind dies deutlich unterschiedliche Indikationen. Zwar ist das Immunsystem ganz prominent an der Tumorabwehr beteiligt. Einen manifesten Tumor allerdings ausschließlich durch Stimulation des Immunsystems zu behandeln, ist sicherlich nicht nur insuffizient, sondern „lebensgefährlich". Andererseits führen die etablierten Tumortherapie-Schemata fast alle auch zu einer Immunsuppression, weshalb man einer Co-Medikation mit einem Immunstimulans durchaus eine Rationale abringen kann. Jedoch liegt die Betonung ganz nachhaltig auf „Co-Medikation" im Sinne der oben angesprochenen „Komplementärmedizin".

Heute bekommen über 60 % der Krebspatienten unter anderem auch Mistelpräparate. Obwohl eine immunstimulierende Wirkung der Mistelpräparate in vielen *In-vitro*-Modellen eindeutig gezeigt werden kann, ist der therapeutische Nutzen der Präparate völlig unzureichend belegt. Darüber hinaus ist auch die Indikation für derartige Präparate nach wie vor nicht klar gefasst.

Das Festhalten an mystisch gefärbten Theorien einerseits und das Ringen um naturwissenschaftlich basierter Evidenz andererseits stellt die Mistel und die daraus abgeleiteten Arzneimittel in ein fulminantes Spannungsfeld zwischen Hoffen und Wissen. Leider hilft dies weder Patienten noch Ärzten, die angesichts einer lebensbedrohenden Krankheit die beiden Positionen kaum zu trennen vermögen.

Kaum unterschiedlicher können Präparate sein, als die in Deutschland verfügbaren Mistelpräparate, obwohl sich doch all diese Präparate von der gleichen Stammpflanze ableiten.

Anthroposophische Anwendung

Die aus der anthroposophischen Medizin entwickelten Präparate sind Gesamtextrakte aus frischem Mistelkraut, wobei Zweige und Blätter ohne größere Beerenanteile verwendet werden. Zur Verfügung stehen Präparate in verschiedenen Spezifikationen:

- Iscador®,
- Helixor®,
- AbnobaViscum®.

Das am häufigsten gebrauchte Mistelpräparat der anthroposophischen Krebstherapie, Iscador®, geht direkt auf die Vorschläge von Rudolf Steiner zurück. Es wird aus Misteln auf Tanne, Apfelbaum, Kiefer oder Ulme gewonnen, mit Milchsäurebakterien fermentiert, mit „potenzierten" Metallen (Quecksilber, Silber oder Kupfer) versetzt und sehr stark verdünnt. Die Misteln werden im Sommer und im Winter geerntet. Die Mischung des Extraktes aus der Winter- und der Sommermistel geschieht in einer hochtourig rotierenden Maschine. Anschließend wird verdünnt.

Die Therapie mit Iscador® soll in zwei Phasen erfolgen: einer Einleitungsphase und einer Erhaltungsphase. Während der Einleitungsphase wird einschleichend aufdosiert, um Überreaktionen zu vermeiden. Die individuell zu ermittelnde „Reaktionsdosis" ist am Auftreten mindestens einer der folgenden Reaktionen zu erkennen:

- Änderung des subjektiven Befindens,
- Temperaturreaktion,
- immunologische Reaktion (z. B. Anstieg der Leukozyten),
- lokale Entzündungsreaktion.

Tritt eine dieser Reaktionen auf, wird in der Erhaltungsphase mit der ermittelten Reaktionsdosis dreimal wöchentlich weitertherapiert. Nach jeweils 14 Injektionen wird eine Pause von einer Woche eingelegt.

Mit **Iscador®** wurden zahlreiche, leider schlecht geplante und realisierte Untersuchungen an verschiedenen menschlichen Tumoren durchgeführt. Sie genügen mit wenigen Ausnahmen nicht den international üblichen wissenschaftlichen Anforderungen und lassen daher keine sichere Beurteilung der Wirksamkeit des Präparates Iscador® zu. Insbesondere ist die Wirkung beim so genannten „adjuvanten Einsatz", d. h. als Rückfallprophylaxe eines operativ entfernten Primärtumors, z. B. Brust- oder Magenkrebs bzw. Melanom bisher nicht bewiesen – Iscador® wird aber trotzdem häufig angewandt. In vielen Berichten werden eine Besserung des Allgemeinbefindens und eine Verminderung der Nebenwirkungen von Bestrahlung oder Chemotherapie unter Iscador® beschrieben. Auch dies muss mangels Vergleichsstudien als noch nicht sicher bewiesen angesehen werden.

Iscador® hat wenige, meist belanglose Nebenwirkungen (Fieber, Hautausschläge), was wohl auf die starke Verdünnung zurückzuführen ist. Daneben steht mit Iscador® M ein neues Präparat mit definiertem Gehalt an Mistellektin zur Verfügung.

Auch nach 70 Jahren anthroposophischer Tumortherapie muss festgestellt werden, dass die Wirksamkeit von Iscador® gegen Krebs bisher nicht bewiesen ist. Möglicherweise kann dieses relativ billige Präparat in der Zusatztherapie günstig wirken. Auch dies muss erst belegt werden.

Helixor® ist ein anthroposophisches Arzneimittel, das wässrige Kaltauszüge aus frischen Misteln enthält. Die Misteln werden zu vier verschiedenen definierten Jahreszeiten geerntet und verarbeitet. Die Mischung der Sommer- und Wintersäfte geschieht in speziell rotierenden Gefäßen, in denen auch die Verdünnungen hergestellt werden. Es stehen drei Präparate verschiedener Wirtsbaummisteln zur Verfügung (Apfel, Tanne, Kiefer). Sie sind in den Verdünnungen 0,01, 0,1, 1, 5, 10, 20, 30, 50 und 100 mg erhältlich. Der Extrakt ist chemisch ungenügend definiert. Helixor® wird wie Iscador® zur Prophylaxe und Therapie maligner Erkrankungen empfohlen. Die mit Helixor® durchgeführten Untersuchungen genügen qualitativ und quantitativ noch weniger als Iscador® den Anforderungen, wie sie an jedes Krebsmedikament gestellt werden müssen. Helixor® bleibt damit ein Krebsmedikament mit fraglicher bzw. unbewiesener Wirksamkeit.

AbnobaViscum® ist ein anthroposophisches Arzneimittel, das als Wirkstoff Presssäfte der Mistel enthält. Die Misteln werden zu definierten Jahreszeiten geerntet und verarbeitet. Durch spezielle Mischverfahren mit anschließender Sterilfiltrierung wird eine stabile Lösung erhalten, die eine gelb-grüne Farbe hat.

Das Präparat wird nach eigenem Verfahren rhythmisch in Dezimalstufen potenziert. Eine Ampulle AbnobaViscum® der Verdünnungsstufen 2, 3, 4, 5 oder 6 enthält pro Milliliter 15 mg, 1,5 mg, 0,15 mg, 0,015 mg bzw. 0,0015 mg Presssaft aus 20 mg, 2 mg, 0,2 mg, 0,02 mg und 0,002 mg Mistelkraut. Analog sind auch noch die Verdünnungen 10, 20 und 30 erhältlich. Es stehen Präparate zur Verfügung, in denen Mistelkraut der Wirtsbäume *Abies* (Tanne), *Acer* (Ahorn), *Amygdalus* (Mandelbaum), *Betula* (Birke), *Crataegus* (Weißdorn), *Fraxinus* (Esche), *Malus* (Apfelbaum), *Pinus* (Kiefer) und *Quercus* (Eiche) verarbeitet sind.

Die Indikation für all diese anthroposophischen Präparate lautet: „Gemäß der anthroposophischen Therapierichtung: bösartige und gutartige Geschwulstkrankheiten, bösartige Erkrankungen der blutbildenden Organe, definierte Präkanzerosen, Vorbeugung gegen Rückfälle nach Geschwulstoperationen und Bestrahlungen, Anregung der Knochenmarktätigkeit".

Phytotherapeutische Anwendung

Die phytotherapeutische Anwendung greift mehr und mehr auf Präparate zurück, die auf bestimmte Inhaltsstoffe der Mistel standardisiert bzw. normiert sind. Aus diesem Grund tritt auch die Bedeutung des Wirtsbaumes, auf dem die Mistel wächst, deutlich in den Hintergrund. Alleine die Forderung nach einem möglichst standardisierten Drogenmaterial für Phytopharmaka begründet die Verwendung von Misteln eines definierten Wirtsbaums.

Normierungsparameter für die phytotherapeutischen Mistelpräparate sind die Mistellektine. Ausnahmslos wird dabei bisher auf das Mistellektin I (ML-I) normiert, das mit Hilfe eines Immunoassays quantifiziert wird. Dieses Lektin wird zwischenzeitlich auch bereits gentechnisch hergestellt. Allerdings sind Präparate, die den rekombinanten Wirkstoff enthalten, noch nicht zugelassen.

Sicherlich zählen Mistellektine zu den wesentlichen Wirkstoffen der Mistel. Sie stellen die potenteste Form toxischer Zuckerrezeptoren aus Pflanzen dar. Immer wieder wurde versucht, den Einsatz der Mistel in der Krebstherapie über diese Moleküle zu rationalisieren.

Drei Mistellektine (ML-I, ML-II und ML-III) sind seit langem bekannt. Darüber hinaus wurden drei Chitin-bindende Lektine (cbML1–3) isoliert.

Die klassischen Mistellektine bestehen aus zwei Untereinheiten, einer lektinartigen und einer enzymatischen Untereinheit (Lektin/Toxin-Komplex). Beide Untereinheiten sind über Disulfidbrücken miteinander verbunden. Die drei Mistellektine unterscheiden sich jeweils in ihrer Bindungsspezifität für die Zuckerketten. So ging man bisher davon aus, dass ML-I spezifisch an D-Galactose bindet, wohingegen ML-II bevorzugt an N-Acetylgalactosamin aber auch an Galactose und ML-III an N-Acetylgalactosamin binden. Neuere Arbeiten haben gezeigt, dass ML-I als ein Sialinsäure-bindendes Lektin anzusehen ist, das präferenziell Neu5Acα2–6Galβ1–4GlcNAc-Epitope erkennt.

Als Haupteffektormolekül in Mistelextrakten wird das Mistellektin ML-I angesehen, das auch als *Viscum-album*-Agglutinin I (VAA-I) oder als Viscumin bezeichnet wird. Der Grund für diese Präferierung ist nicht klar. ML-I ist ein heterodimeres, zweikettiges (Typ II) Ribosomen inaktivierendes Protein (63 kDa), dessen katalytische A-Kette 29 kDa und dessen Zucker-bindende B-Kette 34 kDa groß ist. Nachdem die B-Kette ihren Bindungspartner erkannt hat, wird die A-Kette endozytotisch in die Zelle aufgenommen, gelangt in den Golgi-Apparat und an das endoplasmatische Retikulum und wirkt dort als rRNA-N-Glykosidase. Sie inaktiviert enzymatisch die ribosomale 60S-Untereinheit durch Depurinierung des Adenosinrestes$_{4324}$ innerhalb der 28S rRNA. Die Funktionsfähigkeit des gesamten Ribosoms geht durch diese Modifikation eines einzigen Nukleotids verloren.

Lektine gehören zu den stärksten Giften, die die Natur bereithält. Die LD$_{50}$ bei der Maus liegt bei ca. 1 μg. In einem engen Konzentrationsbereich lassen sich experimentell für Mistellektine *in vitro* und *in vivo* verschiedene immunmodulatorische Effekte zeigen:

Mistelextrakte oder -inhaltsstoffe führen *in vitro* zu einer spezifischen Stimulation immunkompetenter Zellen wie CD4-Zellen, NK-Zellen oder Monozyten/Makrophagen. Diese wird in vergleichsweise niedriger Konzentration durch die zuckerspezifische Bindung des ML-I an Oberflächenrezeptoren ausgelöst (▶ Kap. 2.2). Als Folge dieser Bindung kommt es unter anderem zur Ausschüttung relevanter proinflammatorischer Mediatoren, darunter vor allem IL-1, IL-6 und TNF-α. Diese *in vitro* gemessenen Effekte werden mit Sicherheit auch *in vivo* ausgelöst, wobei eine Dosis von 1–2 ng/kg Körpergewicht als optimal erscheint. Somit liegt der Therapie mit definierten Mistelextrakten wohl kein Placebo-Effekt zugrunde. Allerdings sind die immunologischen *In-vivo*-Reaktionen auf eine subkutane Injektion von Mistelextrakten individuell sehr unterschiedlich und sicherlich abhängig von der applizierten Dosis. Hierbei lassen sich *Responder* und primäre *Non-* bzw. *Poor-Responder* unterscheiden.

Es erscheint durchaus plausibel, dass *Responder* von einer Therapie-begleitenden Behandlung mit Mistelextrakt-Präparaten profitieren, was sich in einem günstigeren Verlauf des Tumorleidens mit einer Verbesserung des Allgemeinbefindens und einer geringeren Infektanfälligkeit äußern kann. Ob auch mit einer verlängerten mittleren Überlebenszeit gerechnet werden kann, kann nur spekuliert werden. Harte Daten liegen hierzu nicht vor.

Wird die Begleittherapie mit Mistelextrakten ernst genommen, sollten regelmäßig immunologische Parameter erhoben werden. Fallen diese Parameter positiv aus, motivieren sie den Patienten, weiter gegen die Krankheit zu kämpfen. Dass eine positive Einstellung zum vorhandenen Tumorleiden lebensverlängernd wirkt, ist heute unbestritten. Umgekehrt werden Patienten den Kampf gegen ihren Tumor verlieren, wenn sie sich aufgeben.

Phytotherapeutische Präparate sind:
- Cefalektin®,
- Eurixor®,
- Lektinol®.

Cefalektin® wird als Mistelkraut-Extrakt ausgezeichnet, der mit Wasser in einem Verhältnis von 1:10 hergestellt wird. Pro Ampulle sind 10 mg des Extraktes enthalten. Nach einer zweiwöchigen Eingewöhnungsphase, in der zunächst drei und anschließend vier Ampullen pro Woche verabreicht wurden, wird ab der dritten Woche täglich eine Ampulle unter die Haut gespritzt.

Eurixor® enthält pro 1-ml-Ampulle 1 mg wässrigen Extrakt aus Mistelkraut, der mit einem Verhältnis von Droge:Extrakt von 1:1,1–1,5 hergestellt wurde.

Lektinol® enthält 0,04–0,14 mg/ml wässrigen Auszug aus unverholzten Mistelzweigen mit Blättern mit einem Drogen-Extrakt-Verhältnis von 1:1,1–1,5. 1 ml Injektionslösung ist auf 30 ng Mistellektin/Ampulle, bestimmt als Mistellektin I normiert. Empfohlen werden zwei Applikationen von je einer 0,5-ml-Ampulle pro Woche.

Angewendet werden die Präparate jeweils in 3-monatigen Behandlungszyklen, die von einem Monat ohne Anwendung unterbrochen werden. Die Indikation dieser Präparate lautet: „Zur Palliativtherapie im Sinne einer unspezifischen Reiztherapie bei malignen Tumoren". Trotz dieser Indikation, die eindeutig in Richtung immunologischer Therapie deutet, sind die entsprechenden Präparate in der Roten Liste nach wie vor bei den „pflanzlichen Zytostatika" eingeordnet. Dies belegt die tiefe mentale Verwurzelung dieser Präparate in der Tumortherapie und unterstreicht die Gefahr, solche Präparate tatsächlich im Sinne von Zytostatika einzusetzen, was jeder klinischen Evidenz entbehrt.

8.3.2 Andere pflanzliche Immunstimulanzien

Sonnenhutkraut

Zulassungsfähige Sonnenhutkraut-Präparate enthalten Frischpflanzen-Presssäfte aus *Echinacea purpurea* oder alkoholische Extrakte aus Echinaceae pallidae radix. Daneben besitzt eine Kombination aus Echinacae purpureae herba, Baptisiae tinctoriae radix und Thujae occidentalis herba Marktrelevanz.

Folgende *in-vitro*-pharmakologische Effekte werden für diesen Wirkstoff beschrieben:
- Steigerung der unspezifischen Abwehr durch Mobilisation und Phagozytoseaktivität von Granulozyten (*Carbon-Clearance-Test*),
- Aktivierung von Makrophagen (Phagozytose; Freisetzung von IL-1),
- Stimulation zytotoxischer T-Zellen und T-Helferzellen,
- Erhöhung der Produktion der Interleukine IL-1, IL-2, IL-3, IL-6, sowie der Interferone IFN-α, IFN-β, IFN-γ, sowie der Zytokine TNF-α und TGF-β,
- beschleunigte Ausdifferenzierung von B-Lymphozyten zu antikörperbildenden Plasmazellen (IgM),
- Hemmung der körpereigenen und der bakteriell gebildeten Hyaluronidase,
- antivirale Aktivität.

Nicht selten sind die Daten schlecht reproduzierbar und auch widersprüchlich. Dies beruht u. a. darauf, dass zum einen unterschiedliche *Echinacea*-Arten und zum anderen sehr unterschiedlich hergestellte Extrakte getestet und miteinander verglichen wurden. Dies ist ein generelles Problem, mit dem sich die Phytopharmakologie verstärkt konfrontiert sieht, da die Spezifikation der Extrakte selbst in systematischen Reviews und Metaanalysen oft unberücksichtigt bleibt bzw. ignoriert wird. Das führt dazu, dass gut wirksame Extrakte durch die moderne Literatur in ihrer Wirksamkeit „verdünnt" und schlecht wirksame Extrakte ungerechtfertigt aufgewertet werden.

Nach klinisch-pharmakologischen Untersuchungen unterstützen und stimulieren *Echinacea-purpurea*-Extrakte die unspezifische humorale und zelluläre Immunabwehr. So konnte in einer placebokontrollierten Doppelblindstudie bei 42 Triathleten nach 4-wöchi-

---

Frischpflanzen-Presssäfte aus Echinacea purpurea, alkoholische Extrakte aus Echinaceae pallidae radix, Kombination aus Echinaecae purpureae herba, Baptisiae tinctoriae radix und Thujae occidentalis herba

Spezialitäten:	■ Monopräparate: *Echan®* Lösung, *Echinacea Bionorica*, *Echinacea Hevert purp. forte®*, *Echinacea-ratiopharm®*, *Echinacea Stada®*, *Echinacin® Madaus*, *Echinapur®*, *Esberitox® mono*, u. a., ■ Kombinationen: *Esberitox®*.
Indikation:	*Ech. purp.*: Unterstützende Behandlung häufig wiederkehrender Infekte der Atemwege und der ableitenden Harnwege *Ech. pall.*: Unterstützende Therapie grippeartiger Infekte.
Mechanismus:	Steigerung der unspezifischen Abwehr durch Mobilisation und Phagozytoseaktivität von Granulozyten, Aktivierung von Makrophagen, Stimulation zytotoxischer T–Zellen und T–Helferzellen, Erhöhung der Produktion von Interleukinen, beschleunigte Ausdifferenzierung von B–Lymphozyten und Hemmung der körpereigenen und der bakteriell gebildeten Hyaluronidase.
Dosierung:	Präparatespezifisch. Anwendung bereits bei beginnenden Erkältungssymptomen und dann über einen begrenzten Zeitraum (nicht länger als 8–10 Tage)!

---

ger oraler Einnahme von 8 ml Echinacin® die Anzahl der immunkompetenten Zellen vor dem Wettkampf signifikant gegenüber Placebo gesteigert werden. Nach dem Wettkampf war der Gehalt an IL-6 im Blut und Urin in der Verum-Gruppe erhöht. Die Menge an löslichem IL-2-Rezeptor (IL-2R) war hingegen signifikant vermindert. Dies wird als Hinweis auf eine erhöhte IL-6-Freisetzung aus den Makrophagen und eine Produktion des IL-2R in Monozyten/Makrophagen gedeutet.

In einer weiteren Doppelblindstudie erhielten 24 Probanden über 5 Tage 3 × täglich 30 Tropfen einer *Echinacea*-Tinktur (DEV 1:5, Ethanol 55 % V/V). Die am 5. Tag gemessene Phagozytose war unter Verum auf 120 % gegenüber 20 % nach Placebo angestiegen. Der Effekt war reversibel und nach 6 Tagen nicht mehr nachweisbar.

Inzwischen belegen auch einige randomisierte, placebokontrollierte Studien eine klinische Wirksamkeit von Spezialextrakten u. a. aus *Echinacea* bzw. aus bestimmten fixen Kombinationen. Vorrangig geprüft wurde der Einfluss auf den Verlauf von Erkältungskrankheiten bzw. auf den Verlauf banaler Infekte der oberen Atemwege.

Trotz teils berechtigter Kritik auch an neueren klinischen Studien kann für bestimmte pflanzliche Arzneispezialitäten eine klinische Wirksamkeit angenommen werden. Wichtig ist es, das Immunstimulans bereits bei beginnenden Erkältungssymptomen und dann über einen begrenzten Zeitraum einzunehmen. Eine Anwendung länger als 10 Tage ist weder klinisch-pharmakologisch noch durch klinische Studien begründet, zumal ein negativer Einfluss auf das Immunsystem insbesondere nach Hochdosierung bzw. bei infektanfälligen Patienten bisher nicht ausgeschlossen ist.

Mittlerweile ist bekannt, dass *Echinacea*-Inhaltsstoffe die Cytochrom-P450-Enzyme CYP3A4 und CYP1A2 beeinflussen, weshalb einige Hersteller bereits auf mögliche Wechselwirkungen mit Arzneimitteln, die über diese CYP-Enzyme verstoffwechselt werden, hinweisen.

8.4 Andere immunstimulierende Naturstoffe

8.4.1 Bakterielle Immunstimulanzien

Bacillus Calmette-Guérin (BCG)
Eine Durchstechflasche BCG-medac® enthält 2×10^8 bis 3×10^9 lebensfähige Einheiten von BCG-Bakterien (Stamm RIVM abgeleitet von Stamm 1173-P2), ImmuCyst® enthält mindestens $1{,}8 \times 10^8$ vermehrungsfähige Einheiten BCG-Bakterien Stamm Connaught. Beide Präparate werden in Form einer Instillationstherapie zur Behandlung nicht-invasiver urothelialer Harnblasenkarzinome eingesetzt.

BCG wird nach Instillation in die Blase nicht resorbiert. Es bewirkt eine lokale, nicht-spezifische Immunreaktion, deren Wirkung auf einer Vielzahl von Interaktionen mit den Zellen des Immunsystems beruht. Folge ist die vermehrte Infiltration der Blasenwand mit Granulozyten, Monozyten/Makrophagen, CD4$^+$- und CD8$^+$-Zellen sowie die Sekretion von Zytokinen, darunter IL-1, IL-2, IL-6, IL-8, GM-CSF und TNF-α. Durch die Zytokinfreisetzung werden zusätzlich massiv polymorphkernige neutrophile Granulozyten (PMN) und Monozyten angelockt, so dass diese Zellen mit jedem Behandlungszyklus weiter in der Blase akkumulieren. In einem späteren Behandlungszyklus kommt es innerhalb von 4–6 Stunden nach der Instillation zu einer massiven Pyrurie mit mehr als 10^7 Leukozyten/ml Urin. Neutrophile Granulozyten sezernieren in der Blase vermehrt den „TNF-related apoptosis inducing ligand" (TRAIL), einen Todesrezeptorliganden, der dann für das Absterben der Tumorzellen verantwortlich ist.

Bacillus Calmette-Guérin (BCG)

Spezialitäten: BCG-medac®, ImmuCyst®

Indikation: Zur Behandlung nicht-invasiver urothelialer Harnblasenkarzinome,
- zur kurativen Behandlung eines *Carcinoma in situ*,
- zur prophylaktischen Behandlung zur Vermeidung eines erneuten Auftretens von urothelialen Karzinomen beschränkt auf die Schleimhaut, von urothelialen Karzinomen in der *Lamina propria*, aber nicht im Muskelgewebe der Blase (T1) sowie von einem *Carcinoma in situ*.

Mechanismus: BCG-medac stimuliert über den Toll-like-Rezeptor-2 (TLR-2) das Immunsystem, vor allem polymorphkernige neutrophile Granulozyten, und induziert dadurch die Bildung des Todesliganden TRAIL, der wiederum Antitumor-Aktivität besitzt. Außerdem werden zytotoxische T-Zellen und Natürliche Killerzellen stimuliert, Tumorzellen abzutöten.

Dosierung: Der Inhalt einer Durchstechflasche wird für eine Blaseninstillation benötigt. Zur Behandlung eines *Carcinoma in situ* wird eine intravesikale Instillation pro Woche für 6 aufeinander folgende Wochen verabreicht. Nach einem behandlungsfreien Intervall von 4 Wochen sollte die intravesikale Behandlung mit einer Erhaltungstherapie fortgesetzt werden. Eine adjuvante Therapie sollte etwa 2–3 Wochen nach einer transurethralen Resektion oder Blasenbiopsie und ohne eine traumatische Katheterisierung beginnen und im wöchentlichen Abstand 6 Wochen lang wiederholt werden. Ein Erhaltungstherapieschema besteht aus einer 12-monatigen Therapie mit Behandlungen in monatlichem Abstand. Ein anderes Schema besteht aus einem Induktionskurs von 6 Wochen, gefolgt von 3 Instillationen in wöchentlichem Abstand in den Monaten 3, 6, 12, 18, 24, 30 und 36.

Durch die von den Neutrophilen und den Monozyten gebildeten Zytokine werden vermehrt CD4$^+$-Zellen, vor allem vom T_H1-Subtyp angelockt, die Granuloma-ähnliche Strukturen in der Harnblasenwand ausbilden können. Außerdem wandern CD8$^+$-Zellen und Natürliche Killerzellen in die Blase ein, die ebenfalls an der Elimination der Tumorzellen beteiligt sind.

Man geht heute davon aus, dass die polymorphkernigen neutrophilen Granulozyten über den Toll-like-Rezeptor-2 (TLR-2), der sich auf ihrer Zelloberfläche befindet, stimuliert und zur TRAIL-Expression angeregt werden (▶ Kap. 2.2.2). Neben TLR-2 kann auch TLR-4 von BCG gebunden werden, so dass die verschiedenen Immunzellen auf die Anwesenheit von BCG reagieren.

Pharmakokinetik/Metabolismus: Die meisten BCG-Bakterien werden in den ersten Stunden nach Instillation mit dem Urin ausgeschieden. Ob die Mykobakterien die intakte Harnblasenwand überwinden können, ist noch unbekannt.

Unerwünschte Wirkungen: Übelkeit, Zystitis und entzündliche Reaktionen (Granulomata) der Blase, erhöhte Miktionsfrequenz mit Schmerzen und Unwohlsein, asymptomatische granulomatöse Prostatitis, Fieber, grippeähnliche Symptome, allgemeines Unwohlsein.

Interaktionen: BCG-Bakterien sind empfindlich gegenüber Tuberkulostatika (z. B. Ethambutol, Streptomycin, p-Aminosalicylsäure (PAS), Isoniazid (INH) und Rifampicin), Antibiotika, Antiseptika und Gleitmitteln. Eine Resistenz gegen Pyrazinamid und Cyclo-

serin ist beschrieben worden. Während einer intravesikalen BCG-Instillationstherapie sollte die gleichzeitige Anwendung von Tuberkulostatika und Antibiotika wie Fluorchinolonen, Doxycyclin oder Gentamicin wegen der Empfindlichkeit der Bakterien gegenüber diesen Wirkstoffen vermieden werden.

Bakterien-Lysate

Verschiedene Bakterien-Lysate werden als Immunstimulanzien eingesetzt:

Uro-Vaxom® enthält als Wirkstoff eine lysierte, immunaktive Fraktion aus ausgewählten *Escherichia-coli*-Stämmen. Es ist als Immuntherapeutikum bei rezidivierenden Harnwegsinfektionen zugelassen. Uro-Vaxom® stimuliert die zelluläre und humorale Immunität, wodurch es zu einer verstärkten lokalen Immunantwort im Bereich der Harnwege kommt. Im Tierexperiment ließ sich eine Wirkung von Uro-Vaxom® auf das Immunsystem durch den Nachweis einer Stimulierung der B-Lymphozyten und der NK-Zellen, sowie anderer immunrelevanter Indikatoren zeigen. Als primärer Zielort für Uro-Vaxom® scheinen immunkompetente Zellen der Darmschleimhaut (z. B. in den Peyer'schen Plaques) zu fungieren.

Symbioflor® 1 enthält als Wirkstoff Zellen und Autolysat von $1{,}5–4{,}5 \times 10^7$ pro ml *Enterococcus-faecalis*-Bakterien. Es wird eingesetzt zur Regulierung der körpereigenen Abwehrkräfte bei chronisch rezidivierenden Infektionen der oberen Luftwege, Entzündungen im Mund-, Nasen-, Rachenraum und Mittelohr, Bronchitis, Sinusitis, Tonsillitis, Erkältungskrankheiten und bei gastrointestinalen Störungen. Symbioflor® 1 soll immunregulierend wirken. Es wird behauptet, dass der Wirkstoff bei Immunschwäche immunstimulierend, bei überschießenden Immunreaktionen (z. B. bei vermehrter Zytokin-Freisetzung) dagegen immuninhibierend wirkt.

Symbioflor® 2 enthält als Wirkstoff Zellen und Autolysat von $1,5–4,5 \times 10^7$ pro ml *Escherichia-coli*-Bakterien. Dieses Präparat wird eingesetzt zur Regulierung der körpereigenen Abwehrkräfte, bei gastrointestinalen Störungen und beim Colon irritabile. Symbioflor® 2 soll immunregulierend eingreifen und vor einigen Erregern schützen, andererseits bei überschießenden Immunreaktionen (z. B. bei vermehrter Zytokin-Freisetzung) dagegen immuninhibierend wirken.

Colibiogen® inject enthält eine zellfreie Lösung aus $2,7 \times 10^8$ pro ml lysierten *Escherichia-coli*-Bakterien, Stamm Laves. Ein bis drei Ampullen pro Tag werden im Abstand von ein bis zwei Tagen i. v. oder i. m. appliziert. Indikationen sind: vor, während und nach Chemo- oder Strahlentherapie, Magen-Darm-Erkrankungen mit spastischen Erscheinungen, bei endogener Belastung der Darmwand, schmerzhafte Divertikelkrankheit, Allergien, Ekzeme. Begleitend zur Chemotherapie wird eine spezielle Dosierung empfohlen. Zusätzlich wird noch eine oral zu applizierende Lösung angeboten.

8.4.2 Niedermolekulare Thymus-Peptide und Thymus-Extrakte

Thym-Uvocal® enthält als Wirkstoff niedermolekulare, enzymatisch gewonnene Thymus-Peptide, die parenteral appliziert werden. Es wird eingesetzt zur „spezifischen Immunstimulierung" z. B. bei primärer Immundefizienz, bei entzündlichen rheumatischen Erkrankungen, als Zusatztherapie bei Tumoren und Präkanzerosen, bei Folgeschäden nach Bestrahlung und Behandlung mit Medikamenten mit immunsuppressiver Wirkung und in der Geriatrie. Pro Woche sollen 3–6 Ampullen à 2 ml intramuskulär oder subkutan injiziert werden. Die Ratio dieser Therapie beruht darauf, dass Thymus-Peptide *in vitro* zu einer verbesserten Stimulierbarkeit von Lymphozyten führen. Tierexperimentell konnte gezeigt werden, dass Thymus-Peptide immunologische Funktionen der Thymusdrüse ersetzen können. Nach radioaktiver Bestrahlung kommt es nach Gabe von Thymus-Peptiden zu einer beschleunigten Regeneration der B-Zell-Funktionen. Im Lewis-Lung-Cell-Cancer-Modell reduzieren Thymus-Peptide deutlich die Anzahl von Krebszellkolonien in der Lunge.

Thymoject® Loges ist ein Präparat, das Thymus-Extrakt aus Kälbern (Extr. Glandulae thymi sicc. vitul.) enthält. Die enthaltenen Polypeptide besitzen Molekulargewichte < 10 kDa. Der Wirkstoff wird parenteral in Dosen von 0,5–1,5 mg/kg KG appliziert. Thymoject®

Loges beansprucht eine Wirksamkeit bei Erkrankungen, die mit einem Immundefekt verbunden sind, z. B. Tumoren, rheumatische Erkrankungen, allergische Erkrankungen und endokrine Regulationsstörungen. Ferner wird es als Geriatrikum verwendet. Akzeptable Evidenz für die Wirksamkeit derartiger Präparate gibt es nicht.

8.5   Biologicals

8.5.1 Alpha-Interferone

Alpha-Interferone wirken immunstimulierend und antiproliferativ, weshalb sie z. B. beim AIDS-assoziierten Kaposi-Sarkom, bei Blasen-, Cervix- oder Nierenkarzinomen oder beim Non-Hodgkin-Lymphom, beim malignen Melanom bzw. beim Multiplen Myelom experimentell eingesetzt werden. Vor allem aber versetzen Alpha-Interferone die Zelle in einen „antiviralen Zustand", d. h. viele Zellfunktionen werden so umfunktioniert, dass eine Virusreplikation nicht mehr oder nicht mehr effizient möglich ist (▶ Kap. 2.3.2). Diese Eigenschaft erklärt den Einsatz von Alpha-Interferon-Präparaten bei bestimmten viralen Erkrankungen, wie Hepatiden oder Genital-Warzen, die durch Papillomaviren verursacht werden (○ Abb. 8.9). Als Typ-I-Interferon induzieren Alpha-Interferone u. a. die Synthese einer 2',5'-Oligoadenylatsynthetase und von β_2-Mikroglobulin. Beide Aktivitäten werden hochreguliert,

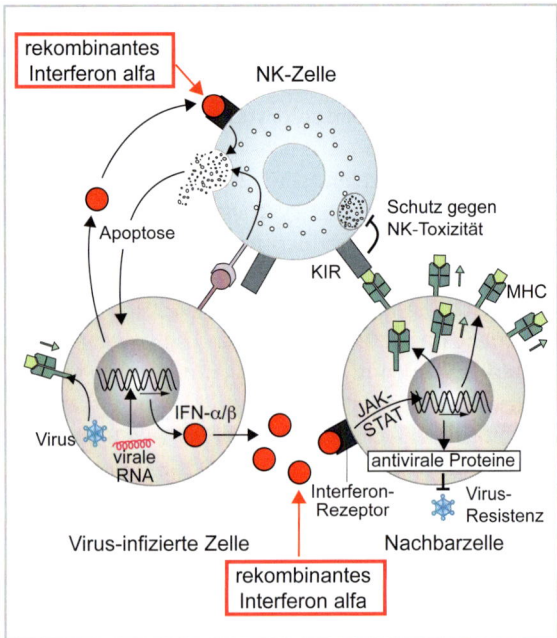

○ **Abb. 8.9** Wirkmechanismus der Alpha-Interferone. IFN-α versetzt Zellen natürlicherweise in einen antiviralen Zustand. Zusätzlich appliziertes IFN-α übernimmt ebenfalls diese Funktion und wird deshalb bei verschiedenen Virus-Erkrankungen eingesetzt.

nachdem IFN-α an den spezifischen Interferon-Rezeptor gebunden hat.

Humane Interferonrezeptoren scheinen extrem asymmetrische Proteine zu sein, was auf eine hohe Spezies-Spezifität hindeutet. In der Tat binden humane Interferonrezeptoren zwar die verschiedenen Isoformen humaner Interferone, nicht aber Interferone anderer Säuger. Nur bei Rhesusaffen lässt sich mit menschlichen Typ-I-Interferonen eine gewisse pharmakodynamische Stimulation erzielen.

Als Wirkstoffe sind Interferon alfa-2a (Roferon A®) und Interferon alfa-2b (Intron A®) zugelassen. Darüber hinaus sind zwei pegylierte Interferone (Peginterferon alfa-2a und Peginterferon alfa-2b) als Wirkstoffe verfügbar. Ein Alfa-Interferon mit einer Konsensus-Aminosäuresequenz, Interferon alfacon-1 (Inferax®), wurde 2006 vom Markt genommen.

Alle vier Wirkstoffe werden in *E. coli* hergestellt und sind somit nicht glykosyliert.

Das humane Interferon alpha-2a ist ein Glykoprotein mit einem Molekulargewicht von ca. 19,6 kDa. Das natürliche Protein besteht aus 165 Aminosäuren, und enthält zwei Disulfidbrücken zwischen den Aminosäuren in Position 1 und 98 sowie 29 und 138.

Interferon alfa–2a

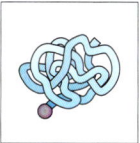

Roferon A® enthält als Wirkstoff gentechnisch hergestelltes Interferon alfa-2a, das aus *E. coli* isoliert wird. Interferon alfa-2a besitzt ebenso wie das natürliche Vorbild 165 Aminosäuren. Anders als natürliches Alpha-Interferon-2a ist Roferon A® allerdings nicht glykosyliert. Die Diskriminator-Aminosäuren gegenüber den anderen Alpha-Interferon-2-Varianten befinden sich an den Positionen 23 und 34. Interferon alfa-2a trägt an der Position 23 die Aminosäure Lysin und an Position 34 die Aminosäure Histidin. Die spezifische Aktivität des Wirkstoffs beträgt $2,7 \times 10^8$ I. E./mg Protein.

Interferon alfa-2a wirkt – wie alle Alpha-Interferone und Interferon-Konzentrate aus humanen Leukozyten – antiproliferativ und antiviral. Die genauen Mechanismen sind allerdings nicht bekannt. Voraussetzung für die pleiotrope Wirkung der Alpha-Interferone ist jedoch die spezifische Bindung an spezielle Oberflächenrezeptoren. Diese Interaktion ist extrem Spezies-spezifisch, was eine präklinische Forschung stark einschränkt. Es konnte aber gezeigt werden, dass Interferon alfa-2a das Wachstum verschiedener humaner Tumorzelllinien inhibiert, die in Nacktmäuse xenotransplantiert worden waren. Allerdings war es nicht

möglich, die Antitumoraktivität in immunologisch intakten, syngenen Tumormodellen zu untersuchen.

Pharmakokinetik/Metabolismus: Der Metabolismus von Interferon alfa-2a entspricht dem anderer Alpha-Interferone, d. h. dass die Moleküle Glomeruli-filtriert und dann sehr schnell proteolytisch degradiert werden. Geringe Mengen verabreichten radioaktiven Materials findet man im Urin. Ein Lebermetabolismus und eine anschließende biliäre Exkretion kann als untergeordnet eingestuft werden.

In gesunden Probanden beobachtet man nach intravenöser Infusion eine mittlere Halbwertszeit von 5,1 Stunden (3,7–8,5 Stunden), ein Verteilungsvolumen im Steady-State von 0,4 l/kg (0,223–0,748 l/kg) und eine *Clearance* von 2,79 ml/min/kg (2,14–3,62 ml/min/kg). Nach intramuskulärer oder subkutaner Gabe von 36 Millionen I. E. wurde eine Peak-Serumkonzentration von durchschnittlich 2 020 pg/ml (1 500–2 580 pg/ml) nach 3,8 Stunden und eine zweite von 1 730 pg/ml (1 250–2 320 pg/ml) nach durchschnittlich 7,3 Stunden gemessen. Die Bioverfügbarkeit nach intramuskulärer Applikation betrug > 80 %. Interferon alfa-2-a zeigte ähnliche pharmakokinetische Eigenschaften bei Tumorpatienten. Wiederholt applizierte Dosen resultierten in einer Wirkstoff-Akkumulation, die dem 2- bis 4-fachen einer Einzeldosis entsprachen. Ca. 25 % der Patienten entwickeln Antikörper gegen den Wirkstoff.

Unerwünschte Wirkungen: Fieber, Abgeschlagenheit, Kopfschmerzen, Dysgeusie, Arrhythmien, Zyanose, Palpitationen, Myalgie, Arthralgie, Übelkeit, Anorexie, Durchfall, Depression, Schlaflosigkeit, Angstzustände, Alopezie, Pruritus, Neutropenie, Thrombozytopenie, Leukopenie, Anämie, Nervosität, Husten, Dyspnoe, Schwindel, Virusinfektionen.

Interaktionen: Roferon A® kann die *Clearance* von Theophyllin beeinträchtigen. Vorsicht ist auch geboten, wenn Roferon A® zusammen mit anderen myelosuppressiven Arzneimitteln verabreicht wird.

Interferone können oxidative Stoffwechselwege beeinträchtigen und zur Verminderung der hepatischen Cytochrom-P450-Aktivität führen. Die Kombination von Roferon A® und IL-2 kann das Risiko eines Nierenversagens potenzieren.

Interferon alfa–2b

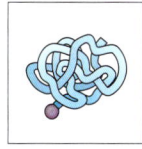

Intron A® enthält als Wirkstoff gentechnisch hergestelltes Interferon alfa-2b, das aus *E. coli* isoliert wird. Interferon alfa-2b besitzt, ebenso wie natürliches Alpha-Interferon-2b, 165 Aminosäuren, ist aber nicht glykosy-

Interferon alfa-2a

Spezialitäten: Roferon A®

Indikation:
- Haarzell-Leukämie,
- progressives, asymptomatisches Kaposi-Sarkom bei AIDS-Patienten, die eine CD4-Zellzahl >250/mm^3 aufweisen,
- Philadelphia-Chromosom-positive chronisch-myeloische Leukämie (CML) in der chronischen Phase,
- kutanes T-Zell-Lymphom,
- chronische, histologisch nachgewiesene Hepatitis B u. C (in Kombination mit Ribavirin) bei erwachsenen Patienten,
- follikuläres Non-Hodgkin-Lymphom,
- fortgeschrittenes Nierenzell-Karzinom,
- malignes Melanom des AJCC-Stadiums II bei Patienten, die nach der Tumorresektion krankheitsfrei sind.

Mechanismus: Typ-I-Interferon, das nach Bindung an seinen Rezeptor eine pleiotrope Antwort induziert, wobei u. a. die Serumkonzentrationen von 2′,5′-Oligoadenylatsynthetase und von β_2-Mikroglobulin ansteigen. Alpha-Interferone versetzen Zellen in einen so genannten „antiviralen Zustand". Ferner wirken Alpha-Interferone antiproliferativ, wobei die zugrunde liegenden Mechanismen noch nicht im Detail verstanden sind.

Dosierung:
- Chronische Hepatitis B: Dreimal wöchentlich 2,5–5 Mio. I. E. pro m^2 Körperoberfläche subkutan über einen Zeitraum von 4–6 Monaten.
- Chronische Hepatitis C: Dreimal wöchentlich 4,5 Mio. I. E. subkutan über einen Zeitraum von 6 Monaten.
- CML: Tag 1–3 täglich 3 Mio. I. E.; Tag 4–6 täglich 6 Mio. I. E.; Tag 7–84 täglich 9 Mio. I. E. subkutan für mindestens 8 Wochen. Bei Patienten mit vollständiger hämatologischer Remission sollte die Behandlung mit 9 Mio. I. E. täglich oder wenigstens dreimal wöchentlich weitergeführt werden.
- Haarzell-Leukämie: Als Initialdosis werden täglich 3 Mio. I. E. subkutan über 16–24 Wochen verabreicht. Als Erhaltungsdosis sollten 3 Millionen I. E. dreimal wöchentlich gegeben werden. Bei Unverträglichkeitserscheinungen ist die Dosis auf 1,5 Mio. I. E. dreimal wöchentlich zu reduzieren.
- AIDS-bedingtes Karposi-Sarkom: Dosiserhöhung auf täglich subkutan 18–36 Mio. I. E. während der Behandlungsdauer von 10–12 Wochen mit dem Schema Tag 1–3 täglich 3 Mio. I. E.; Tag 4–6 täglich 9 Mio. I. E.; Tag 7–9 täglich 18 Mio. I. E.; wenn möglich Tag 10–84 täglich 36 Mio. I. E.; in der Erhaltungsdosierung werden dreimal wöchentlich max. 36 Mio. I. E. subkutan appliziert.
- Kutanes T-Zell-Lymphom: Dosiserhöhung auf täglich subkutan 18 Mio. I. E. während der Behandlungsdauer von 12 Wochen mit dem Schema Tag 1–3 täglich 3 Mio. I. E.; Tag 4–6 täglich 9 Mio. I. E.; Tag 7–84 täglich 18 Mio. I. E.; in der Erhaltungsdosierung werden dreimal wöchentlich max. 18 Mio. I. E. subkutan appliziert.

liert, da *E. coli* Proteine nicht posttranslational glykosylieren kann. An den Diskriminator-Positionen befinden sich beim Interferon alfa-2b ein Arginin an Position 23 und ein Histidin an Position 34.

Rekombinantes Interferon alfa-2b zeigte in Studien an menschlichen und tierischen Zellkultursystemen und auch an Tieren nach xenogener Transplantation humanen Tumormaterials antiproliferative Wirkungen. *In-vitro*-Untersuchungen belegten darüber hinaus eine signifikante immunmodulatorische Aktivität.

Außerdem hemmt das rekombinante Interferon alfa-2b sowohl *in vitro* wie *in vivo* die Virusreplikation. Die

genauen Mechanismen dieser Effekte sind nicht bekannt.

Die Aktivität von Intron A® wird in I. E. angegeben, wobei 1 mg des rekombinanten Interferon-alfa-2b-Proteins $2,6 \times 10^8$ I. E. entsprechen.

Für Intron A® wurde zwischenzeitlich ein zentrales Zulassungsverfahren bei der EMA abgeschlossen, das die nationalen Zulassungen ersetzt. Danach ist Intron A® zugelassen zur Behandlung von erwachsenen Patienten mit chronischer Hepatitis B, die im Serum Marker für eine Hepatitis-B-Virus-Replikation (HBV-DNA und HBsAG), erhöhte ALT (GPT)-Werte und eine his-

Interferon alfa-2b

Spezialitäten: Intron A®

Indikation:
- Zur Behandlung von erwachsenen Patienten mit chronischer Hepatitis B, die im Serum Marker für eine Hepatitis-B-Virus-Replikation (HBV-DNA und HBsAG), erhöhte ALT (GPT)-Werte und eine histologisch nachgewiesene aktive Leberentzündung und/oder Fibrose aufweisen.
- Zur Behandlung von erwachsenen Patienten mit chronischer Hepatitis C, die erhöhte Transaminase-Werte ohne Leberdekompensation aufweisen und die Serum-HCV-RNA-positiv oder anti-HCV-positiv sind.
- Zur Behandlung von Patienten mit Haarzell-Leukämie.
- Zur Behandlung erwachsener Patienten mit Philadelphia-Chromosom- oder bcr/abl-Translokations-positiver, chronisch-myeloischer Leukämie.
- Zur Erhaltungstherapie bei Patienten mit Multiplem Myeloischen Myelom, die nach einer initialen Induktions-Chemotherapie eine objektive Remission erreichten (mehr als 50 %ige Reduktion des Myelomproteins).
- Zur Therapie Follikulärer Lymphome mit großer Tumormasse zusätzlich zu einer geeigneten Kombinationstherapie zur Induktion, wie CHOP-ähnliche Behandlungsschemata.
- Zur Behandlung von Karzinoiden mit Lymphknoten- oder Lebermetastasen und „Karzinoidsyndrom".
- Als adjuvante Therapie bei Melanom-Patienten, die nach einem chirurgischen Eingriff tumorfrei sind, die aber in hohem Maße rezidivgefährdet sind, z. B. Patienten mit primärem oder rezidivierendem Befall der Lymphknoten.

Mechanismus: Typ-I-Interferon, das nach Bindung an seinen Rezeptor eine pleiotrope Antwort induziert, wobei u. a. die Serumkonzentrationen von 2',5'-Oligoadenylatsynthetase und von β_2-Mikroglobulin ansteigen. Alpha-Interferone versetzen Zellen in einen so genannten „antiviralen Zustand". Ferner wirken Alpha-Interferone aniproliferativ, wobei die zugrunde liegenden Mechanismen noch nicht im Detail verstanden sind.

Dosierung: Chronische Hepatitis B: Dreimal wöchentlich 5–10 Mio. I. E. subkutan über einen Zeitraum von 4–6 Monaten.
Chronische Hepatitis C: Dreimal wöchentlich 3 Mio. I. E. subkutan als Monotherapie oder in Kombination mit Ribavirin über einen Zeitraum von mindestens 6 Monaten.
Haarzell-Leukämie: Dreimal wöchentlich 2 Mio. I. E./m^2 subkutan. Das Dosierungsschema sollte bis zur Manifestation einer raschen Progression des Krankheitsbildes oder einer deutlichen Unverträglichkeit beibehalten werden.
CML: Täglich 4–5 Mio. I. E./m^2 subkutan (gegebenenfalls in Kombination mit Cytarabin). Unter Kontrolle der Leukozytenzahl ist die maximal tolerierbare Intron-A®-Dosis zur Erhaltung der hämatologischen Remission zu verabreichen.
Multiples Myelom: Patienten, die sich nach einer initialen Induktions-Chemotherapie in der Plateau-Phase befinden, kann Interferon alfa-2b als Monotherapie in einer Dosierung von 3 Mio. I. E./m^2 subkutan dreimal wöchentlich verabreicht werden.
Follikuläres Lymphom: Zusätzlich zur Chemotherapie kann Interferon alfa-2b in einer Dosierung von 5 Mio. I. E./m^2 subkutan dreimal wöchentlich über eine Dauer von 18 Monaten eingesetzt werden.
Karzinoid: Die übliche Dosis liegt bei 5 Mio. I. E. subkutan dreimal wöchentlich.
Malignes Melanom: Als Induktionstherapie wird Interferon alfa-2b in einer Dosis von 20 Mio. I. E./m^2 täglich für 5 Tage in der Woche über einen Zeitraum von 4 Wochen intravenös verabreicht. Für die Erhaltungstherapie ist die empfohlene Dosis 10 Mio. I. E./m^2 dreimal in der Woche subkutan über einen Zeitraum von 48 Wochen.

8

tologisch nachgewiesene aktive Leberentzündung und/oder Fibrose aufweisen.

Ferner ist Intron A® zugelassen zur Behandlung von erwachsenen Patienten mit chronischer Hepatitis C, die erhöhte Transaminase-Werte ohne Leberdekompensation aufweisen und die Serum-HCV-RNA-positiv oder anti-HCV-positiv sind. Zu bedenken ist, dass für diese Indikationen mittlerweile eine pegylierte Variante des

Interferons alfa-2b (Peginterferon alfa-2b) zugelassen ist, die eine überlegene Wirksamkeit zeigt.

Für die Behandlung des AIDS-bedingten Karposi-Sarkoms ist Intron A® nicht mehr zugelassen.

Intron A® liegt in Form einer HSA-freien Formulierung vor. Nur in lyophilisierten Präparationen ist humanes Serumalbumin (HSA) vorhanden.

Pharmakokinetik/Metabolismus: Pharmakokinetische Studien wurden an gesunden Probanden mit 5 Millionen und 10 Millionen I.E./m^2 (subkutan) und 5 Millionen I.E. (intramuskulär oder intravenös) als Einmaldosis durchgeführt. Nach intramuskulärer oder subkutaner Applikation wurden keine großen Unterschiede der mittleren Serumkonzentration beobachtet. C_{max} trat bei der niedrigeren Dosis nach 3–12 Stunden und bei der höheren Dosis nach 6–8 Stunden auf. Die Eliminationshalbwertszeit betrug etwa 2–3 Stunden bzw. 6–7 Stunden. Die Serumspiegel lagen 16 bzw. 24 Stunden nach der Injektion unterhalb der Nachweisgrenze. Sowohl nach subkutaner als auch nach intramuskulärer Gabe ergibt sich eine Bioverfügbarkeit > 100 %. Die Interferonspiegel im Urin liegen bei allen drei Applikationsarten unterhalb der Nachweisgrenze.

In gesunden Probanden beobachtet man nach intravenöser Infusion eine mittlere Halbwertszeit von 5,1 Stunden (3,7–8,5 Stunden), ein Verteilungsvolumen im Steady-State von 0,4 l/kg (0,223–0,748 l/kg) und eine *Clearance* von 2,79 ml/min/kg (2,14–3,62 ml/min/kg). Nach intramuskulärer oder subkutaner Gabe von 36 Millionen I.E. wurde eine Peak-Serumkonzentration von durchschnittlich 2 020 pg/ml (1 500–2 580 pg/ml) nach 3,8 Stunden und eine zweite von 1 730 pg/ml (1 250–2 320 pg/ml) nach durchschnittlich 7,3 Stunden gemessen. Die Bioverfügbarkeit nach intramuskulärer Applikation betrug > 80 %. Interferon alfa-2a zeigte ähnliche pharmakokinetische Eigenschaften bei Tumorpatienten. Wiederholt applizierte Dosen resultierten in einer Wirkstoff-Akkumulation, die dem 2- bis 4-fachen einer Einzeldosis entsprachen. Ca. 25 % der Patienten entwickeln Antikörper gegen den Wirkstoff.

Unerwünschte Wirkungen: Fieber, Abgeschlagenheit, Kopfschmerzen, Myalgie, Übelkeit, Depression, Schlaflosigkeit, Angstzustände, Alopezie, Pruritus, Neutropenie, Thrombozytopenie, Leukopenie, Nervosität, Husten, Dyspnoe, Schwindel, Virusinfektionen.

Interaktionen: Betäubungsmittel, Schlafmittel oder Sedativa dürfen nur mit Vorsicht gleichzeitig mit Intron A® verabreicht werden. Vorsicht ist auch geboten, wenn Intron A® zusammen mit anderen myelosuppressiven Arzneimitteln angewendet wird.

Interferone können oxidative Stoffwechselwege beeinträchtigen. Dies ist zum Beispiel bei gleichzeitiger Gabe von Theophyllin oder Aminophyllin zu berücksichtigen.

8.5.2 Pegylierte Alfa-Interferone

Interessante Weiterentwicklungen sind die beiden Folgepräparate Peginterferon alfa-2a (Pegasys®) und Peginterferon alfa-2b (PegIntron®). Hier wurden Polyethylenglykol-Ketten an die Interferon-alfa-Moleküle ansynthetisiert. Im Falle von Peginterferon alfa-2a handelt es sich um eine verzweigte Polyethylenglykol-Kette von ca. 40 kDa. Peginterferon alfa-2b wurde mit einer linearen Polyethylenglykol-Kette von 12 kDa modifiziert. Durch diese Modifikationen werden die Moleküle signifikant vor Abbau geschützt, wodurch sich die *In-vivo*-Halbwertszeit deutlich erhöht. Gleichzeitig scheint auch die Immunogenität herabgesetzt zu sein. Klinische Studien haben zeigen können, dass die pegylierten Alfa-Interferone den nicht modifizierten Wirkstoffen klar überlegen sind. Diese Wirkstoffe werden daher heute bevorzugt zur Behandlung einer chronischen Hepatitis C eingesetzt und darüber hinaus noch mit dem Virustatikum Ribavirin (o Abb. 8.10) kombiniert.

Peginterferon alfa-2a

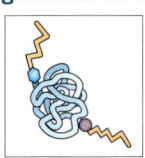

Peginterferon alfa-2a (Pegasys®) enthält gentechnisch in *E. coli* hergestelltes rekombinantes Interferon alfa-2a, das mit verzweigtkettigem bis-(Monomethoxy-Polyethylenglykol) einer Molmasse von 44 000 Da modifiziert wurde. Das Pegylierungsreagenz enthält zwei Monomethoxy-Polyethylenglykolketten (je 20 000 Da), die in Form einer Urethanbindung an die α- und ε-Aminogruppen eines Lysins gekoppelt sind. Die Carboxylgruppe wird zu einem N-Hydroxysuccinimid-Ester funktionalisiert und dann an Lysinreste im Interferonmolekül gekoppelt. Das modifizierte Interferon besitzt dadurch ein Molekulargewicht von ca. 60 000 Da. Durch die Modifikation nimmt zwar die spezifische Aktivität im Vergleich zum nicht modifizierten Wirkstoff ab. Dies wird aber biologisch deutlich überkompensiert durch die Zunahme der Eliminationshalbwertszeit auf Grund des größeren Molekulargewichts.

Pegasys® ist zugelassen zur Behandlung erwachsener Patienten mit histologisch nachgewiesener Hepatitis C,

o **Abb. 8.10** Ribavirin

Peginterferon alfa-2a

Spezialitäten: Pegasys®

Indikation: Zur Behandlung erwachsener Patienten:
- mit HBeAg-positiver und HBeAg-negativer chronischer Hepatitis B mit kompensierter Lebererkrankung, mit Nachweis viraler Replikation, erhöhten GPT-Werten und histologisch verifizierter Leberentzündung und/oder -fibrose,
- mit histologisch nachgewiesener Hepatitis C, die erhöhte Transaminase-Werte aufweisen und deren Serum HCV-RNA-positiv ist. Der Wirkstoff sollte in Kombination mit Ribavirin angewendet werden.

Mechanismus: Im Rahmen der Behandlung einer HCV-Infektion werden die antiviralen Eigenschaften der Typ-I-Interferone genutzt. Durch die Modifikation mit bis-[Monomethoxy-Polyethylenglykol] werden die Resorption und die Elimination so moduliert, dass hohe Wirkspiegel bei einmal wöchentlicher Applikation über die ganze Woche aufrechterhalten werden. Dies scheint für eine effektive antivirale Wirksamkeit entscheidend zu sein, weshalb die modifizierten Alfa-Interferone heute gegenüber den nicht-modifizierten Wirkstoffen bei der Behandlung der HCV-Infektion als überlegen eingestuft werden.

Dosierung: Die empfohlene Dosis bei Hepatitis B oder C beträgt 180 µg einmal wöchentlich subkutan unter die Bauchdecke oder die Haut des Oberschenkels. Bei Hepatitis C wird die Kombination mit oralem Ribavirin empfohlen. Die tägliche Dosis Ribavirin beträgt für die Virus-Genotypen 1 oder 4 für Patienten < 75 kg 1000 mg (2 Kapseln/Tabletten à 200 mg morgens und 3 Kapseln/Tabletten abends), für Patienten ≥ 75 kg 1200 mg (3 Kapseln/Tabletten à 200 mg morgens und 3 Kapseln/Tabletten abends) und bei den Virus-Genotypen 2 oder 3 800 mg.

8

die erhöhte Transaminase-Werte aufweisen und deren Serum HCV-RNA-positiv ist. Die Zulassung erstreckt sich auch auf Patienten mit kompensierter Zirrhose. Es wird ausdrücklich darauf hingewiesen, dass Pegasys® am besten in Kombination mit Ribavirin angewendet werden sollte. Diese Kombination ist sowohl bei nicht vorbehandelten Patienten indiziert als auch bei Patienten, die vorher auf eine Therapie mit Interferon alfa angesprochen und nach Absetzen der Therapie einen Rückfall erlitten haben.

Die Patienten erhalten 180 µg subkutan appliziertes Peginterferon alfa-2a zusammen mit 1000 mg (Patienten < 75 kg) bzw. 1200 mg (Patienten ≥ 75 kg) Ribavirin (oral). Die Dauer der Kombinationstherapie hängt vom viralen Genotyp ab. Patienten mit Viren vom gefährlicheren Genotyp I sollten 48 Wochen therapiert werden. Patienten mit Viren anderer Genotypen können mit der Kombinationstherapie 24 Wochen behandelt werde. Für die Monotherapie wird derzeit eine Behandlungsdauer von 48 Wochen empfohlen. Zurzeit wird in Studien nach einer optimalen Behandlungsdauer gesucht.

Bei Patienten, die auf eine Therapie mit Pegasys® ansprechen, nehmen die HCV-RNA-Level biphasisch ab. Die erste Phase der Abnahme tritt 24–36 Stunden nach der ersten Dosis ein, und die zweite Phase in den folgenden 4–16 Wochen. Patienten, die in der Woche 12 ein frühes virologisches Ansprechen zeigen (86 % aller in Studien behandelten Patienten) haben eine größere Chance, im Verlauf der vollständigen Behandlung ein anhaltendes virologisches Ansprechen zu erreichen. Ein frühes virologisches Ansprechen ist definiert als HCV-RNA-Level unter der Nachweisgrenze oder als Reduktion des Viren-Titers um mindestens 99 % des Ausgangswertes in der Woche 12 der Therapie. In den klinischen Studien zeigten 65 % der Patienten mit frühem virologischen Ansprechen ein anhaltendes virologisches Ansprechen.

Pharmakokinetik/Metabolismus: Nach subkutaner Einmalinjektion von 180 µg Pegasys® sind bei gesunden Probanden innerhalb von 3–6 Stunden Serumkonzentrationen des Wirkstoffs nachweisbar. Innerhalb von 24 Stunden werden etwa 80 % der maximalen Serumkonzentration erreicht. Höchstkonzentrationen im Serum werden nach 72–96 Stunden erreicht. Die absolute Bioverfügbarkeit liegt bei ca. 84 %.

Die Metabolisierung ist nicht vollständig geklärt, allerdings scheint die Niere das Hauptausscheidungsorgan zu sein. Die systemische *Clearance* für Pegasys® ist etwa um den Faktor 100 geringer als bei unmodifiziertem Interferon alfa-2a. Nach i.v.-Applikation liegt die terminale Halbwertszeit für Peginterferon alfa-2a bei ca. 60–80 Stunden. Bei subkutaner Applikation verlängert sich die terminale Halbwertszeit auf Grund der anhaltenden Resorption des Wirkstoffs auf 50–130 Stunden. Bei einer wöchentlichen Gabe von Peginterferon alfa-2a erhöht sich die Serumkonzentration auf das

Zwei- bis Dreifache im Vergleich zu einer Einmaldosis. Relevante Konzentrationen von Peginterferon alfa-2a werden während einer vollen Woche aufrechterhalten. Bei Patienten mit einer Nierenerkrankung im Endstadium wird die Eliminationshalbwertszeit verlängert, so dass etwa 135 µg Peginterferon alfa-2a bei diesen Patienten 180 µg bei Patienten mit normaler Nierenfunktion entsprechen.

Unerwünschte Wirkungen: Müdigkeit, Fieber, Schwäche, Rigor, Kopfschmerzen, Benommenheit, Konzentrationsschwäche, Übelkeit, Diarrhö, Anorexie, Abdominalschmerzen, Myalgie, Gelenkschmerzen, Depression, Schlaflosigkeit, Angstgefühl, Dyspnoe, Husten, Alopezie, Pruritus, Dermatitis, trockene Haut, Schmerzen.

Interaktionen: Aus empirischen Beobachtungen kann vermutet werden, dass Peginterferon alfa-2a keine Bedeutung für die *In-vivo*-Stoffwechselaktivitäten der Isoenzyme CYP 3A4, 2C9, 2C19 und 2D6 besitzt. Allerdings scheint der Wirkstoff das Isoenzym 1A2 zu hemmen, so dass Theophyllin-Serumkonzentrationen (bis vier Wochen nach Absetzen von Peginterferon alfa-2a) überwacht werden müssen.

Peginterferon alfa-2b

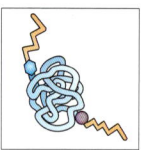

Peginterferon alfa-2b (PegIntron®) enthält gentechnisch aus *E. coli* hergestelltes rekombinantes Interferon alfa-2b, das mit einer Monomethoxy-Polyethylenglykol-Ketten modifiziert wurde. Die PEG-Ketten sind an freie Aminogruppen im Interferon-alfa-2b-Molekül gebunden, so dass ein Gemisch unterschiedlicher Positionsisomere vorliegt, die jeweils unterschiedlich starke biologische Aktivitäten entfalten können. Der Herstellungsprozess ist so eingestellt, dass eine einheitliche Substanzheterogenität erhalten wird, so dass die Batch-zu-batch-Aktivität relativ konstant ist. Das modifizierte Interferon besitzt ein durchschnittliches Molekulargewicht von ca. 31 300 Da.

PegIntron® ist zur Behandlung einer histologisch nachgewiesenen Hepatitis C zugelassen. Es wird ausdrücklich darauf hingewiesen, dass PegIntron® am besten in Kombination mit Ribavirin angewendet werden sollte. Diese Kombination ist sowohl bei naiven Patienten indiziert als auch bei Patienten, die vorher auf

---

Peginterferon alfa-2b

Spezialitäten:	PegIntron®
Indikation:	■ Zur Behandlung erwachsener Patienten mit histologisch nachgewiesener Hepatitis C, die erhöhte Transaminase-Werte ohne Leberkompensation aufweisen und deren Serum HCV-RNA-positiv oder anti-HCV-positiv ist. Der Wirkstoff sollte in Kombination mit Ribavirin angewendet werden.
	■ Zur Behandlung von Kindern im Alter ab drei Jahren und Jugendlichen mit chronischer Hepatitis-C-Infektion, die nicht vorbehandelt sind, keine Leberdekompensation zeigen und die HCV-RNA-positiv sind.
Mechanismus:	Im Rahmen der Behandlung einer HCV-Infektion werden die antiviralen Eigenschaften der Typ-I-Interferone genutzt. Durch die Modifikation mit Monomethoxy-Polyethylenglykol werden die Resorption und die Elimination so moduliert, dass hohe Wirkspiegel bei einmal wöchentlicher Applikation über die ganze Woche aufrechterhalten werden. Dies scheint für eine effektive antivirale Wirksamkeit entscheidend zu sein, weshalb die modifizierten Alfa-Interferone heute gegenüber den nicht-modifizierten Wirkstoffen bei der Behandlung der HCV-Infektion als überlegen eingestuft werden.
Dosierung:	Die empfohlene Dosis für PegIntron® beträgt 1,5 µg/kg/Woche einmal wöchentlich in Kombination mit oralem Ribavirin oder als Monotherapie. Die tägliche Dosis Ribavirin beträgt 800 mg für Patienten < 65 kg (2 Kapseln/Tabletten à 200 mg morgens und 2 Kapseln/Tabletten abends), 1000 mg für Patienten mit einem KG von 65–80 kg (2 Kapseln/Tabletten à 200 mg morgens und 3 Kapseln/Tabletten abends), 1200 mg für Patienten von 81–105 kg (3 Kapseln/Tabletten à 200 mg morgens und 3 Kapseln/Tabletten abends) bzw. 1400 mg für Patienten > 105 (3 Kapseln/Tabletten à 200 mg morgens und 4 Kapseln/Tabletten abends). In der Monotherapie wird eine Dosis von 0,5 oder 1,0 µg/kg/Woche empfohlen, wobei die Patienten zunächst 6 Monate behandelt werden sollten. Wird nach 6 Monaten ein Rückgang an HCV-RNA festgestellt, sollte die Behandlung weitere 6 Monate fortgesetzt werden.

eine Interferon-alfa-Monotherapie angesprochen, aber einen Rückfall erlitten haben.

Die Patienten erhalten 1,5 μg/kg/Woche subkutan appliziertes Peginterferon alfa-2b zusammen mit 800 mg (Patienten < 65 kg) bzw. 1000 mg (Patienten 65–85 kg) bzw. 1200 mg (Patienten ≥ 85 kg) Ribavirin (oral). Die Dauer der Kombinationstherapie hängt vom viralen Genotyp ab. Patienten mit Viren vom gefährlicheren Genotyp I sollten 1 Jahr therapiert werden. Patienten mit Viren anderer Genotypen sollten mit der Kombinationstherapie 6 Monate behandelt werden, wenn nicht andere, ungünstige prognostische Faktoren für eine längere Behandlungsdauer sprechen.

In der Monotherapie wird eine Dosis von 0,5–1,0 μg/kg/Woche empfohlen, wobei die Patienten zunächst 6 Monate behandelt werden sollten. Wird nach 6 Monaten ein Rückgang an HCV-RNA festgestellt, sollte die Behandlung weitere 6 Monate fortgesetzt werden.

Pharmakokinetik/Metabolismus: Maximale Serumkonzentrationen treten zwischen 15 und 44 Stunden nach subkutaner Injektion auf und halten bis zu 48–72 Stunden an. Die C_{max}- und AUC-Werte von PegIntron® steigen dosisabhängig an. Das mittlere scheinbare Verteilungsvolumen beträgt 0,99 l/kg. Bei Mehrfachapplikationen beobachtet man eine Akkumulation, die jedoch einen nur mäßigen Anstieg an biologischer Aktivität nach sich zieht.

Die mittlere Eliminationshalbwertszeit ist annähernd 40 Stunden mit einer scheinbaren *Clearance* von 22 ml/Std/kg. Nur annähernd 30 % der Wirksubstanz scheinen renal ausgeschieden zu werden. Eine Dosisanpassung bei Niereninsuffizienz wird nicht empfohlen. Stattdessen sollen die Patienten eng überwacht werden.

Unerwünschte Wirkungen: Kopfschmerzen, Müdigkeit, Anämie, Neutropenie, Schüttelfrost, Fieber, Asthenie, Gewichtsabnahme, Übelkeit, Diarrhö, Anorexie, Myalgie, Gelenkschmerzen, Depression, Reizbarkeit, Schlaflosigkeit, Angststörung, verminderte Konzentrationsfähigkeit, Dyspnoe, Husten, Alopezie, Pruritus, Dermatitis, Schwindel, Virusinfektionen, Pharyngitis, Mundtrockenheit.

Interaktionen: Ergebnisse einer Einmaldosis-Studie mit PegIntron® zeigten keine Auswirkungen auf die Aktivität der Isoenzyme CYP 1A2, 2C8/9, 2D6 und 3A4, sowie auf die N-Acetyltransferase. Diese Ergebnisse sollten allerdings mit Vorsicht betrachtet werden, da das Peginterferon alfa-2a das Isoenzym 1A2 zu hemmen scheint, so dass z. B. die Theophyllin-*Clearance* verlangsamt ist.

8.5.3 Kolonie-stimulierende Faktoren

Ein Wachstumsfaktor des blutbildenden Systems, der Granulozyten-Kolonie-stimulierende-Faktor (G-CSF), ist ein Wirkstoff, der im Rahmen einer Tumorbehandlung eingesetzt wird. Physiologisch ist er zusammen mit

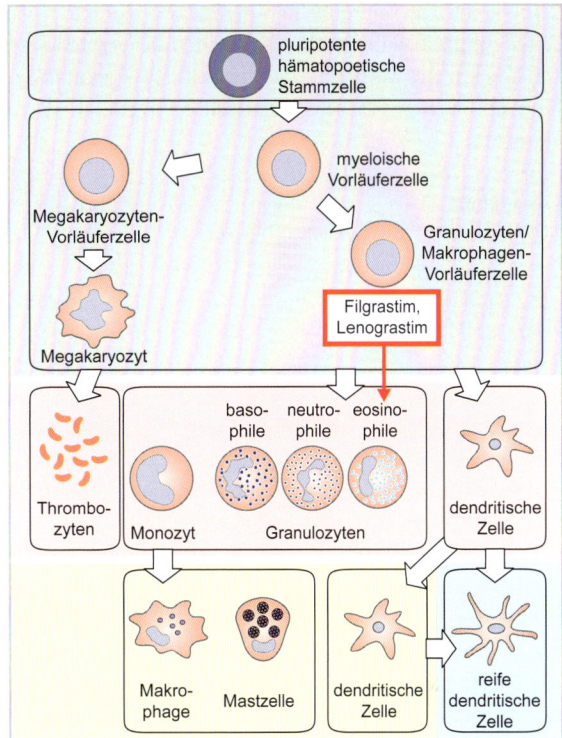

Abb. 8.11 Wirkmechanismus der Kolonie-stimulierenden Faktoren.
Der Granulozyten-Kolonie-stimulierende Faktor fördert die Bildung bestimmter Subpopulationen hämatopoetischer Zellen. Durch die Applikation dieses Wachstumsfaktors wird die Erholung des Blutbildes, z. B. nach Chemotherapien, beschleunigt.

dem Granulozyten/Makrophagen-Kolonie-stimulierende-Faktor (GM-CSF) ganz wesentlich an der Bildung bestimmter Subpopulationen hämatopoetischer Zellen beteiligt (● Abb. 8.11). Sie wirken als Wachstums- und Differenzierungsfaktoren und initiieren Entwicklungsprogramme in den Zellen, mit denen sie kommunizieren, die diese Zellen in eine ganz bestimmte Differenzierungsrichtung lenken.

In der Chemotherapie werden nicht nur die Tumorzellen, sondern vor allem auch die Zellen des blutbildenden Systems und damit die zellulären Komponenten des Immunsystems geschädigt. Die Applikation der Wachstumsfaktoren G-CSF und GM-CSF beschleunigt die Erholung des Blutbildes.

Trotz der Verfügbarkeit von hämatopoetischen Wachstumsfaktoren in der Hämatologie und Onkologie seit nunmehr fast zehn Jahren sind weiterhin nicht alle Fragen zum idealen Einsatz dieser Substanzklasse beantwortet. Unbestritten ist ihr supportiver Nutzen bei aggressiver myeloablativer Chemotherapie mit Verbesserung der Neutrophilenkonstitution, obwohl bisher eine geringere Inzidenz der behandlungsbedingten Mortalität in den meisten Studien nicht belegt wurde.

Zudem besitzen sie eine herausragende Rolle für die Entwicklung von dosisintensiven Chemotherapien und im Bereich der autologen Stammzell-Transplantation. Hier sind weitere Fortschritte in den nächsten Jahren zu erwarten.

Filgrastim

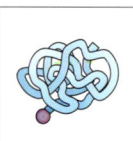

Filgrastim oder r-metHuG-CSF (Neupogen®) ist eine nicht-glykosylierte Variante des humanen Granulozyten-Kolonie-stimulierenden Faktors (G-CSF), die an ihrem N-Terminus zusätzlich die Aminosäure Methionin trägt. Filgrastim wird in *E.-coli*-Zellen produziert, besitzt 175 Aminosäuren und hat ein Molekulargewicht von 18,8 kDa. Zwei Disulfidbrücken stabilisieren die Sekundärstruktur des Proteins. An Position 18 trägt r-metHuG-CSF einen freien Cystein-Rest.

G-CSF bindet an spezifische Membranrezeptoren und stimuliert die Proliferation hämatopoetischer Vor-läuferzellen. Ferner verkürzt G-CSF die Reifung der hämatopoetischen Vorläuferzellen von 5–6 Tagen auf einen Tag. Dies führt zu einem starken Anstieg von Neutrophilen in der Peripherie (Schwellendosis 3,5 µg/kg/Tag) bei nur geringem Einfluss auf die Myozyten (Schwellendosis 10 µg/kg/Tag) und fehlendem Einfluss auf Eosinophile, Basophile, Lymphozyten und Thrombozyten. Neben der Proliferations- und Reifungsförderung kommt es zu einer Aktivitätszunahme der reifen Effektorzellen.

Beim klinischen Einsatz werden die Anzahl der Neutropenie-bedingten Fiebertage, der Tage mit Antibiotikagebrauch wie auch die Schwere einer Mucositis nach zytostatischer Chemotherapie vermindert.

Pharmakokinetik/Metabolismus: Nach intravenöser Gabe von 3–60 µg Filgrastim (über 20–30 Minuten) beträgt die terminale Eliminationshalbwertszeit ($t_{1/2}$) 1,3–7,2 Stunden und die Plasmaspiegelmaxima ca. 600 ng/ml. Nach einer einzigen subkutanen Gabe ergeben sich Plasmaspiegel von über 10 ng/ml für einen Zeitraum von 10–16 Stunden.

Unerwünschte Wirkungen: Erhöhte alkalische Phosphatase, erhöhte Laktatdehydrogenase, erhöhte

---

Filgrastim, r-metHuG-CSF

Spezialitäten:	Neupogen®, Biograstim®, Filgrastim Hexal®, Filgrastim ratiopharm®/Ratiograstim®, Zarzio®, Tevagrastim®
Indikation:	■ Zur Verkürzung der Dauer von Neutropenien sowie zur Verminderung der Häufigkeit neutropenischen Fiebers bei Patienten, die wegen einer malignen Erkrankung (außer chronisch myeloischer Leukämie und myelodysplastischem Syndrom) mit üblicher zytotoxischer Chemotherapie behandelt werden.
	■ Zur Verkürzung der Dauer von Neutropenien bei Patienten, die eine myeloablative Behandlung mit anschließender Knochenmarktransplantation erhalten, bei denen ein erhöhtes Risiko einer verlängerten schweren Neutropenie besteht.
	■ Zur Mobilisierung peripherer Blutstammzellen.
	■ Als Langzeittherapie zur Behandlung von Patienten (Kinder und Erwachsene) mit schwerer kongenitaler, zyklischer oder idiopathischer Neutropenie mit einer Gesamtanzahl an neutrophilen Granulozyten von ≤ 0,5 × 10^9/l sowie einer Vorgeschichte von schwerwiegenden oder wiederkehrenden Infektionen.
Mechanismus:	Wachstums- und Differenzierungsfaktor für Granulozyten
Dosierung:	Konventionelle zytotoxische Chemotherapie: Die wirksame Dosis beträgt 5 µg/kg KG pro Tag. Praktisch werden Patienten mit einem Körpergewicht von bis zu 60 kg mit 300 µg und Patienten über 60 kg mit 480 µg subkutan pro Tag behandelt. Die Behandlung beginnt frühestens 24 Stunden nach Abschluss der myelosuppressiven Chemotherapie und wird bis zum Anstieg der Neutrophilen-Konzentration in den Normbereich meist über 7–10 Tage fortgeführt.
	Myeloablative Behandlung und anschließende Knochenmarktransplantation sowie zur Mobilisierung peripherer Blutstammzellen: Die empfohlene Dosis beträgt 10 µg/kg KG pro Tag. Die Behandlung sollte frühestens 24 Stunden nach Anwendung der zytotoxischen Chemotherapie und innerhalb von 24 Stunden nach der Knochenmarktransplantation erfolgen.
	Schwere chronische Neutropenie: Bei kongenitaler Neutropenie 12 µg/kg KG/Tag; bei idiopathischer oder zyklischer Neutropenie 5 µg/kg KG/Tag.

γ-Glutamyl-Transferase, Hyperurikämie, Übelkeit, Erbrechen, Anämie, Splenomegalie, Epistaxis, Schmerzen des Bewegungsapparates.

Mit einer Exazerbation entzündlich-immunologischer Erkrankungen, z. B. der Rheumatoiden Arthritis, ist zu rechnen. Ferner ist bei einer AML und beim myelodysplastischen Syndrom mit einer Stimulation der leukämischen Blasten zu rechnen. Eine Anwendung bei diesen Erkrankungen ist daher derzeit nur in klinischen Studien möglich.

Interaktionen: Bei simultaner Gabe mit der Chemotherapie besteht eine gesteigerte Toxizität gegenüber den dann stimulierten myeloischen Vorläuferzellen und die Gefahr schwerer und anhaltender Neutropenien.

Lenograstim

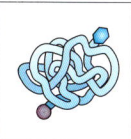

Lenograstim oder rHuG-CSF (Granocyte®) ist ein human-identischer Granulozyten-Kolonie-stimulierender Faktor. Das rekombinante Produkt wird aus Ovarial-Zellen des chinesischen Hamsters (CHO-Zellen) gewonnen, in die die cDNA für den humanen G-CSF stabil integriert wurde. Im Gegensatz zu Filgrastim handelt es sich bei Lenograstim um ein Glykoprotein.

G-CSF gehört zu den biologisch aktiven Proteinen, die Zelldifferenzierung und das Zellwachstum regulieren. Konkret werden die neutrophilen Vorläuferzellen zur Proliferation und Differenzierung stimuliert. Innerhalb von 24 Stunden nach Verabreichung wird ein deutlicher Anstieg der Neutrophilenzahlen im peripheren Blut registriert. Die Erhöhung der Neutrophilenzahlen ist innerhalb des Bereichs von 1–10 µg/kg KG/Tag dosisabhängig. Bei der empfohlenen Dosierung induziert die wiederholte Gabe eine Verstärkung der Neutrophilenantwort.

Wie andere hämatopoetische Wachstumsfaktoren haben auch Granulozyten-Kolonie-stimulierende Faktoren *in vitro* stimulierende Eigenschaften bei menschlichen Endothelzellen gezeigt.

Granocyte® führt bei den Patienten nach Knochenmarktransplantation oder nach zytotoxischer Chemotherapie zu einer signifikanten Verkürzung der Dauer der Neutropenie und der damit verbundenen Komplikationen.

Auch lassen sich Blutstammzellen durch die Gabe von Lenograstim ins periphere Blut mobilisieren. Diese Stammzellen können geerntet werden und nach einer hochdosierten Chemotherapie entweder anstelle von oder zusätzlich zu einer Knochenmarktransplantation infundiert werden. Es konnte gezeigt werden, dass diese reinfundierten Zellen die Hämatopoese rekonstituieren, die Zeit zum Anwachsen des Transplantats verkürzen und – verglichen mit einer autologen Knochenmarktransplantation – zu einer deutlichen Verkürzung der Dauer der Thrombozytopenie führen.

Pharmakokinetik/Metabolismus: Die Pharmakokinetik von Lenograstim ist dosis- und zeitabhängig. Nach wiederholter intravenöser und subkutaner Gabe sind die maximalen Serumkonzentrationen proportional zur applizierten Dosis. Eine Kumulation des Wirkstoffes bei wiederholter Gabe wird nicht beobachtet.

Bei der empfohlenen Dosis beträgt die absolute Bioverfügbarkeit 30 %. Nach subkutaner Applikation beträgt das apparente Verteilungsvolumen (V_d) etwa 1 l/kg KG und die mittlere Verweildauer nach subkutaner Dosierung etwa 7 Stunden. Die apparente Serum-

8

Lenograstim, rHuG-CSF

Spezialitäten:	Granocyte®
Indikation:	■ Zur Verkürzung der Dauer von Neutropenien bei Patienten mit nicht-myeloischen malignen Erkrankungen, die sich einer myeloablativen Therapie mit anschließender Knochenmarktransplantation unterziehen und ein erhöhtes Risiko andauernder schwerer Neutropenien aufweisen.
	■ Zur Verkürzung der Dauer schwerwiegender Neutropenien und Reduktion der sich daraus ergebenden Komplikationen bei Patienten, die sich einer Behandlung mit einem üblichen, zytotoxischen Chemotherapieschema, das mit einer erheblichen Inzidenz an neutropenischem Fieber verknüpft ist, unterziehen.
	■ Zur Mobilisierung von Blutstammzellen ins periphere Blut.
Mechanismus:	Wachstums- und Differenzierungsfaktor für Granulozyten
Dosierung:	Die empfohlene Dosis von Granocyte® beträgt 150 µg (19,2 Mio. I. E.) pro m² Körperoberfläche täglich, therapeutisch äquivalent zu 5 µg (0,64 Mio. I. E.) pro kg Körpergewicht täglich, für die Indikationen: Knochenmarktransplantation, konventionelle zytotoxische Chemotherapie, Mobilisierung von Blutstammzellen ins periphere Blut nach Chemotherapie. Zur Mobilisierung von Blutstammzellen bei alleiniger Therapie mit Granocyte® werden 10 mg (1,28 Mio. I. E.) pro kg KG täglich eingesetzt.

Eliminationshalbwertszeit beträgt etwa 3–4 Stunden im Steady-State und ist nach wiederholter i. v.-Infusion kürzer (1–1,5 Stunden).

Während wiederholter subkutaner Anwendung steigt die Plasma-*Clearance* um das Dreifache (von 50 auf bis zu 150 ml/min) an. Weniger als 1% der verabreichten Dosis wird unverändert renal ausgeschieden.

Während wiederholter subkutaner Gabe der empfohlenen Dosis betragen die maximalen Serumspiegel etwa 100 pg/ml/kg KG. Es besteht eine positive Korrelation zwischen der Lenograstim-Dosis und der Serumkonzentration sowie zwischen der Neutrophilenantwort und der Gesamtmenge von Lenograstim im Serum.

Unerwünschte Wirkungen: *Im Rahmen einer Knochenmarktransplantation*: infektiös/entzündliche Erkrankungen der Mundhöhle, Fieber, Diarrhö, Ausschlag, abdominale Schmerzen, Erbrechen, Alopezie, Sepsis und Infektion. *Im Rahmen einer Chemotherapie*: Die häufigsten unerwünschten Ereignisse wie Alopezie, Übelkeit, Erbrechen, Fieber und Kopfschmerzen entsprechen denjenigen, die bei chemotherapeutisch behandelten Krebspatienten auftreten. Bei den mit Granocyte® behandelten Patienten wurde über eine geringfügig erhöhte Inzidenz (etwa 10 % höher) an Knochenschmerzen sowie lokalen Reaktionen an der Einstichstelle (etwa 5 % höher) berichtet. *Bei der peripheren Blutstammzellmobilisierung*: Kopfschmerzen, Knochenschmerzen, Rückenschmerzen, Asthenie, Abdominalschmerz und allgemeiner Schmerz. Das Risiko von Schmerzen ist erhöht bei den Personen, die einen hohen Spitzenwert an Leukozyten haben. Ein kann zu einem vorübergehenden Anstieg der ASAT und/oder ALAT und der alkalischen Phosphatase kommen.

Interaktionen: Die sichere Anwendung von Granocyte® in Verbindung mit antineoplastischen Arzneimitteln, die sich durch eine kumulative Myelotoxizität oder eine überwiegend gegen die megakaryopoetische Reihe gerichtete Myelotoxizität auszeichnen (Nitrosoharnstoff, Mitomycin), ist nicht belegt und eine Verstärkung der insbesondere gegen die Thrombozyten gerichtete Toxizität derartiger Arzneimittel ist nicht ausgeschlossen. Eine Anwendung von Granocyte® im Zeitraum von 24 Stunden vor bis 24 Stunden nach Ende der Chemotherapie wird nicht empfohlen.

Pegfilgrastim

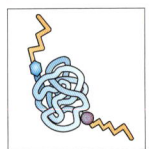

Pegfilgrastim (Neulasta®) ist eine pegylierte Variante von r-metHuG-CSF. Als ein in *E. coli* produzierter rekombinanter Granulozyten-Kolonie-stimulierender

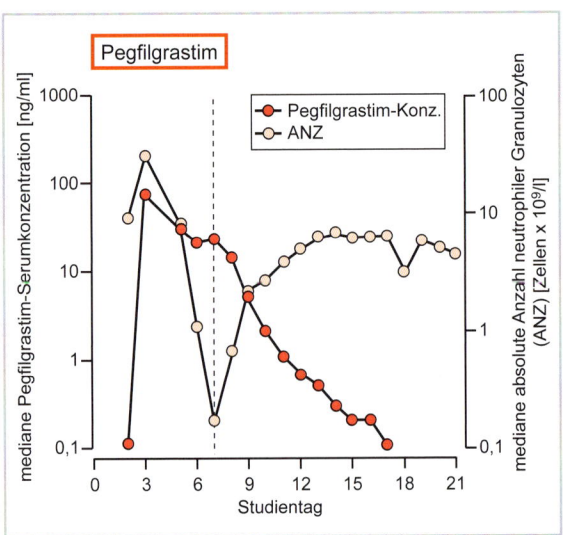

Abb. 8.12 Profil der medianen Pegfilgrastim–Serumkonzentration und der Zahl neutrophiler Granulozyten. Nach einer Injektion von 6 mg Pegfilgrastim in chemotherapeutisch behandelten Patienten ist bereits nach wenigen Stunden eine Regeneration der Anzahl neutrophiler Granulozyten messbar.

Faktor (G-CSF) ist r-metHuG-CSF nicht-glykosyliert und trägt zudem am N-Terminus die im humanen G-CSF nicht vorhandene Aminosäure Methionin. Das Molekül wird nach der Isolierung mit einer Methoxy-Polyethylenglykolkette von 20 kDa modifiziert, die kovalent an die N-terminale Aminosäure des Filgrastims angeknüpft wird. Das Molekulargewicht dieses so modifizierten Proteins beträgt etwa 39 kDa.

Pegfilgrastim ist als eine langwirksame Variante des G-CSF anzusehen, da es wegen der Pegylierung deutlich schlechter renal ausgeschieden wird und somit eine längere biologische Halbwertszeit aufweist. Ebenso wie Filgrastim induziert auch Pegfilgrastim die Vermehrung peripherer Neutrophiler innerhalb 24 Stunden bei nur geringer Zunahme von Monozyten und/oder Lymphozyten.

Hinsichtlich der Elimination von Pegfilgrastim wird ein interessanter Mechanismus diskutiert. Die Elimination ist nämlich bezogen auf die Dosis nicht-linear, d. h. die Serum-*Clearance* nimmt mit steigender Dosierung ab. Pegfilgrastim scheint demnach hauptsächlich über eine Neutrophilen-vermittelte *Clearance* eliminiert zu werden, welche bei höherer Dosierung eine Sättigung erreicht. Einem selbst-regulierenden *Clearance*-Mechanismus entsprechend sinkt die Serumkonzentration rasch, sobald sich die neutrophilen Granulozyten zu erholen beginnen (**o** Abb. 8.12).

Pharmakokinetik/Metabolismus: Nach Verabreichung einer subkutanen Einzeldosis von Pegfilgrastim wird die maximale Serumkonzentration von Pegfilgrastim nach 16–120 Stunden erreicht.

Pegfilgrastim, r-metHuG-CSF

Spezialitäten:	Neulasta®, Neupopeg®
Indikation:	Zur Verkürzung der Dauer von Neutropenien sowie zur Verminderung der Häufigkeit neutropenischen Fiebers bei Patienten, die wegen einer malignen Erkrankung mit zytotoxischer Chemotherapie behandelt werden (mit Ausnahme von chronisch-myeloischer Leukämie und myelodysplastischem Syndrom).
Mechanismus:	Wachstums- und Differenzierungsfaktor für Granulozyten, der durch Pegylierung ein besseres pharmakokinetisches Profil besitzt als die Vergleichssubstanz Filgrastim.
Dosierung:	Pro Chemotherapiezyklus wird eine Dosis von 6 mg Neulasta® empfohlen, die als subkutane Injektion ca. 24 Stunden nach einer zytotoxischen Chemotherapie angewendet wird. Auf Grund unzureichender Daten wird die Anwendung von Neulasta® bei Kindern und Jugendlichen unter 18 Jahren nicht empfohlen.

Auf Grund des durch neutrophile Granulozyten vermittelten *Clearance*-Mechanismus (siehe oben) ist nicht zu erwarten, dass die Pharmakokinetik von Pegfilgrastim durch Funktionsstörungen der Niere oder der Leber beeinflusst wird. Begrenzte Daten weisen darauf hin, dass die Pharmakokinetik von Pegfilgrastim bei älteren Patienten (> 65 Jahre) der bei erwachsenen Patienten ähnlich ist.

Unerwünschte Wirkungen: Sehr häufig: Knochenschmerzen, häufig: Schmerzen an der Einstichstelle, Schmerzen im Brustkorb, Kopfschmerzen, Arthralgie, Myalgie, Rücken-, Glieder-, Muskel-, Skelett- u. Nackenschmerzen, sowie eine Erhöhung von Laborparametern wie alkalische Phosphatase, LDH und Harnsäure. In Einzelfällen: Milzruptur.

Interaktionen: Neulasta® sollte nicht gleichzeitig, sondern 14 Tage vor oder ungefähr 24 Stunden nach Gabe einer zytotoxischen Chemotherapie angewendet werden. Bei gleichzeitiger Anwendung von Neulasta® mit einem Chemotherapeutikum ist eine gesteigerte Toxizität gegenüber den dann stimulierten myeloischen Vorläuferzellen denkbar. In Tiermodellen ließ sich bei gleichzeitiger Anwendung von Neulasta® mit 5-Fluorouracil (5-FU) oder anderen Antimetaboliten eine gesteigerte Myelosuppression beobachten.

Mögliche Wechselwirkungen mit anderen hämatopoetischen Wachstumsfaktoren und Zytokinen wurden in klinischen Studien nicht gezielt untersucht. Es gibt keine Hinweise, dass eine Wechselwirkung mit Lithium, welches ebenfalls die Freisetzung von neutrophilen Granulozyten fördert, eine Gefährdung bedeuten würde. Spezifische Interaktions- oder Metabolisierungsstudien wurden nicht durchgeführt, jedoch ergaben klinische Studien keine Hinweise auf eine Wechselwirkung von Neulasta® mit anderen Arzneimitteln.

8.5.4 Andere Zytokine

Aldesleukin

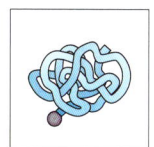

Aldesleukin (Proleukin®) ist eine rekombinant hergestellte IL-2-Variante, die aus transformierten *E.-coli*-Zellen isoliert wird. Pro Ampulle sind 18×10^6 I. E. IL-2 enthalten, die entweder als Infusion oder als Injektion appliziert werden.

IL-2 ist ein Zytokin, das in der Hierarchie der immunologischen Signalvermittlung ganz oben steht (● Abb. 8.13). Nach Abspaltung des Signalpeptids (20 Aminosäuren) besitzt die reife Form des IL-2 133 Aminosäuren. Ferner enthält IL-2 eine essenzielle Disulfidbrücke und eine einzelne (nicht essenzielle) Zuckerkette, die O-glykosidisch an Threonin 3 gebunden ist. Der rekombinant hergestellte Wirkstoff ist nicht glykosyliert, da er aus *E. coli* isoliert wird. Dem Wirkstoff fehlt ferner die N-terminale Aminosäure Alanin, und er trägt eine Aminosäure-Substitution (Cys125Ser) an Position 125 (des-alanyl-1, serin-125 interleukin-2).

Das mature Protein bindet an spezifische Rezeptoren, die aus drei Untereinheiten, einer α-, einer β- und einer γ-Untereinheit, bestehen. Diese befinden sich primär auf T-Zellen, wobei die β- und γ-Untereinheit dort immer (konstitutiv) vorhanden sind. Die α-Untereinheit gesellt sich erst dazu, wenn die T-Zellen durch ein Antigen aktiviert werden (▶ Kap. 3.3.1). Erst dieser heterotrimere IL-2-Rezeptor wird mit hoher Affinität von IL-2 erkannt (● Abb. 8.14). Der Ligand/Rezeptor-Komplex induziert dann eine komplexe Kaskade der Immunantwort. So wird die Proliferation und Differenzierung von B-Zellen und besonders von verschiedenen T-Zell-Subpopulationen induziert, und es wird die Bildung ver-

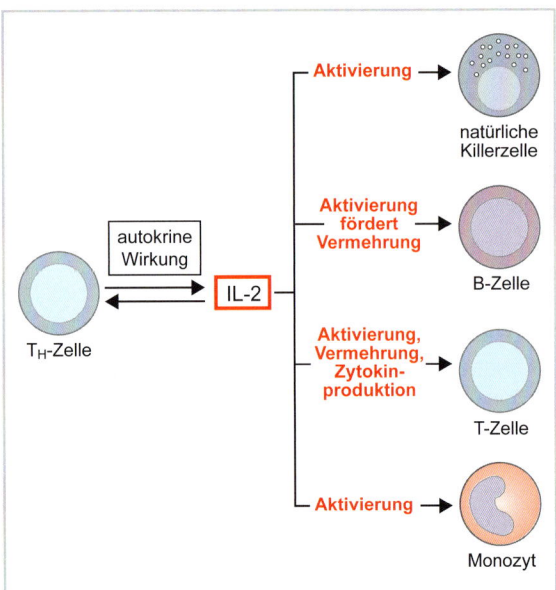

Abb. 8.13 Wirkmechanismus von IL-2.
Interleukin-2 ist ein Zytokin, das in der Hierarchie der immunologischen Signalvermittlung ganz oben steht. Neben einem Proliferationssignal für T_H-Zellen induziert IL-2 wichtige Effektorfunktionen bei anderen Zellen des Immunsystems.

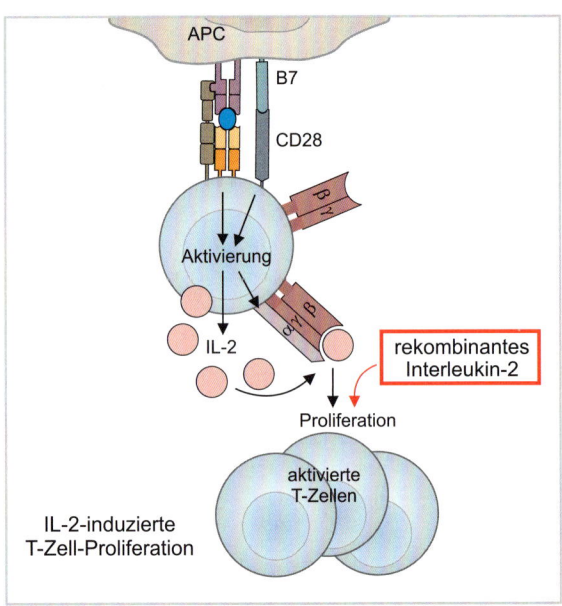

Abb. 8.14 IL-2 und sein Rezeptor.
Rekombinantes IL-2 bindet ebenso wie natürliches IL-2 an die spezifischen Rezeptoren mit den drei Untereinheiten α, β und γ und induziert über die intrazelluläre Signaltransduktionskaskade die Proliferation aktivierter T-Zellen.

schiedener Interleukine, Interferone und Tumornekrosefaktoren angeregt. Eine antitumorale Wirkung entfaltet IL-2 z. B. über seinen Einfluss auf zytotoxische T-Zellen (T_c-Zellen), natürliche Killerzellen (NK-Zellen), Lymphokin-aktivierte Killerzellen (LAK-Zellen) und Tumor-infiltrierende Lymphozyten (TIL), die ebenfalls IL-2-Rezeptoren exprimieren.

Pharmakokinetik/Metabolismus: Die Halbwertszeit von Aldesleukin weist im humanen Serum nach einer intravenösen einmaligen Injektion eine biexponentielle Kurve auf; die $t_{1/2a}$ beträgt 13 Minuten, und die $t_{1/2b}$ 85 Minuten. Die α-Phase macht 87 % der *Clearance* bei einer Bolusinjektion aus. Die beobachteten Serumspiegel sind der Aldesleukin-Dosis proportional. Die Nie-

---

Aldesleukin

Spezialitäten: Proleukin®

Indikation: Zur Behandlung des metastasierenden Nierenkarzinoms. In den USA wird Proleukin® als Orphan Drug zusätzlich eingesetzt zur Behandlung von T-Zell-Defekten, eines metastasierenden Melanoms, einer akuten myeloischen Leukämie und eines Non-Hodgkin-Lymphoms.

Mechanismus: Aldesleukin steht ganz an der Spitze des immunologischen „Cross-talks" und wirkt immunregulatorisch. Wie genau der Wirkstoff sein antitumorales Potenzial entwickelt, ist nicht im Detail bekannt.

Dosierung: Täglich 18×10^6 I. E. als subkutane Injektion über einen Zeitraum von 5 Tagen, gefolgt von einer 2-tägigen Pause. Für die darauf folgenden 3 Wochen werden 18×10^6 I. E. s. c. an den Tagen 1 und 2 jeder Woche, gefolgt von 9×10^6 I. E. an den Tagen 3–5, verabreicht. Die Tage 6 und 7 sind behandlungsfrei. Nach 1-wöchiger Therapiepause sollte dieser 4-wöchige Zyklus wiederholt werden.
Alternativ können 18×10^6 I. E./m² Körperoberfläche pro Tag als kontinuierliche Dauerinfusion über einen Zeitraum von 5 Tagen appliziert werden. Es folgt eine Therapiepause von 2–6 Tagen. Danach wird über weitere 5 Tagen mit Proleukin® als kontinuierliche Dauerinfusion behandelt. Dieser Behandlungsablauf entspricht einem kompletten Induktionszyklus. Nach der dreiwöchigen Therapiepause sollte dieser Induktionszyklus wiederholt werden.

ren sind der wichtigste Ausscheidungsweg von rIL-2 bei Tieren. Der größte Teil der injizierten Dosis wird in den Nieren metabolisiert, wobei im Urin kein biologisch aktives Aldesleukin erscheint. Die beobachtete *Clearance* am Menschen nach einer intravenösen Kurzinfusion (15 Minuten) und nach intravenöser Dauerinfusion über 24 Stunden ähnelt der glomerulären Filtrations-*Clearance* in den Nieren.

Unerwünschte Wirkungen: Aldesleukin verursacht sehr viele unerwünschte Arzneimittelwirkungen, von denen hier nur die häufigsten genannt sind: Leichte bis schwere Hypotonie, leichte bis schwere Tachykardie, leichte bis schwere Oligurie mit erhöhten Harnstoff- und Kreatininwerten, leichte bis schwere Dyspnoe, Husten, leichte bis schwere Übelkeit, mit oder ohne Erbrechen, leichter bis mäßiger Durchfall, leichte bis schwere Anorexie, leichte bis schwere Anämie, leichte bis schwere Thrombozytopenie, mäßige bis schwere Angst, leichter bis schwerer Verwirrtheitszustand, Schwindel, leichte bis schwere Somnolenz, leichtes bis schweres Erythem und Ausschlag, leichter bis schwerer Pruritus, leichte bis schwere exfoliative Dermatitis, leichte bis mäßige Gewichtszunahme mit Ödem, leichtes bis schweres Fieber, mit oder ohne Schüttelfrost, leichte bis schwere Müdigkeit und Lustlosigkeit, leichte bis starke Kopfschmerzen.

Interaktionen: Proleukin® kann das zentrale Nervensystem beeinflussen und die Reaktion der Patienten auf psychotrope Arzneimittel verändern. Die gleichzeitige Anwendung von Arzneimitteln mit hepatotoxischen, nephrotoxischen, myelotoxischen oder kardiotoxischen Eigenschaften kann die Toxizität von Proleukin® in diesen Bereichen steigern. Die gleichzeitige Anwendung von Glucocorticosteroiden kann die Wirksamkeit von Proleukin® verringern. Jedoch können Patienten, die eine lebensbedrohliche Symptomatik entwickeln, mit Dexamethason behandelt werden, bis die Toxizität auf ein akzeptables Maß zurückgegangen ist. Antihypertensive Mittel, wie z.B. Betablocker, können die von Proleukin® verursachte Blutdrucksenkung potenzieren. Die Anwendung von Kontrastmitteln nach Proleukin®-Gabe kann zu einem erneuten Auftreten der Symptomatik der Toxizität führen (Recall-Phänomen), die während der Proleukin®-Anwendung beobachtet wurde.

Über die meisten Ereignisse wurde berichtet, dass sie innerhalb von zwei Wochen nach der letzten Proleukin®-Gabe auftraten, aber einige wurden noch nach Monaten beobachtet.

Der renale oder hepatische Stoffwechsel oder die Ausscheidung gleichzeitig angewendeter Arzneimittel kann durch die Gabe von Proleukin® verändert werden. Andere Arzneimittel mit bekannter nieren- oder lebertoxischer Wirkung sind mit Vorsicht anzuwenden.

Denileukin diftitox

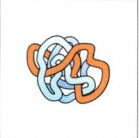

Das Immunkonjugat Denileukin diftitox ist in den USA unter dem Handelsnamen Ontak® zugelassen. In Europa ist das Arzneimittel nicht zugelassen. Als immunaktive und Target-orientierte Komponente fungiert hier nicht ein Antikörper sondern das Zytokin Interleukin-2. An das IL-2 wurden gentechnisch die A- und B-Untereinheiten eines modifizierten Diphtherie-Toxins anfusioniert, so dass ein Fusionsprotein gebildet wird, das aus rekombinanten *E.-coli*-Zellen isoliert wird. Durch die IL-2-Komponente in diesem Fusionsprotein wird das toxische Prinzip in Form des Diphtherie-Toxins an Zellen gelenkt, die einen IL-2-Rezeptor exprimieren. Dies sind z.B. kutane T-Zell-Lymphome (CTCL). Hat das Fusionsprotein gebunden, wird es Rezeptor-vermittelt aufgenommen und tötet über den Diphtherie-Toxin-Anteil die Zelle ab.

Das toxische Prinzip des Diphtherie-Toxins besteht darin, dass die B-Untereinheit eine enzymatische Aktivität besitzt, die den Elongationsfaktor-2 des zellulären Translationsapparates durch ADP-Ribosylierung inaktiviert. D.h. aus einem NAD-Molekül, das als Cosubstrat fungiert, wird ADP-Ribose auf die Aminosäure Histidin übertragen. Die Zellen verlieren sofort die Fähigkeit, neue Proteine zu synthetisieren und sterben ab.

Interferon gamma–1b

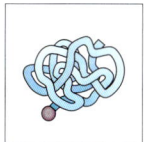

Rekombinantes Interferon gamma-1b (Imukin®) ist als Zusatztherapie zur Verringerung der Häufigkeit schwerwiegender Infektionen bei Patienten mit chronischer Granulomatose (CGD) zugelassen. Es wird aus gentechnisch veränderten *E.-coli*-Zellen isoliert.

Interferon gamma (IFN-γ) wird primär von aktivierten T-Zellen produziert (▸ Kap. 3.3.2) und zusammen mit IL-2 freigesetzt. Es bindet dann an spezifische Rezeptoren auf der Oberfläche von Makrophagen und Monozyten, die so für die Abwehr von Pathogenen und für die Elimination von entarteten Zellen aktiviert werden (○ Abb. 8.15). Ferner induziert und steigert IFN-γ die Expression von MHC-Molekülen der Klassen I und II, die Aktivität natürlicher Killerzellen (NK-Zellen) und die antikörperabhängige zellvermittelte Zytotoxizität. Schließlich ist dieses Zytokin auch an der Bildung

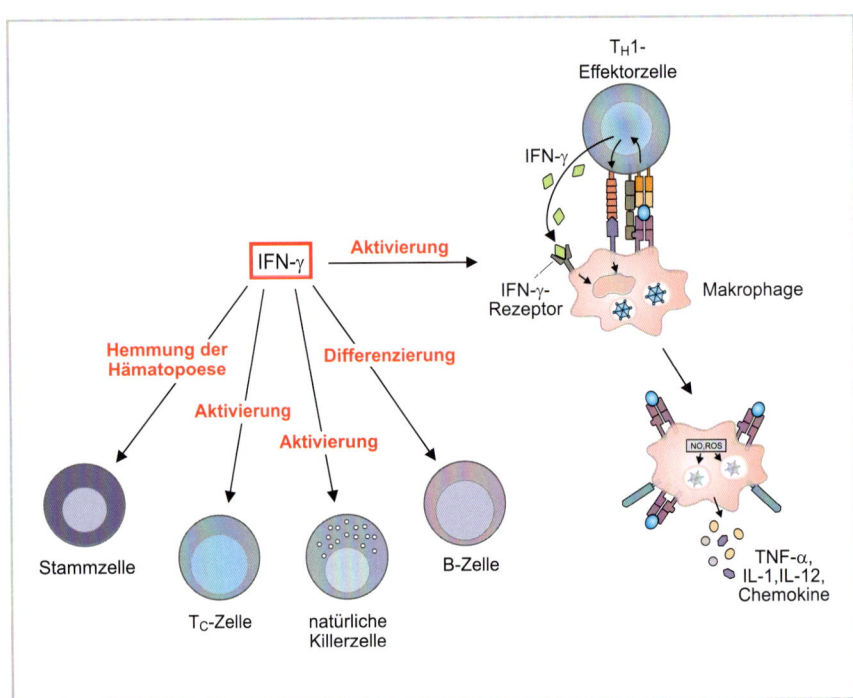

IFN–γ wird von aktivierten T–Zellen produziert und bindet dann an spezifische Rezeptoren auf der Oberfläche von Makrophagen und Monozyten, die für die Abwehr von Pathogenen und für die Elimination von entarteten Zellen aktiviert werden. Daneben stimuliert es noch andere immunkompetente Zellen. Rekombinantes IFN–γ ist als Zusatztherapie zur Verringerung der Häufigkeit schwerwiegender Infektionen bei Patienten mit chronischer Granulomatose zugelassen.

○ Abb. 8.15 Wirkmechanismus von IFN–γ.

zytotoxischer T-Lymphozyten sowie an der Reifung und Differenzierung von B-Lymphozyten beteiligt.

Natürliches IFN-γ ist ein Glykoprotein, das aus 146 Aminosäuren besteht und ein Molekulargewicht von ca. 22 kDa besitzt. Zwei identische Proteinketten assoziieren *in vivo* zu einem aktiven Dimer. Imukin® enthält als Wirkstoff Interferon gamma-1b, das in *E. coli* hergestellt wird. Das rekombinante Interferon gamma-1b hat im Gegensatz zum humanen IFN-γ nur 140 Aminosäuren. Es fehlen die drei natürlichen N-terminalen Aminosäuren Cystein, Tyrosin und Cystein sowie die vier C-terminalen Aminosäuren Arginin, Alanin, Serin und Glutamin. Stattdessen besitzt das rekombinante Interferon gamma-1b am N-Terminus die zusätzliche Aminosäure Methionin.

In einer placebokontrollierten klinischen Prüfung an 128 Patienten mit chronischer Granulomatose zeigte sich, dass Imukin® die Häufigkeit schwerer Infektionen bei den mit Imukin® behandelten Patienten während der 12-monatigen Studiendauer um 77 % reduzierte, im

---

Interferon gamma-1b

Spezialitäten:	Imukin®
Indikation:	Zur Verringerung der Häufigkeit schwerwiegender Infektionen bei Patienten:
	■ mit septischer Granulomatose (SD),
	■ mit schwerer, maligner Osteopetrose.
Mechanismus:	Obwohl der Wirkungsmechanismus von IFN–γ bei Patienten mit chronischer Granulomatose bisher nicht genau bekannt ist, geht man davon aus, dass die Aktivierung der Makrophagen – und damit die Erhöhung der antimikrobiellen Aktivität dieser Zellen – im Vordergrund steht.
Dosierung:	Imukin® wird mit 50 µg/m² für Patienten mit einer Körperoberfläche von mehr als 0,5 m² dosiert. Patienten mit einer Körperoberfläche von 0,5 m² und kleiner erhalten 1,5 µg/kg. Die Applikation erfolgt subkutan dreimal pro Woche.

Vergleich zu 33 % in der Placebogruppe (p = 0,0006). Die meisten dieser Patienten erhielten zusätzlich eine prophylaktische Antibiotika-Therapie.

Pharmakokinetik/Metabolismus: Nach intravenöser Applikation wird Imukin® rasch ausgeschieden. Nach intramuskulärer oder subkutaner Verabreichung wird Imukin® langsam und gut resorbiert. Mit dem empfohlenen Dosierungsregime der subkutanen Applikation von 50 µg/m^2 Imukin® betrugen die mittleren Eliminationshalbwertszeiten 4,9 Stunden und die mittlere Verweildauer 2,5 Stunden. Die maximale Plasmakonzentration wird nach 4–14 Stunden, im Mittel nach 8 Stunden erreicht. IFN-γ wurde nach intramuskulärer oder subkutaner Verabreichung von 100 µg/m^2 Körperoberfläche im Urin von gesunden männlichen Probanden nicht nachgewiesen.

Unerwünschte Wirkungen: Kopfschmerzen, Übelkeit, Erbrechen, Ausschlag, Muskel- und Gelenkschmerz, Fieber, Schüttelfrost, Schmerzen an der Injektionsstelle, Müdigkeit.

Interaktionen: Es ist theoretisch möglich, dass hepatotoxische und/oder nephrotoxische Wirkstoffe Auswirkungen auf die *Clearance* von Imukin® haben könnten. Ebenso sind die Auswirkungen von entzündungshemmenden Arzneimitteln, nicht-steroidalen Antiphlogistika, Theophyllin, Immunsuppressiva und Zytostatika auf die akuten zellulären Effekte von Imukin® und seine therapeutische Wirksamkeit bei Patienten mit chronischer Granulomatose nicht bekannt, wenn diese Präparate gleichzeitig in der Dauertherapie angewendet werden.

Imukin® kann möglicherweise die Halbwertszeiten von gleichzeitig verabreichten Wirkstoffen, die durch das Cytochrom-P450-System metabolisiert werden, verlängern. Die gleichzeitige Gabe von Arzneimitteln mit neurotoxischen, hämatotoxischen oder kardiotoxischen Wirkungen kann die Toxizität von Interferonen in diesen Systemen verstärken.

Tasonermin

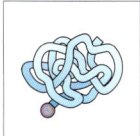

Tasonermin (Beromun®) ist ein rekombinanter Tumornekrosefaktor alfa-1a (TNF-α-1a), der aus einem stabil transformierten *E.-coli*-Stamm gewonnen wird. Ebenso wie der natürliche Tumornekrosefaktor liegt auch TNF-α-1a in Form eines Homotrimers vor, wobei jede Polypeptidkette 157 Aminosäuren lang ist und jede Untereinheit ein Molekulargewicht von 17 350 Da besitzt.

Zwei Varianten des Tumornekrosefaktors gibt es beim Menschen:

- der Tumornekrosefaktor-alpha, der früher auch als Cachectin bezeichnet wurde,
- der Tumornekrosefaktor-beta, den man ursprünglich Lymphotoxin-alpha genannt hatte.

Beide Moleküle sind strukturell und funktionell sehr ähnlich, weshalb oft nicht sauber unterschieden wird und man beide Varianten synonym als „TNF" zusammenfasst. Zwei Rezeptoren (TNFRI und TNFRII) werden von den beiden Tumornekrosefaktoren angesteuert, die sowohl als membrangebundene Rezeptoren als auch als lösliche Rezeptoren vorkommen. Beides sind Glykoproteine mit Molekulargewichten von 75–80 kDa (TNFRI) bzw. 55–60 kDa (TNFRII).

Die Tumornekrosefaktoren sind ganz zentrale Zytokine bei Entzündungsprozessen (▶ Kap. 2.3). Ähnlich wie IL-2 hierarchisch ganz oben in der Immunkaskade steht, stehen die Tumornekrosefaktoren ganz oben in der Entzündungskaskade.

TNF-α wird von vielen Zellarten, besonders aber von Monozyten, Makrophagen und aktivierten T$_H$1-Zellen produziert. Praktisch alle Zellen scheinen Rezeptoren für den Tumornekrosefaktor-alpha zu besitzen, so dass TNF-α eine Vielzahl von biochemischen Prozessen auslösen kann (○ Abb. 8.16). Eine Rezeptoraktivierung der Zielzelle führt zur Induktion verschiedener Genen, die zur Entzündungsreaktion oder Akute-Phase-Reaktion beitragen. Typische biologische Aktivitäten, die durch die Tumornekrosefaktoren ausgelöst werden, sind z. B. die Induktion proinflammatorischer Zytokine wie IL-1 und IL-6, eine Steigerung der Leukozytenmigration durch Erhöhung der Endothel-Permeationsfähigkeit, die Expression von Adhäsionsmolekülen auf Endothelzellen und Leukozyten, die Aktivierung neutrophiler und eosinophiler Leukozyten und die Induktion so genannter Akute-Phase-Proteine und anderer Leber-Proteine.

Ferner kann TNF-α das Tumorwachstum über direkte und indirekte Mechanismen beeinflussen. Es konnte gezeigt werden, dass TNF-α auf unterschiedliche Tumorzelllinien zytotoxisch bzw. zytostatisch wirkt.

Durch diese Vielzahl unterschiedlicher Wirkungen wird eine Art prokoagulatorischer Zustand eingestellt, der zu mikrovaskulären Thrombosen führt. Diese Endothelschädigungen begünstigen z. B. das Eindringen von Immunzellen, wie Lymphozyten, Monozyten und Granulozyten in den Tumor.

Schließlich entfaltet TNF-α auch ausgeprägte Wirkungen auf zelluläre Komponenten des Immunsystems. Es fördert die Proliferation aktivierter B- und T-Zellen, begünstigt die Entwicklung zytotoxischer T-Zellen und Antikörper-sezernierender B-Lymphozyten, aktiviert Monozyten und Makrophagen und verstärkt die Phagozytoseaktivität, die Sauerstoffradikalbildung und die Degranulation von Granulozyten. Schließlich induziert

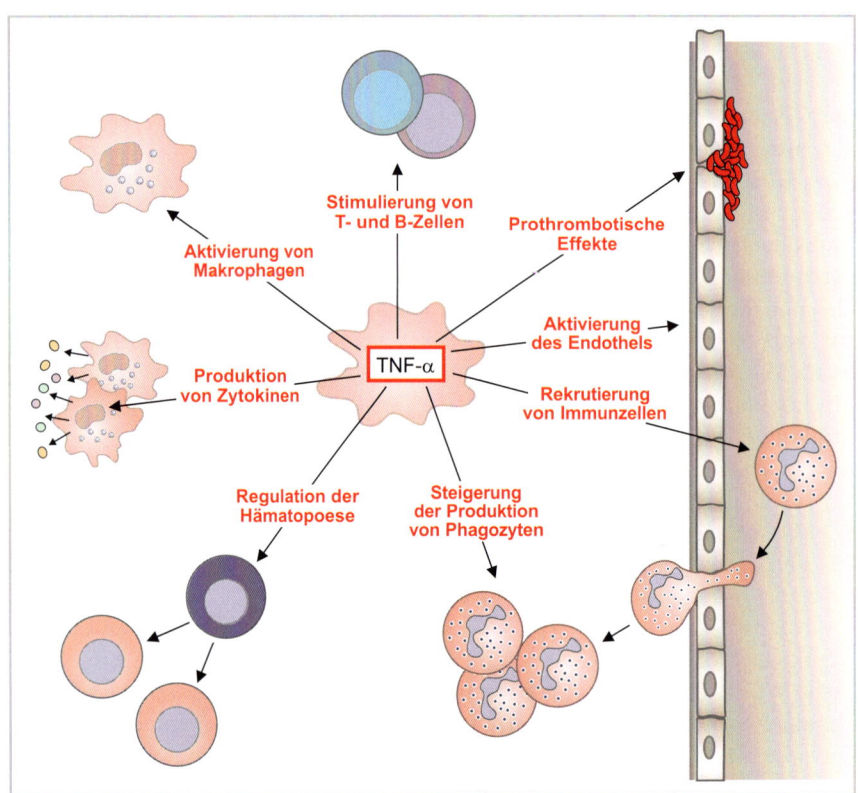

Die Tumornekrosefaktoren sind zentrale Zytokine bei Entzündungsprozessen. TNF–α wird von vielen Zellarten, besonders aber von Monozyten, Makrophagen und aktivierten T_H1–Zellen produziert. Praktisch alle Zellen scheinen Rezeptoren für den Tumornekrose-faktor–alpha zu besitzen, so dass TNF–α eine Vielzahl von biochemischen Prozessen auslösen kann.

○ **Abb. 8.16** Wirkmecha-nismus von TNF–α.

TNF-α eine verstärkte Produktion von Zytokinen und niedermolekularen Mediatoren wie Prostaglandine und den Plättchen-aktivierenden Faktor. Es ist daher nicht verwunderlich, dass wegen dieser indirekten Effekte ein intaktes Immunsystem erforderlich ist, damit sich eine TNF-α-Wirkung voll entfalten kann.

Dieses komplexe Wirkspektrum, das von einem Tumornekrosefaktor ausgelöst wird, macht deutlich, dass die systemische Anwendung eines TNF-α-Wirkstoffs begrenzt ist. Hinzu kommt, dass die in prä-klinischen Studien ermittelte wirksame Anti-Tumor-Dosis wesentlich größer ist als die maximal tolerierte Dosis beim Menschen.

Aus diesem Grund hat man versucht, eine lokoregio-nale Anwendung zu etablieren. So wird Beromun® der-

zeit nur bei nichtresezierbaren Weichteilsarkomen der Extremitäten in Kombination mit Melphalan (einem Interstrang-Crosslinker, ○ Abb. 8.17) über eine isolierte Extremitäten-Perfusion unter milder Hyperthermie eingesetzt. Ziel der Therapie ist, durch die Therapie eine Schrumpfung des Tumors zu erreichen, um diesen dann anschließend operativ entfernen zu können. Dadurch wird eine Amputation vermieden und ein inoperabler Tumor kann lokal palliativ behandelt wer-den.

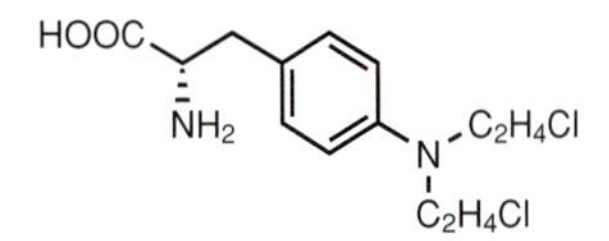

Bei dieser lokoregionalen Therapie kann man nicht davon ausgehen, dass die Behandlung mit Beromun® zusammen mit Melphalan die Überlebensrate positiv beeinflusst. Dies ergab auch eine matched-pair-Analyse der Überlebensrate von Patienten, die mit Beromun® zusammen mit Melphalan behandelt wurden, und eines historischen Vergleichkollektivs. Dennoch muss die lokoregionale Therapie mit Beromun® und Melphalan als eine äußerst wirksame Maßnahme eingestuft wer-den, inoperable Weichteilsarkome der Extremitäten zu kontrollieren.

Die Anwendung ist extrem komplex und birgt große Risiken. Daher kann eine solche Therapie nur in Spezi-

○ **Abb. 8.17** Melphalan

alkliniken von chirurgischen Teams durchgeführt werden, die Erfahrungen in der Behandlung von Extremitätensarkomen haben und mit der isolierten Extremitäten-Perfusion (ILP) vertraut sind. Eine mögliche Arzneimittel-Leckage in den Körperkreislauf muss kontinuierlich mit Hilfe eines zugesetzten radioaktiven Tracers überwacht werden. Eine solche Leckage muss zwingend unter 10 % liegen.

Pharmakokinetik/Metabolismus: Die maximal tolerierte intravenöse systemische Dosis von 150 µg/m^2 besitzt eine terminale Halbwertszeit von 15–30 Minuten. Bei einer lokalen Anwendung in Form einer isolierten Extremitäten-Perfusion wird eine maximale Tasonermin-Konzentration im Perfusionskreislauf nach 30 Minuten mit Konzentrationen von 3–4 µg/ml erreicht.

Unerwünschte Wirkungen: *Systemische Nebenwirkungen*: Fieber, Übelkeit, Erbrechen, Herzrhythmusstörungen, Mattigkeit, Schüttelfrost, Lebertoxizität, Infektionen. *Lokale Nebenwirkungen*: Hautreaktionen, Ödeme, Schmerzen in der perfundierten Extremität, Nervenschädigungen, Wundinfektionen.

Interaktionen: Formelle Untersuchungen der Wechselwirkung von Beromun® mit anderen Arzneimitteln liegen nicht vor. Allerdings kann aus Beobachtungen abgeleitet werden, dass die Anwendung kardiotoxischer Wirkstoffe (z. B. Anthrazykline) vermieden werden sollte, da Tasonermin die Kardiotoxizität dieser Wirkstoffe erhöhen kann. Ferner ist die gleichzeitige Anwendung von Arzneimitteln nicht zu empfehlen, die zu einem starken Blutdruckabfall führen.

Tasonermin

Spezialitäten:	Beromun®
Indikation:	Bei nichtresezierbaren Weichteilsarkomen der Extremitäten in Kombination mit Melphalan über eine isolierte Extremitäten-Perfusion unter milder Hyperthermie, ■ zur Vorbereitung auf eine Entfernung des Tumors, um eine Amputation zu vermeiden bzw. zu verzögern, ■ oder zur palliativen Behandlung.
Mechanismus:	TNF-α entfaltet ein pleiotropes, direktes und indirektes Wirkspektrum mit: ■ einer Hemmung der Tumorzellproliferation, ■ einer Hemmung der Proliferation endothelialer Zellen und Veränderung der Expression von Adhäsionsmolekülen, ■ einer Induktion mikrovaskulärer Thrombosen, durch die das Eindringen von Immunzellen in den Tumor begünstigt wird, ■ einer ausgeprägten Wirkung auf zelluläre Komponenten des Immunsystems, die die direkten Effekte des Zytokins indirekt potenzieren.
Dosierung:	Behandlung einer oberen Extremität: 3 mg Tasonermin-Gesamtdosis zur isolierten Extremitäten-Perfusion, Behandlung einer unteren Extremität: 4 mg Tasonermin-Gesamtdosis zur isolierten Extremitäten-Perfusion. Melphalan wird mit 13 mg/l perfundiertes Volumen der oberen Extremität oder 10 mg/l perfundiertes Volumen der unteren Extremität dosiert.

8

9 Impfstoffe

9.1 Einleitung

Impfstoffe gehören zu den wichtigsten Immuntherapeutika, da sie das Immunsystem für den Ernstfall kon-
ditionieren. Diese Konditionierung geschieht zu einem
Zeitpunkt, wenn das Individuum gesund ist. Oft ist
„Gesundheit" eine unabdingbare Voraussetzung für
eine bestimmte Art der Immunisierung. Z. B. kann man
Immunsupprimierte nicht mit einer Lebendvakzine
immunisieren. Immunisierung ist somit keine therapeutische, sondern eine prophylaktische Maßnahme.
Dies erfordert Disziplin und Einsicht, die oft nicht vorhanden sind, weshalb der Immunstatus der Bevölkerung in vielen Fällen unzureichend ist. Es ist die Aufgabe des Apothekers, dies zu erkennen und mit dazu
beizutragen, diese Situation zu verbessern. Nach wie
vor gehören Impfungen zu den kosteneffektivsten und
sichersten Maßnahmen zur Verhinderung von Infektionskrankheiten im Gesundheitswesen.

Die Erfolge, die durch Vakzinierung erzielt wurden,
sind imposant. So konnte im Jahre 1970 die weltweite
Eradikation der Pocken verkündet werden. Aber auch
bei vielen anderen, zum Teil drastisch verlaufenden
Infektionserkrankungen, wie Diphtherie, Tetanus,
Keuchhusten, Poliomyelitis, Masern, Mumps und
Röteln konnten beeindruckende Erfolge erzielt werden
(□ Tab. 9.1).

Treffen solche Keime auf einen unvorbereiteten
Organismus, hat das Immunsystem oft keine Chance,
so zu reagieren, dass eine schwere Erkrankung vermieden werden kann. Viren und Mikroorganismen sind
häufig schneller. Kennt das Immunsystem jedoch relevante Teilstrukturen der ungebetenen Eindringlinge,
können sehr schnell spezifische Instrumente mobilisiert werden, die dann eine persistierende Infektion
sicher verhindern. Aus diesem Grund ist es unverant-
wortlich, diese hocheffektive Gelegenheit der Immunisierung zu verpassen und es auf den Ernstfall ankom-
men zu lassen. Dies gefährdet nicht nur das betroffene

□ **Tab. 9.1** Gemeldete absolute Erkrankungszahlen (RKI, Infektionsepidemiologisches Jahrbuch meldepflichtiger Krankheiten)

	Erkrankungszahlen								
	2002	2003	2004	2005	2006	2007	2008	2009	2010
Masernfälle	4657	779	122	778	2307	567	915	574	780
Haemophilus influenzae Typ b	55	77	68	70	121	93	152	185	210
Konnatale Röteln	1	1	3	0	1	0	1	2	0
Hepatitis B	1425	1304	1276	1235	1185	1008	819	754	767
Pertussis* (NBL)	1317	1483	1678	3778	4598	5226	4460	3467	
Diphtherie	1	0	0	1	0	2	0	4	8
Polio	0	0	0	0	0	0	0	0	0
Meningokokken	734	773	600	626	555	436	453	493	385

* Daten aus den neuen Bundesländern (NBL), in den alten Bundesländern besteht keine Meldepflicht (Quelle: Epidem. Bulletin 47, 2010).

◻ **Tab. 9.2** Zahl der Erkrankungen in den USA vor und nach der Einführung der verschiedenen Schutzimpfungen

Krankheit	Jahr der Einführung	Erkrankungen vor der Impfung	Anzahl Erkrankungen im Jahr					Rückgang in Prozent
			1992	1998	2001	2006	2009	
Diphtherie	1921	206 939	4	1	2	0	0	99,99
Masern	1941	894 134	2 200	89	116	55	71	99,98
Mumps	1968	152 209	2 500	606	266	6 584	1 991	95,70
Pertussis	1934	265 269	4 000	6 279	7 580	11 410	10 947	95,70
Poliomyelitis	1952	21 269	–	0	0	0	1	100,00
Röteln	1969	57 686	160	345	23	11	3	99,30
Tetanus	1948	1 560	–	34	37	41	18	97,40
Hib	1984	20 000	–	54		29		99,70

Individuum selbst, sondern auch andere Individuen, die sich entweder ebenfalls nicht haben schützen lassen, oder die sich nicht schützen konnten, weil sie an einer Grunderkrankung leiden, die eine Immunisierung verbietet. Wie effektiv die Impfungen sind, zeigt die ◻ Tab. 9.2 am Beispiel einiger Erkrankungen innerhalb der USA.

Mit diesem erfreulichen Rückgang der Risiken einiger Infektionskrankheiten drängen jedoch die selten auftretenden Impfkomplikationen und Nebenwirkungen in den Vordergrund öffentlicher Diskussionen.

9.1.1 Impfreaktionen

Bei den Impfreaktionen handelt es sich um kurzzeitig anhaltende (Stunden bis wenige Tage) anhaltende Reaktionen des Impflings, die keine Residuen hinterlassen. Zu üblichen Reaktionen gehören Anschwellen der regionalen Lymphknoten, Fieber und ein allgemeines Krankheitsgefühl. Dies ist in der Regel Ausdruck einer Immunreaktion auf den Antigenreiz. Auch lokale Effekte wie Rötungen, Schwellungen und Schmerzen an der Stichstelle kommen vor. Grundsätzlich sind die Reaktionen Patienten-spezifisch und bei Anwendungen von Impfungen wohl nicht zu vermeiden. Moderne Impfstoffe mit definiertem Antigengehalt reduzieren in der Regel die Häufigkeit der Impfreaktionen.

9.1.2 Impfkomplikationen

Als Impfkomplikation wird jede Krankheitserscheinung definiert, die nach einer Impfung auftritt und in einem ursächlichen Zusammenhang mit der Impfung stehen könnte und die über das Ausmaß einer Impfreaktion hinausgeht. Seit 1. Januar 2001 ist „der Verdacht einer über das übliche Ausmaß einer Impfreaktion hin-

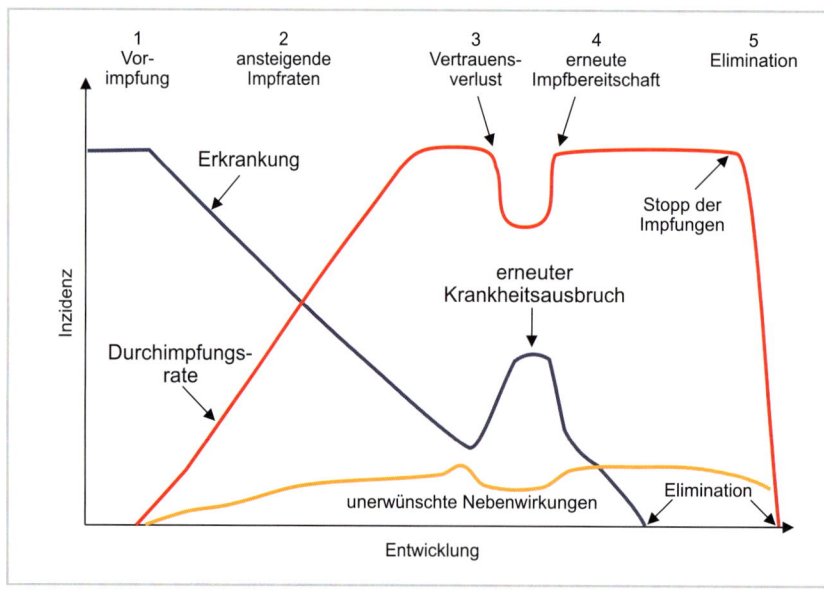

◉ **Abb. 9.1** Impfakzeptanz und Erkrankungszahlen. Im Verlauf der Elimination einer impfpräventablen Erkrankung kann es durch unterschiedliche Phasen der Wahrnehmung von Erkrankungs- und Impf- komplikationen zu einem Rückgang, aber auch zu einer intermediären Steige- rung der Erkrankungszahlen kommen.

ausgehenden gesundheitlichen Schädigung" meldepflichtig (§ 6 Abs. 1, Nr. 3 Infektionsschutzgesetz) Impfkomplikationen unterteilt man in:

- Impferkrankungen,
- Impfdurchbrüche,
- Impfschäden (siehe unten).

Impfkomplikationen wurden bei vielen der verfügbaren Vakzinen beobachtet. Sie sind im Allgemeinen aber sehr selten (weit unter 0,01 % der ausgegebenen Impfdosen).

Bei Impferkrankungen handelt es sich um postvakzinale Zwischenfälle, die auf Grund mangelhaft attenuierter Impfstämme, mangelhaft inaktivierter Erreger oder mangelhaft entgifteter Toxine resultieren. Obwohl solche Zwischenfälle auf Grund gestiegenen Qualitätsmanagements nicht mehr auftreten sollten, sind sie nicht völlig auszuschließen.

Impfdurchbrüche sind durch eine zu geringe oder nicht belastbare Immunität des Impflings und damit mit einer Erkrankung trotz vorhergehender Impfung charakterisiert.

Impfschäden sind sehr heterogener Natur. Zu den wichtigsten Impfschäden, die durch die Impfstoffe selbst ausgelöst werden können, gehören Allergien (Soforttyp oder verzögerter Typ), anaphylaktischer Schock, sowie Störungen der Schwangerschaft und Störungen am Zentralnervensystem. Abzugrenzen hiervon sind Schäden technischer Natur, die auf Grund einer Stresssituation beim Impfen, durch die Impfung aktivierte latente oder persistierende Infektionen oder durch Infektionen beim Impfen verursacht werden.

Durch Impfreaktionen und Impfkomplikationen kann die Impfakzeptanz in der Bevölkerung sinken, was zu einer erneuten Zunahme der Erkrankungszahlen führen kann, wie Erfahrungen mit dem Pertussisimpfstoff in Deutschland und dem Masernimpfstoff in England gezeigt haben (● Abb. 9.1). Um das Misstrauen in Impfstoffe möglichst zu reduzieren, werden Komplikationen, die in einem möglichen Zusammenhang mit einer Impfung auftreten, als Impfschaden anerkannt (§§ 60, 61 Infektionsschutzgesetz, IfSG) und entschädigt. Im Zeitraum von 1976–1990 wurden in Deutschland (nur BRD) 4569 Anträge auf Entschädigung von Impfkomplikationen gestellt, von denen 1139 als Impfschäden anerkannt wurden. Zwischen 1991 und 1999 wurden nur 389 von insgesamt 2543 Anträgen (alte und neue Bundesländer) als Impfschäden anerkannt und entschädigt. 38 % aller Entschädigungsverfahren bezogen sich auf die seit 1982 nicht mehr durchgeführte Pockenimpfung (● Abb. 9.2).

9.1.3 Impfen während der Schwangerschaft

Auf Lebendimpfungen sollte während der Schwangerschaft verzichtet werden, wobei nach dem ersten Trimenon Gelbfieberimpfungen nach strenger Nutzen-Risiko-Abwägung möglich sind. Eine versehentlich in der Schwangerschaft durchgeführte Impfung mit Lebendimpfstoffen – auch gegen Röteln – ist jedoch keine Indikation für einen Schwangerschaftsabbruch.

Obwohl Totimpfstoffe generell auch während der Schwangerschaft gegeben werden können, sollte in jedem Fall die Indikation sehr genau geprüft werden. Empfehlenswert ist sicherlich, Impfungen mit Totimpfstoffen nach Möglichkeit nicht im ersten Trimenon durchzuführen. Danach gelten die Impfungen gegen Diphtherie, Grippe Polio und Tetanus als unbedenklich. Die Impfungen gegen Cholera, FSME, Hepatitis A und B sowie präexpositionell gegen Tollwut sind nach Nutzen-Risiko-Abwägung möglich.

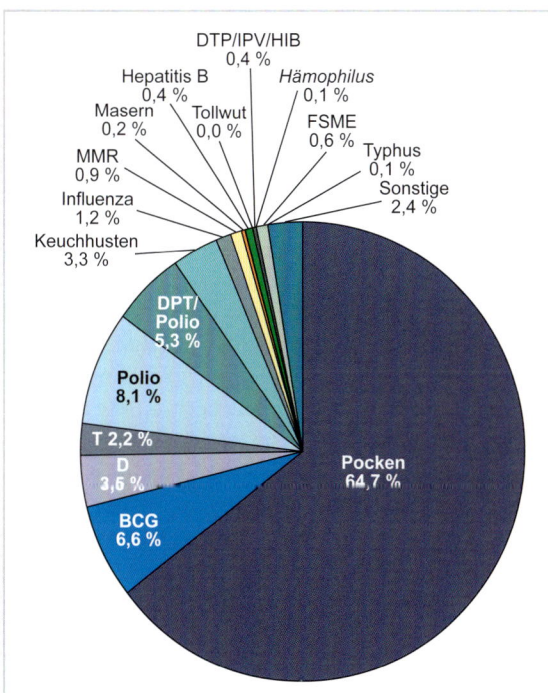

● **Abb. 9.2** Verteilung der anerkannten Impfkomplikationen nach Art des Impfstoffes 1972–1999.
Der größte Teil der anerkannten Impfkomplikationen wurde durch die seit 1982 nicht mehr durchgeführte Pockenimpfung verursacht. Auch die BCG-Vakzine als Tuberkulose-Prophylaxe, die orale Poliomyelitis-Vakzine und die Ganzkeim-Pertussis-Vakzine werden inzwischen nicht mehr von der Ständigen Impfkommission (STIKO) empfohlen.
(Keuchhusten: Pertussis-Antigen und -Ganzkeim, Polio: OPV (orale Poliomyelitis-Vakzine) und IPV (inaktivierte Poliomyelitis-Vakzine), BCG: Tuberkulose-Impfung, D: Diphtherie-Monoimpfstoff, T: Tetanus-Monoimpfstoff, DPT/ Polio: Diphtherie-Pertussis-Tetanus-Polio-Kombinationsimpfstoff, MMR: Masern-Mumps-Röteln-Kombinationsimpfstoff, HIB: *Hämophilus-influenzae*-Impfstoff, FSME: Frühsommer-Meningoenzephalitis)

Passive Immunisierungen sind während der gesamten Schwangerschaft durchführbar.

9.2   Verschiedene Impfstrategien

9.2.1   Aktive Immunisierung

Hierunter verstehen wir die Stimulation zur Bildung spezifischer Antikörper und spezifischer T-Zellen durch die Applikation von Antigenen. Als Antigene kommen in Frage:

- attenuierte oder avirulente Erreger (Viren oder Bakterien) → Lebendimpfstoffe,
- abgetötete Bakterien oder inaktivierte Viren → Totimpfstoffe,
- angereicherte oder isolierte Oberflächenantigene von Viren oder Bakterien → Extraktimpfstoffe, Spaltimpfstoffe, Subunit-Vakzine,
- modifizierte bakterielle Toxine → Toxoid-Impfstoffe,
- bakterielle Kohlenhydratstrukturen → Polysaccharid-Impfstoffe.

9.2.2   Passive Immunisierung

Bei der passiven Immunisierung werden spezifische Immunglobuline (Immunseren, Gammaglobuline) appliziert. Diese Impfstoffe werden in ▶ Kap. 10 besprochen.

9.2.3   Postexpositionsprophylaxe

Bei der Postexpositionsprophylaxe werden ebenfalls Antikörper bzw. Immunseren mit dem Ziel verabreicht, eine mögliche Infektion zu begrenzen. Oft werden in diesen Fällen aktive und passive Immunisierung miteinander kombiniert.

9.2.4   Therapeutische Impfungen

Hierbei handelt es sich um Impfungen zur Therapie bereits bestehender Erkrankungen. Die klassischen therapeutischen Impfstoffe sind die so genannten Autovakzine, die streng Individuen- und Erreger-spezifisch hergestellt werden. Solche Impfstoffe werden entweder aus den für eine gegebene Krankheit ätiologisch verantwortlichen Bakterien oder Viren oder im Rahmen einer Krebstherapie aus patienteneigenen Tumorzellen hergestellt. Sinn dieser Strategie ist es, die spezifische Immunität gegen einen Erreger oder auch gegen einen Tumor so zu modulieren, dass der chronische Infekt oder der Tumor nun bekämpft wird. Bisher ist diese Form der Impfung noch experimentell und in ihrem Nutzen umstritten.

9.3   Impfstoffentwicklung

Als grundlegende Voraussetzungen für einen erfolgreichen Impfstoff gelten Qualität, Sicherheit und Wirksamkeit, die im Rahmen der behördlichen Registrierung in Form umfangreicher Dokumentation nachzuweisen sind.

Ebenso wichtig ist die Beurteilung der Wirksamkeit eines Impfstoffs nach der behördlichen Freigabe. Während das Bundesinstitut für Arzneimittel und Medizinprodukte in Bonn die Zulassungsbehörde für allgemeine Humanarzneimittel ist, müssen Sera, Impfstoffe, Testallergene, Testsera und Testantigene sowie Blutzubereitungen vom Paul-Ehrlich-Institut in Langen zugelassen werden.

9.3.1   Impfstoffkandidaten

Man schätzt den durchschnittlichen Zeitbedarf für die Entwicklung eines Impfstoffs auf 12 Jahre. Davon entfallen auf die präklinische Entwicklung etwa 2–4 Jahre, auf die klinische Prüfung 5–7 Jahre und auf die behördliche Registrierung 2–3 Jahre.

Bevor ein Entwicklungsimpfstoff am Menschen erprobt werden kann, muss von der zuständigen Registrierungsbehörde und Ethikkommission eine Genehmigung erteilt werden.

Die Erprobung erfolgt an Freiwilligen aus allen Lebensbereichen. Diese müssen einwilligen, den Impfstoff zu erhalten, Termine für die ärztliche Beurteilung und Untersuchungen wahrzunehmen und sich Blutproben entnehmen zu lassen, die zur Beurteilung der Sicherheit und Wirksamkeit des Impfstoffs verwendet werden. In einem Studienprotokoll sind die Ziele der Studie, die Notwendigkeit ihrer Durchführung, das genaue Vorgehen, die Anforderungen an die freiwilligen Studienteilnehmer, die zu erwartenden Nebenwirkungen und die möglichen Vorteile und Risiken der Teilnahme an der Studie klar definiert. Mit der Einwilligung in die Studienteilnahme erklären sich die Probanden bereit, dass sie die Studie und die möglicherweise damit verbundenen Risiken verstanden haben, zur Teilnahme gewillt sind und die Möglichkeit haben, ohne nachteilige Folgen ihre Einwilligung zurückzuziehen und die Teilnahme zu beenden. Bei Studien mit Kindern muss die Einwilligungserklärung von einem Elternteil oder Erziehungsberechtigten unterschrieben sein. Damit wird die Zustimmung zur rein freiwilligen Teilnahme des Kindes erteilt und gleichzeitig festgehalten, dass der Elternteil oder Erziehungsberechtigte das Kind jederzeit aus der Studie nehmen kann.

9.3.2   Drei Phasen der Klinischen Studien vor der behördlichen Zulassung

Wie die pharmazeutischen Wirkstoffe werden auch Impfstoffkandidaten in drei Phasen klinisch geprüft.

Phase 1 – Sicherheit

In der ersten Phase einer klinischen Studie wird die Sicherheit verschiedener Dosierungen des Impfstoffs an einer kleinen Zahl gesunder Freiwilliger (meist junge erwachsene Männer) getestet. In dieser Phase werden die Freiwilligen engmaschig überwacht, um die kurzfristigen Nebenwirkungen zu beurteilen und um ggf. die Dosis anzupassen.

Phase 2 – Sicherheit und Immunantwort

In Ergänzung zur Phase 1 werden in der Phase 2 weitere Informationen über die Sicherheit des Impfstoffs gesammelt. Parallel wird die Fähigkeit des Impfstoffs getestet, eine Immunantwort auszulösen. In der Phase 2 werden mehrere Hundert Teilnehmer/innen in die Studie aufgenommen, darunter auch die Zielbevölkerung wie ältere Menschen oder Kinder, für die der Impfstoff entwickelt wird.

Ferner werden Konsistenzstudien durchgeführt, um sicherzustellen, dass jede Herstellungscharge des Impfstoffs vergleichbare Qualität, Stabilität und Wirksamkeit besitzen.

Phase 3 – Sicherheit, Immunantwort und Wirksamkeit

Die Phase 3 umfasst so genannte Wirksamkeitsstudien, oft mit Tausenden von Teilnehmern/innen. Hier wird getestet, ob der Impfstoff bei einer akzeptablen Rate von Nebenwirkungen auch vor der Krankheit schützt.

Wenn der Impfstoff den Anforderungen an Sicherheit und Wirksamkeit genügt, kann er für die Herstellung und den Vertrieb behördlich freigegeben werden.

Phase 4

In Phase-4-Studien wird der Impfstoff nach der behördlichen Registrierung und Markteinführung beurteilt.

9.3.3 Die Netzwerk-Agentur der EMA (europäische Arzneimittelbehörde)

Von der Europäischen Kommission und dem gemeinsamen Forschungszentrum wurde ein Netzwerk für Informationstechnik eingerichtet, dem die EMA und die zuständigen nationalen Behörden der EU-Mitgliedstaaten angehören. Das Netzwerk garantiert den schnellen Austausch von Mitteilungen über unerwünschte Arzneimittelwirkungen und Informationen zur Arzneimittelsicherheit. Dem System gehören ungefähr 200–300 Fachleute an, die von den nationalen Behörden der Mitgliedstaaten ernannt und entsandt werden.

9.4 Ständige Impfkommission (STIKO) und der Impfkalender

Seit 1982 gibt es in der Bundesrepublik Deutschland keine generelle Impfpflicht mehr. Damals lief die einzige Impfpflicht – die Pflicht zur Pockenimpfung – aus, die seit 1874 bestand. Allerdings werden von der Ständigen Impfkommission am Robert-Koch-Institut (STIKO) Impfempfehlungen ausgesprochen, die in

Form des Impfkalenders publiziert werden. Diese Empfehlungen sollen für den Bereich der impfpräventablen Erkrankungen sowohl die Gesundheit des Einzelnen als auch die „Volksgesundheit" sicherstellen. Die meisten dieser empfohlenen Impfungen werden kostenfrei zur Verfügung gestellt, obwohl Impfungen nicht zu den Pflichtleistungen der Krankenkassen gehören und die Kostenübernahme daher durch die Krankenkassen uneinheitlich erfolgt. Daneben besteht ein Entschädigungsanspruch auf Grund erwiesener Impfschäden nach empfohlenen Impfungen. Der Impfkalender wird von der STIKO laufend aktualisiert, so dass der abgebildete Impfplan hinsichtlich seiner Aktualität überprüft werden sollte (http://www.rki.de/DE/Content/Kommissionen/STIKO/Empfehlungen/Impfempfehlungen_node.html). Grundlage der Empfehlungen sind u. a. epidemiologische Daten, die am Robert-Koch-Institut erhoben und ausgewertet werden.

Derzeit empfiehlt die STIKO die in der ◻ Tab. 9.3 klassifizierten Schutzimpfungen im Impfkalender (◻ Tab. 9.4, 9.5).

Weitere Kategorien zur Unterscheidung der verschiedenen Impfungen sind:
- Indikationsimpfungen (I) für Risikogruppen bei individuell (nicht beruflich) erhöhtem Expositions-, Erkrankungs- oder Komplikationsrisiko sowie auch zum Schutz Dritter,
- Impfungen auf Grund eines erhöhten beruflichen Risikos (B), z. B. nach Gefährdungsbeurteilung gemäß Arbeitsschutzgesetz/Biostoffverordnung/Verordnung zur arbeitsmedizinischen Vorsorge (ArbMedVV) und dem G 42 und aus hygienischer Indikation,
- Impfungen auf Grund von Reisen (R),
- Postexpositionelle Prophylaxe/Riegelungsimpfungen (P) bzw. andere Maßnahmen der spezifischen Prophylaxe (Immunglobulingabe oder Chemoprophylaxe) bei Kontaktpersonen in Familie und Gemeinschaft.

9.5 Die verschiedenen Impfstoffklassen

Die zurzeit verfügbaren Impfstoffe schützen vor verschiedenen viralen oder bakteriellen Infekten. Sie lassen sich in verschiedene Kategorien unterteilen (◻ Tab. 9.6).

9.6 Lebendvakzine

Lebendvakzine erhält man durch wiederholtes Passagieren virulenter Stämme und nachfolgende Suche nach weniger virulenten (attenuierten) Virus-Varianten. Ist ein solcher Stamm identifiziert, werden hiervon Master- und Arbeits-Stocks angelegt, die dann umfassend charakterisiert werden und als Basis für eine reproduzierbare Herstellung sicherer Lebend- (oder anderer) Vak-

◻ **Tab. 9.3** Klassifizierung von Schutzimpfungen nach den derzeit gültigen Empfehlungen der Ständigen Impfkommission (STIKO) vom Juli 2012

Klassifikation	Definition	Infektionskrankheit
Grundimmunisierung (G) für Säuglinge, Kinder und Jugendliche	Impfungen, die jedes Kind nach den Impfempfehlungen der STIKO routinemäßig erhalten sollte.	■ Hepatitis B, ■ Diphtherie, ■ Tetanus, ■ Poliomyelitis, ■ *Haemophilus influenzae* Typ b (HIB), ■ Pertussis, ■ Pneumokokken, ■ Meningokokken, ■ Masern, Mumps, Röteln, ■ Varizellen (ungeimpfte 12- bis 15-Jährige ohne vorherige Windpockenerkrankung), ■ Humane Papillomviren.
Auffrischungsimpfungen (A)	Impfungen, die bei Erwachsenen regelmäßig aufgefrischt[1] bzw. bei fehlender Grundimmunisierung nachgeholt werden sollten[2].	■ Diphtherie[1], ■ Tetanus[1], ■ Poliomyelitis[2], ■ Pertussis.
Standardimpfung (S)	Impfungen im fortgeschrittenen Alter oder bei Personen mit unklarem Impfstatus.	■ Influenza, ■ Pneumokokken, ■ Masern.
Nachholimpfung (N)	Grundimmunisierung aller noch nicht Geimpften bzw. Komplettierung einer unvollständigen Impfserie.	■ Hepatitis B, ■ ggf. Poliomyelitis, ■ Masern, Mumps, Röteln, ■ Meningokokken, ■ Varizellen, ■ ggf. Tetanus, Diphtherie, Pertussis.

◻ **Tab. 9.4** Impfkalender für Kinder bis 23 Monate (Stand Juli 2012)

Impfung	Alter in Monaten				
	2	3	4	11–14	15–23
Tetanus	G1	G2	G3	G4	N
Diphtherie	G1	G2	G3	G4	N
Pertussis	G1	G2	G3	G4	N
Haemophilus influenzae Typ b	G1	G2[a]	G3	G4	N
Poliomyelitis	G1	G2[a]	G3	G4	N
Hepatitis B	G1	G2[a]	G3	G4	N
Pneumokokken	G1	G2	G3	G4	N
Meningokokken				G1 (ab 12 Monaten)	
Masern, Mumps, Röteln				G1	G2
Varizellen				G1	G2

a) Bei Anwendung eines monovalenten Impfstoffes kann diese Dosis entfallen.
G: Grundimmunisierung (in bis zu 4 Teilimpfungen G1 bis G4). N: Nachholimpfung (Grundimmunisierung aller noch nicht Geimpften bzw. Komplettierung einer unvollständigen Impfserie).

◻ **Tab. 9.5** Impfkalender für Kinder ab 5 Jahre und Erwachsene (Stand Juli 2012)

Impfung	Alter in Jahren					
	2–4	5–6	9–11	12–17	Ab 18	Ab 60
Tetanus	N	A1		A2	A (ggf. N) Td-Auffrischimpfung alle 10 Jahre Die nächste fällige Td-Impfung einmalig als Tdap- bzw. bei entsprechender Indikation als Tdap-IPV-Kombinationsimpfung.	
Diphtherie	N	A1		A2		
Pertussis	N	A1		A2		
Haemophilus influenzae Typ b	N					
Poliomyelitis		N		A1	ggf. N	
Hepatitis B			N			
Meningokokken C			N			
Masern			N		S[c]	
Mumps, Röteln			N			
Varizellen			N			
Influenza						S jährliche Impfung
Pneumokokken						S[b]
Humanes Papillomvirus (HPV)				G1–3 Standardimpfung für Mädchen und junge Frauen		

G Grundimmunisierung (in bis zu 4 Teilimpfungen G1–G4), A Auffrischungsimpfung, S Standardimpfung, N Nachholimpfung (Grundimmunisierung aller noch nicht Geimpften bzw. Komplettierung einer unvollständigen Impfserie).

b) Einmalige Impfung mit Polysaccharid-Impfstoff, Auffrischungsimpfung nur für bestimmte Indikationen empfohlen.

c) Einmalige Impfung für alle nach 1970 geborenen Personen > 18 Jahre mit unklarem Impfstatus, ohne Impfung oder mit nur einer Impfung in der Kindheit, vorzugsweise mit einem MMR-Impfstoff.

zine dienen. Die Dosis einer einzelnen Vakzine wird auf der Basis der Anzahl der lebenden Organismen ermittelt.

Lebendvakzine haben eine Reihe von Vorteilen gegenüber Vakzinen, die abgetötete Organismen oder Teilstrukturen dieser Organismen enthalten. Sie induzieren am besten und zuverlässigsten eine Immunantwort, die oft lebenslang vor Infektionen schützt. Das liegt daran, dass sich die Organismen im Impfindividuum vermehren, wodurch das Impfindividuum mit einer lang anhaltenden Impfdosis exponiert wird. Lebendvakzine induzieren darüber hinaus auch am effizientesten eine Zell-vermittelte Immunität.

Es bestehen aber auch Risiken. So kann nur sehr schwer ausgeschlossen werden, dass ein attenuierter Impfstamm in einem Impfindividuum zu einem virulenten Stamm revertiert. Impfzwischenfälle mit Lebendvakzine sind zwar selten, aber sie kommen immer wieder vor. Wichtig ist es jedoch, zu bedenken, dass das Risiko eines Impfzwischenfalls um ein Vielfaches geringer ist, als das Risiko, an einer gefährlichen Infektion zu erkranken (◻ Tab. 9.7). Allerdings sollten Lebendvak-

zine niemals immunsupprimierten Personen gegeben werden.

9.6.1 Attenuierte Virus-Vakzine

Beispiele für gängige attenuierte Virus-Vakzine sind die gegen Masern-, Mumps- und Röteln-Viren. Häufig werden diese attenuierten Viren zusammen mit attenuierten Varizella-Viren verimpft. Noch nicht als Standardimpfung im Impfkalender mit aufgeführt ist die Lebendvakzine gegen Rotaviren. Seit 2011 ist auch eine attenuierte, Kälte-adaptierte Influenza-Vakzine für die Anwendung an Kindern und Jugendlichen bis 18 Jahren von der EMA zugelassen. Für Reisen in entsprechende Endemiegebiete wird eine Gelbfieberimpfung empfohlen bzw. ist sie verpflichtend und die attenuierte Polio-Vakzine ist hier aus historischen Gründen noch mit aufgeführt.

Polio-Vakzine

Die Poliomyelitis wird von einem Virus aus der Familie der Picornaviridae verursacht. 1949 wurde der erste

◻ **Tab. 9.6** Unterteilung der verschiedenen Impfstoffklassen

Kategorie	Beispiel	Vakzin-Charakteristika
Lebende, attenuierte Organismen (Lebendvakzine)		
Viral	Masern-Virus	Attenuierte Viren
	Mumps-Virus	Attenuierte Viren
	Röteln-Virus	Attenuierte Viren
	Varizella-Virus	Attenuierte Viren
	Rotavirus	Attenuierte Viren
	Gelbfieber-Virus	Attenuierte Viren
	Influenza-Virus	Attenuierte, Kälte-adaptierte Viren
Bakteriell	Bacillus Calmette-Guérin	Attenuiertes *Mycobacterium bovis*
	Salmonella typhi	Attenuierte Bakterien, Oral-Vakzine
Inaktivierte Organismen		
Viral	Poliovirus (Salk)	Formaldehyd-inaktivierte Viren, Serotypen 1–3
	Tollwut-Virus	β-Propiolacton-inaktivierte Viren
	Hepatitis-A-Virus	Formaldehyd-inaktivierte Viren
	FSME-Virus	Formaldehyd-inaktivierte Viren
	Japanische-Enzephalitis-Virus	Formaldehyd-inaktivierte Viren
Bakteriell	*Vibrio cholerae*	Hitze- bzw. Formaldehyd-inaktivierte Bakterien
Einzelantigen-Vakzine		
Viral	Influenza-Virus	Influenza-Oberflächenantigen
	Hepatitis-B-Virus	Rekombinantes Hepatitis-B-Oberflächenantigen
	Humanes Papillomvirus (HPV)	L1-Oberflächenprotein verschiedener HPV-Serotypen
Bakteriell	*Haemophilus influenzae Typ b*	Polysaccharid-Protein-Konjugate
	Salmonella typhi	Vi-Kapselpolysaccharid von Stamm Ty2
	Vibrio cholerae	rekombinante Cholera-Toxin-B-Untereinheit
	Bordetella pertussis	Mischung gereinigter Proteine: Pertussis-Toxoid, filamentöses Hämagglutinin
	Neisseria meningitidis, Gruppen A, C, Y und W135	Gereinigte Kapselpolysaccharide
	Streptococcus pneumoniae	Mischung gereinigter Kapselpolysaccharide verschiedener pathogener Stämme
Toxoide	*Corynebacterium diphtheriae*	Formaldehyd-behandeltes Toxin
	Clostridium tetani	Formaldehyd-behandeltes Toxin

□ Tab. 9.7 Impfkomplikationsraten im Vergleich zu Krankheitsrisiken

Erreger	Symptom	Wahrscheinlichkeit nach Erkrankung	Wahrscheinlichkeit nach Impfung
Masern-Virus	Enzephalitis	1:500–1:10 000 altersabhängig	< 1:1 000 000
Mumps-Virus	Meningitis	1:10	1:100 000–1:1 000 000
Bordetella pertussis	Bleibender Hirnschaden	1:100–1:1 000	Nicht sicher bewiesen, etwa 1:1 000 000–1:20 000 000
Hib (Säuglinge, Kleinkinder)	Meningitis	Bis 70:100	0
Polio-Virus	Bleibende Lähmung	1:100	0 (IPV)
HBV	Chron. Hepatitis mit Todesfolge	5–10:100 1:1 000	0
HBV	Leberkarzinom	1:1 000	0

Polio-Virusstamm von John F. Endres, Thomas H. Weller und Frederick C. Robbins aus einer Zellkultur isoliert. 1951 wurden die Polioviren-Isolate offiziell in die drei Serotypen 1 (Brunhilde), 2 (Lansing) und 3 (Leon) eingruppiert. Während der Serotyp 1 relativ häufig vorkommt, und schwere Infektionsverläufe verursacht, führt der Serotyp 2 nur zu leichten Erkrankungen. Der Serotyp 3 wird nur selten nachgewiesen, der Infektionsverlauf ist bei diesem Virustyp allerdings ebenfalls schwer.

Die Infektion erfolgt oral-fäkal. Polioviren vermehren sich bevorzugt in den Peyerschen Plaques des Darms. Es folgt eine primäre virämische Phase mit Ausbreitung der Viren über den Körper. Nach einer weiteren Vermehrungsphase folgt eine zweite virämische Phase sowie die Ausbreitung in das Zentralnervensystem mit intraneuraler Vermehrung. Infizierte Personen scheiden ca. 5 Wochen lang Virus-Partikel über den Stuhl aus.

Die Kinderlähmung ist eine schwere Infektionskrankheit, die tödlich enden oder zu schwerer Invalidität führen kann. Die weitaus meisten Infektionen verlaufen subklinisch. Bei den nichtparalytischen leichten Krankheitsformen zeigen sich nach wenigen Tagen, maximal nach zwei Wochen, bei fast allen Infizierten unspezifische Krankheitszeichen wie Fieber, Kopfschmerzen und Schluckbeschwerden. In 90–95 % der Infektions-Fälle entwickelt das körpereigene Immunsystem während dieser Phase Antikörper und bildet so einen Langzeitschutz (stille Feiung).

Eine Woche nach Ausbruch kommt es bei etwa 1% der Infizierten zu einer schweren Meningitis, die Lähmungen der Gliedmaßen oder des Zwerchfells nach sich ziehen kann. In diesen Fällen hat das Virus die Nerven im Rückenmark erreicht und geschädigt. Besonders gravierend ist die Zwerchfell-Lähmung: Sie macht das

selbstständige Atmen unmöglich, so dass eine künstliche Beatmung – früher die „Eiserne Lunge" – oft lebenslang notwendig ist.

Es können Schäden an den Gliedmaßen, etwa Lähmungen oder Störungen im Bewegungsablauf (z. B. Hinken), Muskelschwund oder Wachstumsstörungen bleiben. Viele Patienten leiden auch an den Spätschäden der Kinderlähmung, die erst Jahrzehnte nach der Infektion auftreten können. Hierzu gehören extreme Müdigkeit, Muskelschwäche, ständige Muskelschmerzen und Atemschwäche (in Deutschland heute etwa noch 10 000–50 000 Personen).

Eine große Immunisierungskampagne mit inaktiviertem Virus wurde in den frühen 1950er Jahren begonnen, nur wenige Jahre nach der Entdeckung des Poliovirus. 1955 wurde diese inaktivierte Polio-Vakzine (IPV) für den generellen Einsatz in den USA zugelassen. Aber schon 1955 wurden Fälle einer atypischen Poliomyelitis berichtet, die fast alle mit zwei Vakzin-Chargen von Cutter Laboratories verknüpft waren. Dieser Fall unvollständiger Inaktivierung ging als der Cutter-Fall in die Geschichte ein. Insgesamt wurden 269 Impfzwischenfälle gemeldet. 192 dieser Fälle waren schwere Paralysen, zehn Patienten verstarben.

Nach dem Cutter-Zwischenfall wurde eine attenuierte Lebendkeim-Vakzine entwickelt, die als orale Polio-Vakzine (OPV) ab 1958 getestet und 1962 zugelassen wurde. Diese Vakzine wurde über eine lange Zeit auch in Deutschland als Schluckimpfung (OPV, Sabin) eingesetzt. Aber auch diese Vakzine war mit dem Risiko einer Rückmutation der eingesetzten Virusstämme behaftet. Dieses Risiko liegt bei 10^{-6} bis 10^{-7}, als Folge droht dem Impfling Kinderlähmung.

1990 wurde die letzte in Deutschland durch ein Wildvirus ausgelöste Poliomyelitis registriert und zwei Jahre später wurden noch zwei aus Ägypten und Indien importierte Fälle gemeldet. Eine noch 1998 mit der OPV geimpfte Frau mit Antikörpermangelsyndrom war dann 2000 der letzte Fall einer mit dem Impfvirus assoziierten Poliomyelitis.

Seit Januar 1998 wird die OPV nicht mehr von der STIKO empfohlen. Statt der Schluckimpfung sollte heute eine „Spritz-Impfung" (IPV) verwendet werden, die inaktivierte Viren enthält und weiter unten besprochen wird. Bereits mit OPV immunisierte Personen können mit IPV weitergeimpft werden. Dennoch hat der Schluckimpfstoff mit abgeschwächten Polioviren den entscheidenden Anteil daran, dass Europa seit 2002 als poliofrei gilt.

Die WHO hat 1988 ein Programm zur globalen Eradikation der Poliomyelitis bis zum Jahr 2000 beschlossen. Inzwischen sind bereits viele Länder poliofrei, allerdings gilt die Polio immer noch als endemisch in Afghanistan, Indien, Pakistan und Niger. 2009–2010 wurden in 23 eigentlich Polio-freien Ländern wieder Poliomyelitis-Fälle durch importierte Viren beobachtet. Aufgrund dessen wurde 2009 ein neuer Strategieplan zur Eradikation des Poliovirus aufgestellt, der zum Ziel hat, die Polio-Übertragungswege in Asien und Afrika zu unterbrechen, die Immunisierungssysteme zu intensivieren und die weltweite Überwachung und Gegenmaßnahmen bei Polio-Ausbrüchen zu verstärken. Darüber soll die Poliomyelitis dann bis 2013 weltweit ausgerottet werden.

Masern-Vakzine

Die Masern werden von einem Paramyxovirus hervorgerufen, das erstmals 1954 von John F. Endres und Thomas C. Peebles isoliert wurde. Dies ist ein umhülltes Virus mit einem 15–16 kb großen Genom aus einzelsträngiger RNA in (–)-Strang-Orientierung. Masern werden durch Tröpfcheninfektion aber auch durch die Luft ausschließlich von Mensch zu Mensch übertragen. Viruspartikel binden über das Oberflächen-Hämagglutinin-Glykoprotein (H) an Wirtszellmembran. Nach Fusion der Virushülle mit der Plasmamembran wird das Ribonukleokapsid ins Cytoplasma freigesetzt, wo die mitgebrachte virale RNA-Polymerase (L-Protein) an den *Leader*-Bereich der RNA bindet und nacheinander die verschiedenen Gene in der Reihenfolge 3'-N-P-M-F-H-L-5' in mRNAs umschreibt (**o** Abb. 9.3). Gleichzeitig hängt das L-Protein auch die Cap-Struktur und die Poly-Adenylsequenz an die mRNAs, so dass sie in der Wirtszelle translatiert werden können. Das Hauptstrukturprotein ist das N-Protein, das für das Verpacken des RNA-Genoms in den Ribonukleoprotein-Komplex verantwortlich ist. Die zweite mRNA codiert für das Phosphoprotein (P-Protein), das eine Untereinheit der viralen RNA-Polymerase ist und auch als Chaperon für das Nukleokapsidprotein fungiert. Durch eine Verschiebung des Ribosoms an der P-mRNA werden statt des P-Proteins mittels der anderen Leseraster das C- und das V-Protein gebildet, die nichtstrukturelle Proteine sind. Das M-Protein kleidet als Matrixprotein die Innenseite der Virushülle aus und ist an der Reifung der Viruspartikel beteiligt. Die Gene F und H codieren für die Oberflächen-Glykoproteine Fusionsprotein und Hämagglutinin, die für die Erkennung, Bindung und Fusion mit der Wirtszellmembran verantwortlich sind. Das „große" L-Gen codiert für die multifunktionelle katalytische Untereinheit der viralen RNA-abhängigen RNA-Polymerase.

Sobald genügend Proteine und (–)-Strang-RNA-Genome synthetisiert sind, werden neue Viruspartikel durch Knospung an der Plasmamembran freigesetzt.

Früher galten Masern als typische „Kinderkrankheit". 1938 noch hatten 80 % aller Kinder bis zu ihrem vierten Geburtstag eine Masern-Infektion durchgemacht. Jährlich starben 30 000 Menschen an schweren Lungenentzündungen als Masern-Komplikation.

Der Erreger ist weltweit verbreitet. In den letzten Jahren steigt die Zahl der Erkrankten immer wieder an,

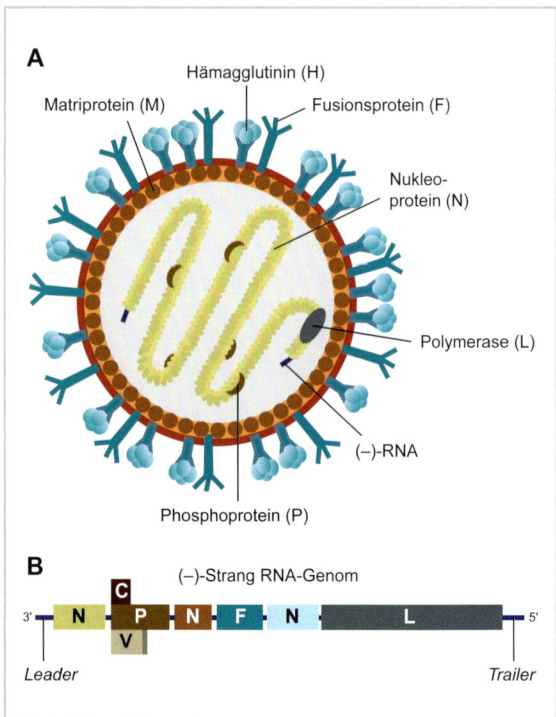

o Abb. 9.3 Schematische Darstellung des Masernvirus.
A Das Masernvirus ist ein umhülltes Virus mit einzelsträngigem RNA-Genom.
B Die RNA codiert für sechs Proteine, durch Editierung der RNA kommt es zu einer Veränderung der Codierung, so dass nun statt Phosphoprotein C-Protein bzw. V-Protein gebildet wird.

weil zu wenige Kinder und Jugendliche geimpft werden (◻ Tab. 9.1). Europaweit wurden 2010 mehr als 30 000 Masernfälle gemeldet und in der ersten Jahreshälfte 2011 waren es bereits mehr als 21 000 Erkrankungsfälle.

Die Viren vermehren sich in den regionalen Lymphknoten. Es folgt eine virämische Phase und die Verbreitung der Viren in das retikoendotheliale System. Die Infektion der Haut und des oberen Respirationstraktes erfolgt nach einer zweiten virämischen Phase. Nach einer Inkubationszeit von etwa 14 Tagen kommt die Krankheit bei 95 % der Infizierten zum Ausbruch. Die Symptome wie Fieber, Schnupfen, Husten und Bindehautentzündung mit entsprechender Lichtempfindlichkeit sind zunächst unspezifisch. Der typische Masern-Ausschlag mit kräftig roten, grobflächigen Flecken (Exanthem) beginnt hinter den Ohren und breitet sich langsam über den ganzen Körper aus. Die Ansteckungsfähigkeit besteht etwa 9 Tage, sie beginnt bereits fünf Tage vor Auftreten des Exanthems und hält bis vier Tage nach Auftreten des Exanthems an. Unmittelbar vor Erscheinen des Exanthems ist sie am größten.

Wegen der geschwächten Immunlage während einer Masern-Infektion sind Komplikationen nicht selten. Dies können Entzündungen der Bronchien, der Lunge oder des Gehirns (Enzephalitis) sein. Das Risiko, an einer Masern-Enzephalitis (Hirnentzündung) zu erkranken, liegt bei 1:1 000 und steigt mit dem Alter des Infizierten. Jeder dritte stirbt daran und jeder fünfte erleidet eine bleibende Hirnschädigung, die geistige oder körperliche Behinderung zur Folge hat.

Zwei Ansätze wurden verfolgt, um einen Masern-Impfstoff zu entwickeln. Der eine basierte auf inaktivierte, der andere auf lebende, attenuierte Viren. Der Impfstoff, der durch Formaldehyd inaktivierte Viren enthielt, wurde 1967 vom Markt genommen, da er nur unzuverlässig schützte.

Heute verwendet man attenuierte Lebend-Vakzine, die sich vom Virusstamm „Edmonston" ableiten. Durch Attenuierung dieses Stammes auf verschiedenen Zelllinien und unter verschiedenen Kulturbedingungen konnte man neue Virusstämme ableiten, die zum Teil als Impfstoffe Verwendung finden. Bei uns wird überwiegend Stamm „Schwarz" verimpft (◉ Abb. 9.4).

Mittlerweile hat man auch analysiert, welche genetischen Veränderungen mit der Attenuierung einhergegangen sind. Dazu wurden die verschiedenen Impfviren sequenziert und verglichen (◉ Abb. 9.5). Der Ursprungsstamm, das klinische Isolat Edmonston, war nicht mehr verfügbar, so wurde ein Impfstamm mit der geringsten Passagenzahl als Vergleichsstamm hergenommen und als „Wildtyp" bezeichnet. Es zeigte sich, dass die beiden Impfstämme Moraten und Schwarz identische Gensequenzen aufweisen und eng mit dem Stamm Rubeovax verwandt sind. Die beiden Stämme Zagreb und AIK-C unterscheiden sich stärker von den

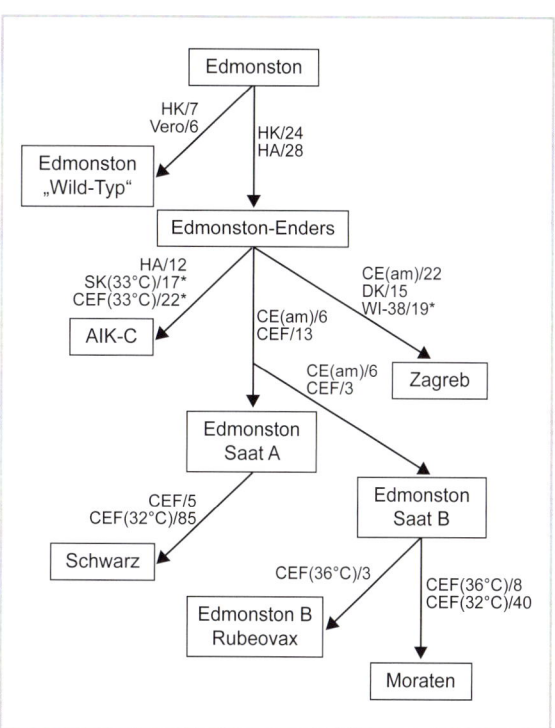

◉ **Abb. 9.4** Stammbaum der Edmonston-Impfstoffe. Durch Passagieren auf unterschiedlichen Zelllinien konnten verschiedene, attenuierte Virusstämme generiert werden, die hinsichtlich der Nukleotidsequenz in den Genen analysiert und verglichen wurden.
(HK: humane Nierenzellen; HA: humane Amnionzellen; CE(am): Hühnerembryozellen; CEF: Fibroblasten aus Hühnerembryonen; DK: Hundenierenzellen; WI-38: humane, diploide Zelllinie; SK: Schafnierenzellen; *: Isolierung aus Plaque) (mod. nach C. L. Parks et al., J Virol. 75 (2001), 910–920).

übrigen Impfstämmen. Die meisten Mutationen betreffen die Strukturproteine M, F, H und L. 11 Mutationen finden sich in mindestens vier der untersuchten Impfstämme. Diese Mutationen könnten für die Attenuierung der Viren relevant sein. Vier dieser Mutationen liegen innerhalb des Gens für Hämagglutinin.

Die Impfung gegen Masern, Mumps und Röteln sollte mit einem Kombinationsimpfstoff (MMR-Impfstoff) durchgeführt werden, der in der Regel im Alter von 11–14 Monaten verabreicht wird. Bis zum Ende des 2. Lebensjahres soll auch die 2. MMR-Impfung erfolgt sein, um den frühestmöglichen Impfschutz zu erreichen (◻ Tab. 9.8, 9.9).

In folgenden Situationen kann die erste MMR-Impfung unter Berücksichtigung der gegebenen epidemiologischen Situation bereits ab einem Alter von neun Monaten erfolgen:

- bevorstehende Aufnahme in eine Gemeinschaftseinrichtung,
- nach möglichem Kontakt zu Masernkranken.

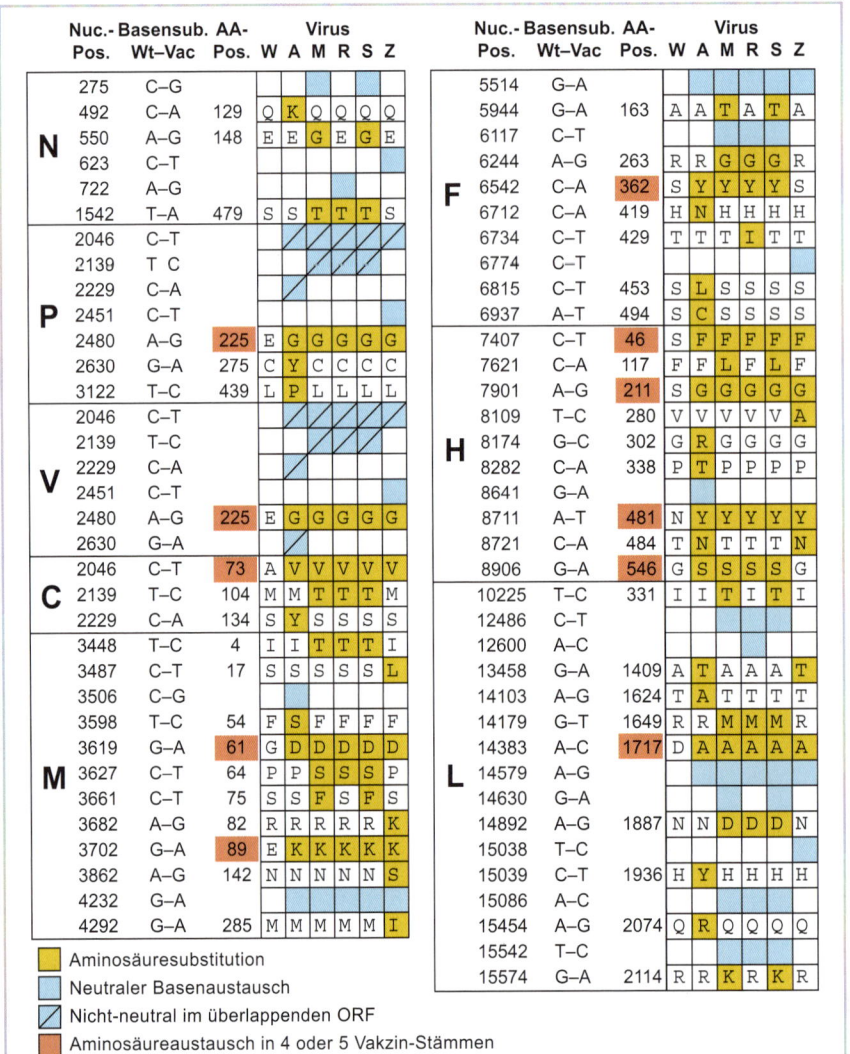

Aminosäuresubstitution
Neutraler Basenaustausch
Nicht-neutral im überlappenden ORF
Aminosäureaustausch in 4 oder 5 Vakzin-Stämmen

An verschiedenen Stellen des RNA-Genoms konnten Basenaustausche innerhalb der einzelnen Gene (linke Spalte) festgestellt werden. Angegeben sind die Basenposition innerhalb des Genoms, sowie der Nukleotid-Austausch. Etliche Basenaustausche sind neutral und führen zu keiner Veränderung der Aminosäuresequenz (blau markiert). Mutationen, die zu Aminosäureaustauschen führen sind gelb markiert. Einige Mutationen (rot hervorgehoben) finden sich in vier oder fünf der Impfstämme und könnten somit wesentlich für die Attenuierung sein.

(Nuc.-Pos.: Nukleotidposition im Genom; Basensub. Wt-Vac: Basenaustausch Wildtyp-Vakzine; AA-Pos.: Aminosäureposition; W: Edmonston-Wildtyp; A: AIK-C; M: Moraten; R: Rubeovax; S: Schwarz; Z: Zagreb) (mod. nach: C. L. Parks et al., J Virol. 75 (2001), 910–920).

○ Abb. 9.5 Vergleich der Sequenzen der verschiedenen Impfstämme.

Sofern die Erstimpfung vor dem Alter von 11 Monaten erfolgte, muss die 2. MMR-Impfung bereits zu Beginn des 2. Lebensjahres verabreicht werden, da persistierende mütterliche Antikörper im 1. Lebensjahr die Impfviren neutralisieren können.

Empfohlen wird die MMR-Impfung auch für alle nach 1970 geborenen Erwachsenen mit unklarem Impfstatus, ohne Impfung oder mit nur einer Impfung in der Kindheit, insbesondere wenn sie im Gesundheitsdienst, in der Betreuung von Immundefizienten oder in Gemeinschaftseinrichtungen arbeiten (einmalige Impfung, vorzugsweise mit einem MMR-Impfstoff).

Ein monovalenter Masern-Impfstoff steht nicht mehr zur Verfügung. Einem früher zugelassenen Totimpfstoff wurde mittlerweile die Zulassung entzogen, da mit ihm kein allgemeiner Impfschutz erreicht werden konnte.

Auch bei Masern hat die WHO bereits 1984 ein Eradikationsprogramm initiiert und das Robert-Koch-Institut hat 1999 ein Konzept für ein nationales Programm

Masern, Morbilli

Erreger:	Masern-Virus.
Übertragung:	Tröpfcheninfektion auch über größere Entfernungen, hohes Risiko.
Inkubationszeit:	8–14 Tage bis zum Erkrankungsausbruch. Etwa 2 Tage später Ausschlag.
Symptome:	So genannte Koplik'sche Flecken an der Wangenschleimhaut ca. 7 Tage nach Ansteckung, danach Husten, Kopfschmerzen; ab 14. Tag rote Flecken vom Kopf ausgehend.
Grundimmunisierung:	1. Impfung: Zwischen dem vollendeten 11. bis 14. Lebensmonat in Kombination mit Mumps und Röteln.
Auffrischung:	2. Impfung: Kann bereits 4 Wochen nach der 1. MMR-Impfung erfolgen.
Mögliche Impffolgen:	Selten örtliche Reaktionen: Rötungen und Schwellungen; gelegentlich leichtes Fieber und Hautausschlag in der zweiten Woche nach der Impfung.
Schutzrate:	Ca. 96 %.
Schutzdauer:	Nach erfolgter Grundimmunisierung Jahrzehnte.

◻ Tab. 9.8 Masern-Impfempfehlung der STIKO

Alter in Monaten					Alter in Jahren					
2	3	4	11–14	15–23	2–4	5–6	9–11	12–17	ab 18	ab 60
			G1	G2			N		S[c]	

G: Grundimmunisierung (in bis zu 4 Teilimpfungen G1 bis G4), N: Nachholimpfung (Grundimmunisierung aller noch nicht Geimpften bzw. Komplettierung einer unvollständigen Impfserie). S: Standardimpfung.
c) Einmalige Impfung für alle nach 1970 geborenen Personen ≥ 18 Jahre mit unklarem Impfstatus, ohne Impfung oder mit nur einer Impfung in der Kindheit, vorzugsweise mit einem MMR-Impfstoff.

◻ Tab. 9.9 Impfung gegen Masern

Kategorie	Indikation bzw. Reiseziel	Anwendungshinweise
B	Nach 1970 Geborene mit unklarem Impfstatus, ohne Impfung oder mit nur einer Impfung in der Kindheit, die im Gesundheitsdienst und bei der Betreuung von Immundefizienten sowie in Gemeinschaftseinrichtungen tätig sind.	Einmalige Impfung, vorzugsweise mit einem MMR-Impfstoff.
P	Postexpositionsprophylaxe; Ungeimpfte ab dem Alter von 9 Monaten bzw. in der Kindheit nur einmal geimpfte Personen oder Personen mit unklarem Impfstatus mit Kontakt zu Masernkranken; möglichst innerhalb von 3 Tagen nach Exposition.	Einmalige Impfung, vorzugsweise mit einem MMR-Impfstoff. Die Immunglobulingabe ist zu erwägen für gefährdete Personen mit hohem Komplikationsrisiko und für Schwangere (s. a. Epid. Bull. 29/2001, S. 223).
I	Im Rahmen eines Ausbruchs. Nach 1970 Geborene mit unklarem Impfstatus, ohne Impfung oder mit nur einer Impfung in der Kindheit.	Einmalige Impfung, vorzugsweise mit einem MMR-Impfstoff.

B: Impfungen auf Grund eines erhöhten beruflichen Risikos, P: postexpositionelle Prophylaxe, I: Indikationsimpfungen.

zur Eliminierung der Masern in der Bundesrepublik Deutschland herausgegeben. Allerdings mit wenig Erfolg, wie die schwankenden Erkrankungszahlen in Deutschland zeigen (siehe ◻ Tab. 9.1).

Mumps-Vakzine

Mumps wird von einem Paramyxovirus verursacht. Dieses Virus verbreitet sich von Mensch zu Mensch durch Tröpfcheninfektion. In etwa der Hälfte der Fälle

Mumps, Ziegenpeter, Parotitis epidemica

Erreger:	Mumps-Virus.
Übertragung:	Tröpfcheninfektion.
Inkubationszeit:	17–21 Tage.
Symptome:	Schmerzhafte Schwellung der Ohrspeicheldrüsen, Schmerzen beim Kauen. Die Hälfte der Infizierten erkrankt an leichtem Fieber, Mattigkeit, Kopf- und Halsschmerzen.
Grundimmunisierung:	1. Impfung: Zwischen dem vollendeten 11. bis 14. Lebensmonat in Kombination mit Masern und Röteln.
Auffrischung:	2. Impfung: Kann bereits 4 Wochen nach der 1. MMR-Impfung erfolgen.
Mögliche Impffolgen:	Selten örtliche Reaktionen wie Rötung und Schwellung. Gelegentlich Fieber und Abgeschlagenheit in der zweiten Woche nach der Impfung.
Schutzrate:	Ca. 95 %.
Schutzdauer:	Nach erfolgter Grundimmunisierung Jahrzehnte.

◻ **Tab. 9.10** Mumps-Impfempfehlung der STIKO

Alter in Monaten					Alter in Jahren					
2	3	4	11–14	15–23	2–4	5–6	9–11	12–17	ab 18	ab 60
			G1	G2		N				

G: Grundimmunisierung (in bis zu 4 Teilimpfungen G1 bis G4), N: Nachholimpfung (Grundimmunisierung aller noch nicht Geimpften bzw. Komplettierung einer unvollständigen Impfserie).

bildet das Immunsystem nach der Infektion ausreichend schnell Antikörper, so dass es nicht zur Erkrankung kommt. Das Mumps-Virus kommt auf der ganzen Welt vor.

Die Inkubationszeit beträgt in der Regel 16–18 Tage. Die Ansteckungsfähigkeit ist 2 Tage vor bis 4 Tage nach Erkrankungsbeginn am größten. Insgesamt kann ein Infizierter 7 Tage vor bis 9 Tage nach Auftreten der Parotisschwellung ansteckend sein. Auch klinisch inapparente Infektionen sind ansteckend.

Kinder unter einem Jahr erkranken in der Regel nicht an Mumps, da sie durch mütterliche Antikörper geschützt sind. Das Grundschul-Alter ist das typische „Mumps-Alter". Wenn der Organismus keine eigenen Antikörper bildet, erkrankt der Infizierte 2–5 Wochen später. Typisch sind leichtes Fieber sowie Kopf-, Hals- und Ohrenschmerzen. Bald danach schwillt die Ohrspeicheldrüse schmerzhaft an und auch die anderen Speicheldrüsen im Halsbereich können sich entzünden, ebenso wie die Bauchspeicheldrüse (kann einen Diabetes mellitus verursachen), die Schilddrüse und die Eierstöcke bzw. Hoden (kann vor allem bei Jungen in der Pubertät zu Unfruchtbarkeit führen).

Die vermeintlich harmlose Mumps-Erkrankung birgt zahlreiche Risiken. Mittlerweile ist sie die häu-

figste Ursache für bleibende Schwerhörigkeit von Kindern (1 Fall auf 10 000 Erkrankte). Bei etwa 10 % der Mumps-Patienten tritt zusätzlich eine Meningitis, selten eine Enzephalitis auf. Eine überstandene Mumps-Erkrankung verleiht meist lebenslange Immunität.

Das Mumps-Virus wurde 1945 von Habel isoliert. Es gibt eine Reihe attenuierter Virusstämme, die entweder auf embryonalen Hühnerzellen (Jeryl Lynn, Urabe Am 9) oder auf humanen diploiden Zellen (Rubini) propagiert werden.

Gegen Mumps wird zweimal geimpft. Auf die erste Masern-, Mumps- und Röteln-Impfung (MMR-Kombinationsimpfung) zwischen dem vollendeten 11. und 14. Lebensmonat, folgt mindestens vier Wochen später die zweite MMR-Impfung. Ein monovalenter Mumps-Impfstoff steht nicht mehr zur Verfügung (◻ Tab. 9.10, 9.11).

Röteln-Vakzine

Das Röteln-Virus gehört zu den Togaviridae (umhüllte Viren mit einem einzelsträngigen RNA-Genom). Es wurde 1962 von zwei unabhängigen Amerikanischen Gruppen isoliert. Bereits 1941 hatte der australische Augenarzt Sir Norman McAlister Gregg berichtet, dass diese relativ harmlose Erkrankung schwere Geburtsfeh-

◻ **Tab. 9.11** Impfung gegen Mumps

Kategorie	Indikation bzw. Reiseziel	Anwendungshinweise
B	Nach 1970 Geborene mit unklarem Impfstatus, ohne Impfung oder mit nur einer Impfung in der Kindheit, die in Gesundheitsdienstberufen in der unmittelbaren Patientenversorgung, in Gemeinschaftseinrichtungen oder Ausbildungseinrichtungen für junge Erwachsene tätig sind.	Einmalige Impfung.
P	Ungeimpfte bzw. in der Kindheit nur einmal geimpfte Personen oder Personen mit unklarem Impfstatus, mit Kontakt zu Mumpskranken; möglichst innerhalb von 3 Tagen nach Exposition.	Einmalige Impfung.

B: Impfungen auf Grund eines erhöhten beruflichen Risikos, P: postexpositionelle Prophylaxe.

ler verursachen konnte, wenn die Mütter während des ersten Trimenons an Röteln erkrankt waren.

Eine Infektion erfolgt über die Atemwege (Tröpfcheninfektion). Es folgen Virämie und Exanthembildung. Röteln-Viren sind weltweit verbreitet.

Der/die Infizierte entwickelt nach einer Inkubationszeit von 2–3 Wochen druckempfindliche Lymphdrüsenschwellungen im Nacken und hinter den Ohren. Bei leichtem Fieber kann ein bis zwei Tage später ein kleinfleckiger, blassrosa Ausschlag erscheinen. Er beginnt hinter den Ohren und greift rasch auf Gesicht, Hals und Rücken über. Mehr als die Hälfte der Kranken bekommt keinen Ausschlag, und der Infekt verläuft so unauffällig, dass er nicht erkannt wird. Die Patienten sind aber dennoch infektiös.

Röteln sind meist eine harmlose Krankheit. Gefährlich wird der Infekt – wie bereits erwähnt – in der frühen Schwangerschaft. Entweder kommt es zu einer Fehlgeburt oder schwere Entwicklungsstörungen verursachen beim ungeborenen Kind Missbildungen an Auge, Ohr, Herz und Gehirn. Schädigungen am Gehirn und Hörstörungen fallen meist erst später auf. Fehlbildungen des Knochenbaus, der Zähne und der Nieren sind ebenfalls möglich.

Die aktuelle Vakzine basiert auf dem Stamm Wistar RA 27/3, der auf diploiden humanen Zellen kultiviert wird. Etliche andere Vakzin-Varianten waren vorher in Gebrauch, die allerdings teilweise schlecht vertragen wurden und inzwischen alle durch die aktuelle Vakzine ersetzt sind.

Gegen Röteln wird zweimal geimpft. Auf die erste Masern-, Mumps- und Röteln-Impfung (MMR-Kombinationsimpfung) zwischen dem vollendeten 11. und 14. Lebensmonat folgt nach mindestens 4 Wochen die

◻ **Tab. 9.12** Röteln-Impfempfehlung der STIKO

Alter in Monaten					Alter in Jahren					
2	3	4	11–14	15–23	2–4	5–6	9–11	12–17	ab 18	ab 60
			G1	G2		N				

G: Grundimmunisierung (in bis zu 4 Teilimpfungen G1 bis G4), N: Nachholimpfung (Grundimmunisierung aller noch nicht Geimpften bzw. Komplettierung einer unvollständigen Impfserie).

◻ **Tab. 9.13** Impfung gegen Röteln

Kategorie	Indikation bzw. Reiseziel	Anwendungshinweise
I	Ungeimpfte Frauen oder Frauen mit unklarem Impfstatus im gebärfähigen Alter.	Zweimalige Impfung – bei entsprechender Indikation mit einem MMR-Impfstoff.
	Einmal geimpfte Frauen im gebärfähigen Alter.	Einmalige Impfung – bei entsprechender Indikation mit einem MMR-Impfstoff.
B	Ungeimpfte Personen oder Personen mit unklarem Impfstatus in Einrichtungen der Pädiatrie, der Geburtshilfe und der Schwangerenbetreuung sowie in Gemeinschaftseinrichtungen.	Einmalige Impfung – bei entsprechender Indikation mit einem MMR-Impfstoff.

I: Indikationsimpfungen, B: Impfungen auf Grund eines erhöhten beruflichen Risikos.

Röteln, Rubella

Erreger	Röteln-Virus.
Übertragung	Tröpfcheninfektion.
Inkubationszeit	14–23 Tage.
Symptome	Meist nur leichter Krankheitsverlauf mit Schwellungen der Lymphknoten und Hautausschlag. Häufig keine Symptome trotz Infektion.
Grundimmunisierung	1. Impfung: Zwischen dem vollendeten 11. bis 14. Lebensmonat in Kombination mit Masern und Mumps.
Auffrischung	2. Impfung: Kann bereits 4 Wochen nach der 1. MMR-Impfung erfolgen.
Mögliche Impffolgen	Gelenkentzündungen; sehr selten Krampfanfälle, neurologische Komplikationen; selten örtliche Reaktionen.
Schutzrate	Ca. 95%.
Schutzdauer	Jahrzehnte.

---

zweite MMR-Impfung (□ Tab. 9.12, 9.13) Bei Mädchen wird mit der zweimaligen MMR-Impfung auch der unverzichtbare Schutz vor einer Röteln-Embryopathie weitgehend gesichert.

Varizella-Vakzine

Das Varicella-Zoster-Virus (VZV) gehört zu den Herpesviridae, ist weltweit verbreitet und kann zwei unterschiedliche klinische Krankheitsbilder verursachen: Bei einer exogenen Erstinfektion kommt es zu Windpocken (Varizellen) und eine endogene Reaktivierung des Virus verursacht eine Gürtelrose. Das Virus vermehrt sich nur in Menschen und ist äußerst kontagiös: Nach einer Exposition erkranken mehr als 90 % der seronegativen, also empfänglichen Personen. Nach einem uncharakteristischen Anfangsstadium beginnt die Erkrankung mit einem juckenden Exanthem und leichtem Fieber. Das charakteristische Bild der Hautläsionen sind Papeln, Bläschen und Schorf, die zunächst am Rumpf und im Gesicht auftreten und anschließend auf die anderen Körperteile inklusive Schleimhäute und behaarte Kopfhaut übergehen. Der Schweregrad der Läsionen kann sehr unterschiedlich sein. Meist heilen sie innerhalb von 2–3 Wochen ohne Narbenbildung ab; starkes Kratzen oder eine bakterielle Superinfektion kann allerdings zur Narbenbildung beitragen. Bei Neugeborenen, Personen mit geschwächter Immunabwehr bzw. unter einer immunsuppressiven Therapie können jedoch auch schwere Krankheitsverläufe, zum Teil mit letalem Ausgang auftreten.

Eine schwerwiegende Komplikation ist die Varizellenpneumonie, die häufiger bei Erwachsenen als bei Kindern auftritt und meist 3–5 Tage nach Krankheitsausbruch beginnt. Vor allem Schwangere sind dabei besonders gefährdet. Wird die Frau im ersten oder zweiten Trimenon der Schwangerschaft infiziert, kann es zu einem fetalen Varizellensyndrom kommen, das im Extremfall zu Hautveränderungen, neurologischen Erkrankungen und Fehlbildungen, Augenschäden und Skelettanomalien führen kann. Bei einer Erkrankung der Mutter 5 Tage vor der Geburt oder bis zu 48 Stunden danach kann das Kind an neonatalen Windpocken erkranken. Deren Verlauf ist wegen des unreifen Immunsystems des Neugeborenen sehr schwer und mit einer Letalitätsrate von bis zu 30 % verbunden.

Während einer Primärinfektion in Form von Windpocken wandert das VZV in sensorische Ganglien des Rückenmarks ein, wo sie lebenslang persistieren. Bei einer Reaktivierung des Virus z. B. durch Immunsuppressiva oder psychische Faktoren wandern die Viren entlang der Nervenleitungen in die Hautbereiche ein, die vom entsprechenden infizierten Ganglion versorgt werden. Es kommt erneut zur Ausbildung eines bläschenartigen Ausschlags, der wiederum infektiös ist und während 2–4 Wochen wieder abheilt. Schmerzhaft sind darüber hinaus die gleichzeitig auftretenden Entzündungen und Nekrosen der betroffenen Ganglien und Nerven, die zum Teil bereits 3–5 Tage vor dem Auftreten der ersten Läsionen eintreten. Selbst nach Abheilen der Gürtelrose (Herpes zoster) kann in 10–20 % der Fälle eine postherpetische Neuralgie über lange Zeit und in Einzelfällen sogar lebenslang erhebliche Schmerzen verursachen. Festzuhalten ist, dass es praktisch nur nach einer Primärinfektion, kaum jedoch nach einer Impfung mit der Varicella-Vakzine zur Ausbildung eines Herpes zosters kommen kann. Bei einer Primärinfektion werden zwar neutralisierende und schützende Antikörper gegen VZV ausgebildet, allerdings schützen

Varizellen, Windpocken, Schafblattern

Erreger:	Varizella-Zoster-Virus.
Übertragung:	Tröpfcheninfektion.
Inkubationszeit:	8–28 Tage (gewöhnlich 14–16 Tage).
Symptome:	Auftreten oberflächlicher linsengroßer Maculae, die schnell zu Papeln und einkammerigen Bläschen mit wasserklarem Inhalt werden.
Grundimmunisierung:	2 Impfungen im Abstand von mindestens 4 Wochen.
Auffrischung:	–
Mögliche Impffolgen:	Selten leichtes Fieber und ein kurzzeitig nachweisbarer Hautausschlag.
Schutzrate:	Ca. 95–98 %.
Schutzdauer:	Jahrzehnte.

diese Antikörper nur vor einer Neuinfektion nicht jedoch vor einer Reaktivierung des Virus.

Der Impfstoff enthält eine abgeschwächte und ungefährliche Variante des Varicella-Zoster-Virus des Stamms Oka/Merck, die in humanen diploiden Zellen (MRC-5) gezüchtet werden.

Die Varizellen-Impfung wird im Alter von 11–14 Monaten empfohlen, wenn die mütterlichen Antikörper sicher nicht mehr vorhanden sind. Dabei sollte die Impfung entweder simultan mit oder aber dann frühestens 4 Wochen nach der 1. MMR-Impfung erfolgen. Kinder und Jugendliche bis 17 Jahre ohne Varizellen-Anamnese sollten eine Nachholimpfung ebenfalls mit zwei Dosen im Abstand von mindestens vier, besser sechs Wochen erhalten. Pro Dosis sind mindestens 1 350 Plaquebildende Einheiten enthalten. Der Impfstoff wird überwiegend subkutan, kann bei älteren Kindern auch intramuskulär injiziert werden.

Nach der Impfung beträgt die Schutzrate je nach Alter der geimpften Personen 95–98 %.

Folgende Personen sollten sich gegen Windpocken impfen lassen, falls sie die Krankheit noch nicht hatten:
- Frauen mit Kinderwunsch,
- Patienten, bei denen das Immunsystem im Rahmen einer medizinischen Behandlung, z. B. wegen einer Organtransplantation, geschwächt werden soll,
- Patienten mit schwerer Neurodermitis,
- Personen mit Kontakt zu den vorher genannten Patientengruppen,
- 9- bis 17-jährige Jugendliche, die noch nicht geimpft sind,
- Personal im medizinischen Bereich (vor allem in der Kinderheilkunde, Geburtshilfe, Krebsbehandlung, Intensivmedizin) oder in Gemeinschaftseinrichtungen, besonders bei Kontakt zu Kindern und zu Patienten mit geschwächtem Immunsystem, außerdem neu eingestelltes Personal, das Kinder im Vorschulalter betreut.

Der Impfstoff ist gut verträglich. In sehr seltenen Fällen können leichtes Fieber und ein kurzzeitig nachweisbarer Hautausschlag auftreten. Bei immungeschwächten Personen, die geimpft werden, kann in seltenen Fällen eine gutartige, leichte Windpocken-Krankheit durch die Impfung ausgelöst werden.

Bei ungeimpften Personen mit negativer Varizellen-Anamnese und Kontakt zu Risikopatienten wie Neugeborenen, schwangeren Frauen oder Immunsupprimierten kann eine postexpositionelle Impfung innerhalb von 5 Tagen nach der Exposition oder innerhalb von 3 Tagen nach Beginn des Exanthems erwogen werden. Vor allem Personen mit erhöhtem Risiko für Varizellenkomplikationen wird eine postexpositionelle Prophylaxe mit Varicella-Zoster-Immunglobulin empfohlen,

□ **Tab. 9.14** Varizellen-Impfempfehlung der STIKO

Alter in Monaten					Alter in Jahren					
2	3	4	11–14	15–23	2–4	5–6	9–11	12–17	ab 18	> 60
			G1	G2		N				

G: Grundimmunisierung (in bis zu 4 Teilimpfungen G1 bis G4), N: Nachholimpfung (Grundimmunisierung aller noch nicht Geimpften bzw. Komplettierung einer unvollständigen Impfserie).

◻ **Tab. 9.15** Impfung gegen Varizellen

Kategorie	Indikation bzw. Reiseziel	Anwendungshinweise
I	1. Seronegative Frauen mit Kinderwunsch, 2. seronegative Patienten vor geplanter immunsuppressiver Therapie oder Organtransplantation, 3. empfängliche Patienten mit schwerer Neurodermitis, 4. empfängliche Personen mit engem Kontakt zu den unter Punkt 2. und 3. Genannten.	Nach Angaben des Herstellers. Die Hinweise zur Impfung seronegativer Patienten unter immunsuppressiver Therapie sind dem Epidemiologischen Bulletin, Sonderdruck November 2005, zu entnehmen. „Empfängliche Personen" bedeutet: keine Impfung und anamnestisch keine Varizellen oder bei serologischer Testung kein Nachweis spezifischer Antikörper.
B	Seronegatives Personal im Gesundheitsdienst, insbesondere in den Bereichen Pädiatrie, Onkologie, Gynäkologie/Geburtshilfe, Intensivmedizin und im Bereich der Betreuung von Immundefizienten sowie bei Neueinstellungen in Gemeinschaftseinrichtungen für das Vorschulalter.	
P	Empfehlungen zur postexpositionellen Varizellen-Prophylaxe: durch Inkubationsimpfung: Bei ungeimpften Personen mit negativer Varizellen-Anamnese und Kontakt zu Risikopersonen ist eine postexpositionelle Impfung innerhalb von 5 Tagen nach Exposition* oder innerhalb von 3 Tagen nach Beginn des Exanthems beim Indexfall zu erwägen. Dies ist jedoch keine ausreichende Begründung für den Verzicht auf die Absonderung gegenüber Risikopersonen. *Exposition heißt: ■ 1 Stunde oder länger mit infektiöser Person in einem Raum, ■ *face-to-face*-Kontakt, ■ Haushaltskontakt.	Durch passive Immunisierung mit Varizella-Zoster-Immunglobulin (VZIG): Die postexpositionelle Gabe von VZIG wird empfohlen innerhalb von 96 Stunden nach Exposition*, sie kann den Ausbruch einer Erkrankung verhindern oder deutlich abschwächen. Sie wird empfohlen für Personen mit erhöhtem Risiko für Varizellen-Komplikationen, dazu zählen: ■ ungeimpfte Schwangere ohne Varizellen-Anamnese, ■ immundefiziente Patienten mit unbekannter oder fehlender Varizellen-Immunität, ■ Neugeborene, deren Mutter 5 Tage vor bis 2 Tage nach der Entbindung an Varizellen erkrankte. Für Applikation und Dosierung von VZIG sind die Herstellerangaben zu beachten!

I: Indikationsimpfungen, B: Impfungen auf Grund eines erhöhten beruflichen Risikos, P: postexpositionelle Prophylaxe.

das innerhalb von 96 Stunden nach Exposition verabreicht werden sollte (◻ Tab. 9.14, 9.15).

Mit ZOSTAVAX steht auch ein Lebendimpfstoff gegen Gürtelrose zur Verfügung, der mindestens 19 400 Plaquebildende Einheiten lebend attenuierte Varicella-Zoster-Viren des Stamms Oka/Merck pro Dosis enthält und zur Immunisierung von Personen ab 50 Jahren indiziert ist. Verglichen mit einer Placebogruppe reduzierte der Impfstoff die Zahl der Zoster-Erkrankungen und postherpetischen Neuralgien signifikant.

Rotavirus-Vakzine

Das Rotavirus gehört zu den Reoviridae und hat ein doppelsträngiges RNA-Genom aus 11 Segmenten. Jedes RNA-Segment codiert für ein Protein, wobei sechs Strukturproteine (VP1-VP4, VP6, VP7) und fünf Nicht-Strukturproteine (NSP1-NSP5) entstehen. Umhüllt wird das Genom zunächst von dem so genannten Core, um das noch ein inneres und ein äußeres Kapsid liegen. VP6 bildet das innere Kapsid. Es ist das mengenmäßig dominierende Protein und die Zielstruktur bei den einfachen Virus-Nachweismethoden. Das Glykoprotein (G-Protein) VP7 und das Protease-geschnittene Protein (P-Protein) VP4 bilden das äußere Kapsid. Diese beiden Proteine definieren die verschiedenen Virus-Serotypen und sind die wichtigen Strukturen für die Entwicklung eines Impfstoffes. Sieben verschiedene Rotavirus-Gruppen wurden bisher beschrieben und mit A bis G durchnummeriert. Nur die Gruppen A, B und C infizieren den Menschen, und die Gruppe A, die wiederum mehrere Stämme umfasst, ist für die meisten Infektionen im Kindesalter verantwortlich. Die genauere Klassifizierung der Stämme basiert auf den Unterschieden in VP7 (G) und VP4 (P). Weltweit sind die G-Serotypen 1–4 und die P-Genotypen P[8] und P[4] am häufigsten vertreten. Der größte Teil der Rotavirus-Infektionen in Deutschland wird durch Viren der Typen G1P[8] und G4P[8] gefolgt von G2P[4] und G9P[8] verursacht.

Der Erreger ist hoch kontagiös; bereits 10 Viruspartikel genügen, um ein Kind zu infizieren. Die Rotaviren vermehren sich sehr rasch in den Zellen des Dünndarms, was dazu führt, dass Wasser und Salz nicht mehr resorbiert werden können. Es kommt zu starkem Durchfall. Ein Infizierter scheidet mit 1 ml Stuhl etwa

Rotavirus-Infektion

Erreger:	Rotavirus.
Übertragung:	Fäkal-oral, durch Schmierinfektion, kontaminiertes Wasser und Lebensmittel.
Inkubationszeit:	1–3 Tage.
Symptome:	Wässriger Durchfall und Erbrechen, Fieber und abdominelle Schmerzen, Gastroenteritis.
Grundimmunisierung:	Rotarix®: 2 Impfdosen oral verabreicht, beginnend ab einem Alter von 6–16 Wochen im Abstand von mindestens 4 Wochen, bis spätestens zur vollendeten 24. Lebenswoche. RotaTeq®: 3 Impfdosen oral verabreicht, beginnend ab einem Alter von 6–12 Wochen im Abstand von mindestens 4 Wochen, bis spätestens zur vollendeten 26. Lebenswoche.
Auffrischung:	–
Mögliche Impffolgen:	Sehr häufig Durchfall und Erbrechen, Fieber, häufig Infektionen der oberen Atemwege.
Schutzrate:	96–98 %.
Schutzdauer:	Keine Angabe.

zehn Milliarden Viruspartikel aus. Eine Rotavirusinfektion wird durch direkten Kontakt mit Infizierten oder mit kontaminierten Personen bzw. Gegenständen (fäkal-oral) oder auch über Atemwegssekrete übertragen. Das Virus ist äußerst resistent gegenüber Umwelteinflüssen und weitgehend unempfindlich gegenüber Seifen und Desinfektionsmitteln, sodass es mehrere Wochen auf Spielzeug, Möbeln oder im Wasser überleben kann. Hygienemaßnahmen haben wenig Einfluss auf die Inzidenz von Rotavirus-Infektionen.

Die WHO schätzt, dass weltweit jährlich 600 000 Kinder im Alter unter fünf Jahren an einer Rotavirus-bedingten Diarrhö sterben, die meisten davon in Entwicklungsländern. Aus diesem Grund empfiehlt die WHO auch die Aufnahme der Rotavirus-Impfung in alle nationalen Impfpläne. In Deutschland gehört eine Rotavirus-Infektion zu den meldepflichtigen Erkrankungen nach Infektionsschutzgesetz (§7 IfSG), allerdings wurde eine Impfempfehlung bisher nicht von der STIKO mit in den Impfkalender aufgenommen. Für die Jahre 2009 und 2010 wurden 62 223 bzw. 54 052 bestätigte Rotavirus-Fälle gemeldet.

Die beiden derzeit verfügbaren Impfstoffe enthalten lebend attenuierte Viren zur oralen Anwendung und schützen beide gegen Rotaviren der Serotypen G1P[8], G2P[4], G3P[8], G4P[8] und G9P[8]. Während Rotarix® mindestens 10^6 ZKID$_{50}$ (Zellkulturinfektionsdosis 50 %) humane Rotaviren Stamm RIX4414 enthält, besteht RotaTeq® aus einer Mischung von fünf human-bovinen Rotavirus-Reassortanten der Serotypen G1 (mind. $2{,}2 \times 10^6$ infektiöse Einheiten I. E.), G2 (mind. $2{,}8 \times 10^6$ I. E.), G3 (mind. $2{,}2 \times 10^6$ I. E.), G4 (mind. $2{,}0 \times 10^6$ I. E.) und P1[8] (mind. $2{,}3 \times 10^6$ I. E.). Die jeweiligen Viren wurden in Vero-Zellen vermehrt. Beide Impfstoffe können ab der 6. Lebenswoche verabreicht wer-

den, wobei die Impfserie aus 2 bzw. 3 Dosen bis zur 24. bzw. 26. Lebenswoche abgeschlossen sein sollte. Dieser eng gefasste Zeitraum für die Immunisierung soll die Gefahr einer Darmeinstülpung minimieren. Invaginationen waren in den USA im Zusammenhang mit der Gabe eines von der FDA zugelassenen Rotavirus-Impfstoffes vermehrt aufgetreten und hatten zur Marktrücknahme des Impfstoffes geführt.

Influenza-Vakzine

Die Weltgesundheitsorganisation schätzt die jährliche globale Krankheitsbelastung der Influenza trotz verfügbarem saisonalem Impfstoff auf bis zu einer Milliarde Infektionen, wobei es bei 3–5 Millionen Infizierten zu schweren Erkrankungen kommt und zwischen 300 000 und 500 000 Menschen an der Infektion sterben. Durch die hohe Varianz der Viren wird jedes Jahr eine neue Impfstoffzusammensetzung empfohlen (▶ Kap. 9.8.1). Dafür sammelt das Global Influenza Surveillance Network (GISN) der WHO das ganze Jahr über die epidemiologischen und virologischen Daten zur Grippe und sagt mit einer recht guten Trefferwahrscheinlichkeit die zukünftig relevanten Influenzastämme vorher. Die meisten der als saisonale Vakzine applizierten Impfstoffe gegen die Grippe gehören zu den Subunit-Vakzinen. Diese Impfstoffe induzieren jedoch nur eine humorale Immunität gegen die Oberflächenproteine Hämagglutinin und Neuraminidase, die sehr Virussubtyp-spezifisch ist. Attenuierte Influenzaviren können noch Zellen infizieren und über MHC-I Peptide nicht nur von den sehr variablen Oberflächenproteinen sondern z. B. auch vom stärker konservierten Nukleoprotein präsentieren. Dadurch wird eine T-Zell-Immunität induziert, die verschiedene Virussubtypen trifft. Allerdings verhindern die reaktiven T-Zellen nicht die Infek-

Influenza, Grippe

Erreger:	Influenza-Virus A und B.
Übertragung:	Durch Tröpfcheninfektion.
Inkubationszeit:	7–14 Tage.
Symptome:	Plötzliche Kopfschmerzen, Kältegefühl, Schüttelfrost und Husten, hohes Fieber bis 41 °C, Muskelschmerzen, Appetitlosigkeit und Schwächegefühl.
Grundimmunisierung:	Kinder und Jugendliche ab einem Lebensalter von 24 Monaten bis zum vollendeten 18. Lebensjahr nehmen 0,1 ml je Nasenloch; Kinder, die zuvor noch nicht gegen saisonale Influenza geimpft wurden, sollten frühestens nach 4 Wochen eine zweite Dosis verabreicht bekommen.
Auffrischung:	Jährlich.
Mögliche Impffolgen:	Sehr häufig verminderter Appetit, Kopfschmerzen, Nasenverstopfung, Rhinorrhoe, Unwohlsein; häufig Myalgie und Pyrexie; gelegentlich Überempfindlichkeitsreaktionen, Epistaxis, Hautausschlag.
Schutzrate:	gegen Influenza-A-Viren 80–90 %, gegen Influenza-B-Viren ca. 45 %.
Schutzdauer:	Bis 1 Jahr.

tion der Zellen, sondern zerstören die infizierten Zellen, begrenzen dadurch die Virusvermehrung und verringern somit die Schwere und Mortalität der Erkrankung.

In den USA ist eine lebend-attenuierte, Kälte-adaptierte Influenza-Vakzine (LAIV) seit 2003 für die intranasale Anwendung an Patienten im Alter von 2–49 Jahren verfügbar. Seit März 2011 hat auch die EMA mit Fluenz® einen entsprechenden Impfstoff zugelassen.

Fluenz® enthält drei monovalente Präparationen lebend-attenuierter, Kälte-adaptierter und Temperatursensitiver Influenza-Viren der von der WHO für die jeweilige Saison empfohlenen Subtypen. Für die Herstellung des Impfstoffes wurde von Influenza-A- und -B-Viren jeweils ein Master-Donor-Virus (MDV) generiert, der sich nur bei 25 oder 33 °C attenuiert vermehren lässt. Aus diesen MDV sowie aus den Wildtyp-Viren der saisonal empfohlenen Virusstämme werden die RNAs isoliert und in cDNAs umgeschrieben. Sechs Gensegmente der MDV, die nicht für die relevanten Oberflächenantigene Hämagglutinin (H) und Neuraminidase (N) codieren sowie die H- und N-Gene der Wildtyp-Viren werden in Plasmide kloniert. Diese insgesamt acht Plasmide sorgen dann in Vero-Zellen dafür, dass neue Influenza-Viren gebildet werden. Diese künstlich hergestellten Reassortanten werden anschließend in spezifiziert pathogenfreien (SPF) Hühnereiern zur Impfstoffherstellung propagiert.

Fluenz® ist derzeit nur für Kinder und Jugendliche ab einem Lebensalter von 24 Monaten bis zum vollendeten 18. Lebensjahr zugelassen. In Studien mit Erwachsenen zeigte sich zwar eine gewisse Wirksamkeit, allerdings wurde im Vergleich zu injizierbaren Influenza-Impfstoffen eine geringere Wirksamkeit von Fluenz® beobachtet. Bei Fluenz®-Impflingen unter 24 Monaten waren vermehrt Hospitalisierungen erforderlich bzw. traten vermehrt Giemen auf, so dass die Impfung nicht für diese Altersgruppe zugelassen ist. Ferner darf Fluenz® nicht verabreicht werden, wenn die Impflinge eine Salicylat-Therapie erhalten, da es dann vermehrt zum Auftreten eines Reye-Syndroms kommen kann.

Die gleichzeitige Anwendung von Fluenz® mit anderen lebend-attenuierten Virusimpfstoffen war bei Masern, Mumps, Windpocken und oral verabreichten Polioviren unproblematisch. Nur bei gleichzeitiger Gabe des Röteln-Impfstoffes war die Immunreaktion gegen die Rötelnviren deutlich verändert. Da aber der Röteln-Impfstoff in zwei Dosen appliziert wird, sollte danach trotzdem ein ausreichender Schutz gewährleistet sein.

Gelbfieber-Vakzine

Gelbfieber ist ein hämorrhagisches Fieber, das durch das Gelbfiebervirus, einem Vertreter der Flaviviridae verursacht wird. Die Inkubationszeit beträgt 3–6 Tage. Primäre Zielzellen sind Kupffer-Sternzellen und mononukleäre Leukozyten. Sekundäre Zielzellen sind Leberparenchymzellen.

Bei einem Teil der Infizierten kommt es zu asymptomatischen Verläufen oder auch zu Erkrankungen mit einer relativ milden Symptomatik. Üblicherweise verläuft die Erkrankung in zwei Phasen:

Gelbfieber

Erreger:	Gelbfiebervirus.
Übertragung:	Stich einer *Aedes*-sp.-Stechmücke.
Inkubationszeit:	3–6 Tage.
Symptome:	Fieber, Übelkeit, Kopf- und Muskelschmerzen; nach kurzzeitiger Besserung Hämorrhagien, Dehydratation, Blutdruckabfall.
Grundimmunisierung:	Eine Impfung, der Impfschutz tritt 10 Tage nach der Impfung ein.
Auffrischung:	Nach 10 Jahren, aus formalen Gründen.
Mögliche Impffolgen:	Bei weniger als 10 % der Geimpften können leichte Lokalreaktionen, wie Rötung oder Schwellung auftreten; nach 4–6 Tagen werden bei 2–10 % der Geimpften ein leichter Temperaturanstieg und/oder Kopf- und Gliederschmerzen beobachtet, diese Erscheinungen halten höchstens 24 Stunden an.
Schutzrate:	Ca. 95 %.
Schutzdauer:	10 bis mehr als 30 Jahre.

Nach einem akuten Beginn mit Fieber, Schüttelfrost, Myalgien, Kopfschmerzen, Übelkeit, Erbrechen, Nasenbluten und einer relativen Bradykardie kommt es innerhalb von 3–4 Tagen zu einem Rückgang der klinischen Symptome. Bei der Mehrzahl der Patienten tritt daraufhin eine Genesung ein.

Bei etwa 15 % der Erkrankten entwickelt sich innerhalb kurzer Zeit eine so genannte „toxische Phase". Das Fieber steigt erneut an, und es treten Bluterbrechen, blutige Durchfälle und Blutungen aus verschiedenen Körperöffnungen, in Organe und in die Haut auf. Störungen der Nierenfunktion können von einer Albuminurie bis zur kompletten Anurie reichen. In manchen Fällen treten zentralnervöse Störungen auf, die sich u. a. in Sprachschwierigkeiten, Nystagmus, Bewegungsstörungen, Tremor und Krämpfen äußern können und durch eine metabolische Enzephalopathie sowie ein zerebrales Ödem hervorgerufen werden.

Etwa die Hälfte der Patienten, bei denen eine solche toxische Phase auftritt, stirbt. Die Gesamtletalität des Gelbfiebers beträgt 10–20 %. Ein Überstehen der Krankheit, aber auch eine inapparente Infektion führen zu einer lebenslangen Immunität.

Es stehen eine 17-D-204-Vakzine und eine 17-DD-YF-Vakzine zur Verfügung. Sie werden seit ca. 50 Jahren eingesetzt: Es handelt sich um avirulente Varianten, die in Hühnerembryonen vermehrt werden. Die Ernte wird vor dem 12. Entwicklungstag vorgenommen und lyophilisiert.

Eine Gelbfieberimpfung darf nur bei aktueller medizinischer oder formaler Indikation gegeben werden. In Deutschland stellt das Robert-Koch-Institut nach Freigabe der Impfstoff-Charge durch das Paul-Ehrlich-Institut den Impfstoff zur Verfügung und liefert ihn an von der WHO zugelassene Impfstellen, wobei sorgfältig auf die Einhaltung der Kühlkette geachtet werden muss. Eine Dosis von 0,5 ml wird subkutan appliziert. Bei einer Überempfindlichkeit gegen Hühnereiweiß sollte man die Dosis eventuell sukzessiv in multiplen kleinen Dosen verabreichen mit entsprechend mehrstündigen oder -tägigen Intervallen.

Die Immunität tritt am 10. Tag ein und persistiert länger als 10 Jahre, nach WHO-Angaben sogar länger als 30 Jahre. Eine Nachimpfung ist am nächsten Tag wirksam (◻ Tab. 9.16).

Bisher wurde keine teratogene Wirkung beobachtet, jedoch sollte man Schwangere nicht impfen, wenn keine

◻ **Tab. 9.16** Impfung gegen Gelbfieber

Kategorie	Indikation bzw. Reiseziel	Anwendungshinweise
R/B	Entsprechend den Impfanforderungen der Ziel- oder Transitländer sowie vor Aufenthalt in bekannten Endemiegebieten im tropischen Afrika und in Südamerika; die Hinweise der WHO zu Gelbfieber-Infektionsgebieten sind zu beachten.	Einmalige Impfung in den von den Gesundheitsbehörden zugelassenen Gelbfieber-Impfstellen; Auffrischungsimpfungen in 10-jährigen Intervallen.

R: Reiseimpfungen, B: Impfungen auf Grund eines erhöhten beruflichen Risikos.

Exposition vorliegt. In Einzelfällen kann, falls erforderlich, der Antikörpertiter bestimmt werden. Die WHO gibt an, dass Säuglinge ab dem vollendeten 9. Lebensmonat geimpft werden können. Bei Personen über 60 Jahren ist wegen des erhöhten Risikos schwerer Nebenwirkungen die Indikation für die Erstimpfung besonders streng zu stellen. Zwischen 1996 und 2001 sind 7 Personen bekannt geworden, die 2–5 Tage nach einer Impfung mit 17-D-204- bzw. 17-DD-YF-Vakzine erkrankten, 6 starben.

Ein inhibierender Einfluss von Anti-Flavivirus-Antikörpern, einschließlich Anti-Gelbfieberantikörper in Gammaglobulinpräparaten zur Hepatitis-A-Prophylaxe, die im Reiseverkehr meist gleichzeitig verabreicht werden, konnte nicht nachgewiesen werden. Deshalb ist eine gleichzeitige Gabe bei Gelbfieberschutzimpfung nicht kontraindiziert. Auch eine Choleraimpfung kann gleichzeitig gegeben werden. Zu anderen Lebendimpfungen (Typhus) ist ein Abstand von einem Monat einzuhalten.

9.6.2 Attenuierte Bakterien-Vakzine

Beispiele für attenuierte Bakterien-Vakzine sind der BCG-Impfstoff (Bacillus Calmette-Guérin) und die orale *Salmonella*-Vakzine.

Eine Impfung mit dem BCG-Impfstoff wird heute nicht mehr empfohlen. Diese Vakzine basierte auf *Mycobacterium bovis*, das nicht nur Rinder, sondern auch Menschen infizieren kann. Es wurde ein attenuierter Stamm isoliert, der intradermal Kindern appliziert wurde. Der genaue Schutzmechanismus ist nach wie vor unklar. Wahrscheinlich ist, dass zelluläre Mechanismen eine Rolle spielen. Antikörper scheinen hingegen nicht relevant zu sein. Weil die verfügbaren Impfstoffe sehr unterschiedlich waren und weil kein sicher reproduzierbarer Schutz (0–80 %) beobachtet wurde, verzichtet man heute auf eine Impfempfehlung. Zur unspezifischen Immunstimulation sind allerdings nach wie vor BCG-Präparate zugelassen (▸ Kap. 8.4.1).

Typhus-Vakzine

Der Typhus-Erreger (*Salmonella typhi*) ist ein gramnegatives Bakterium, das erstmals 1884 von Georg Gaffky isoliert wurde. Er breitet sich bei unzureichender Hygiene durch befallene Nahrungsmittel oder über das Wasser aus. Gefahr droht, wenn menschliche Exkremente ins Trinkwasser und in Lebensmittel gelangen. Die mittlere Infektionsdosis, die zu einer Erkrankung führt, sind 100 000 Keime. Das Bakterium durchdringt das Epithel des Dünndarms und wird dann von retikuloendothelialen Zellen phagozytiert. Anders als die meisten anderen Bakterien kann *S. typhi* intrazellulär überleben und sich auch vermehren. Sie werden so über Milz, Leber, Lymphknoten und Gallenblase verteilt. Die Symptome treten erst 1–2 Wochen nach der Infektion auf, dann wenn die Bakterien ins Blut gelangt sind.

Typhus-Bakterien kommen in allen Ländern, besonders aber in tropischen und subtropischen Gebieten vor. Das Bakterium wird mit dem Harn und dem Stuhl ausgeschieden. 2–5 % der Patienten bleiben nach der Genesung Dauer-Ausscheider. Reinfektionen sind möglich.

Nach Schätzungen der WHO führen Typhus-Infektionen in den Entwicklungsländern jährlich zu ungefähr 22 Millionen Erkrankungen mit 216 000 Todesfällen, wovon überwiegend Schulkinder und junge Erwachsene betroffen sind. Nach einer Inkubationszeit von 3–60 Tagen (im Mittel 10 Tage) steigt die Temperatur innerhalb der ersten Woche allmählich „treppenförmig" an. Wenn die Krankheit nicht erkannt und behandelt wird, kann Fieber von 40 °C über 2 Wochen kontinuierlich anhalten. Begleiterscheinungen sind Benommenheit, Infekt-Delirien, Herzbeschwerden (verlangsamte Herztätigkeit), Leber- und Milzschwellungen sowie Stuhlveränderungen. 3–4 Wochen nach Ausbruch des Typhus kommt es bei anhaltenden, schweren Durchfällen zur Entfieberung.

Obwohl der Typhus durch Antibiotika behandelt werden kann, sterben 2 % der Erkrankten. Eine überstandene Typhus-Erkrankung bietet eine Immunität von mindestens einem Jahr, die allerdings mit einer hohen Infektionsdosis jederzeit durchbrochen werden kann.

Zum Schutz vor Typhus steht eine effiziente Schluckimpfung mit dem attenuierten Stamm Ty21a zur Verfügung. Diese Variante wurde nach Behandlung mit Nitrosoguanidin isoliert. Ty21a besitzt keine aktive Glucose-1,4-Epimerase (*gal*ε-Mutante) mehr und kann nicht mehr die für die Virulenz essenziellen Kapsel-Lipopolysaccharide synthetisieren. Kinder, Jugendliche und Erwachsene nehmen je eine magensaftresistente Kapsel mit $1–5 \times 10^9$ Zellen am Tag 1, 3 und 5 ein. Unmittelbar vor, während und 3 Tage nach der Impfung dürfen keine Antibiotika, Sulfonamide oder Malariamittel eingenommen werden. Durch die Vakzine werden eine relativ starke intestinale IgA-Synthese und eine zellvermittelte Immunantwort induziert. Die systemische Antikörperbildung ist relativ schwach. Protektive Antikörper sind gegen die Flagellen und gegen die Lipopolysaccharide gerichtet.

Die Impfung bietet in Ländern mit mäßiger und starker Verbreitung der Typhus-Bakterien einen sicheren Schutz. Dazu gehören die nordafrikanischen Länder, Mexiko und die meisten südamerikanischen Staaten. Bewohner endemischer Gebiete erhalten durch die Impfung auch einen Schutz von 50–70 % gegen Paratyphus A und B. Die Schutzwirkung hält 1–3 Jahre an. Eine Auffrischung ist angezeigt:

Typhus

Erreger:	*Salmonella typhi.*
Übertragung:	Kontaminierte Nahrungsmittel, fäkal verschmutztes Wasser.
Inkubationszeit:	3–60 Tage.
Symptome:	„Treppenförmig" ansteigendes, sehr hohes Fieber, schwere Durchfälle.
Grundimmunisierung:	Schluckimpfung, magensaftresistente Kapsel an den Tagen 1, 3 und 5.
Auffrischung:	Nach 3 Jahren bei ständigem Aufenthalt in Typhus-Gebieten, sonst jährlich bei Reisen in Typhus-Gebiete.
Mögliche Impffolgen:	–
Schutzrate:	Ca. 60 %.
Schutzdauer:	1–3 Jahre.

- alle drei Jahre bei ständigem Aufenthalt in Typhus-Gebieten,
- jährlich bei Reisen in Typhus-Gebiete.

9.7   Inaktivierte Organismen

Vakzine, die inaktivierte Bakterien oder Viren enthalten, werden aus virulenten Stämmen hergestellt, die entweder durch Hitzebehandlung oder mit Hilfe von Chemikalien – meist durch Einsatz von Formaldehyd – inaktiviert wurden. Da diese abgetöteten Zellen oder Viruspartikel im Impfindividuum nicht mehr wachsen oder ihre Erbinformation nicht mehr replizieren können, sind die entsprechenden Vakzine gewöhnlich auch nicht so immunogen wie Lebendvakzine. Auf der anderen Seite sind sie aber sicherer, denn eine zufällige Revertierung zu einer virulenten Variante ist nicht mehr möglich. Das setzt allerdings voraus, dass die Inaktivierung zu 100 % erfolgt ist. Unzureichend inaktivierte Impfstoffe haben in der Vergangenheit zu schweren Zwischenfällen geführt. Z. B. verursachte im Jahre 1955 die Impfung mit einer unzureichend inaktivierten IPV-Polio-Vakzine zu Polio-Erkrankungen mit schwerer Lähmung (▶ Kap. 9.6).

9.7.1   Inaktivierte Virus-Vakzine

Beispiele für Impfstoffe, die inaktivierte Viren enthalten, sind Polio (IPV)-, Tollwut-, Hepatitis-A- und FSME-Impfstoffe. Einige Charakteristika dieser Impfstoffe und der Krankheiten, vor denen sie schützen, sind nachfolgend beschrieben.

Polio (IPV)-Vakzine

Die seit Januar 1998 von der STIKO empfohlene Polio-Impfung ist ein Impfstoff, der inaktivierte Viren enthält (IPV).

Zwar ist die Polio-Immunität der Bevölkerung in Industrieländern mit 85 % recht gut, Impf-Lücken dürfen jedoch nicht entstehen. Denn – wie weiter oben bereits ausgeführt– kann die Poliomyelitis von schwersten Komplikationen begleitet sein.

Die „Spritz-Impfung" (IPV) wird aus den Stämmen Typ-I-Mahoney, Typ-II-MEF-1 und den Typ-III-Saukett hergestellt. Zur Kultivierung der Viren werden primäre und sekundäre Affen-(*Cynomolgus*) Nieren-Zellkulturen oder diploide humane Zellen benutzt. Bisher (nach 30 Jahren Einsatz) ist kein Fall eines paralytischen Impfzwischenfalls gemeldet worden.

Die Vakzine ist geeignet für Säuglinge ab dem 3. Lebensmonat, Jugendliche und Erwachsene. Für Kinder

□ **Tab. 9.17** Poliomyelitis-Impfempfehlung der STIKO

Alter in Monaten					Alter in Jahren				
2	3	4	11–14	15–23	2–4	5–6	9–17	ab 18	ab 60
G1	G2[a]	G3	G4	N	N		A1		ggf. N

a) Bei Anwendung eines monovalenten Impfstoffes kann diese Dosis entfallen.

G: Grundimmunisierung (in bis zu 4 Teilimpfungen G1 bis G4), A: Auffrischungsimpfung, N: Nachholimpfung (Grundimmunisierung aller noch nicht Geimpften bzw. Komplettierung einer unvollständigen Impfserie).

Polio, Poliomyelitis, Kinderlähmung

Erreger:	Poliomyelitis-Viren Typ I, II und III.
Übertragung:	Durch Schmutz- und Schmierinfektionen von Mensch zu Mensch, Aufnahme über den Mund bei mangelnder Hygiene.
Inkubationszeit:	3–35 Tage.
Symptome:	Grippeähnliche Symptome und bei Befall des Zentralnervensystems Lähmungen der Arme, Beine oder der Atmung.
Grundimmunisierung:	Ab Beginn des 3. Monats 3 Injektionen im Abstand von 2–6 Monaten, bzw. 4 Injektionen bei Anwendung eines Kombinationsimpfstoffes.
Auffrischung:	Zwischen dem vollendeten 9. und 17. Lebensjahr. Erwachsene mit 4 oder mehr als 4 dokumentierten Polio-Impfungen gelten als vollständig immunisiert.
Mögliche Impffolgen:	Leichtes Fieber, Kopfschmerzen, örtliche Reaktionen.
Schutzrate:	Über 95 %.
Schutzdauer:	Nach Grundimmunisierung ca. 10 Jahre oder mehr.

◻ **Tab. 9.18** Impfung gegen Poliomyelitis

Kategorie	Indikation bzw. Reiseziel	Anwendungshinweise
S/A	▪ Alle Personen bei fehlender oder unvollständiger Grundimmunisierung. ▪ Alle Personen ohne einmalige Auffrischungsimpfung.	Erwachsene, die im Säuglings- und Kleinkindalter eine vollständige Grundimmunisierung und im Jugendalter oder später mindestens eine Auffrischungsimpfung erhalten haben oder die als Erwachsene nach Angaben des Herstellers grundimmunisiert wurden und eine Auffrischungsimpfung erhalten haben, gelten als vollständig immunisiert. Darüber hinaus wird eine routinemäßige Auffrischungsimpfung nach dem vollendeten 18. Lebensjahr nicht empfohlen. Ungeimpfte Personen erhalten IPV entsprechend den Angaben des Herstellers. Ausstehende Impfungen der Grundimmunisierung werden mit IPV nachgeholt.
I	Für folgende Personengruppen ist eine Auffrischungsimpfung indiziert: ▪ Reisende in Regionen mit Infektionsrisiko (die aktuelle epidemische Situation ist zu beachten, insbesondere die Meldungen der WHO), ▪ Aussiedler, Flüchtlinge und Asylbewerber, die in Gemeinschaftsunterkünften leben, bei der Einreise aus Gebieten mit Polio-Risiko.	Impfung mit IPV, wenn die Impfungen der Grundimmunisierung nicht vollständig dokumentiert sind oder die letzte Impfung der Grundimmunisierung bzw. die letzte Auffrischungsimpfung länger als 10 Jahre zurückliegen. Personen ohne Nachweis einer Grundimmunisierung sollten vor Reisebeginn wenigstens 2 Dosen IPV erhalten.
B	▪ Personal der oben genannten Einrichtungen, ▪ medizinisches Personal, das engen Kontakt zu Erkrankten haben kann, ▪ Personal in Laboren mit Poliomyelitis-Risiko.	
P	Bei einer Poliomyelitis-Erkrankung sollten alle Kontaktpersonen unabhängig vom Impfstatus ohne Zeitverzug eine Impfung mit IPV erhalten. Ein Sekundärfall ist Anlass für Riegelungsimpfungen.	Sofortige umfassende Ermittlung und Festlegung von Maßnahmen durch die Gesundheitsbehörde. Riegelungsimpfung mit IPV und Festlegung weiterer Maßnahmen durch Anordnung der Gesundheitsbehörden.

A: Auffrischungsimpfung, S: Standardimpfung, I: Indikationsimpfung, B: Impfungen auf Grund eines erhöhten beruflichen Risikos, P: postexpositionelle Prophylaxe.

gibt es Kombinationsimpfstoffe, die viermal zur Grundimmunisierung gespritzt werden müssen. Der Einfach-Spritzimpfstoff gegen Kinderlähmung wird zur Grundimmunisierung nur zweimal gegeben. Eine Wiederimpfung erfolgt zwischen dem vollendeten 9. und 17. Lebensjahr, in der Regel mit dem Kombinationsstoff gegen Tetanus-Diphtherie-Polio. Personen mit 4 oder mehr als 4 dokumentierten Impfungen gelten als vollständig immunisiert (□ Tab. 9.17, 9.18).

Aufgefrischt werden sollte vor allem, wenn Reisen in Länder mit Polio-Vorkommen geplant sind oder bei einer Tätigkeit im medizinischen Bereich.

Tollwut-Vakzine

Nach Schätzungen der WHO sterben jährlich mehr als 55 000 Menschen an Tollwut, wobei 40 % der Betroffenen Kinder unter 15 Jahre sind. In 99 % der Fälle sind Hunde die Quelle für die Tollwut. Jedes Jahr erhalten mehr als 15 Millionen Menschen weltweit eine Tollwut-Postexpositionsprophylaxe, wodurch geschätzte 327 000 Todesfälle vermieden werden können.

Deutschland gilt nach den Kriterien der Weltorganisation für Tiergesundheit seit Ende September 2008 als „frei von klassischer Tollwut". Im Februar 2006 war ein Fuchs als letztes Wildtier in Deutschland als Virus-infiziert identifiziert worden. Durch die Kombination aus konsequenter oraler Immunisierung von Füchsen und der freiwilligen Impfung von Haustieren konnte das Virus inzwischen in vielen europäischen Ländern eliminiert werden.

Die Tollwut wird durch ein Virus aus der Familie der Rhabdoviridae übertragen. Alle warmblütigen Wirbeltiere, vor allem Säugetiere, sind für die Krankheit empfänglich. Eine Infektion erfolgt meist durch Biss oder Kratzverletzungen eines infizierten Tieres über Speichelkontakt, seltener durch Belecken von verletzten Hautstellen. Ob es nach einer Exposition bei nicht geimpften Personen zu einer Erkrankung kommt, hängt wesentlich von der Lokalisation der Verletzung sowie von Art und Ausmaß der Exposition ab. So erkranken beim Vorliegen mehrerer tiefer Bissstellen im Gesicht bis zu 60 % der betroffenen Personen, während bei oberflächlichen Bissverletzungen im Gesicht nur bis zu 10 % und bei oberflächlichen Bissverletzungen an der Hand nur bis zu 5 % erkranken.

Die Inkubationszeit beträgt in der Regel 30–90 Tage, in Einzelfällen bis zu einem oder sogar mehreren Jahren. Die Zeit bis zum Ausbruch der klinischen Symptomatik ist abhängig von der Lokalisation der Bissstelle: Bei ZNS-nahen Eintrittspforten werden kürzere Inkubationszeiten beschrieben.

Das Virus befällt das zentrale Nervensystem. Sobald die Viren in die Nervenzellen eingedrungen sind, können sie sich über direkte Zellkontakte und transaxonale Transportmechanismen weiter ausbreiten. Die ersten Anzeichen der Krankheit sind Brennen und Rötungen

9

Tollwut	
Erreger:	Tollwut-Virus (Familie der Rhabdoviridae).
Übertragung:	Durch Bissverletzung tollwütiger oder tollwutverdächtiger Tiere sowie nach Kontakt der Schleimhäute oder der verletzten Haut mit deren Speichel.
Inkubationszeit:	30–90 Tage.
Symptome:	Zunehmende Reizbarkeit und Empfindlichkeit gegen Licht, Wasser und Geräusche, sowie eine steigende Aggression und Verwirrtheit. Später Befall der Schluck- und Atemmuskulatur.
Postexpositionelle Impfung:	Nicht oder unvollständig geimpfte Personen erhalten je eine Impfdosis an den Tagen 0, 3, 7, 14, 28 und 90 (fakultativ). Bei allen Verletzungen ist eine Simultanprophylaxe erforderlich.
Präexpositionelle Impfung:	Je 1 Impfung an den Tagen 0, 7, 21 oder 28.
Auffrischungsimpfung:	**Rabipur®**: bei Antikörpertiter < 0,5 I. E./ml oder alle 2–5 Jahre eine Impfdosis. **Tollwut-Impfstoff (HDC) inaktiviert**: 1 Jahr nach der ersten Impfung, dann alle 5 Jahre eine Impfdosis.
Mögliche Impffolgen:	Leichtes Fieber, Kopfschmerzen, örtliche Reaktionen, Übelkeit, Muskel- und Gelenkschmerzen.
Schutzrate:	Über 95 %.
Schutzdauer:	Nach Grundimmunisierung ca. 10 Jahre oder mehr.

◘ Tab. 9.19 STIKO-Empfehlung zur postexpositionellen Tollwut-Immunprophylaxe

Grad der Exposition	Art der Exposition durch ein tollwut-verdächtiges oder tollwütiges Wild- oder Haustier oder eine Fledermaus	Art der Exposition durch einen Tollwut-Impfstoffköder	Immunprophylaxe*
I	Berühren/Füttern von Tieren, Belecken der intakten Haut.	Berühren von Impfstoffködern bei intakter Haut.	Keine Impfung.
II	Nicht blutende, oberflächliche Kratzer oder Hautabschürfungen, Lecken oder Knabbern an der nicht intakten Haut.	Kontakt mit der Impfflüssigkeit eines beschädigten Impfstoffköders an der nicht intakten Haut.	Tollwutschutzimpfung.
III	Bissverletzungen oder Kratzwunden, Kontakt von Schleimhäuten oder Wunden mit Speichel (z. B. durch Lecken), Verdacht auf Biss, Kratzer oder Kontakt der Schleimhäute durch eine Fledermaus.	Kontamination von Schleim-häuten und frischen Hautverlet-zungen mit der Impfflüssigkeit eines beschädigten Impfstoffkö-ders.	Tollwutschutzimpfung und einmalig mit der 1. Dosis simultan Verabreichung von Tollwut-Immunglobulin (20 I. E./kg Körpergewicht).

* Fachinformation beachten.

◘ Tab. 9.20 Impfung gegen Tollwut

Kategorie	Indikation bzw. Reiseziel	Anwendungshinweise
B	1. Tierärzte, Jäger, Forstpersonal u. a. Personen mit Umgang mit Tieren in Gebieten mit neu aufgetre-tener Wildtiertollwut, 2. Personen mit beruflichem oder sonstigem engen Kontakt zu Fledermäusen, 3. Laborpersonal mit Expositionsrisiko gegenüber Tollwutviren	Dosierungsschema nach Angaben des Herstellers. Personen mit weiter bestehendem Expositionsrisiko sollten regelmäßig eine Auffrischungsimpfung entsprechend den Angaben des Herstellers erhalten.
R	Reisende in Regionen mit hoher Tollwutgefährdung (z. B. durch streunende Hunde)	Mit Tollwutvirus arbeitendes Laborpersonal sollte halbjährlich auf neutralisierende Antikörper unter-sucht werden. Eine Auffrischungsimpfung ist bei < 0,5 I. E./ml Serum indiziert.
P	siehe ◘ Tab. 9.19	

B: Impfungen auf Grund eines erhöhten beruflichen Risikos, R: Reiseimpfungen, P: postexpositionelle Prophylaxe.

an der Bissstelle, gefolgt von unspezifischen Symptomen wie allgemeine Schwäche, Unwohlsein, Ängstlichkeit und Appetitlosigkeit.

Im weiteren, so genannten enzephalitischen Verlauf tritt bei den Erkrankten eine zunehmende Reizbarkeit und Empfindlichkeit gegen Licht, Wasser und Geräusche auf, sowie eine steigende Aggression und Verwirrtheit. Die Schluck- und Atemmuskulatur wird von Krämpfen befallen. Der Tod tritt nach mehreren Tagen durch Herz- und Atemlähmung ein. Demgegenüber dominieren bei der paralytischen Verlaufsform Lähmungen von Hirnnerven und peripheren Nerven das klinische Bild und es kommt zu einem fortschreitenden Zerfall körperlicher und mentaler Funktionen. Der Tod tritt in der Regel infolge Multiorganversagens ein. Bricht die Erkrankung wegen fehlender Impfung und Immunglobulingabe tatsächlich aus, verläuft sie immer tödlich.

Die verfügbaren Impfstoffe sind Gewebekultur-Impfstoffe, die mindestens 2,5 I. E. inaktiviertes Tollwut-Virus enthalten. Inaktiviert werden die Viren meist durch Behandlung mit β-Propiolacton, Phenol, Formaldehyd oder durch UV-Bestrahlung. Rabipur® enthält inaktiviertes Tollwut-Virus, Stamm Flury LEP, das in primären Hühner-Fibroblasten-Zellkulturen (PCEC) vermehrt wird. Tollwut-Impfstoff (HDC) inaktiviert enthält inaktiviertes Tollwut-Virus, Stamm WISTAR PM/WI 38–1503–3M, das in humanen diploiden Zellkulturen (HDC) vermehrt wird.

Eine vorbeugende Schutzimpfung, die aus 3 Injektionen besteht, empfiehlt sich für besonders gefährdete Personenkreise wie Tierärzte, Tierpfleger, Förster und Jäger (◘ Tab. 9.20) Besonders Reisende in Endemiegebiete, v. a. nach Indien und Südostasien, sollten sich unbedingt bereits vor der Abreise impfen lassen. Nach dem Biss eines tollwutverdächtigen Tieres sollte bei ungeimpften Personen sofort der Impfstoff zusammen mit einem Immunglobulin (▶ Kap. 9.7.1) gegeben werden. Nur so kann die tödliche Erkrankung verhindert werden.

Die STIKO hat Empfehlungen zur postexpositionellen Tollwut-Immunprophylaxe im Epidemiologischen Bulletin 8/2011 veröffentlicht (◻ Tab. 9.19). Diese Postexpositionelle Prophylaxe (PEP) sollte bei berechtigtem Verdacht sofort nach Exposition und auch bei Schwangeren und Säuglingen eingeleitet werden. Als PEP-Gold-Standard werden fünf aktive Immunisierungen an den Tagen 0, 3, 7, 14 und 28 verabreicht. Die WHO hat alternativ dazu auch ein verkürztes intramuskuläres 2–1–1-Schema mit zwei Impfdosen am Tag 0 und je einer an den Tagen 7 und 21 sowie zwei intradermale Immunisierungstrategien zugelassen. Das Humane Tollwut-Immunglobulin kann noch bis zu 7 Tage nach Beginn der Impfungen direkt in und um die Wundregion appliziert werden.

In Deutschland geht derzeit keine Tollwut-Gefahr von Wildtieren aus. Allerdings sollte man bedenken, dass Fledermäuse ebenfalls zu den Überträgern gehören. Die Fledermaus-Tollwut ist endemisch in Europa und damit auch in Deutschland. Bei einem direkten Kontakt zu Fledermäusen, bei dem es auch zu einem Biss oder zu Kratzern – selbst nicht unmittelbar nachweisbaren – gekommen sein kann, sollte in jedem Fall eine PEP verabreicht werden.

Hepatitis-A-Vakzine

Das Hepatitis-A-Virus (HAV) ist vielleicht der „harmloseste" Vertreter der drei wichtigsten Hepatitis-Viren A, B und C. Denn die Hepatitis A (Leberentzündung) verläuft als einzige der drei Hepatitiden ausschließlich akut und wird nicht chronisch. Dennoch sollte man sich vor einer Infektion schützen (◻ Tab. 9.21). Die Hepatitis A ist unter Menschen ansteckend. Es besteht eine Meldepflicht nach dem Infektionsschutzgesetz (IfSG). Im Jahr 2010 wurden in Deutschland insgesamt 788 Hepatitis-A-Fälle gemeldet, wodurch der leicht rückläufige Trend der Erkrankungszahlen seit 2000 fortgesetzt wurde.

HAV gehört zur Familie der Picornaviridae, vermehrt sich wahrscheinlich ausschließlich in den Hepatozyten und wird über den Darm ausgeschieden. Charakteristisch für HAV sind seine ausgeprägte Umweltstabilität, hohe Thermostabilität und hohe Resistenz gegenüber Desinfektionsmittel. Infektionsgefahr droht durch Virus-verseuchte Speisen, z. B. Muscheln, Salat,

◻ **Tab. 9.21** Impfung gegen Hepatitis A

Kategorie	Indikation bzw. Reiseziel	Anwendungshinweise
I	1. Personen mit einem Sexualverhalten mit hoher Infektionsgefährdung, 2. Personen mit häufiger Übertragung von Blutbestandteilen, z. B. Hämophile, oder mit Krankheiten der Leber/mit Leberbeteiligung, 3. Bewohner von psychiatrischen Einrichtungen oder vergleichbaren Fürsorgeeinrichtungen für Menschen mit Verhaltensstörung oder Zerebralschädigung.	Grundimmunisierung und Auffrischungsimpfung nach Angaben des Herstellers. Die serologische Vortestung auf Anti-HAV ist nur bei den Personen erforderlich, die länger in Endemiegebieten gelebt haben oder in Familien aus Endemiegebieten aufgewachsen sind oder vor 1950 geboren wurden.
B	1. Gesundheitsdienst (inkl. Küche, Labor, technischer und Reinigungs- bzw. Rettungsdienst, psychiatrische und Fürsorgeeinrichtungen, Behindertenwerkstätten, Asylbewerberheime), 2. Durch Kontakt mit möglicherweise infektiösem Stuhl Gefährdete inkl. Auszubildende und Studenten, 3. Kanalisations- und Klärwerksarbeiter mit Abwasserkontakt, 4. Tätigkeit (inkl. Küche und Reinigung) in Kindertagesstätten, Kinderheimen u. ä.	
P	Kontakt zu Hepatitis-A-Kranken (Riegelungsimpfung vor allem in Gemeinschaftseinrichtungen).	Nach einer Exposition von Personen, für die eine Hepatitis A eine besonders große Gefahr darstellt (z. B. chronisch HBV- oder HCV-Infizierte), sollte simultan mit der ersten Impfung ein Immunglobulin-Präparat gegeben werden.
R	Reisende in Regionen mit hoher Hepatitis-A-Prävalenz.	Grundimmunisierung und Auffrischungsimpfung nach Angaben des Herstellers.

I: Indikationsimpfung, B: Impfungen auf Grund eines erhöhten beruflichen Risikos, R: Reiseimpfungen, P: postexpositionelle Prophylaxe.

Hepatitis A

Erreger:	Hepatitis–A–Virus (HAV).
Übertragung:	Fäkal verschmutzte Lebensmittel und Wasser.
Inkubationszeit:	2–5 Wochen.
Symptome:	Oft langwieriger Krankheitsverlauf; unspezifische Symptome wie Übelkeit, Erbrechen, Kreislaufprobleme, Durchfälle oder auch psychische Reaktionen.
Grundimmunisierung:	1 Dosis monovalenter Impfstoff, zweite Dosis nach 6–12 (18) Monaten.
Postexpositionsimpfung:	Nach Infektion mit Hepatitis–A–Virus kann eine postexpositionelle Prophylaxe bis 14 Tage nach Kontakt sinnvoll sein.
Auffrischungsimpfung:	frühestens nach 10 Jahren, evtl. erst Testung auf HAV–Antikörper.
Schutzrate:	Über 95 %.
Schutzdauer:	Nach Grundimmunisierung mindestens 10 Jahre.

---

ungeschältes Obst oder verunreinigtes Wasser, das zum Zähneputzen, zur Bereitung von Eiswürfeln oder Speiseeis verwendet wird (oral-fäkale Übertragung).

Die Erkrankung beginnt zwei bis sechs Wochen nach der Infektion mit unspezifischen Symptomen wie Übelkeit, Erbrechen, Kreislaufproblemen, Durchfällen oder auch mit psychischen Reaktionen. Bei Erwachsenen kann als äußeres Zeichen eine Gelbfärbung am Augapfel oder der Haut auftreten. Bei Kindern verläuft die Krankheit klinisch fast unauffällig. Bei älteren Menschen kann sie dagegen sehr lange dauern, vor allem wenn andere Grunderkrankungen vorliegen.

Für eine Immunisierung gegen Hepatitis-A-Viren stehen sowohl monovalente Impfstoffe als auch Kombinationsimpfstoffe gegen Hepatitis A und Hepatitis B bzw. Hepatitis A und Typhus zur Verfügung. Je nach verwendetem Impfstoff gehören 2 bzw. 3 Dosen zu einer vollständigen Grundimmunisierung. Bei Applikation eines monovalenten Hepatitis-A-Impfstoffes sind bei mindestens 95 % der Geimpften bereits nach der ersten Impfdosis Antikörper nachweisbar, die sich bereits 12–15 Tage nach der ersten Immunisierung ausbilden. Da die Inkubationszeit der Hepatitis-A-Viren mit 2–5 Wochen relativ lang ist, kann also kurz vor einer Reise in ein Endemiegebiet und sogar kurz nach einer Exposition die aktive Immunisierung sinnvoll sein. Personen, für die eine Hepatitis A ein besonderes Risiko darstellt und die Kontakt zu an Hepatitis A Erkrankten hatten, kann zeitgleich mit der ersten Impfung ein Immunglobulinpräparat verabreicht werden.

Hepatitis-A-Impfstoffe enthalten Hepatitis-A-Viren z. B. der Stämme RG-SB oder HM175, die in humanen diploiden Zellen (MCR-5) gezüchtet und mit Formaldehyd inaktiviert wurden. Die isolierten Viruspartikel sind entweder an Aluminiumhydroxid adsorbiert oder aber an ein neues Immunadjuvans gebunden, das aus synthetischen, kugelförmigen Virosomen, den IRIVs besteht (IRIV: Immunopotentiating Reconstituted Influenza Virosome). Diese IRIVs bestehen aus einer Lecithin/Kephalin-Doppelmembran. In diese Membran sind die Glykoproteine Hämagglutinin und Neuraminidase aus inaktivierten Grippeviren (H1N1) eingebettet. Nach Verabreichung des Impfstoffs binden sich die IRIV- und Hepatitis-A-Komplexe aktiv an spezielle Makrophagen-Rezeptoren und werden anschließend phagozytiert. Es kommt zur verstärkten Antigenpräsentation und Stimulierung von T-Lymphozyten, die ihrerseits die Produktion von Hepatitis-A-Antikörpern durch B-Lymphozyten stimulieren.

Einen schnellen Schutz erzielt man durch eine einmalige Hepatitis-A-Impfung, die etwa 14 Tage vor Reisebeginn erfolgen sollte, wobei die Impfung auch kurz vor der Reise noch möglich ist („last minute"). Für einen langfristigen Schutz sollte die Impfung bei Erwachsenen und Kindern nach 6–12 Monaten aufgefrischt werden; der Impfschutz hält dann mindestens zehn Jahre.

FSME-Vakzine

Die Frühsommer-Meningoenzephalitis wird vom FSME-Virus, einem Virus aus der Familie der Flaviviridae, verursacht. Das Virus wurde erstmals 1937 in der Sowjetunion isoliert. Übertragen wird das Virus mit dem Speichel einer beißenden Zecke, die selbst infiziert ist. Warmblütige Wild- und Haustiere beherbergen das Virus. Das Haupt-Tierreservoir sind kleine Warmblüter wie Feldmäuse. Von ihnen nimmt die Zecke das Virus beim Blutsaugen auf.

Es gibt zwei antigen unterscheidbare Formen der Frühsommer-Meningoenzephalitis in Europa und im Osten der Sowjetunion. Der Haupt-Vektor der europä-

Frühsommer-Meningoenzephalitis (FSME)

Erreger:	FSME-Virus (Familie der Flaviviridae).
Übertragung:	Durch den Biss Virus-infizierter Zecken.
Inkubationszeit:	5–14 Tage.
Symptome:	Meningitis, Meningoenzephalitis und Meningomyeloenzephalitis; Letalität: 1–2 % bei schweren Krankheitsverläufen.
Grundimmunisierung:	**Encepur**®: Schnellimmunisierungsschema: 3 Impfungen an den Tagen 0, 7 und 21; Langzeit-Schema: 3 Impfungen an den Tagen 0, 28 (1–3 Monate) und 300 (9–12 Monate), **FSME-Immun**®: Schnellimmunisierungsschema: 3 Impfungen an den Tagen 0 und 14 sowie 5–12 Monate nach der zweiten Immunisierung, Langzeit-Schema: 3 Impfungen am Tag 0, 1–3 Monate danach und 5–12 Monate nach der zweiten Immunisierung.
Auffrischungsimpfung:	Schnellimmunisierungsschema: 1. Auffrischungsimpfung nach 12–18 Monaten, danach eine Impfdosis mit 0,5 ml alle 3–5 Jahre, Langzeit-Schema: Eine Impfdosis mit 0,5 ml alle 3–5 Jahre.
Mögliche Impffolgen:	Lokale Reaktionen wie Rötung, Schwellung und Schmerzen im Bereich der Injektionsstelle sowie Schwellungen der in der Nähe der Einstichstelle liegenden Lymphdrüsen. Selten Übelkeit oder Muskel- und Gelenkschmerzen.
Schutzrate:	Über 95 %.
Schutzdauer:	Nach Grundimmunisierung ca. 1–3 Jahre.

□ Tab. 9.22 FSME-Impfempfehlung der STIKO (Frühsommer-Meningoenzephalitis)

Kategorie	Indikation bzw. Reiseziel	Anwendungshinweise
I	Personen, die in FSME-Risikogebieten Zecken exponiert sind, oder	Grundimmunisierung und Auffrischungsimpfungen mit einem für Erwachsene bzw. Kinder zugelassenen Impfstoff nach Angaben des Herstellers.
B	Personen, die durch FSME beruflich gefährdet sind (exponiertes Laborpersonal sowie in Risikogebieten z. B. Forstarbeiter und Exponierte in der Landwirtschaft); Saisonalität beachten: April bis November. Risikogebiete in Deutschland sind zur Zeit insbesondere: ■ Baden-Württemberg, ■ Bayern (außer dem größten Teil Schwabens und dem westlichen Teil Oberbayerns), ■ Hessen (Landkreis (LK) Odenwald, LK Bergstraße, LK Darmstadt-Dieburg, Stadtkreis (SK) Darmstadt, LK Groß-Gerau, LK Offenbach, SK Offenbach, LK Main-Kinzig-Kreis, LK Marburg-Biedenkopf), ■ Rheinland-Pfalz (LK Birkenfeld), ■ Saarland (LK Saar-Pfalz-Kreis), ■ Thüringen (SK Jena, SK Gera, LK Saale-Holzland-Kreis, LK Saale-Orla-Kreis, LK Saalfeld-Rudolstadt, LK Hildburghausen, LK Sonneberg).	Entsprechend den Empfehlungen der Gesundheitsbehörden; Hinweise zu FSME-Risikogebieten – veröffentlicht im Epidemiologischen Bulletin des RKI, z. B. Ausgabe 17/2011 – sind zu beachten.
R	Zeckenexposition in FSME-Risikogebieten außerhalb Deutschlands.	Grundimmunisierung und Auffrischungsimpfung nach Angaben des Herstellers.

I: Indikationsimpfung, B: Impfungen auf Grund eines erhöhten beruflichen Risikos, R: Reiseimpfungen.

ischen Form ist *Ixodes ricinus*, der der östlichen Form *Ixodes persulcatus*.

Jährlich treten in Deutschland ca. 230–320 FSME-Fälle auf, und zwar meistens in Bayern, Baden-Württemberg, Hessen, Rheinland-Pfalz und Thüringen. In den übrigen Bundesgebieten werden nur vereinzelt Erkrankungen an Frühsommer-Meningoenzephalitis registriert.

Nach einer Inkubationszeit von 7–14 Tagen beginnt bei etwa 30 % der Infizierten die zweiphasige Krankheit mit grippeähnlichen, unspezifischen Symptomen wie Kopfschmerzen, Fieber, Schnupfen. In diesem Stadium endet die Krankheit, wenn der Organismus Antikörper bildet. Bei ungefähr jedem dritten Patienten kommt es jedoch nach etwa einer Woche erneut zu Fieber. Der Erreger verursacht Infektionen der Hirnhaut, des Gehirns und des Rückenmarks. Von diesen Patienten stirbt ca. 1 %, und jeder Zehnte wird dauerhaft geschädigt. Je älter der Patient ist, desto schwerer verläuft die Krankheit.

Die FSME-Vakzine enthält den mit Formaldehyd inaktivierten Impfstamm K-23 als Adsorbat-Impfstoff. Dieser schützt gegen den westlichen und östlichen Virus-Subtyp. Eine vollständige Grundimmunisierung besteht aus insgesamt 3 Impfungen, wobei bei vielen Impflingen bereits nach der 2. Impfdosis ein zeitlich begrenzter Schutz besteht. Die erste Auffrischungsimpfung wird nach der Grundimmunisierung nach 3 Jahren empfohlen. Die nachfolgenden Auffrischungsimpfungen sollten bei Patienten über 49 Jahre nach jeweils 3 Jahren und bei Patienten unter 50 Jahre nach jeweils 5 Jahren erfolgen (◻ Tab. 9.22).

Die Impfung ist sehr gut verträglich, was durch klinische Zulassungsstudien belegt wurde. Die sehr gute Verträglichkeit hat sich auch bei millionenfacher Verimpfung gezeigt.

Japanische-Enzephalitis-Vakzine

Die Japanische Enzephalitis wird von einem Virus verursacht, das ebenso wie das Gelbfieber- oder das FSME-Virus zu den Flaviviridae gehört. Das normale Reservoir des Virus sind Reiher und andere Watvögel sowie Schweine. Übertragen werden die Viren über den Stich von *Culex*- oder *Anopheles*-Stechmücken, deren Brutgebiet die überfluteten Reisfelder Asiens sind. Das Verbreitungsgebiet der Japanischen Enzephalitis korreliert mit den Regionen, wo Reisanbau und Schweinezucht betrieben wird. Die ersten Infektionen wurden 1871 in Japan berichtet und später in den gemäßigteren und tropischen Regionen von Ost- bis Südasien und Nord-Australasien. Jährlich werden in Asien 30 000–50 000 Fälle der Japanischen Enzephalitis gemeldet und es kommt zu ca. 10 000 Todesfällen. In den meisten Fällen verläuft die Infektion eher mild und zum Teil sogar völlig asymptomatisch. Bei ungefähr 1 von 200 Infizierten kommt es jedoch zu plötzlichem, hohem Fieber, Schüttelfrost, Kopfschmerzen und Muskelschmerzen. Innerhalb kurzer Zeit können Bewusstseinsstörungen und verschiedene andere neurologische Symptome auftreten. Annähernd 25 % der Erkrankten sterben und von den Überlebenden tragen ungefähr die Hälfte bleibende neurologische und/oder psychische Schäden davon, darunter Gedächtnisverlust oder auch Bewusstseins- und Verhaltensstörungen. In Endemiegebieten sind meist nur jüngere Kinder von den Erkrankungsfällen betroffen, ältere Kinder und Erwachsene sind meist durch eine frühere Infektion immun.

Für eine Reiseimpfung bei Expositionsrisiko in Endemiegebieten steht mit IXIARO® ein Impfstoff zur Verfügung, der aus mit Formaldehyd inaktivierten Japanische-Enzephalitis-Viren des Stammes SA$_{14}$–14–2 besteht. Die Viren werden in Vero-Zellen amplifiziert, im Impfstoff sind 6 µg Gesamtprotein enthalten. Der

Japanische Enzephalitis	
Erreger:	Japanische-Enzephalitis-Virus (Familie der Flaviviridae).
Übertragung:	Stich einer *Culex*- oder *Anopheles*-sp.-Stechmücke.
Inkubationszeit:	5–15 Tage.
Symptome:	Meist mild, in 0,5 % der Fälle schwere Erkrankung mit plötzlichem hohen Fieber, Kopfschmerzen, Nackensteifigkeit, Orientierungslosigkeit, Koma, Bewusstseinsstörungen, Lähmungen.
Grundimmunisierung:	2 Impfdosen intramuskulär an den Tagen 0 und 28, nur an Erwachsene.
Auffrischungsimpfung:	1 Dosis innerhalb des zweiten Jahres nach der Grundimmunisierung.
Mögliche Impffolgen:	Sehr häufig Kopfschmerzen, Myalgie, Reaktionen an der Injektionsstelle, Übelkeit, gelegentlich Dyspnoe, Migräne und Schwindelgefühl.
Schutzrate:	Über 98 %.
Schutzdauer:	Nicht bekannt.

Impfstoff ist bisher nur für Erwachsene zugelassen und wird für die Grundimmunisierung zweimal im Abstand von 4 Wochen verabreicht. Personen, die dauerhaft dem Risiko einer Infektion mit Japanische-Enzephalitis-Virus ausgesetzt sind und sich z. B. langfristig in einem Endemiegebiet aufhalten, sollten 12 Monate nach der Grundimmunisierung eine dritte Dosis zur Auffrischung erhalten. Ob weitere Auffrischungsimpfungen nötig sind, ist nicht bekannt.

9.7.2 Inaktivierte Bakterien-Vakzine

Ein Beispiel für einen Impfstoff, der inaktivierte Bakterien enthielt, ist die Ganzkeim-Pertussis-Vakzine. Diese nicht unproblematische Vakzine verliert aber heute an Bedeutung, da sie weitgehend durch eine azelluläre Vakzine ersetzt wurde. Daneben sind für Reise- und Indikationsimpfungen eine Vakzine gegen *Vibrio cholerae* verfügbar.

Der Nutzen der Cholera-Vakzine wird immer wieder hinterfragt, da sie nur für kurze Zeit gegen das Toxin, nicht jedoch gegen den Erreger wirksam ist. Sollte dennoch eine Impfung benötigt werden, stehen alternativ zwei orale Cholera-Impfstoffe zur Verfügung, von denen in Deutschland der Kombinationsimpfstoff aus inaktivierten Bakterien und rekombinant hergestelltem Choleratoxin B zugelassen sind.

Ganzkeim-Pertussis-Vakzine

Keuchhusten-Infekte werden durch direkten Kontakt mit einem Infizierten durch Tröpfcheninfektion übertragen. Das gramnegative Bakterium *Bordetella pertussis* dringt in die Atemwege ein und siedelt sich dort an. Toxine, die das Bakterium absondert, verursachen den Ausbruch der Krankheit. Neben dem eigentlichen Pertussis-Toxin (PT) sind auch andere Pathogenitätsfaktoren wie filamentöses Hämagglutinin (FHA), Adenylatzyklase und ein tracheales Zytotoxin an der Ausprägung der Krankheit beteiligt. Der Erreger bindet an die Cilien des Respirationstraktes und setzt die Toxine frei. Der Cilienschlag wird dadurch gehemmt, was nachfolgend zur Entzündung und zum Husten auf Grund mangelnder Sekretabfuhr führt. Antibiotika helfen nach Ausbruch der Krankheit nicht mehr.

Betroffen sind vor allem Säuglinge und Kleinkinder, von denen 80–90 % ein bis drei Wochen nach der Infektion erkranken. In der ersten Woche verläuft die Krankheit zunächst völlig unspezifisch. Allerdings ist der Patient in dieser Zeit hochinfektiös. Das typische Krankheitsbild mit stoß- und krampfartigen Hustenanfällen entwickelt sich in der zweiten Woche. Dabei kann es zu Atemstillstand und Blauanlaufen durch Sauerstoffmangel kommen. Das Anfallstadium dauert im Allgemeinen 3–4 Wochen, in manchen Fällen sogar bis zu einem halben Jahr. Bei Säuglingen ist meist ein Krankenhausaufenthalt notwendig. Der überstandene Keuchhusten verleiht eine zeitlich begrenzte Immunität.

Erwachsene zeigen atypische Krankheitsformen mit uncharakteristischem Husten. Sie können aber Säuglinge und Kleinkinder anstecken. Viele Säuglinge werden von der Mutter angesteckt.

Da Säuglinge keine (!) schützenden Antikörper von der Mutter während der Schwangerschaft oder beim Stillen erhalten, sollten sie möglichst früh geimpft werden. Eine solche frühzeitige Impfung von Säuglingen empfiehlt auch die STIKO seit 1991. Verwendet wird in aller Regel ein Kombinationsimpfstoff gegen Diphthe-

Keuchhusten, Pertussis	
Erreger:	*Bordetella pertussis* (Bakterium).
Übertragung:	Durch Tröpfcheninfektion.
Inkubationszeit:	7–14 Tage.
Symptome:	Bronchitis mit heftigen Hustenanfällen und Erstickungsanzeichen; pfeifendes Atemgeräusch; Lungenentzündung, Krämpfe.
Grundimmunisierung:	Ab vollendetem 2. Lebensmonat drei Impfungen im Abstand von je 4–8 Wochen. Eine vierte Impfung zwischen vollendetem 11. und 14. Lebensmonat. In der Regel als Kombination mit anderen Impfungen. Impfung von Erwachsenen bei erhöhtem beruflichem Risiko.
Auffrischung:	Ab dem 6. Lebensjahr, auch für Erwachsene alle 10 Jahre empfohlen.
Mögliche Impffolgen:	Örtliche Reaktionen wie Rötung, Schwellung, Schmerzen. Gelegentlich Fieber (Fieberzäpfchen), Durchfall, Erbrechen. Selten Unruhe und Schreikrämpfe.
Schutzrate:	70–90 %; erkranken Kinder nach vollständiger Impfung, verläuft die Krankheit deutlich leichter.
Schutzdauer:	Nach Grundimmunisierung ca. 10 Jahre oder mehr.

rie, Pertussis, Tetanus, Polio, *Haemophilus influenzae* Typ b und Hepatitis B.

Impfungen werden auch empfohlen für exponierte Erwachsene, z. B. Personal in Pädiatrie und Infektionsmedizin sowie Gemeinschaftseinrichtungen für das Vorschulalter und Kinderheimen.

Die Ganzkeim-Pertussis-Vakzine enthält Hitze-inaktivierte *Bordetella-pertussis*-Zellen. Die Dosis wird durch Trübungsmessung der inaktivierten Zellsuspension ermittelt. Die Effizienz der Vakzine wird durch einen Schutzassay in Mäusen bestimmt. Der von der Vakzine ausgelöste Schutzmechanismus wird wahrscheinlich durch die Induktion mehrerer Antikörper gegen unterschiedliche Pertussis-Antigene wie Pertussis-Toxin, filamentöses Hämagglutinin und Lipopolysaccharide vermittelt.

Ganzkeim-Pertussis-Vakzine sind bekannt dafür, dass sie nicht selten unangenehme Nebenwirkungen verursachen. Dazu zählen auch extreme Unruhe und Schlaflosigkeit, Schreikrämpfe und Schock-ähnliche Phänomene. Meldungen von Impf-Enzephalopathien, die man der Pertussis-Impfung anlastete, führten zu einer Einschränkung der Impfempfehlung für Säuglinge in Risikosituationen. Daraufhin sank die Durchimpfungsrate von durchschnittlich 40–50 % auf nur noch 14 % (1990). Dies führte zu einer erneuten, starken Zunahme der Keuchhusten-Morbidität (**o** Abb. 9.1). Seit 1991 empfiehlt die STIKO die Impfung wieder für alle gesunden Säuglinge und Kinder. Allerdings wird heute praktisch nur noch eine azelluläre Vakzine eingesetzt, die neben gereinigtem Pertussis-Toxoid auch gereinigtes, filamentöses Hämagglutinin von *B. pertussis* enthält.

Cholera-Vakzine

Die Cholera ist eine schwere bakterielle Infektionskrankheit mit Durchfall und Erbrechen, die durch das gramnegative Bakterium *Vibrio cholerae* ausgelöst wird, dessen Toxin (Cholera-Toxin) zu starkem Durchfall mit Wasserverlust führt. Filippo Pacini beschrieb den Erreger der Cholera erstmals 1854 als gekrümmtes, sehr bewegliches Bakterium. 1883 züchtete Robert Koch zusammen mit Bernhard Fischer und Georg Gaffky in Ägypten das Bakterium, das sie aus dem Darm von verstorbenen Patienten isoliert hatten, in Reinkultur. Dieser Biotyp wird als „klassischer Typ" bezeichnet. Seit 1817 sind insgesamt acht Cholera-Pandemien registriert, die letzte begann 1992 in Indien und Bangladesh und hält nach wie vor an. Während die früheren Pandemien vom „klassischen" Cholera-Erreger ausgelöst wurden, ist seit 1961 der Biotyp El Tor das dominante Pathogen. Bis zu diesem Zeitpunkt waren immer nur zwei Serotypen und zwei Biotypen der Serogruppe O1 an den Cholera-Ausbrüchen beteiligt: die Serotypen Inaba (AC) und Ogawa (AB) und die Biotypen „klassisch"

und „El Tor". Die beiden Biotypen unterscheiden sich darin, dass El-Tor-Stämme Hühner-Erythrozyten über das Mannose-sensitive Hämagglutinogen (MSHA) agglutinieren können und resistent gegenüber Polymyxin B sind. In beiden Biotypen sind die Serotypen Inaba und Ogawa zu unterscheiden, die sich aufgrund der typspezifischen, hitzestabilen Lipopolysaccharid-Antigene C (Serotyp Inaba) und B (Serotyp Ogawa) unterscheiden.

Der letzte größere Cholera-Ausbruch in Deutschland war in Hamburg im Jahr 1892, bei dem 8 600 Menschen starben. Cholera wird in der Regel durch Trinkwasser verursacht, das mit Cholera-Erregern verunreinigt ist. Cholera-Erreger finden sich vor allem in Fäkalien, sowie in Fluss- und Meerwasser, das mit Fäkalien belastet ist. Außerdem können Fische und andere Nahrungsmittel aus Flüssen und dem Meer mit Cholera-Erregern belastet sein. Während in den Industrieländern wegen hoher Hygienestandards Cholera kein Problem darstellt, ist die Cholera in den Entwicklungsländern eine weit verbreitete und gefährliche Krankheit. Die WHO schätzt alljährlich 3–5 Millionen Cholerafälle, und 100 000–150 000 Todesfälle. Für einen Krankheitsausbruch müssen ca. 10^8–10^9 Bakterien aufgenommen werden, damit noch ausreichend infektiöse Partikel den Dünndarm nach der Passage durch die zerstörerische Magensäure erreichen können, um sich dort anzusiedeln. Die Schwellendosis verringert sich deutlich, wenn die Bakterien zusammen mit Nahrung aufgenommen werden. Durch die recht kurze Inkubationszeit von 2 Stunden bis 5 Tagen kommt es dann sehr schnell zu den explosionsähnlichen Cholera-Ausbrüchen.

Ausgelöst wird die Krankheit durch das Cholera-Toxin, das von einem Transposon-ähnlichen Element auf dem Chromosom des Bakteriums codiert wird, das letztlich ein in das Bakteriengenom integrierter Prophage ist. Der eigentliche Bakteriophage CTXΦ ist filamentös und nicht-lytisch. Das Toxin besteht aus einer so genannten A- und fünf B-Proteinuntereinheiten. Über die B-Untereinheiten bindet der Proteinkomplex spezifisch an Glykolipide in der Zellmembran der Darm-Epithelzellen und wird in die Zelle aufgenommen. Hier hemmt die A-Untereinheit die für G-Proteine notwendige Umsetzung von GTP zu GDP, und blockiert damit die Signalabschaltung in der Zelle. Die Adenylatzyklase bleibt aktiviert und es kommt zu einem Überschuss des *second Messengers* cAMP, was wiederum dazu führt, dass kontinuierlich Cl^-, HCO_3^- und Wasser ins Darmlumen abgegeben werden. Der Verlauf der Cholera kann meist in 3 Stadien eingeteilt werden:

1. Stadium des Brechdurchfalls mit häufig dünnflüssigem Stuhl, oft mit Schleimflocken durchsetzt („Reiswasserstühle") und verbunden mit Schmerzen im Bauch.

Cholera

Erreger:	*Vibrio cholerae* (Bakterium).
Übertragung:	Durch mit Cholera-Erreger verunreinigtes Trinkwasser oder Nahrungsmittel.
Inkubationszeit:	Wenige Stunden bis 4 Tage.
Symptome:	Diarrhö mit reiswasserähnlichem Stuhl.
Grundimmunisierung:	Kinder zwischen dem 2. und 6. Lebensjahr: 3 Dosen im Abstand von mindestens 1, aber nicht mehr als 6 Wochen; Kinder ab 6 Jahre, Jugendliche und Erwachsene: 2 Dosen.
Auffrischung:	Kinder zwischen dem 2. und 6. Lebensjahr: eine Auffrischung nach 6 Monaten; Kinder ab 6 Jahre, Jugendliche und Erwachsene: eine Auffrischung nach 2 Jahren.
Mögliche Impffolgen:	Gelegentlich: Diarrhö, Bauchschmerzen, Bauchkrämpfe, Magen/Bauchgeräusche, Bauchbeschwerden, Kopfschmerzen; selten: Fieber, Unwohlsein, Übelkeit, Erbrechen, kein oder wenig Appetit, respiratorische Symptome (einschließlich Rhinitis und Husten), Schwindel.
Schutzrate:	60–85 %.
Schutzdauer:	Nach Grundimmunisierung ca. 2 Jahre.

---

2. Stadium des Flüssigkeitsmangels (Exsikkose). Dabei kommt es zur Untertemperatur und zu einem auffälligen Gesichtsausdruck mit spitzer Nase, eingefallenen Wangen und stehenden Hautfalten.
3. Stadium der allgemeinen Körperreaktion mit Fieber, Benommenheit, Verwirrtheit, Koma und Hautausschlag. Komplikationen wie eine Lungenentzündung, eine Entzündung der Ohrspeicheldrüse und eine Sepsis können hinzukommen.

Bei bis zu 80 % der Infizierten verläuft die Erkrankung nahezu symptomlos, bei weiteren 15 % verläuft sie eher mild. Auffälligerweise sind Menschen mit der Blutgruppe 0 gefährdeter.

Mit Dukoral® ist eine Schluckimpfung in Deutschland zugelassen, die folgendermaßen zusammengesetzt ist:

Eine Dosis der Impstoff-Suspension enthält:
- insgesamt 1×10^{11} Bakterien der Stämme:
  - *Vibrio cholerae* O1 Inaba, klassischer Biotyp (Hitze-inaktiviert), 25×10^9 Bakterien,
  - *Vibrio cholerae* O1 Inaba, El-Tor-Biotyp (Formalin-inaktiviert), 25×10^9 Bakterien,
  - *Vibrio cholerae* O1 Ogawa, klassischer Biotyp (Hitze-inaktiviert), 25×10^9 Bakterien,
  - *Vibrio cholerae* O1 Ogawa, klassischer Biotyp (Formalin-inaktiviert), 25×10^9 Bakterien,
- Rekombinante Cholera-Toxin-B-Untereinheit (rCTB) 1 mg.

Zusammen mit dem Impfstoff wird ein Natriumhydrogencarbonat-Brausegranulat angeboten, das zunächst in einem Glas kaltem Wasser (etwa 150 ml) aufgelöst werden muss. Die Impfstoff-Suspension wird anschließend mit der Natriumhydrogencarbonat-Lösung gemischt und innerhalb von 2 Stunden getrunken. Da der Impfstoff im sauren Milieu labil ist und Nahrungsmittel oder Getränke die Säureproduktion im Magen erhöhen, sollte 1 Stunde vor und nach der Impfung auf den Verzehr von Nahrungsmitteln und Getränken verzichtet werden. Auch die Einnahme von anderen Arzneimitteln sollte 1 Stunde vor und nach der Einnahme von Dukoral® vermieden werden. Bei Kindern von 2–6 Jahren wird die Hälfte der Natriumhydrogencarbonat-Lösung verworfen, und die restliche Menge (etwa 75 ml) wird mit dem gesamten Inhalt der Impfstoff-Durchstechflasche gemischt.

Dukoral® verleiht einen speziellen Schutz gegen *Vibrio cholerae* Serogruppe O1. Die Immunisierung schützt nicht gegen *V. cholerae* Serogruppe O139 oder andere *Vibrio*-Spezies.

Der Impfstoff induziert die Bildung von Antikörpern sowohl gegen die bakteriellen Komponenten als auch gegen CTB. Die antibakteriellen Antikörper im Darm verhindern, dass die Bakterien sich an die Darmwand anbinden, wodurch eine Besiedelung mit *V. cholerae* O1 abgewehrt wird. Die Antitoxin-Antikörper im Darm verhindern, dass sich das Cholera-Toxin an die Schleimhautoberfläche des Darms bindet und vermeiden dadurch die durch das Toxin vermittelten Durchfallsymptome. Das hitzelabile Toxin (LT) der enterotoxischen *E. coli* (ETEC) ist strukturell, funktionell und immunologisch dem CTB ähnlich. Es kommt daher zu einer immunologischen Kreuzreaktion der beiden Toxine.

Dukoral® ist zur aktiven Immunisierung gegen die durch *Vibrio cholerae* Serogruppe O1 verursachten Erkrankungen bei Erwachsenen und Kindern ab 2 Jah-

□ **Tab. 9.23** Impfung gegen Cholera

Kategorie	Indikation bzw. Reiseziel	Anwendungshinweise
R	Aufenthalte in Infektionsgebieten, speziell unter mangelhaften Hygienebedingungen bei aktuellen Ausbrüchen, z. B. in Flüchtlingslagern oder bei Naturkatastrophen.	Nach Angaben des Herstellers.

R: Reiseimpfungen.

ren, die in endemische/epidemische Gebiete reisen wollen, angezeigt. Dukoral® ersetzt nicht die üblichen Schutzmaßnahmen. Beim Auftreten einer Diarrhö sind Maßnahmen zur Rehydratation einzuleiten.

Das Standardverfahren zur Dukoral®-Erstimpfung gegen Cholera besteht bei Erwachsenen und Kindern ab 6 Jahren aus 2 Dosen. Kinder von 2–6 Jahren sollten 3 Dosen erhalten. Die Dosen sind in Abständen von mindestens einer Woche zu verabreichen. Wenn zwischen den Dosisgaben mehr als 6 Wochen liegen, muss die Grundimmunisierung von vorn begonnen werden. Die Immunisierung sollte mindestens 1 Woche vor einer potenziellen Exposition mit *V. cholerae* O1 abgeschlossen sein.

Um einen kontinuierlichen Schutz gegen Cholera zu erreichen, wird für Erwachsene und Kinder ab 6 Jahren eine einzelne Auffrischungsimpfung nach 2 Jahren, und für Kinder von 2–6 Jahren eine Auffrischung nach 6 Monaten empfohlen. Zu wiederholten Auffrischungsdosen wurden keine Daten hinsichtlich der klinischen Wirksamkeit erstellt. Die immunologischen Daten legen jedoch nahe, dass spätestens 2 Jahre nach der letzten Impfung eine einzelne Auffrischungsimpfung gegeben werden sollte. Wenn die letzte Impfung mehr als 2 Jahre zurück liegt, sollte das Erstimpfungsverfahren wiederholt werden (□ Tab. 9.23).

9.8   Einzelantigene (Subunit-, Spalt- und Polysaccharid-Impfstoffe)

Einzelantigen-Impfstoffe enthalten ein oder mehrere ausgewählte Antigene, die einen Schutz gegen den pathogenen Keim induzieren können, von dem sie isoliert wurden. Diese Vakzine sind sicherlich physikochemisch besser definiert und somit homogener als Lebend- oder inaktivierte Ganzkeim-Vakzine. Auch zeigen sie weniger Nebenwirkungen. Allerdings sind sie nicht so immunogen wie die Ganzkeim-Vakzine.

Antigene, die heute in Einzelantigen-Impfstoffen eingesetzt werden, beinhalten bakterielle oder virale Proteine oder bakterielle Kapsel-Polysaccharide. Es lassen sich dabei Spalt- oder Split-Impfstoffe von den Subunit-Vakzine und den Polysaccharid-Impfstoffen unterscheiden. Die Spalt- oder Split-Impfstoffe werden durch Aufspaltung des Virus oder Bakteriums gewonnen und bestehen aus einer Mischung mehrerer Antigene. Sub-

unit-Impfstoffe enthalten dagegen nur einzelne hochaufgereinigte Oberflächenproteine als Immunogen. Werden nicht Protein-Antigene sondern Bestandteile der bakteriellen Kapsel für die Vakzine eingesetzt, erhält man die Polysaccharid-Impfstoffe.

Handelt es sich bei den Antigenen um ursprünglich toxische Proteine, spricht man auch von Toxoid-Impfstoffen. Wichtige Beispiele für Toxoid-Impfstoffe sind die Diphtherie- und Tetanus-Vakzine. Der von ihnen induzierte Schutz vor der Krankheit basiert auf der Anwesenheit von Antikörpern gegen die entsprechenden Toxine. Dabei handelt es sich um wasserlösliche Proteine, die mit Hilfe von Formaldehyd vernetzt wurden. Diese Vernetzung führt zu intra- und intermolekularen kovalenten Bindungen, die einerseits die Toxine „entgiften", die aber andererseits so beschaffen sein müssen, dass noch eine spezifische Antikörperinduktion gewährleistet ist. Um die mäßige Immunogenität dieser Aggregate zu erhöhen, werden sie an Aluminium-Salz-Suspensionen adsorbiert.

Im Falle der azellulären Pertussis-Vakzine wurde eine Mutation in das Gen für das Toxin eingeführt. Die resultierende Toxinvariante ist nicht mehr toxisch, genetisch stabil und immunogener als das chemisch modifizierte Toxin. Aber auch diese Variante ist mit niedrigen Dosen Formaldehyd modifiziert, um eine höhere Stabilität zu erzielen. Um die Immunogenität der Vakzine zu erhöhen, enthalten azelluläre Pertussis-Vakzine noch andere Komponenten wie filamentöses Hämagglutinin (FHA), das 69 kDa große Pertactin und/oder Agglutinogene.

Ein anderes bakterielles Toxin wurde bereits besprochen: das Cholera-Toxin. Es ist ein extrem stabiles Protein, dadurch ein sehr gut oral applizierbares Immunogen und eignet sich im Prinzip als Adjuvans für mit verabreichte Antigene. Da die Erkennung der Zielzelle über das Gangliosid GM1 erfolgt, das auf den meisten Säugetierzellen vorhanden ist, wird das Toxin z. B. auch von antigenpräsentierenden Zellen aufgenommen, prozessiert und dem Immunsystem präsentiert. Allerdings ist das Holotoxin zu toxisch für einen direkten Einsatz als Impfstoff. Dagegen sind die isolierten B-Untereinheiten untoxisch. Insofern war es naheliegend, die CTB-Untereinheit rekombinant herzustellen und als Impfstoff einzusetzen.

Azelluläre Pertussis-Vakzine wurden in den 1980er Jahren zunächst in Japan eingeführt, das die Immunisierung mit der Ganzkeim-Vakzine wegen der unklaren Sicherheitslage ausgesetzt hatte. Heute dominiert dieser Impfstoff wegen seiner deutlich besseren Verträglichkeit. Auch die STIKO empfiehlt die azelluläre Pertussis-Vakzine (aP) in Form von Kombinationsimpfstoffen, z. B. gegen Diphtherie, Tetanus und Polio (DaPT-IPV). Wegen der hohen Pertussis-Gefährdung sollte mit der Impfung bereits zu Beginn des 3. Lebensmonats begonnen werden. Die Grundimmunisierung umfasst 3 Injektionen im ersten Lebensjahr im Abstand von jeweils 4 Wochen sowie 1 Impfung zu Beginn des 2. Lebensjahrs.

Die Hepatitis-B-Subunit-Vakzine gelangte als erste rekombinante Vakzine in den Markt. Sie hat komplett eine bis dahin gebräuchliche Vakzine verdrängt, die aus Plasma infizierter Patienten hergestellt wurde. Die aktuelle Hepatitis-B-Vakzine enthält Hepatitis-B-Oberflächenantigen (HBsAg), das aus transgenen Hefe- oder Säugerzellen isoliert wird, die das entsprechende virale Gen exprimieren. Gereinigtes HBsAg aggregiert spontan zu 22-nm-Partikeln, die exakt denen entsprechen, die man durch Extraktion von Virus-infizierten Zellen enthält. Offensichtliche Vorteile dieser rekombinanten Subunit-Vakzine sind ein deutlich verbessertes Sicherheitsprofil, hohe Ausbeuten und eine gleich bleibende Qualität.

Als Antigene eignen sich auch die Kapsel-Polysaccharide einiger Bakterien. Sowohl unter den grampositiven (z. B. Pneumokokken) als auch unter den gramnegativen Bakterien (z. B. Meningokokken) findet man Spezies, die Kapseln bilden. Diese Kapseln bestehen aus hochmolekularen Polysacchariden, die als Virulenzfaktoren fungieren. Sie sind aus linearen Oligosaccharid-Wiederholungseinheiten aufgebaut, die sich Spezies-spezifisch in Länge und Zusammensetzung unterscheiden. Der infizierte Organismus bildet gegen diese Kapselkomponenten Anti-Polysaccharid-Antikörper, die die Eindringlinge opsonisieren und so eine Komplement-Reaktion induzieren. Zugelassene Kapsel-Polysaccharid-Vakzine sind die Meningokokken-Vakzine mit den Serogruppen A, C, W-135 und Y, die Pneumokokken-Vakzine mit einem 23-valenten Polysaccharid-Impfstoff und die *Haemophilus-influenzae*-Typ-b-Vakzine (Hib).

Ein Nachteil der Polysaccharid-Vakzine ist ihre T-Zell-Unabhängigkeit (▶ Kap. 3.3.3). Das bedeutet, dass die Vakzine keinen Memory-Effekt induzieren. Hinzu kommt, dass diese Impfstoffe Kinder unter 2 Jahren nur unzureichend schützen, obwohl gerade diese Patientengruppe besonders gefährdet ist. Wegen der unzureichenden Immunantwort bei Kindern unter 2 Jahren sind die Impfstoffe auch erst für Patienten ab dem vollendeten 2. Lebensjahr zugelassen.

Die mäßige Immunogenität der reinen Polysaccharid-Antigene kann dadurch überkommen werden, dass man sie kovalent mit Trägerproteinen koppelt, die T-Zell-Epitope tragen. Dadurch steigt nicht nur die Immunogenität, sondern es wird auch ein Memory-Effekt induziert.

Das Konzept sei hier noch einmal kurz zusammengefasst: T-Helferzellen erkennen nur Peptide, die über den MHC-II-Komplex präsentiert werden. Es werden also keine Polysaccharide, Lipide und Nukleinsäuren erkannt. „Reife" B-Zellen hingegen erkennen auch Nicht-Protein-Antigene wie Zuckerpolymere ohne Unterstützung von T-Helfer-Zellen, weil diese so genannten Thymus(T-Zellen)-unabhängigen Antigene über multivalente Anordnung gleicher Epitope zu einem „cross-linking" von Antigen-Rezeptoren auf spezifischen B-Zellen und zu deren Aktivierung (Proliferation, Differenzierung, IgM/(IgG)-Antikörperproduktion) führen. Dies funktioniert allerdings erst ab etwa einem Alter von 2 Jahren. Bei Kindern unter 24 Monate sind B-Lymphozyten noch „unreif". Zwar dürften sie wohl auch Nicht-Protein-Antigene erkennen, können aber wahrscheinlich noch nicht sehr effizient Antikörper oder nur Antikörper sehr niedriger Affinität produzieren.

Um diesem Dilemma zu begegnen, stellt man Protein-Konjugat-Impfstoffe her. Diese induzieren folgenden Reaktionsablauf: Spezifische B-Zell-Rezeptoren erkennen und binden zunächst das Polysaccharid-Epitop. Rezeptor-vermittelt gelangt das Konjugat durch Endozytose in die Zellen. In der B-Zelle wird der Proteinanteil des Konjugats prozessiert und Peptidfragmente über den MHC-II-Komplex T-Helferzellen präsentiert. Nun ist die T-Helferzelle mit der B-Zelle („gebunden" über MHC/Peptid an TCR sowie über B7 an CD28 u. a.) assoziiert und wird ihrerseits aktiviert. Dies führt zur Expression des CD40-Liganden, der an CD40-Rezeptoren auf B-Zellen bindet. Ferner beginnt die T-Helferzelle, Zytokine zu sezernieren, die parakrin noch „unreife" B-Zellen aktivieren. Dadurch wird eine deutlich effizientere Produktion von wahrscheinlich höheraffinen Antikörpern gegen das Kapsel-Kohlenhydrat-Antigen induziert.

Ein weiterer Vorteil der Konjugat-Impfstoffe besteht darin, dass zusätzlich über andere antigenpräsentierenden Zellen (z. B. Makrophagen) durch T-Helferzellen B-Zellen mit Ig-Rezeptor-Spezifitäten für den Proteinanteil des Konjugat-Impfstoffes aktiviert werden.

Konjugat-Impfstoffe sind die Meningokokken-C- und die Hib-Vakzine. Die Meningokokken-C-Vakzine (Menjugate®) enthält Oligosaccharide von *Neisseria meningitidis* der Serogruppe C, das an das CRM197-Protein von *Corynebacterium diphtheriae* konjugiert und an Aluminiumhydroxid adsorbiert ist. Zu beachten ist, dass dieser Impfstoff nur gegen den Serotyp C und nicht gegen Meningokokken anderer Serotypen (z. B. A, W-135 und Y) schützt.

Der bekannteste Konjugat-Impfstoff ist die Hib-Vakzine. Sie besteht aus Wiederholungseinheiten von Polyribosyl(1–1)ribitolphosphat (PRP). Da 95 % aller Infektionen mit *Haemophilus*-Arten durch *Haemophilus influenzae* verursacht werden, reicht es aus, nur das eine Kapsel-Polysaccharid in den Impfstoff zu integrieren. Die Zuckerkomponente wird an ein Trägerprotein gekoppelt, das z. B. im Impfstoff PedvaxHIB® aus dem Proteinkomplex der äußeren Membran von *Neisseria meningitidis* B (OMPC = outer membrane protein complex) besteht. Ferner ist das Konjugat an Aluminiumhydroxid adsorbiert. Dieser Hib-Impfstoff ist häufig Teil einer Kombinationsvakzine (z. B. DTP-Hib).

9.8.1 Virale Einzelantigen-Vakzine

Influenza-Vakzine

Es gibt drei menschenpathogene Typen des Influenza-Virus: Influenza-Virus Typ A, B und C; sie gehören zu den Orthomyxoviridae. Influenza-A-Viren kommen beim Menschen und daneben auch bei Säugetieren (Schweine, Pferde) sowie in großer Vielfalt bei Vögeln, insbesondere Wasservögeln, vor. Influenza-B-Viren treten nur beim Menschen auf. Das Influenza-C-Virus ist für das Auftreten von Epidemien nicht von Bedeutung und wurde bei Mensch und Schwein nachgewiesen.

Der vorherrschende Subtyp entwickelt ständig neue Varianten, gegen die eine Immunität nach vorheriger Infektion mit einer anderen Variante des Subtyps nur sehr eingeschränkt schützt (▶ Kap. 4.3.2). Daher muss alljährlich mit der aktuellen Antigenkombination neu immunisiert werden (○ Abb. 9.6).

Gefürchtet sind Pandemien, die alle 12–24 Jahre auftreten. Sie treten dann ein, wenn sich das Influenza-Virus so weit verändert, dass ein völlig neuer Subtyp entstanden ist. Das geschieht auch dadurch, dass verwandte Spezies (z. B. Influenza- und Hühnerpest-Virus) in einem gemeinsamen Wirt rekombinieren.

Influenza-Viren gelangen über Tröpfcheninfektion in den Organismus und infizieren nach einer Inkubationszeit von 1–3 Tagen zunächst die Epithelzellen der Mund-, Nasen- und Rachenschleimhaut. Von hier aus breiten sie sich in den unteren Respirationstrakt aus. Vor allem bei Erwachsenen kann die Infektion inapparent verlaufen. Erste Symptome sind plötzliches Einset-

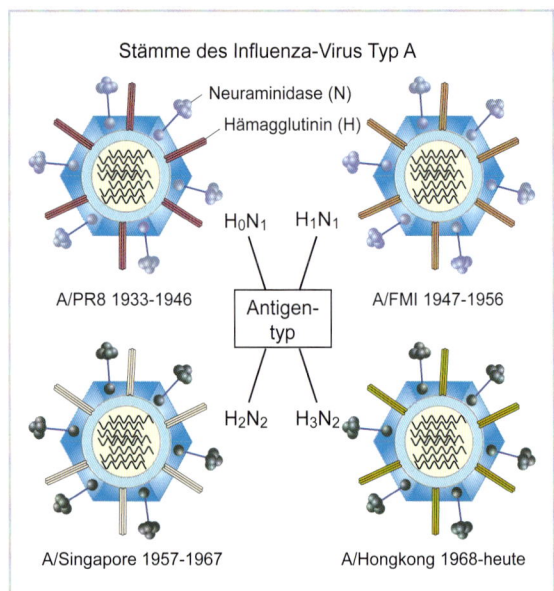

Stämme des Influenza-Virus Typ A

Neuraminidase (N)
Hämagglutinin (H)

H_0N_1 H_1N_1

A/PR8 1933-1946   Antigen-typ   A/FMI 1947-1956

H_2N_2 H_3N_2

A/Singapore 1957-1967   A/Hongkong 1968-heute

○ **Abb. 9.6** Unterschiede der antigenen Determinanten der Influenza-A-Viren.
Influenza-A-Viren unterscheiden sich vor allem in den Oberflächen-Proteinen Neuraminidase und Hämagglutinin. Von dem trimeren Hämagglutinin sind bisher 15 verschiedene Varianten identifiziert worden, während man von der Neuraminidase neun Subtypen kennt. Entsprechend dieser Variationen wird jährlich von der WHO eine Impfempfehlung herausgegeben, die z. B. auf den Internetseiten der WHO (www.who.int) oder der Zulassungsbehörde für Impfstoffe Paul-Ehrlich-Institut (www.pei.de) nachzulesen sind.

zen von Kopfschmerzen, Kältegefühl, Schüttelfrost und Husten. Anschließend tritt hohes Fieber bis 41 °C, Muskelschmerzen, Appetitlosigkeit und Schwächegefühl auf. Nach ca. 3 Tagen klingen diese Symptome wieder ab und das Fieber geht zurück. Nach 6 Tagen ist das Virus aus dem Körper eliminiert.

Eine schwere, lebensbedrohende Grippe tritt dann auf, wenn sich anschließend eine primäre virale interstitielle Lungenentzündung entwickelt. Sie betrifft vor allem ältere (> 65 Jahre) oder immunsupprimierte Patienten, allerdings sind auch ca. 25 % jüngere, nicht-immunsupprimierte Patienten gefährdet. Durch bakterielle Überinfektion, z. B. mit *Haemophilus influenzae* oder *Streptococcus pneumoniae*, kann sekundär ebenfalls eine Lungenentzündung entstehen. Kommen

□ **Tab. 9.24** Influenza-Impfempfehlung der STIKO

Alter in Jahren					
2–4	5–6	9–11	12–17	ab 18	> 60
					S jährliche Impfung

S: Standardimpfung.

Influenza, Grippe

Erreger:	Influenza-Virus A und B.
Übertragung:	Durch Tröpfcheninfektion.
Inkubationszeit:	7–14 Tage.
Symptome:	Plötzliche Kopfschmerzen, Kältegefühl, Schüttelfrost und Husten, hohes Fieber bis 41 °C, Muskelschmerzen, Appetitlosigkeit und Schwächegefühl.
Grundimmunisierung:	Im September bis Oktober: Erwachsene und Kinder über 3 Jahre 1 × 0,5 ml, Kleinkinder bis 3 Jahre 2 × 0,25 ml im Abstand von 4 Wochen.
Auffrischung:	Jährlich.
Mögliche Impffolgen:	–
Schutzrate:	Jüngere Patienten zu ca. 90 %; bei älteren Patienten geringer.
Schutzdauer:	Nur ca. 6 Monate bis 1 Jahr.

◻ **Tab. 9.25** Zusammensetzung der Influenza-Impfstoffe der letzten Jahre

Saison	Influenza-A-Virus	Influenza-A-Virus	Influenza-B-Virus
2011/2012	A/California/07/2009 (H1N1)	A/Perth/16/2009 (H3N2)	B/Brisbane/60/2008
2010/2011	A/California/07/2009 (H1N1)	A/Perth/16/2009 (H3N2)	B/Brisbane/60/2008
2009/2010	A/Brisbane/59/2007 (H1N1)-ähnlicher Virusstamm (Reassortante IVR-148, abgeleitet von A/Brisbane/59/2007)	A/Brisbane/10/2007(H3N2)-ähnlicher Virusstamm (Reassortante NYMC X-175C, abgeleitet von A/Uruguay/716/2007)	B/Brisbane/60/2008-ähnlicher Virusstamm (B/Brisbane/60/2008, oder Reassortante NYMC BX-31 oder NIB-58, beide abgeleitet von B/Brisbane/60/2008)
2008/2009	A/Brisbane/59/2007 (H1N1)-ähnlicher Virusstamm (Reassortante IVR-148, abgeleitet von A/Brisbane/59/2007)	A/Brisbane/10/2007(H3N2)-ähnlicher Virusstamm (Reassortante NYMC X-175C, abgeleitet von A/Uruguay/716/2007)	B/Florida/4/2006-ähnlicher Virusstamm (B/Florida/4/2006, oder B/Brisbane/3/2007)
2007/2008	A/Solomon Islands/3/2006 (H1N1)-ähnlicher Virusstamm (Reassortante IVR-145, abgeleitet von A/Solomon Islands/3/2006)	A/Wisconsin/67/2005 (H3N2)-ähnlicher Virusstamm (Reassortante NYMC-X-161B, abgeleitet von A/Wisconsin/67/2005, oder die Reassortante IVR-142, abgeleitet von A/Hiroshima/52/2005, ein A/Wisconsin/67/2005-ähnlicher Virusstamm)	B/Malaysia/2506/2004-ähnlicher Virusstamm (B/Malaysia/2506/2004)
2006/2007	A/New Caledonia/20/99 (H1N1)-ähnlicher Virusstamm (Reassortante IVR-116, abgeleitet von A/New Caledonia/20/99)	A/Wisconsin/67/2005 (H3N2)-ähnlicher Virusstamm (Reassortante NYMC X-161 oder NYMC X-161B, abgeleitet von A/Wisconsin/67/2005, oder die Reassortante IVR-142, abgeleitet von A/Hiroshima/52/2005, ein A/Wisconsin/67/2005-ähnlicher Virusstamm)	B/Malaysia/2506/2004-ähnlicher Virusstamm (B/Malaysia/2506/2004)

A und B bezeichnen die Virustypen, der Ortsname bezieht sich auf den Ort der Virusisolierung; die erste Ziffer gibt die Nummer des jeweils isolierten Stamms an, die zweite bezieht sich auf das Isolierungsjahr.

9

◻ **Tab. 9.26** Impfung gegen Influenza

Kategorie	Indikation bzw. Reiseziel	Anwendungshinweise
I	Alle Schwangeren ab 2. Trimenon, bei erhöhter gesundheitlicher Gefährdung infolge eines Grundleidens ab 1. Trimenon. Kinder, Jugendliche und Erwachsene mit erhöhter gesundheitlicher Gefährdung infolge eines Grundleidens, wie z. B.: ■ chronische Krankheiten der Atmungsorgane (inklusive Asthma und COPD), ■ chronische Herz-Kreislauf-, Leber- und Nierenkrankheiten, ■ Diabetes und andere Stoffwechselkrankheiten, ■ chronische neurologische Krankheiten, z. B. Multiple Sklerose mit durch Infektionen getriggerten Schüben, ■ Personen mit angeborenen oder erworbenen Immundefekten mit T- und/oder B-zellulärer Restfunktion, ■ HIV-Infektion, ■ Bewohner von Alters- oder Pflegeheimen.	■ Impfung mit einem Impfstoff mit aktueller von der WHO empfohlener Antigenkombination. ■ Jährliche Impfung im Herbst mit einem Impfstoff mit aktueller von der WHO empfohlener Antigenkombination.
B/I	■ Personen mit erhöhter Gefährdung, z. B. medizinisches Personal, Personen in Einrichtungen mit umfangreichem Publikumsverkehr sowie Personen, die als mögliche Infektionsquelle für von ihnen betreute ungeimpfte Risikopersonen fungieren können. ■ Personen mit erhöhter Gefährdung durch direkten Kontakt zu Geflügel und Wildvögeln.	Jährliche Impfung im Herbst mit einem Impfstoff mit aktueller von der WHO empfohlener Antigenkombination. Eine Impfung mit dem aktuellen saisonalen humanen Influenza-Impfstoff bietet keinen direkten Schutz vor Infektionen durch den Erreger der aviären Influenza, sie kann jedoch Doppelinfektionen mit den aktuell zirkulierenden Influenza-Viren verhindern.
R/I	Für Reisende ab 60 Jahren und die unter I (Indikationsimpfung) genannten Personengruppen, die nicht über einen aktuellen Impfschutz verfügen, ist die Impfung generell empfehlenswert, für andere Reisende ist eine Influenza-Impfung nach Risikoabwägung entsprechend Exposition und Impfstoffverfügbarkeit sinnvoll.	
I	Wenn eine intensive Epidemie aufgrund von Erfahrungen in anderen Ländern droht oder nach deutlicher Antigendrift bzw. nach Antigenshift zu erwarten ist und der Impfstoff die neue Variante enthält.	Entsprechend den Empfehlungen der Gesundheitsbehörden.

I: Indikationsimpfungen, B: Impfungen auf Grund eines erhöhten beruflichen Risikos, R: Reiseimpfungen.

zusätzlich zur Lungenentzündung noch Kreislaufschäden mit Myocarditis dazu, kann es innerhalb von 1–4 Tagen zum Tod kommen.

Die in Deutschland verfügbaren Influenza-Vakzine enthalten entweder einen Influenza-Spaltimpfstoff oder die gereinigten Oberflächenantigene Neuraminidase und Hämagglutinin als Subunit-Impfstoff. Dafür werden die Viren bisher noch überwiegend auf embryonalen Hühnereiern gezüchtet, die Antigene durch Tween-Ether gespalten und mit Formaldehyd oder β-Propiolacton inaktiviert. Als Alternative stehen mittlerweile auch Zellkultursysteme von Vero-Zellen und MDCK-Zellen für die Impfstoffherstellung zur Verfügung. Während Vero-Zellen normale Nierenzellen der Grünen Meerkatze sind, handelt es sich bei MDCK-Zellen um Epithelzellen aus der Hundeniere (Madin-Darby Canine Kidney). Die Impfstoffe enthalten meist Komponenten aus zwei Influenza-A- und einem Influenza-B-Stamm der aktuellen WHO-Empfehlung. Der Hämagglutiningehalt pro Dosis beträgt 10–15 µg, zum Teil ist auch ein Adjuvans enthalten.

Mit InfectoVac® Flu und Inflexal V stehen zwei virosomal formulierte, inaktivierte Virus-Impfstoffe zur Verfügung. Bei dieser Art Impfstoff sind die gereinigten Oberflächenproteine wieder in eine Influenza-Virushülle integriert, so dass ein Viruspartikel vorgetäuscht wird, das sich jedoch wegen der fehlenden Nukleinsäuremoleküle nicht vermehren kann. Allerdings kann das Virosom über das integrierte Hämagglutinin in eine Wirtszelle aufgenommen werden, in der dann – ähnlich wie bei einer richtigen Infektion – die Hüllmembran mit der Endosomenmembran verschmilzt. Über diese

Impfstoff-Formulierung kann sehr effizient sowohl die zelluläre als auch die humorale Immunantwort stimuliert werden.

Die vorbeugende Impfung sollte am besten im September, bevor die Grippe-Saison begonnen hat, verabreicht werden. Die Influenza-Impfung ist aber auch noch im Verlauf des Winters möglich. Erwachsene und Kinder über 3 Jahre erhalten $1 \times 0,5$ ml, Kleinkinder bis 3 Jahre $2 \times 0,25$ ml im Abstand von 4 Wochen (□ Tab. 9.24).

Die Impfung erfolgt per intramuskulärer Injektion. Neuere Studien haben gezeigt, dass zumindest bei jüngeren Patienten (< 66 Jahre) eine intradermale Applikation von mindestens 20 % der üblichen Dosis eine vergleichbare Immunität vermittelt. Die Bildung von Antikörpern beginnt etwa 2–3 Wochen nach der Impfung. Die Schutzdauer gegen gleiche oder eng verwandte Stämme beträgt im Allgemeinen 6 Monate bis 1 Jahr. Der Impfschutz muss bei den Risikogruppen jedes Jahr aufgefrischt werden (□ Tab. 9.26).

Alljährlich wird von der WHO und dem Ausschuss für Humanarzneimittel (CHMP) bei der EMA eine neue Stammzusammensetzung der Influenza-Impfstoffe empfohlen, die üblicherweise aus zwei Influenza-A-Viren und einem Influenza-B-Virus bestehen (□ Tab. 9.25). Die jährliche Impfung wird auch dann empfohlen, wenn die Antigenzusammensetzung des Impfstoffs gegenüber der vorhergehenden Saison unverändert ist.

In Deutschland entscheiden sich ca. 10 % der Bevölkerung (bzw. 15–30 % der Risikogruppen) jährlich für eine Impfung.

Hepatitis-B-Vakzine

Hepatitis-B-Viren (HBV) gehören zu den Hepadnaviridae. Diese Viren sind eigentlich ausschließlich humanpathogen, aber einige Affenarten, darunter auch Schimpansen, sind ebenfalls infektionskompetent.

Die Hepatitis B wird über kontaminiertes Blut, Blutprodukte oder Körpersekrete durch direkte Inokulation durch die Haut, z. B. bei Verletzungen mit infizierten Kanülen, oder durch Kontakt des Virus mit Schleimhäuten (z. B. beim Geschlechtsverkehr) übertragen. In Deutschland beträgt der prozentuale Anteil an HBV-Dauerträgern 0,5–1 % der Bevölkerung, also 300 000–

650 000 Personen. In subtropischen Regionen sind jedoch bereits 3–5 % und in Teilen Asiens und Afrikas sogar 10–20 % der Bevölkerung HBV-Dauerträger. Nach Angaben der WHO haben weltweit etwa 2 Milliarden Menschen eine HBV-Infektion durchgemacht und 300–420 Millionen Menschen sind chronisch mit HBV infiziert. Pro Jahr wird weltweit mit bis zu einer Million Todesfällen infolge von HBV-bedingten Leberzirrhosen oder Leberzellkarzinomen gerechnet. Auf Grund der Impfung der jüngeren Altersgruppen wird die Verbreitung von Hepatitis B voraussichtlich innerhalb der nächsten 10–20 Jahre deutlich zurückgehen.

Das Krankheitsbild wird geprägt durch die Immunantwort auf den Erreger. Die Viren vermehren sich in Hepatozyten. Diese werden daraufhin durch NK-Zellen bzw. CD8-positive zytotoxische T-Zellen eliminiert. Die Ausgangslage des Immunsystems determiniert daher die Schwere der Erkrankung.

In etwa 5–10 % der ikterischen Verläufe beobachtet man chronische Erkrankungen (bei infizierten Säuglingen bis 90 %, die aber häufig symptomlos verlaufen) mit der Gefahr der Leberzirrhose und der Notwendigkeit einer Lebertransplantation (LTX). Nur bei etwa 0,5–1 % der ikterischen Verläufe entstehen akute bzw. hypakute Erkrankungen mit sofortiger Notwendigkeit für eine LTX bzw. einer extrem hohen Letalität von bis zu 80 %.

Die STIKO empfiehlt besondere Maßnahmen für die postexpositionelle Hepatitis-B-Prophylaxe bei Neugeborenen von HBsAg-positiven Müttern bzw. von Müttern mit unbekanntem HBsAg-Status. Danach soll entsprechend den Mutterschafts-Richtlinien bei allen Schwangeren nach der 32. Schwangerschaftswoche, möglichst nahe am Geburtstermin, das Serum auf HBsAg untersucht werden. Ist das Ergebnis positiv, dann ist bei dem Neugeborenen unmittelbar *post partum*, d. h. innerhalb von 12 Stunden, mit einer Immunisierung gegen Hepatitis B zu beginnen. Dabei werden simultan die erste Dosis HB-Impfstoff und HB-Immunglobulin (▶ Kap. 10.5.2) verabreicht. Die begonnene HB-Grundimmunisierung wird einen Monat nach der 1. Impfung durch eine 2. und sechs Monate nach der 1. Impfung durch eine 3. Impfung vervollständigt. Bei Neugeborenen inklusive Frühgeborenen von Müttern, deren HBsAg-Status nicht bekannt ist und bei denen noch vor bzw. sofort nach der Geburt die serologische

□ **Tab. 9.27** Hepatitis-B-Impfempfehlung der STIKO

Alter in Monaten					Alter in Jahren					
2	3	4	11–14	15–23	2–4	5–6	9–11	12–17	ab 18	ab 60
G1	G2[a]	G3	G4	N		N				

a) Bei Anwendung eines monovalenten Impfstoffes kann diese Dosis entfallen.

G: Grundimmunisierung (in bis zu 4 Teilimpfungen G1 bis G4), N: Nachholimpfung (Grundimmunisierung aller noch nicht Geimpften bzw. Komplettierung einer unvollständigen Impfserie).

◻ **Tab. 9.28** Impfung gegen Hepatitis B

Kategorie	Indikation bzw. Reiseziel	Anwendungshinweise
I	1. Patienten mit chronischer Nieren-(Dialyse)/Leberkrankheit/Krankheit mit Leberbeteiligung/häufiger Übertragung von Blut(bestandteilen, z. B. Hämophile), vor ausgedehntem chirurgischem Eingriff (z. B. unter Verwendung der Herz-Lungen-Maschine), HIV-Positive, 2. Kontakt mit HBsAg-Träger in Familie/Wohngemeinschaft, 3. Sexualkontakt zu HBsAg-Trägern bzw. Sexualverhalten mit hoher Infektionsgefährdung, 4. Drogenabhängigkeit, längerer Gefängnisaufenthalt, 5. durch Kontakt mit HBsAg-Trägern in einer Gemeinschaft (Kindergärten, Kinderheime, Pflegestätten, Schulklassen, Spielgemeinschaften) gefährdete Personen, 6. Patienten in psychiatrischen Einrichtungen oder Bewohner vergleichbarer Fürsorgeeinrichtungen für Menschen mit Verhaltensstörung oder Zerebralschädigung sowie Personen in Behindertenwerkstätten.	Hepatitis-B-Impfung nach serologischer Vortestung (Indikationen 1–4, 6, 7, Anti-HBc-Test negativ). Impferfolgskontrolle erforderlich (Indikationen 1, 2, 7, 8: Anti-HBs-Test 4–8 Wochen nach 3. Dosis) bzw. sinnvoll bei über 40-Jährigen/anderen Personen mit möglicher schlechter Ansprechrate (z. B. Immundefizienz). Bei Anti-HBs-Werten < 100 I. E./l sofort Wiederimpfung mit erneuter Kontrolle; bei erneutem Nichtansprechen Wiederimpfungen mit i. d. R. max. 3 Dosen wiederholen. Bei erfolgreicher Impfung (Anti-HBs ≥ 100 I. E./l) Auffrischungsimpfung nach 10 Jahren (1 Dosis). Bei in der Kindheit Geimpften mit neu aufgetretenem HB-Risiko (z. B. Indikationen 1–8) eine Dosis HB-Impfstoff mit anschließender serologischer Kontrolle (Anti-HBs- und Anti-HBc-Bestimmung) 4–8 Wochen nach Wiederimpfung für die Indikationen 1, 2, 7, 8.
B	7. Gesundheitsdienst (inkl. Labor, technischer Reinigungs-/Rettungsdienst) sowie Personal psychiatrischer/Fürsorgeeinrichtungen/Behindertenwerkstätten, Asylbewerberheime, 8. durch Kontakt mit infiziertem Blut oder infizierten Körperflüssigkeiten Gefährdete, Auszubildende und Studenten, 9. möglicher Kontakt mit infiziertem Blut oder infizierten Körperflüssigkeiten (Gefährdungsbeurteilung durchführen), z. B. Müllentsorger, industrieller Umgang mit Blut(produkten), ehrenamtliche Ersthelfer, Polizisten, Sozialarbeiter, (Gefängnis-) Personal mit Kontakt zu Drogenabhängigen.	
R/B	Reisende in Regionen mit hoher Hepatitis-B-Prävalenz bei Langzeitaufenthalt mit engem Kontakt zu Einheimischen.	
P	Verletzungen mit möglicherweise HBV-haltigen Gegenständen, z. B. Nadelstich, Neugeborene HBsAg-positiver Mütter oder von Müttern mit unbekanntem HBsAg-Status (unabhängig vom Geburtsgewicht).	Siehe Immunprophylaxe bei Exposition.

I: Indikationsimpfungen, B: Impfungen auf Grund eines erhöhten beruflichen Risikos, R: Reiseimpfungen, P: postexpositionelle Prophylaxe.

Kontrolle nicht möglich ist, wird unabhängig vom Geburtsgewicht ebenfalls unmittelbar *post partum* die Grundimmunisierung mit HB-Impfstoff begonnen. Bei nachträglicher Feststellung einer HBsAg-Positivität der Mutter kann beim Neugeborenen innerhalb von 7 Tagen postnatal die passive Immunisierung nachgeholt werden. Nach Abschluss der Grundimmunisierung von Neugeborenen ist eine serologische Kontrolle erforderlich.

Auch Personen, die Kontakt mit HBV-haltigem Material hatten, z. B. durch eine Nadelstichverletzung sollten bei fehlendem oder unklarem Immunschutz innerhalb von 48 Stunden nach dem Viruskontakt eine aktiv-passive Immunisierung erhalten. Seit der Einführung der ersten rekombinanten Vakzine in Form des HBsAg aus Hefe- oder Säugerzellen, ist die Hepatitis-B-Impfung völlig problemlos und sicher.

Die WHO hat 1992 empfohlen, bis 1997 die HB-Impfung in allen Ländern in die Impfprogramme aufzunehmen. Entsprechend diesem Vorschlag wurde in Deutschland 1995 die HB-Impfung für Säuglinge, Kinder und Jugendlichen in den Kalender der empfohlenen Impfungen aufgenommen (◻ Tab. 9.27). Damit folgte Deutschland dem Beispiel der USA, Kanadas und Frankreichs, die eine mit Deutschland vergleichbare epidemiologische Ausgangslage haben. Serologische Vor- bzw. Nachtestungen zur Kontrolle des Impferfolges sind bei der Regelimpfung im Kindesalter nicht erforderlich.

Eine serologische Kontrolle sollte allerdings bei besonders gefährdeten Personengruppen erfolgen, z. B. medizinisches und zahnmedizinisches Personal, Dialysepatienten, Angehörige von HBV-Trägern sowie intravenös Drogenabhängige (◻ Tab. 9.28).

Hepatitis B

Erreger:	Hepatitis-B-Virus.
Übertragung:	Über kontaminiertes Blut/Körpersekrete an Verletzungen.
Inkubationszeit:	40–200 Tage, im Durchschnitt 60–90 Tage.
Symptome:	Unspezifisch: Appetitlosigkeit, Gelenkschmerzen, Unwohlsein, Übelkeit, Erbrechen und Fieber; 3–10 Tage später beginnt ggf. die ikterische Phase.
Grundimmunisierung:	Bei Erwachsenen 3 intramuskuläre Injektionen, beim beschleunigten Impfschema: nach 0, 1 und 2 Monaten sowie nach 12 Monaten eine vierte Dosis; ansonsten: nach 0, 1 und 6 Monaten. Für Kinder ab dem 2. Lebensmonat stehen Kombinationsimpfstoffe zur Verfügung.
Auffrischung:	Bei Anti-HBs-Werten < 100 I. E./l sofort mit 1 Dosis, bei Werten ≥ 100 I. E./l nach 10 Jahren.
Mögliche Impffolgen:	Vorübergehender Schmerz mit Rötung und Verhärtung an der Injektionsstelle.
Schutzrate:	Bei längerem Impfschema ≥ 96 %.
Schutzdauer:	Ca. 10 Jahre.

Erste Vakzinierungsversuche wurden 1971 mit Hitze-inaktivierten HBsAg-positiven Seren von Saul Krugman an Kindern durchgeführt. Immerhin konnten mit diesen Seren Schutzraten von ca. 70 % erreicht werden. Danach isolierte und inaktivierte man das HBsAg aus dem Plasma und zeigte auch für diese Vakzine eine sehr gute Schutzrate. 1981 erhielt diese Vakzine in den USA die Zulassung für den generellen Einsatz. Schließlich wurde das HBsAg kloniert und als rekombinantes Protein exprimiert.

Humane-Papillomavirus-Vakzine

Humanpathogene Papillomaviren (HPV) gehören zur Familie der Papillomaviridae und sind eine große Gruppe von DNA-Viren, die mehrschichtiges Plattenepithel bei Wirbeltiere infizieren. Allein beim Menschen gibt es über 100 dokumentierte Papillomavirus-Typen, die aufgrund ihres Tropismus in Haut- und Schleimhaut-Typen unterteilt werden. Die einzelnen Papillomavirus-Typen sind zur Identifikation nummeriert. Allen Papillomaviren ist gemeinsam, dass sie sich nur in enddifferenzierten Keratinozyten vermehren.

Das Viruspartikel hat einen Durchmesser von ca. 55 nm und besteht aus einem ikosaedrischen Kapsid ohne Membranhülle. Alle Papillomaviren besitzen ein ringförmiges, geschlossenes, doppelsträngiges ca. 8 000 bp großes DNA-Genom, das mit Histonen Nukleosomen-ähnlich assoziiert vorliegt. Dieses Genom wird in einen regulatorischen und einen codierenden Abschnitt unterteilt.

Papillomaviren sind Verursacher von Malignomen des oberen Nasen-Rachenraums und der Genitalorgane. Die Viren der Hochrisikogruppe, vor allem die HPV-Typen 16 und 18, werden u. a. für die Entstehung von ungefähr 70 % aller Gebärmutterhalskrebsarten und ca. 15 % der Kopf-Hals-Plattenepithelkarzinome verantwortlich gemacht. Viren der Niederrisikogruppe, vor allem HPV 6 und 11, rufen gutartige anogenitale Kondylome und orale Papillome hervor.

Das Robert-Koch-Institut veröffentlichte im Epidemiologische Bulletin 32/2009, dass in Deutschland jährlich ca. 12–14 von 100 000 Frauen neu an Gebärmutterhalskrebs erkranken. Nach Angaben des Statistischen Bundesamtes verstarben 2007 in Deutschland 1 566 Frauen an dieser Erkrankung. Allerdings werden in Deutschland nicht systematisch Daten zur Einschätzung der Krankheitslast von Krebsvorstufen des Gebärmutterhalskrebses erhoben. Nach einer Hochrechnung von Daten der Techniker-Krankenkasse werden ca. 140 000 operative Eingriffe (Konisationen) am Gebärmutterhals und nach Auswertungen der Diagnosis Related Groups etwa 2 200 Totaloperationen der Gebärmutter pro Jahr in Deutschland durchgeführt, um krebsverdächtige Befunde abzuklären oder zu behandeln. Nach diesen Daten erlebt jede fünfte Frau in Deutschland im Laufe ihres Lebens einen operativen Eingriff am Gebärmutterhals.

Der Altersschwerpunkt bei der Erstinfektion mit Hochrisiko-HPV liegt zwischen 15 und 25 Jahren. Die Punktprävalenz unter sexuell aktiven jungen Frauen liegt bei 20–25 %. Bei über 30-jährigen beträgt sie immer noch bis 8 %. Wiederholte Testungen bei Teenagern über einen 3-Jahreszeitraum hat eine kumulative Prävalenz von 44 % ergeben. Infektionen mit einem oder mehreren HPV-Subtypen sind möglich, die sich im Zeitverlauf auch ändern können.

9

Gebärmutterhalskrebs

Erreger:	Humanes Papillomavirus.
Übertragung:	Durch direkten Kontakt mit infizierten Hautregionen.
Inkubationszeit:	Mehrere Jahre bis Jahrzehnte.
Symptome:	Condylomata acuminata.
Grundimmunisierung:	Drei Impfungen zu den Zeitpunkten 0, 1 und 6 Monaten.
Auffrischung:	Es ist noch nicht bekannt, ob eine Auffrischung nötig ist.
Mögliche Impffolgen:	Vorübergehender Schmerz mit Rötung und Verhärtung an der Injektionsstelle, Kopfschmerzen, Myalgie.
Schutzrate:	Ca. 95 %.
Schutzdauer:	Mehrere Jahre bis Jahrzehnte.

Zahlen zu den Infektionsraten bei Männern gibt es nicht, da hier regelmäßige Vorsorgeuntersuchungen nicht üblich sind.

Die HPV-Infektion heilt häufig innerhalb von Monaten ab, wobei die generelle Immunitätslage der Frau eine herausragende Rolle spielt. Die Chance, dass sich eine länger als 3 Jahre persistierende Infektion der Zervix mit Hochrisiko-HPV spontan zurückbildet, ist gering und erhöht das Risiko, an einem Zervixkarzinom zu erkranken. Im Gegensatz zur Erstinfektion liegt der Altersschwerpunkt bei Diagnose eines Zervixkarzinoms bei nicht gescreenten Frauen zwischen 35 und 50 Jahren. Weniger als 0,2 % der Zervixkarzinome treten bei Frauen unter 25 Jahren auf. Diese Daten zeigen, dass die Entwicklung der HPV-Infektion zum Karzinom langsam verläuft. Das Lebenszeitrisiko eines Zervixkarzinoms bei Infektion mit Hochrisiko HPV variiert innerhalb verschiedener geographischer Regionen zwischen 1:15 bis 1:100.

Seit 2006 steht ein Impfstoff gegen humane Papillomaviren der Typen 6, 11, 16 und 18 und seit 2007 einer gegen HPV der Typen 16 und 18 zur Verfügung. Die Impfstoffe bestehen aus den gentechnisch hergestellten L1-Oberflächenproteinen der jeweiligen Virus-Subtypen, die zu virusähnlichen Partikel (VLP) aggregieren. Da die VLPs keine virale DNA enthalten, können sie keine Zellen infizieren, sich vermehren oder Erkrankungen verursachen. Tierexperimentelle Studien haben gezeigt, dass die Wirksamkeit der L1-VLP-Impfstoffe hauptsächlich durch die Ausbildung einer humoralen Immunantwort vermittelt wird. Eine Grundimmunisierung beinhaltet drei Impfungen zu den Zeitpunkten 0, 1 und 6 Monaten (◻ Tab. 9.29). Im März 2007 hat die STIKO eine Empfehlung zur Impfung für alle 12–17 Jahre alten Mädchen ausgesprochen, damit die Krankheitslast durch den Gebärmutterhalskrebs reduziert wird (◻ Tab. 9.30). Die Impfung mit drei Dosen sollte vor dem ersten Geschlechtsverkehr abgeschlossen sein. Allerdings ist zu berücksichtigen, dass die Impfung mit einem der aktuell verfügbaren Impfstoffe gegen humane Papillomaviren nicht gegen alle potenziell onkogenen HPV-Typen schützt und dass deshalb die Früherkennungsmaßnahmen zum Gebärmutterhalskrebs unverändert in Anspruch genommen werden müssen.

9.8.2 Bakterielle Einzelantigen-Vakzine
Haemophilus-influenzae-Vakzine (Hib)
Erkrankungen, die durch das gramnegative Bakterium *Haemophilus influenzae* Typ b (Hib) hervorgerufen werden, gehören zu den schwersten bakteriellen Infektionskrankheiten des Kindesalters. Vor allem Kinder unter 5 Jahren sind betroffen. Die Impfung gegen Hib ist im März 1990 in der Bundesrepublik eingeführt worden. Seit 2001 sind invasive Erkrankungen durch

◻ **Tab. 9.29** Humane-Papillomaviren-Impfempfehlung der STIKO (HPV)

Alter in Jahren						
2–4	5–6	9–11	12–17		ab 18	ab 60
			S für Mädchen und junge Frauen			

S: Standardimpfung.

Haemophilus influenzae

Erreger:	*Haemophilus influenzae* Typ b (Hib).
Übertragung:	Durch Inhalieren kontaminierter Aerosole.
Inkubationszeit:	1–4 Tage.
Symptome:	■ Eitrige Hirnhautentzündung (Meningitis); typischer Verlauf mit hohem Fieber, stark reduziertem Allgemeinzustand, Kopfschmerzen, neurologischen Symptomen,
	■ eitrige Kehldeckelentzündung (*Epiglottitis acutissima phlegmonosa*); akut einsetzende entzündliche Verschwellung des Kehldeckels mit starker Luftnot, Erstickungsgefahr, hohem Fieber.
Grundimmunisierung:	■ Bei Impfbeginn im 1. Lebensjahr 2 Impfungen im Abstand von 4–8 Wochen, Auffrischung nach 1 Jahr,
	■ bei Impfbeginn nach dem 12./15. Lebensmonat genügt eine einzige Impfung.
Auffrischung:	–
Mögliche Impffolgen:	Allgemein gut verträglich! Aktuell hochkontrovers diskutiert wird die Möglichkeit, dass die Hib-Impfung für das Auslösen eines Diabetes mellitus verantwortlich gemacht werden kann. Eine große finnische Studie (250 000 Kinder) hielt einen Kausalzusammenhang für unwahrscheinlich (Karvonen, 1999), deren statistische Nachbefundung kommt zu widersprüchlichen Ergebnissen (Arzneitelegramm, 1999). Zum jetzigen Zeitpunkt scheint eine definitive Aussage zu dieser Frage vor dem Hintergrund der vorliegenden Studienergebnisse nicht möglich.
	Hib-Erkrankung: Der früher verwendete PRP-Impfstoff führte zu einem signifikant erhöhten Risiko einer Hib-Erkrankung nach Impfung. Auch unter den neuen konjugierten Impfstoffen wurden mehrere solcher Früh-Hib-Fälle nach Impfung berichtet. Guillain-Barré-Syndrom, Myelitis transversa, Krampfanfälle.
Schutzrate:	> 95 %.
Schutzdauer:	3–5 Jahre.

H. influenzae mit einem Erregernachweis aus Blut oder Liquor nach Infektionsschutzgesetz meldepflichtig. Die Zahl der gemeldeten Fälle steigt seither von 55–77 Fälle, die in den Jahren 2001–2005 registriert wurden, über 121 im Jahr 2006 auf 186 im Jahr 2009 und 210 Erkrankungen 2010. Am häufigsten waren Säuglinge, Kleinkinder und ältere Erwachsene erkrankt. Weltweit schätzt die WHO die Erkrankungszahlen auf ca. 3 Millionen, wovon geschätzte 386 000 Todesfälle zu verzeichnen sind.

Haemophilus influenzae wurde erstmals 1892 von Richard Pfeiffer isoliert. Die Bakterien sind gramnegative, kokkoide Stäbchen mit oder ohne Kapsel, die den Nasopharynx besiedeln. Sechs verschiedene Kapseltypen sind als unterschiedliche Serotypen (a-f) bekannt. Die Erreger verfügen über Fimbrien zur Adhärenz und über eine IgGA1-Protease (Serin-Protease) als wichtigste Pathogenitätsmechanismen. Unter noch nicht verstandenen Umständen kann der Erreger invasiv werden und eine Reihe schwerer Erkrankungen auslösen.

Das häufigste durch Hib ausgelöste Krankheitsbild ist die eitrige Meningitis. Die Kinder infizieren sich durch Inhalieren kontaminierter Aerosole. Je jünger das Kind, umso schwerer ist der Verlauf der Krankheit und

□ **Tab. 9.30** Impfung gegen Humane Papillomaviren (HPV)

Kategorie	Indikation bzw. Reiseziel	Anwendungshinweise
–	–	Frauen, die zum von der STIKO empfohlenen Zeitpunkt (12–17 Jahre) keine Impfung gegen HPV erhalten haben, können ebenfalls von einer Impfung gegen HPV profitieren. Es liegt in der Verantwortung des Arztes, nach individueller Prüfung von Nutzen und Risiko der Impfung seine Patientinnen auf der Basis der Impfstoffzulassung darauf hinzuweisen.

◻ **Tab. 9.31** *Haemophilus-influenzae*-Typ-b-Impfempfehlung der STIKO

Alter in Monaten					Alter in Jahren					
2	3	4	11–14	15–23	2–4	5–6	9–11	12–17	ab 18	ab 60
G1	G2[a)]	G3	G4	N	N					

a) Bei Anwendung eines monovalenten Impfstoffes kann diese Dosis entfallen.

◻ **Tab. 9.32** Unterschiedliche, entwickelte *Haemophilus-influenzae*-Typ-b-Konjugat-Vakzine

Charakteristika	PRP-D	HbOC	PRP-OMP	PRP-T
Polysaccharid-Größe	Mittel	Klein	Mittel	Groß
Polysaccharid-Gehalt [µg]	25	10	15	10
Trägerprotein	Diphtherie-Toxoid	Mutiertes Diphtherie-Toxin	Äußere Membran-Proteine von Meningokokken Gruppe B	Tetanus-Toxoid
Proteingehalt [µg]	18	20	250	20
Verknüpfung	Über Spacer	Direkt	Über Spacer	Über Spacer
Formulierung	Wässrige Lösung	Wässrige Lösung	Lyophilisat; Rekonstitution mit Aluminium-Salz-Suspension	Lyophilisat; Rekonstitution mit gepuffertem Wasser

◻ **Tab. 9.33** Impfung gegen *Haemophilus influenzae* Typ b (Hib)

Kategorie	Indikation bzw. Reiseziel	Anwendungshinweise
I	Personen mit anatomischer oder funktioneller Asplenie	
P	Nach engem Kontakt zu einem Patienten mit invasiver *Haemophilus-influenzae*-Typ-b-Infektion wird eine Rifampicin-Prophylaxe empfohlen: ■ für alle Haushaltsmitglieder (außer für Schwangere) ab einem Alter von 1 Monat, wenn sich dort ein ungeimpftes oder unzureichend geimpftes Kind im Alter bis zu 4 Jahren oder aber eine Person mit einem relevanten Immundefekt befindet, ■ für ungeimpfte exponierte Kinder bis 4 Jahre in Gemeinschaftseinrichtungen, ■ falls eine Prophylaxe indiziert ist, sollte sie zum frühestmöglichen Zeitpunkt, spätestens 7 Tage nach Beginn der Erkrankung des Indexfalls, begonnen werden.	Dosierung Rifampicin: ■ **ab 1 Monat:** 20 mg/kg/Tag (maximal 600 mg) in 1 ED für 4 Tage, ■ **Erwachsene:** 600 mg p. o. in 1 ED für 4 Tage. Da bei Schwangeren die Gabe von Rifampicin und Gyrasehemmern kontraindiziert ist, kommt bei ihnen zur Prophylaxe ggf. Ceftriaxon in Frage.

I: Indikationsimpfungen, P: postexpositionelle Prophylaxe.

die daraus resultierenden Spätfolgen. 5 % der erkrankten Kinder sterben an der Infektion. Bei jedem 3. Patienten kommt es zu neurologischen Dauerschäden mit schwerer geistiger Behinderung.

Das relevante Antigen zum Schutz vor einer *H.-influenzae*-Infektion ist das Kapsel-Polysaccharid b. Dieses Polysaccharid schützt die Bakterien normalerweise vor immunologischer Zerstörung durch Lyse. Umgekehrt vermitteln Antikörper, die der Organismus nach einer Impfung gegen die Polysaccharide gebildet

hat, eine Antikörper-abhängige, Komplement-vermittelte Bakteriolyse und damit einen sicheren Schutz.

Das Kapsel-Polysaccharid, das aus Polyribosylribitolphosphat (PRP) besteht, wird durch Copräzipitation der Kapsel mit Detergenz isoliert. Anschließend wird mit Nukleasen und Proteasen behandelt, mit Phenol extrahiert und ultrazentrifugiert. Erste Impfstoffe, die in den frühen 1980er Jahren entwickelt wurden und nur aus PRP bestanden, waren in Kleinkindern unter 18 Monaten nicht immunogen und induzierten keinen nachhaltigen Schutz. Erst mit der Kopplung des Polysaccharids an ein Trägerprotein konnte eine T-Zell-abhängige Immunantwort induziert werden, so dass in den späten 1980er Jahren verschiedene Konjugat-Impfstoffe entwickelt wurden (□ Tab. 9.32). Mittlerweile wird aber praktisch nur noch das Tetanus-Toxoid-Konjugat verimpft.

Es gibt zwei Möglichkeiten der Grundimmunisierung: Entweder mit einem monovalenten Hib-Impfstoff oder mit einem DPT-Hib-Kombinationsimpfstoff. Der Hib-Impfstoff wird im 3. Lebensmonat zweimal im Abstand von mindestens sechs Wochen gegeben. Sechs Monate später, im zweiten Lebensjahr, erfolgt eine weitere Impfung. Diese Impfungen können zusammen mit der DPT- oder der DTaP-Impfung verabreicht werden (□ Tab. 9.31, 9.33).

Der Kombinationsimpfstoff DPT-Hib wird dreimal im Abstand von vier Wochen und ein letztes Mal im zweiten Lebensjahr gegeben. Ab einem Alter von fünf Jahren ist eine Hib-Impfung nur in Ausnahmefällen indiziert.

Azelluläre *Bordetella-pertussis*-Vakzine

Bordetella pertussis ist ein kleines, unbewegliches, aerob lebendes, gramnegatives Stäbchen mit Kapsel und Fimbrien zur Adhärenz. Der Mensch ist das einzige Reservoir für *B. pertussis*, wobei die zilientragenden Epithelzellen der Atemwegsschleimhäute besiedelt werden. Das Bakterium bildet eine Vielzahl von Toxinen und Virulenzfaktoren wie z. B. das Pertussis-Toxin, filamentöses Hämagglutinin oder Trachea-Zytotoxin und führt zu einer lokalen Zerstörung der Atemwegs-Mukosa und zu Gewebeschäden. Bei einer Erstinfektion lässt sich der Keuchhusten typischerweise in drei Stadien einteilen:

- Stadium catarrhale (Dauer 1–2 Wochen): grippeähnliche Symptome wie Schnupfen, leichter Husten, Schwäche und kein oder nur mäßiges Fieber.
- Stadium convulsivum (Dauer 4–6 Wochen): anfallsweise, vor allem nachts auftretende Hustenstöße (Stakkatohusten), gefolgt von inspiratorischem Ziehen, häufig einhergehend mit Hervorwürgen von zähem Schleim und anschließendem Erbrechen jedoch ohne Fieber. Das Keuchen wird bei ca. der Hälfte der kindlichen Fälle beobachtet und resultiert aus der plötzlichen Inspiration gegen eine geschlossene Glottis am Ende des Anfalls.
- Stadium decrementi (Dauer 6–10 Wochen): allmähliches Abklingen der Hustenanfälle.

In der Regel dauert die Erkrankung mehrere Wochen bis Monate. Bei Säuglingen tritt häufig kein ganz charakteristisches Erkrankungsbild auf, hier gehören Atemstillstände zur Symptomatik. Allerdings können als Komplikationen Pneumonien oder Otitis media durch Sekundärinfektionen auftreten. Bei Jugendlichen und Erwachsenen verläuft der Keuchhusten oftmals als lang dauernder Husten ohne die typischen Hustenanfälle.

1991 hatte die STIKO die Keuchhusten-Impfempfehlung erneuert und im Jahr 2000 dahingehend ergänzt, dass Jugendliche eine Auffrischungsimpfung erhalten sollten. 2009 kam zur Reduzierung der Krankheitslast bei Erwachsenen und zum Schutz von Säuglingen die Empfehlung hinzu, alle Erwachsenen bei der nächsten fälligen Impfung gegen Tetanus und Diphtherie auch gegen Pertussis zu impfen (□ Tab. 9.34, 9.35).

Keuchhusten, Pertussis	
Erreger:	*Bordetella pertussis* (Bakterium).
Übertragung:	Durch Tröpfcheninfektion.
Inkubationszeit:	7–20 Tage.
Symptome:	Bronchitis mit heftigen Hustenanfällen und Erstickungsanzeichen. Pfeifendes Atemgeräusch. Lungenentzündung, Krämpfe.
Grundimmunisierung:	Ab vollendetem 2. Lebensmonat drei Impfungen im Abstand von je 4–8 Wochen. Eine 4. Impfung zwischen vollendetem 11. und 14. Lebensmonat. In der Regel als Kombination mit anderen Impfungen. Impfung von Erwachsenen auch bei erhöhtem beruflichem Risiko.
Auffrischung:	Ab dem 5. Lebensjahr, auch für Erwachsene alle 10 Jahre empfohlen.
Mögliche Impffolgen:	Örtliche Reaktionen wie Rötung, Schwellung, Schmerzen. Gelegentlich Fieber (Fieberzäpfchen), Durchfall, Erbrechen. Selten Unruhe und Schreikrämpfe.
Schutzrate:	70–90 %; erkranken Kinder nach vollständiger Impfung, verläuft die Krankheit deutlich leichter.
Schutzdauer:	Nach Grundimmunisierung ca. 10 Jahre oder mehr.

◻ **Tab. 9.34** Pertussis-Impfempfehlung der STIKO

Alter in Monaten					Alter in Jahren					
2	3	4	11–14	15–23	2–4	5–6	9–11	12–17	ab 18	> 60
G1	G2	G3	G4	N	N	A1		A2	Die nächste fällige Tetanus/ Diphtherie-Impfung einmalig als Pertussis-Kombinationsimpfung	

◻ **Tab. 9.35** Impfung gegen Pertussis

Kategorie	Indikation bzw. Reiseziel	Anwendungshinweise
S/A	Erwachsene sollen die nächste fällige Td-Impfung einmalig als Tdap-Kombinationsimpfung erhalten.	Tdap-Kombinationsimpfstoff, bei entsprechender Indikation als Tdap-IPV-Kombinationsimpfung
I	Sofern in den letzten 10 Jahren keine Pertussis-Impfung stattgefunden hat, sollen ■ Frauen im gebärfähigen Alter, ■ enge Haushaltskontaktpersonen (Eltern, Geschwister) und Betreuer (z. B. Tagesmütter, Babysitter, ggf. Großeltern), möglichst 4 Wochen vor Geburt des Kindes 1 Dosis Pertussis-Impfstoff erhalten. Erfolgte die Impfung nicht vor der Konzeption, sollte die Mutter bevorzugt in den ersten Tagen nach der Geburt des Kindes geimpft werden.	
B	Sofern in den letzten 10 Jahren keine Pertussis-Impfung stattgefunden hat, sollte Personal im Gesundheitsdienst sowie in Gemeinschaftsein-richtungen eine Dosis Pertussis-Impfstoff erhalten.	
P	In einer Familie bzw. Wohngemeinschaft oder einer Gemeinschaftsein-richtung ist für Personen mit engen Kontakten ohne Impfschutz eine Chemoprophylaxe mit einem Makrolid empfehlenswert.	

S: Standardimpfungen, A: Auffrischungsimpfungen, I: Indikationsimpfungen, B: Impfungen auf Grund eines erhöhten beruflichen Risikos, P: postexpositionelle Prophylaxe.

Die azellulären Mono-Impfstoffe enthalten nur noch kleinste Mengen der Lipopolysaccharide von *Bordetella pertussis* und sind im Vergleich zum Ganzkeim-Impfstoff besser verträglich. Die monovalenten Impfstoffe enthalten nur das detoxifizierte Pertussis-Toxin, die bivalenten Impfstoffe eine Kombination von detoxifiziertem Pertussis-Toxin plus filamentösem Hämagglutinin.

Zur Herstellung werden Kulturüberstände zunächst mit Ammoniumsulfat gefällt. Durch Dichtegradienten-Ultrazentrifugation werden das Pertussis-Toxin und das filamentöse Hämagglutinin gemeinsam angereichert. Danach wird das Pertussis-Toxin mit Formaldehyd inaktiviert.

Mit diesen Impfstoffen werden weniger als ein Viertel der üblichen Impfreaktionen wie Schmerzen und Rötung an der Einstichstelle sowie Fieber beobachtet.

In Anbetracht der epidemiologischen Pertussis-Situation in Deutschland und der Schwere des klinischen Verlaufs einer Pertussis im Säuglingsalter sollte unbedingt zum frühestmöglichen Zeitpunkt, d. h. unmittelbar nach Vollendung des 2. Lebensmonats, die Grundimmunisierung der Säuglinge und Kleinkinder begonnen und gemäß dem empfohlenen Zeitplan fortgeführt werden. Die Auffrischungsimpfungen werden mit 5–6 Jahren und 9–17 Jahren empfohlen, wobei ab einem Alter von 5 Jahren sowohl Auffrischungsimpfungen als auch eine eventuell nachzuholende Grundimmunisierung mit Impfstoffen durchgeführt werden, die einen reduzierten Pertussis-Antigengehalt haben. Für alle Erwachsenen empfiehlt die STIKO, die nächste fällige Tetanus/Diphtherie-Impfung einmalig als Kombinationsimpfung mit azellulärem Pertussis-Antigen zu verabreichen. Bei bestehender Indikation zur Pertussis-Impfung kann ein Tdap-Kombinationsimpfstoff verwendet werden, auch wenn in einem Zeitraum von weniger als 5 Jahren zuvor ein Td-haltiger Impfstoff verimpft worden ist.

Neisseria-meningitidis-Vakzine

Bakterien der Art *Neisseria meningitidis* verursachen die Meningokokken-Meningitis. *Neisseria meningitidis* ist ein gramnegativer Diplococcus, der nur den Menschen als Reservoir hat. Die Bakterien kolonisieren im Nasopharynx und sind dort bei etwa 10 % der Bevölkerung ohne jegliche klinische Symptomatik nachweisbar. Selten gelangen sie in den Blutkreislauf und infizieren die Meningen.

Auf Grund der Zusammensetzung der Kapsel-Polysaccharide werden 13 Serogruppen unterschieden (A, B, C, D, X, Y, Z, E29, W135, H, I, K, L). Die äußeren Membranproteine (OMP) der Klassen 2 und 3 (Porin B) bestimmen den Serotyp, diejenigen der Klasse 1 (Porin A) den Serosubtyp. Die Antigenformel eines Meningokokkenstammes ergibt sich aus Serogruppe: Serotyp: Serosubtyp und Immunotyp (z. B. B:15:P1.7,16).

In Deutschland geht die Zahl der gemeldeten Meningokokken-Infektionen in den Jahren seit Einführung der Meldepflicht 2001 zurück von ca. 750 auf unter 400 Fällen im Jahr 2010. Bei diesen Erkrankungsfällen überwiegen Erreger der Serogruppe B (ca. 68 %), während andere Serogruppen (Gruppe C: ca. 22 %, Gruppe W135: ca. 3 %, Gruppe Y: ca. 4 %) wesentlich seltener vertreten sind. In endemischen Gebieten Afrikas, Nepals und Indiens kommen hingegen die Serotypen A und C am häufigsten vor.

Bevorzugt erkranken Kinder im Alter zwischen drei Monaten und fünf Jahren. Infektionsquellen sind meist gesunde Keimträger. Die Krankheit ist weltweit verbreitet und tritt mit einer Inzidenz von 3:100 000 auf. Im Laufe von Epidemien steigt die Inzidenz auf mehr als 500:100 000.

Das Krankheitsbild kann sehr unterschiedlich sein und reicht von einer leichten Pharyngitis bis zum schweren tödlichen Schock. Am häufigsten ist die lebensbedrohliche eitrige Meningitis.

Bisher gibt es nur Impfstoffe gegen die Serogruppen A, C, W135 und Y (nicht gegen B!). Zur Verfügung stehen gereinigte Kapsel-Polysaccharide oder an Trägerproteine konjugierte Oligosaccharide. Die Polysaccharid-Kapselantigene der in Fermentern angezüchteten Bakterien werden mit Detergens copräzipitiert. Anschließend werden sie mit organischem Lösungsmittel extrahiert und ultrazentrifugiert. Dabei muss darauf geachtet werden, dass die hochmolekulare Struktur erhalten bleibt. Jede Vakzin-Dosis enthält 50 µg Kapsel-Antigene pro Serotyp in lyophilisierter Form.

Die Schutzwirkung setzt 2–3 Wochen nach einer einmaligen subkutanen Injektion des Impfstoffes ein und hält 3–5 Jahre an. Der derzeit einzige verfügbare Polysaccharidimpfstoff Meningokokken-Impfstoff A + C Mérieux® ist zugelassen für Kinder ab einem Alter von 18 Monaten, Jugendlichen und Erwachsenen.

Konjugierte Meningokokken-Impfstoffe enthalten Oligosaccharide der Serogruppe C (monovalent) oder der Serogruppen A, C, W135 und Y (tetravalent) gekoppelt an das CRM_{197}-Protein von *Corynebacterium diphtheriae* oder an Tetanustoxoid. Im Gegensatz zum reinen Polysaccharid-Impfstoff löst eine konjugierte Vak-

Meningokokken-Erkrankungen	
Erreger:	*Neisseria meningitidis.*
Übertragung:	Direkter, enger Kontakt, durch Tröpfcheninfektion.
Inkubationszeit:	3–4 Tage.
Symptome:	Beschwerden im Nasen/Rachen-Raum, plötzliche Kopfschmerzen, Fieber, Schüttelfrost, Schwindel, Erbrechen, Nackensteifigkeit.
Grundimmunisierung:	Polysaccharid-Impfstoff: Einmalige Impfung ab 18. Lebensmonat, Konjugat-Impfstoffe: 2 Impfungen ab 3. Lebensmonat im Abstand von mind. 2 Monaten.
Auffrischung:	Polysaccharid-Impfstoff: Erwachsene frühestens nach 3 Jahren bei anhaltendem Risiko. Konjugat-Impfstoffe: bei Säuglingen evtl. nach 1 Jahr; für ältere Kinder, Jugendliche und Erwachsene liegen noch keine ausreichenden Daten vor.
Mögliche Impffolgen:	Fieber und lokale Reaktionen an der Einstichstelle. Säuglinge und Kleinkinder reagieren auf die Impfung häufig mit Weinen, Gereizt- oder Benommenheit, Schlafstörungen, Diarrhö und Erbrechen.
Schutzrate:	70–90 %; erkranken Kinder nach vollständiger Impfung, verläuft die Krankheit deutlich leichter.
Schutzdauer:	Polysaccharidimpfstoff: ca. 3–5 Jahre, Konjugatimpfstoffe: noch nicht endgültig bekannt; mindestens 4, wahrscheinlich sogar 10 Jahre.

9

◻ **Tab. 9.36** Meningokokken-C-Impfempfehlung der STIKO

Alter in Monaten					Alter in Jahren					
2	3	4	11–14	15–23	2–4	5–6	9–11	12–17	ab 18	ab 60
			G1 (ab 12 Monaten)			N				

G: Grundimmunisierung (in bis zu 4 Teilimpfungen G1 bis G4), N: Nachholimpfung (Grundimmunisierung aller noch nicht Geimpften bzw. Komplettierung einer unvollständigen Impfserie).

◻ **Tab. 9.37** Impfung gegen Meningokokken-Infektionen (Gruppen A, C, W135, Y)

Kate-gorie	Indikation bzw. Reiseziel	Anwendungshinweise
I	Gesundheitlich Gefährdete: Personen mit angeborenen oder erworbenen Immunde-fekten mit T- und/oder B-zellulärer Rest-funktion, insbesondere Komplement-/ Properdindefekte, Hypogamma-globulin-ämie; Asplenie.	Impfung mit 4-valentem Konjugatimpfstoff (Serogruppen A, C, W135, Y), sofern für die Altersgruppe zugelassen.[a,b]
B	Gefährdetes Laborpersonal (bei Arbeiten mit dem Risiko eines *N.-meningitidis*-Aerosols!).	Impfung mit 4-valentem Konjugatimpfstoff. Bei bereits mit einem PS-Impfstoff geimpften Personen sollte bei der nächsten fälligen Auffrischung mit 4-valentem Konjugatimpfstoff geimpft werden. Ist bereits eine Impfung mit konjugiertem MenC-Impf-stoff erfolgt, ist eine weitere Impfung mit 4-valentem Konjugat-impfstoff empfohlen.
R	Reisende in Länder mit epidemischem/ hyperendemischem Vorkommen, besonders bei engem Kontakt zur einheimischen Bevöl-kerung (z. B. Entwicklungshelfer, Katastro-phenhelfer, medizinisches Personal, Lang-zeitaufenthalt); dies gilt auch für Aufenthalte in Regionen mit Krankheitsausbrüchen und Impfempfehlung für die einheimische Bevöl-kerung (WHO- und Länderhinweise beachten).	Impfung mit 4-valentem Konjugatimpfstoff, sofern für die Alters-gruppe zugelassen.[a,c]
R	Vor Pilgerreise nach Mekka (Hadj)	Impfung mit 4-valentem Konjugatimpfstoff, sofern für die Alters-gruppe zugelassen[a,c] (Einreisebestimmungen beachten).
I/P	Schüler/Studenten vor Langzeitaufenthalten in Ländern mit empfohlener allgemeiner Impfung für Jugendliche oder selektiver Impfung für Schüler/Studenten. Bei Ausbrüchen oder regionalen Häufungen auf Empfehlung der Gesundheitsbehörde.	Entsprechend den Empfehlungen der Zielländer.
P	Für Personen mit engem Kontakt zu einem Erkrankten mit einer invasiven Meningo-kokken-Infektion (alle Serogruppen) wird eine Rifampicin-Prophylaxe empfohlen (außer für Schwangere). Hierzu zählen: ■ alle Haushaltskontaktmitglieder, ■ Personen mit Kontakt zu oropharyngealen Sekreten eines Patienten,	**Dosierung Rifampicin:** ■ Neugeborene: 10 mg/kg/Tag in 2 ED p. o. für 2 Tage, ■ Säuglinge, Kinder und Jugendliche bis 60 kg: 20 mg/kg/Tag in 2 ED p. o. für 2 Tage (maximale ED 600 mg), ■ Jugendliche und Erwachsene ab 60 kg: 2 × 600 mg/Tag für 2 Tage. Eradikationsrate: 72–90 %, **ggf. Ceftriaxon:** ■ bis 12 Jahre: 125 mg i. m.,

◻ **Tab. 9.37** Impfung gegen Meningokokken-Infektionen (Gruppen A, C, W135, Y) (Fortsetzung)

Kate-gorie	Indikation bzw. Reiseziel	Anwendungshinweise
P	◼ Kontaktpersonen in Kindereinrichtungen mit Kindern unter 6 Jahren (bei guter Gruppentrennung nur die betroffene Gruppe), ◼ Personen mit engen Kontakten in Gemeinschaftseinrichtungen mit haushaltsähnlichem Charakter (Internate, Wohnheime sowie Kasernen). Die Chemoprophylaxe ist indiziert, falls enge Kontakte mit dem Indexpatienten in den letzten 7 Tagen vor dessen Erkrankungsbeginn stattgefunden haben. Sie sollte möglichst bald nach der Diagnosestellung beim Indexpatienten erfolgen, ist aber bis zu 10 Tage nach letzter Exposition sinnvoll. Zusätzlich zur Chemoprophylaxe wird für bisher ungeimpfte enge Kontaktpersonen (Haushaltskontakte oder enge Kontakte mit haushaltsähnlichem Charakter) eines Erkrankten mit einer impfpräventablen invasiven Meningokokken-Infektion so bald wie möglich nach dem Kontakt die Meningokokken-Impfung empfohlen. a) Derzeit (Stand: 15.7.2012) ist ein 4-valenter Konjugatimpfstoff ab dem Alter von 1 Jahr (Nimenrix®) und ein weiterer (Menveo®) ab dem Alter von 2 Jahren zugelassen. b) Besteht die Indikation bei einem Kind im ersten Lebensjahr, wird nur die Impfung mit einem Meningokokken-C-Konjugatimpfstoff ab einem Alter von 2 Monaten empfohlen. Diese sollte aber nach Vollendung des ersten Lebensjahres durch Impfung mit 4-valentem Konjugatimpfstoff ergänzt werden. c) Bis zum Alter von 1 Jahr wird je nach aktueller Epidemiologie im Reiseland eine Impfung mit A,C- oder A,C,W135,Y-Polysaccharid-Impfstoff empfohlen. Der Impferfolg mit diesen Impfstoffen ist bei Kindern unter 2 Jahren vor allem für die Serogruppen C, W135 und Y deutlich schlechter als bei Erwachsenen; es kann jedoch zumindest ein kurzfristiger Schutz gegen die Serogruppe A erreicht werden. Wenn vor einer Krankheit durch die Serogruppe C geschützt werden soll, steht für Personen ab 2 Monaten eine Impfprophylaxe mit konjugiertem Impfstoff zur Verfügung. Wenn möglich, sollte diese vor einer indizierten Impfung mit einem Polysaccharid-Impfstoff durchgeführt werden. d) Bis zum Alter von 1 Jahr wird die Impfung mit dem A,C,W135,Y-Polysaccharid-Impfstoff empfohlen.	◼ ab 12 Jahre: 250 mg i. m. in einer ED. Eradikationsrate: 97 %, **ggf. Ciprofloxacin:** ◼ ab 18 Jahre: einmal 500 mg p. o. Eradikationsrate: 90–95 %. Da bei Schwangeren die Gabe von Rifampicin und Gyrasehemmern kontraindiziert ist, kommen bei ihnen zur Prophylaxe ggf. Ceftriaxon in Frage. Der Indexpatient mit einer invasiven Meningokokken-Infektion sollte nach Abschluss der Therapie ebenfalls Rifampicin erhalten, sofern er nicht intravenös mit einem Cephalosporin der 3. Generation behandelt wurde. ◼ Bei Serogruppe C: Impfung mit einem Konjugatimpfstoff ab dem Alter von 2 Monaten, nach Empfehlungen des Herstellers. ◼ Bei Serogruppe W135 oder Y: Ab dem Alter von 24 Monaten bis zum Alter von 10 Jahren Impfung mit einem 4-valenten PS-Impfstoff. Ab dem Alter von 11 Jahren: Impfung mit 4-valentem Konjugatimpfstoff. ◼ Bei Serogruppe A: Ab dem Alter von 3 Monaten bis zum Alter von 10 Jahren Impfung mit einem bivalenten (A, C) oder ab dem Alter von 6 Monaten bis zum Alter von 10 Jahren mit einem 4-valenten PS-Impfstoff. Ab dem Alter von 11 Jahren: Impfung mit einem 4-valenten Konjugatimpfstoff.

9

◻ **Tab. 9.37** Impfung gegen Meningokokken-Infektionen (Gruppen A, C, W135, Y) (Fortsetzung)

Kate-gorie	Indikation bzw. Reiseziel	Anwendungshinweise
P	e) Bei Kontaktpersonen im Alter unter 1 Jahr sollte bei Auftreten der Serogruppe A im Indexpatienten eine Impfung mit einem Meningokokken-Polysaccharid-Impfstoff erfolgen. Der bivalente (A,C)-Polysaccharid-Impfstoff ist ab dem Alter von 3 Monaten, der tetravalente (A,C,W135,Y-Polysaccharid-Impfstoff ab dem Alter von 6 Monaten zugelassen.	

I: Indikationsimpfungen, P: postexpositionelle Prophylaxe, R: Reiseimpfungen.

zine auch bei sehr jungen Kindern eine lang anhaltende Immunantwort (immunologisches Gedächtnis) aus. Daher können diese Impfstoffe bereits bei Säuglingen ab dem zweiten Lebensmonat eingesetzt werden.

Säuglinge unter zwölf Monaten erhalten zwei Dosen intramuskulär im Abstand von mindestens zwei Monaten; bei Kindern ab zwölf Monaten, Jugendlichen und Erwachsenen genügt eine Dosis. Der Impfstoff kann gleichzeitig mit anderen Impfungen verabreicht werden, dann aber nur in getrennten Spritzen und an unterschiedlichen Injektionsstellen. Die Immunreaktion ist nicht beeinträchtigt. Mehr als 98 % der Säuglinge entwickelten nach der zweiten Impfung bakterizide Antikörpertiter im Serum. Fieber und lokale Reaktionen an der Einstichstelle treten häufig auf. Säuglinge und Kleinkinder reagieren auf die Impfung häufig mit Appetitlosigkeit, Weinen, Gereizt- oder Benommenheit, Schlafstörungen, Diarrhö und Erbrechen.

Wichtig: Die Impfung schützt nur vor Keimen der Serogruppe C. Diese sind in Deutschland nur für etwa ein Fünftel der Meningokokken-Erkrankungen verantwortlich. Häufigste Auslöser sind hierzulande Typ-B-Bakterien, gegen die auch die eingeführten bi-(A, C)- und tetravalenten (A, C, Y, W-135) Oligosaccharid-Impfstoffe nicht schützen.

Die STIKO empfiehlt die Impfung gegen Meningokokken der Serogruppe C mit einem konjugierten Meningokokken-C-Impfstoff für alle Kinder im 2. Lebensjahr zum frühestmöglichen Zeitpunkt (◻ Tab. 9.36, 9.37) Primäres Impfziel ist es, die Morbidität invasiver Meningokokken-Erkrankungen der Serogruppe C und die resultierenden Folgen wie Hospitalisierung, schwere Komplikationen, Behinderung und Tod zu reduzieren. Die Grundimmunisierung von Kindern im 2. Lebensjahr gegen Meningokokken erfolgt mit einer Impfstoff-Dosis. Zur gleichzeitigen Gabe mit anderen Impfstoffen muss die jeweiligen Fachinformation konsultiert werden.

Neben Meningokokken können auch *Haemophilus influenzae* Typ b, Pneumokokken, Mykobakterien oder Viren eine Hirnhautentzündung auslösen. Eltern von geimpften Kindern müssen also weiterhin auf typische Symptome wie Fieber, Erbrechen, starke Kopfschmerzen, Nackensteifigkeit, Lichtempfindlichkeit und Bewusstseinstrübung bis hin zum Koma achten.

Derzeit verlangt Saudi-Arabien eine Impfbescheinigung mit einem tetravalenten Impfstoff in der Zeit der Mekka-Wallfahrt (Hadj). Bei der Polysaccharidvakzine beginnt die Gültigkeit der Impfung nach 10 Tagen und endet nach 3 Jahren. Die Schutzdauer des Konjugatimpfstoffes ist noch nicht endgültig definiert, sie liegt bei mindestens 10 Jahren.

*Streptococcus-pneumonia*e-Vakzine

Streptococcus pneumoniae ist ein grampositiver Diplococcus, der erstmals unabhängig voneinander von George Steinberg und Louis Pasteur im Jahre 1881 isoliert wurde. Infektionen treten meist bei Kleinkindern unter 2 Jahren, älteren Erwachsenen (über 60 Jahre) oder geschwächten, immunsupprimierten Patienten auf, so dass die Infektion in der Regel als opportunistische Infektion einzustufen ist. Dennoch zählen Pneumokokken-Infektionen zu den globalen Gesundheitsproblemen. Laut WHO traten im Jahr 2000 ca. 15 Millionen schwere, durch Pneumokokken verursachte Erkrankungen auf, wodurch mehr als 800 000 Kinder im Alter bis zu fünf Jahren starben.

Invasive Pneumokokken-Erkrankungen verlaufen mitunter schlagartig mit Schüttelfrost und plötzlichem hohem Fieber. Je nach Lokalisation können Pneumokokken für eine ganze Reihe von Krankheiten verantwortlich gemacht werden. Sie können verursachen:

- Lungenentzündung: Pneumokokken-Lungenentzündungen können fulminant verlaufen, so dass der Einsatz von Antibiotika oft zu spät kommt.
- Akute Mittelohrentzündung: davon sind vor allem Kleinkinder betroffen, wobei ausgehend vom Ohr schwere Komplikationen auftreten können.
- Akute eitrige Gehirnhautentzündung: Hier liegt die Sterblichkeitsrate bei 60–80 %.

- Weitere schwere Pneumokokken-Erkrankungen können die Herzinnenhaut, das Bauchfell (Bauchfellentzündung) und die Gelenke im Sinne einer Arthritis betreffen.

Zunächst wurde versucht, einen Impfschutz mit Hitzeinaktivierten Bakterien zu erzielen. Schließlich erkannte man, dass eine Immunität durch serospezifische Antikörper gegen Kapsel-Polysaccharide erzielt werden kann.

Anhand der Kapsel-Polysaccharide werden ca. 90 Pneumokokken-Serotypen unterschieden, die in 46 Serogruppen zusammengefasst werden. Allerdings sind nur ungefähr 10–15 Serotypen für die meisten schweren Erkrankungsfälle verantwortlich. Seit 2007 empfiehlt die WHO in allen Ländern eine Impfung gegen Pneumokokken. Mittlerweile gehört die Pneumokokken-Impfung in Deutschland zu den Standardimpfungen. Die ersten Pneumokokken-Polysaccharid-Vakzine waren heptavalent. Heute enthalten die verfügbaren Vakzine entweder 23 gereinigte Kapsel-Polysaccharide oder Polysaccharide von 7, 10 oder 13 Serotypen konjugiert an ein Trägerprotein und adsorbiert an Aluminiumphosphat.

Die Pneumokokken-Vakzine sind in der Lage, invasive Pneumokokken-Erkrankungen (jedoch nur der in der Impfung vorkommende Kapseltyp) mit einer Effektivität von nur 50–80 % zu verhindern. Die Schutzrate ist abhängig vom Alter und allgemeinem Gesundheitszustand der Patienten.

Der 23-valente Polysaccharid-Impfstoff ist bei Kindern bis zum vollendeten zweiten Lebensjahr allerdings nicht zuverlässig wirksam. Bis zum Ende des 2. Lebensjahres hat das Immunsystem offensichtlich eine nur eingeschränkte Fähigkeit, gegen bakterielle Kapsel-Polysaccharide mit einer IgG-Antwort und mit der Bildung von Gedächtniszellen zu reagieren. Vielmehr kommt es nur zu einer T-Zell-unabhängigen, nicht boosterungsfähigen Immunantwort und in Folge nur zu einer kurzfristigen B-Zellantwort mit Bildung von IgM. Daher sollten Kinder bis zum 3. Lebensjahr einen Pneumokokken-Konjugatimpfstoff erhalten. Die Pneumokokken-Konjugatimpfstoffe sind zur aktiven Immunisierung von Säuglingen und Kleinkindern ab einem Alter von 6 Wochen bis zum vollendeten 5. Lebensjahr gegen *Streptococcus pneumoniae* zugelassen. Sie werden intramuskulär verabreicht.

Primäres Impfziel einer generellen Impfung gegen Pneumokokken für alle Kinder bis 24 Monate ist es, die Morbidität invasiver Pneumokokken-Infektionen (IPD) und die daraus entstehenden Folgen wie Hospitalisierung, Behinderung und Tod zu reduzieren. Zur gleichzeitigen Gabe mit anderen Impfstoffen sind die jeweiligen Fachinformationen zu konsultieren. Für Personen ≥ 60 Jahre wird als Standardimpfung die einmalige Impfung gegen Pneumokokken mit einem Pneumokokken-Polysaccharid-Impfstoff empfohlen. Wiederholungsimpfungen im Abstand von 5 Jahren sollten nur bei bestimmten Indikationen erfolgen (Tab. 9.38, 9.39).

Der 7-valente Impfstoff schützt gegen die *Streptococcus-pneumoniae*-Serotypen 4, 6B, 9V, 14, 18C, 19F und 23F. Das Carrierprotein, an das die Polysaccharide gekoppelt sind, ist CRM_{197}. CRM_{197} wird aus dem *C.-diphtheriae*-Stamm C7 (β197) gewonnen, der eine einzelne Punktmutation in seinem Toxin-Gen besitzt. Durch diese Punktmutation verliert das Diphtherie-Toxin seine enzymatische Aktivität. Dieses Trägerprotein wurde gewählt, da bereits gute Erfahrungen mit einem *Haemophilus-influenzae*-Konjugatimpfstoff vorlagen. Die sieben Polysaccharide werden einzeln isoliert aufgereinigt und dann an das Trägerprotein kovalent gebunden. Erst danach werden die einzelnen Konjugate zu dem fertigen Impfstoff gemischt.

Problematisch ist, dass Kapsel-Polysaccharide der 4 häufigsten Serotypen fehlen. Der Impfstoff wurde nämlich in den USA entwickelt und dort sind andere Serotypen für die Erkrankungen verantwortlich. Da ein Großteil der Erreger-Untergruppen in diesem Impfstoff fehlt, ist die Wirkung der Impfung nur suboptimal. Zudem zeigt sich, dass die im Impfstoff nicht enthaltenen Serotypen als relevante Erreger stark zunehmen.

Etwas umfassender ist der Schutz des 10-valenten Impfstoffes gegen die Serotypen 1, 4, 5, 6B, 7F, 9V, 14, 18C, 19F, 23F. Acht der Polysaccharide sind an lipidfreies Oberflächenlipoprotein Protein D eines nicht typisierbaren *Haemophilus-influenzae*-Stammes konjugiert. Die beiden anderen sind an Tetanustoxoid- bzw. Diphtherietoxoid-Trägerprotein gekoppelt. Ein weiterer Konjugatimpfstoff auf dem Markt enthält Pneumokokken-Polysaccharide der Serotypen 1, 3, 4, 5, 6A, 6B, 7F, 9V, 14, 18C, 19A, 19F und 23F, die jeweils an das CRM_{197}-Trägerprotein konjugiert sind.

Tab. 9.38 Pneumokokken–Impfempfehlung der STIKO

Alter in Monaten					Alter in Jahren					
2	3	4	11–14	15–23	2–4	5–6	9–11	12–17	ab 18	ab 60
G1	G2	G3	G4	N						S[b]

G: Grundimmunisierung (in bis zu 4 Teilimpfungen G1 bis G4). S: Standardimpfung.
b) Einmalige Impfung mit Polysaccharid–Impfstoff, Auffrischungsimpfung nur für bestimmte Indikationen empfohlen.

Invasive Pneumokokken-Erkrankungen

Erreger:	*Streptococcus pneumoniae.*
Übertragung:	Durch Tröpfcheninfektion von Mensch zu Mensch.
Inkubationszeit:	2–5 Tage.
Symptome:	Lobärpneumonie, Bronchopneumonie, akute Exazerbation der chronischen Bronchitis, Otitis media, Sinusitis, Meningitis, Ulcus corneae, Sepsis.
Grundimmunisierung:	Polysaccharid-Impfstoff: Zur Grundimmunisierung mit dem Impfstoff für ältere Kinder und Erwachsene (23vPnC) ist eine Impfung ausreichend. Konjugat-Impfstoffe: 3 Impfungen in je 1 Monat Abstand für Säuglinge bis 6 Monate, 2 Impfungen für Säuglinge ab 7 Monate; jeweils gefolgt von einer 4. (3.) Impfung im 2. Lebensjahr. Kinder im 2. Lebensjahr: 2 Impfungen im Abstand von 2 Monaten.
Auffrischung:	Polysaccharid-Impfstoff: Je nach Ansteckungsrisiko. Bei fortdauernder Gefährdung sollte nach 5–6 Jahren, bei abwehrgeschwächten Personen schon nach 2–3 Jahren erneut geimpft werden. Kinder unter 10 Jahren mit hohem Krankheitsrisiko sollten bereits nach 3–5 Jahren eine Auffrischungsimpfung erhalten. Konjugatimpfstoffe: keine Auffrischung nötig.
Mögliche Impffolgen:	Leichte lokale Reaktionen an der Impfstelle.
Schutzrate:	Polysaccharid-Impfstoff: 50–80 %. Konjugatimpfstoffe: 95 % für die enthaltenen Serotypen; < 20 % bezogen auf alle relevanten Serotype.
Schutzdauer:	Polysaccharid-Impfstoff: ca. 2–3 Jahre. Konjugatimpfstoffe: Noch nicht endgültig bekannt, wahrscheinlich länger als Polysaccharid-Impfstoff.

☐ **Tab. 9.39** Impfung gegen Pneumokokken

Kategorie	Indikation bzw. Reiseziel	Anwendungshinweise
I	Kinder (ab vollendetem 2. Lebensjahr), Jugendliche und Erwachsene mit erhöhter gesundheitlicher Gefährdung infolge einer Grundkrankheit: 1. Angeborene oder erworbene Immundefekte mit T- und/oder B-zellulärer Restfunktion, wie z. B.: 　■ Hypogammaglobulinämie, Komplement- und Properdindefekte, 　■ bei funktioneller oder anatomischer Asplenie, 　■ bei Sichelzellenanämie, 　■ bei Krankheiten der blutbildenden Organe, 　■ bei neoplastischen Krankheiten, 　■ bei HIV-Infektion, 　■ nach Knochenmarktransplantation, 　■ vor Organtransplantation und vor Beginn einer immunsuppressiven Therapie. 2. Chronische Krankheiten, wie z. B.: 　■ Herz-Kreislauf-Krankheiten, 　■ Krankheiten der Atmungsorgane (inkl. Asthma und COPD), 　■ Diabetes mellitus oder andere Stoffwechselkrankheiten, 　■ chronische Nierenkrankheiten/nephrotisches Syndrom, 　■ neurologische Krankheiten, z. B. Zerebralparesen oder Anfallsleiden, 　■ Liquorfistel.	Gefährdete Kleinkinder (vom vollendeten 2. Lebensjahr bis vollendeten 5. Lebensjahr) erhalten eine Impfung mit Pneumokokken-Konjugatimpfstoff. Personen mit fortbestehender gesundheitlicher Gefährdung können ab vollendetem 2. Lebensjahr Polysaccharid-Impfstoff erhalten. Bei den – wie empfohlen – zuvor mit Konjugatimpfstoff geimpften Kindern (s. o.) beträgt der Mindestabstand zur nachfolgenden Impfung mit Polysaccharid-Impfstoff 2 Monate. Bei folgenden Indikationen sind eine, ggf. auch mehrere Wiederholungsimpfungen mit Polysaccharid-Impfstoff im Abstand von 5 (Erwachsene) bzw. mindestens 3 Jahren (Kinder unter 10 Jahren) in Erwägung zu ziehen (Risiko-Nutzen-Abwägung beachten): 1. angeborene oder erworbene Immundefekte mit T- und/oder B-zellulärer Restfunktion, 2. chronische Nierenkrankheiten/nephrotisches Syndrom.

I: Indikationsimpfungen.

Kleinkinder unter sechs Monaten sollten insgesamt drei Impfdosen erhalten, die erste im zweiten Lebensmonat. Zusätzlich wird eine vierte Dosis im zweiten Lebensjahr empfohlen. Nicht geimpfte Kinder im Alter zwischen sieben und elf Monaten erhalten zwei Impfungen in einem Abstand von mindestens einem Monat.

Hier wird zu einer dritten Impfung im zweiten Lebensjahr geraten. Kinder zwischen 12 und 23 Monaten müssen zweimal im Abstand von mindestens zwei Monaten geimpft werden.

9.9 Toxoid-Impfstoffe

9.9.1 Bakterielle Toxoid-Impfstoffe

Diphtherie-Vakzine

Ursache der Diphtherie ist eine Infektion mit *Corynebacterium diphtheriae*, das 1884 erstmals von Friedrich Loeffler isoliert wurde und ein grampositives, unbekapseltes aerobes Stäbchen ist. Die Symptome Diphtherie werden ausschließlich durch das phagencodierte Diphtherie-Toxin (*tox*$^+$) verursacht. Nichttoxigene *C.-diphtheriae*-Bakterien verursachen nur äußerst selten lokale Läsionen, allerdings werden sie mit infektiösen Endokarditiden in Zusammenhang gebracht. Auch zwei eng mit *C. diphtheriae* verwandte Corynebakterien, *C. ulcerans* und *C. pseudotuberculosis* können mit einem Toxin-codierenden Corynephagen infiziert werden und ebenfalls Diphtherie-Toxin bilden. Entsprechende Erkrankungsfälle nach Infektion mit *C. ulcerans* wurden bereits mehrfach beschrieben. Für *C. diphtheriae* ist der Mensch der einzige, epidemiologisch relevante Wirt, während *C. ulcerans* und *C. pseudotuberculosis* häufig von (Haus-)Tieren auf den Menschen übertragen werden.

Die Diphtherie wird überwiegend durch Tröpfcheninfektion übertragen. In gemäßigten Klimazonen ist überwiegend der Respirationstrakt und hier vor allem der Rachenraum betroffen. Das Exotoxin führt zu einer lokalen Zellschädigung, die an der Bildung einer dicken, grau-weißen oder bräunlichen Pseudomembran zu erkennen ist und auch eine massive Entzündung bedingt. Ein alternatives Krankheitsbild ist die Haut-/ Wunddiphtherie, die vor allem in den Tropen vorkommt und in der Symptomatik anderen bakteriellen Hautinfektionen ähnelt. Auch nicht erkrankte Keimträger können die Infektion verbreiten. Nach der Infektion wird das Diphtherie-Toxin ausgehend vom Infektionsort über den Blutstrom im ganzen Organismus verteilt. Die Diphtherie ist also eine Toxikose. Systemische Manifestationen sind z. B. Tachykardie, Kreislaufkollaps oder Polyneuritis. Diphtherie-Toxin besteht aus zwei Peptidketten, wobei die B-Kette für die Adhäsion an und das Eindringen in die Zielzelle verantwortlich ist. Die toxische A-Kette hemmt dann im Zytoplasma den Elongationsfaktor 2 der eukaryontischen Proteinbiosynthese irreversibel.

Die Diphtherie ist heute keine Kinderkrankheit mehr. Sie betrifft in zunehmendem Maße Erwachsene, die wegen versäumter Auffrischungsimpfungen keinen ausreichenden Immunschutz mehr haben. In Deutschland registrierte das Robert-Koch-Institut im Jahr 2010 acht Diphtheriefälle, wobei sieben Fälle durch *C. ulcerans* und nur einer durch *C. diphtheriae* verursacht worden waren. Nur eine Patientin litt unter einer Rachendiphtherie, die anderen hatten eine Hautdiphtherie. Seit 2009 steigt damit die Zahl der Krankheitsfälle durch die *C.-ulcerans*-bedingte Hautdiphtherie. Weltweit wurden 2010 ca. 4 200 Fälle gemeldet, was darauf zurückzuführen ist, dass die Gesamtversorgung mit drei Impfungen Diphtherie, Tetanus und Polio auf weltweit 85 % geschätzt wird. Die WHO schätzt, dass mit der Verbesserung des Durchimpfungsrate von 24 % 1980 auf über 70 % im Jahr 1990 die Zahl der Diphtheriefälle von ca. 98 000 im Jahr 1980 auf ca. 9 000 im Jahr 2000 reduziert werden konnte.

Für die Vakzinproduktion werden toxigene *C.-diphtheriae*-Bakterien in Fermentern (200–5 000 l) gezüchtet und der Exotoxin-haltige Überstand zunächst sterilisiert. Meist werden Derivate des hypertoxinogenen Park-William-8-Stamms benutzt, so dass Ausbeuten von 500 mg/l erreicht werden. Bereits 1923 konnte gezeigt werden, dass das Toxin durch Behandlung mit Formaldehyd in das ungiftige, aber noch immunogene Toxoid überführt wird. Dazu werden die zellfreien Kulturüberstände mit 0,4–0,6 % Formaldehyd bei 35–37 °C

◻ Tab. 9.40 Diphtherie-Impfempfehlung der STIKO

Alter in Monaten					Alter in Jahren					
2	3	4	11–14	15–23	2–4	5–6	9–11	12–17	ab 18	> 60
G1	G2	G3	G4	N	N	A1		A2	A (ggf. N) Auffrischungsimpfung jeweils 10 Jahre nach der letzten vorangegangenen Dosis.	

G: Grundimmunisierung (in bis zu 4 Teilimpfungen G1–G4), A: Auffrischungsimpfung, N: Nachholimpfung (Grundimmunisierung aller noch nicht Geimpften bzw. Komplettierung einer unvollständigen Impfserie).

◻ **Tab. 9.41** Impfung gegen Diphtherie

Kategorie	Indikation bzw. Reiseziel	Anwendungshinweise
S/A	Alle Personen bei fehlender oder unvollständiger Grundimmunisierung oder wenn die letzte Impfung der Grundimmunisierung oder die letzte Auffrischungsimpfung länger als 10 Jahre zurückliegt.	Erwachsene sollen die nächste fällige Diphtherie-Impfung einmalig als Tdap-Kombinationsimpfung erhalten, bei entsprechender Indikation als Tdap-IPV-Kombinationsimpfung. Bei bestehender Diphtherie-Impfindikation und ausreichendem Tetanus- und Pertussis-Impfschutz sollte monovalent gegen Diphtherie geimpft werden. Ungeimpfte oder Personen mit fehlendem Impfnachweis sollten 2 Impfungen im Abstand von 4–8 Wochen und eine 3. Impfung 6–12 Monate nach der 2. Impfung erhalten. Eine Reise in ein Infektionsgebiet sollte frühestens nach der 2. Impfung angetreten werden.
R	Bei Epidemien oder regional erhöhter Morbidität.	Entsprechend den Empfehlungen der Gesundheitsbehörden.
P	Für Personen mit engem (*face to face*) Kontakt zu Erkrankten, Auffrischungsimpfung 5 Jahre nach der letzten Impfung.	Chemoprophylaxe; unabhängig vom Impfstatus präventive antibiotische Therapie, z. B. mit Erythromycin.

I: Indikationsimpfungen; S: Standardimpfungen; A: Auffrischungsimpfungen; R: Reiseimpfungen; P: Postexpositionelle Prophylaxe

für 3–5 Wochen inkubiert. Entgiftung wird dadurch erreicht, dass zunächst Formaldehyd mit den ε-Aminogruppen der Lysinreste reagiert und sich irreversible Methylenbrücken zwischen aromatischen Aminosäuren bilden. Das Endprodukt muss dann bezüglich Immunogenität, Toxizität und Sterilität getestet werden. Die Dosierung des Impfstoffes wird in limits of flocculation (Lf; Flockungswert) angegeben und bezeichnet die Menge an Toxoid, die nötig ist, um mit einer Einheit des internationalen Referenz-Antitoxins eine optimale Flockungsmischung zu bilden. Dagegen wird die Wirksamkeit des Toxoids in Internationalen Einheiten (I. E.) gemessen, die der Menge neutralisierendem Antitoxin in bereits immunisierten Meerschweinchen entspricht.

Umgesetzt auf die nötige Impfdosis bedeutet das, dass Säuglinge und Kleinkinder jeweils mit 7,5–25 Lf oder mindestens 30 I. E. Toxoid pro Dosis immunisiert werden sollen. Für Kinder ab einem Alter von 5 bzw. 6 Jahren, Jugendliche und Erwachsene werden die Auffrischungsimpfungen mit einer reduzierten Dosis von 2–3 Lf oder mindestens 2 I. E. Toxoid durchgeführt (◻ Tab. 9.40, 9.41) Im Impfstoff ist das Toxoid an Aluminiumhydroxid adsorbiert.

Neben dem chemisch inaktivierten Toxoid gibt es auch gentechnisch veränderte, nicht-toxische, aber vollimmunogene Toxin-Varianten, wie z. B. CRM_{197}. Sie werden zum Teil auch als besser verträgliche Alternativen zum herkömmlichen Impfstoff eingesetzt.

Diphtherie

Erreger:	*Corynebacterium diphtheriae.*
Übertragung:	Durch Tröpfcheninfektion.
Inkubationszeit:	2–5 Tage.
Symptome:	Halsschmerzen, Temperaturen bis zu 39 °C, Schluckbeschwerden; später kommt es zu Heiserkeit, Stridor, Gaumensegellähmungen, Lymphknotenschwellungen.
Grundimmunisierung:	2 Impfungen im Abstand von 4–8 Wochen, 3. Impfung 6–12 Monate danach.
Auffrischung:	Alle 10 Jahre.
Mögliche Impffolgen:	Leichte lokale Reaktionen an der Impfstelle.
Schutzrate:	Ca. 95 %.
Schutzdauer:	Ca. 10 Jahre.

Die Grundimmunisierung besteht aus 3 Impfungen. Auffrischungsimpfungen sind alle 10 Jahre erforderlich. Liegt die Impfung länger als 10 Jahre zurück, sollte der Schutz durch eine Wiederimpfung erneuert werden. Dies gilt vor Reisen, aber auch für die Routine-Impfungen. Ab einem Alter von 5 bzw. 6 Jahren (je nach Angaben des Herstellers) wird bei Auffrischungsimpfungen und zur Grundimmunisierung ein Impfstoff mit reduziertem Diphtherie-Toxoid-Gehalt (d) verwendet, in der Regel kombiniert mit Tetanustoxoid und Pertussis-Antigen oder weiteren indizierten Antigenen. Aber auch monovalente Diphtherie-Impfstoffe sind erhältlich.

Die Schutzwirkung tritt etwa 14 Tage nach der 2. Impfung ein und hält bei nahezu allen Geimpften etwa 1 Jahr an. Wenige Tage nach der 3. Impfung wird ein Schutz bis zu 10 Jahren aufgebaut. Der immunologische Effekt besteht in der Antikörperbildung gegen das Diphtherie-Toxin. Die Impfung verhindert also nicht (!) die Infektion. Sie schützt allerdings vor der Krankheit. Zu bedenken ist, dass eine überstandene Diphtherie-Erkrankung keine sichere Immunität hinterlässt, d.h. auch in diesem Fall ist eine Impfung erforderlich.

Tetanus-Vakzine

Das auslösende Agens einer Tetanus-Infektion ist das obligat anaerobe, grampositive, sporenbildende Stäbchenbakterium *Clostridium tetani*. Wundstarrkrampf wurde bereits bei Hippokrates beschrieben. Die im Erdreich ubiquitär vorkommenden Sporen sind extrem widerstandsfähig gegen Hitze und Desinfektionsmittel.

In Asien und Afrika liegt die Inzidenzrate bei 10–50 Erkrankungen pro 100 000 Einwohner. Nach Schätzungen der WHO sterben weltweit jährlich über eine Million Menschen an Tetanus. In Deutschland wurden wegen der guten Durchimpfung der Bevölkerung in den letzten Jahren keine Erkrankungsfälle registriert. In Europa wurden 2009 insgesamt 128 Tetanusfälle gemeldet, allein 58 jedoch aus Italien. Weltweit sterben jährlich ca. 250 000–300 000 Menschen an Tetanus, wobei der überwiegende Teil an neonatalem Tetanus verstirbt. Diese Form tritt überwiegend bei Neugeborenen und Säuglingen in Entwicklungsländern auf.

Voraussetzung für eine Infektion ist eine Verletzung, bei der Sporen oft zusammen mit einem Fremdkörper wie z. B. Holzsplitter, Nägel oder Dornen unter die Haut gelangen. Eine Übertragung von Mensch zu Mensch ist nicht möglich. Unter anaeroben Bedingungen können sich aus den Sporen wieder Bakterien entwickeln. Ausgelöst wird die schwere Krankheit vor allem durch ein potentes Neurotoxin, das Tetanospasmin, das die in der Wunde replizierenden Clostridien produzieren. Verbreitet durch den Blutstrom verursacht dieses Neurotoxin die für Tetanus typische spastische Paralyse. Neben Tetanospasmin produzieren die Bakterien auch Tetanolysin, das eine hämolytische und möglicherweise auch eine kardiotoxische Wirkung hat. Die Toxine können an periphere Neurone binden und an ihnen entlang bis ins Zentralnervensystem wandern.

Klinisch werden die generalisierte, die lokale und die neonatale Form unterschieden. Die generalisierte Form ist durch die tonischen Spasmen der Skelettmuskulatur gekennzeichnet, wobei es zu plötzlichen schmerzhaften Kontraktionen ganzer Muskelgruppen kommen kann. Todesursachen sind vor allem Ateminsuffizienz und kardiovaskuläre Komplikationen. Allerdings liegt die Letalität bei moderner Intensivtherapie nur bei 10–20 %. Eine lokale Tetanus-Erkrankung entsteht meist bei einer Teilimmunität und beschränkt sich auf die Muskeln in der Umgebung des Infektionsorts. Die neonatale Form entwickelt sich bei Kindern, die von nicht ausreichend immunisierten Müttern geboren werden und bei denen die Behandlung des Nabels unter hygienisch schwierigen Bedingungen erfolgt ist. Innerhalb der ersten zwei Lebenswochen kommt es dann zur generalisierten Form der Erkrankung.

Die Identifizierung von Tetanus als eine Toxikose gelang Knud Faber 1890. Bereits 1893 wurden rohe Tetanus-Toxoid-Präparationen hergestellt. Die ersten Vakzinierungsversuche wurden während des 1. Weltkriegs unternommen.

Heute werden die meisten Toxoide aus dem hypertoxinogenen Harvard-Stamm von *C. tetani* gewonnen. Die Bakterien werden in Fermenten bis zur Autolyse gezüchtet, wobei sie das Toxin ins Medium abgeben. Die Inaktivierung des Toxins erfolgt ähnlich wie bei der Diphtherie-Toxoid-Herstellung mit Formaldehyd.

9

□ **Tab. 9.42** Tetanus-Impfempfehlung der STIKO

Alter in Monaten					Alter in Jahren					
2	3	4	11–14	15–23	2–4	5–6	9–11	12–17	ab 18	ab 60
G1	G2	G3	G4	N	N	A1		A2	A (ggf. N); Auffrischimpfung jeweils 10 Jahre nach der letzten vorangegangenen Dosis	

G: Grundimmunisierung (in bis zu 4 Teilimpfungen G1–G4), A: Auffrischimpfung, N: Nachholimpfung (Grundimmunisierung aller noch nicht Geimpften bzw. Komplettierung einer unvollständigen Impfserie).

Tetanus

Erreger:	*Clostridium tetani.*
Übertragung:	Sporen-haltige Verunreinigungen in Wunden.
Inkubationszeit:	3 Tage bis 3 Wochen, bis mehrere Monate.
Symptome:	Durch Tetanospasmin: tonische Krämpfe; durch Tetanolysin: Hämolyse.
Grundimmunisierung:	Ab 3. Lebensmonat 2 Impfungen im Abstand von 4–8 Wochen, 3. Impfung 6–12 Monate danach.
Auffrischung:	Alle 10 Jahre.
Mögliche Impffolgen:	Leichte lokale Reaktionen an der Impfstelle.
Schutzrate:	Ca. 95 %.
Schutzdauer:	Ca. 10 Jahre.

Die Tetanus-Vakzine ist ein Toxoid-Impfstoff, der an Aluminiumhydroxid adsorbiert ist. Die Wirksamkeit des Impfstoffes wird in Internationalen Einheiten (I. E.) angegeben, die über die Überlebensrate immunisierter Meerschweinchen oder Mäuse nach einer Gabe von Tetanus-Toxin bestimmt wird. Nach WHO-Richtlinien sollte ein monovalenter Impfstoff mindestens 40 I. E. enthalten und ein Kombinationsimpfstoff mit Diphtherie-Toxoid und Ganzzell-Pertussis-Impfstoff mindesten 40 oder 60 I. E.. Der Impfstoff wird sehr gut vertragen. Die Schutzwirkung tritt etwa 14 Tage nach der 2. Impfung ein und hält etwa 1 Jahr. Nach der 3. Impfung hält der aktuelle Schutz für den Verletzungsfall bis zu 5 Jahre.

Die Grundimmunisierung sollte ab Beginn des 3. Lebensmonats mit einer Kombinationsimpfung gegen Diphtherie, Pertussis und Tetanus (DPT) beginnen. Eine überstandene Tetanus-Erkrankung verleiht keine natürliche Immunität und die Betroffenen können wieder infiziert werden. Um wirklich ein Leben lang geschützt zu sein, sind drei Impfungen im Säuglingsalter nötig, gefolgt von Auffrischungsimpfungen im Alter von 4–7 Jahren, von 12–15 Jahren und im jungen Erwachsenenalter (□ Tab. 9.42, 9.43).

Bei nicht oder nicht ausreichend Geimpften wird im Falle einer entsprechenden Verletzung eine Tetanus-Immunprophylaxe empfohlen (□ Tab. 9.44).

9.10 Künftige Entwicklungsstrategien

Zweifelsohne waren die bisherigen Impfstrategien überaus erfolgreich. Aber sie waren nicht im Stande, alle Probleme zu lösen. Immer noch fehlen effiziente Möglichkeiten, um unser Immunsystem auf bestimmte bakterielle Infektionen (z. B. *Helicobacter*), auf virale Infektionen (z. B. HIV) oder auf parasitäre Infektionen (z. B. Malaria) sicher vorzubereiten. Auch sind immunologische Strategien dringend erforderlich, die sicher nach einer Exposition mit dem infektiösen Agens greifen. Chronische Erkrankungen wie AIDS oder Krebs warten auf eine effiziente immunologische Option, bekämpft oder gar kuriert zu werden. In diesem Fall liegt die Ratio darin, das durch die chronische Grunderkrankung geschwächte Immunsystem neu aufzubauen, um sich an der Bekämpfung der Grunderkrankung zu beteiligen.

Durch die modernen biotechnologischen Methoden ist es möglich, ganz neue Instrumentarien einzusetzen, um neue Immunisierungsstrategien zu realisieren. Bisher gibt es nur wenige gentechnisch hergestellte Impfstoffe. Das wird sich mit Sicherheit in naher Zukunft ändern. Folgende Optionen werden mit Nachdruck erprobt:

□ **Tab. 9.43** Impfung gegen Tetanus

Kategorie	Indikation bzw. Reiseziel	Anwendungshinweise
S/A	Alle Personen bei fehlender oder unvollständiger Grundimmunisierung, wenn die letzte Impfung der Grundimmunisierung oder die letzte Auffrischungsimpfung länger als 10 Jahre zurückliegt. Eine begonnene Grundimmunisierung wird vervollständigt, Auffrischungsimpfung in 10-jährigem Intervall.	Erwachsene sollen die nächste fällige Tetanus-Impfung einmalig als Tdap-Kombinationsimpfung erhalten, bei entsprechender Indikation als Tdap-IPV-Kombinationsimpfung.

S: Standardimpfungen, A: Auffrischungsimpfungen.

□ **Tab. 9.44** STIKO-Empfehlung zur Tetanus-Immunprophylaxe im Verletzungsfall

Vorgeschichte der Tetanus-Immunisierung (Anzahl der erhaltenen Tetanus-Impfungdosen)	Saubere, geringfügige Wunden		Alle anderen Wunden[1]	
	DTap/Tdap[2]	TIG[3]	DTap/Tdap[2]	TIG[3]
Unbekannt	Ja	Nein	Ja	Ja
0–1	Ja	Nein	Ja	Ja
2	Ja	Nein	Ja	Nein[4]
3 oder mehr	Nein[5]	Nein	Nein[6]	Nein

1) Tiefe und/oder verschmutzte (mit Staub, Erde, Speichel, Stuhl kontaminierte) Wunden, Verletzungen mit Gewebszertrümmerung und reduzierter Sauerstoffversorgung oder Eindringen von Fremdkörpern (z. B. Quetsch-, Riss-, Biss-, Stich-, Schusswunden), schwere Verbrennungen und Erfrierungen, Gewebsnekrosen, septische Aborte.
2) Kinder unter 6 Jahren erhalten einen Kombinationsimpfstoff mit DTaP, ältere Kinder Tdap (d. h. Tetanus-Diphtherie-Impfstoff mit verringertem Diphtherie-Toxoid-Gehalt und verringerter azellulärer Pertussiskomponente). Erwachsene erhalten ebenfalls Tdap, wenn sie noch keine Tdap-Impfung im Erwachsenenalter (≥ 18 Jahre) erhalten haben oder sofern eine aktuelle Indikation für eine Pertussis-Impfung besteht.
3) TIG = Tetanus-Immunglobulin, im Allgemeinen werden 250 I. E. verabreicht, die Dosis kann auf 500 I. E. erhöht werden; TIG wird simultan mit DTap/Tdap-Impfstoff angewendet.
4) Ja, wenn die Verletzung länger als 24 Stunden zurückliegt.
5) Ja (1 Dosis), wenn seit der letzten Impfung mehr als 10 Jahre vergangen sind.
6) Ja (1 Dosis), wenn seit der letzten Impfung mehr als 5 Jahre vergangen sind.

9.10.1 Rekombinante Lebend-Vakzine

Nicht-pathogene oder attenuierte Organismen können als Träger für heterologe Proteinantigene modifiziert werden. Derartige Vektoren enthalten klonierte Gene, deren Produkte als Antigene fungieren. Virale (z. B. Vaccinia-Virus, attenuierte Polioviren) und bakterielle Spezies (z. B. *Salmonella*, BCG) kommen als Vektoren in Frage. Die Eigenschaften derartiger Lebend-Vakzine entsprechen größtenteils denen bereits zugelassener attenuierter Lebend-Vakzine. Ihr großer Vorteil besteht darin, dass sie extrem immunogen sind und meist einen sicheren Schutz nach einmaliger Impfung verleihen – in diesem Fall allerdings gegen ein Antigen, gegen das sich bisher nicht erfolgreich immunisieren lässt.

9.10.2 Fusionsproteine

Fusionsproteine sind nicht-toxische Proteine, die in ihrem Fusionsanteil Epitope pathogener Organismen enthalten. Sie werden gentechnisch durch Fusion mehrerer Genabschnitte mit einem „Trägergen" (z. B. das Gen für das HBsAg) hergestellt. Diese Fusionsgene werden dann in einem geeigneten Organismus exprimiert und die entsprechenden Proteine isoliert. Der Vorteil besteht unter Umständen darin, dass das Trägerprotein wie im Falle von HBsAg spontan zu Partikeln assembliert, die dann das fragliche Antigen sehr viel effizienter präsentieren. So plausibel dieser Ansatz klingt, so problematisch kann er sein, wenn sich herausstellt, dass das Fusionsprotein nicht korrekt gefaltet wird und irrelevante Epitope exponiert.

9.10.3 Antiidiotyp-Antikörper

Antiidiotyp-Antikörper richten sich gegen das Idiotop – die Antigen-erkennende Strukturdomäne – eines bestimmten Antikörpers (▶ Kap. 3.1.2). Sie bilden demzufolge eine Analogoberfläche zur Oberfläche des eigentlichen Antigens und können stattdessen zur Immunisierung eingesetzt werden. Dies ist dann von Interesse, wenn das Antigen schlecht vertragen wird und unerwünschte Effekte bei dem Impfling verursacht.

9.10.4 Vakzine aus synthetischen Peptiden

Chemisch synthetisierte Peptide gehören verständlicherweise zu den am besten definierten Antigenen. Peptidsynthese ist heute sehr effizient möglich, und durch ein kluges Design können Antigene erhalten werden, die keine störenden Strukturen mehr enthalten. Zwar ist die Immunogenität synthetischer Peptide relativ schwach. Sie kann aber gesteigert werden, indem diese Peptide mit Trägerproteinen oder mit Lipiden konjugiert werden. Es können auch Multi-Antigen-Peptide synthetisiert werden. Schließlich kann durch gezielte chemische Modifikation die „Beweglichkeit" bestimmter Peptiddomänen eingeschränkt und dadurch eine gezielte Immunantwort gesteigert werden.

9.10.5 Nukleinsäure-Vakzine

Eine neuere, aber bereits weit fortgeschrittene Entwicklung ist der Einsatz von Nukleinsäure bei Immunisierungsstrategien. Hierzu wird „nackte DNA", die für ein Antigen codiert, bevorzugt in Muskelgewebe injiziert. Offensichtlich wird die DNA von den Muskelzellen erstaunlich effizient aufgenommen, transkribiert und translatiert. Derartige Nukleinsäure-Vakzine können sowohl eine humorale als auch eine zelluläre Immunantwort induzieren, je nachdem welche Zelle die DNA aufgenommen und über welche MHC-Komplexe die Antigene präsentiert wurden. Ähnlich wie bei einer

Lebend-Vakzine wird über einen gewissen Zeitraum immer wieder Antigen produziert, so dass die Immunisierung sehr effizient ist.

Bisher befinden sich DNA-Vakzine noch in klinischen Studien, allerdings konnte bereits gezeigt werden, dass ein umfassender zellulärer und humoraler Immunschutz nach Vakzinierung mit einem Expressionsplasmid erzielt werden kann. Bleibt das Problem der Applikation von Nukleinsäuren. Verschiedene Methoden wurden bereits angewendet, die die DNA über Elektroporation oder auch über hohe Drücke in Form einer „Gene Gun" oder als Druck-Injektor in die Schleimhaut oder Haut eingebracht haben.

Eine modifizierte Immunisierungsstrategie ist die Prime-Boost-Variante. Hier wird zunächst eine DNA-Vakzine verabreicht, gefolgt von einer Boost-Injektion mit entweder dem gereinigten Antigen, einem virosomalem Impfstoff oder einem rekombinanten Pocken- oder Adenovirus-basierten Impfstoff.

9.11   Arzneibuchmonographie „Impfstoffe für Menschen"

In der Ph. Eur. sind Impfstoffe für Menschen definiert als „Zubereitungen, die antigene Stoffe enthalten, die in der Lage sind, eine spezifische, aktive Immunität beim Menschen gegen das infizierende Agens oder das von ihm gebildete Toxin oder Antigen zu induzieren". Impfstoffe für den Menschen können nach dieser Definition enthalten:

- Organismen, die chemisch oder physikalisch ohne Zerstörung ihrer antigenen Wirksamkeit inaktiviert wurden.
- Lebende Organismen, die avirulent sind oder in geeigneter Weise zur Abschwächung ihrer Virulenz behandelt worden sind, während eine ausreichende antigene Wirkung aufrechterhalten wurde.
- Antigenextrakte, die von Organismen extrahiert, abgegeben oder durch DNA-Rekombinationstechnik hergestellt werden.

Die Antigene können in ihrer nativen Form verwendet oder mit chemischen oder physikalischen Methoden entgiftet werden. Sie können zur Erhöhung der Immunogenität aggregiert, polymerisiert oder an einen Träger konjugiert werden.

Bakterielle Impfstoffe sind nach Ph. Eur. Suspensionen unterschiedlicher Trübung in farblosen bis fast farblosen Flüssigkeiten. Sie können gefriergetrocknet sein. Die Konzentration der lebenden oder inaktivierten Bakterien wird in Internationalen Trübungseinheiten ausgedrückt oder – soweit möglich – durch direkte Zellzählung oder – bei lebenden Bakterien – durch Auszählung der vermehrungsfähigen Einheiten bestimmt.

Bakterielle Toxoide werden aus Toxinen hergestellt; dabei wird deren Toxizität durch physikalische oder chemische Verfahren auf ein nicht nachweisbares Niveau verringert oder vollständig beseitigt, während die immunisierenden Eigenschaften erhalten bleiben. Die Toxine werden von ausgewählten Stämmen von Mikroorganismen gewonnen. Das Herstellungsverfahren gewährleistet, dass sich das Toxoid nicht zum Toxin zurückbildet. Die Toxoide können gelöst oder gefriergetrocknet, gereinigt und adsorbiert sein. Adsorbierte Toxoide sind Suspensionen weißer oder grauer Teilchen in farblosen oder hellgelben Flüssigkeiten; sie können im Behältnis einen Bodensatz bilden.

Virusimpfstoffe werden aus Viren hergestellt, die in Tieren, Geflügelembryonen, geeigneten Zellkulturen, geeigneten Geweben oder in gentechnologisch veränderten Zellkulturen gezüchtet werden. Je nach Art der Herstellung können sie in der Trübung unterschiedlich sein oder in gefriergetrockneter Form vorliegen. Flüssige oder rekonstituierte, gefriergetrocknete Zubereitungen können gefärbt sein, wenn im Kulturmedium ein pH-Indikator wie Phenolrot enthalten ist.

Unter der Überschrift „Herstellung" werden Angaben zu „Allgemeinen Anforderungen" zum „Substrat für die Vermehrung", zum „Saatgut", zu den „Kulturmedien", zur „Vermehrung und Ernte", zu „Kontrollzellen", zu „Kontrolleiern", zur „Reinigung", zur „Inaktivierung", zu „Zwischenprodukten", zum „Fertigen Impfstoff als Bulk" und zu „Fertigzubereitungen" gemacht.

Zu lagern sind Impfstoffe für Menschen vor Licht geschützt bei 5 ± 3 °C (falls nicht anders vorgeschrieben). Adsorbat-Impfstoffe dürfen nicht eingefroren werden.

Die Beschriftung muss folgende Angaben enthalten:
- Bezeichnung der Zubereitung,
- Chargennummer oder andere Hinweise zur Identifikation,
- empfohlene Dosis für den Menschen und empfohlene Art der Anwendung,
- Lagerungsbedingungen,
- Verfallsdatum,
- Name und Konzentration jedes Konservierungsmittels,
- Name jedes Antibiotikums, Adjuvans, Geschmackskorrigens oder Stabilisators, die dem Impfstoff zugesetzt wurden,
- Bezeichnung jedes Bestandteils, der möglicherweise nachteilige Reaktionen hervorrufen kann, sowie jede Kontraindikation für den Impfstoff.

Für gefriergetrocknete Impfstoffe:
- Bezeichnung oder Zusammensetzung und Volumen der zuzusetzenden Flüssigkeit zum Rekonstituieren,
- Zeitraum für die Verwendung des Impfstoffs nach dem Rekonstituieren.

10.1 Einleitung

Trotz ihrer kaum vorstellbaren strukturellen Vielfalt, die die enorme Spezifität begründet, sind Antikörper doch sehr einheitlich aufgebaut (▸ Kap. 3.1.2). Alle Antikörper besitzen eine Y-förmige Struktur, die sich zunächst aus vier einzelnen Proteinketten, zwei identischen schweren und zwei identischen leichten Ketten, zusammensetzt. Diese sind über Disulfidbrücken miteinander zu einem einzigen Molekül verbunden.

Man unterscheidet isotypische, allotypische und idiotypische Antikörper-Varianten (o Abb. 10.1 und 10.2). Die isotypischen Varianten sind durch die fünf Antikörperklassen, IgA, IgE, IgD, IgG und IgM, sowie durch die leichten κ- und λ-Ketten repräsentiert. Allotypen sind genetische Varianten innerhalb einer Isotypgruppe. Sie werden durch Allele eines bestimmten Genlocus codiert. Idiotypen unterscheiden sich im variablen Bereich der verschiedenen Allotypen und sind die Hauptverantwortlichen für die große Molekülvielfalt. Die □ Tab. 10.1 gibt einen Überblick über die wichtigsten Charakteristika der verschiedenen Antikörper-Varianten.

Will man diese Moleküle therapeutisch nutzen, interessieren neben der Pharmakodynamik der entsprechenden Wirkstoffe besonders auch die pharmakokinetischen Eigenschaften. Denn diese bestimmen letztlich die „Wirksamkeit" der Präparate, da nur bei einem ausreichend hohen Plasmaspiegel eine Wirkung erwartet werden kann.

In pharmakokinetischer Hinsicht verhalten sich Immunglobuline sehr verschieden von den meisten anderen Proteinen – erfreulicherweise jedoch zum Vorteil für einen therapeutischen Einsatz. Denn diese Moleküle sind außergewöhnlich stabil. So beträgt die biologische Halbwertszeit für IgG-Moleküle 18–23 Tage; bei Patienten mit Agammaglobulinämie sogar 35–40 Tage.

Gammaglobuline kommen im Serum in Konzentrationen von 6–12 mg/ml vor und repräsentieren ca. 11–14 % des Gesamt-Serumproteins. Die tägliche Syntheserate beträgt etwa 35 mg/kg KG.

Ca. 7 % der intravasal zirkulierenden IgG-Moleküle werden pro Tag katabolisiert. Allerdings befinden sich nur ca. 45 % aller IgG-Moleküle in der peripheren Zirkulation. Mehr als die Hälfte der IgG-Moleküle ist extravasal im Interstitialraum zu finden. Hier bilden sie einen wichtigen Teil der lokalen Immunantwort nach einer Infektion, wenn es ein wie auch immer geartetes Antigen geschafft hat, die äußeren Barrieren zu durchdringen.

Der Katabolismus der Immunglobuline scheint zu einem Drittel in der Leber stattzufinden. Ein zweites Drittel wird im Darm katabolisiert. Der Rest wird in immunologischen Reaktionen verbraucht, z. B. durch Makrophagen, die Immunkomplexe phagozytieren. Während einer Krankheit, wenn Immunglobuline besonders gefordert sind, ist der „Verbrauch" von IgG-Molekülen deutlich erhöht, so dass dann auch die biologische Halbwertszeit sinkt. Steigt hingegen die IgG-Konzentration ungewöhnlich stark an (z. B. durch eine therapeutische IgG-Substitution), kann das eine Hemmung der B-Zell-Differenzierung und damit eine Hemmung der Immunglobulin-Produktion nach sich ziehen (negativer Feedback-Mechanismus, ▸ Kap. 3.3.3, o Abb. 3.36). Umgekehrt kann ein starker Verlust von Immunglobulinen (z. B. durch eine Plasmapherese) eine Induktion der endogenen Antikörperproduktion bewirken (positiver Feedback-Mechanismus).

Schneller als IgG-Moleküle werden IgM-Moleküle katabolisiert. Sie besitzen eine biologische Halbwertszeit von ungefähr 10 Stunden. Ca. 80 % dieser Immunglobulin-Klasse befindet sich intravasal und steht bereit für eine schnelle Antwort auf eine Infektion.

10.2 Immunglobulin-Präparationen für den therapeutischen Einsatz

Emil von Behring und Shibasaburo Kitasato schlugen bereits vor über 100 Jahren Antikörper-Präparationen

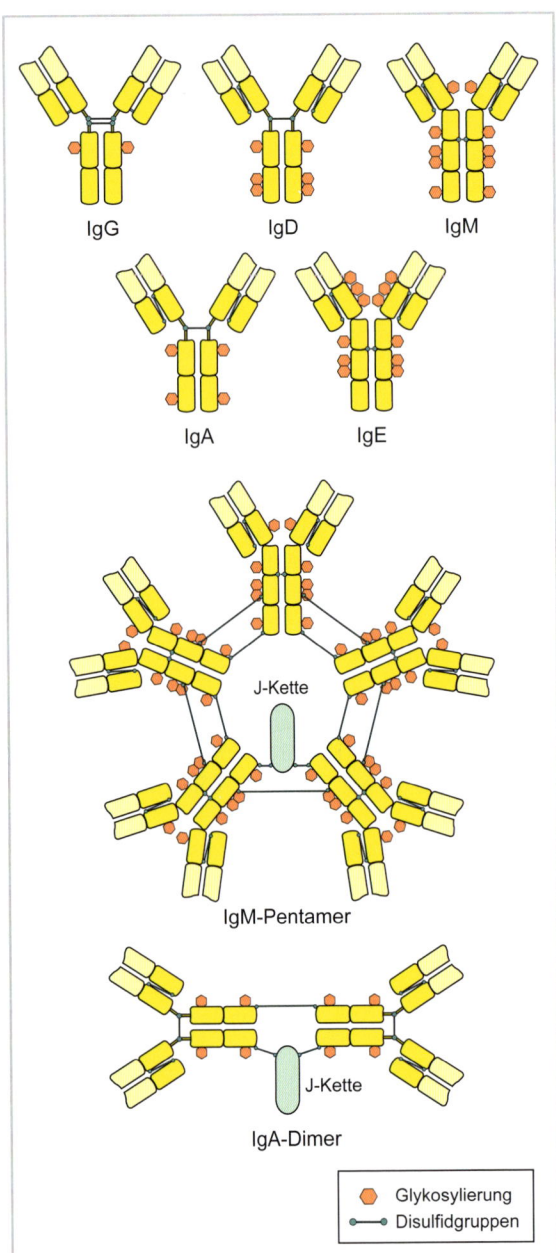

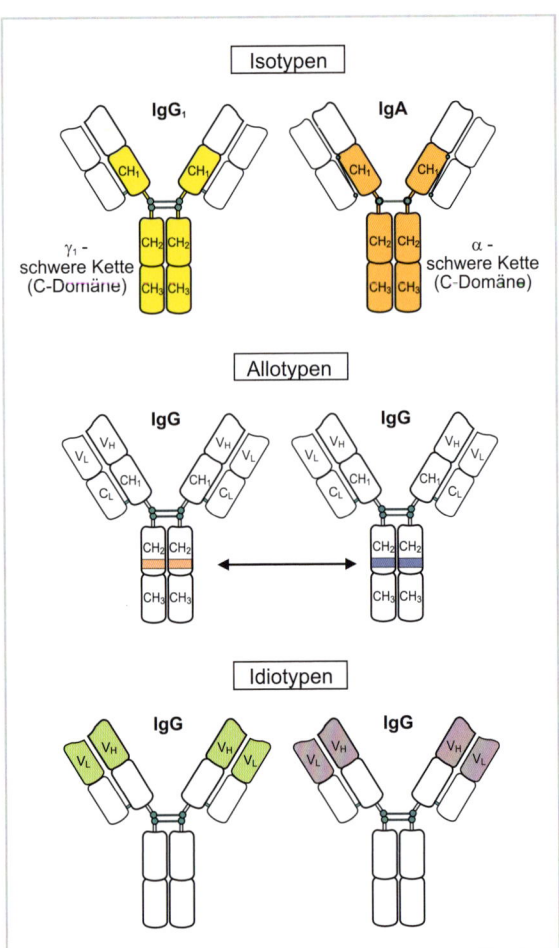

Abb. 10.2 Antikörper-Varianten.
Die in **o** Abb. 10.1 gezeigten Antikörper-Varianten werden Isotypen genannt. Innerhalb der Isotypen können Varianten vorkommen, die als Allotypen bezeichnet werden. Sie werden durch Allele codiert, die sich meist in den konstanten Bereichen der leichten und schweren Ketten unterscheiden. Als Idiotypen bezeichnet man Antikörper-Varianten, die sich in den variablen, Antigen-bindenden Bereichen unterscheiden.

Abb. 10.1 Immunglobulinklassen.
Die fünf (neun) Immunglobulinklassen IgG (IgG1, IgG2, IgG3, IgG4), IgA (IgA1, IgA2), IgM, IgD, und IgE werden auf der Basis der konstanten Regionen ihrer schweren Ketten unterschieden, die von entsprechenden Gen-Kassetten (γ1, γ2, γ3, γ4, α1, α2 μ, δ, ε) codiert werden. Die sekretorische Variante der IgA-Isotypen liegt als Dimer vor. IgM-Isotypen bilden Pentamere. Die leichten Ketten in all diesen Immunglobulinklassen (Isotypen) werden durch zwei Klassen (κ und λ) repräsentiert.

für die „Serum-Therapie" vor. Hierfür wurde beiden im Jahre 1901 der erste Nobelpreis für Physiologie und Medizin verliehen. Diese ersten „Antitoxine" enthielten heterologe Serum-Präparationen hyperimmunisierter Tiere, die höhere Konzentrationen von Antikörpern gegen Diphtherie- und Tetanus-Toxine enthielten. Zunächst erwiesen sich diese Präparate – besonders das Diphtherie-Antiserum – als sehr effektiv. Mit zunehmendem Einsatz zeigten sich jedoch sehr bald die schweren Nebenreaktionen, die durch das tierische Protein (Fremdprotein) verursacht wurden. Man bezeichnete diese Reaktionen damals als „Serumkrankheit" (siehe auch ▶ Kap. 5.2.3). Als Reaktion darauf wurden reinere und folglich besser verträgliche Präparate entwickelt.

Um die Verträglichkeit weiter zu steigern, machte man sich die proteolytischen Eigenschaften von Trypsin, Pepsin und Papain zu Nutze. Bereits 1930 kamen proteolytisch behandelte Antikörperfragmente in die

◻ **Tab. 10.1** Charakteristika der humanen Antikörper-Varianten

Immunglobulin	IgG1	IgG2	IgG3	IgG4	IgM	IgA1	IgA2	IgD	IgE
Schwere Kette	γ1	γ2	γ3	γ4	μ	α1	α2	δ	ε
Mittlere Serumkonzentration [mg/ml]	9	3	1	0,5	1,5	3	0,5	0,03	0,00005
Molekulargewicht [kDa]	146	146	170	146	970	160	160	184	188
Serum-Halbwertszeit [Tage]	21	20	7	21	10	6	6	3	2
Verteilung: % intravasal	45	45	45	45	80	42	42	75	50
Plazentagängig	++	++	++	++	−	−	−	−	−
Komplementaktivierung	++	+	+++	−	+++	−	−	−	−
Bindung an Monozyten	+++[1]	−	+++[1]	++[2]	−	−	−	−	+[3]
Bindung an Neutrophile	++[4]	−	++[4]	−	−	++[5]	++[5]	−	−
Bindung an Basophile und Mastzellen	−	−	−	−	−	−	−	−	+++[6]
Bindung an Staphylokokken-Protein A	+++	+++	−	+++	−	−	−	−	−
Bindung an Streptokokken-Protein G	+++	+++	+++	+++	−	−	−	−	−
Virus-Neutralisation	+	+	+	+	+	−	+	−	−

[1] FcγRI (CD64), FcγRIIa (CD35), FcγRIII (CD16). [2] FcαR. [3] FcεRII. [4] FcγRIIa, FcγRIII-1. [5] FcαR. [6] FcεRI.

Klinik, für die man damals den Namen „Fermo-Seren" prägte. Ein Fermo-Serum® ist ein durch fermentative (enzymatische) Behandlung „gereinigtes" Immunserum. Durch die Behandlung mit Pepsin wird die Gefahr der Sensibilisierung und infolgedessen allergischer Reaktionen nachhaltig verringert. Das Verfahren beruht darauf, dass Antikörpermoleküle gegenüber Pepsin resistenter sind als die übrigen Serumproteine. Während diese schon zu Peptiden und Peptonen abgebaut sind, werden die Antikörper-Globuline (7S) nur um etwa ein Drittel ihrer Molekülgröße (Fc-Teil) zum F(ab')$_2$-Fragment (5S) unter weitgehender Beibehaltung ihrer Aktivität abgebaut (▶ Kap. 3.1.2). Allerdings konnten auch diese Präparate die Probleme der „Serumkrankheit" keinesfalls endgültig lösen. Dies gelang erst, als humane Immunglobulin-Präparationen eingeführt wurden. Durch protein-biochemische Verfahren gelang es, bestimmte Fraktionen anzukonzentrieren und unerwünschte Begleitstoffe zu eliminieren.

Als Ausgangsmaterial für Immunglobulin-Präparationen dienen heute riesige Serum-Pools von mindestens 1000 gesunden, freiwilligen humanen Spendern (vorgeschrieben durch die Arzneibücher), um ein möglichst weites Spektrum an Antikörperspezifitäten zu garantieren (o Abb. 10.3).

Die verwendeten Plasmen müssen der Monographie „Plasma vom Menschen (Humanplasma) zur Fraktionierung" entsprechen. Damit sind z.B. Plasmapräparationen aus Placentarblut für die Immunglobulin-Gewinnung ausgeschlossen.

Folgende Anforderungen werden an Immunglobulin-Produkte gestellt:
- Zur Herstellung dienen Pools von > 1000 Spendern.
- Sie müssen frei sein von Kininen, Plasmin und Prekallikrein-Aktivität.
- Der IgA-Gehalt muss sehr gering sein.
- Sie müssen so gut wie möglich frei sein von Immunglobulin-Aggregaten.
- Mindestens 90 % der IgG-Moleküle müssen intakt sein (keine Fragmente).
- Sie sollten so nativ wie möglich sein, so dass opsonisierende, Komplement-bindende und andere biologische Aktivitäten erhalten bleiben.
- Sie sollten alle IgG-Subklassen enthalten.
- Sie müssen hohe dokumentierte Antikörperkonzentrationen gegen mindestens zwei Bakterien-Spezies oder -Toxine oder gegen zwei Viren (nachgewiesen durch Neutralisierungstests) enthalten.

10

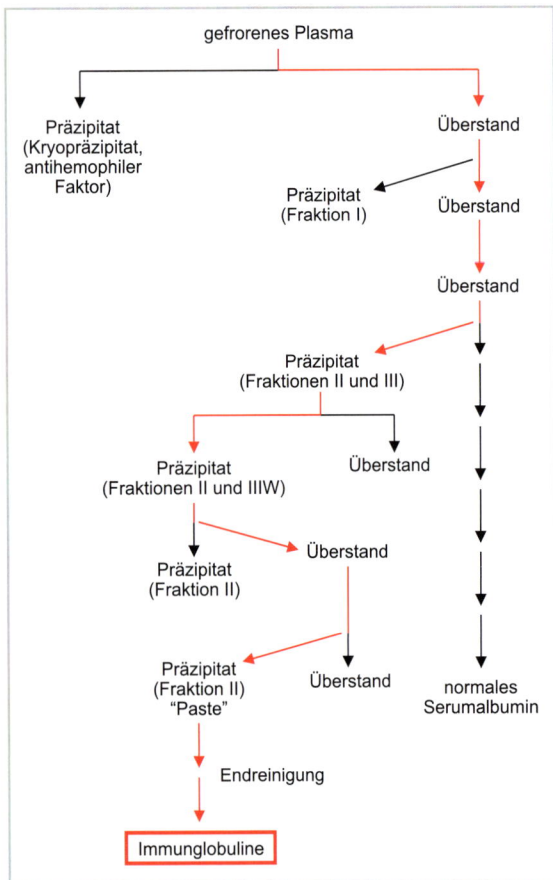

Abb. 10.3 Herstellungsverfahren für Immunglobulin–Präparate.
Aus einem riesigen Serum–Pool werden über verschiedene Schritte schließlich Gammaglobulin–Präparate gewonnen.

■ Sie müssen mindestens 0,1 IU Antikörper gegen Hepatitis B und einen 1:1000 Titer für Hepatitis A enthalten.

Spezielle Immunglobuline werden aus Seren spezifisch immunisierter Probanden (z. B. gegen Masern, Tetanus, Pocken) oder aus Seren von Rekonvaleszenten gewonnen. Derartige Präparate werden manchmal auch als „Hyperimmunglobuline" bezeichnet, wobei jedoch zu beachten ist, dass hier nur eine quantitative Verschiebung der „Normalspezifität" zu einer gewünschten Spezifität angestrebt wurde. Vom normalen Spektrum spezifischer Antikörper enthalten diese speziellen Immunglobuline einen Antikörper in erhöhter und garantierter Konzentration.

Einige wenige Immunglobulin-Präparate werden aus Seren von immunisierten Tieren gewonnen. Auch für diese Präparate müssen entsprechende Sicherheitsvorkehrungen bezüglich der verwendeten Tiere und den Herstellungs- und Aufreinigungsverfahren getroffen werden.

„Immunglobulin vom Menschen" besteht zu über 95 % aus IgG und enthält bis zu 2,5 % IgA und bis zu 2 % IgM. Für die i. m.-Applikation kleiner Volumina von 0,2–1,0 ml pro kg KG werden 16,5 %ige Proteinlösungen hergestellt. Diese Präparate enthalten im Vergleich zu normalem Serum eine etwa 20- bis 25-fach höhere IgG-Konzentration. Wegen der hohen Viskosität können diese Präparate nur intramuskulär oder subkutan appliziert werden. 1 Gramm dieses Standard-Immun-Serumglobulins (ISG) enthält ca. 4×10^{18} Antikörper-Moleküle die $> 10^{7}$ Molekülspezies repräsentieren. Obwohl das Präparat bei 4 °C relativ stabil ist, laufen proteolytische Prozesse ab, die wahrscheinlich durch geringe Mengen an Plasmin katalysiert werden.

Die biologische Prüfung der Antikörperaktivität an mindestens einem bakteriellen und einem viralen Antikörper und der Nachweis einer mindestens zehnfachen Anreicherung der IgG-Konzentration gewährleisten, dass die Antikörper bei der Fraktionierung funktionsfähig geblieben sind.

Für die i. v.-Applikation werden hingegen in der Regel 5–10 %ige Immunglobulin-Präparationen eingesetzt, die in Volumina von 1–40 ml mit einer maximalen Dosis von 2 g pro kg KG appliziert werden.

Bis 1960 war die Immunglobulin-Therapie auf die intramuskuläre Applikation beschränkt. Das änderte sich zunächst auch nicht, als humane Präparationen verfügbar wurden. Erst als „Fermo-Immunglobuline" durch partielle Proteolyse hergestellt werden konnten, wurden die Präparationen verträglicher. Wie bereits erläutert, fehlt diesen Immunglobulin-Varianten der konstante F_c-Teil der Antikörper. Die in diesen Präparationen vorhandenen $F(ab')_2$-Fragmente (5S-Komponente) können natürlich nicht mehr das Komplement aktivieren, so dass die entsprechenden unerwünschten Wirkungen bei diesen Präparaten weitgehend ausbleiben. Heute gelingt es aber auch, verträgliche 7S-Präparate (Präparate mit hohem Anteil an monomerem IgG) in einer für den Patienten verträglichen Zusammensetzung zu produzieren.

Die heute zur Verfügung stehenden Produkte können basierend auf die jeweiligen Herstellungsverfahren in drei Gruppen eingeteilt werden:
■ Partiell, mit Hilfe von Proteasen hydrolysierte Immunglobulin-Präparationen: Die Hauptprodukte einer Partial-Proteolyse mit Pepsin sind $F(ab')_2$-Moleküle. Wird die Proteolyse sehr schonend mit wenig Enzym bei pH 4 durchgeführt, so erhält man auch Präparate, die ebenfalls eine deutlich reduzierte Komplementaktivierung aufweisen, obwohl der Antikörper in weiten Teilen als 7S-Molekül erhalten bleibt. Partielle Hydrolyse durch immobilisiertes Trypsin führt hingegen zu Präparaten, die neben intaktem IgG auch Fab/Fc-, Fab- und Fc-Fragmente enthalten.

Die Herstellung von Serum-Präparate ist streng regulatorisch geregelt

Einige Dokumente sind hier gelistet:

- Gesetz über den Verkehr mit Arzneimitteln der Bundesrepublik Deutschland (AMG),
- European Pharmacopoeia Monograph (current edition): human plasma for fractionation,
- Suitability of blood and plasma donors and the screening of donated blood in the European Community (98/463/EC),
- Guide to the preparation, use and quality assurance of blood components (Council of Europe; Rec. No R (95) 15, 4th edition),
- Annex 14 to the EU guide to GMP on the manufacture of medicinal products derived from human blood and plasma (2003/94/EC),
- Richtlinien zur Gewinnung von Blut und Blutbestandteilen und zur Anwendung von Blutprodukten (Hämotherapie). Wissenschaftlicher Beirat der Bundesärztekammer und Paul-Ehrlich-Institut,
- Leitlinien zur Therapie mit Blutkomponenten und Plasmaderivaten. Vorstand und wissenschaftlicher Beirat der Bundesärztekammer,
- Betriebsverordnung für pharmazeutische Unternehmer der Bundesrepublik Deutschland (Pharm.Betr.V. AMG, Anhang IX),
- Gesetz zur Regelung des Transfusionswesens (Transfusionsgesetz – TFG) der Bundesrepublik Deutschland,

- EMEA/CPMP: Note for Guidance on Plasma Derived Medicinal Products CPMP/BWP/269/9S,
- EMEA/CPMP: Plasma-derived medicinal products: position paper on ALT-testing CPMP/BWP/385/99,
- EMEA/CPMP: The introduction of nucleic acid amplification technology (NAT) for the detection of hepatitis C Virus RNA in plasma pools. CPMP/BWP/390/97,
- Requirements for Collection, Processing and Quality Control of Blood, Blood Components and Plasma Derivates. WHO Technical Report Series, No 840 (1994),
- Blood safety in the European Community: An initiative for optimal use. Conference proceedings (Ed W. Schramm) 20–22 May 1999, Wildbad Kreuth,
- Control Authority Batch Release (EC-Dokument III/3010/93),
- Contribution to Part II of the Structure of the Dossier for Applications for Marketing Authorization – Control of Starting Materials for the Production of Blood Derivates (EC-Dokument III/5272/94),
- Kunststoffe auf Polyvinylchlorid-Basis für Behältnisse zur Aufnahme von Blut und Blutprodukten und für Behältnisse für wässrige Lösungen zur intravenösen Infusion (Ph.Eur/DAB),
- Stabilisatorlösungen für Blutkonserven (Ph.Eur./DAB).

10

- Chemisch modifizierte Immunglobulin-Präparate: Mit Hilfe von β-Propiolacton lassen sich selektiv und irreversibel die Aminosäuren Lysin, Cystein und Histidin modifizieren. Wendet man dieses Verfahren bei Immunglobulinen an, erhält man Varianten mit einer deutlich reduzierten Komplement-Bindung. Eine irreversible chemische Modifikation verursacht auch die Reduktion der Disulfidbrücken mit Hilfe von Dithiothreitol und anschließender Alkylierung mit Jod-Acetamid. Dagegen kann man durch S-Sulfonierung reversible Modifikationen einführen. Dabei werden in erster Linie die Disulfidbrücken gespalten, die die einzelnen Ketten verbinden. Dies führt zum Verlust der Komplementbindung. Diese Modifikation ist prinzipiell *in vitro* und *in vivo* reversibel.
- Durch spezielle Präzipitations-, Adsorptions- und Chromatographie-Verfahren angereicherte Immunglobulin-Präparationen: Präzipitations-, Adsorptions- und Chromatographie-Verfahren werden einzeln oder in Kombination eingesetzt, wenn bestimmte Fraktionen angereichert oder unerwünschte Bestandteile abgereichert werden sollen. Es sind im Wesentlichen Verfahren, wie sie in der

Protein-Biochemie gebräuchlich sind und viel genutzt werden. Das Problem besteht darin, die Normalverteilung der Ig-Subklassen im Laufe des Verfahrens möglichst beizubehalten, um nicht ungewollt wichtige Antikörpermoleküle zu verlieren. Eine bewährte Methode ist die fraktionierte Präzipitation mit Polyethylenglykol. Aerosil, Bentonit und Calciumphosphat werden zur Stabilisierung und zur Adsorption eingesetzt. Ionenaustauschchromatographie kann eingesetzt werden, um IgA-Varianten von IgG-Molekülen abzutrennen. All diese Verfahren zielen auch darauf ab, möglichst angereicherte IgG-Fraktionen (7S-Immunglobuline) zu erhalten, ohne die Molekülstrukturen und kinetischen Parameter zu modifizieren.

Jede einzelne Maßnahme im Rahmen der vorgestellten Prozesse trägt auch zur Virussicherheit bei, da Viren entweder modifiziert oder abgereichert werden. Der viralen Sicherheit wird heute sehr große Aufmerksamkeit geschenkt, nachdem man schreckliche Erfahrungen mit HIV- oder HCV-kontaminierten Präparaten machen musste. So sind neben den geschilderten Methoden weitere Verfahren zur Virus-Inaktivierung und Virus-Abreicherung vorgeschrieben. Dazu zählen z. B. eine Pasteurisierung der Präparate bei 60 °C für 10 Stunden oder aber eine Behandlung mit löslichen Detergenzien und eine Abreicherung durch Nanofiltration.

I. v. zu verabreichende Immunglobuline werden sowohl gelöst als auch in Form gefriergetrockneter Präparate angeboten. Zur Stabilisierung enthalten sie verschiedene Zusätze wie Zucker, Zuckeralkohole, Aminosäuren, Human-Albumin und PEG in verschiedenen Konzentrationen. Die pH-Werte rangieren von 4,2–7,0.

10.3   Virussicherheit von Immunglobulin-Präparaten

Bereits in den 1940er Jahren hatte man erkannt, dass mit einer Immunglobulin-Behandlung das Risiko einer Hepatitis-Infektion verbunden war. Dieses Problem, das prinzipiell auch für humanes Serum-Albumin (HSA) galt, spielte dort eine deutlich untergeordnete Rolle, da man wegen der außergewöhnlichen Hitzestabilität dieses Proteins effiziente Inaktivierungsverfahren einsetzen konnte. Man pasteurisierte bei 60 °C für zehn Stunden in Gegenwart von Acyl-Tryptophan und Natrium-Caprylat. Abgesehen davon, dass man dieses Verfahren nicht einfach auf Immunglobulin-Präparate übertragen konnte, sah man zunächst auch gar keine Notwendigkeit für eine antivirale Behandlung. Man wusste, dass eine passive Immunisierung mit Immunglobulinen eine Hepatitis-Infektion verhindern konnte und glaubte, dass virale Kontaminationen für diese Gruppe von Wirkstoffen keine Relevanz hätten. Dass diese Einschätzung falsch war, wissen wir heute. Aus diesem Grund wird der viralen Sicherheit dieser Präparate große Aufmerksamkeit geschenkt. Neben den bereits erwähnten Fraktionierungs- und Inaktivierungsverfahren werden Plasma und Seren, die in den Pool zur Immunglobulin-Präparation einfließen, umfassend getestet. Routinemäßig wird auf HBsAg, auf Anti-HCV- und Anti-HIV-1/2-Antikörper getestet (◻ Tab. 10.2).

Für Plasmapools wird das Screening-Programm um Tests auf Hepatitis-A- und B19-Viren erweitert. Außerdem werden überwiegend Nukleinsäure-Nachweisverfahren eingesetzt (◻ Tab. 10.3). Positive Testresultate führen zum Ausschluss der Plasmaspende, respektive zur Verwerfung der produzierten Charge.

Nach einer gewissen Zeit wird das Screening-Programm wiederholt, um eine noch nicht stattgefundene Serokonversion zu erfassen. Erst danach wird die Spende für die Immunglobulin-Gewinnung freigegeben. Besondere Aufmerksamkeit verlangt die Sicherstellung der Abwesenheit von HCV. Hierzu sind spezielle Inaktivierungsschritte erforderlich, und die Zulassungsbehörden verlangen den Nachweis der Abwesenheit von HCV-RNA durch einen sehr empfindlichen PCR-Test.

Generell werden heute im Sinne einer vorbeugenden Gefahrenminimierung für einzelne Produktionsschritte so genannte Abreicherungs- und Inaktivierungsfaktoren experimentell ermittelt. Unter einem Abreicherungsfaktor (Reduktionsvermögen) versteht man den dekadischen Logarithmus des Verhältnisses einer Verunreinigung oder Kontamination vor einem bestimmten Reinigungsschritt bzw. nach dem Reinigungsschritt.

Ein individueller Abreicherungsfaktor errechnet sich nach:
$$10^{Ri} = (v') \times (10^{a'})/(v'') \times (10^{a''}).$$

◻ **Tab. 10.2** Obligate Tests für jede einzelne Plasmaspende

Virus	Nachweis des Virusmarkers	Forderung für die Freigabe
Hepatitis B (HBV)	HBsAg	Negativ
Hepatitis C (HCV)	Anti-HCV	Negativ
Humanes Immundefizienz-Virus Typ 1/Typ 2 (HIV-1/-2)	Anti-HIV-1/-2	Negativ

◻ **Tab. 10.3** Obligate Tests für Plasmapools

Virus	Nachweis des Virusmarkers	Forderung für die Freigabe
Hepatitis A (HAV)	Hepatitis-A-Virus-RNA	Negativ
Hepatitis B (HBV)	HBsAg	Negativ
Hepatitis C (HCV)	Hepatitis-C-Virus-RNA	Negativ
Humanes Immundefizienz-Virus Typ 1/Typ 2 (HIV-1/-2)	Anti-HIV-1/-2	Negativ
B19	B19-Virus-DNA	≤ 10,0 I. E. B19-Virus-DNA je Mikroliter

Dabei gilt:

- für das Material vor der Reinigung: Volumen v'; Titer $10^{a'}$; Belastung des Materials mit der Kontamination/Verunreinigung: $(v') \times (10^{a'})$,
- für das Material nach der Reinigung: Volumen v''; Titer $10^{a''}$; Belastung des Materials mit der Kontamination/Verunreinigung: $(v'') \times (10^{a''})$.

Analog ist der Inaktivierungsfaktor zu definieren, wenn es sich um aktive Kontaminationen (z. B. Viren, Bakterien usw.) handelt.

Die Abreicherungsfaktoren werden durch Spiking ermittelt. Dazu setzt man dem Reinigungsansatz einen Erreger in bekannter Menge zu und bestimmt dann den noch vorhandenen bzw. noch aktiven Anteil nach dem Reinigungsschritt. Dadurch soll auch gewährleistet werden, dass unbekannte oder unentdeckte Kontaminationen keine Chance haben, mit dem Produkt angereichert zu werden. Da es unmöglich ist, eine solche Kontamination im Verlauf des Herstellungsprozesses sicher zu identifizieren, muss durch Validierung eine Abreicherung garantiert werden.

Beispiele für Virusabreicherungen in Immunglobulin-Präparaten sind in den ◻ Tab. 10.4 bis 10.6 dargestellt.

Ein Immunglobulin-Präparat gilt heute als unbedenklich, wenn die Virus-Validierung ergeben hat, dass umhüllte Viren bei mindestens zwei Herstellungsschritten um vier log-Stufen abgereichert oder inaktiviert werden und das Verfahren insgesamt eine Virus-Elimination von mindestens 10 log-Stufen sicherstellt.

Auch der BSE-/Creutzfeldt-Jakob-Problematik wurde im Hinblick auf die Sicherheit von Blut- und Plasmapräparaten umfänglich Rechnung getragen. Folgende Maßnahmen wurden (vorübergehend) angeordnet, nachdem das Problem erkannt war:

- Ausschluss von Spendern, die sich durch einen Aufenthalt von mindestens einem halben Jahr in Großbritannien zwischen 1980 und 1996 unwissentlich der Infektion mit dem BSE-Erreger ausgesetzt haben könnten.
- Ausschluss des Bezugs und der Verarbeitung von Blut und Blutplasma aus Großbritannien, da hier die bei weitem größte Anzahl von vCJD-Fällen aufgetreten ist.
- Rückruf von Spenderplasmen und Plasmapräparaten sobald bei einem Spender eine vCJD-Diagnose gestellt wird.
- Reduktion der Leukozyten bei Vollblutspenden, ausgehend von der noch nicht allgemein akzeptier-

◻ **Tab. 10.4** Abreicherung von Modell-Viren (x log) für Intratect®

	Modellvirus					
	HIV	PRS	BVDV	Reo	PPV	MEV
Präzipitation und Abtrennung der Fraktion I, III	> 4,9	> 5,25	> 2,53	> 7,58	4,07	3,91
Behandlung mit Oktansäure/Calciumacetat	> 5,72	> 6,36	> 4,71	2,24	–	–
Solvent/Detergens-Verfahren	> 4,43	> 4,57	> 4,82	–	–	–
20-nm-Filtration	–	–	> 4,49	> 4,72	3,82	> 6,33
Gesamtreduktion	> 15,05	> 16,18	> 16,55	> 14,64	> 7,89	> 10,24

HIV: Humanes Immundefizienz-Virus = RNA-Virus mit Hülle, PSR: Pseudorabies-Virus = DNA-Virus mit Hülle, BVDV: Bovines virales Diarrhö-Virus = RNA-Virus mit Hülle = Modellvirus für HCV, Reo: Reo-Virus = RNA-Virus ohne Hülle, PPV: Porcines Parvovirus = DNA-Virus ohne Hülle, MEV = Murines Enzephalomyelitisvirus (Modell für HAV) = RNA-Virus ohne Hülle.

◻ **Tab. 10.5** Abreicherung und Inaktivierung von Modell-Viren (x log) für Cytotect® CP

	Modellvirus			
	HIV-1	PSR	BVDV	Reo
Kälte/Ethanol-Fällung (Fraktion III)	> 3,8	3,3	1,1	5,5
Oktansäure/CaAc-Filtration	> 6,4	> 5,7	> 4,5	> 1,1
Polysorbat 80/TNPD	> 6,4	> 6,5	> 6,6	–
Gesamtreduktion	> 16,6	> 15,5	> 12,2	> 6,6

HIV-1: Humanes Immundefizienz-Virus Typ 1 = RNA-Virus mit Hülle, PSR: Pseudorabies-Virus = DNA-Virus mit Hülle, BVDV: Bovines virales Diarrhö-Virus = RNA-Virus mit Hülle = Modellvirus für HCV. Reo: Reo-Virus = RNA-Virus ohne Hülle.

◻ **Tab. 10.6** Abreicherung und Inaktivierung von Modell-Viren (x log) für Flebogamma® DIF

	Modellvirus					
	HIV	HBV	HCV	WNV	HAV	B19V
Fraktion I Präzipitation	(1,32)[a]	–	2,78 WNV	2,78 WNV	–	–
Fraktion II+II Präzipitation	(1,48)[a]	–	–	(< 1)[c] WNV	–	–
4 % PEG-Präzipitation	≥ 6,10	≥ 5,92 PRV	≥ 5,78 (BVDV)	≥ 5,78 BVDV	≥ 6,41 EMCV	6,35 PPV
Behandlung bei pH 4 (4h 37 °C)	2,47	(≥ 5,32)[b] PRV	(0,46)[c] BVDV	(0,46)[c] BVDV	(1,36)[e] EMCV	–
Pasteurisierung	≥ 5,64	≥ 6,33 IBR	≥ 6,49 BVDV	5,41 WNV	≥ 5,56 EMCV	4,08 PPV
Solvent/Detergens-Verfahren	≥ 4,61	≥ 6,95 PRV	≥ 6,14 BVDV	≥ 5,59 WNV	–	–
Planova-20N-Nanofiltration	4,61[d] PPV	4,61[d] PPV	4,61[d] PPV	4,61[d] PPV	4,61[d] PPV	4,61[d] PPV
Gesamtreduktion	≥ 23,43	≥ 23,81	≥ 25,80	≥ 24,17	≥ 16,58	15,04

HIV: Humanes Immundefizienz-Virus = RNA-Virus mit Hülle, HBV: Hepatitis-B-Virus = DNA-Virus mit Hülle, HCV: Hepatitis-C-Virus = RNA-Virus mit Hülle,
WNV: West-Nil-Virus = RNA-Virus mit Hülle, HAV: Hepatitis-A-Virus = RNA-Virus ohne Hülle, B19: Parvovirus B19 = ssDNA-Virus ohne Hülle,
PPV: Porcines Parvovirus = ssDNA-Virus ohne Hülle, PRV: Pseudorabies-Virus = DNA-Virus mit Hülle, IBR: bovines Herpesvirus 1 = DNA-Virus mit Hülle,
BVDV: Bovines virales Diarrhö-Virus = RNA-Virus mit Hülle = Modellvirus für HCV, EMCV: Encephalomyocarditis-Virus = RNA-Virus ohne Hülle,
a: Abreicherungsfaktoren werden nicht aufsummiert, weil bei diesen Schritten ein ähnlicher Inaktivierungs-Mechanismus zugrunde liegen kann wie bei der
Behandlung bei pH 4,
b: Abreicherungsfaktor für PRV wird für HBV nicht berücksichtigt, weil die Vergleichbarkeit von PRV und HBV unsicher ist,
c: Abreicherungsfaktoren unter 1 werden nicht aufsummiert,
d: Abreicherungsfaktoren aus Versuchen mit PPV werden auf alle größeren Viren angewendet,
e: Abreicherungsfaktor von EMCV nach der Behandlung bei pH 4 ist nicht für HAV anwendbar.

ten Annahme, dass eventuell im Blut vorkommende Erreger mit Leukozyten assoziiert sein könnten.

In experimentellen Ansätzen zur Plasmafraktionierung konnte unter Verwendung analoger Prionen-Homogenate festgestellt werden, dass die angewendeten Herstellungsverfahren wie z. B. die Kälte-Ethanol-Präzipitation, die Nanofiltration oder auch Säulenchromatographie ein außerordentlich hohes Abreicherungspotenzial für Prionen besitzen. In vergleichenden Studien wurde gezeigt, dass dieses Abreicherungspotenzial auch konkret für das vCJD-Agens gilt. Tierexperimentell zeigte sich, dass – wenn überhaupt – nur sehr niedrig-infektiöse Titer im Plasma vorkommen, die durch die bestehenden Abreicherungsverfahren sicher eliminiert werden können.

10.4   Indikationen

Ursprünglich wurden Immunglobulin-Präparate im Wesentlichen eingesetzt (▸ Kap. 10.1):
- bei Agamma- und Hypogammaglobulinämie,
- bei IgG- und/oder IgA-Subklassen-Defizienzen, z. B. als Substitution bei chronisch lymphatischer Leukämie und Myelom,
- zur (Postexpositions-)Prophylaxe und Behandlung viraler Infektionen wie z. B. Hepatitis A und B, Masern, Tollwut und Cytomegalievirus-Infektionen,

- zur Neutralisierung bakterieller Toxine (z. B. Botulinus-Toxin von *Clostridium botulinum*).

Inzwischen ist das Indikationsspektrum zum einen durch die allogene Knochenmarktransplantation und zum anderen durch die Behandlung von Antikörper-vermittelten Autoimmunerkrankungen und systemischen Infektionen deutlich erweitert. Ein abgestuftes Indikationsschema wurde vom NIH und von der Australischen Gesellschaft für Transfusionsmedizin erarbeitet (◻ Tab. 10.7). Für die Kategorie A gilt die Therapie mit hochdosierten Immunglobulinen als eine Therapie der ersten Wahl. Für die Kategorie B bildet die Therapie mit Immunglobulinen eine Option, wohingegen für die Kategorie C weitere Daten benötigt werden, um einen evidenzbasierten Einsatz zu gewährleisten.

Zum Teil (z. B. bei der ITP und dem Kawasaki-Syndrom) werden sehr hohe Dosen bis zu maximal 2 g/kg KG infundiert. Ziel dabei ist es, durch negatives Feedback die pathologische Biosynthese der Autoantiköper zu begrenzen. Neben der kompetitiven Hemmung der Rezeptoren für IgG-Moleküle scheinen aber die verabreichten Immunglobuline auch als Anti-Idiotypen die autoreaktiven Antikörper zu neutralisieren, Komplement-abhängige Gewebeschädigungen zu verhindern und die Zytokinproduktion zu beeinflussen.

Im Falle einer Substitutionstherapie bei Agamma- und Hypogammaglobulinämie werden in der Regel

☐ Tab. 10.7 Klassifizierung verschiedener Krankheiten für die Therapie mit Immunglobulin-Präparaten

Klassifizierung	Krankheit
Kategorie A	▪ Immunogene thrombozytopenische Purpura (ITP), ▪ Kawasaki-Syndrom.
Kategorie B	▪ Guillain-Barré-Syndrom, ▪ Chronisch entzündliche demyelisierende Polyneuropathie (CIDPNP), ▪ autoimmune hämolytische Anämie, ▪ autoimmune Neutropenie, ▪ erworbene Hämophilie A, ▪ idiopathische thrombozytopenische Purpura (ITP) in der Schwangerschaft, ▪ Myasthenia gravis.
Kategorie C	▪ Systemischer Lupus erythematodes, ▪ Polymyositis und Dermatomyositis, ▪ Rheumatoide Arthritis, ▪ Insulin-abhängiger Diabetes mellitus, ▪ systemische Vaskulitis, ▪ Antiphospholipid-Antikörper-Syndrom, ▪ Multiple Sklerose.

400 mg/kg KG pro Monat i. v. appliziert. Dabei ist unter Umständen die individuelle Halbwertszeit für die Patienten zu bestimmen und die Dosis entsprechend anzupassen.

Zu den Polyklonalen Immunglobulin-Präparaten können auch die Tier-Seren gezählt werden, die zur Prophylaxe einer akuten Transplantatabstoßung bei Empfängern allogener Organtransplantate eingesetzt werden. Hierfür wird eine Dosierung von 2–5 mg/kg KG pro Tag über einen Zeitraum von 5–14 Tagen empfohlen.

Heute werden i. v.-Infusionen von Immunglobulin-Präparaten recht gut vertragen. Bei 10–15 % der Patienten treten unerwünschte Wirkungen auf, die sich als Rücken- oder Bauchschmerzen, Tachykardie, erhöhter Blutdruck, Muskel- oder Kopfschmerz, Übelkeit, Hitze- oder Kältegefühl äußern können (typische phlogistische Reaktionen). Diese Nebenwirkungen sind dann besonders ausgeprägt, wenn die Patienten eine Infektion durchmachen. Daher sollten diese Patienten vor einer Substitutionstherapie gegebenenfalls adäquat mit Antibiotika behandelt werden.

Schwere anaphylaktische Reaktionen können bei Patienten ausgelöst werden, die an einer IgA-Defizienz leiden. Viele dieser Patienten (bis zu 40 %) entwickeln Anti-IgA-Antikörper. Werden mit einem IgG-Präparat auch IgA-Antikörper infundiert, können diese an entsprechende IgE-Antikörper binden und somit eine Mastzell-Degranulation induzieren. Aus diesem Grund sollten Präparate für solche Patienten sehr sorgfältig ausgewählt werden, wobei darauf zu achten ist, dass der IgA-Gehalt sehr gering ist.

Sicherlich ist das Potenzial einer Immunglobulin-Therapie noch lange nicht ausgeschöpft. Obwohl strukturelle Charakteristika der Antikörper völlig aufgeklärt sind, sind längst noch nicht alle Funktionen – besonders in einer pathologischen Stoffwechsellage – verstanden. Einen großen Stellenwert nehmen mittlerweile spezifische, monoklonale Antikörper-Präparationen ein (▸ Kap. 11).

10.5 Immunglobulin-Präparate

Nach gegenwärtigen Schätzungen sind jährlich weltweit ca. 1 Mio. Patienten auf die Behandlung mit Präparaten angewiesen, die aus menschlichem Blutplasma gewonnen werden. Dazu gehören neben aufgereinigtem Humanplasma die Blutgerinnungsfaktoren VIII und IX und die menschlichen Immunglobuline. Einige Immunglobulin-Präparate tierischen Ursprungs kommen bei Organtransplantationen zum Einsatz. Andere Tier-Seren werden als Anti-Tiergift-Immunglobuline verwendet.

10.5.1 Allgemeine Immunglobulin-Präparate

Wie wir bereits in ▸ Kap. 10.1 besprochen haben, gibt es einige angeborene aber auch erworbene Immundefizienz-Erkrankungen, die durch hohe Infektionsgefahren gekennzeichnet sind. Um das wiederholte Auftreten bakterieller Infektionen zu verhindern, gleichzeitig den Antibiotika-Einsatz zu reduzieren und die Lebensqualität der Patienten insgesamt zu verbessern, werden Immunglobulin-Präparate verabreicht.

10

Immunglobulin-Konzentrat

Spezialitäten:	Beriglobin®, Gammanorm®, Hizentra®, Pentaglobin®, SUBCUVIA®, Vivaglobin®, u. a.
Indikation:	Präparate-spezifisch, z. B.:

- Substitutionstherapie bei Erwachsenen und Kindern mit primärem Antikörpermangelsyndrom wie z. B. Kongenitale Agammaglobulinämie und Hypogammaglobulinämie, allgemeine variable Immunmangelkrankheiten (CVID), Wiskott-Aldrich-Syndrom, schwere kombinierte Immunmangelkrankheiten (SCID), IgG-Subklassenmangel mit rezidivierenden Infektionen, Volumentherapie, Hypoproteinämien, Hämodilution.
- Substitutionstherapie bei Myelom oder chronischer lymphatischer Leukämie mit schwerer sekundärer Hypogammaglobulinämie und rezidivierenden Infektionen.
- Zur Therapie bakterieller Infektionen bei gleichzeitiger Anwendung von Antibiotika (Pentaglobin®).
- Zur Virusprophylaxe (Beriglobin®).

Mechanismus:	Unterstützung des eigenen Immunsystems.
Dosierung:	Präparate- und Indikations-spezifisch. Für die Substitutionstherapie meist: Eine Initialdosis von mindestens 0,2–0,5 g pro kg Körpergewicht – über mehrere Tage verteilt mit einer maximalen Tagesdosis von 0,1–0,15 g/kg Körpergewicht. Sobald der IgG-Spiegel im Fließgleichgewicht (steady state) ist, werden Erhaltungsdosen in wiederholten Intervallen – idealerweise wöchentlich – verabreicht, um eine kumulative monatliche Dosis von ca. 0,4–0,8 g pro kg Körpergewicht zu erreichen.

Ende 2002 wurde mit Beriglobin® das erste Präparat zur subkutanen Therapie mit Standard-Immunglobulinen zugelassen. Dies erlaubt eine Heimselbsttherapie, bei der das Immunglobulin in kürzeren Abständen appliziert wird als bei der Infusionstherapie. Die Patienten empfinden die Therapie als angenehmer, da durch die subkutane Therapie gleichmäßigere, annähernd natürliche Serumspiegel erreicht werden. Besonders Patienten mit primärem Immundefekt, die ihr Leben lang auf eine Substitutionstherapie angewiesen sind, profitieren von dieser Option. Beriglobin® unterscheidet sich aber insofern von den übrigen allgemeinen Immunglobulin-Präparaten, als dass es zusätzlich mindestens 100 I. E. Antikörper gegen das Hepatitis-A-Virus pro ml Präpa-

Immunglobulin-Konzentrat

Spezialitäten:	Flebogamma® DIF, Gammagard® S/D, Gamunex®, Intratect®, Privigen®, u. a.
Indikation:	Präparate-spezifisch, z. B.:

- Substitutionstherapie bei Erwachsenen und Kindern mit primärem Antikörpermangelsyndrom wie z. B. Kongenitale Agammaglobulinämie und Hypogammaglobulinämie, allgemeine variable Immunmangelkrankheiten (CVID), Wiskott-Aldrich-Syndrom, schwere kombinierte Immunmangelkrankheiten (SCID), IgG-Subklassenmangel mit rezidivierenden Infektionen, Volumentherapie, Hypoproteinämien, Hämodilution.
- Substitutionstherapie bei Myelom oder chronischer lymphatischer Leukämie mit schwerer sekundärer Hypogammaglobulinämie und rezidivierenden Infektionen.
- Bei idiopathischer thrombozytopenischer Purpura (ITP) bei Kindern oder Erwachsenen mit einem hohen Blutungsrisiko oder vor chirurgischen Eingriffen zur Korrektur der Thrombozytenzahl.
- Bei Kawasaki- oder Guillain-Barré-Syndrom.
- Bei Kindern mit angeborenem AIDS und rezidivierenden Infektionen.
- Bei allogener Knochenmarktransplantation.

Mechanismus:	Unterstützung des eigenen Immunsystems, Immunmodulation bei Autoimmunerkrankungen.
Dosierung:	Präparate- und Indikations-spezifisch.

Anti-Hepatitis-A-Immunglobulin

Spezialitäten:	Beriglobin®
Indikation:	■ Zur Substitutionstherapie bei Erwachsenen und Kindern mit primärem Antikörpermangelsyndrom.
	■ Zur Substitutionstherapie bei Myelom oder chronischer lymphatischer Leukämie mit schwerer sekundärer Hypogammaglobulinämie und rezidivierenden Infektionen.
	■ Zur Hepatitis-A-Prophylaxe für Reisende, die weniger als 2 Wochen vor einer möglichen Exposition stehen und für Personen, die weniger als 2 Wochen zuvor exponiert waren.
	■ Zur Therapie der radiogenen Mucositis.
Mechanismus:	Passive Immunisierung.
Dosierung:	■ Zur Substitutionstherapie bei subkutaner Anwendung: Initialdosis mindestens 0,2–0,5 g/kg KG (1,3–3,1 ml/kg KG); die Erhaltungsdosis ist so zu ermitteln, dass in wiederholten Intervallen eine kumulative monatliche Dosis von 0,4–0,8 g/kg KG (2,5–5 ml/kg KG) erreicht wird.
	■ Zur Hepatitis-A-Prophylaxe muss das Präparat in einer Dosierung von 3–4 mg/kg KG (20 µl/kg KG) intramuskulär verabreicht werden.
	■ Zur Therapie der radiogenen Mucositis wird das Präparat intramuskulär wie folgt verabreicht: Initial 10 ml (1600 mg), nach 2 Tagen 5 ml (800 mg) und nach weiteren 2 Tagen nochmals 5 ml (800 mg).

---

rat enthält und somit in einer intramuskulär verabreichten Dosis von 0,003–0,004 g/kg KG auch als Hepatitis-A-Prophylaxe dient.

Die allgemeinen Immunglobulin-Präparate lassen sich bezüglich ihrer Indikationen grob in zwei Gruppen unterteilen: Immunglobulin-Konzentrate, die als Substitutionstherapeutika eingesetzt werden und Konzentrate, die auch als Immunmodulatoren bei Autoimmunerkrankungen Anwendung finden. Während erstere Gruppe überwiegend subkutan appliziert wird, sind die für die weiteren Indikationen zugelassenen Präparate vor allem intravenös zu verabreichen. Besonders bei der intravenösen Applikation muss sorgfältig darauf geachtet werden, dass anfangs langsam (ca. 0,2 ml/kg KG/h.) infundiert wird, da es bei einer zu hohen Infusionsgeschwindigkeit vermehrt zu unerwünschten Nebenwirkungen kommen kann.

10.5.2 Anti-Virus-Immunglobulin-Präparate

Eine passive Immunisierung mit Immunserum-Globulinen wird immer dann empfohlen, wenn kurzfristig einer Infektionskrankheit vorgebeugt werden soll und wenn eine – eigentlich immer vorzuziehende – aktive Immunisierung (▸ Kap. 9) zeitlich nicht mehr möglich ist. Verschiedene Immunglobulin-Präparationen stehen zur Verfügung, von denen einige hier erwähnt werden. Auf eine passive Immunisierung gegen das Respiratorische Syncytialvirus (RSV) mit dem rekombinanten Antikörper Palivizumab werden wir in ▸ Kap. 11.2.5 eingehen.

Anti-Hepatitis-A-Immunglobulin

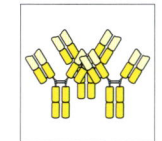

Beriglobin® enthält Immunglobulin G, das mindestens 200 I.E. Hepatitis-A-Immunglobulin entspricht. Die Wirksamkeit wird durch Vergleich des Antikörpertiters der Zubereitung mit dem einer in Internationalen Einheiten eingestellten Standardzubereitung bestimmt. Die Wirksamkeit der Standardzubereitung wiederum wird von der WHO festgelegt. Als Methode zur Bestimmung der Wirksamkeit dient ein Immunassay geeigneter Empfindlichkeit und Selektivität. Der Gesamt-Plasmaproteingehalt beträgt 320 mg, in dem maximal 3,4 mg Hepatitis-A-Immunglobulin enthalten sind.

Anti-Hepatitis-B-Immunglobulin

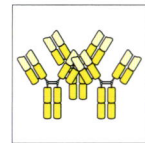

Anti-Hepatitis-B-Immunglobulin ist ein Hepatitis-B-Immunglobulin vom Menschen. Die Präparate werden bei bestimmten Indikationen zur Hepatitis-B-Prophylaxe appliziert. Die Wirksamkeit wird durch Vergleich des Antikörpertiters der Zubereitung mit dem einer in Internationalen Einheiten eingestellten Standardzubereitung bestimmt. Die Wirksamkeit der Standardzube-

---

Anti-Hepatitis-B-Immunglobulin

Spezialitäten:	Hepatect® CP, Hepatitis-B-Immunglobulin Behring, UMAN BIG, u.a.
Indikation:	■ Zur Prophylaxe nach Exposition gegenüber HBsAg-positivem Material wie z.B. Blut, Plasma, Serum durch parenterale Exposition (z.B. Nadelstichverletzungen), durch direkten Schleimhaut-Kontakt oder durch orale Aufnahme (z.B. Pipettierunfall).
	■ Zur Prophylaxe der Reinfektion eines Lebertransplantats bei HBsAg-positiven Patienten.
	■ Zur Prophylaxe bei Neugeborenen von HBsAg-positiven Müttern.
	■ Bei Personen mit erhöhtem Hepatitis-B-Virus-Infektionsrisiko vor oder gleichzeitig mit dem Beginn einer aktiven Immunisierung mit Hepatitis-B-Impfstoff.
	■ Zur Prophylaxe bei Personen, die keinen ausreichenden Ansteckungsschutz aufbauen können und einem fortdauernden Infektionsrisiko ausgesetzt sind.
	■ Das Präparat ist indiziert bei Personen, die einer akuten Hepatitis-B-Prophylaxe bedürfen und bei denen gleichzeitig eine hämorragische Diathese besteht.
Mechanismus:	Passive Immunisierung.
Dosierung:	Präparate- und Indikations-spezifisch.

---

reitung wiederum wird von der WHO festgelegt. Als Methode zur Bestimmung der Wirksamkeit dient ein Immunassay geeigneter Empfindlichkeit und Selektivität. Die Wirksamkeit muss mindestens 100 I.E. pro Milliliter für intramuskulär und mindestens 50 I.E. pro Milliliter für intravenös anzuwendende Zubereitungen betragen.

Das Virus, das zu den *Hepadnaviridae* gehört, besteht aus einer Virushülle, dem Nukleokapsid und dem viralen DNA-Genom. Eine Besonderheit besteht darin, dass im Serum Infizierter große Mengen nicht infektiöser Viruspartikel vorliegen. Diese bestehen im Wesentlichen aus dem Hüllprotein und enthalten kein Nukleokapsid und keine DNA (o Abb. 10.4). Das Hüllprotein wird auch als Hepatitis-B-Oberflächenantigen (HBsAg) bezeichnet. Antikörper gegen dieses Protein sind bei serokonvertierten Infizierten nachzuweisen. Bestandteil des Nukleokapsids ist das Hepatitis-B-Core-Protein (HBcAg). Wird dieses HBc-Protein auf der Oberfläche infizierter Hepatozyten exprimiert, so induziert dies eine zelluläre Immunantwort, die zur Eliminierung der infizierten Zellen führt. Ein Teil der in der Leberzelle produzierten viralen Core-Proteine wird in der Leberzelle modifiziert, exportiert und zirkuliert dann als so genanntes Hepatitis-Be-Protein (HBeAg) in der Peripherie. Das HBeAg ist also eine Variante des HBcAg-Proteins und keine genuine Komponente von HBV. Das Antigen ist deshalb von Bedeutung, da der Nachweis dieser Variante auf eine aktive HBV-Replikation hindeutet.

Besondere Bedeutung haben diese Seren für Neugeborene, deren Mütter mit dem Hepatitis-B-Virus infiziert sind. Unbehandelt entwickeln diese Kinder zu 80–95 % eine schwere Hepatitis B oder werden chronische HBV-Träger. Das Risiko für eine perinatale Infektion hängt von den serologischen Markern der Mutter ab:

■ Ein erhöhtes Risiko (50–70 %) besteht, wenn die Mütter HBsAg-positiv getestet wurden.
■ Ein hohes Risiko (70–90 %) besteht, wenn die Mütter einen HBsAg- und einen HBeAg-Titer aufweisen und wenn HBV-DNA-Konzentrationen von < 5 pg/ml nachweisbar sind.
■ Ein sehr hohes Risiko (> 90 %) besteht, wenn die Mütter einen HBsAg- und einen HBeAg-Titer aufweisen und wenn HBV-DNA-Konzentration von > 5 pg/ml nachweisbar sind.

Um einer Hepatitis, einer Leberzirrhose oder einem Leber-Karzinom vorzubeugen, sollte bei bestehendem Risiko mit einer Postexpositionsprophylaxe in Form einer aktiven/passiven Immunisierung gleich nach der Geburt (am besten innerhalb der ersten 12 Stunden) begonnen werden.

Bestimmte schwere Nebenwirkungen können von der Infusionsgeschwindigkeit abhängen, wobei mit steigender Infusionsgeschwindigkeit eine Tendenz zur Zunahme unerwünschter Ereignisse verbunden ist. Die Patienten müssen während der gesamten Dauer der Infusion kontrolliert und auf Symptome unerwünschter Wirkungen beobachtet werden. Auch nach der Infusion sollte die Beobachtung der Patienten mindestens 20 min fortgesetzt werden.

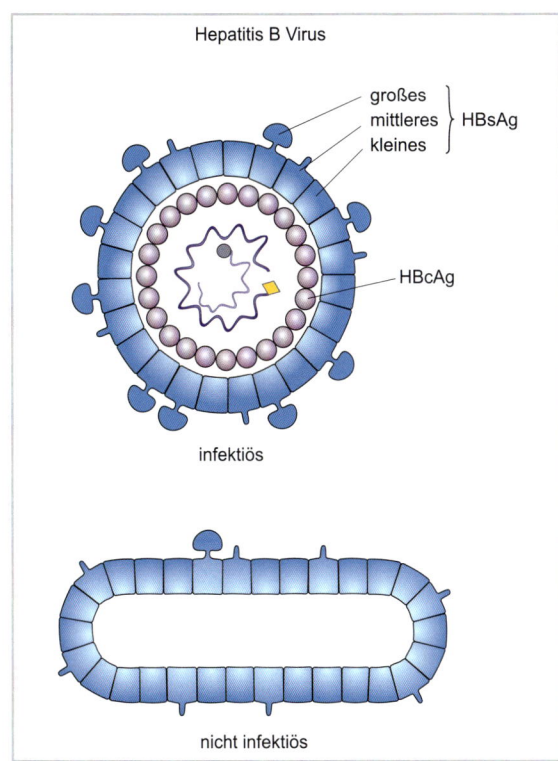

Abb. 10.4 Hepatitis-B-Partikel.
Neben kompletten Hepatitis-B-Viren finden sich im Serum
infizierter Patienten auch nicht-infektiöse Partikel, die nur
aus Hepatitis-B-Hüllprotein bestehen und kein Nukleokapsid enthalten.

Anti-Tollwut-Virus-Immunglobulin

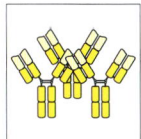

Tollwut-Immunglobulin ist ein Immunglobulin, das aus
Plasma von Spendern gewonnen wird, die gegen Tollwut immunisiert sind. Die Wirksamkeit der Zubereitung wird im Vergleich zu einer in Internationalen Einheiten eingestellten Standardzubereitung bestimmt,
wobei die Neutralisation der Infektiosität einer Tollwut-
virus-Suspension in einer empfänglichen Zelllinie
bestimmt wird. Nicht neutralisierte Viruspartikel werden durch Immunfluoreszenz quantifiziert. Die angege-
bene Wirksamkeit muss mindestens 150 I. E. pro Milliliter betragen und die ermittelte Wirksamkeit der Zubereitung muss mindestens so hoch und höchstens
doppelt so hoch wie angegeben sein.

Nach einem Kontakt mit einem Tollwut-Verdächti-
gen oder tollwütigen Wild- oder Haustier wie auch
nach Berühren eines Impfstoffköders gilt als erste Postexpositionsprophylaxe die aktive Immunisierung mit
einem Tollwut-Impfstoff (▶ Kap. 9.7.1). Dieser Impfstoff soll an den Tagen 0, 3, 7, 14, 30, 90 angewendet
werden. Sollten jedoch frische Hautverletzungen oder
Schleimhäute mit Tollwut-Impfstoffköder in Berüh-
rung gekommen sein, oder ein Tollwut-verdächtiges
oder tollwütiges Tier gebissen oder gekratzt haben, ist
außerdem mit der ersten aktiven Impfung 1 × 20 I. E./kg
KG Anti-Tollwut-Immunglobulin intramuskulär zu
verabreichen. Nach der Gabe des Immunglobulins wird
eine Nachbeobachtungszeit von 20 Minuten empfohlen.

Wegen der Gefahr einer Interferenz mit der Antikörperbildung während der Impfbehandlung mit Tollwut-
Vakzine darf weder die empfohlene Dosis erhöht, noch
Tollwut-Immunglobulin wiederholt verabreicht werden.

Je nach Art bzw. Grad der Exposition (Grad I, II oder
III) durch ein Tollwut-verdächtiges oder tollwütiges
Wild- oder Haustier bzw. durch einen Tollwut-Impfstoffköder werden verschiedene Impfschemata empfohlen. Dabei ist zu bedenken, dass als Tollwut-verdächtig
jedes Tier eingeschätzt wird, das sich in einem amtlich
als gefährdetem Bezirk gekennzeichneten Gebiet auffällig verhält. Auch frische Kadaver tollwütiger Tiere können noch ansteckend sein!

Grad der Exposition I: Berühren/Füttern von Tollwutverdächtigen oder tollwütigen Wild- oder Haustieren,
aber sicher kein Kontakt mit deren Speichel, eigene
Haut weder vor noch bei Kontakt verletzt, bzw. Berühren von Impfstoffködern bei intakter Haut:

→ Keine Impfung erforderlich. Bei Unklarheiten
Impfung nach Schema B.

Grad der Exposition II: Knabbern an der unbedeckten
Haut oder Belecken der nicht intakten Haut; oberflächliche, nicht blutende Kratzer durch ein Tier mit Ausnahme von Kratzern an Kopf, Hals, Schultergürtel,
Armen oder Händen (vgl. Kategorie III) bzw. Kontakt
mit der Impfflüssigkeit eines beschädigten Impfstoffköders mit nicht-intakter Haut:

→ Sofortige Impfung nach Schema B, bei Unklarheiten Simultanprophylaxe nach Schema C. Wenn ein Tier
nach Untersuchungsergebnis gesund, Fortführung nach
Schema A empfohlen. Impfschutz gegen Tetanus prüfen.

Grad der Exposition III: Jegliche Bissverletzungen; blu-
tende Kratzwunden; jegliche Kratzwunden an Kopf,
Hals, Schultergürtel, Armen oder Händen, Kontamina-
tion von Schleimhäuten mit Speichel (z. B. Lecken,
Spritzer) bzw. Kontakt von Schleimhäuten und frischen
Hautverletzungen mit Impfstoffködern: → Sofortige
Simultanprophylaxe nach Schema C. Wenn Tier nach
Untersuchungsergebnis gesund, Fortführung nach
Schema A empfohlen. Impfschutz gegen Tetanus prü-
fen.

Anti-Tollwut-Immunglobulin

Spezialitäten: Berirab®, Tollwutglobulin Mérieux® P

Indikation: Prophylaxe der Tollwut nach vermuteter Exposition bei Personen, die über keinen oder über einen unvollständigen Impfschutz verfügen. Die Anwendung erfolgt ausschließlich in Verbindung mit einer Tollwut-Impfung.

Mechanismus: Passive Immunisierung.

Dosierung: Einmalig 20 I. E./kg KG intramuskulär gleichzeitig mit aktiver Immunisierung (siehe genaue Anweisungen), spätestens am 7. Tag nach der ersten Impfstoffgabe.

Durchführung der Impfung mit Tollwut-Vakzine und Tollwut-Immunglobulin:

Präexpositionelle Impfung: Schema A: Je eine Impfstoffdosis an den Tagen: 0, 7, 28 (alternativ auch schon am Tag 21) sowie 1 Impfstoff-Dosis 1 Jahr später sowie anschließende Auffrischungsimpfungen mit 1 Impfstoff-Dosis im Abstand von jeweils 5 Jahren.

Postexpositionelle Impfung. Sofortiger Beginn der Impfung, sofortige Wundbehandlung.

Durchführung der Impfung bei nicht oder unvollständig geimpften Personen (als unvollständig geimpft gelten Personen, die mit einem Impfstoff von zweifelhafter Wirksamkeit oder die mit einem Impfstoff einer Stärke < 2,5 I. E./ml geimpft wurden, sowie Personen mit begonnener oder abgebrochener Impfserie, die nicht sicher zur Grundimmunisierung geführt hat) nach Schema B (postexpositionelle Impfung) bzw. C (postexpositionelle Simultanprophylaxe):

- Schema B: Je eine Impfdosis an den Tagen 0, 3, 7, 14, 28 (und fakultativ am Tag 90).
- Schema C: Tollwut-Impfung nach Schema B plus 1 × 20 I. E./kg KG Tollwut-Immunglobulin vom Menschen gleichzeitig mit der ersten Tollwut-Impfstoff-Gabe oder spätestens bis zum 7. Tag nach der ersten Tollwut-Impfstoffgabe (wenn das Immunglobulin am Tag 0 nicht verfügbar war). Bei der Immunglobulingabe wird soviel wie möglich um die Wundregion infiltriert, der Rest wird in die Gesäßmuskulatur injiziert.

Impfschema für bereits vollständig geimpfte Personen (d. h. Personen mit abgeschlossener prä- oder postexpositioneller Impfung, einschließlich erforderlicher Auffrischungsimpfungen) nach erneuter Exposition:

- Abstand zur vorausgegangenen Impfung weniger als 1 Jahr: je eine Impfung an den Tagen 0 und 3. Eine Immunglobulingabe ist bei Expositionsgrad III (siehe oben) nicht erforderlich;
- Abstand zur vorausgegangenen Impfung zwischen 1 und 5 Jahren: je eine Impfung an den Tagen 0, 3 und 7;
- Abstand zur vorausgegangenen Impfung mehr als 5 Jahre: entsprechend der Exposition I-III vollständiger Impfzyklus nach Schema B oder C.

Anti-Varicella-Zoster-Immunglobulin

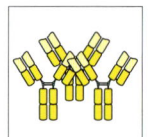

Gegen das Varizella-Zoster-Virus kann recht effizient eine prophylaktische, aktive Immunisierung angewendet werden (▶ Kap. 9.6.1). Bei folgenden Patientengruppen ist eine Therapie mit einem Anti-Varicella-zoster-Immunglobulin (Varitect® CP) indiziert:

Als Varizellen-Prophylaxe nach Exposition bei:

- Kindern ohne Varizellen-Anamnese, die eine immunsuppressive, zytostatische oder Strahlentherapie erhalten oder an erblichen Immundefekten leiden,
- Erwachsenen mit Immunschwäche, die nach sorgfältiger Untersuchung als empfänglich gelten müssen und signifikant exponiert waren,
- Neugeborenen von Müttern, die innerhalb von 5 Tagen vor und 2 Tagen nach der Geburt Varizellen entwickeln,
- Frühgeborenen von Müttern ohne Varizellen-Anamnese, solange sie Krankenhauspflege benötigen,
- Frühgeborenen nach weniger als 28 Schwangerschaftswochen oder mit weniger als 1 000 g Geburtsgewicht, unabhängig von der Varizellen-Anamnese der Mutter.

Als adjuvante Therapie von Zoster-Patienten, insbesondere bei Patienten mit Immunschwäche und dem Risiko der Zoster-Generalisation.

Das Varizellen-Immunglobulin wird aus Plasma von ausgesuchten Spendern gewonnen, die Antikörper gegen Herpesvirus varicellae (Varicella zoster) besitzen und wird intramuskulär angewendet. Die Wirksamkeit wird durch Vergleich des Antikörpertiters der Zubereitung mit dem einer in Internationalen Einheiten einge-

Anti-Varicella-Zoster-Immunglobulin

Spezialitäten: Varitect® CP, Varicellon®.

Indikation: Prophylaxe und Therapie nach Exposition bei immunsupprimierten Patienten.

Mechanismus: Passive Immunisierung.

Dosierung: 25 I.E./kg KG intravenös (Varitect®), bzw. intramuskulär (Varicellon®).

stellten Standardzubereitung bestimmt. Die Wirksamkeit der Standardzubereitung wiederum wird von der WHO festgelegt. Als Methode zur Bestimmung der Wirksamkeit dient ein Immunassay geeigneter Empfindlichkeit und Selektivität. Die Wirksamkeit muss mindestens 100 I.E. pro Milliliter für intramuskulär und mindestens 25 I.E. pro Milliliter für intravenös anzuwendende Zubereitungen betragen.

Zur Postexpositionsprophylaxe sollte das Immunglobulin so schnell wie möglich, aber nicht später als 96 Stunden nach der Exposition verabreicht werden. 1 ml/kg KG (25 I.E.) Varitect® CP werden zunächst mit einer Infusionsgeschwindigkeit von 0,1 ml/kg KG pro Stunde über einen Zeitraum von 10 Minuten intravenös verabreicht, bei guter Verträglichkeit kann die Infusion auf maximal 1 ml/kg KG pro Stunde erhöht werden. Zur Zoster-Therapie werden 1–2 ml/kg KG verabreicht mit weiteren Applikationen, abhängig vom klinischen Verlauf.

Nach Gabe des Immunglobulins sollte ein Abstand von mindestens 3 Monaten zur Impfung mit parenteralen Virus-Lebend-Impfstoffen (z.B. gegen Mumps, Masern, Röteln und deren Kombinationen sowie Varizellen) eingehalten werden. Andernfalls würden die in dem Präparat enthaltenen Antikörper die notwendige Vermehrung der attenuierten Viren behindern und damit den Impferfolg in Frage stellen.

Auch bei Immunisierung mit inaktivierten Erregern (z.B. gegen FSME, Hib, Influenza, Pertussis, Tollwut) oder Toxoiden (z.B. gegen Diphtherie, Tetanus bzw. den entsprechenden Kombinationen) ist die Einhaltung eines Impfabstandes erforderlich. Kein Abstand ist dagegen zu oral anzuwendenden Lebend-Impfstoffen (z.B. gegen Poliomyelitis, Typhus) erforderlich, weil in diesen Fällen die Immunität vorwiegend im Darm aufgebaut wird.

Das zweite verfügbare Präparat, Varicellon®, hat die gleichen Indikationen und Dosierungen wie Varitect® CP, wird jedoch nicht bei Frühgeborenen angewendet und wird auch nicht intravenös, sondern intramuskulär verabreicht.

Anti-Cytomegalie-Virus-Immunglobulin

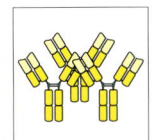

Das humane Cytomegalie-Virus gehört zu den Herpesviren, genauer zur Unterfamilie der β-Herpesviren, die durch eine strenge Wirtsspezifität charakterisiert sind. Nach einer meist asymptomatisch verlaufenden Primärinfektion persistiert das Virus lebenslang im Menschen und wird sporadisch reaktiviert. Man geht davon aus, dass zwischen 40 und 80 % der Bevölkerung latent infiziert sind. Bei immunsupprimierten Personen, z.B. Transplantat-Empfängern, Tumor- und AIDS-Patienten verursacht das Virus Erkrankungen. Bedingt durch die organspezifische Viruslokalisation kann es dann zu Hepatitiden, Chorioretinitis, gastrointestinalen Ulcerationen und selten zur Enzephalitis kommen.

Gefahr einer manifesten CMV-Infektion

Eine erhöhte Gefahr einer manifesten CMV-Infektion besteht bei:

- allogener Knochenmarktransplantation,
- Herz-/Lungentransplantation,
- Lebertransplantation,
- Nierentransplantation,
- Tumorpatienten unter zytostatischer Therapie,
- Patienten mit akuter lymphoblastischer Anämie,
- Non-Hodgkin-Lymphom,
- AIDS-Patienten,
- Früh- und Neugeborenen.

Eine interstitielle Cytomegalie-Virus-Pneumonie zeigt oft schwere Verläufe und ist die häufigste Todesursache bei AIDS-Patienten und Knochenmarktransplantierten. Erkrankungsgipfel bei Transplantationen sind die ersten 6 Monate nach der Behandlung und das größte Risiko haben CMV-Antikörper-negative Empfänger, die ein CMV-positives Organ bekommen. Insofern bietet sich bei diesen Patienten eine Therapie mit einem Immunglobulin-Präparat gegen das Cytomegalie-Virus an.

Anti-Cytomegalie-Virus-Immunglobulin

Spezialitäten:	Cytotect® Biotest, Cytotect® CP Biotest
Indikation:	Prophylaxe klinischer Manifestationen einer Cytomegalie-Virus-Infektion bei Patienten unter immunsuppressiver Therapie, insbesondere Transplantat-Empfängern.
Mechanismus:	Passive Immunisierung.
Dosierung:	Tagesdosis 1 ml/kg KG intravenös.

Die Präparate enthalten humane Immunglobuline mit ≥ 100 I. E. Anti-Cytomegalie-Virus-Antikörper pro 1 ml Lösung. Mit der Verabreichung der Immunglobuline sollte am Tag der Transplantation begonnen werden. Im Falle einer Knochenmarktransplantation kann mit der Prophylaxe auch bis zu 10 Tage vor der Transplantation begonnen werden, insbesondere bei CMV-seropositiven Patienten. Eine Prophylaxe ist dagegen nicht notwendig wenn ein CMV-seronegativer Empfänger ein seronegatives Organ erhält.

Das Präparat wird intravenös mit einer Geschwindigkeit von 80 µl/kg KG pro Stunde infundiert. Wird die Therapie gut vertragen, kann die Infusionsgeschwindigkeit auf max. 0,8 ml/kg KG pro Stunde erhöht werden. Insgesamt sollten mindestens 6 Tagesdosen im Abstand von 2–3 Wochen für eine Gesamtdauer von 4–6 Monaten verabreicht werden. Für die Therapie einer Cytomegalie-Virus-Infektion sollte die Dosis auf 2 ml/kg KG erhöht werden, die dann an 3–5 aufeinander folgenden Tagen verabreicht werden.

10.5.3 Anti-T-Zell-Immunglobulin-Präparate

Polyklonale Antikörper sind ein Gemisch tierischer Antikörper, die nur zum Teil gegen T-Zellen gerichtet sind. Sie lassen sich von Tieren, insbesondere Pferden und Kaninchen, gewinnen.

Hierzu werden die Tiere mit menschlichen Thymozyten bzw. Lymphozyten immunisiert; die Tiere entwickeln daraufhin Antikörper gegen die Oberflächenstrukturen auf den entsprechenden Zellen. Aus dem Blut wird dann ein Antikörperkonzentrat – das Anti-Thymozyten-Globulin (ATG) bzw. das Anti-Lymphozyten-Globulin (ALG) – gewonnen (▶ Kap. 5.4.5). Wird Patienten ATG gespritzt, verteilen sich die enthaltenen Antikörper im Blut, binden die T-Lymphozyten und induzieren Apoptose. Das ist ein sehr wirksames Verfahren, allerdings mit zwei erheblichen Nachteilen:

■ Die polyklonalen Antikörper eliminieren alle T-Zellen und verursachen dadurch ein breites Spektrum an Nebenwirkungen.

Sie werden – weil tierischen Ursprungs – im Körper des Patienten, ebenso wie das transplantierte Organ, bald als fremd erkannt und vom Immunsystem attackiert. Das führt zur Anti-Antikörperbildung und zu Überempfindlichkeitsreaktionen (▶ Kap. 5.2.3).

Derzeit sind drei solcher Seren vom Paul-Ehrlich-Institut zugelassen, allerdings wird Lymphoglobulin® nicht mehr vertrieben:

■ ATG-Fresenius® S aus Kaninchen,
■ Thymoglobuline® aus Kaninchen,
■ Lymphoglobulin® aus Pferd.

ATG-Fresenius® S

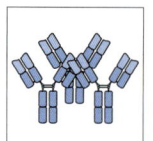

Anti-human-T-Lymphozyten-Globulin ist als ATG-Fresenius® S zugelassen. Es handelt sich um ein Anti-human-T-Lymphozyten-Globulin-Konzentrat, das aus Kaninchen gewonnen wird, die vorher mit humanen T-Lymphoblasten der Jurkat-Zelllinie immunisiert wurden. Die enthaltenen Antikörper binden u. a. an CD2, CD3, CD4, CD5, CD7, CD28, LFA-1 und ICAM-1 und führen über Opsonisierung und Komplement-abhängiger Zelllyse zur Depletion humaner T-Lymphozyten. Es ist in Kombination mit anderen Immunsuppressiva zur Therapie und Prophylaxe der Transplantatabstoßung und der Graft-versus-Host-Erkrankung bei Stammzelltransplantationen bei Erwachsenen zugelassen.

Zur Prophylaxe einer akuten Transplantatabstoßung bei Empfängern allogener Organtransplantate wird eine Dosierung von 2–5 mg/kg KG pro Tag über einen Zeitraum von 5–14 Tagen empfohlen. Mit der Therapie ist am Transplantationstag prä-, intra- oder unmittelbar postoperativ zu beginnen.

Für die Therapie einer steroidresistenten akuten Abstoßung soll vom Tag der ersten Abstoßungsreaktion an eine Dosis von 3–5 mg/kg KG pro Tag über 5–14 Tage verabreicht werden.

Zur Prävention einer Graft-versus-Host-Reaktion bei Stammzelltransplantation bei Erwachsenen sollten im Rahmen einer myeloablativen Konditionierung 20 mg/kg KG/Tag an den Tagen 3 bis 1 vor der Stammzelltransplantation infundiert werden.

Anti-human-T-Lymphozyten-Globulin aus Kaninchen

Spezialitäten:	ATG Fresenius® S
Indikation:	Zur Immunsuppression in Kombination mit anderen immunsuppressiven Medikamenten (Methylprednisolon, Prednison, Azathioprin, Ciclosporin) nach Organtransplantationen und im Rahmen eines myeloablativen Konditionierungsschemas bei einer Stammzelltransplantation bei Erwachsenen.
Mechanismus:	Polyklonales Antikörpergemisch gegen humane T-Lymphozyten.
Dosierung:	Zur Prophylaxe nach Organtransplantation werden 0,1–0,25 ml/kg KG (entspricht 2–5 mg/kg KG) verabreicht. Bei der Therapie der steroidresistenten akuten Abstoßung setzt man 0,15–0,25 ml/kg KG (entspricht 3–5 mg/kg KG) ein. Vor einer Stammzelltransplantation werden für drei Tage 20 mg/kg KG/Tag verabreicht.

Wichtig ist, dass Patienten vor der Therapie auf allergische Reaktionen gegen Kaninchenimmunglobuline getestet werden. Hierzu können sowohl das auf Anforderung kostenfrei zur Verfügung gestellte Testserum (Kaninchenimmunglobulin mit 10 mg Immunglobulin/ml) als auch das Arzneimittel verwendet werden. Folgende Regeln sollten beachtet werden:

- Bei fehlender allergischer Prädisposition werden 0,1 ml Testserum unverdünnt, intrakutan, in die Innenseite des Unterarms, applizieren.
- Bei anamnestisch fraglicher Überempfindlichkeit gegen Kanincheneiweiß empfiehlt sich die vorherige Verdünnung (1:100) mit physiologischer Kochsalzlösung. Wird das Arzneimittel statt des Testserums verwendet, sollten 0,05 ml statt 0,1 ml verwendet werden.
- Bei vorbestehendem Verdacht auf eine allergische Prädisposition ist ebenfalls die Verdünnung (1:100) in physiologischer Kochsalzlösung anzuwenden. Als Kontrolle dient die intrakutane Injektion mit physiologischer Kochsalzlösung am kontralateralen Arm.

Wegen einer möglichen, beginnenden Schocksymptomatik während der ersten drei Anwendungstage ist eine besonders enge Überwachung durch medizinisches Fachpersonal notwendig.

Eine Eintragung der Behandlung mit tierischem Immunserum in den Notfall- oder Impfpass der Patienten wird empfohlen.

Pharmakokinetik/Metabolismus: Die Halbwertszeit von ATG-Fresenius® S beträgt bei einer Dosierung von 4 mg ATG/kg KG über 7 Tage ca. 14 Tage und kann je nach Dosis und Dauer der Anwendung zwischen 4 und 45 Tagen schwanken.

Unerwünschte Wirkungen: Unmittelbar nach Beginn, während oder kurz nach der Infusion kann es zu anaphylaktischen Reaktionen wie Blutdruckabfall, Spannungsgefühl im Brustkorb, Fieber und Urtikaria kommen. Ähnlich wie bei der Applikation anderer heterologer Antisera kann nach 8–14 Tagen unter Behandlung einer Serumkrankheit auftreten. Zusätzlich sind auf die Zytokinfreisetzung zurückzuführende Symptome wie Fieber, Schüttelfrost, Kopfschmerzen, Übelkeit, Erbrechen und Tachykardie zu beobachten sowie vorübergehende Veränderungen der Thrombozyten- und Leukozytenzahl.

Interaktionen: Wegen der starken Immunsuppression ist mit einer Beeinträchtigung einer Immunantwort zu rechnen, wenn geimpft wird. Eine Verabreichung attenuierter Lebendimpfstoffe ist bei immunsupprimierten Patienten generell kontraindiziert.

Thymoglobuline®

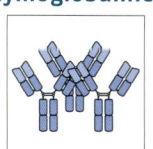

Thymoglobuline® ist ein Anti-Thymozyten-Globulin aus Kaninchen. Als Antigene zur Herstellung des Serums werden menschliche Thymozyten verwendet. Das Serum enthält Antikörper u. a. gegen CD2, CD3, CD4, CD8, CD11a, CD18, CD25, CD44, CD45, HLA-DR und HLA-Klasse I und β_2-Mikroglobulin.

Das Serum wird nach dem Cohn-Verfahren fraktioniert, in dem durch verschiedene Präzipitationsschritte mit kaltem Alkohol und Natriumsulfat die Immunglobuline angereichert werden (o Abb. 10.2).

Thymoglobuline® wird eingesetzt zur Prophylaxe und Therapie von Abstoßungskrisen, üblicherweise in Kombination mit anderen immunsuppressiven Arzneimitteln. Ferner ist das Arzneimittel zur Therapie der aplastischen Anämie zugelassen.

Vor der Infusion muss durch Befragung und/oder Allergie-Testung festgestellt werden, ob eine Sensibilisierung gegen Kaninchenproteine vorliegt. Der Test kann als Intrakutan-Test oder als Konjunktival-Test durchgeführt werden.

10

Anti-Thymozyten-Globulin aus Kaninchen

Spezialitäten: Thymoglobuline®

Indikation: Zur Prophylaxe und Therapie von Abstoßungsreaktionen der Niere, des Herzens und der Leber und der Bauchspeicheldrüse; zur Therapie der aplastischen Anämie, wenn andere Therapien versagen.

Mechanismus: Polyklonales Antikörpergemisch gegen humane Thymozyten.

Dosierung: Für die Prophylaxe von Organabstoßungskrisen werden 1–1,5 mg/kg KG täglich für 2–9 Tage nach Transplantation von Niere, Leber und Bauchspeicheldrüse und für 2–5 Tage nach Herztransplantation empfohlen. Für die Therapie von akuten Organabstoßungskrisen sollte eine Dosis von 1,5 mg/kg KG täglich an 3–14 Tagen angewendet werden. 2,5–3,5 mg/kg KG/Tag für 5 Tage werden für die Therapie der aplastischen Anämie empfohlen. Eine Prämedikation mit Corticosteroiden, Acetaminophen und/oder einem Antihistaminikum eine Stunde vor der Globulin-Infusion wird empfohlen.

Beim Intrakutan-Test werden 0,1 ml der Immunglobulin-Lösung, mit 0,9 ml Kochsalzlösung verdünnt, an der Innenseite des Unterarms appliziert und die Haut skarifiziert (Prick-Test, ▶ Kap. 18.2.1 und ⊙ Abb. 18.1). Bildet sich an dieser Stelle innerhalb der nächsten 10–15 min eine Quaddel oder Hautrötung, so liegt eine Überempfindlichkeit gegen das verwendete Protein vor. Ergibt sich aus der Befragung des Patienten ein Verdacht auf eine Allergie gegen Kaninchenproteine, so ist vorsichtshalber der Test mit einer Verdünnung der Immunglobulin-Lösung von 1:1000 durchzuführen.

Beim Konjunktival-Test wird ein Tropfen der oben beschriebenen verdünnten Immunglobulin-Lösung in den Konjunktivalsack gegeben. Der Test ist positiv, wenn innerhalb der nächsten 15 min Juckreiz, Tränenfluss, Lidödem und/oder eine konjunktivale Rötung auftreten.

Personen mit einer positiven Reaktion auf Kaninchenprotein im Allergie-Test dürfen das Arzneimittel nicht erhalten.

Zur Vorbeugung eventueller allergischer Unverträglichkeitsreaktionen und um eine eventuelle Sensibilisierung gegen Kaninchenproteine abzuschwächen sollte vor der Anwendung des Immunglobulins ein Antihistaminikum und eventuell Corticosteroide i. v. verabreicht werden. Die Infusion muss über insgesamt mindestens 4 Stunden in eine große Vene erfolgen und darf nur unter strenger medizinischer Überwachung stationär verabreicht werden.

Pharmakokinetik/Metabolismus: Nach einer ersten Infusion von 1,25 mg Thymoglobuline® pro kg KG werden Serumspiegel von 10–40 µg/ml erreicht. Die Halbwertszeit beträgt 2–3 Tage. Bei 80 % der Patienten kann nach 2 Monaten noch Kaninchen-IgG nachgewiesen werden.

Unerwünschte Wirkungen: Am häufigsten werden Fieber, Schüttelfrost und lokale Reaktionen, wie Schmerzen an der Infusionsstelle, Rötungen, entzündliche Reaktionen und Ödeme beobachtet. Sehr häufig entwickeln sich Thrombozytopenien, Lymphopenien und Neutropenien, die gelegentlich auch stark ausgeprägt sein können. Häufig kommt es zu gastrointestinalen Beschwerden, wie Übelkeit, Erbrechen und Durchfall oder zu einer Serumkrankheit. Auch Gelenk- und Muskelschmerzen sowie Blutdruckveränderungen und Atembeschwerden treten gelegentlich auf. Selten treten anaphylaktische Reaktionen auf. Durch die starke Immunsuppression kann es zu vermehrten Infektionen und zu Malignomen kommen.

Interaktionen: Wegen der starken Immunsuppression ist mit einer Beeinträchtigung einer Immunantwort zu rechnen, wenn geimpft wird.

Lymphoglobulin® (außer Vertrieb)

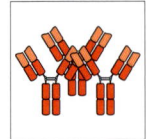

Lymphoglobulin®, ein Anti-human-Thymozyten-Globulin vom Pferd, wird hergestellt, indem Pferde mit menschlichen Thymozyten immunisiert werden. Die im Präparat enthaltenen Antikörper erkennen die meisten Moleküle, die an der T-Zell-Aktivierungskaskade während der Abstoßungsreaktion beteiligt sind, wie z. B. den T-Zell-Rezeptor (TCR) und CD3, HLA-Klasse-I-Moleküle, CD4- und CD8-Corezeptoren, co-aktivierende Moleküle oder die Adhäsionsmoleküle CD2, CD5, CD11a und CD18.

Lymphoglobulin® wird eingesetzt zur Prophylaxe und Therapie von Abstoßungskrisen sowie zur Therapie einer aplastischen Anämie.

Zur Vorbeugung eventueller allergischer Unverträglichkeitsreaktionen sollte eine Stunde vor der ersten Anwendung von Lymphoglobulin® ein Antihistaminikum i. v. verabreicht werden. Außerdem sollte mindestens 30 min vor der Lymphoglobulingabe mindestens

---

Anti-human-Thymozyten-Globulin vom Pferd

Spezialitäten:	Lymphoglobulin® (außer Vertrieb)
Indikation:	Zur Prophylaxe und Therapie von Abstoßungskrisen, üblicherweise in Kombination mit anderen immunsuppressiven Arzneimitteln, nach Transplantationen der Niere, des Knochenmarks (einschl. Graft-versus-Host-Reaktion), der Bauchspeicheldrüse und des Herzens. Zur Therapie einer aplastischen Anämie.
Mechanismus:	Polyklonales Antikörpergemisch gegen humane T-Lymphozyten.
Dosierung:	Zur Prophylaxe von Organabstoßungskrisen werden am Tag der Transplantation beginnend, täglich 10 mg/kg KG für die Dauer von üblicherweise 10 Tage verabreicht. Bei der Therapie von Abstoßungskrisen werden abhängig von der Krisenintensität 10–20 mg/kg KG pro Tag für 7–14 Tage appliziert. Die gleiche Dosis für in der Regel 5 Tage wird auch bei einer Graft-versus-Host-Reaktion nach Knochenmarktransplantation empfohlen. Für die Therapie der aplastischen Anämie werden für 5 Tage 15 mg/kg KG täglich verabreicht.

---

die Hälfte der täglichen Corticosteroiddosis gegeben werden.

Während und 2–3 Stunden nach Verabreichung von Lymphoglobulin® muss der Patient auf eventuell auftretende Unverträglichkeitsreaktionen beobachtet werden. Außerdem muss täglich das Blutbild kontrolliert werden, insbesondere die Zahl der Thrombozyten, Erythrozyten und Leukozyten. Fällt die Thrombozytenzahl unter 50 000/mm^3, sollte die Behandlung unterbrochen werden.

Pharmakokinetik/Metabolismus: Die mittlere Eliminationshalbwertszeit beträgt bei einer Dosis von 225,5 ± 104,7 mg/l 28 ± 12 Tage. Das mittlere Verteilungsvolumen ist 4,6 ± 2,2 l, entsprechend dem zweifachen Plasmavolumen. Die *Clearance* beträgt 0,14 ± 0,09 l/Tag.

Unerwünschte Wirkungen: Viele der beobachteten Nebenwirkungen sind auf die Freisetzung von Zytokinen zurückzuführen. Fieber, Schüttelfrost, Juckreiz, Hautrötungen sowie Hypo- und Hypertonie sind charakteristisch.

Interaktionen: Wegen der starken Immunsuppression ist mit einer Beeinträchtigung einer Immunantwort zu rechnen, wenn geimpft wird. Ferner können Cortison und andere Immunsuppressiva zur Verstärkung der Immunsuppression führen und das Risiko einer Infektion erhöhen. Selten werden Neutropenien oder Thrombozytopenien beobachtet.

10.5.4 Anti-Toxin-Immunglobulin-Präparate

Bei akuten Intoxikationen sollen entsprechende Immunglobulin-Präparate möglichst schnell das Toxin aus dem Körper entfernen, damit die durch das Toxin hervorgerufenen Krankheitssymptome verhindert werden. Da hier nur eine Interaktion des Toxins mit seiner Zielstruktur verhindert werden muss, ist eine Fc-Teil-vermittelte Effektorfunktion der Antikörper nicht nötig

(▶ Kap. 3.1.2 und ▶ Kap. 11). Deshalb können auch heterologe Immunglobuline aus Tierseren bzw. Antikörperfragmente eingesetzt werden.

Anti-Tetanus-Immunglobulin

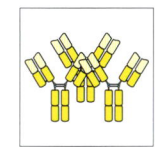

Obwohl die Durchimpfung in Deutschland sehr gut ist (▶ Kap. 9.9.1), sollte die Gefahr eines Wundstarrkrampfes nicht unterschätzt werden. Gerade wenn die Grundimmunisierung unvollständig, oder der Impfstatus infolge eines fehlenden Impfbuches unklar ist, sollte ein Tetanus-Immunglobulin verabreicht werden.

Nachdem durch die aktive Immunisierung die Zahl immunisierter Menschen sehr groß ist, werden Anti-Tetanus-Immunglobuline aus Plasma gesunder Spender mit ausreichend hohem Antikörpertiter gegen das Tetanus-Toxoid gewonnen. Entsprechende Präparate enthalten 250 I. E./ml spezifisches Immunglobulin. Die Wirksamkeit der Immunglobulinzubereitung wird gemäß Ph. Eur. durch den Vergleich mit einer in Internationalen Einheiten eingestellten Standardzubereitung bestimmt. Die Wirksamkeit der Standardzubereitung wiederum wird von der WHO festgelegt. Mithilfe der Standardzubereitung wird zunächst das Prüftoxin eingestellt, wobei jeweils 1 I. E. Standardzubereitung mit verschiedenen Verdünnungsstufen der Toxinlösung für 60 min bei Raumtemperatur inkubiert wird, bevor je 6 Mäusen mit einer Körpermasse von 16–20 g 0,5 ml eine Toxinverdünnung/Immunglobulin-Mischung subkutan injiziert wird. Anschließend werden die Mäuse 96 Stunden beobachtet. Die Prüfdosis ist diejenige Toxin-Menge, die trotz partieller Neutralisation durch die Standardzubereitung bei allen 6 Mäusen, denen diese

---

Anti-Tetanus-Immunglobulin

Spezialitäten: Tetagam® P

Indikation: Sofortprophylaxe von tetanusverdächtigen Wunden bei nicht ausreichend geimpften Patienten, bei Patienten mit unbekanntem Impfstatus und bei Patienten mit schwerem Antikörpermangel. Zur Therapie eines klinisch manifesten Tetanus.

Mechanismus: Spezifische Bindung an Tetanus-Toxin, dadurch werden die Krampfzustände der Muskulatur verhindert.

Dosierung: Möglichst schnell nach Verletzung 250 I. E. (in Einzelfällen 500 I. E.) intramuskulär, meist gleichzeitig 0,5 ml Tetanus-Adsorbat-Impfstoff an kontralaterale Seite.

Mischung injiziert wurde, Lähmungserscheinungen innerhalb des Beobachtungszeitraums hervorgerufen hat. Anschließend werden verschiedene Verdünnungen der Immunglobulinzubereitung mit der Toxin-Prüfdosis inkubiert und wiederum je 0,5 ml in 6 Mäuse subkutan injiziert. Die Mischung mit der größten Immunglobulinmenge, die die Mäuse nicht vor dem Auftreten von Lähmungserscheinungen schützt, enthält 1 I. E. Immunglobulin. Die Bestimmung ist allerdings nur dann gültig, wenn alle Mäuse, die Mischungen mit ≤ 1 I. E. Standardzubereitung erhalten haben, Lähmungserscheinungen zeigen und alle Mäuse, denen Mischungen mit > 1 I. E. Standardzubereitung injiziert wurde, keine Lähmungserscheinungen aufweisen.

Bei einer Kontraindikation gegen eine aktive Immunisierung werden 250 I. E. (bzw. nach erheblichem Blut- oder Plasmaverlust, einem Körpergewicht über 90 kg und bei einem außergewöhnlichen Infektionsrisiko 500 I. E.) intramuskulär injiziert. Bei unklarem Immunstatus wird die gleiche Dosis verabreicht, allerdings wird simultan mit 0,5 ml Tetanus-Adsorbat-Impfstoff an kontralateralen Körperstellen aktiv immunisiert.

Zur Therapie eines klinisch manifesten Tetanus werden Einzeldosen von 3 000–6 000 I. E. (in Kombination mit weiteren Behandlungsmaßnahmen) verabreicht. In Abhängigkeit vom Krankheitsbild muss die Therapie wiederholt werden.

Obwohl bei Humanproteinen wenig allergische Reaktionen zu erwarten sind, sollten die Patienten während und nach der Injektion auf entsprechende Symptome beobachtet werden.

Nach Gabe des Immunglobulins ist ein Abstand von mindestens drei Monaten zur Impfung mit parenteralen Virus-Lebend-Impfstoffen (z. B. gegen Mumps, Masern, Röteln und deren Kombinationen sowie Varizellen) einzuhalten, da sonst durch die in dem Arzneimittel enthaltenen Antikörper die notwendige Virusvermehrung behindert und damit der Impferfolg in Frage gestellt wird.

Anti-Botulismus-Immunglobulin

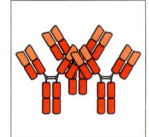

Ähnlich wie das Tetanus-Toxin wird auch das Botulinus-Toxin von einem obligat anaeroben, grampositiven, sporenbildenden Stäbchenbakterium der Gattung *Clostridium* gebildet: *Clostridium botulinum*. Sieben unterschiedliche Toxin-bildende Subtypen (A bis G) von *C. botulinum* sind bekannt, die sich durch die Antigenität ihrer Toxine unterscheiden lassen. Die Typen A, B, E und F sind für den Botulismus beim Menschen verantwortlich. Die häufigste Form des Botulismus ist eine Intoxikation durch Lebensmittel, in denen sich das Bakterium unter anaeroben Bedingungen (Konserven) vermehren und das Toxin bilden konnte.

Botulinum-Toxine sind hochmolekulare Proteine, die erst durch 15minütiges Erhitzen auf 100 °C zerstört werden. Trotz ihres Proteincharakters werden sie zum Teil unbeschadet aus dem Magen-Darm-Trakt resorbiert und gelangen in den Kreislauf, wo sie an den cholinergen Nervenendigungen die Freisetzung von Acetylcholin inhibieren. Botulinum-Toxine zählen zu den stärksten bekannten Giften. Die letale Dosis für den Menschen beträgt bei oraler Aufnahme 1–10 µg. Seltenere Formen des Botulismus finden sich nach einem Bakterienwachstum in einer schlecht gesäuberten Wunde oder auch bei Kleinkindern, deren Darm mit *C. botulinum* besiedelt ist.

Die Symptome beginnen mit einer Latenzzeit von 12–24 Stunden. Wegen der hohen Letalität bei zu spät gestellter, sicherer Diagnose sollte schon bei geringstem Verdacht Botulismus-Antitoxin verabreicht werden. Bei dem Präparat handelt es sich um ein Fermo-Serum® vom Pferd (▸ Kap. 10.5), wobei pro ml 750 I. E. TypA-Antitoxin, 500 I. E. TypB-Antitoxin und 50 I. E. TypE-Antitoxin enthalten sind.

Botulismus-Antitoxin

Spezialitäten: Botulismus-Antitoxin Behring®

Indikation: Bei Verdacht auf Botulismus.

Mechanismus: Spezifische Bindung an Botulinum-Toxin, dadurch wird die Hemmung der Acetylcholin-Freisetzung aus den Nervenendigungen verhindert.

Dosierung: Sowohl Erwachsene als auch Kinder erhalten initial 500 ml und ggf. nach 4–6 Stunden weitere 250 ml.

Da es sich dabei um eine vitale Indikation handelt, bestehen keine Gegenanzeigen. Auch während Schwangerschaft und Stillzeit besteht keine Beschränkung. Sowohl Erwachsene als auch Kinder erhalten als Initialdosis 500 ml, wobei 250 ml langsam unter Beobachtung der Kreislaufsituation, anschließend weitere 250 ml als Dauertropfinfusion infundiert werden. Je nach klinischem Bild sind nach 4–6 Stunden weitere 250 ml zu empfehlen.

Bei schweren Intoxikationen wird die intralumbale Gabe von 20 ml Botulismus-Antitoxin empfohlen, besonders dann, wenn die i. v.-Anwendung keinen deutlichen Erfolg gezeigt hat. Dazu werden 20 ml Liquor abgelassen und 20 ml Antitoxin langsam injiziert. Nach Bedarf kann diese Therapie im Abstand von je 24 Stunden wiederholt werden.

Da es sich bei dem Präparat um Proteine aus Pferd handelt, sollte vorab eine Allergie abgeklärt werden. Der Patient sollte außerdem nach der Applikation 2 Stunden unter ärztlicher Kontrolle sorgfältig auf allergische oder anaphylaktische Reaktionen beobachtet werden.

Anti-Tiergift-Immunserum

Eine passive Impfung gegen ein Tiergift ist nur nach Skorpion- oder Giftschlangen-Biss sinnvoll.

Die Gabe eines Antiserums kann zu allergischen Reaktionen bis hin zum tödlichen anaphylaktischen Schock führen; aber auch verzögerte allergische Reaktionen, wie die Serumkrankheit, die 8–10 Tage nach der Injektion auftritt und von Fieber über Gelenkschmerzen bis zum Nierenversagen oder Lähmung begleitet sein kann, können auftreten. Für etliche Gifttiere sind zudem keine entsprechenden Antiseren vorhanden. Bei vielen Gifttierbissen ist eine Antiserumgabe auch nicht nötig, und bei einigen Antiseren ist die Wirksamkeit nicht erwiesen (z. B. bei etlichen Skorpionantiseren). Deshalb darf ein Antiserum nur von einem Arzt gegeben werden, der eine etwaige anaphylaktische Reaktion behandeln kann und der die Gefahr der Antiserumgabe gegen die Gefahr des Tiergiftes abwägen kann.

Genauere Angaben dazu kann man in einem Gifttier-Informationsdienst, meist unter dem jeweiligen Tiernamen finden, wobei zu beachten ist, dass nur lateinische Namen eine sichere Zuordnung erlauben. Bei eingetretenem Gifttierbiss sollte auf jeden Fall ein Giftnotruf befragt werden. Die eigene Bevorratung von Tiergift-Antiseren für Auslandsaufenthalte ist aus den bereits erwähnten Gründen nicht anzuraten. Außerdem sind bei gegebener Indikation oft 4–8 der recht teuren Ampullen erforderlich, die außerdem meist kühl gelagert werden müssen. In Gegenden, in denen Gifttiere häufig sind, sind in aller Regel entsprechende Antiseren bevorratet. Für den eher seltenen Fall eines Gifttierbisses innerhalb Deutschlands findet man im Internet, z. B. unter www.toxinfo.org eine Auflistung der bei verschiedenen Giftzentren vorrätigen Tiergift-Antiseren.

10.5.5 Sonstige Immunglobulin-Präparate
Anti-RhD-Immunglobulin

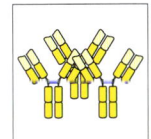

Anti-D-Immunglobulin vom Menschen wird aus dem Plasma von Spendern mit einem ausreichenden Titer an Anti-D-Antikörpern gewonnen. Dafür werden im Bedarfsfall die Plasmaspender mit D-positiven Erythrozyten unter sorgfältiger medizinischer Beobachtung immunisiert. Empfehlungen zur Spenderimmunisierung einschließlich der Untersuchung der Erythrozytenspender werden von der Weltgesundheitsorganisation herausgegeben (*Requirements for the collection, processing and quality control of blood, blood components and plasma derivatives*, WHO Technical Report Series, No. 840, 1994, in der jeweils gültigen Fassung). Der Plasmapool muss mit geeigneten Methoden auf das B19-Virus getestet werden, wobei höchstens 10,0 I. E. B19-Virus-DNA je Mikroliter enthalten sein dürfen. Die Wirksamkeit der Zubereitung sollte nach dem im Ph. Eur. unter Methode A aufgeführten Verfahren bestimmt werden, wonach die Agglutination von D-positiven Erythrozyten im Vergleich zu einer Standardzubereitung gemessen wird. Dabei ist zu beachten, dass die Erythrozyten von mindestens vier Spendern

---

Anti-D-Immunglobulin

Spezialitäten: Rhesonativ®, Rhophylac®, Partobulin®

Indikation: Prophylaxe einer Sensibilisierung gegen den Rhesusfaktor Rh(D) bei Rh(D)-negativen Frauen:
- bei Schwangerschaft (antepartale Prophylaxe) oder Entbindung (postpartale Prophylaxe) eines Rh(D)-positiven Kindes,
- Abort oder Abortus imminens, Extrauterin-Schwangerschaft oder Blasenmole,
- Transplazentare Blutung vor der Geburt verursacht durch Amniozentese, Chorionzottenbiopsie oder geburtshilfliche Eingriffe wie z. B. eine äußere Wendung oder ein Bauchtrauma,
- Behandlung von Rh(D)-negativen Personen nach inkompatiblen Transfusionen mit Rh(D)-positivem Blut oder -Erythrozytenkonzentraten.

Mechanismus: Antikörper-abhängige Eliminierung von Rh^+-Erythrozyten aus dem Kreislauf eines Rh^--Patienten.

Dosierung:
- Bei Rh-unverträglicher Schwangerschaft prä- und postpartal 1500 bzw. 1650 I. E. (= 300 bzw. 330 µg Präparat),
- nach Rh-unverträglicher Bluttransfusion pro 10 ml transfundierten Blutes 500–1250 I. E. (= 100–250 µg) als fraktionierte Gabe über mehrere Tage.

---

der Blutgruppe $0R_1R_1$ stammen und höchstens 7 Tage aufbewahrt wurden. Der Grad der Agglutination wird indirekt über die Absorption der lysierten, nicht agglutinierten Erythrozyten ermittelt.

Eine Wirksamkeitsbestimmung nach Methode B oder Methode C kann dann durchgeführt werden, wenn für ein bestimmtes Produkt eine zufriedenstellende Korrelation mit den mit Methode A erhaltenen Ergebnissen erzielt wurde. Mit Methode B wird dabei die Wirksamkeit der Immunglobulinzubereitung über einen kompetitiven ELISA auf mit Erythrozyten von mindestens drei Spendern der Blutgruppe $0R_2R_2$ beschichteten Mikrotiterplatten bestimmt. Durch die polyklonalen Anti-D-Immunglobuline wird die Bindung eines biotinylierten monoklonalen Anti-D-Antikörpers verhindert. Bei Methode C werden D-positive Erythrozyten eines Einzelspenders der Blutgruppe $0R_1R_1$ sowie als Negativkontrolle Erythrozyten eines Spenders der Blutgruppe 0rr innerhalb von zwei Wochen nach der Spende verwendet. Die Erythrozyten werden in einer Mikrotiterplatte mit verschiedenen Verdünnungen der Prüf- oder Standardlösung 40 min bei 37 °C inkubiert. Die Detektion der gebundenen Antikörper erfolgt durchflusszytometrisch mit einem zweiten, Fluoreszenz-markierten Antikörper.

Das Rhesus-D-Antigen (RhD) ist ein Lipoprotein, das vor allem auf Erythrozyten vorkommt. Ca. 85 % der europäischen Bevölkerung besitzen dieses Antigen und werden als Rh^+ bezeichnet. Gelangt Rh^+-Blut in ein Rh^--Individuum, werden Antikörper gegen RhD gebildet und die entsprechenden Rh^+-Erythrozyten eliminiert (▶ Kap. 5.2.2).

Ist eine Rh^--Frau das erste Mal mit einem Rh^+-Kind schwanger, können bei der Geburt Erythrozyten vom Kind in den mütterlichen Kreislauf gelangen und die

Frau dabei sensitivieren. Sie bildet daraufhin Antikörper gegen RhD, die bei einer zweiten Schwangerschaft mit einem Rh^+-Kind über die Plazenta in den fetalen Kreislauf übergehen und dort die Erythrozyten zerstören können (Morbus haemolyticus neonatorum). Verabreicht man dagegen der Rh^--Frau bereits vor oder zumindest unmittelbar nach der Geburt des ersten Rh^+-Kindes ein Anti-D-Immunglobulin-Präparat, so fangen diese Antikörper die Erythrozyten des Kindes ab, und das Immunsystem der Mutter wird nicht zur eigenen Antikörperbildung stimuliert.

Für die präpartale Prophylaxe werden der Schwangeren in der 28. bis 30. Woche – in einigen Fällen ist eventuell auch eine frühere Applikation angezeigt – 1500–1650 I. E. Anti-D-Immunglobulin je nach Präparat intravenös oder intramuskulär verabreicht. Die gleiche Menge wird dann noch einmal postpartal, innerhalb von 72 Stunden nach der Geburt gegeben. 1500 I. E. Anti-D-Ig gilt als ausreichend für eine Transfusion von 25–30 ml. Besteht der Verdacht, dass mehr Blut des Kindes in den Körper der Mutter gelangt ist, muss die Dosis erhöht werden, wobei ca. pro Milliliter Blut 100 I. E. Anti-D-Ig appliziert werden sollten.

Nach der Applikation soll die Patientin auf jeden Fall noch 20 min – bei unabsichtlicher i. v.-Applikation eines intramuskulär zu verabreichenden Präparates sogar ca. 1 Stunde – nachbeobachtet werden.

Die Verabreichung von Immunglobulinen kann für einen Zeitraum von 6 Wochen bis zu drei Monaten die Wirksamkeit von Impfungen mit Virus-Lebend-Impfstoffen wie z. B. gegen Mumps, Masern, Röteln und deren Kombinationen, sowie Varizellen beeinträchtigen. Eine Rötelnimpfung im Wochenbett ist allerdings trotzdem möglich. In diesem Fall sollte der Impferfolg durch eine Antikörperbestimmung 8–12 Wochen nach der Impfung kontrolliert werden. Bei unzureichendem Titer muss die Impfung wiederholt werden.

Patienten, die nach Rh-unverträglicher Bluttransfusion eine Überdosis Anti-D-Immunglobulin erhalten haben, müssen wegen des Risikos einer hämolytischen Reaktion durch Kontrolle der klinischen und biologischen Parameter überwacht werden.

Nach intramuskulärer Applikation wird Anti-D-Immunglobulin nur langsam in den Blutkreislauf des Empfängers absorbiert; messbare Antikörperspiegel sind spätestens nach 24 Stunden erreicht. Maximale Plasmaspiegel werden 2–3 Tage *post injectionem* erreicht und sind abhängig von Alter und Gesundheitszustand der Patientin. Die intravasale Halbwertszeit beträgt bei Personen mit normalem IgG-Spiegel 3–4 Wochen. IgG und IgG-Komplexe werden in den Zellen des retikuloendothelialen Systems abgebaut.

10

11   Therapeutische Antikörper und Antikörper-Varianten

11.1   Einleitung

Eine sehr schnell wachsende Gruppe von Arzneimitteln sind therapeutische Antikörper (○ Abb. 11.1). Diese Proteine sind hoch interessante Wirkstoffe, da sie sehr spezifisch und sehr selektiv beliebige Oberflächenstrukturen erkennen können.

Ein monomerer Antikörper (IgG, IgA, IgD und IgE) besteht aus je zwei schweren und leichten Proteinketten, die über Disulfidbrücken miteinander verbunden sind. Innerhalb dieser Proteinketten kann man einen stark konservierten Bereich von einem variableren Bereich unterscheiden (▸ Kap. 3.1.2). Die konservierten Bereiche sind für die Induktion der Effektorfunktionen verantwortlich und koppeln daher die Antikörperfunktion mit wichtigen Reaktionsketten im Organismus. Die variableren Bereiche repräsentieren die Antigen-Erkennungsdomänen und unterteilen sich ihrerseits noch einmal in hochvariable Sequenzen, die so genannten „complementarity determining regions" (CDR), die für die Antigenbindung wichtig sind, und in „framework regions" (FR), die eine bestimmte Struktur der Antigen-Erkennungsdomäne ermöglichen.

Durch die Fusion Antikörper-produzierender Milzzellen mit Myelomzellen etablierten Georges Köhler und César Milstein die technischen Voraussetzungen, Antikörper gegen nahezu beliebige Strukturen in unbegrenzten Mengen produzieren zu können (○ Abb. 11.2). Die daraus resultierenden monoklonalen Maus-Antikörper, die Hybridomas (= Hybridzellen aus sterblichen Milz- und unsterblichen Myelomzellen) produzieren, sind jedoch selbst zu immunogen, um wiederholt als Therapeutika eingesetzt zu werden. Die Lösung dieses Problems und damit der Durchbruch bei den Bemühungen, Antikörper therapeutisch zu nutzen, gelang, als man die Methoden der Gentechnologie mit den Methoden der Hybridomatechnologie kombinierte. Tauscht man nämlich auf DNA-Ebene die konservierten Bereiche des murinen monoklonalen Antikörpers durch die entsprechenden Bereiche eines humanen Antikörpers,

gewinnt man enorm an Verträglichkeit, ohne Kompromisse bei der hohen Selektivität einzugehen. Je nachdem, wie viel von der murinen Sequenz im Antikörper erhalten bleibt, spricht man von chimären oder von humanisierten Antikörpern (○ Abb. 11.1).

■ Bei den chimären Antikörpern werden nur die konstanten Regionen durch humane Sequenzen ersetzt. Die gesamte variable Region ist in diesen Wirkstoffen murinen Ursprungs.

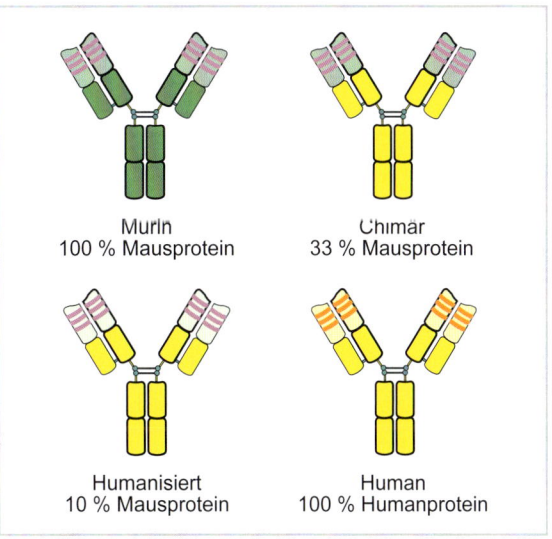

○ Abb. 11.1 DNA-rekombinationstechnisch hergestellte Antikörper.
Auf DNA-Ebene lassen sich die sehr immunogenen murinen Monoklonalen Antikörper schrittweise humanisieren. Tauscht man nur die konstanten Regionen der Immunglobuline aus, erhält man chimäre Antikörper. Bei diesen Molekülen ist noch der gesamte variable Bereich murinen Ursprungs. Ändert man auch noch die framework-Regionen von der Maus-Sequenz zu humanen Sequenzen, entstehen humanisierte Antikörper. Wird ein humaner Antikörper *in vitro* durch Mutations- und Selektionszyklen schrittweise an eine spezifische molekulare Oberfläche angepasst, spricht man von „humanen Antikörpern".

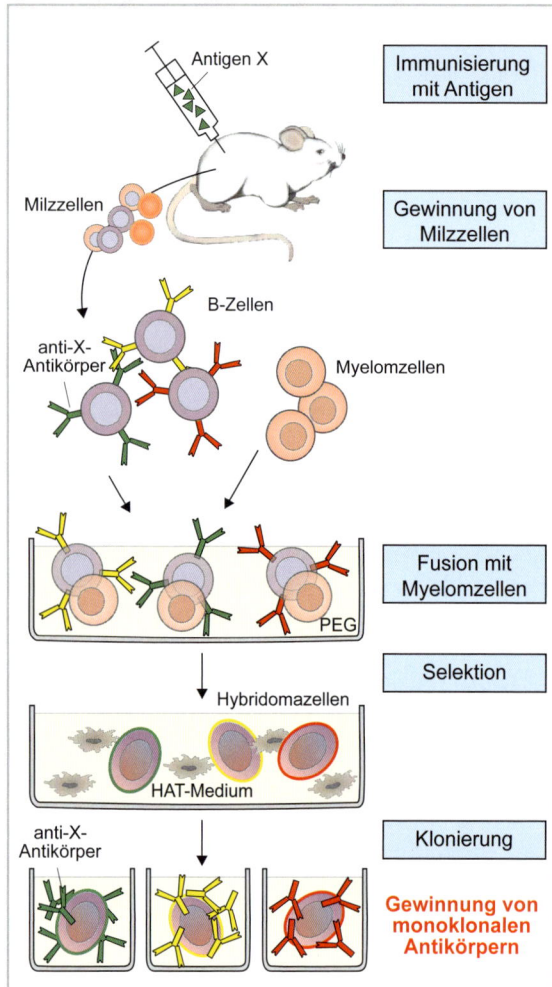

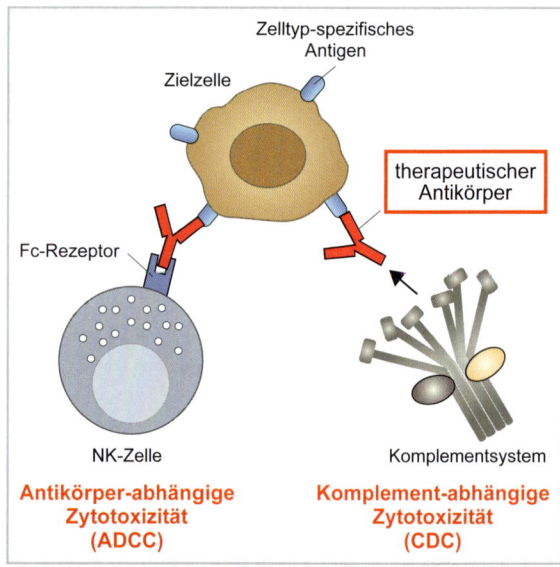

Abb. 11.3 Effektormechanismen von Antikörpern. Bindet ein therapeutischer Antikörper an ein für die Zielzelle spezifisches Oberflächenprotein so kann der Antigen/Antikörper-Komplex einerseits eine NK-Zelle mit einem Fc-Rezeptor stimulieren, die Tumorzelle abzutöten (Antikörper-abhängige Zytotoxizität, ADCC) und anderer-seits das Komplement aktivieren, die Zielzelle durch Membranperforation abzutöten (Komplement-abhängige Zytotoxizität, CDC).

Abb. 11.2 Hybridoma-Technik zur Herstellung von monoklonalen Antikörpern.
Milzzellen, die von einer mit dem Antigen X immunisierten Maus gewonnen wurden, enthalten B-Zellen, die anti-X-Antikörper produzieren. Diese Zellen werden in Gegenwart von Polyethylenglykol (PEG) mit Myelomzellen fusioniert und dann in HAT-Medium überführt. Myelomzellen können in einem HAT (Hypoxanthin-Aminopterin-Thymidin) Medium nicht überleben, da ihnen das Enzym Hypoxanthin-Guanin-Phosphoribosyltransferase (HGPRT) fehlt. Hybridomazellen erhielten jedoch dieses Enzym von den Milzzellen und können selektiv in HAT-Medium überleben.
Die wachsenden Hybridomazellen werden auf ihre Fähigkeit, Antikörper zu produzieren, überprüft und entsprechend kloniert. Jeder Zellklon sezerniert einen spezifischen Typ Antikörper, den monoklonalen Antikörper gegen das Antigen X.

■ Bei den humanisierten Antikörpern hingegen sind nur noch die CDR-Sequenzen murinen Ursprungs. Sowohl die konstanten Regionen als auch die frame-work-Regionen wurden durch Sequenzen eines humanen Antikörpers ersetzt. Letztlich sind in humanisierten Antikörpern weniger als 10 % der ursprünglich murinen Sequenzen enthalten.
■ So genannte „humane Antikörper" haben gar keine murinen Sequenzbereiche mehr. Sie stammen aller-dings auch nicht aus dem Menschen, wie der Name suggeriert. Vielmehr wird hier auf der Basis eines humanen Antikörpers durch sehr intelligente Muta-tions- und Selektionsverfahren ein Antikörper mit einer gewünschten Spezifität *in vitro* generiert.

Alternativ können transgene Mäuse, deren Immunglo-bulin-Gene durch entsprechende humane Gensequen-zen ersetzt wurden für die klassische Hybridoma-Tech-nik verwendet werden. Diese Mäuse produzieren direkt humane Antikörper (▸ Kap. 17.3).

11.2 Antikörper

Wie wir bereits besprochen haben, zeichnen sich kom-plette Antikörper dadurch aus, dass sie einerseits sehr spezifisch bestimmte Strukturen, die Antigene, erken-nen und zum anderen auch wichtige Effektorfunktio-nen haben. Aus diesen Gründen heraus können Anti-körper auf verschiedene Arten in der Therapie einge-setzt werden:
■ Durch die Bindung des Antikörpers an die spezifi-sche Zielstruktur kann die Wechselwirkung zwi-

schen dieser Zielstruktur und dem physiologischen Interaktionspartner verhindert werden, wodurch eine Signalkaskade unterbrochen wird. Beispiele hierfür sind die Antikörper gegen TNF-α, IL-1, VEGF oder auch gegen den IL-6- oder den EGF-Rezeptor.

■ Befindet sich die Zielstruktur auf spezifischen Zellen, kann der Antikörper zur Markierung der Zellen verwendet werden. Je nach Isotyp, führt die Bindung des Antikörpers dann zu einer sehr effizienten Elimination der Zelle durch das Immunsystem, indem entweder die Antikörper-abhängige Zytotoxizität und/oder die Komplement-abhängige Zytotoxizität induziert werden (● Abb. 11.3; □ Tab. 10.1). Beispiele sind Antikörper gegen CD20 oder auch HER2.

■ Die spezifische Markierung von Zellen kann aber auch dazu verwendet werden, Toxine oder Radioisotope in bzw. an die Zielzelle zu transportieren, die dann dafür sorgen, dass die Zelle nachhaltig geschädigt wird. Beispiele sind radioaktiv markierte Antikörper gegen CD20 oder ein von der FDA zugelassenes Antikörper-Toxin-Konjugat gegen CD30.

Je nachdem, welche Strategie bei einer bestimmten Krankheit und einem bestimmten Pathomechanismus verfolgt wird, unterscheiden sich die verwendeten Moleküle.

11.2.1 Antikörper zur Prophylaxe von Transplantatabstoßungsreaktionen

Nach ersten Versuchen im 17. Jahrhundert, krankes Gewebe (Haut) beim Menschen zu ersetzen, unternahmen Wissenschaftler 1883 erstmals den Versuch, innere Krankheiten durch den Ersatz geschädigter Organe zu behandeln. Darauf folgten Anfang des 20. Jahrhunderts Experimente mit der Transplantation von Nieren.

Heute werden Organtransplantationen in fast allen größeren medizinischen Zentren mit großem Erfolg durchgeführt. Maßgeblich verantwortlich für diese Erfolge sind detaillierte Kenntnisse zu den Mechanismen der Gewebetoleranz bzw. der immunologischen Inkompatibilität. Auf der Basis dieses Wissens konnten sehr gute Medikamente entwickelt und verfügbar gemacht werden, darunter in großem – und steigendem Umfang – auch Biologicals wie Seren, Antikörper und Antikörpervarianten.

Zur Prophylaxe von Abstoßungsreaktionen nach Organtransplantationen werden sowohl polyklonale Seren als auch monoklonale Antikörper eingesetzt. Monoklonale und rekombinante Antikörper sind einzelne Wirkstoffmoleküle, die erhebliche Vorteile gegenüber den polyklonalen Antikörpern aufweisen. Auf Grund ihrer molekularen Homogenität besitzen sie eine kalkulierbare In-vivo-Aktivität, und sie haben eine deutlich höhere spezifische Aktivität. Z. B. entsprechen

0,7 mg eines monoklonalen Antikörpers gegen Tetanus-Toxin ca. 100–170 mg eines Hyperimmunserums. Hinzu kommt, dass sowohl monoklonale als auch rekombinante Antikörper aus In-vitro-Kulturen mit weitgehend definierten Kulturmedien gewonnen und nicht – wie im Falle der polyklonalen Seren – aus Tieren oder direkt vom Menschen isoliert werden. Aus all dem kann man ableiten, dass monoklonale und rekombinante Antikörper wesentlich sicherer und verträglicher sein sollten als polyklonale Antikörpergemische.

Muromonab

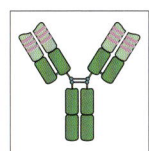

Muromonab (Orthoclone OKT®3) ist ein Maus-Antikörper (IgG2a), der gegen das CD3-Antigen (anti-human CD3ε) menschlicher T-Zellen gerichtet ist

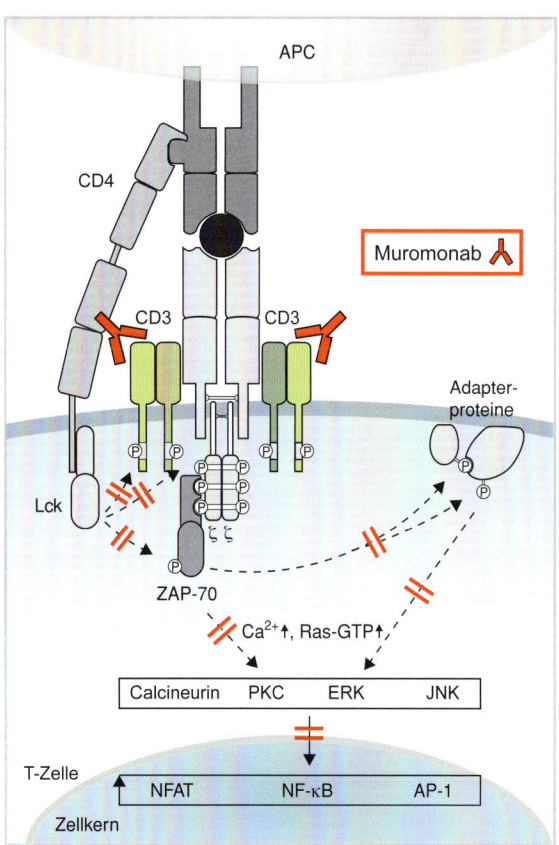

● **Abb. 11.4** Wirkmechanismus von Muromonab. Muromonab ist ein muriner monoklonaler IgG2a-Antikörper, der gegen die ε-Kette des CD3-Corezeptorproteins gerichtet ist. Bindet der Antikörper an sein Antigen, funktioniert die Antigenerkennung über den TCR nicht mehr und die intrazelluläre Signaltransduktionskaskade wird blockiert. Stattdessen werden alle T-Zellen gleichsam markiert und abgetötet.

Muromonab

Spezialitäten: Orthoclone OKT®3 (außer Vertrieb)

Indikation: Zur Behandlung einer steroidresistenten akuten Abstoßung von allogenen Nieren-, Herz- und Lebertransplantaten.

Mechanismus: Der Antikörper bindet an die ε-Untereinheit des CD3-Komplexes, der wiederum als Teil des T-Zell-Rezeptorkomplexes eine wichtige Rolle bei der Signaltransduktion spielt. Nachdem der Antikörper gebunden hat, werden die markierten T-Zellen innerhalb von Minuten durch effektive Induktion des Zelltods in aktivierten T-Zellen (AICD) zerstört.

Dosierung: Orthoclone OKT®3 wird als intravenöser Bolus (5 mg) in weniger als einer Minute injiziert. Es darf nicht gleichzeitig mit anderen Arzneimittellösungen verabreicht werden. Um die Inzidenz und den Schweregrad der Reaktionen auf die erste Dosis herabzusetzen, wird die intravenöse Gabe von Methylprednisolon, 8,0 mg/kg KG, ein bis vier Stunden vor der ersten Dosis nachdrücklich empfohlen. Paracetamol und Antihistaminika, die gleichzeitig mit Orthoclone OKT®3 verabreicht werden, können ebenfalls helfen, einige Frühreaktionen herabzusetzen.

(o Abb. 11.4). Das Präparat ist nur zur intravenösen Anwendung bestimmt.

Der Antikörper ist ein biochemisch gereinigtes IgG2a-Immunglobulin. Er unterdrückt die Abstoßungsreaktion an Transplantaten durch eine selektive Blockade aller T-Zell-Funktionen, die bei der akuten Abstoßung eine Hauptrolle spielen. Orthoclone OKT®3 reagiert mit und blockiert die Funktion eines 20-kDa-Moleküls, der ε-Kette des CD3-Komplexes, in der Membran menschlicher T-Zellen. CD3 wiederum ist eine essenzielle Komponente des T-Zell-Rezeptorkomplexes, die bei der Signaltransduktion am T-Zell-Rezeptor eine prominente Rolle spielt (▸ Kap. 3.2.2 und 3.3.1). Nach der Bindung von Orthoclone OKT®3 werden die T-Lymphozyten zunächst aktiviert. Dies führt zu einer Freisetzung von Zytokinen, was sich auch in ersten Nebenwirkungen wie Schüttelfrost, Durchfall, Kopfschmerzen, Fieber, Erbrechen und Tachykardie, äußert (first dose reaction). Nach Beendigung der Therapie mit Muromonab normalisiert sich die T-Zell-Funktion üblicherweise innerhalb einer Woche.

Andere Lymphozyten wie B-Zellen werden durch den Antikörper nicht beeinträchtigt. Hingegen werden alle zirkulierenden CD2-, CD3-, CD4- und CD8-positiven T-Zellen einschließlich des Orthoclone-OKT®3-Antikörpers innerhalb von Minuten nach Applikation durch effektive Induktion des Zelltods in aktivierten T-Zellen zerstört. Zwischen dem zweiten und siebten Behandlungstag steigt die Zahl zirkulierender CD4- und CD8-positiver Zellen langsam wieder an, allerdings beeinflussen diese Zellen die Unterdrückung der Abstoßung nicht. CD3-positive Zellen bleiben hingegen nicht nachweisbar.

Nach Beendigung der Behandlung erholt sich das T-Zell-System wieder und CD3-positive Zellen erreichen innerhalb einer Woche die Werte vor Behandlung.

Eine Einschränkung beim Einsatz von Muromonab ist die Tatsache, dass es sich bei diesem Antikörper um einen reinen Maus-Antikörper handelt, der sehr schnell die Bildung humaner Anti-Maus-Antikörper (HAMAs) induziert. Dies beinhaltet nicht nur Verträglichkeitsprobleme, sondern führt auch dazu, dass bei einigen Patienten die Zahlen CD3-positiver Zellen bereits vor Beendigung der Therapie wieder ansteigen. Dieses Wiederauftreten der CD3-positiven Zellen wird auf die Bildung neutralisierender Antikörper gegen Muromonab zurückgeführt.

Pharmakokinetik/Metabolismus: In klinischen Studien wurde bei 14-tägiger Behandlung mit 5 mg Muromonab pro Tag ein Anstieg des Serumspiegels während der ersten 3 Tage gemessen, der dann an den Tagen 3–14 durchschnittlich 900 ng/ml betrug. Serumspiegel von ≥ 800 ng/ml blockieren die Funktion zytotoxischer T-Zellen *in vitro* und *in vivo*. Bei mit Muromonab wiederbehandelten Patienten (mit und ohne Anti-Maus-Antikörper) stiegen die Serumspiegel langsamer an als bei Erstbehandlung und überschritten 800 ng/ml erst am 7. Behandlungstag. Wiederbehandelte Patienten neigen zu einer langsameren *Clearance* CD3-positiver Zellen aus der peripheren Zirkulation.

Unerwünschte Wirkungen: Teils schwere Überempfindlichkeitsreaktionen mit Zytokin-Freisetzungssyndrom mit Fieber, Schüttelfrost/Rigor, Kopfschmerz, Tremor, Übelkeit/Erbrechen, Durchfall, Bauchschmerzen, Unwohlsein, Muskel- und Gelenkschmerzen und allgemeines Schwächegefühl, Hautreaktionen (z. B. Rötung, Juckreiz, etc.) sowie eine Reihe von oft schweren, gelegentlich tödlich verlaufenden kardiorespiratorischen und neuropsychiatrischen Ereignissen, darunter Dyspnoe, Bronchospasmus, Tachypnoe, Atemstillstand/akute respiratorische Insuffizienz, Kreislaufkollaps, Herzstillstand, Angina pectoris/Myokardinfarkt, Brustschmerz, Tachykardie, Hypertonie, hämodynamische Instabilität, Hypotonie mit schwerem Schock, Herzinsuffizienz, Lungenödem (kardiogen und nichtkardiogen), Syndrom der Schocklunge (ARDS), Hypoxämie, Apnoe und Arrhythmie sowie Krampfanfälle, Enzephalopathie, zerebrales Ödem, aseptische Meningitis und Kopfschmerz. Ferner treten wegen der starken Immunsuppression vermehrt Infektionen auf, und mit einem erhöhten Risiko für bösartige Neubildungen, besonders lymphoproliferativer Erkrankungen (LPD) und Hautkrebs ist zu rechnen.

Orthoclone OKT®3 induziert häufig die Bildung humaner Anti-Maus-Antikörper (HAMAs).

Interaktionen: Begleitmedikationen (Azathioprin, Corticosteroide, Ciclosporin) könnten dazu beitragen, dass neuropsychiatrische, infektiöse, nephrotoxische, thrombotische und/oder neoplastische Ereignisse beobachtet werden. Außerdem kann die gleichzeitige Gabe von Indometacin und Muromonab bei einigen Patienten zu enzephalopathischen und anderen ZNS-Ereignissen führen.

Basiliximab

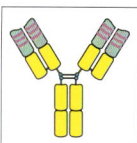

Basiliximab (Simulect®) ist neben Daclizumab einer von zwei Anti-CD25-Antikörpern (o Abb. 11.5). CD25 wird als Synonym für die α-Untereinheit des Interleukin 2 Rezeptors (IL 2R) verwendet.

Simulect® ist ein chimärer monoklonaler humanmuriner Antikörper mit einem Molekulargewicht von ca. 144 kDa. Der rekombinante Antikörper wird in einem Maus-Myelom-Zelllinie exprimiert. Der konstante Teil der schweren Kette stammt von einem humanen IgG1-Antikörper. Die leichte Kette ist eine κ-Kette.

Während die β-Untereinheit (p75, CD122) und γ-Untereinheiten (p64, CD132) des IL2-Rezeptors auf T-Lymphozyten konstitutiv exprimiert werden, erscheint die α-Untereinheit (p55, CD25, Tac) erst nach Antigenstimulation der T-Lymphozyten. Durch die Expression der α-Untereinheit wird der IL-2R komplettiert, und bindet in dieser Form mit hoher Affinität IL-2 (▸ Kap. 3.3.1).

Basiliximab bindet mit hoher Affinität (K_D-Wert 0,1 nM) spezifisch an das CD25-Antigen auf aktivierten T-Lymphozyten und verhindert damit die Bindung von IL-2, einem der entscheidenden Signalgeber für die T-Zell-Proliferation. Eine vollständige und dauerhafte Blockade des IL-2R ist gewährleistet, solange der Serumspiegel von Basiliximab über 0,2 mg/ml liegt. Bei dem gewählten Therapieschema ist das für ca. 4–6 Wochen der Fall. Wenn die Konzentration unter diesen

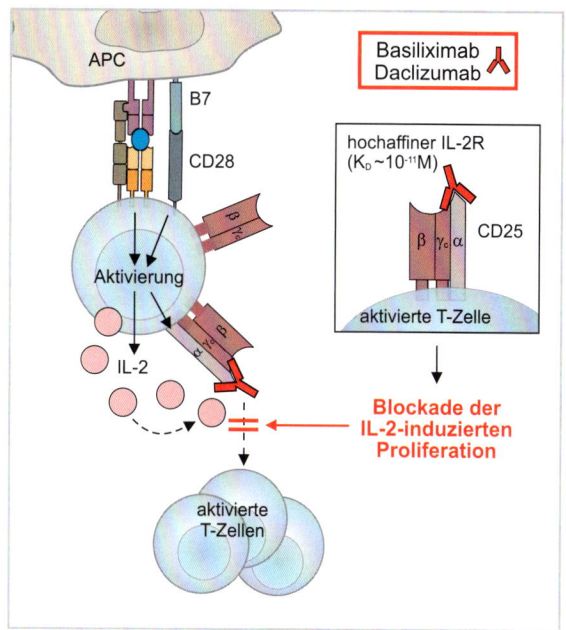

o **Abb. 11.5** Wirkmechanismus von Basiliximab und Daclizumab.

Sowohl Basiliximab als auch Daclizumab sind gegen die α-Kette des IL-2-Rezeptors gerichtet. Während die β- und die γ-Kette des Rezeptors auf allen T-Zellen konstitutiv vorhanden ist, wird die α-Kette erst bei Aktivierung einer T-Zelle exprimiert. Deshalb blockieren beide Antikörper gezielt die Bindung von IL-2 an aktivierte T-Zellen, die nach einer Transplantation vor allem gegen das fremde Organ gerichtet sind.

Wert fällt, geht die Expression des CD25-Antigens innerhalb von 1–2 Wochen auf Werte vor der Therapie zurück.

Simulect® ist ein typischer Rezeptorantagonist, da er keine Zytokin-Ausschüttung oder Myelosuppression verursacht. Die Serumkonzentrationen an löslichem IL-2R steigen während der ersten 2–3 Wochen nach der Gabe von Simulect® an und erreichen ein Plateau bei Werten von 80–120 ng/ml. Diese Konzentrationen bleiben erhalten, solange die IL-2R-Bindungsstellen mit Basiliximab gesättigt sind. Sobald die IL-2R-Bindungsstellen nicht länger gesättigt werden können, fallen die Werte für löslichen IL-2R während der folgenden 1–2 Wochen auf Werte vor der Transplantation.

Simulect® wird eingesetzt zur Prophylaxe der akuten Transplantatabstoßung nach allogener *De-novo*-Nierentransplantation bei Erwachsenen und Kindern in Kombination mit einer auf Ciclosporin und Corticosteroiden basierenden Immunsuppression bei Patienten mit weniger als 80 % lymphozytotoxischen Antikörpern oder im Rahmen einer immunsuppressiven Dauerbehandlung als Tripel-Therapie, bestehend aus Ciclosporin, Corticosteroiden und Azathioprin oder Mycophenolsäure.

Basiliximab

Spezialitäten: Simulect®

Indikation: Simulect® wird eingesetzt zur Prophylaxe der akuten Transplantatabstoßung nach allogener *De-novo*-Nierentransplantation bei Erwachsenen und Kindern (1–17 Jahre) in Kombination mit einer auf Ciclosporin (in Form der Mikroemulsion) und Corticosteroiden basierenden Immunsuppression bei Patienten mit weniger als 80 % lymphozytotoxischen Antikörpern oder im Rahmen einer immunsuppressiven Dauerbehandlung mittels einer Tripeltherapie, bestehend aus Ciclosporin (in Form der Mikroemulsion), Corticosteroiden und entweder Azathioprin oder Mycophenolatmofetil.

Mechanismus: Basiliximab bindet spezifisch und mit hoher Affinität an die α-Untereinheit des IL-2R, das so genannte CD25-Epitop. Dieses wird – im Gegensatz zu den β- und γ-Untereinheiten – nur auf aktivierten T-Zellen exprimiert, so dass nur diese immunologisch relevante Subpopulation markiert und eliminiert wird. Hierin unterscheidet sich Simulect® von dem murinen Monoklonalen Antikörper Muromonab, der das Pan-T-Antigen CD3 erkennt und damit alle T-Zellen eliminiert.

Dosierung: Für Erwachsene beträgt die Gesamtdosis normalerweise 40 mg, aufgeteilt in zwei Einzelgaben von jeweils 20 mg. Die erste Dosis zu 20 mg sollte innerhalb von 2 Stunden vor der Transplantation verabreicht werden. Die zweite 20-mg-Dosis sollte 4 Tage nach der Transplantation infundiert werden. Bei pädiatrischen Patienten unter 35 kg, beträgt die empfohlene Dosis 20 mg, aufgeteilt in zwei Einzeldosen von jeweils 10 mg. Bei pädiatrischen Patienten über 35 kg entspricht die empfohlene Dosierung derjenigen für Erwachsene. Die erste Dosis sollte innerhalb von 2 Stunden vor der Transplantation verabreicht werden, die zweite Dosis 4 Tage nach der Transplantation. Treten jedoch schwere Überempfindlichkeitsreaktionen gegen Simulect® oder postoperative Komplikationen, zum Beispiel ein Verlust des Transplantats, auf, sollte die jeweilige zweite Dosis nicht gegeben werden. Für Patienten über 65 Jahre liegen nur begrenzte Daten vor, allerdings gibt es keine Hinweise, dass bei älteren Patienten eine andere Dosierung erforderlich ist als bei jüngeren erwachsenen Patienten.

Basiliximab stellt eine Alternative zum murinen monoklonalen Antikörper Orthoclone OKT®3 dar. Während Orthoclone OKT®3 relativ wenig spezifisch gegen das CD3-Antigen gerichtet ist und zur raschen Eliminierung aller reifen T-Zellen führt, eliminiert man mit Basiliximab (und Daclizumab) nur die immunrelevanten, aktivierten T-Zellen, da nur diese die α-Untereinheit (CD25) des IL-2R exprimieren. Auf ruhenden T-Zellen sind dagegen nur die β-Untereinheit (CD122) und die γ-Untereinheit (CD132) des IL-2R vorhanden. In dieser Form (CD122/CD132) weist der IL-2R nur eine geringe Affinität zu IL-2 auf (K_{diss} = 1 nM). Erst in aktivierten T-Zellen gesellt sich die α-Untereinheit (CD25 oder TAC) zu den β- und γ-Untereinheiten des Rezeptors, wodurch die Affinität zu IL-2 deutlich erhöht wird (K_{diss} = 10 pM).

Pharmakokinetik/Metabolismus: Die kumulativen Dosen variierten in Studien zwischen 20 und 60 mg. Die maximale Konzentration im Serum nach intravenöser Infusion von 20 mg über 30 min betrug 7,1 ± 5,1 mg/l. C_{max} und die AUC stiegen zwischen 20 und 60 mg, dem untersuchten Bereich einer Einzeldosis, proportional mit der Dosis an. Das Verteilungsvolumen im Steady-State betrug 8,6 ± 4,1 l. *In-vitro*-Studien mit menschlichen Geweben haben gezeigt, dass Simulect® nur an aktivierte Lymphozyten und Makrophagen/ Monozyten bindet. Die terminale Halbwertszeit lag bei 7,2 ± 3,2 Tagen. Die Gesamtkörper-*Clearance* betrug 41 ± 19 ml/Stunde. Es konnte kein klinisch relevanter Einfluss von Körpergewicht oder Geschlecht auf Verteilungsvolumen oder *Clearance* bei erwachsenen Patienten beobachtet werden.

Unerwünschte Wirkungen: Bei Erwachsenen: Obstipation, Harnwegsinfektionen, Schmerzen, Nausea, periphere Ödeme, Hypertonie, Anämie, Kopfschmerzen, Hyperkaliämie, Hypercholesterinämie, Komplikationen mit der Operationswunde, Gewichtszunahme, erhöhtes Serumkreatinin, Hyperphosphatämie, Diarrhö und Infektionen. **Bei Kindern:** Infektionen der Harnwege, Hypertrichose, Rhinitis, Fieber, Hypertonie, Infektionen der oberen Atemwege, Virusinfektionen, Sepsis und Obstipation. **Maligne Neoplasien:** Die Gesamthäufigkeit maligner Erkrankungen bezogen auf alle Patienten in den einzelnen Studien war vergleichbar in der Basiliximab-Gruppe und in den Kontrollgruppen. Insgesamt traten Lymphome/lymphoproliferative Erkrankungen bei 0,1 % der Patienten (1/701) in der Basiliximab-Gruppe im Vergleich zu 0,3 % der mit Placebo behandelten Patienten (2/595) auf, beide in Kombinationen mit immunsuppressiven Dual- und Tripeltherapien. Über andere maligne Erkrankungen wurde bei 1,0 % der Patienten (7/701) in der Basiliximab-Gruppe gegenüber 1,2 % (7/595) bei den mit Placebo behandelten Patienten berichtet. In einer gepoolten Analyse von zwei Verlaufsstudien mit einer Dauer von 5 Jahren war die Häufigkeit von LPDs und Krebserkrankungen mit 7 % (21/295) unter Basiliximab und 7 % (21/291) unter Placebo identisch. **Erkrankungen des Immunsystems:** Überempfindlichkeit/anaphylaktoide Reaktionen wie Hautausschlag, Urtikaria, Pruritus, Niesen, keuchender Atem, Bronchospasmus, Dyspnoe, Lungenödem, Herzversagen, Hypotension, Tachykardie, respiratorische Insuffizienz, Capillary-Leak-Syndrom. Cytokine-Release-Syndrom.

Interaktionen: In klinischen Studien wurden keine Interaktionen mit Wirkstoffen, die routinemäßig bei Organtransplantationen verabreicht werden, beobachtet. Es ist auch theoretisch nicht zu erwarten, dass ein Immunglobulin Interaktionen provozieren könnte.

Daclizumab (nicht mehr zugelassen)

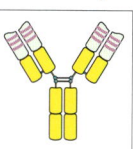

Daclizumab (Zenapax®) war ebenso wie Basiliximab ein Anti-CD25-Antikörper (Anti-Tac-Antikörper). Er bindet somit als Interleukin-2-Rezeptor-Antagonist an die α-Untereinheit (CD25) des Interleukin-2-Rezeptors und induziert dadurch Apoptose in allen aktivierten T-Lymphozyten (○ Abb. 11.5). Auf Antrag des Herstellers wurde die Zulassung in der Europäischen Union mit Wirkung zum 1. Januar 2009 zurückgenommen.

Interagiert eine ruhende T-Zelle mit einem spezifischen Antigen und stimulierenden Cofaktoren, tritt sie wieder in die G1-Phase des Zellzyklus. Dadurch wird u. a. auch die Synthese von IL-2 induziert. Gleichzeitig kommt es zur Induktion der Bildung der α-Kette des IL-2-Rezeptors. Diese α-Kette ist entscheidend für die Funktionalität des IL-2-Rezeptors. Zusammen mit der β- und γ-Kette, die die ruhende T-Zelle bereits exprimiert hat, entsteht durch Verbindung dieser beiden Ketten mit der α-Kette der hoch-affine IL-2-Rezeptor. Daclizumab verhindert kompetitiv die Bindung an den IL-2-Rezeptor. Dadurch wird die Proliferation der betreffenden T-Lymphozyten gehemmt.

Da die α-Untereinheit des Interleukin-2-Rezeptors also nur auf aktivierten T-Zellen präsentiert wird, „schont" Daclizumab die nicht-aktivierten T-Zellen und ist damit in seiner Wirkung deutlich weniger „radikal" als Muromonab, der an allen T-Zellen bindet.

Zenapax® ist ein rekombinanter, humanisierter monoklonaler Antikörper (IgG1). Die Antigen-erkennenden CDR-Regionen dieses Antikörpers stammen von einem monoklonalen Maus-Antikörper (IgG2a).

Daclizumab bindet mit hoher Affinität (IC_{50} der ^{125}J-IL-2-Bindung = $3,3 \times 10^{-9}$ M; maximale Hemmung der IL-2 stimulierten Lymphozyten-Proliferation = 51 %) spezifisch an das CD25-Antigen auf aktivierten T-Lymphozyten und verhindert damit die Bindung von IL-2, einem der entscheidenden Signalgeber für die T-Zell-Proliferation. Daclizumab führt in der empfohlenen Dosierung zu einer Sättigung der Tac-Rezeptoren, die bei der Mehrheit der Patienten ungefähr 90 Tage anhält. Antikörper gegen Daclizumab konnten in klinischen Studien bei knapp 10 % der Patienten im Serum nachgewiesen werden. Sie scheinen jedoch die Therapie nicht relevant zu beeinflussen.

Zenapax® ist zur Prophylaxe akuter Abstoßungsreaktionen nach allogener *De-novo*-Nierentransplantation angezeigt. Der Wirkstoff wird zusammen mit einer immunsuppressiven Standardtherapie, die Ciclosporin und Corticosteroide einschließt, nicht-hochimmunisierten Patienten verabreicht.

11

Daclizumab

Spezialitäten:	Zenapax®
Indikation:	Auf Antrag des Herstellers wurde die Zulassung in der Europäischen Union mit Wirkung zum 1. Januar 2009 zurückgenommen.
Mechanismus:	Daclizumab bindet spezifisch und mit hoher Affinität an die α-Untereinheit des IL-2R, das so genannte CD25- oder Tac-Epitop. Dieses wird – im Gegensatz zu den β- und γ-Untereinheiten – nur auf aktivierten T-Zellen exprimiert, so dass nur diese immunologisch relevante Subpopulation markiert und eliminiert wird. Hierin unterscheidet sich Zenapax® von dem murinen Monoklonalen Antikörper Muromonab, der das Pan-T-Antigen CD3 erkennt und damit alle T-Zellen eliminiert.
Dosierung:	Die für Zenapax® empfohlene Dosis betrug für Erwachsene und Kinder 1 mg/kg KG und wird intravenös über einen Zeitraum von 15 min verabreicht. Die Infusion kann sowohl über eine periphere als auch über eine zentrale Vene erfolgen.

Der klinische Effekt von Daclizumab zur Verhinderung von Rejektionen nach Nierentransplantationen wurde in zwei longitudinalen Placebo-kontrollierten Studien getestet. Hier waren 535 Patienten, die eine Nierentransplantation erhalten hatten, eingeschlossen. Es zeigte sich, dass Daclizumab die Inzidenz einer Rejektion in den ersten sechs Monaten nach einer Transplantation um 40 % verringerte. Dadurch verbesserten sich auch das Transplantatüberleben und die Transplantatfunktion. Gleichzeitig konnten die Dosen der anderen Immunsuppressiva verringert werden. Eine „rebound"-Abstoßung wurde nicht beobachtet.

Visilizumab (anti-CD3)

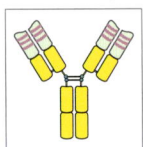

Visilizumab (Nuvion®) ist ein noch nicht zugelassener rekombinanter, humanisierter Antikörper, der gegen die invariante CD3ε-Untereinheit des T-Zellrezeptors gerichtet ist. Im Grunde genommen könnte man Visilizumab als eine Weiterentwicklung des monoklonalen Maus-Antikörpers Muromonab (Orthoclone OKT®3) bezeichnen. Abgesehen von der Tatsache, dass es sich hier um einen humanisierten – und damit sicherlich verträglicheren – Antikörper handelt, gehört Visilizumab zusätzlich dem IgG2-Isotyp an (▸ Kap. 10.1, □ Tab. 10.1). Dies bedeutet, dass der Antikörper keine Erkennungsstelle für die Rezeptor FcγRI (CD64) und FcγRIII (CD16) auf Monozyten oder Neutrophilen besitzt und nur sehr eingeschränkt das Komplement-System aktivieren kann. Auf Grund einer Mutation (Val –> Ala) an den Positionen 234 und 237 hat der Antikörper auch die Fähigkeit verloren, mit dem FcγRIIa (CD35)-Rezeptor zu interagieren, der auf mononukleären Zellen vorhanden ist. Somit kann Visilizumab als eine deutlich „entschärfte" Variante von Muromonab angesehen werden, da weder eine T-Zell-Aktivierung durch Fc-Rezeptorbindung noch die dadurch induzierte Rekrutierung antigenpräsentierender Zellen erfolgen kann. Andererseits induziert Visilizumab nach dem Binden an das CD3-Epitop Apoptose in den T-Zellen.

Während Muromonab zur Unterdrückung der Abstoßungsreaktion an Transplantaten zugelassen ist, wurde Visilizumab in klinischen Studien sowohl für die Behandlung der schweren Colitis ulcerosa als auch der akuten Graft-versus-Host-Krankheit (GvHD) überprüft. Zwischenzeitlich hat der Hersteller PDL Bio-Pharma die Weiterentwicklung des Antikörpers für diese Indikationen eingestellt, da Phase III-Studien enttäuschend ausgegangen sind. Allerdings wird der Antikörper weiter für einen Einsatz beim Multiplen Myelom und bei Diabetes mellitus Typ 1 getestet.

Anti-human-T-Lymphozyten-Globulin: ▸ Kap. 10.5.3.
Anti-Thymozyten-Globulin: ▸ Kap. 10.5.3.

11.2.2 Antikörper bei entzündlichen Erkrankungen

An Entzündungsreaktionen sind verschiedene aktivierte Zellen des Immunsystems sowie zahlreiche Zytokine beteiligt. Kann man die Zellaktivierung oder auch das Einwandern reaktiver Immunzellen in das Gewebe verhindern, bzw. entscheidende Signalmoleküle abfangen, lässt sich auch die Entzündungsreaktion beeinflussen. Der Tumornekrosefaktor-alpha ist eines der wichtigsten Zytokine, die die natürliche Immunität modulieren. Er steht ganz an der Spitze des Cross-Talks bei Entzündungsreaktionen und bei Reaktionen nach Infektion mit gramnegativen Bakterien und er gilt als wichtiges Bindeglied zwischen inflammatorischen und immunologischen Reaktionen (▸ Kap. 2.1.1 und 2.3.1). Das Lipopolysaccharid gramnegativer Bakterien ist eines der stärksten Stimuli für die TNF-α-Sekretion (▸ Kap. 4.2.2). Hauptquellen für TNF-α sind LPS-aktivierte mononukleäre Phagozyten, Antigen-stimulierte T-Zellen, aktivierte NK-Zellen und aktivierte Mastzellen.

TNF-α bindet als Homo-Trimer an spezifische Rezeptoren, die sich auf fast allen Zellen befinden. Die physiologische Bedeutung von TNF-α versteht man am besten unter quantitativen Aspekten. In niedrigen Konzentrationen (ca. 10^{-9} M) fungiert TNF-α lokal als ein parakriner und autokriner Regulator von Leukozyten und Endothelzellen. Effekte dieser Funktion sind (○ Abb. 2.11):

■ Endothelzellen werden adhäsiv für Leukozyten – zunächst Neutrophile, dann Monozyten und Lymphozyten. Dies führt zur lokalen Akkumulation von Leukozyten am Ort einer Entzündung.
■ TNF-α aktiviert Leukozyten – besonders Neutrophile, aber auch Eosinophile und mononukleäre Phagozyten – und macht sie „scharf" für die Attacke auf Bakterien.
■ TNF-α stimuliert mononukleäre Phagozyten und andere Zellen, Zytokine selbst zu sezernieren, darunter vor allem IL-1, IL-6, IL-8 und auch TNF-α selbst.
■ TNF-α ist einer der wichtigsten T-Zell-Aktivatoren und stimuliert Antikörper-produzierende B-Zellen. Allerdings sind hier die beiden dem TNF-α untergeordneten Zytokine, IL-1 und IL-6, effektiver.
■ TNF-α induziert die Synthese Kolonie-stimulierender Faktoren durch vaskuläre Endothelzellen und Fibroblasten.
■ TNF-α entfaltet Interferon-ähnliche protektive Effekte gegen Viren und stimuliert die Exposition von MHC-Klasse-I-Molekülen, wodurch die Lyse viral infizierter Zellen durch zytotoxische T-Lymphozyten verstärkt wird.

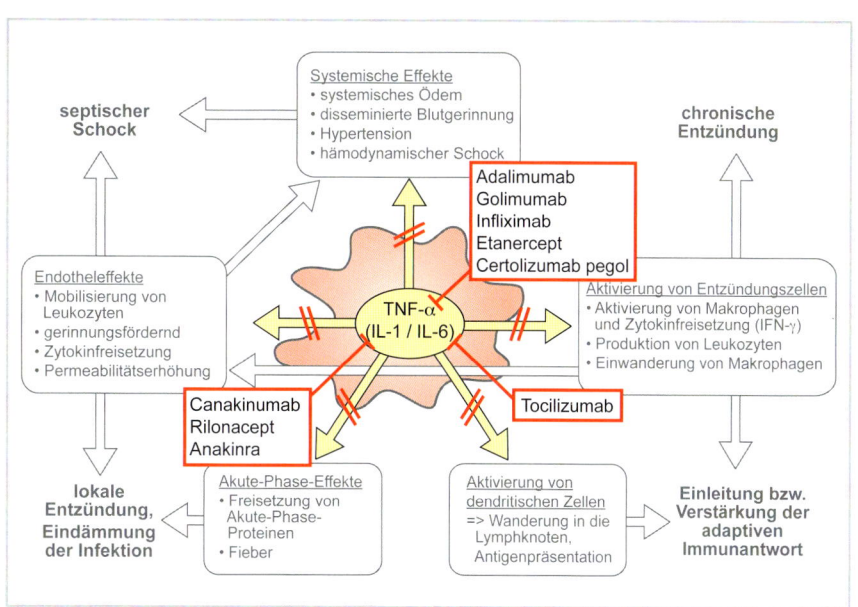

Abb. 11.6 Wirkmechanismus der entzündungshemmenden Antikörper, Antikörperfragmente und Fusionsproteine.

Vor allem TNF-α, aber auch IL-1 und IL-6 wirken auf vielfältige Weise proinflammatorisch (Abb. 2.11). Wird die Interaktion zwischen diesen Zytokine und ihren jeweiligen Rezeptoren inhibiert, werden die nachfolgenden Entzündungsreaktionen verhindert. In den meisten Fällen wird das Zytokin selbst durch Antikörper oder lösliche Rezeptormoleküle gebunden. Im Fall von Tocilizumab wird jedoch der IL-6-Rezeptor blockiert und Anakinra ist ein IL-1-Rezeptorantagonist (▶ Kap. 7.4.3).

Wird hingegen deutlich mehr TNF-α produziert, steigt die Konzentration im Serum, und TNF-α wirkt als endokrines Hormon. Dann werden folgende Haupteffekte ausgelöst:

- TNF-α wirkt nun als endogenes Pyrogen, das über hyperthalamische Regulatorregionen Fieber induziert. Eine Folge ist auch eine verstärkte Prostaglandin-Produktion.
- TNF-α induziert die IL-1- und IL-6-Sekretion mononukleärer Phagozyten und vaskulärer Endothelzellen.
- TNF-α wirkt auf Hepatozyten und induziert z. B. die Synthese von Amyloid-A-Protein und u. U. – im Zusammenspiel mit IL-1 und IL-6 – eine Akute-Phase-Antwort.
- TNF-α aktiviert das Gerinnungssystem, indem es die Homöostase zwischen prokoagulatorischen und antikoagulatorischen Aktivitäten zu Gunsten der prokoagulatorischen Aktivitäten im vaskulären Endothel verschiebt.
- TNF-α supprimiert die Proliferation von Knochenmarkstammzellen. Daher können persistierende hohe TNF-α-Spiegel Lymphopenie und Immunsuppression zur Folge haben.
- Schließlich führen andauernd hohe TNF-α-Spiegel zur Kachexie.

In sehr hohen Konzentration ($> 10^{-7}$ M), wie sie z. B. bei einer Sepsis vorkommen, werden die TNF-α-Effekte lebensbedrohlich. Dazu tragen folgende Eigenschaften bei:

- TNF-α reduziert die Gewebe-Perfusion durch eine Depression der myokardialen Kontraktivität.
- TNF-α führt zur Blutdruckerniedrigung und Gewebe-Perfusion durch eine Relaxation des vaskulären Muskeltonus. Dies wird auch dadurch bedingt, dass TNF-α die Synthese lokaler Gefäßdilatatoren wie Prostaglandin durch Endothelzellen induziert.
- TNF-α verursacht intravasale Thrombosen, die ihrerseits zur Reduktion der Gewebe-Perfusion beitragen.
- TNF-α verursacht schwerste metabolische Entgleisungen, wie ein Einbruch des Blutglucosespiegels, der unbehandelt tödlich ist.

Die im Folgenden zu besprechenden Antikörper und Antikörpervarianten werden als antiinflammatorische Wirkstoffe bei schwerer Rheumatoider Arthritis, bei Morbus Crohn und Ankylosierender Spondylitis eingesetzt (Abb. 11.6).

Unter dem Stichwort „TNF-α" können auch noch die beiden Arzneimittel Beromun® und Kineret® erwähnt werden. Im Falle von Beromun® (▶ Kap. 8.5.4) wird das „destruktive Potenzial" von TNF-α genutzt, wobei dieses so hoch ist, dass eine systemische Anwendung ausgeschlossen ist. Beromun® wird daher lokoregional über eine isolierte Extremitäten-Perfusion unter milder Hyperthermie eingesetzt, nicht-resezierbare Weichteilsarkome der Extremitäten zu kontrollieren. Schließlich wurde unter den immunsupprimierenden Biologicals (▶ Kap. 7.4.3) mit Anakinra (Kineret®) ein IL-1-Rezeptorantagonist besprochen, der insofern mit einer TNF-α-Wirkung in Verbindung steht, als IL-1 das dem TNF-α unmittelbar nachgeordnete Zytokin ist, das bei fast jeder TNF-α-Funktion ebenfalls beteiligt ist.

Hinweis: Bevor mit einer Anti-TNF-α-Therapie begonnen wird, müssen alle Patienten hinsichtlich einer aktiven oder inaktiven („latenten") Tuberkulose diagnostiziert werden. Die Diagnose sollte eine detaillierte medizinische Anamnese, einschließlich einer Tuberkulose-Vorerkrankung oder eines möglichen Kontakts zu Tuberkulose-Kranken und einer vorherigen und/oder derzeitigen immunsuppressiven Therapie, umfassen. Wird eine aktive Tuberkulose diagnostiziert, so darf die Anti-TNF-α-Therapie nicht begonnen werden. Falls eine inaktive („latente") Tuberkulose diagnostiziert wird, muss eine prophylaktische Anti-Tuberkulose-Therapie entsprechend der lokalen Empfehlungen vor der Verabreichung des Wirkstoffs eingeleitet werden. In diesem Fall sollte das Nutzen-Risiko-Verhältnis einer Anti-TNF-α-Therapie sorgfältig erwogen werden.

Bei Patienten mit Morbus Crohn mit Fistelbildung und akut eitrigen Fisteln darf eine zugelassenen Anti-TNF-α-Therapie erst eingeleitet werden, nachdem eine mögliche Infektionsquelle, insbesondere ein Abszess ausgeschlossen wurde.

Adalimumab

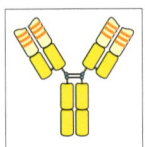

Adalimumab (Humira®) ist ein rekombinanter humaner monoklonaler IgG-Antikörper (IgG1), der aus stabil transfizierten CHO-Zellen isoliert wird. Die Bezeichnung „human" ist insofern korrekt, als der Antikörper – anders als viele andere derzeit verfügbaren rekombinanten Antikörper – keine Sequenzen der Maus oder anderer Tierspezies trägt (▶ Kap. 17.2). Die Basis dieses Moleküls ist ein humaner Antikörper. Allerdings wurde das Molekül *in vitro* stark modifiziert, um die Avidität des Antikörpers für sein spezielles Target zu optimieren, so dass die Bezeichnung „humaner Antikörper" sehr großzügig gewählt wurde.

Adalimumab bindet spezifisch TNF-α und neutralisiert dessen biologische Funktion, indem er die Interaktion des Liganden mit seinen zellständigen p55- und p75-TNF-Rezeptoren blockiert. Durch diese Blockade der Liganden-/Rezeptorbindung werden auch nachgeschaltete biologische Reaktionen beeinflusst, z.B. die Konzentration der Adhäsionsmoleküle ELAM-1, VCAM-1 und ICAM-1, die die Leukozytenmigration maßgeblich steuern. Man beobachtet bei den behandelten Patienten eine rasche Konzentrationsabnahme der Akute-Phase-Entzündungsparameter (C-reaktives Protein (CRP) und Blutkörperchensenkungsgeschwindigkeit (BSG)) und der Serumzytokine (z.B. IL-6). Auch die Serumspiegel an Matrixmetalloproteinasen (MMP-1 und MMP-2), die für die Knorpelzerstörung mitverantwortlich gemacht werden, werden vermindert.

Humira® ist indiziert zur Behandlung der mäßigen bis schweren aktiven Rheumatoiden Arthritis bei Erwachsenen, die nur unzureichend auf krankeitsmodifizierende Antirheumatika einschließlich Methotrexat ansprechen.

Eine Erweiterung der Indikation erscheint nach der Wirkweise von Adalimumab sinnvoll. Danach kann Adalimumab auch zur Reduktion des Fortschreitens der radiologisch nachweisbaren strukturellen Gelenkschädigungen und zur Verbesserung der körperlichen Funktionsfähigkeit im Rahmen der Behandlung von RA bei Erwachsenen eingesetzt werden. Die EMA-Empfehlung beruht auf den klinischen Daten einer Studie mit RA-Patienten, die eine mittlere Erkrankungsdauer von etwa 11 Jahren aufwiesen. Die Studie zeigte, dass die Kombinationstherapie aus Adalimumab und Methotrexat in dieser Patientenpopulation das Fortschreiten der strukturellen Gelenkschädigungen verzögert. Das Ausmaß der Gelenkschädigungen wurde radiologisch auf Basis der Gelenkerosionen und der Gelenkspaltverengungen mit Hilfe des modifizierten Total-Sharp-Scores ermittelt. Die Patienten, die alle 14 Tage 40 mg Adalimumab in Kombination mit Methotrexat erhielten, wiesen nach 6 Monaten bzw. nach einem Jahr eine signifikant geringere Veränderung des Total-Sharp-Scores auf als die mit Placebo und Methotrexat behandelten Patienten. Darüber hinaus blieb der Total-Sharp-Score unter der Behandlung mit 40 mg Adalimumab und Methotrexat auch über einen Behandlungszeitraum von zwei Jahren nahezu unverändert. Durch die Behandlung mit Adalimumab konnte eine Verbesserung der körperlichen Funktionsfähigkeit und der Lebensqualität erreicht und über den Behandlungszeitraum von zwei Jahren aufrechterhalten werden.

Wichtig ist zu beachten, dass eine aktive Tuberkulose oder andere schwere Infektionen wie Sepsis und opportunistische Infektionen Gegenanzeigen darstellen. Es ist einleuchtend, dass Patienten, bei denen eine TNF-α-Reaktion blockiert ist, immunsupprimiert sind. Daher müssen alle Patienten vor Beginn der Behandlung mit Humira® sowohl auf aktive als auch auf latente Tuberkulose-Infektionen untersucht werden. Da die Elimination von Adalimumab bis zu fünf Monaten dauern kann, müssen auch nach der Behandlung entsprechende Vorsichtsmaßnahmen beachtet werden.

Pharmakokinetik/Metabolismus: Die absolute Bioverfügbarkeit beträgt nach Gabe einer einzelnen subkutanen Dosis von 40 mg 64 %. Nach intravenösen Einzeldosen von 0,25–10 mg/kg KG waren die Konzentrationen proportional zur Dosis. Bei Dosen von 0,5 mg/kg ($\approx$ 40 mg) betrug die *Clearance* zwischen 11 und 15 ml/h, das Verteilungsvolumen (V_{ss}) zwischen 5 und 6 l und die mittlere terminale Halbwertszeit ca. 2 Wochen. Die Adalimumab-Konzentrationen in der Synovialflüssigkeit mehrerer Patienten lagen zwischen 31 und 95 % der Serumkonzentrationen.

Unerwünschte Wirkungen: Zu den häufigsten Nebenwirkungen zählten Infektionen des Respirationstraktes (einschließlich des unteren und oberen Respirationstraktes, Pneumonie, Sinusitis, Pharyngitis, Nasopharyngitis und virale Herpes-Pneumonie), systemische Infektionen (einschließlich Sepsis, Candidiasis und Influenza), intestinale Infektionen (einschließlich virale Gastroenteritis), Haut- und Weichteilinfektionen (einschließlich Paronychie, Zellgewebsentzündung, Impetigo, nekrotisierende Fasciitis und Herpes zoster), Ohrinfektionen, Mundinfektionen (einschließlich Herpes simplex, Mundherpes und Zahninfektionen), Genitaltraktinfektionen (einschließlich vulvovaginale Pilzinfektion), Harnwegsinfektionen (einschließlich Pyelonephritis), Pilzinfektionen Hautkrebs außer Melanom (einschließlich Basalzellkarzinom und Plattenepithelkarzinom), gutartiges Neoplasma, Leukopenie (einschließlich Neutropenie und Agranulozytose), Anämie Leukozytose, Thrombozytopenie, Überempfindlichkeit, Allergien (einschließlich durch Jahreszeiten bedingte Allergie), erhöhte Blutfettwerte, Hypokaliämie, erhöhte Harnsäurewerte, abweichende Natriumwerte im Blut, Hypokalzämie, Hyperglykämie, Hypo-

---

Adalimumab

Spezialitäten: Humira®/Trudexa®

Indikation: **Rheumatoide Arthritis:** Humira® ist in Kombination mit Methotrexat indiziert zur:
- Behandlung der mäßigen bis schweren aktiven Rheumatoiden Arthritis bei erwachsenen Patienten, die nur unzureichend auf krankheitsmodifizierende Antirheumatika, einschließlich Methotrexat, angesprochen haben,
- Behandlung der schweren, aktiven und progressiven Rheumatoiden Arthritis bei Erwachsenen, die zuvor nicht mit Methotrexat behandelt worden sind.

Humira® kann im Falle einer Unverträglichkeit gegenüber Methotrexat, oder wenn die weitere Behandlung mit Methotrexat nicht sinnvoll ist, als Monotherapie angewendet werden.

Polyartikuläre juvenile idiopathische Arthritis: Humira® ist in Kombination mit Methotrexat indiziert zur Behandlung der aktiven polyartikulären juvenilen idiopathischen Arthritis bei Kindern und Jugendlichen im Alter von 4–17 Jahren, die nur unzureichend auf ein oder mehrere krankheitsmodifizierende Antirheumatika (DMARDs) angesprochen haben. Humira® kann im Falle einer Unverträglichkeit gegenüber Methotrexat oder, wenn die weitere Behandlung mit Methotrexat nicht sinnvoll ist, als Monotherapie angewendet werden.

Psoriasis-Arthritis: Humira® ist indiziert zur Behandlung der aktiven und progressiven Psoriasis-Arthritis (Arthritis psoriatica) bei Erwachsenen, die nur unzureichend auf eine vorherige Basistherapie angesprochen haben.

Ankylosierende Spondylitis: Humira® ist indiziert zur Behandlung der schweren aktiven ankylosierenden Spondylitis bei Erwachsenen, die nur unzureichend auf eine konventionelle Therapie angesprochen haben.

Morbus Crohn: Humira® ist indiziert zur Behandlung eines schwergradigen, aktiven Morbus Crohn bei Patienten, die trotz einer vollständigen und adäquaten Therapie mit einem Glucocorticoid und/oder einem Immunsuppressivum nicht ausreichend angesprochen haben und/oder die eine Unverträglichkeit gegen eine solche Therapie haben oder bei denen eine solche Therapie kontraindiziert ist.

Psoriasis: Humira® ist indiziert zur Behandlung der mittelschweren bis schweren chronischen Plaque-Psoriasis bei erwachsenen Patienten, die auf eine andere systemische Therapie, wie Ciclosporin, Methotrexat oder PUVA, nicht angesprochen haben oder bei denen eine Kontraindikation oder Unverträglichkeit einer solchen Therapie vorliegt.

Mechanismus: Der Antikörper bindet den Tumornekrosefaktor-α (TNF-α) und unterbricht somit die durch TNF-α induzierte Signaltransduktionskaskade.

11

Dosierung:	Patienten mit „Rheumatoider Arthritis" erhalten 40 mg Adalimumab alle 2 Wochen als subkutane Injektion. Die Anwendung von Methotrexat sollte während der Behandlung mit Humira® fortgesetzt werden. Einige Patienten, die ausschließlich mit Humira® behandelt werden und nur unzureichend auf die Therapie ansprechen, könnten von einer Dosiserhöhung auf 40 mg wöchentlich profitieren. Bei den Indikationen „Psoriasis-Arthritis" und „ankylosierende Spondylitis" werden 40 mg Adalimumab alle 2 Wochen subkutan injiziert.
	Für erwachsene Morbus-Crohn-Patienten wird eine Induktionsdosis von 80 mg in Woche 0, gefolgt von 40 mg in Woche 2 empfohlen. Ist ein schnelleres Ansprechen auf die Therapie erforderlich, kann die Dosis auf 160 mg in Woche 0 (Dosis kann als vier Injektionen innerhalb eines Tages oder als zwei Injektionen pro Tag an zwei aufeinanderfolgenden Tagen verabreicht werden) und 80 mg in Woche 2 erhöht werden, allerdings sollte beachtet werden, dass dies das Risiko für unerwünschte Ereignisse während der Therapieeinleitung erhöht. Nach der Induktionsbehandlung beträgt die empfohlene Dosis 40 mg als subkutane Injektion jede zweite Woche.
	Die empfohlene Dosis für erwachsene Psoriasis-Patienten beträgt 80 mg Adalimumab, subkutan als Induktionsdosis, gefolgt von 40 mg Adalimumab subkutan jede zweite Woche, beginnend eine Woche nach der Induktionsdosis.
	Für pädiatrische Patienten (4–12 Jahre), die an polyartikulärer juveniler idiopathischer Arthritis leiden, wird eine Dosis von 24 mg/m² Körperoberfläche bis zu einer maximalen Einzeldosis von 40 mg Adalimumab empfohlen, wobei der Wirkstoff jede zweite Woche subkutan injiziert wird. Das Injektionsvolumen wird auf Basis der Körpergröße und des Körpergewichts des Patienten ausgewählt. Eine Durchstechflasche mit 40 mg zur Anwendung bei Kindern steht für Patienten, denen weniger als die gesamte Dosis von 40 mg verabreicht werden soll, zur Verfügung. Für pädiatrische Patienten (13–17 Jahre), die an polyartikulärer juveniler idiopathischer Arthritis leiden, wird eine Dosis von 40 mg Adalimumab jede 2. Woche empfohlen.

phosphatämie, erhöhte Kaliumwerte im Blut, Stimmungsschwankungen (einschließlich Depression), Ängstlichkeit, Schlaflosigkeit, Kopfschmerzen, Parästhesien (einschließlich Hypästhesie), Migräne, Lumbago-Ischias-Syndrom, eingeschränktes Sehvermögen, Konjunktivitis, Schwindel, Tachykardie, Blutdruckerhöhung, Flush, Hämatome, Asthma, Dyspnoe, Husten, Abdominalschmerzen, Übelkeit und Erbrechen, Blutungen im Gastrointestinaltrakt, Dyspepsie, gastroösophageale Refluxkrankheit, Sicca-Syndrom, Erhöhung der Leberenzyme, Hautausschlag (einschließlich schuppender Hautausschlag), Verschlechterung oder neuer Ausbruch von Psoriasis (einschließlich palmoplantare pustulöse Psoriasis), Urtikaria, Blutergüsse (einschließlich Purpura), Dermatitis (einschließlich Ekzem), Onychoclasis (Brechen der Nägel), Hyperhidrose, Alopezie, Pruritus, muskuloskelettale Schmerzen, Muskelkrämpfe (einschließlich Erhöhung der Blut-Kreatinphosphokinase), eingeschränkte Nierenfunktion, Hämaturie, Reaktion an der Injektionsstelle (einschließlich Erytheme an der Injektionsstelle), Brustschmerzen, Ödeme, Koagulations- und Blutungsstörungen (einschließlich Verlängerung der partiellen Thromboplastinzeit), positiver Nachweis von Autoantikörpern (einschließlich von doppelsträngigen DNA-Antikörpern), erhöhte Blutwerte für Lactatdehydrogenase, beeinträchtigte Wundheilung.

Interaktionen: Adalimumab wurde bei Patienten mit Rheumatoider Arthritis sowohl als Monotherapie, als auch in der Kombination mit Methotrexat untersucht. Die Bildung von Antikörpern war in der Kombinationstherapie niedriger als in der Monotherapie. Außerdem war in der Monotherapie die *Clearance* von Adalimumab höher als in der Kombinationstherapie.

Die gleichzeitige Anwendung von Etanercept bzw. Anakinra mit Adalimumab wird mit einem erhöhten Infektionsrisiko und einem erhöhten Risiko für Neutropenien in Zusammenhang gebracht, ohne dass ein zusätzlicher Nutzen erkennbar wäre.

Golimumab

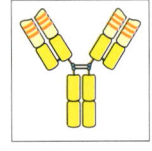

Golimumab (Synonyme: CNTO 148 und rTNV148B) ist ein gentechnisch hergestellter, humaner monoklonaler IgG1κ-Antikörper, der aus einer murinen Hybridom-Zelllinie gewonnen wird. Er bindet spezifisch und hochaffin sowohl an den löslichen als auch an den membranständigen TNF-α und verhindert so die Bindung von TNF-α an die entsprechenden Rezeptoren.

Golimumab

Spezialitäten:	Simponi®
Indikation:	**Rheumatoide Arthritis (RA):** Simponi® ist in Kombination mit Methotrexat indiziert:

- zur Behandlung der mittelschweren bis schweren aktiven Rheumatoiden Arthritis bei Erwachsenen, wenn das Ansprechen auf eine antirheumatische Basistherapie (DMARD-Therapie) einschließlich Methotrexat unzureichend gewesen ist,
- zur Behandlung der schweren, aktiven und progredienten Rheumatoiden Arthritis bei Erwachsenen, die zuvor nicht mit MTX behandelt worden sind.

Psoriasis-Arthritis (PsA): Simponi® ist zur Anwendung als Monotherapie oder in Kombination mit Methotrexat zur Behandlung der aktiven und fortschreitenden Psoriasis-Arthritis bei Erwachsenen indiziert, wenn das Ansprechen auf eine vorhergehende antirheumatische Basistherapie (DMARD-Therapie) unzureichend gewesen ist. Simponi® verbessert außerdem nachweislich die körperliche Funktionsfähigkeit bei dieser Patientengruppe.

Ankylosierende Spondylitis (AS): Simponi® ist angezeigt zur Behandlung der schweren, aktiven Ankylosierenden Spondylitis bei erwachsenen Patienten, die auf eine konventionelle Therapie unzureichend angesprochen haben.

Mechanismus:	Golimumab bindet spezifisch und hochaffin sowohl an den löslichen als auch an den membranständigen TNF-α und verhindert so die Bindung von TNF-α an die entsprechenden Rezeptoren.
Dosierung:	**Rheumatoide Arthritis:** Simponi® 50 mg wird einmal im Monat, jeweils am selben Tag des Monats, in Kombination mit MTX subkutan verabreicht.
	Psoriasis-Arthritis und Ankylosierende Spondylitis: Simponi® 50 mg wird einmal im Monat, jeweils am selben Tag des Monats, subkutan verabreicht.

Hergestellt wurde Golimumab in der transgenen HuMAb-Mouse® (GenPharm/Medarex). Die HuMAb-Mouse® enthält keinen intakten Maus-Immunglobulin-Lokus. Dieser wurde durch einen humanen Immunglobulin-Lokus ersetzt, so dass die Mäuse nach Immunisierung humane Antikörper exprimieren (▶ Kap. 17.3).

Die Mäuse wurden mit menschlichem TNF-α immunisiert. Anschließend konnte ein entsprechender Hybridomklon isoliert werden, der zur Gewinnung der für die Antikörperketten codierenden Gen-Bereiche diente. Zur Herstellung von Golimumab wurde eine murine Sp2/0-Zelllinie mit zwei Expressionsplasmiden transfiziert, die jeweils die Gene für die schwere und die leichte Kette des Antikörpers enthielten (Sp2/0-Ag14). Aus dem Kulturmedium wird Golimumab zunäcbt durch Affinitätschromatographie angereichert. Es folgen ein Virus-Inaktivierungsschritt, eine Kationen- und eine Anionen-Chromatographie und eine Filtration, die so ausgelegt ist, dass Viren abgetrennt würden. Schließlich wird der Wirkstoff durch eine Diafiltrationsmethode ankonzentriert.

Die N-glykosidisch gebundenen Zuckerketten bestehen aus biantennären Oligosaccharid-Strukturen, die fucosyliert sind und terminal Galactose-Reste und Sialinsäuren aufweisen. O-glykosidisch gebundene Galactosamine sind nicht vorhanden.

Golimumab bindet mit einem K_D-Wert von 18 pM mit höherer Affinität an lösliches TNF-α als Infliximab

(K_D = 44 pM). An membranständiges TNF-α binden beide Antikörper mit ähnlicher Affinität (Golimumab: 1,89 nM, Infliximab: 1,62 nM).

Die Bindung von humanem TNF-α durch Golimumab neutralisiert nachweislich die TNF-α-induzierte Zelloberflächenexpression der Adhäsionsmoleküle E-Selektin, vaskuläres Zelladhäsionsmolekül (VCAM)-1 und interzelluläres Adhäsionsmolekül (ICAM)-1 durch humane Endothelzellen. *In vitro* hemmt Golimumab außerdem die TNF-α-induzierte Freisetzung der Interleukine IL-6, IL-8 und des Granulozyten-Makrophagen-koloniestimulierenden Faktors (GM-CSF) durch humane Endothelzellen.

Außerdem wurde eine Verbesserung des Spiegels von C-reaktivem Protein (CRP) gegenüber den Placebogruppen beobachtet, und die Behandlung mit Simponi® führte im Vergleich zur Kontrollbehandlung zu einer signifikanten Senkung der Serumspiegel von IL-6, ICAM-1, Matrix-Metalloproteinase (MMP)-3 und vaskulärem endothelialem Wachstumsfaktor (VEGF), verglichen mit den Ausgangswerten. Ferner wurden der TNF-α-Spiegel bei Patienten mit Rheumatoider Arthritis und Ankylosierender Spondylitis sowie der IL-8-Spiegel bei Patienten mit Psoriasis-Arthritis gesenkt. Diese Veränderungen wurden bei der ersten Beurteilung (Woche 4) nach der ersten Applikation von Simponi® beobachtet und im Allgemeinen bis Woche 24 aufrechterhalten.

11

In allen Phase-III-Studien zur Indikation Rheumatoide Arthritis, zur Psoriasis-Arthritis und zur Ankylosierenden Spondylitis wurden bis Woche 24 bei 4,3 % (57/1322) der mit Golimumab behandelten Patienten Antikörper gegen Golimumab nachgewiesen. Diese erwiesen sich *in vitro* in fast allen Fällen als neutralisierend. Die Anwendung von Methotrexat als Begleitmedikation führte zu einem geringeren Anteil an Patienten, die Antikörper gegen Golimumab bildeten, als die Behandlung mit Golimumab ohne Methotrexat (ca. 2 % [14/719] versus 7 % [43/603]).

Pharmakokinetik/Metabolismus: Nach subkutaner Applikation einer Einzeldosis von Golimumab bei Probanden oder RA-Patienten betrug die mediane Zeit bis zum Erreichen der maximalen Serumkonzentration (T_{max}) 2–6 Tage. Eine subkutane Injektion von 50 mg Golimumab führte bei Probanden zu einer maximalen Serumkonzentration (C_{max}, Mittelwert ± Standardabweichung) von 3,1 ± 1,4 µg/ml.

Nach subkutanen Applikationen von 50 mg Golimumab bei Patienten mit RA, PsA oder AS in Abständen von 4 Wochen erreichte die Serumkonzentration in Woche 12 ein Fließgleichgewicht. Bei begleitender Anwendung von MTX führte die Therapie mit Golimumab 50 mg s. c. alle 4 Wochen zu einem mittleren Serum-Talspiegel im Fließgleichgewicht (± Standardabweichung) von ca. 0,6 ± 0,4 µg/ml bei RA-Patienten mit aktiver RA trotz MTX-Therapie bzw. von ca. 0,5 ± 0,4 µg/ml bei Patienten mit aktiver PsA bzw. von ca. 0,8 ± 0,4 µg/ml bei Patienten mit AS.

Es bestand eine Tendenz zu einer höheren apparenten *Clearance* von Golimumab mit zunehmendem Körpergewicht.

Unerwünschte Wirkungen: Zu den häufigsten Nebenwirkungen zählten Infektion der oberen Atemwege, bakterielle Infektionen, virale Infektionen, Bronchitis, Sinusitis, oberflächliche Pilzinfektionen, Anämie, allergische Reaktionen (Bronchospasmus, Überempfindlichkeit, Urtikaria), Bildung von Autoantikörpern Depression, Schlaflosigkeit, Schwindel, Parästhesien, Kopfschmerzen, Hypertonie, Obstipation, Dyspepsie, gastrointestinale und abdominale Schmerzen, erhöhte Alanin-Aminotransferase(ALT/GPT)-Werte, erhöhte Aspartat-Aminotransferase(AST/GOT)-Werte, Alopezie, Dermatitis, Juckreiz, Hautausschlag, Fieber, Asthenie, Reaktion an der Injektionsstelle, verzögerte Wundheilung und Beschwerden im Brustbereich.

Interaktionen: Simponi® sollte nicht in Kombination mit Anakinra oder Abatacept angewendet werden, da in klinischen Studien schwerwiegende Infektionen und/ oder Neutropenie bei gleichzeitiger Gabe dieser Wirkstoffe beobachtet wurden.

Lebendimpfstoffe dürfen nicht gleichzeitig mit Simponi® angewendet werden.

Die begleitende Anwendung von MTX bei Patienten mit RA, PsA oder AS führt zwar zu höheren Steady-State-Talspiegeln von Simponi®, allerdings deuten die Daten nicht auf die Notwendigkeit einer Dosisanpassung von Simponi® oder MTX hin.

Infliximab

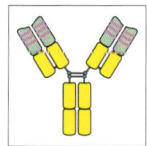

Seit 1999 ist Infliximab (Remicade®), ein chimärer monoklonaler Antikörper gegen TNF-α, zugelassen. Die Aminosäuresequenz des Moleküls besteht aus ca. 30 % murinen und 70 % humanen Anteilen. Der konstante Bereich der schweren Kette entstammt einem IgG1-Antikörper und die leichte Kette ist durch eine κ-Kette repräsentiert.

Infliximab erkennt und bindet nur TNF-α, nicht jedoch TNF-β. Die Assoziationskonstante dieser Bindung beträgt 10^{10} M^{-1}. Die *In-vivo*-Halbwertszeit des Antikörpers beträgt 9,5 Tage. Durch Modifikation des ursprünglich murinen monoklonalen Antikörpers (IgG1κ) mit einer humanen Fc-Region verbesserten sich die Effektor-Funktionen, verlängerte sich die Halbwertszeit und reduzierte sich das immunogene Potenzial des Moleküls. Bindet Infliximab einen löslichen TNF-α, neutralisiert er dessen biologische Aktivität. Bindet Infliximab an einen membranfixierten TNF-α, wird die dann mit Antikörper markierte Zelle entweder durch das Komplementsystem (CDC) oder durch Effektorzellen lysiert (ADCC) (o Abb. 11.3; ▶ Kap. 3.3.4). Bei Patienten, die mit Remicade® behandelt werden, werden erniedrigte Plasmaspiegel an IL-6 und C-reaktivem Protein gemessen. Remicade® ist für drei Indikationen zugelassen: Rheumatoide Arthritis (RA), Morbus Crohn und Ankylosierende Spondylitis.

Zur Behandlung der Rheumatoiden Arthritis wird Remicade® mit Methotrexat kombiniert, um die Symptomatik zu reduzieren und die körperliche Funktionsfähigkeit bei Patienten mit aktiver Erkrankung zu verbessern, wenn diese nur unzureichend auf krankheitsmodifizierende Präparate, angesprochen haben. Remicade® kann auch bei nicht mit DMARDs (disease modifying antirheumatic drugs; die so genannten Basistherapeutika bei Rheumatoider Arthritis) vorbehandelten Patienten eingesetzt werden, die an einer schwergradigen, aktiven und fortschreitenden RA leiden.

Remicade® wird dann bei Morbus Crohn eingesetzt, wenn sich die schwergradige, aktive Erkrankung trotz einer vollständigen und adäquaten Therapie mit einem Corticosteroid und einem Immunsuppressivum nicht bessert. Auch Patienten mit Fistelbildung können bei

Nicht-Ansprechen einer konventionellen Therapie mit Remicade® behandelt werden.

Außerdem wurde die Zulassung zur Behandlung einer Ankylosierenden Spondylitis erteilt, wenn Patienten mit schwerer Wirbelsäulensymptomatik und erhöhten serologischen Entzündungsparametern nicht oder nur unzureichend auf eine konventionelle Therapie ansprechen.

Dass ein Abfangen des Immunmodulators TNF-α auch problematisch sein kann, zeigen die zwischenzeitlich gesammelten Erfahrungen mit dem Wirkstoff. Es gingen etliche Berichte ein, wo es unter einer Therapie mit Remicade® zu einer Tuberkulose kam. Einige der Patienten verstarben sogar an der Tuberkulose. Die meisten Tuberkulosefälle traten innerhalb der ersten 3–6 Monate der Behandlung auf. Das lässt darauf schließen, dass viele dieser Patienten latent bereits mit Tuberku-

---

Infliximab

Spezialitäten: Remicade®

Indikation: **Rheumatoide Arthritis:** Remicade® ist in Kombination mit Methotrexat indiziert zur: Reduktion der Symptomatik und Verbesserung der körperlichen Funktionsfähigkeit bei:

- erwachsenen Patienten mit aktiver Erkrankung, die nur unzureichend auf krankheitsmodifizierende Anti-Rheumatika (DMARDs), einschließlich Methotrexat, angesprochen haben,
- Methotrexat-naiven, erwachsenen Patienten oder erwachsenen Patienten, die nicht mit anderen DMARDs vorbehandelt wurden, mit schwergradiger, aktiver und fortschreitender Erkrankung.

Morbus Crohn bei Erwachsenen: Remicade® ist indiziert zur:

- Behandlung eines mäßig- bis schwergradig aktiven Morbus Crohn bei erwachsenen Patienten, die trotz einer vollständigen und adäquaten Therapie mit einem Corticosteroid und/oder einem Immunsuppressivum nicht angesprochen haben oder die eine Unverträglichkeit oder Kontraindikationen für solche Therapien haben,
- Behandlung von aktivem Morbus Crohn mit Fistelbildung bei erwachsenen Patienten, die trotz einer vollständigen und adäquaten Therapie mit einer konventionellen Behandlung (einschließlich Antibiotika, Drainage und immunsuppressiver Therapie) nicht angesprochen haben.

Morbus Crohn bei Kindern und Jugendlichen: Remicade® ist indiziert zur Behandlung eines schwergradigen, aktiven Morbus Crohn bei Kindern und Jugendlichen im Alter von 6–17 Jahren, die nicht auf eine konventionelle Therapie einschließlich einem Corticosteroid, einem Immunmodulator und einer primären Ernährungstherapie angesprochen haben oder die eine Unverträglichkeit oder Kontraindikationen für solche Therapien haben.

Colitis ulcerosa: Remicade® ist indiziert zur Behandlung der mittelschweren bis schweren aktiven Colitis ulcerosa bei erwachsenen Patienten, die auf eine konventionelle Therapie, einschließlich Corticosteroide und 6-Mercaptopurin (6-MP) oder Azathioprin (AZA), unzureichend angesprochen haben oder die eine Unverträglichkeit oder Kontraindikation für solche Therapien haben.

Ankylosierende Spondylitis: Remicade® ist indiziert zur Behandlung der schwerwiegenden, aktiven ankylosierenden Spondylitis bei erwachsenen Patienten, die auf eine konventionelle Therapie unzureichend angesprochen haben.

Psoriasis-Arthritis: Remicade® ist indiziert zur Behandlung der aktiven und fortschreitenden Psoriasis-Arthritis bei erwachsenen Patienten, wenn deren Ansprechen auf eine vorhergehende krankheitsmodifizierende, antirheumatische Arzneimitteltherapie (DMARD-Therapie) unzureichend gewesen ist. Remicade® sollte in Kombination mit Methotrexat verabreicht werden oder als Monotherapie bei Patienten eingesetzt werden, die eine Unverträglichkeit gegenüber Methotrexat zeigen oder bei denen Methotrexat kontraindiziert ist.

Psoriasis: Remicade® ist indiziert zur Behandlung der mittelschweren bis schweren Psoriasis vom Plaque-Typ bei erwachsenen Patienten, die auf eine andere systemische Therapie, einschließlich Ciclosporin, Methotrexat oder PUVA, nicht angesprochen haben, bei denen eine solche Therapie kontraindiziert ist oder nicht vertragen wird

Mechanismus: Infliximab ist ein Antikörper mit hoher Affinität sowohl zu löslichem als auch zu membrangebundenen Formen von TNF-α, aber nicht zu Lymphotoxin-α (TNF-β). Somit neutralisiert Infliximab die funktionelle Aktivität dieses zentralen proinflammatorischen Zytokins.

11

Dosierung:	Zur Behandlung der RA wird Remicade® in einer Dosis von 3 mg/kg KG intravenös verabreicht. Weitere Dosen von 3 mg/kg erhalten die Patienten nach 2 und 6 Wochen, danach alle 8 Wochen. Remicade® muss zusammen mit Methotrexat verabreicht werden.
	Zur Behandlung eines Morbus Crohn wird eine Dosis von 5 mg/kg intravenös infundiert. Responder erhalten – falls erforderlich – im Sinne einer Erhaltungstherapie weitere Infusionen mit 5 mg/kg nach 2 und 6 Wochen, danach alle 8 Wochen.
	Bei aktivem Morbus Crohn mit Fistelbildung erhalten die Patienten eine Dosis von 5 mg/kg KG als intravenöse Infusion. In den Wochen 2 und 6 nach der ersten Infusion werden jeweils zusätzlich 5 mg/kg KG infundiert. Responder erhalten als Erhaltungstherapie weitere Infusionen von 5 mg/kg KG alle 8 Wochen oder als Wiederholungstherapie Infusionen mit 5 mg/kg KG alle 8 Wochen bei Wiederauftreten der Krankheitssymptomatik.
	Zur Behandlung einer Colitis ulcerosa, Ankylosierenden Spondylitis, Psoriasis und Psoriasis-Arthritis wird Remicade® in einer Dosis von 5 mg/kg KG als intravenöse Infusion verabreicht, gefolgt von weiteren Infusionen mit 5 mg/kg KG in Woche 2 und 6 nach der ersten Infusion, danach alle 8 Wochen. Alle Infusionen werden über einen Zeitraum von 2 Stunden verabreicht. Die Patienten sollten danach für mindestens 1–2 Stunden hinsichtlich akuter infusionsbedingter Reaktionen beobachtet werden.

lose infiziert waren. Die Inzidenz latenter Tuberkulose-Infektionen wird in den USA auf 4–6 % geschätzt. In Europa liegt sie sicherlich höher. Dies hat die Behörden zu Warnhinweisen veranlasst.

Bevor mit der Remicade®-Behandlung begonnen wird, müssen alle Patienten hinsichtlich einer aktiven oder inaktiven („latenten") Tuberkulose diagnostiziert werden. Die Diagnose sollte eine detaillierte medizinische Anamnese, einschließlich einer Tuberkulosevorerkrankung oder eines möglichen Kontakts zu Tuberkulose-Kranken und einer vorherigen und/oder derzeitigen immunsuppressiven Therapie, umfassen. Wird eine aktive Tuberkulose diagnostiziert, so darf die Remicade®-Therapie nicht begonnen werden. Falls eine inaktive („latente") Tuberkulose diagnostiziert wird, so muss eine prophylaktische Anti-Tuberkulose-Therapie entsprechend der lokalen Empfehlungen vor der Verabreichung von Remicade® eingeleitet werden. In diesem Fall sollte das Nutzen-Risiko-Verhältnis einer Remicade®-Therapie sorgfältig erwogen werden.

Bei Patienten mit Morbus Crohn mit Fistelbildung und akut eitrigen Fisteln darf die Therapie mit Remicade® erst eingeleitet werden, nachdem eine mögliche Infektionsquelle, insbesondere ein Abszess, ausgeschlossen wurde.

Pharmakokinetik/Metabolismus: Nach einmaligen intravenösen Infusionen steigen C_{max} und AUC linear, dosisproportional an. Das Verteilungsvolumen im Steady-State (mittleres V_d von 3,0–4,1 l) war von der verabreichten Dosis unabhängig und deutete darauf hin, dass Infliximab hauptsächlich in das vaskuläre Kompartiment verteilt wird. Im Urin wurde kein unverändertes Infliximab nachgewiesen. Bei Einzeldosen von 3, 5 oder 10 mg/kg KG betrugen die mittleren Werte für C_{max} 77, 118 bzw. 277 µg/ml. Die mittlere terminale Halbwertszeit lag bei diesen Dosen im Bereich von 8–9,5 Tagen. Bei den meisten Patienten konnte Infliximab bei der empfohlenen Einzeldosis von 5 mg/kg und 3 mg/kg alle 8 Wochen über mindestens 8 Wochen im Serum nachgewiesen werden.

Die wiederholte Anwendung von Infliximab (5 mg/kg in den Wochen 0, 2 und 6 bei Morbus Crohn mit Fistelbildung, 3 mg/kg oder 10 mg/kg alle 4 oder 8 Wochen bei Rheumatoider Arthritis) führte nach der Applikation der zweiten Dosis zu einer leichten Kumulation von Infliximab im Serum. Im weiteren zeitlichen Verlauf wurde keine klinisch relevante Kumulation beschrieben.

Unerwünschte Wirkungen: In klinischen Studien sehr häufig und häufig beobachtete Nebenwirkungen waren: Virusinfektion (z. B. Influenza, Herpes-Virus-Infektionen). bakterielle Infektionen (z. B. Sepsis, Cellulitis, Abszess), Neutropenie, Leukopenie, Anämie, Lymphadenopathie, allergische Reaktionen des Respirationstrakts, Depression, Schlaflosigkeit, Kopfschmerzen, Schwindel/Benommenheit, Hypästhesie, Parästhesie, Konjunktivitis, Tachykardie, Herzklopfen, Hypotonie, Hypertonie, Ekchymose, Hitzewallungen, Erröten, Infektion des oberen Respirationstrakts, Sinusitis, Infektion des unteren Respirationstrakts (z. B. Bronchitis, Pneumonie), Dyspnoe, Epistaxis, Abdominalschmerzen, Übelkeit, Gastrointestinalblutung, Diarrhö, Dyspepsie, gastroösophagealer Reflux, Obstipation, Leberfunktionsstörung, erhöhte Transaminasen, Neuauftreten oder Verschlechterung einer Psoriasis, einschließlich pustulöser Formen einer Psoriasis (primär palmar/plantar), Urtikaria, Hautausschlag, Pruritus, Hyperhidrose, Hauttrockenheit, Pilzdermatitis, Ekzem, Alopezie, Harnwegsinfektion, infusionsbedingte Reaktion, Schmerzen, thorakale Schmerzen, Ermüdung, Fieber, Reaktion an der Injektionsstelle, Frösteln, Ödem.

Interaktionen: Bei Patienten mit Rheumatoider Arthritis und bei Morbus-Crohn-Patienten liegen Hinweise darauf vor, dass bei einer gleichzeitigen Behandlung mit Methotrexat oder sonstigen Immunmodulatoren die Bildung von Antikörpern gegen Infliximab reduziert wird und dass die Plasmakonzentrationen von Infliximab ansteigen. Diese Ergebnisse sind jedoch auf Grund von methodischen Grenzen bei der Serumanalyse auf Infliximab und auf Antikörper gegen Infliximab unsicher. Corticosteroide scheinen die Pharmakokinetik von Infliximab nicht in klinisch relevanter Weise zu beeinflussen. Es liegen keine Erkenntnisse zu möglichen Wechselwirkungen zwischen Infliximab und anderen wirksamen Substanzen vor.

Canakinumab

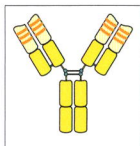

Canakinumab (Ilaris®) ist ein vollständig humaner monoklonaler Antikörper (IgG1κ) gegen Interleukin-1β (IL-1β), der in murinen Hybridomazellen (Sp2/0) produziert wird.

Canakinumab bindet mit hoher Affinität spezifisch an humanes IL-1β und neutralisiert dessen biologische Aktivität, indem es die Interaktion von IL-1β mit dem IL-1-Rezeptor unterbindet, wodurch die durch IL-1β induzierte Genaktivierung und Bildung von Entzündungsmediatoren verhindert wird.

Canakinumab wurde zunächst von Novartis als Antikörper zur Behandlung der Rheumatoiden Arthritis entwickelt. Die Studien verliefen jedoch enttäuschend, so dass die Entwicklung in diese Richtung eingestellt wurde. Dann erkannte man allerdings das Potenzial des Antikörpers zu Behandlung von Cryopyrin-assoziierten periodischen Syndromen (CAPS).

Unter den Cryopyrin-assoziierten periodischen Syndromen (CAPS) fasst man eine Gruppe von Krankheiten zusammen, bei denen die Patienten einen Defekt in dem Gen haben, das für das Protein Cryopyrin codiert (**o** Abb. 11.7). Träger dieser Mutationen leiden an Entzündungen in vielen Körperteilen mit Symptomen wie Fieber, Hautausschlag, Gelenkschmerzen und Müdigkeit.

Die Cryopyrin-assoziierten periodischen Syndrome gehören zu den familiären periodischen Fiebersyndromen oder vererbbaren Entzündungssyndromen, die

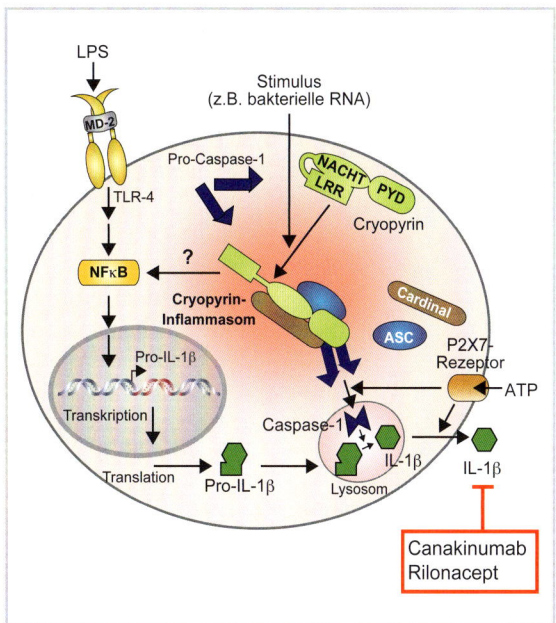

o Abb. 11.7 Zusammenhang zwischen Cryopyrin und Interleukin-1β.
Mikrobielle Stimuli wie z. B. Lipopolysaccharide (LPS) können über Bindung an den Toll-like-Rezeptor 4 (TLR-4) die Signaltransduktionskaskade initiieren und über NF-κB die Expression von Pro-IL-1β stimulieren. Pro-IL-1β verbleibt solange in spezialisierten Lysosomen bis es von Caspase-1 (syn. interleukin-converting enzyme) geschnitten und damit aktiviert wird. Die Aktivierung der Caspase-1 erfolgt wiederum über das so genannte Cryopyrin-Imflammasom, das aus dem z. B. über bakterielle RNA stimulierten Cryopyrin in Interaktion mit den beiden Adaptorproteinen ASC und Cardinal gebildet wird. Inwieweit dieses Inflammasom wiederum NF-κB beeinflusst, ist nicht ganz geklärt. Wird nun der P2X7-Rezeptor auf der Zelle stimuliert, wird das aktive IL-1β sezerniert und kann die Symptome der Cryopyrin-assoziierten periodischen Syndromen (CAPS) auslösen. Wird IL-1β allerdings durch Canakinumab oder Rilonacept abgefangen, bleibt die Entzündung aus.

durch immer wiederkehrende Episoden von Fieber und Entzündungen charakterisiert sind. 1802 wurden periodisch wiederkehrende Krankheiten erstmalig erwähnt, als erneut auftretende Schmerzen im Abdomen und zuweilen in der Brust und den Extremitäten beschrieben wurden. Zu den familiären periodischen Fiebersyndromen gehören mindestens acht wesentliche klinische Krankheitsbilder, die sehr unterschiedlich in ihrer Erscheinungsform sind. Zum Teil treten sie schon wenige Wochen nach der Geburt, manche aber auch erst später im Kindes- oder Jugendalter das erste Mal auf. Die Fieberepisoden können kaum einen Tag andauern, teilweise aber auch mehrere Wochen anhalten und sie können alle paar Tage auftreten oder aber auch nur

---

Canakinumab

Spezialitäten: Ilaris®

Indikation: Ilaris® wird bei Erwachsenen, Jugendlichen und Kindern ab 4 Jahren mit einem Körpergewicht über 15 kg für die Behandlung von Cryopyrin-assoziierten periodischen Syndromen (CAPS) angewendet, darunter:
- Muckle-Wells Syndrom (MWS),
- multisystemische entzündliche Erkrankung mit Beginn im Neugeborenenalter (Neonatal Onset Multisystem Inflammatory Disease; NOMID)/Chronisches infantiles neuro-dermo-artikuläres Syndrom (Chronic Infantile Neurological, Cutaneous, Articular Syndrome; CINCA),
- schwere Formen des familiären autoinflammatorischen Kältesyndroms (Familial Cold Autoinflammatory Syndrome; FCAS)/Familiäre Kälteurtikaria (Familial Cold Urticaria; FCU) mit Anzeichen und Symptomen, die über einen kälteinduzierten urtikariellen Hautausschlag hinausgehen.

Mechanismus: Canakinumab bindet mit hoher Affinität spezifisch an humanes IL-1β und neutralisiert dessen biologische Aktivität.

Dosierung: Die empfohlene Dosis von Ilaris® beträgt für Erwachsene, Jugendliche und Kinder ab 4 Jahren CAPS-Patienten mit einem Körpergewicht von > 40 kg 150 mg bzw. 2 mg/kg für CAPS-Patienten mit einem Körpergewicht ≥ 15 kg und ≤ 40 kg. Diese Dosis wird alle acht Wochen als Einzeldosis in Form einer subkutanen Injektion verabreicht.

---

ein- oder zweimal pro Jahr. Manche dieser Fieberattacken werden durch einen speziellen Auslöser hervorgerufen wie Kälte beim familiären kälteinduzierten autoinflammatorischen Syndrom oder eine Impfung beim Hyper-IgD-Syndrom. In den meisten Fällen ist der Auslöser jedoch weniger fassbar. Die allgemeine Hypothese zu diesen Krankheitsbildern ist, dass das angeborene Immunsystem der Betroffenen fehlgeleitet ist und entweder zu sensitiv auf geringfügige Stimuli reagiert oder aber erst zu spät wieder abgeschaltet wird.

In einer Phase-III-Studie erhielten 35 CAPS-Patienten (9–74 Jahre, 33/35 hatten MWS) während der ersten zwei Monate eine einzelne subkutane Canakinumab (CAM)-Injektion (Studienteil 1), auf die 34 der 35 Patienten mit schneller Besserung der klinischen und Laborparameter reagierten. Die 31 Patienten, bei denen dieser Effekt länger persistierte, erhielten über sechs Monate alle zwei Monate entweder CAM oder Placebo (Studienteil 2). Bei Auftreten eines Erkrankungsschubes unter dieser Therapie beendete der betreffende Patient diesen randomisierten, placebokontrollierten Studienteil und erhielt die Möglichkeit, in einer viermonatigen Extensionsphase mit CAM behandelt zu werden (Studienteil 3). Während Studienteil 2 erlitt kein Patient unter CAM einen Krankheitsschub, jedoch 81 % der mit Placebo behandelten Patienten (p < 0,001). Ebenso normalisierten sich die Plasmakonzentrationen des C-reaktiven Proteins (CRP) und von Serum-Amyloid-A (SAA) bei den Verum-behandelten Patienten, während unter Placebo ein signifikanter Anstieg dieser Parameter beobachtet wurde. Den Studienteil 3 beendeten 28 der 31 Patienten (90 %) in Remission.

Das Arzneimittel wurde unter „Außergewöhnlichen Umständen" im November 2009, zeitgleich mit Rilonacept, von der EMA zugelassen, nur wenige Monate, nachdem es im Juni 2009 von der FDA zugelassen worden war. Die „Außergewöhnlichen Umständen" bedeuten, dass es aufgrund der Seltenheit der Erkrankung nicht möglich war, vollständige Informationen zu diesem Arzneimittel zu erhalten. Die EMA wird jegliche neuen Informationen, die verfügbar werden, jährlich bewerten, und falls erforderlich, wird die Zusammenfassung der Merkmale des Arzneimittels aktualisiert werden.

Pharmakokinetik/Metabolismus: Bei erwachsenen CAPS-Patienten stellten sich ungefähr 7 Tage nach einer einmaligen subkutanen Gabe von 150 mg Spitzenkonzentrationen von Canakinumab im Serum (C_{max}) ein. Die mittlere terminale Halbwertszeit belief sich auf 26 Tage. Auf Grundlage einer populationspharmakokinetischen Analyse wurde die absolute Bioverfügbarkeit von subkutanem Canakinumab auf 70 % geschätzt. Die *Clearance* (CL) und das Verteilungsvolumen (Vss) von Canakinumab fielen je nach Körpergewicht unterschiedlich aus und wurden bei einem typischen CAPS-Patienten mit einem Körpergewicht von 70 kg auf 0,174 l/Tag bzw. 6,01 l geschätzt. Das zu erwartende Akkumulationsverhältnis belief sich nach 6 Monaten, in denen alle 8 Wochen 150 mg Canakinumab subkutan verabreicht wurden, auf das 1,3-fache. Die Expositionsparameter (wie AUC und C_{max}) stiegen innerhalb eines Dosisbereichs von 0,30–10,0 mg/kg als intravenöse Infusion bzw. von 150–300 mg als subkutane Injektion proportional zur Dosis an. Nach wiederholter Anwendung deutete nichts auf eine beschleunigte *Clearance* oder zeitabhängige Veränderung der pharmakokinetischen Eigenschaften von Canakinumab hin. Nach Korrektur für das Körpergewicht waren keine geschlechts- oder altersspezifischen pharmakokinetischen Unterschiede zu beobachten.

Bei pädiatrischen Patienten wurden 2–7 Tage nach einmaliger subkutaner Gabe von 150 mg bzw. 2 mg/kg Canakinumab Spitzenkonzentrationen von Canakinumab verzeichnet. Die terminale Halbwertszeit bewegte sich in einem Bereich von 22,9–25,7 Tagen, d. h. die pharmakokinetischen Eigenschaften waren ähnlich wie bei Erwachsenen.

Unerwünschte Wirkungen: Häufig und sehr häufig beobachtete Nebenwirkungen sind: Nasopharyngitis, Harnwegsinfektion, Infektion der oberen Atemwege, Virusinfektion, Vertigo, Reaktion an der Injektionsstelle.

Interaktionen: Es wurden keine formalen Wechselwirkungsstudien mit Ilaris® und anderen Arzneimitteln durchgeführt. Eine Gabe von Ilaris® zusammen mit TNF-Inhibitoren wird nicht empfohlen, da das Risiko schwerwiegender Infektionen ansteigen könnte.

Die Expression von hepatischen CYP450-Enzymen kann durch Zytokine, die eine chronische Entzündung stimulieren, wie z. B. IL-1β, supprimiert werden. Folglich kann die CYP450-Expression gesteigert werden, wenn eine Therapie mit einem potenten Zytokin-Hemmer wie Canakinumab eingeleitet wird. Dies ist klinisch relevant bei CYP450-Substraten mit einer geringen therapeutischen Breite, bei denen die Dosierung individuell angepasst wird. Zur Einleitung der Canakinumab-Therapie bei Patienten, die mit einem solchen Arzneimittel behandelt werden, sollte eine therapeutische Überwachung der Wirksamkeit oder der Konzentration des Wirkstoffs durchgeführt werden, und die individuelle Dosis des Arzneimittels sollte nach Notwendigkeit angepasst werden.

Während der Behandlung mit Ilaris® sollten keine Lebendimpfstoffe verabreicht werden.

Tocilizumab (Atlizumab)

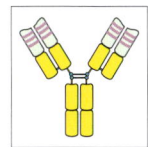

Tocilizumab (RoActemra®) ist ein humanisierter monoklonaler Antikörper (IgG1κ), der gegen den humanen IL-6-Rezeptor gerichtet ist. Durch die Rezeptorblockade könnte der Verlauf der Rheumatoiden Arthritis günstig beeinflusst werden.

Der Antikörper bindet sowohl an den löslichen IL-6-Rezeptor (sIL-6R) als auch an den membrangebundenen IL-6-Rezeptor und verhindert dadurch die Bin-

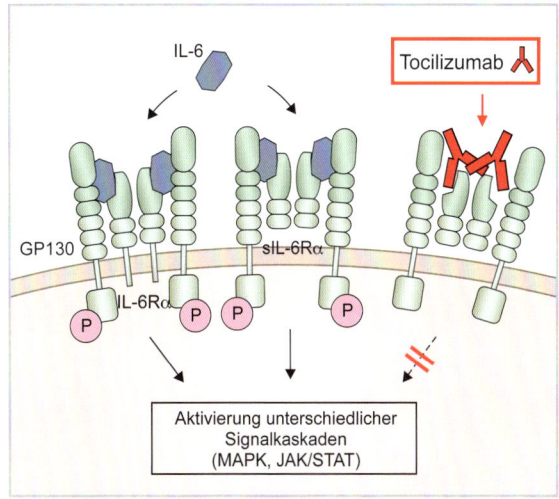

○ **Abb. 11.8** Wirkmechanismus von Tocilizumab. Nachdem IL-6 an den spezifischen Rezeptor IL-6Rα gebunden hat, bildet sich ein Hexamer aus je zwei Molekülen IL-6, IL-6Rα und gp130, der als Signalüberträger fungiert. Auch die lösliche Variante des Interleukin-6-Rezeptors (sIL-6Rα) ist in der Lage, über gp130 die intrazelluläre Signalkaskade zu aktivieren. Dabei wird sowohl der JAK/STAT-Weg als auch der Ras/Raf-Weg stimuliert. Tocilizumab bindet sowohl an den löslichen als auch an den membrangebundenen IL-6-Rezeptor und verhindert dadurch die durch IL-6 induzierte Signalkaskade.

dung von IL-6 an diese Rezeptoren (○ Abb. 11.8). Dadurch wird auch verhindert, dass der Komplex aus löslichem IL-6-Rezeptor und IL-6 mit dem Membranprotein gp130 interagiert, dessen Homodimerisierung induziert und somit einen Tyrosinkinase-vermittelten Signaltransduktionsweg aktiviert.

Als pleiotropes proinflammatorisches Zytokin, das zudem von einer Vielzahl verschiedener Zelltypen, wie T- und B-Zellen, Monozyten und Fibroblasten, produziert wird, moduliert IL-6 eine große Zahl verschiedener physiologischer Prozesse. Hierzu gehören die T-Zell-Aktivierung, die Induktion der Sekretion von Immunglobulinen, die Induktion der Synthese von hepatischen Akute-Phase-Proteinen und die Stimulation der Hämatopoese. Sehr prominent ist IL-6 an der Aufrechterhaltung entzündlicher Erkrankungen, Osteoporose und Neoplasien beteiligt.

Hier liegt die Rationale des Einsatzes eines Anti-IL-6-Wirkstoffs, denn Tocilizumab unterbindet die Effekte überschüssiger IL-6-Konzentrationen bei Patienten mit juveniler idiopathischer Arthritis und inhibiert Fieberepisoden und Entzündungsschübe bei Patienten mit Castleman's Krankheit, Still-Syndrom und Rheumatoider Arthritis. Der Interaktionsmechanismus von Tocilizumab lässt aber auch erkennen, dass bei dieser Therapie unerwünschte Wirkungen vorprogrammiert sind, da IL-6 eine so vielfältige physiologische Funktionen moduliert.

11

Tocilizumab

Spezialitäten: RoActemra®

Indikation:
- RoActemra® ist, in Kombination mit Methotrexat (MTX), für die Behandlung Erwachsener mit mäßiger bis schwerer aktiver Rheumatoider Arthritis (RA) angezeigt, die unzureichend auf eine vorangegangene Behandlung mit einem oder mehreren krankheitsmodifizierenden Antirheumatika (DMARDs) oder Tumornekrosefaktor (TNF)-Inhibitoren angesprochen oder diese nicht vertragen haben. RoActemra® kann bei diesen Patienten als Monotherapie verabreicht werden, falls eine Methotrexat-Unverträglichkeit vorliegt oder eine Fortsetzung der Therapie mit Methotrexat unangemessen erscheint.
- RoActemra® ist zur Behandlung von Patienten im Alter von 2 Jahren und älter mit aktiver systemischer juveniler idiopathischer Arthritis (sJIA) angezeigt, die nur unzureichend auf eine vorangegangene Behandlung mit nicht steroidalen Antiphlogistika (NSAs) und systemischen Corticosteroiden angesprochen haben. RoActemra® kann (falls eine Methotrexat-Unverträglichkeit vorliegt oder eine Therapie mit Methotrexat unangemessen erscheint) als Monotherapie oder in Kombination mit Methotrexat verabreicht werden.

Mechanismus: Der Antikörper bindet sowohl an den löslichen IL-6-Rezeptor (sIL-6R) als auch an den membrangebundenen IL-6-Rezeptor und verhindert dadurch die Bindung von IL-6 an diese Rezeptoren, wodurch Entzündungsprozesse unterbrochen werden.

Dosierung: **Patienten mit RA:** Die empfohlene Dosierung beträgt 8 mg/kg Körpergewicht, einmal alle vier Wochen. Für Personen mit einem Körpergewicht > 100 kg werden Dosierungen über 800 mg pro Infusion nicht empfohlen.
Patienten mit sJIA: Die empfohlene Dosierung beträgt bei Patienten mit einem Körpergewicht ≥ 30 kg 8 mg/kg einmal alle 2 Wochen und bei Patienten < 30 kg KG, 12 mg/kg einmal alle 2 Wochen. Die Dosierung sollte bei jeder Verabreichung anhand des Körpergewichts des Patienten berechnet werden. Eine Änderung der Dosierung sollte nur bei einer andauernden Veränderung des Gewichts des Patienten erfolgen.

Die klinische Wirksamkeit wurde in fünf zulassungsrelevanten Studien belegt. In allen Studien hatten Patienten, die mit 8 mg/kg KG Tocilizumab behandelten wurden, nach sechs Monaten ein statistisch signifikant höheres ACR-20-, 50-, 70- (Kriterien des American College of Rheumatology) Ansprechen im Vergleich zu denen in den Kontrollgruppen. In einer Studie wurde die Überlegenheit von 8 mg/kg KG Tocilizumab gegenüber Methotrexat bestätigt.

Pharmakokinetik/Metabolismus: Die folgenden Parameter (vorausberechneter Mittelwert ± Standardabweichung [SD]) wurden für eine Dosierung von 8 mg/kg KG Tocilizumab, verabreicht alle 4 Wochen, geschätzt: Steady-State Area Under the Curve (AUC) = 35 000 ± 15 500 h × µg/ml, minimale Serumkonzentration (C_{min}) = 9,74 ± 10,5 µg/ml und maximale Serumkonzentration (C_{max}) = 183 ± 85,6 µg/ml und die Akkumulationsverhältnisse für AUC und C_{max} waren klein, 1,22 bzw. 1,06. Für C_{min} war das Akkumulationsverhältnis höher (2,35), was aufgrund des Beitrags der nicht linearen *Clearance* bei geringeren Konzentrationen zu erwarten war. Der Steady-State wurde für C_{max} nach der ersten Anwendung und nach 8 und 20 Wochen für AUC bzw.

C_{min} erreicht. Die AUC, C_{min} und C_{max} von Tocilizumab stiegen mit steigendem Körpergewicht. Bei einem Körpergewicht von ≥ 100 kg lagen der vorausberechnete Mittelwert ± Standardabweichung [SD] der AUC, der C_{min} und der C_{max} von Tocilizumab im Steady-State bei 55 500 ± 14 100 h µg/ml, beziehungsweise bei 19,0 ± 12,0 µg/ml und 269 ± 57 µg/ml, was höher liegt, als die mittleren Expositionswerte in der Patientenpopulation (AUC = 35 000 ± 15 500 h × µg/ml, C_{min} = 9,74 ± 10,5 µg/ml und C_{max} = 183 ± 85,6 µg/ml). Die Dosis-Reaktions-Kurve flacht bei höheren Dosierungen ab, was zu geringeren Wirksamkeitsverbesserungen für jede weitere Erhöhung der Tocilizumab-Konzentration führt, sodass klinisch bedeutende Verbesserungen der Wirksamkeit bei Patienten, die mit > 800 mg Tocilizumab behandelt wurden, nicht nachgewiesen werden konnten. Aus diesem Grund werden Dosierungen von über 800 mg Tocilizumab pro Infusion nicht empfohlen.

Nach intravenöser Verabreichung wird Tocilizumab biphasisch aus dem Kreislauf eliminiert. Die Gesamt-*Clearance* von Tocilizumab war abhängig von der Konzentration und entspricht der Summe der linearen und der nicht linearen *Clearance*. Die lineare *Clearance* wurde als Parameter in der Analyse zur Populations-pharmakokinetik geschätzt und lag bei 12,5 ml/h. Die konzentrationsabhängige, nicht-lineare *Clearance* spielt eine wichtige Rolle bei niedrigen Konzentrationen von Tocilizumab. Wenn der nicht-lineare Stoffwechselweg gesättigt ist, wird die *Clearance* bei höheren Konzentrationen von Tocilizumab hauptsächlich von der linearen *Clearance* bestimmt.

Die $t_{1/2}$ von Tocilizumab war konzentrationsabhängig. Im Steady-State reduzierte sich die tatsächliche $t_{1/2}$ nach Gabe einer Dosis von 8 mg/kg alle 4 Wochen mit abnehmender Konzentration innerhalb eines Dosierungsintervalls von 14 auf 8 Tage.

Unerwünschte Wirkungen: Häufig und sehr häufig beobachtete Nebenwirkungen sind: Infektionen des oberen Respirationstrakts, Cellulitis, Pneumonie, oraler Herpes simplex, Herpes zoster, abdominale Schmerzen, Mundulzera, Gastritis, Exanthem, Pruritus, Urtikaria, Kopfschmerzen, Schwindel, Erhöhung der Lebertransaminasen, Gewichtszunahme, Erhöhung des Gesamtbilirubins, Hypertonie, Leukopenie, Neutropenie, Hypercholesterinämie, Peripheres Ödem, Überempfindlichkeitsreaktionen, Konjunktivitis, Husten, Dyspnö.

Interaktionen: Die Bildung der hepatischen CYP450-Enzyme wird durch Zytokine, wie IL-6, das die chronische Entzündung stimuliert, unterdrückt. Daher ist zu erwarten, dass die Bildung von CYP450-Enzymen normalisiert wird, wenn eine wirksame Behandlung zur Zytokinhemmung, wie Tocilizumab, eingeleitet wird.

Wird eine Therapie mit Tocilizumab begonnen oder aber auch beendet, sollten Patienten, die Arzneimittel einnehmen, die durch CYP450 3A4, 1A2 oder 2C9 metabolisiert werden (z. B. Atorvastatin, Calciumkanalblocker, Theophyllin, Warfarin, Phenytoin, Ciclosporin oder Benzodiazepine), überwacht werden, da eine Dosisanpassung erforderlich sein könnte. Aufgrund seiner langen Eliminationshalbwertszeit ($t_{1/2}$) kann die Wirkung von Tocilizumab auf die CYP450-Enzymaktivität mehrere Wochen nach dem Ende der Therapie persistieren.

Ustekinumab

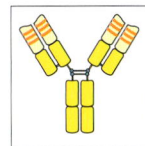

Ustekinumab (Stelara®) ist ein rein humaner monoklonaler IgG1κ-Antikörper gegen Interleukin (IL)-12/23, der in einer murinen Myelomzelllinie produziert wird. Ustekinumab besitzt 1326 Aminosäuren, eine einzige Glykosylierungsstelle an Asn 299 und ein Molekulargewicht von ca. 148 kDa. Die Zuckerstruktur ist biantennär, enthält eine fucosylierte Basis und eine heterogene Galactose-/Sialinsäure-Zusammensetzung.

Ustekinumab bindet mit hoher Affinität und Spezifität an die p40-Protein-Untereinheit der humanen Zytokine IL-12 und IL-23. Dadurch wird die Aktivität dieser Zytokine gehemmt, da sie nicht mehr an ihr IL-12Rβ1-Rezeptorprotein auf der Oberfläche von Immunzellen binden können.

Interleukin-12 ist ein heterodimeres Zytokin, das aus zwei durch Disulfidbindungen verbundenen glykosylierten Untereinheiten – p35 und p40 – besteht. Das p40-Protein kann auch mit der 19,8 kDa großen Untereinheit des IL-23-Zytokins assoziieren. Die beiden heterodimeren Zytokine IL-12 und IL-23 werden von aktivierten antigenpräsentierenden Zellen, wie Makrophagen und dendritischen Zellen, sezerniert. IL-12 und IL-23 wirken an der Immunfunktion mit, indem sie zur Aktivierung der Natürlichen Killerzellen (NK) sowie CD4+-T-Zelldifferenzierung und -aktivierung beitragen (o Abb. 11.9). Eine abnormale Regulierung von IL-12 und IL-23 wurde mit immunvermittelten Erkrankungen, wie Psoriasis, assoziiert. Ustekinumab unterbindet die Beteiligung der beiden Zytokine IL-12 und IL-23 an diesem Geschehen und unterbricht so relevante Zytokinkaskaden bei der Psoriasis-Pathologie.

Ustekinumab bindet zwar an das p40-Protein spezifisch und hoch affin, kann aber nicht an rezeptorgebundenes IL-12 oder IL-23 binden. Daher trägt Usteki-

---

Ustekinumab

Spezialitäten:	Stelara®
Indikation:	Stelara® ist für die Behandlung Erwachsener mit mittelschwerer bis schwerer Plaque-Psoriasis indiziert, bei denen andere systemische Therapien einschließlich Ciclosporin, Methotrexat und PUVA nicht angesprochen haben, kontraindiziert sind oder nicht vertragen wurden.
Mechanismus:	Ustekinumab bindet mit hoher Affinität und Spezifität an die p40-Untereinheit der humanen Zytokine IL-12 und IL-23. Dadurch wird die Aktivität dieser Zytokine gehemmt, da sie nicht mehr an ihr IL-12Rβ1-Rezeptorprotein auf der Oberfläche von Immunzellen binden können.
Dosierung:	Es wird eine initiale Dosierung von 45 mg Stelara® empfohlen, die subkutan verabreicht wird, gefolgt von einer 45-mg-Dosis 4 Wochen später und dann alle 12 Wochen.

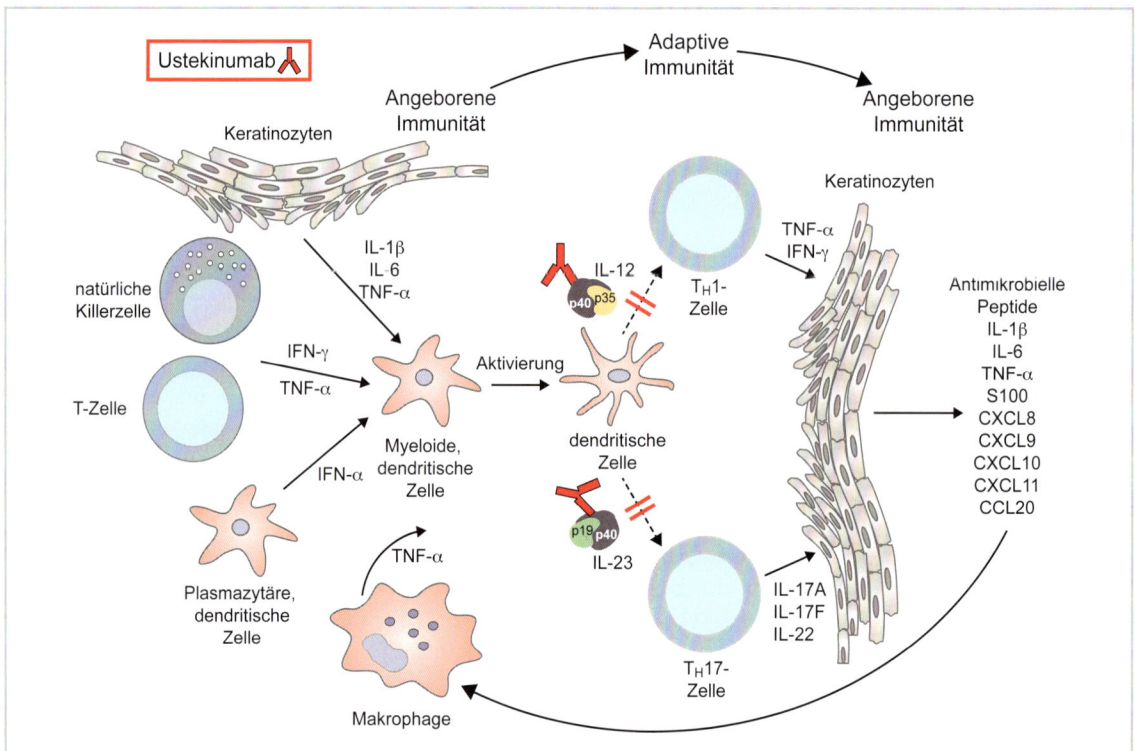

Abb. 11.9 Zytokinnetzwerk bei der Psoriasis und Wirkmechanismus von Ustekinumab.

Auslöser (genetische Disposition, Umwelteinflüsse, Infektionen oder Verletzungen) stimulieren Zellen des angeborenen Immunsystems zur Sekretion von TNF-α, IFN-γ und IL-6, die dann myeloide dendritische Zellen aktivieren. Diese dendritischen Zellen bilden daraufhin die Interleukine 12 und 23. IL-12 und IL-23 sind heterodimere Proteine, die aus einer großen p40-Untereinheit und einer kleinen p35- bzw. p19-Unterheit bestehen und T_H1- bzw. T_H17-Zellen stimulieren. Keratinozyten werden wiederum über die Zytokine TNF-α und IFN-γ bzw. IL-17A, IL-17F und IL-22 von den T-Helferzellen aktiviert, proliferieren und induzieren die Bildung antimikrobieller Peptide, inflammatorischer Zytokine und Chemokine. Dadurch wird das Krankheitsgeschehen weiter aufrechterhalten. Ustekinumab bindet spezifisch an die p40-Untereinheit der Interleukine 12 und 23 und verhindert dadurch die Aktivierung der T_H1- bzw. T_H17-Zellen.

numab wahrscheinlich nicht zur Komplement- oder Antikörper-vermittelten Zytotoxizität der Rezeptor-tragenden Zelle bei.

Pharmakokinetik/Metabolismus: Bei Patienten mit Psoriasis waren die mittleren t_{max}-Werte von Ustekinumab nach einer einzelnen subkutanen Verabreichung von entweder 45 mg oder 90 mg mit denen gesunder Personen vergleichbar und lagen bei 8,5 Tagen. Die absolute Bioverfügbarkeit von Ustekinumab nach einer einzelnen subkutanen Applikation wurde bei Patienten mit Psoriasis auf 57,2 % geschätzt. Das durchschnittliche Verteilungsvolumen in der Endphase (Vz) nach einer einzelnen intravenösen Gabe an Patienten mit Psoriasis betrug 57–83 ml/kg.

Die mittlere systemische *Clearance* nach einer einzelnen intravenösen Anwendung an Patienten mit Psoriasis betrug 1,99–2,34 ml/Tag/kg. Die mittlere Halbwertzeit ($t_{1/2}$) betrug ungefähr 3 Wochen und bewegte sich in allen Psoriasis-Studien zwischen 15 und 32 Tagen.

In einer populationspharmakokinetischen Analyse betrugen bei Patienten mit Psoriasis die apparente *Clearance* (CL/F) und das apparente Verteilungsvolumen (V/F) 0,465 l/Tag bzw. 15,7 l. Die populationspharmakokinetische Analyse zeigte, dass es einen Trend zu einer höheren Ustekinumab-*Clearance* bei Patienten gab, die positiv auf Ustekinumab-Antikörper getestet wurden.

Unerwünschte Wirkungen: Häufig beobachtete Nebenwirkungen sind: Infektionen der oberen Atemwege, Nasopharyngitis, Cellulitis, Überempfindlichkeitsreaktionen (einschließlich Hautausschlag, Urtikaria), Depression, Schwindel, Kopfschmerzen, pharolaryngeale Schmerzen, verstopfte Nase, Diarrhö, Pruritus, Rückenschmerzen, Myalgie, Müdigkeit und Erytheme an der Injektionsstelle.

Interaktionen: Es wurden keine Wechselwirkungsstudien am Menschen durchgeführt. Lebendimpfstoffe sollen nicht zusammen mit Stelara® gegeben werden. Die Ergebnisse einer *In-vitro*-Studie deuten nicht darauf hin, dass bei Patienten, die gleichzeitig CYP450-Substrate erhalten, eine Dosisanpassung erforderlich ist.

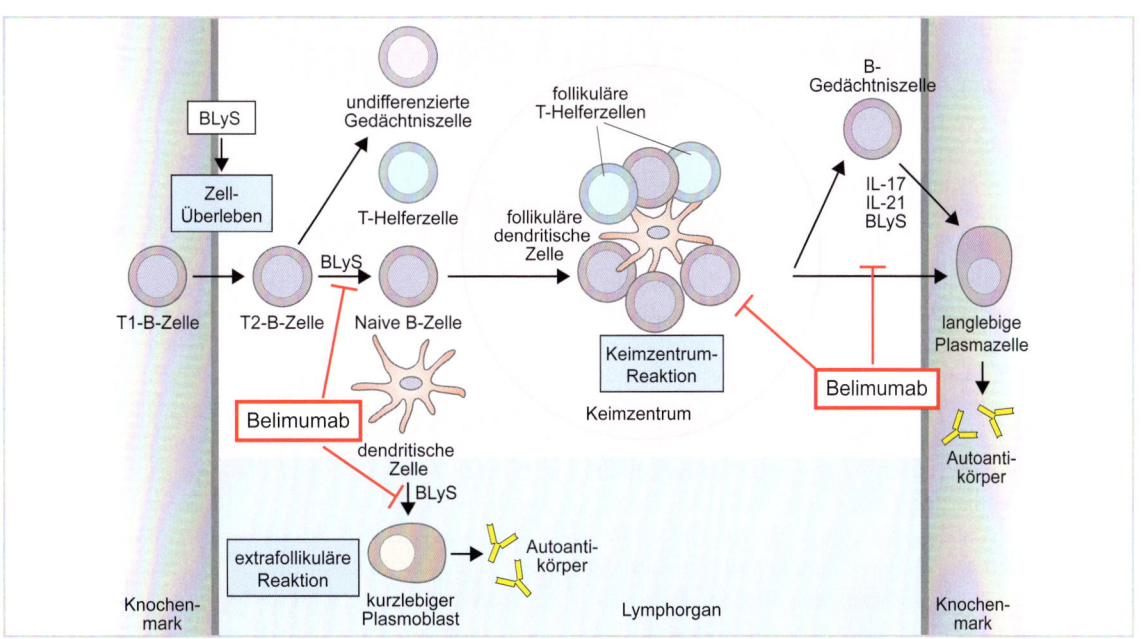

Abb. 11.10 Entwicklung der B-Zellen und Wirkmechanismus von Belimumab.

Belimumab scheint vor allem mit dem Überleben der B-Zellen im Übergangsstadium T2 zu interferieren (links). Daneben kann der Antikörper auch die Aktivierung, Differenzierung und das Isotyp-Switching naiver B-Zellen hemmen. Zusätzlich wird die Stimulation kurzlebiger Plasmablasten inhibiert. In der weiteren B-Zell-Entwicklung

hemmt Belimumab darüber hinaus die Reaktionen im Keimzentrum und die Differenzierung der B-Gedächtniszellen zu langlebigen Plasmazellen. So wird auch die Menge der von den Plasmazellen gebildeten Autoantikörper reduziert.

Belimumab

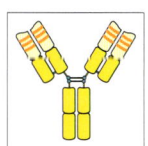

Belimumab (Benlysta®) ist ein vollständig humaner Antikörper (IgG1λ), der spezifisch an das lösliche humane B-Lymphozyten-Stimulator-Protein BLyS (alter-

native Namen: BAFF oder TNFSF13B) bindet. Der Antikörper wird in der murinen Zelllinie NS0 hergestellt.

BLyS ist ein B-Zell-Überlebensfaktor, der seine Funktion über spezifische Rezeptoren (BR-3, TACI und BCMA) auf B-Zellen vermittelt. Anders als die bei den onkologischen Antikörpern (▸ Kap. 11.2.3) besprochenen Anti-CD20-Antikörper bindet Belimumab demnach nicht direkt an die B-Zellen und induziert somit auch nicht CDC und ADCC. Belimumab neutralisiert vielmehr funktionell einen Überlebensfaktor für B-Zel-

Belimumab

Spezialitäten:	Benlysta®
Indikation:	Benlysta® ist indiziert als Zusatztherapie bei erwachsenen Patienten mit aktivem, Autoantikörper-positiven systemischen Lupus erythematodes (SLE), die trotz Standardtherapie eine hohe Krankheitsaktivität (z. B. positiver Test auf Anti-dsDNA-Antikörper und niedrige Komplement-Konzentration) aufweisen.
Mechanismus:	Belimumab bindet BLyS, einen B-Zell-Überlebensfaktor. Dadurch wird das Überleben dieser Zellen, einschließlich der autoreaktiven B-Zellen, gehemmt und und die Ausdifferenzierung von B-Zellen zu Immunglobulin-bildenden Plasmazellen reduziert.
Dosierung:	Die empfohlene Dosierung beträgt 10 mg/kg Benlysta® an den Tagen 0, 14 und 28 sowie anschließend alle 4 Wochen. Der Zustand des Patienten sollte kontinuierlich überwacht werden. Wenn nach 6-monatiger Behandlung keine Verbesserung der Krankheitsaktivität erreicht werden kann, sollte ein Abbruch der Behandlung mit Benlysta® in Erwägung gezogen werden.

len (● Abb. 11.10), so dass B-Zellen letztlich zwar auch absterben, allerdings nicht so fulminant wie durch Anti-CD20-Antikörper vermittelt. Natürlich werden auch autoreaktive B-Zellen eliminiert. Somit liegt es nahe, diesen Wirkstoff bei Autoimmunerkrankungen mit einer relevanten B-Zell-Komponente einzusetzen.

Bisher hat Benlysta® eine Zulassung zur Behandlung eines systemischen Lupus erythematodes (SLE). Patienten mit SLE oder anderen Autoimmunerkrankungen weisen erhöhte BLyS-Spiegel auf. Es besteht ein Zusammenhang zwischen den BLyS-Plasmaspiegeln und der Krankheitsaktivität des SLE. Der relative Beitrag der BLyS-Spiegel zur Pathophysiologie des SLE ist jedoch noch nicht vollständig bekannt.

In einer Studie reduzierte Belimumab signifikant die B-Zell-Spiegel, darunter alle CD20$^+$-B-Zellen, CD20$^+$/CD138$^+$ plasmacytoide Zellen und CD20$^+$/CD27$^+$ aktivierte B-Zellen um 54–84 %. Zudem ging die Zahl der Anti-dsDNA-Autoantikörper um 30 % in Woche 52 zurück und sie fiel weiter bis Woche 76. In Woche 52 ließen sich bei 15 % der Patienten, die ursprünglich Anti-dsDNA-Antikörper hatten, durch die Behandlung mit Belimumab keine Anti-dsDNA-Antikörper mehr nachweisen.

Pharmakokinetik/Metabolismus: Belimumab wird mit einem Gesamtverteilungsvolumen von 5,29 l in die Gewebe verteilt. In einer Studie nahm die Belimumab-Serumkonzentration mit einer Verteilungshalbwertzeit von 1,75 Tagen und einer terminalen Halbwertzeit von 19,4 Tagen biexponentiell ab. Die systemische *Clearance* betrug 215 ml/Tag (Spanne: 69–622 ml/Tag).

Unerwünschte Wirkungen: Die häufigsten unerwünschten Arzneimittelwirkungen bei einer Therapie mit Benlysta® sind: Bronchitis, virale Gastroenteritis, Zystitis, Pharyngitis, Nasopharyngitis, Leukopenie, immunologische Überempfindlichkeitsreaktionen, anaphylaktische Reaktion, Angioödem, Depression, Schlaflosigkeit, Migräne, Diarrhö, Übelkeit, Urtikaria, Hautausschlag, Schmerzen in den Extremitäten, Infusionsreaktionen, Fieber.

Interaktionen: Es wurden keine Wechselwirkungsstudien durchgeführt.

Efalizumab (nicht mehr zugelassen)

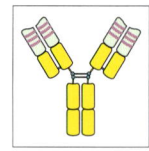

Efalizumab (Raptiva®) ist ein humanisierter therapeutischer Antikörper zur selektiven und reversiblen Hemmung der Aktivierung, Reaktivierung und des Auswanderns von T-Zellen, die zur Entwicklung der Psoriasis-Symptome führen. Der Antikörper moduliert selektiv die T-Zell-Funktion, ohne die T-Zellen zu zerstören (● Abb. 11.11).

Psoriasis ist durch ein übermäßiges Wachstum von Hautzellen gekennzeichnet, was die Entstehung dicker, rötlich-entzündeter, schuppenartiger Pusteln auf der Haut zur Folge hat. Plaque-Psoriasis, die verbreitetste Form der Psoriasis, äußert sich in entzündeten Pusteln („Läsionen"), die mit silbrigen Schuppen überzogen sind. Psoriasis kann sich auf wenige Flecken beschränken oder aber auch große Hautflächen erfassen, wobei die Kopfhaut, Knie, Ellbogen und der Leib am meisten betroffen sind. An Psoriasis leiden in den USA etwa 4,5 Millionen Patienten und in Europa etwa 5,7 Millionen Menschen. Obwohl Psoriasis sehr auffällig ist und zum Teil als stigmatisierend empfunden wird, ist diese Erkrankung nicht ansteckend. Es gibt zwar einige Medikamente, die helfen können, die Symptome der Erkrankung zu kontrollieren, eine ursächliche Therapie existiert jedoch bisher nicht.

Efalizumab (Synonyme: anti-alphaL-integrin, antiCD11 alpha, hu1124) leitet sich vom murinen monoklonalen Antikörper MHM24 ab. Der humanisierte Antikörper (IgG1κ) wird in CHO-Zellen (CHO DP-12) produziert und sein Molekulargewicht beträgt ca. 150 kDa. Er bindet an die α-Untereinheit (CD11a) des „Leukozytenfunktions-assoziierten Antigens 1" (LFA-1 = lym-

---

Efalizumab

Spezialitäten: Raptiva® (nicht mehr zugelassen)

Indikation: Behandlung Erwachsener mit mittelschwerer bis schwerer Psoriasis vulgaris vom Plaque-Typ, bei denen andere systemische Therapien einschließlich Ciclosporin, Methotrexat und PUVA nicht angesprochen haben, kontraindiziert sind oder nicht vertragen wurden.

Mechanismus: Efalizumab bindet an die α-Untereinheit (CD11a) des „Leukozytenfunktions-assoziierten Antigens 1" (LFA-1) und verhindert die Bindung von LFA-1 an ICAM-1. Dies wiederum hemmt die Bindung von T-Lymphozyten an andere Zelltypen. LFA-1 befindet sich auf aktivierten T-Lymphozyten; ICAM-1 ist hochreguliert auf den Zellen des Gefäßendothels und den Keratozyten in den Psoriasis-Plaques. Indem Efalizumab die Bindung zwischen LFA-1 und ICAM-1 inhibiert, schwächt es vermutlich durch die Hemmung mehrerer Schritte in der immunologischen Kaskade die Psoriasis-Symptome ab.

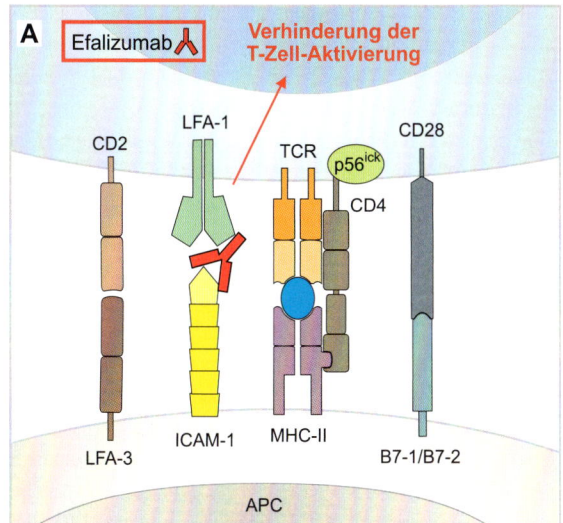

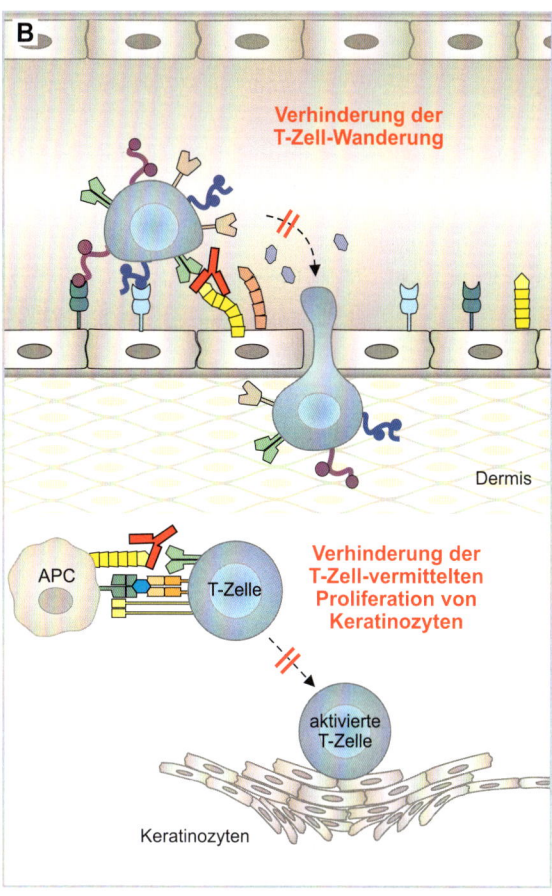

○ Abb. 11.11 Wirkmechanismus von Efalizumab. Die rötlich-entzündeten, schuppenartigen Pusteln auf der Haut von Patienten, die an Plaque–Psoriasis leiden, werden durch aktivierte T-Zellen verursacht, die das vaskuläre System verlassen und durch das Endothel in die Haut einwandern. Efalizumab interagiert mit T-Effektor-zellen im Rahmen der Psoriasis-Pathogenese, indem er an LFA–1 bindet und somit dessen Interaktion mit ICAM–1 auf der Endothel-Zelloberfläche verhindert. Dadurch wird zum einen die Aktivierung der T-Zelle (A) und zum anderen das Einwandern der aktivierten T-Zellen in die Dermis und Epidermis behindert (B). Somit unterbricht Efalizumab eine essenzielle Reaktionskette bei der Aufrechterhaltung der Psoriasis-Pathologie.

phocyte function-associated antigen-1) auf der T-Zell-Oberfläche. LFA-1 ist ein Mitglied der Integrin-Familie von Zell-Adhäsions-Molekülen, das auf der Oberfläche aller Leukozyten exprimiert wird. Efalizumab verhindert die Interaktion von LFA-1 mit dem „interzellulären Adhäsionsmolekül 1" (ICAM-1 = intracellular adhesion molecule-1) auf der Oberfläche von Blutgefäß-Endothel-zellen (▶ Kap. 2.3 und 3.3.2). Diese Interaktion spielt vermutlich eine essenzielle Rolle im Rahmen der Pathogenese der Psoriasis und ist ein maßgeblicher Trigger der T-Zell-Aktivierung und der Penetration von T-Zellen in die Haut (Dermis und Epidermis).

Efalizumab bindet zudem schwach an das Komplement-Protein C1q und vermittelt daher keine Komplement-abhängige Zytotoxizität (CDC). Allerdings wird Efalizumab von Fcγ-Rezeptoren (FcγRI, FcγRIIA, FcγRIIB und FcγRIIIA) erkannt. Ob eine Antikörper-abhängige zelluläre Zytotoxität (ADCC) induziert wird, hängt davon ab, wie viel CD11a auf den Zielzellen exprimiert wird.

Ferner hemmt Efalizumab die Aktivierung und Proliferation der Lymphozyten sowie die Sezernierung proin-flammatorischer Zytokine. Dies führt im Gegen-satz zu anderen, ähnlich wirkenden Immun-Biologika nicht zur Depletion von Gedächtniszellen. In klinischen Studien konnte gezeigt werden, dass die Wirkung von Raptiva® hinsichtlich der Verringerung der mit Psoria-sis in Verbindung gebrachten Symptome bei manchen Patienten bereits innerhalb von vier Wochen nach Beginn der Behandlung einsetzt.

Am 9. Juni 2009 hat die Europäische Kommission dem Präparat die Marktzulassung entzogen, da nach Meinung des CHMPs durch die beobachteten schweren Nebenwirkungen, darunter auch eine progressive mul-tifokale Leukoenzephalopathie (PML), ein negatives Nutzen/Risiko-Verhältnis resultierte.

Natalizumab

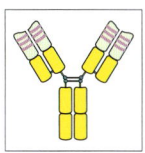

Natalizumab (Tysabri®), ein rekombinanter, humani-sierter Antikörper (IgG4), ist – ähnlich wie Efalizumab – ein Wirkstoff aus der Gruppe von Arzneimitteln, die als SAM-Inhibitoren bezeichnet werden. SAM steht für

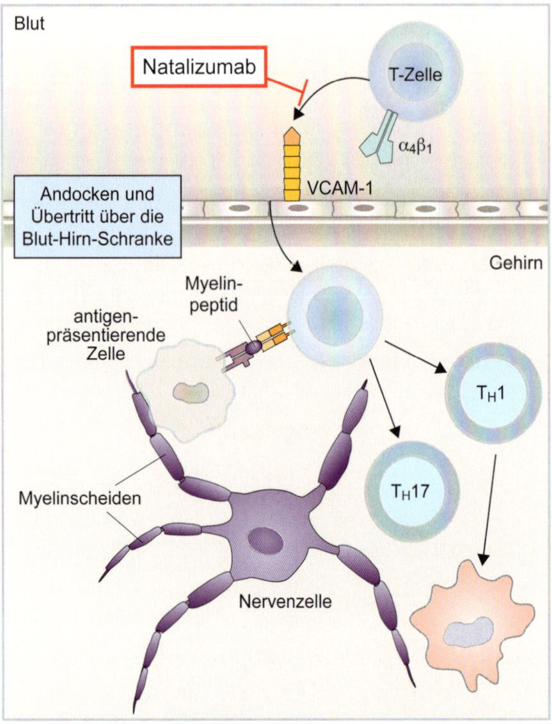

○ Abb. 11.12 Wirkmechanismus von Natalizumab. Natalizumab bindet spezifisch an $\alpha_4\beta_1$-Integrine auf der Oberfläche von T-Zellen. Dadurch findet keine Interaktion mit dem Partner VCAM-1 auf Epithelzellen interagieren und die T-Zellen können nicht über die Blut-Hirn-Schranke ins Gehirn einwandern (○ Abb. 5.26).

„Selektives Adhäsions-Molekül". Zu dieser Molekülklasse zählt auch α_4-Integrin, das Zielmolekül für Natalizumab.

Nach Humanisierung des ursprünglichen Maus-Antikörpers (AN100 226 m) wurde das Expressionsplasmid mit der cDNA des Antikörpers in die murine Myeloma-Zelllinie NS/0 transfiziert. Die Produktionszelllinie wird als ATH-1, der hieraus isolierte Antikörper als AN100 226, bezeichnet.

Der Antikörper bindet an die α_4-Untereinheiten der $\alpha_4\beta_1$- und $\alpha_4\beta_7$-Integrine. Diese α_4-Integrine, die auch als „very late antigen 4" [VLA-4] oder CD49d-CD29 bezeichnet werden, werden mit Ausnahme der Neutrophilen auf allen Leukozyten und auf hämatopoetischen Vorläuferzellen exprimiert und vermitteln die Einwanderung der Zellen in ein Zielgewebe. Dies wird dadurch erreicht, dass die α_4-Integrine an ihre Rezeptoren, das VCAM-1 (vascular cell adhesion molecule-1) und MadCAM-1 (mucosal addressing cell adhesion molecule-1) binden, die ihrerseits auf Endothelzellen vorhanden sind.

Der Antikörper hemmt spezifisch den Übertritt von Leukozyten ins Gewebe und bremst somit die lokale Entzündungsreaktion wirkungsvoll (○ Abb. 11.12, 5.26). Bei der MS wandern Immunzellen durch die Blut-Hirn-

Schranke in das Gehirn, was zur Entzündung und Zerstörung der Myelinscheide und schließlich zum Tod der Nervenzelle führt (▸ Kap. 5.3.2). Als IgG4-Isotyp zeigt Natalizumab eine relativ schwache Fcγ-Receptor-Bindung und ist nicht in der Lage, Komplement zu aktivieren. Dies ist gewünscht, da die markierten Leukozyten ja nicht lysiert werden sollen. Der Antikörper besitzt eine Glykosylierungsstelle, die entsprechend modifiziert ist.

Natalizumab soll im Rahmen einer Multiple-Sklerose-Therapie verhindern, dass Leukozyten die Blut-Hirn-Schranke überqueren und ins Zentralnervensystem vordringen, um sich an der Zerstörung der Myelinstrukturen zu beteiligen. Dieses theoretische Konzept scheint aufzugehen, denn Natalizumab zeigt klinisch eine erstaunlich gute Wirksamkeit. Als therapeutische Dosis werden 300 mg Natalizumab i. v. alle vier Wochen empfohlen.

Eine Behandlung mit 300 mg Natalizumab resultierte in einer 42 %igen Reduktion des Risikos, dass die Behinderung fortschreitet, gemessen anhand des EDSS.

Die Anwendung von Tysabri® wurde mit einem erhöhten Risiko für die Entwicklung einer progressiven multifokalen Leukoenzephalopathie (PML) in Zusammenhang gebracht, die als Folge einer Aktivierung eines endogenen JC-Virus (ein Polyoma-Virus) entsteht (siehe auch unter „Efalizumab"). Da ca. 80 % der gesunden Bevölkerung Träger dieses Virus sind, handelt es sich hier um ein relevantes und seriöses Problem.

Der Zusammenhang zwischen einer JC-Virus-Infektion des Gehirns und einer PML ist im Kontext mit einer HIV-Infektion gut studiert und ist bei diesen Patienten mit einer Inzidenz von ca. 5 % verbreitet. PML ist eine AIDS-definierende Erkrankung. Systemische Anti-JC-Virus-Titer sind in fast jedem JCV-infizierten Patienten nachweisbar. Allerdings korreliert dieser Titer nicht mit dem Risiko, eine PML zu entwickeln, oder mit dem Fortschreiten der Krankheit. Andererseits zeigt die aktuelle Viruslast eine entsprechende Korrelation.

Die Immunogenität gegen JCV wird durch CD8+-Zellen vermittelt. Die meisten Infektionen ereignen sich vor dem 6. Lebensjahr, wobei das Virus den Patienten über die Tonsillen zu infizieren scheint. Nach der Primärinfektion kann das Virus entweder im Knochenmark oder in den Nieren latent persistieren. Wird es reaktiviert, kann JCV in B-Zellen nachgewiesen werden, in denen es offensichtlich seinen Weg ins Gehirn findet. Dort beginnt es dann, zu replizieren. Die höchsten Replikationsraten werden *in vitro* in Astrozyten und in Gliazellen gemessen. Faktoren, die die Replikation triggern, sind nicht bekannt.

Pharmakokinetik/Metabolismus: Nach wiederholter intravenöser Gabe einer 300-mg-Dosis Natalizumab betrug die mittlere maximale Serumkonzentration bei

---

Natalizumab

Spezialitäten: Tysabri®

Indikation: Tysabri® ist für die krankheitsmodifizierende Monotherapie von hochaktiver, schubförmig remittierend verlaufender Multipler Sklerose (MS) bei folgenden Patientengruppen indiziert:

- Erwachsene Patienten ab 18 Jahren mit hoher Krankheitsaktivität trotz Behandlung mit einem Interferon–beta, definiert als Patienten, die nicht auf einen vollständigen und angemessenen (normalerweise mindestens ein Jahr dauernden) Zyklus einer Interferon–beta–Therapie angesprochen haben. Bei den Patienten sollte es während der Therapie im vorangegangenen Jahr zu mindestens einem Schub gekommen sein und sie sollten mindestens 9 T2–hyperintense Läsionen in der kranialen Magnetresonanztomographie (MRT) oder mindestens 1 Gadolinium anreichernde Läsion aufweisen. Ein „Non–Responder" ist zu definieren als ein Patient mit einer im Vergleich zum Vorjahr unveränderten oder vermehrten Schubrate oder anhaltend schweren Schüben.
- Erwachsene Patienten ab 18 Jahren mit rasch fortschreitender schubförmig remittierend verlaufender Multipler Sklerose, definiert durch 2 oder mehr Schübe mit Behinderungsprogression in einem Jahr, und mit 1 oder mehr Gadolinium anreichernden Läsionen in der MRT des Gehirns oder mit einer signifikanten Erhöhung der T2–Läsionen im Vergleich zu einer kürzlich durchgeführten MRT.

Mechanismus: Der Antikörper ist gegen das $\alpha_4\beta_1$-Integrin, das auch als very late antigen–4 (VLA–4) bezeichnet wird, gerichtet und hemmt spezifisch den Übertritt von Leukozyten ins Gewebe und bremst somit wirkungsvoll die lokale Entzündungsreaktion.

Dosierung: Tysabri® 300 mg wird einmal alle 4 Wochen als intravenöse Infusion verabreicht.

MS-Patienten 110 ± 52 µg/ml. Die mittleren Talspiegel von Natalizumab im Steady-State während des Verabreichungszeitraums lagen im Bereich von 23–29 µg/ml. Die vorhergesagte Zeit bis zum Erreichen des Steady-State betrug etwa 36 Wochen.

Die mittlere ± SD-*Clearance* im Steady-State betrug 13,1 ± 5,0 ml/h mit einer mittleren ± SD-Halbwertszeit von 16 ± 4 Tagen.

Unerwünschte Wirkungen: Häufig beobachtete Nebenwirkungen sind: Harnwegsinfektionen, Nasopharyngitis, Urtikaria, Kopfschmerzen, Schwindel, Erbrechen, Übelkeit, Arthralgie, Rigor, Fieber, Abgeschlagenheit.

Interaktionen: Tysabri® ist in Kombination mit Beta-Interferonen bzw. Glatirameracetat kontraindiziert.

Besondere Hinweise: Progressive multifokale Leukoenzephalopathie (PML): Vor Beginn der Behandlung mit Tysabri® sollte eine aktuelle MRT-Aufnahme vorliegen (gewöhnlich nicht älter als 3 Monate). Die Patienten müssen in regelmäßigen Abständen auf sämtliche neu auftretenden oder sich verschlechternden neurologischen Anzeichen oder Symptome hin kontrolliert werden, die möglicherweise auf eine PML hindeuten. Für den Fall, dass neue neurologische Symptome auftreten, ist die Gabe von Tysabri® solange auszusetzen, bis eine PML ausgeschlossen werden kann.

Entwickelt ein Patient eine PML, muss die Gabe von Tysabri® dauerhaft abgesetzt werden.

Nach Wiederherstellung der Immunabwehr bei immungeschwächten Patienten mit PML wurde eine Stabilisierung oder ein besserer Behandlungserfolg beobachtet. Es bleibt unklar, ob durch die frühzeitige Erkennung einer PML und das Absetzen der Tysabri®-Therapie eine ähnliche Stabilisierung oder verbesserter Verlauf erreicht werden kann.

Unter der Anwendung von Tysabri® wurde über sonstige opportunistische Infektionen berichtet, vorwiegend bei Patienten mit Morbus Crohn, bei Patienten, die immungeschwächt waren oder bei denen eine relevante Komorbidität vorlag. Jedoch kann ein erhöhtes Risiko für sonstige opportunistische Infektionen unter der Anwendung von Tysabri® bei Patienten ohne diese Komorbiditäten derzeit nicht ausgeschlossen werden. Opportunistische Infektionen wurden auch bei MS-Patienten festgestellt, die Tysabri® als Monotherapie erhielten.

Wenn ein mit Tysabri® behandelter Patient eine opportunistische Infektion entwickelt, muss die Gabe von Tysabri® dauerhaft abgesetzt werden.

Nach den Therapie-Richtlinien der Deutschen Neurologischen Gesellschaft sollte Tysabri® nur angewendet werden, wenn:

- keine gravierenden Infektionen (z. B. aktive Infektionen der Harnwege, Lungenentzündung, chronische Hepatitis) oder Mykosen (z. B. systemische Infektionen mit *Candida* oder *Aspergillus*) vorliegen,

11

- während der letzten drei Monate keine opportunistische Infektion (z. B. Herpes simplex oder Herpes zoster) aktiviert worden ist,
- die Patienten immunkompetent sind,
- andere immunmodulierende Behandlungen einige Zeit zurück liegen:
  - Interferon-beta: zwei Wochen,
  - Azathioprin u. Ä.: mehrere Monate.

Der Arzt muss Nutzen und Risiken der Tysabri®-Therapie mit dem Patienten besprechen und ihm einen Patientenpass aushändigen. Die Patienten sollten angewiesen werden, ihren Arzt darüber zu informieren, dass sie mit Tysabri® behandelt werden, sollte es bei Ihnen zu einer Infektion kommen.

Unter der Therapie mit Natalizumab sind die Transaminase-Werte und das Blutbild alle drei Monate zu kontrollieren.

Mit Tysabri® wurden Überempfindlichkeitsreaktionen einschließlich schwerer systemischer Reaktionen assoziiert. Diese Reaktionen traten in der Regel während der Infusion oder bis zu einer Stunde nach Abschluss der Infusion auf. Das Risiko einer Überempfindlichkeitreaktion war bei den ersten Infusionen am größten; dennoch sollte bei jeder verabreichten Infusion ein entsprechendes Risiko in Betracht gezogen werden.

Bei ersten Symptomen oder Anzeichen einer Überempfindlichkeitsreaktion muss die Tysabri®-Verabreichung abgebrochen und es müssen entsprechende Gegenmaßnahmen ergriffen werden. Patienten mit einer Überempfindlichkeitsreaktion müssen dauerhaft von einer Behandlung mit Tysabri® ausgeschlossen werden.

Die Sicherheit und Wirksamkeit von Tysabri® in Kombination mit anderen Immunsuppressiva und antineoplastischen Therapien sind nicht ausreichend belegt. Die begleitende Gabe dieser Wirkstoffe neben Tysabri® kann das Risiko für Infektionen, auch für opportunistische Infektionen, erhöhen und stellt daher eine Gegenanzeige dar.

In klinischen MS-Studien der Phase III war die begleitende Behandlung von Schüben mit einer kurzzeitigen Gabe von Corticosteroiden nicht mit einer erhöhten Infektionsrate assoziiert. Kurzzeitige Corticosteroidgaben können zusammen mit Tysabri® verabreicht werden.

Eine Verschlechterung der Erkrankung oder infusionsbedingte Ereignisse können auf die Bildung von Antikörpern gegen Natalizumab hindeuten. Kommt es zu derartigen Ereignissen, sollte das Vorhandensein von Antikörpern untersucht werden. Bleibt ein Test auf Anti-Natalizumab-Antikörpern auch nach sechs Wochen positiv, sollte die Behandlung abgesetzt werden, da persistierende Antikörper mit einer erheblich

verminderten Wirksamkeit von Tysabri® und einer erhöhten Häufigkeit von Überempfindlichkeitsreaktionen einhergehen.

Wird entschieden, die Behandlung mit Natalizumab zu beenden, muss sich der behandelnde Arzt darüber im Klaren sein, dass Natalizumab noch im Blut vorhanden ist und bis zu etwa zwölf Wochen nach der letztmaligen Gabe noch pharmakodynamische Wirkungen (z. B. eine erhöhte Lymphozytenzahl) zeigt. Die Einleitung anderer Therapien in dieser Zeit wird zwangsläufig mit einer begleitenden Exposition gegenüber Natalizumab verbunden sein. Bei Wirkstoffen wie Interferon-beta und Glatirameracetat war eine begleitende Exposition über diesen Zeitraum in klinischen Studien nicht mit Sicherheitsrisiken assoziiert. Es liegen keine Informationen für MS-Patienten im Hinblick auf die begleitende Exposition gegenüber Immunsuppressiva vor. Der Einsatz dieser Arzneimittel kurz nach dem Absetzen von Natalizumab kann einen additiven immunsupprimierenden Effekt zur Folge haben. Dies sollte in jedem Einzelfall individuell abgewogen werden, gegebenenfalls könnte eine Washout-Phase von Natali-zumab angebracht sein. Kurzzeitige Steroidgaben zur Behandlung von Schüben waren in klinischen Prüfungen nicht mit häufigeren Infektionen assoziiert.

11.2.3 Onkologische Antikörper

Der Gedanke einer gezielten Aktivierung des Immunsystems zur effektiven Bekämpfung maligner Erkrankungen ist bereits sehr alt. Aber erst Entwicklungen in den letzten Jahren haben die wissenschaftliche Basis für die Durchführung der immuntherapeutischen Tumorbekämpfung geschaffen (▸ Kap. 5.5). Die einzelnen Ansätze unterscheiden sich vom Konzept und der Realisierung deutlich voneinander, haben aber alle ein gemeinsames Ziel: die Aktivierung des Immunsystems, um gezielt maligne Zellen zu zerstören (▸ Kap. 5.5.2). Im Gegensatz zu Pathogenen, die in den Körper eindringen, induzieren Tumor-assoziierte Antigene (TAA) meistens nur eine schwache Immunabwehr. Dies beruht darauf, dass Tumorantigene selten so genannte Neoantigene darstellen, sondern zumeist physiologisch vorkommende Antigene sind, die allerdings in Tumoren besonders stark exprimiert werden. Um gegen solche Antigene eine ausreichende Immunantwort zu induzieren, muss die vorhandene immunologische Toleranzschwelle durchbrochen werden. Ein Ansatz ist die Applikation von Antikörpern, die den Tumor über das Tumor-assoziierte Antigen aufspüren und ihn somit für das Immunsystem sichtbar machen.

Diese Option ließ sich lange nicht nutzen, da nur monoklonale Maus-Antikörper zur Verfügung standen, die zu schlecht vertragen wurden. Erst die Entwicklung rekombinanter Moleküle als chimäre beziehungsweise humanisierte Antikörper Mitte der 1990er-Jahre ermöglichte wiederholte Therapiezyklen, und verbesserte Produktionsbedingungen ließen zudem eine kosteneffiziente Herstellung der in Milligramm-Dosen benötigten Antikörper zu.

Zwei wesentliche Prozesse werden durch die Bindung der Antikörper an ein Tumor-assoziiertes Antigen induziert: Die Antikörper-abhängige zelluläre Zytotoxizität (ADCC) und die Komplement-abhängige Zytotoxizität (CDC) (○ Abb. 11.3; ▸ Kap. 3.3.4).

Catumaxomab

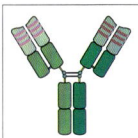

Catumaxomab (Removab®) ist ein nicht gentechnisch hergestellter Antikörper. Catumaxomab gehört zur Triomab®-Plattform der Münchner Firma TRION Pharma und ist ein bispezifischer, trifunktionaler Ratte/ Maus-Hybrid-Antikörper, der über die klassische Hybridom-Technologie hergestellt wurde und aus einer Ratte/Maus-Hybrid-Hybridomzelllinie gewonnen wird. Zunächst wurde eine murine Hybridomazelllinie hergestellt, die den IgG2a-Antikörper gegen EpCAM produziert. Eine Zelllinie aus Ratte liefert den IgG2b-Antikörper gegen CD3. Diese beiden Hybridomzelllinien wurden wiederum zu einer Ratte/Maus-Hybrid-Hybridomzelllinie fusioniert, die nun unter anderem auch den gewünschten Hybridantikörper sezerniert, der zur Hälfte aus dem Maus-Antikörper und zur Hälfte aus dem Ratten-Antikörper besteht (○ Abb. 11.13). Dieser Hybridantikörper ist nun in der Lage, mit einer variablen Domäne EpCAM und mit der anderen CD3 zu binden. Während EpCAM praktisch auf allen Karzinomzellen exprimiert ist, ist CD3 mit dem T-Zellrezeptor assoziiert und deshalb auf allen T-Zellen zu finden.

Der Wirkmechanismus von Catumaxomab liegt zum einen darin, dass T-Zellen an die EpCAM-exprimierenden Tumorzellen rekrutiert werden und diese dann zerstören; zum anderen soll der konstante Teil des Antikörpers akzessorische Zellen wie Monozyten oder Makrophagen dazu bringen, den Komplex aus Antikörper und Tumorzelle zu eliminieren. Damit wirkt Catumaxomab als quasi katalytischer Antikörper.

Removab® ist indiziert zur intraperitonealen Behandlung des malignen Aszites bei Patienten mit EpCAM-positiven Karzinomen, für die keine Standardtherapie zur Verfügung steht oder bei denen diese nicht mehr anwendbar ist.

Da Catumaxomab katalytisch wirkt, muss der Antikörper in wesentlich geringeren Mengen appliziert werden. Das Dosierungsschema von Removab® umfasst vier intraperitoneale Infusionen:

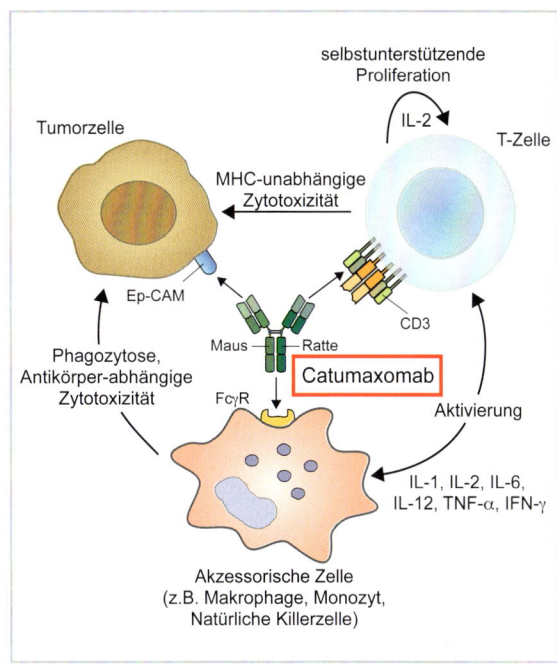

○ **Abb. 11.13** Wirkmechanismus von Catumaxomab. Catumaxomab ist ein Ratte/Maus-Hybridantikörper, der von einer Ratte/Maus-Hybrid-Hybridomzelllinie sezerniert wird. Der Ratten-Anteil des Antikörpers bindet an CD3 auf T-Zellen, während der Maus-Anteil EpCAM erkennt. Dadurch werden T-Zellen in die Nähe der adressierten Tumorzelle gebracht und aktiviert. Das führt dazu, dass die Tumorzelle über Perforine und Granzym B abgetötet wird. Zusätzlich kann Catumaxomab über den konstanten Fc-Teil akzessorische Immunzellen wie Makrophagen oder Natürliche Killerzellen mobilisieren, die dann ebenfalls gebundene Tumorzellen abtöten.

- 1. Dosis: 10 µg am Tag 0,
- 2. Dosis: 20 µg am Tag 3,
- 3. Dosis: 50 µg am Tag 7,
- 4. Dosis: 150 µg am Tag 10.

Dabei sollte zwischen den Infusionen ein Intervall von mindestens zwei Tagen eingehalten werden. Im Falle relevanter Nebenwirkungen kann der Abstand zwischen den Infusionen weiter verlängert werden, allerdings sollte die Behandlungsdauer insgesamt 20 Tage nicht überschreiten.

Pharmakokinetik/Metabolismus: Die Pharmakokinetik von Catumaxomab während und nach vier intraperitonealen Infusionen von 10, 20, 50 und 150 µg Catumaxomab wurden an 13 Patienten mit durch ein EpCAM-positives Karzinom bedingtem, symptomatischem malignem Aszites untersucht.

Innerhalb der Patientenpopulation bestand ein hohes Maß an Variabilität. Das geometrische Mittel der C_{max} im Plasma betrug rund 0,5 ng/ml (im Bereich von

Catumaxomab

Spezialitäten: Removab®

Indikation: Removab® ist indiziert zur intraperitonealen Behandlung des malignen Aszites bei Patienten mit EpCAM-positiven Karzinomen, für die keine Standardtherapie zur Verfügung steht oder bei denen diese nicht mehr anwendbar ist.

Mechanismus: Der Antikörper rekrutiert zum einen T-Zellen an die EpCAM-exprimierenden Tumorzellen, die diese dann zerstören; zum anderen soll der konstante Teil des Antikörpers akzessorische Zellen wie Monozyten oder Makrophagen dazu bringen, den Komplex aus Antikörper und Tumorzelle zu eliminieren. Damit wirkt Catumaxomab als quasi katalytischer Antikörper.

Dosierung: Das Dosierungsschema von Removab® umfasst die folgenden vier intraperitonealen Infusionen:
- 1. Dosis 10 µg an Tag 0,
- 2. Dosis 20 µg an Tag 3,
- 3. Dosis 50 µg an Tag 7,
- 4. Dosis 150 µg an Tag 10.

Removab® muss als intraperitoneale Infusion mit konstanter Infusionsgeschwindigkeit über einen Zeitraum von mindestens 3 Stunden verabreicht werden. In klinischen Studien wurde eine Infusionsdauer von 3 und 6 Stunden untersucht. Bei der ersten der vier Dosen kann abhängig vom Gesundheitszustand des Patienten eine Infusionsdauer von 6 Stunden in Betracht gezogen werden. Zwischen den Infusionen ist ein Intervall von mindestens zwei Tagen einzuhalten. Im Falle relevanter Nebenwirkungen kann der Abstand zwischen den Infusionen verlängert werden. Insgesamt sollte die Behandlungsdauer jedoch 20 Tage nicht überschreiten. Eine Reduktion der Removab®-Dosis wurde im Rahmen der klinischen Studien nicht untersucht.

0–2,3), das geometrische Mittel der Plasma-AUC betrug rund 1,7 Tage x ng/ml (im Bereich von unterhalb der unteren Bestimmungsgrenze (LLOQ) bis 13,5). Das geometrische Mittel der scheinbaren terminalen Plasma-Eliminationshalbwertszeit ($t_{1/2}$) betrug rund 2,5 Tage (im Bereich von 0,7–17).

Catumaxomab war in der Aszitesflüssigkeit und im Plasma nachweisbar. Die Konzentration stieg bei den meisten Patienten mit der Anzahl der Infusionen und mit der applizierten Dosis. Nach Überschreiten eines Spitzenwertes nach jeder Dosis nahm die Plasmakonzentration tendenziell wieder ab.

Unerwünschte Wirkungen: Die schwerwiegendsten Nebenwirkungen waren: Infektionen, Harnwegsinfekte, Anämie, Lymphopenie, Leukozytose, Neutrophilie, Thrombozytose, Zytokin-Freisetzungs-Syndrom, Überempfindlichkeit, Appetitminderung, Anorexie, Dehydrierung, Hypokaliämie, Hyponatriämie, Hypocalcämie, Hypoproteinämie, Hyperglykämie, Hypoalbuminämie, Schlaflosigkeit, Angst, Kopfschmerzen, Benommenheit, Vertigo, Tachykardie, einschließlich Sinustachykardie, Hypotonie, Hypertonie, Hautröte, Hitzewallungen, Dyspnoe, Pleuraerguss, Hypoxie, Husten, Bauchschmerzen, Übelkeit, Erbrechen, Diarrhö, Obstipation, Bauchaufblähung, Dyspepsie, Flatulenz, Ileus, Subileus, Magenerkrankung, gastroösophageale Refluxkrankheit, Cholangitis, Hyperbilirubinämie, Hautausschlag, Erythem, Pruritus, Hyperhidrose, aller-gische Dermatitis, Rückenschmerzen, Myalgie, Arthralgie, Proteinurie, Hämaturie, Leukozyturie, Fieber, Müdigkeit, Schüttelfrost, Schmerzen, systemisches Entzündungssyndrom, Asthenie, Ödeme, einschließlich periphere Ödeme, Schmerzen im Brustraum, grippeähnliches Syndrom, Unwohlsein und Erythem an der Kathetereintrittsstelle.

Interaktionen: Es wurden keine Wechselwirkungsstudien durchgeführt.

Ofatumumab

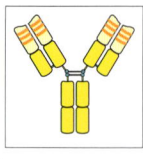

Ofatumumab (Arzerra®) ist ein vollständig humaner Antikörper (IgG1), der spezifisch an ein Struktur-Epitop des CD20-Moleküls bindet, das sich über beide extrazellulären Schleifen, die kleine und die große, erstreckt. Der Antikörper wird in der murinen Zelllinie NS0 hergestellt.

Das CD20-Molekül ist ein transmembranäres Phosphoprotein, das von B-Lymphozyten vom Prä-B- bis zum reifen B-Lymphozytenstadium und auf B-Zell-Tumoren exprimiert wird (o Abb. 11.14). B-Zelltumore umfassen die CLL (im Allgemeinen mit niedrigerer CD20-Expression assoziiert) und Non-Hodgkin-Lym-

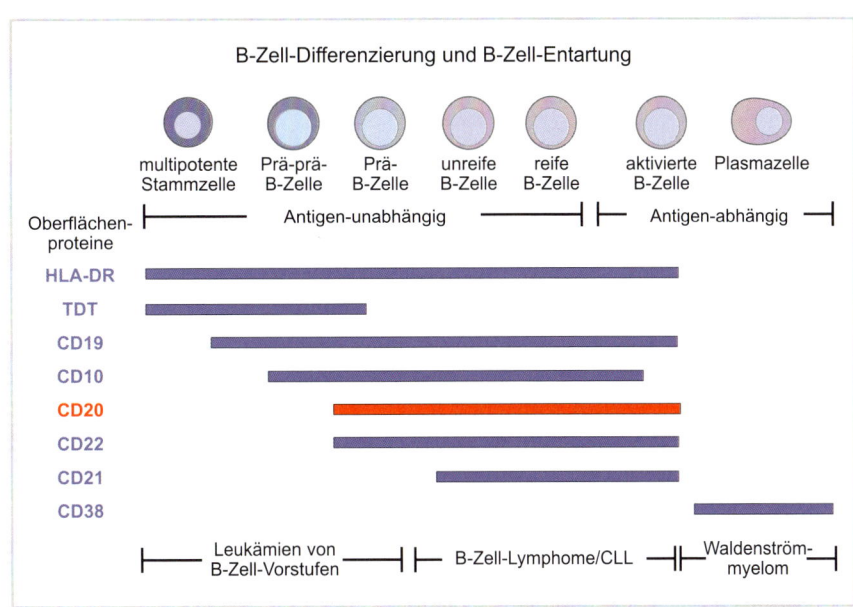

Abb. 11.14 Oberflächenantigene während der B-Zell-Differenzierung.

Die verschiedenen Differenzierungsstadien während der B-Zell-Reifung zeichnen sich dadurch aus, dass die Zellen unterschiedliche Oberflächenantigene präsentieren. CD20 findet sich z. B. auf Prä-B-Zellen, nicht jedoch auf multipotenten Stammzellen und Prä-prä-B-Zellen. Entartete Zellen von B-Zell-Lymphomen oder CLL tragen neben anderen Oberflächenantigenen auch CD20.

phome (von denen > 90 % eine starke CD20-Expression aufweisen). Das CD20-Molekül wird nicht von der Zelloberfläche abgelöst und wird nach Antikörperbindung nicht internalisiert.

Durch die Bindung von Ofatumumab an das CD20-Epitop wird das Komplement-System lokal stark aktiviert, und es wird eine Komplement-abhängige Zytotoxizität auslöst, die zur Lyse der Tumorzellen führt. Ofatumumab induziert eine relevante Lyse auch von solchen Zellen, die einen hohen Expressionsgrad von Komplement-Deaktivierungsmolekülen aufweisen. Ferner induziert Ofatumumab eine Lyse auch von Zellen mit niedriger CD20-Expression, die normalerweise gegen Rituximab resistent sind. Und schließlich aktiviert ein Ofatumumab-CD20-Komplex auch die

Antikörper-abhängige zellvermittelte Zytotoxizität (ADCC).

Bei Patienten mit einer refraktären CLL betrug der mediane Abfall der B-Zell-Zahlen 23 % nach der ersten Infusion und 92 % nach der achten Infusion. Die Anzahl an B-Zellen in der Peripherie blieb während der verbleibenden Therapie bei den meisten Patienten niedrig und erholte sich dann allmählich wieder, so dass der mediane Abfall der B-Zell-Zahlen 3 Monate nach Ende der Ofatumumab-Therapie immer noch um 68 % unter dem Ausgangswert lag.

Pharmakokinetik/Metabolismus: Pharmakokinetische Daten wurden an Patienten mit refraktärer CLL erhoben. Der mittlere geometrische C_{max}-Wert betrug 63 µg/ml nach der ersten Infusion (300 mg). Nach der achten

---

Ofatumumab

Spezialitäten: Arzerra®

Indikation: Arzerra® ist angezeigt für die Behandlung von Patienten mit chronischer, lymphatischer Leukämie (CLL), die refraktär auf Fludarabin und Alemtuzumab sind.

Mechanismus: Ofatumumab bindet ein Struktur-Epitop des CD20-Moleküls, das sich über beide extrazellulären Schleifen erstreckt.

Dosierung: Die empfohlene Dosis beträgt 300 mg Ofatumumab für die erste Infusion und 2 000 mg Ofatumumab für alle nachfolgenden Infusionen. Das Infusionsschema beinhaltet 8 aufeinanderfolgende Infusionen im wöchentlichen Abstand, 4–5 Wochen später gefolgt von 4 weiteren Infusionen in Abständen von 4 Wochen.

wöchentlichen Infusion betrug er 1482 µg/ml, und der mittlere geometrische $AUC_{(0-\infty)}$-Wert betrug 674 463 µg × h/ml. Nach der zwölften Infusion betrug der mittlere geometrische C_{max}-Wert 881 µg/ml und der mittlere geometrische $AUC_{(0-\infty)}$-Wert 265 707 µg × h/ml.

Ofatumumab wird auf zweierlei Wegen eliminiert: ein zielunabhängiger Weg wie bei anderen IgG-Molekülen und ein zielvermittelter Weg, der in Zusammenhang mit der Bindung an B-Zellen steht. Nach der ersten Ofatumumab-Infusion trat eine schnelle und anhaltende Depletion von $CD20^+$-B-Zellen auf. Da danach nur noch wenige $CD20^+$-Zellen vorhanden waren, waren die *Clearance*-Werte von Ofatumumab nach späteren Infusionen im Vergleich zur ersten Infusion geringer und die Halbwertszeiten signifikant verlängert. Bei wöchentlichen Infusionen stiegen die AUC- und C_{max}-Werte stärker an als auf Basis der nach den Daten der Erstinfusion zu erwartenden Akkumulation.

Unerwünschte Wirkungen: Die häufigsten unerwünschten Arzneimittelwirkungen bei einer Therapie mit Arzerra® sind: Infektion der unteren Atemwege einschließlich Pneumonie, Infektion der oberen Atemwege, Sepsis einschließlich neutropenische Sepsis und septischer Schock, Herpes-Virus-Infektion, Infektion der Harnwege, Neutropenie, Anämie, febrile Neutropenie, Thrombozytopenie, Leukopenie, anaphylaktoide Reaktionen, Tachykardie, Hypotonie, Bluthochdruck, Bronchospasmus, Hypoxie, Dyspnoe, Brustbeschwerden, Schmerzen im Nasen-Rachen-Raum, Husten, verstopfte Nase, Dünndarmobstruktion, Durchfall, Übelkeit, Hautausschlag, Nesselsucht, Juckreiz, Hautrötung, Rückenschmerzen, Zytokin-Freisetzungs-Syndrom, Fieber, Schüttelfrost, Hyperhidrose, Fatigue.

Interaktionen: Es sind keine klinisch signifikanten Wechselwirkungen mit anderen Arzneimitteln bekannt.

Die Wirksamkeit von Lebend- oder inaktivierten Impfstoffen kann durch Ofatumumab beeinträchtigt werden. Daher sollte eine gleichzeitige Gabe dieser Arzneimittel mit Ofatumumab vermieden werden. Wird eine zeitgleiche Gabe für unvermeidbar gehalten, muss der Nutzen gegen die Risiken einer Impfung bei Patienten unter einer Ofatumumab-Therapie abgewogen werden.

Rituximab

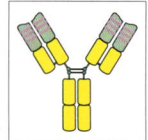

Rituximab (MabThera®) ist ein rekombinanter monoklonaler chimärer (Mensch/Maus) Antikörper (IgG1) gegen das CD20-Antigen. Er wird aus stabil transfizierten CHO-Zellen gewonnen. Das CD20-Antigen ist ein

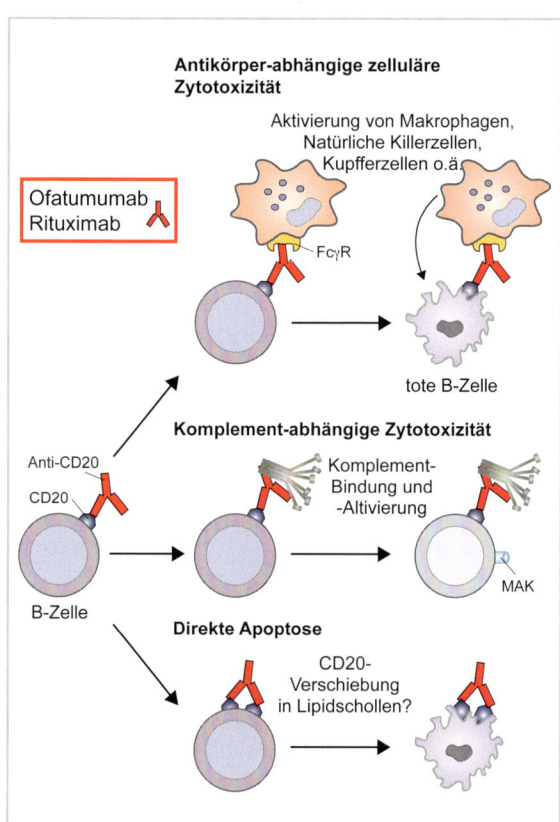

○ Abb. 11.15 Wirkmechanismus der CD20-bindenden Antikörper.
B-Zellen mit CD20-Molekülen auf der Oberfläche werden durch die Interaktion mit entsprechenden Antikörpern auf verschiedenen Wegen eliminiert. Neben der Antikörper-abhängigen zellulären Zytotoxizität und der Bindung von Komplement und der nachfolgenden Ausbildung des Membran-angreifenden Komplexes (MAK) kann es zu einer Verschiebung der CD20-Moleküle in Lipidschollen kommen. Dadurch verändert sich der Calciumfluss und es kommt zur Apoptose.

nicht glykosyliertes Phosphoprotein, das sich sowohl auf Prä-B-Zellen als auch auf reifen B-Zellen befindet (○ Abb. 11.14).

Rituximab ist indiziert zur Behandlung von Patienten mit follikulärem Lymphom im Stadium III bis IV, bei denen eine Chemotherapie unwirksam war oder bei denen immer wieder Rezidive auftreten. Ferner ist Rituximab zugelassen zur Behandlung von Patienten mit CD20-positivem großzelligem B-Zell-Non-Hodgkin-Lymphom in Verbindung mit einer CHOP-Chemotherapie (Cyclophosphamid, Doxorubicin, Vincristin und Prednisolon). Außerdem ist Rituximab in Kombination mit einer konventionellen Chemotherapie (CVP: Cyclophosphamid, Vincristin und Prednisolon) für die Primärtherapie fortgeschrittener, indolenter („follikulärer") Lymphome zugelassen. Die Inzidenz für Non-Hogkin-Lymphome wird für Westeuropa mit 6–16 pro

---

Rituximab

Spezialitäten: MabThera®

Indikation: MabThera® ist bei Erwachsenen für die folgenden Anwendungsgebiete angezeigt:

Non-Hodgkin-Lymphom (NHL)

- MabThera® ist in Kombination mit einer Chemotherapie für die Erstbehandlung von Patienten mit follikulärem Lymphom im Stadium III-IV angezeigt.
- Eine MabThera®-Erhaltungstherapie ist angezeigt zur Behandlung von Patienten mit follikulärem Lymphom, die auf eine Induktionstherapie angesprochen haben.
- MabThera® ist als Monotherapie für die Behandlung von Patienten mit follikulärem Lymphom im Stadium III-IV angezeigt, die gegen eine Chemotherapie resistent sind oder nach einer solchen einen zweiten oder neuerlichen Rückfall haben.
- MabThera® ist für die Behandlung von Patienten mit CD20-positivem, diffusem großzelligen B-Zell-Non-Hodgkin-Lymphom in Kombination mit einer CHOP (Cyclophosphamid, Doxorubicin, Vincristin, Prednisolon)-Chemotherapie angezeigt.

Chronische lymphatische Leukämie (CLL): MabThera® ist in Kombination mit einer Chemotherapie für die Behandlung von nicht vorbehandelten Patienten und von Patienten mit rezidivierender/refraktärer chronischer lymphatischer Leukämie angezeigt. Für Patienten, die bereits mit monoklonalen Antikörpern einschließlich MabThera® behandelt wurden oder für Patienten, die refraktär auf eine vorherige Behandlung mit MabThera® in Kombination mit Chemotherapie sind, liegen nur begrenzte Daten zur Wirksamkeit und Sicherheit vor.

Rheumatoide Arthritis: MabThera® in Kombination mit Methotrexat ist für die Behandlung Erwachsener mit schwerer, aktiver Rheumatoider Arthritis angezeigt, die ungenügend auf andere krankheitsmodifizierende Antirheumatika (DMARDs) einschließlich einer oder mehrerer Therapien mit Tumornekrosefaktor (TNF)-Hemmern angesprochen oder diese nicht vertragen haben. Es konnte gezeigt werden, dass MabThera® in Kombination mit Methotrexat das Fortschreiten der radiologisch nachweisbaren Gelenkschädigung vermindert und die körperliche Funktionsfähigkeit verbessert.

Mechanismus: Der Antikörper bindet das CD20-Epitop auf Prä-B- und reifen B-Zellen. Dadurch wird sowohl eine Komplement-abhängige Zytolyse (CDC) als auch eine Antikörper-abhängige zelluläre Zytotoxizität (ADCC) induziert.

Dosierung: In der Regel wird eine Dosierung von einmal wöchentlich 375 mg/m² intravenös verabreicht. In Kombination mit einer CHOP-Chemotherapie wird MabThera® am ersten Tag eines jeden Chemotherapiezyklusses, nach der intravenösen Gabe der Corticosteroid-Komponente der CHOP-Therapie infundiert. Weitere Details zur Dosierung sind der Information in der Packungsbeilage zu entnehmen.

---

100 000 angegeben. In der EU werden jährlich ca. 50 000 neue Fälle diagnostiziert.

Interessant ist das CD20-Antigen, weil es auf mehr als 95 % aller malignen Non-Hodgkin-Lymphome der B-Zellreihe exprimiert wird. Durch die Applikation von MabThera® werden Zellen mit dem entsprechenden CD-Antigen markiert und damit sowohl die Antikörper-abhängige, zellvermittelte Zytotoxizität (ADCC) als auch die Komplement-abhängige Zytolyse (CDC) induziert. Diskutiert wird außerdem ein direkter Apoptosemechanismus nach Translokation der CD20-Moleküle in Lipidschollen der Zellmembran (**o** Abb. 11.15). Dadurch werden mit sehr hoher Effizienz die malignen Non-Hodgkin-Zellen entfernt, allerdings auch gesunde B-Zellen und gesunde Prä-B-Zellen, denn auch diese exprimieren das CD20-Epitop, das man damit streng genommen nicht als Tumor-assoziiertes Antigen bezeichnen kann. Dieser Nebeneffekt einer Eradikation auch gesunder B- und Prä-B-Zellen kann in Kauf genommen werden, weil das Immunsystem in der Lage ist, neue gesunde B-Zellen aus den multipotenten Stammzellen zu bilden. Diese Stammzellen exprimieren nämlich kein CD20-Epitop und werden daher von dem Antikörper nicht markiert.

Komplikationen bei der MabThera®-Therapie können bei Patienten mit einer sehr hohen Tumorlast auftreten. Hier kann es zu einem „Zytokin-Freisetzungssyndrom" kommen, das durchaus tödlich verlaufen kann. Dieses ist unter anderem gekennzeichnet durch eine schwere Dyspnoe, die häufig von Bronchospasmus und Hypoxie zusätzlich zu Fieber, Schüttelfrost, Rigor, Urtikaria und Angioödemen begleitet wird. Dieses Syndrom kann mit einigen Merkmalen des Tumor-Lyse-syndroms wie Hyperurikämie, Hyperkaliämie, Hypo-calcämie, akutem Nierenversagen, erhöhten LDH-Wer-ten assoziiert sein. Das Syndrom manifestiert sich häufig innerhalb der ersten oder zweiten Stunde nach Beginn der ersten Infusion. Zur Vermeidung dieser Komplikation sind spezielle Vorsichtmaßnahmen zu beachten, die vor allem bei Patienten mit einer großen Zahl zirkulierender Krebszellen (> 50 000/mm^3) während der ersten Infusion getroffen werden sollten.

Pharmakokinetik/Metabolismus: Serumspiegel und Halbwertszeit von Rituximab verhalten sich proportio-nal zur Dosis. Bei Patienten mit rezidivierendem oder chemoresistentem niedriggradigem oder follikulärem Non-Hodgkin-Lymphom beträgt die Serumhalbwerts-zeit nach einmal wöchentlicher Infusion von 375 mg/m^2 Rituximab über 4 Wochen nach der ersten Infusion 76,3 Stunden (31,5–152,6 Stunden) und nach der vierten Infusion 205,8 Stunden (83,9–407,0 Stunden). Die c$_{max}$ beträgt nach der ersten bzw. vierten Infusion durch-schnittlich 205,6 ± 59,9 µg/ml bzw. 464,7 ± 119,0 µg/ml. Die durchschnittliche Plasma-*Clearance* nach der ers-ten bzw. vierten Infusion beträgt 0,0382 ± 0,0182 l/h bzw. 0,0092 ± 0,033 l/h.

Unerwünschte Wirkungen: Einige häufig beobachtete unerwünschte Wirkungen sind Fieber, Schüttelfrost und Rigor, Rötungen, Angioödem, Übelkeit, Urtikaria/ Exanthem, Müdigkeit, Kopfschmerz, Halsirritationen, Rhinitis, Erbrechen und Tumorschmerzen. Diese Symp-tome werden in ca. 10 % der Fälle von Blutdruckabfall und Bronchospasmus begleitet.

Gelegentliche unerwünschte Wirkungen sind schwere Thrombozytopenie und Neutropenie, schwere Anämie, Asthenie, Bauch-, Rücken- und Brustschmer-zen, Unwohlsein, Bauchausdehnung, Schmerzen an der Infusionsstelle, Hypertonie, Bradykardie, Tachykardie, Arrhythmie, orthostatische Hypotonie, Diarrhö, Dys-pepsie, Anorexie, Lymphadenopathie, Hyperglykämie, peripheres Ödem, LDH-Anstieg, Hypocalcämie, Arth-ralgie, Myalgie, Schmerzen, erhöhter Muskeltonus, Schwindel, Angstgefühle, Parästhesie und Hypästhesie, Erregung, Nervosität, Schlaflosigkeit, vermehrtes Hus-ten, Sinusitis, Bronchitis, Erkrankungen des Atemtrak-tes, Nachtschweiß, Schwitzen, Herpes simplex, Herpes zoster, Störung der Tränenbildung, Konjunktivitis, Ver-änderung der Geschmacksempfindung.

Selten werden auch Gerinnungsstörungen, Asthma, Lungenerkrankungen, hämolytische Anämie, Reaktio-nen vom Serumkrankheitstyp und kraniale Neuropa-thie mit oder ohne periphere Neuropathie beobachtet.

Interaktionen: Zurzeit liegen nur wenige Daten über mögliche Wechselwirkungen von MabThera® und anderen Arzneimitteln vor.

Bei Patienten mit CLL scheint die gleichzeitige Gabe von MabThera® keine Auswirkung auf die Pharmakoki-

netik von Fludarabin und Cyclophosphamid zu zeigen. Ebenso zeigten Fludarabin und Cyclophosphamid keine sichtbaren Auswirkungen auf die Pharmakokine-tik von Rituximab.

Die gleichzeitige Verabreichung von Methotrexat hatte keinen Einfluss auf die Pharmakokinetik von MabThera® bei Patienten mit Rheumatoider Arthritis.

Ibritumomab-Tiuxetan

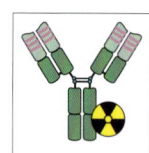

Ibritumomab-Tiuxetan (Zevalin®) ist ein rekombinan-ter monoklonaler Maus-Antikörper (IgG1κ), der aus stabil transfizierten CHO-Zellen gewonnen wird. Ebenso wie Ofatumumab oder Rituximab ist der Anti-körper gegen das CD20-Antigen auf Prä-B-Zellen und auf reifen B-Zellen gerichtet (o Abb. 11.14).

Der Antikörper Ibritumomab ist über eine stabile Thioharnstoffbindung mit Tiuxetan verknüpft, einem [N-[2-bis(carboxymethyl)-amino]-3-(p-isothio-cyana-tophenyl)-propyl]-[N-[2-bis(carboxymethyl)amino]-2-(methyl)ethyl]glycin (MX-DTPA). Dieser Linker dient als Chelator, der mit hoher Affinität Indium-111- oder Yttrium-90-Salze bindet.

[^{90}Y]-radiomarkiertes Zevalin® ist indiziert zur Behandlung von erwachsenen Patienten mit einem nach einer Behandlung mit Rituximab rezidivierenden oder refraktären CD20-positiven follikulären Non-Hodgkin-Lymphom (NHL) vom B-Zell-Typ.

Zevalin® wird als Kit zur Herstellung eines radioak-tiven Arzneimittels geliefert. Der Kit selbst enthält nur nicht-radioaktive Komponenten:

- Ibritumomab-Tiuxetan-Durchstechflasche: Durch-stechflasche aus Typ-I-Glas mit einem Gummistop-fen (teflonbeschichtetes Bromobutyl), enthält 2 ml Lösung.
- Natriumacetat-Durchstechflasche: Durchstechfla-sche aus Typ-I-Glas mit einem Gummistopfen (tef-lonbeschichtetes Bromobutyl), enthält 2 ml Lösung.
- Formulierungspuffer-Durchstechflasche: Durch-stechflasche aus Typ-I-Glas mit einem Gummistop-fen (teflonbeschichtetes Bromobutyl), enthält 10 ml Lösung.
- Reaktionsflasche: Durchstechflasche aus Typ-I-Glas mit einem Gummistopfen (teflonbeschichtetes Bro-mobutyl).

Kurz vor der Applikation wird der Antikörper mit Ytt-rium-90 [^{90}Y] zur fertigen parenteral zu applizierenden Arzneiform rekonstituiert.

Die Formulierung nach Radiomarkierung enthält 2,08 mg Ibritumomab-Tiuxetan in einem Gesamt-

---

Ibritumomab-Tiuxetan

Spezialitäten: Zevalin®

Indikation: [^{90}Y]-radiomarkiertes Zevalin® ist indiziert als Konsolidierungstherapie nach Remissionsinduktion bei zuvor nicht therapierten Patienten mit follikulärem Lymphom. [^{90}Y]-radiomarkiertes Zevalin® ist indiziert zur Behandlung von Erwachsenen mit einem nach einer Behandlung mit Rituximab rezidivierenden oder refraktären CD20-positiven follikulären Non-Hodgkin-Lymphom (NHL) vom B-Zell-Typ.

Mechanismus: Der Antikörper bindet das CD20-Epitop auf Prä-B- und reifen B-Zellen. Durch die Beladung des Antikörpers mit Yttrium-90 wird die gebundene B-Zelle einer hohen Beta-Strahlung ausgesetzt. Die Vorbehandlung mit Rituximab dient dazu, zirkulierende B-Zellen durch Induktion einer Komplement-abhängigen Zytolyse (CDC) und einer Antikörper-abhängigen zellulären Zytotoxizität (ADCC) zu entfernen, so dass eine zielgerichtete Bestrahlung des Lymphomgewebes mit Zevalin® ermöglicht wird.

Dosierung: Zunächst werden am 1. Tag der Behandlung 250 mg/m^2 Rituximab intravenös infundiert. An Tag 7, 8 oder 9 wird wiederum eine intravenöse Infusion von 250 mg/m^2 Rituximab verabreicht. Innerhalb der nächsten 4 Stunden werden maximal 1200 MBq [^{90}Y]-markiertes Zevalin® über 10 min intravenös infundiert. Behandlung eines mit Rituximab rezidivierenden oder refraktären CD20-positiven follikulären Non-Hodgkin-Lymphoms (NHL) vom B-Zell-Typ:
- Patienten mit ≥ 150 000 Thrombozyten/mm^3: 15 MBq/kg KG,
- Patienten mit 100 000–150 000 Thrombozyten/mm^3: 11 MBq/kg KG.

Konsolidierungstherapie nach Remissionsinduktion bei zuvor unbehandelten Patienten mit follikulärem Lymphom:
- Patienten mit ≥ 150 000 Thrombozyten/mm^3: 15 MBq/kg KG bis zu einer Maximaldosis von 1200 MBq.

---

volumen von 10 ml. Für Patienten mit ≥ 150 000 Thrombozyten pro mm^3 werden 15 MBq [^{90}Y]-radiomarkiertes Zevalin® pro kg KG bis zu einer Maximaldosis von 1200 MBq eingesetzt. Patienten mit ≤ 150 000 (aber ≥ 100 000) Thrombozyten pro mm^3 sollten 11 MBq [^{90}Y]-markiertes Zevalin® pro kg KG bis zu einer Maximaldosis von 1200 MBq erhalten.

[^{90}Y] ist ein reiner Beta-Strahler mit einer physikalischen Halbwertszeit von 64,1 Stunden (2,67 Tagen) und zerfällt zu stabilem Zirconium-90. In weichem Gewebe (c90) besitzen die Beta-Partikel (750–935 keV) eine Reichweite von 5 mm. Die externe Expositionsrate für 37 MBq (1 mCi) [^{90}Y] beträgt unmittelbar über der Öffnung des offenen Gefäßes $8,3 \times 10^{-3}$ C/kg/Stunde (32 R/Stunde). Entsprechende Abschirmmaßnahmen sollten getroffen werden.

Die Behandlung setzt sich aus zwei intravenösen Verabreichungen von Rituximab und einer Gabe von [^{90}Y]-markiertem Zevalin® zusammen: Zunächst werden 250 mg/m^2 Rituximab infundiert. An Tag 8 wird wiederum eine intravenöse Infusion von 250 mg/m^2 Rituximab verabreicht. Danach werden maximal 1200 MBq [^{90}Y]-markiertes Zevalin® über 10 Minuten intravenös infundiert. Ist die durchschnittliche radiochemische Reinheit des markierten Antikörpers geringer als 95 %, darf die Zubereitung nicht verabreicht werden.

Eine Vorbehandlung mit Rituximab ist notwendig, um zirkulierende B-Zellen zu entfernen, so dass eine zielgerichtete Bestrahlung des Lymphomgewebes mit Zevalin® ermöglicht wird. Rituximab wird im Vergleich zur zugelassenen Monotherapie in einer niedrigeren Dosis verabreicht.

Die Behandlung mit [^{90}Y]-markiertem Zevalin® führt auch zur Depletion von normalen CD20-positiven B-Zellen. Die Erholung der normalen B-Zellen setzt innerhalb von 6 Monaten wieder ein und hat durchschnittlich innerhalb von 9 Monaten wieder den normalen Status erreicht.

Pharmakokinetik/Metabolismus: Bei Patienten, die i. v.-Infusionen von 250 mg/m^2 Rituximab, gefolgt von i. v.-Injektionen von 15 MBq/kg [^{90}Y]-markiertem Zevalin® erhielten, lag die mittlere effektive Halbwertszeit von [^{90}Y]-markiertem Zevalin® im Serum bei 28 h. Da Yttrium-90 mit Ibritumomab-Tiuxetan einen stabilen Komplex bildet, entspricht die Biodistribution des Radionuklids der Biodistribution des Antikörpers.

Unerwünschte Wirkungen: Schwäche, Schüttelfrost, Fieber, Infektionen, Bauchschmerzen, Kopfschmerzen, allgemeine Schmerzen, rauer Hals, Rückenschmerzen, Übelkeit, Erbrechen, Durchfall, Anorexie, Thrombozytopenie, Anämie, Leukozytopenie, Granulozytopenie,

Ekchymose, Arthralgie, Schwindelgefühl, Husten, Dyspnoe, Pruritus.

Gelegentlich beobachtet man Hitzegefühl, allergische Reaktionen, Brustschmerz, Nackenschmerzen, Unwohlsein, Tumorschmerzen, Blähbauch, Grippesymptome, Moniliasis (Candidiasis), Schleimhauterkrankung, Achselschmerz, Beckenschmerz, Sepsis, Hypotonie, Hypertonie, Tachykardie, Blässe, Herzrasen, Verstopfung, Verdauungsstörungen, Mundtrockenheit, Magen-Darm-Erkrankung, Stomatitis, rektale Blutungen, Zahnfleischbluten, Meläna, Petechien, hypochrome Anämie, febrile Neutropenie, Schmerzen an der Injektionsstelle, Periphere Ödeme, Angioödeme, erhöhte LDH, Dehydratation, Hyperglykämie, erhöhte alkalische Phosphatase, Ödeme, erhöhte SGOT, Gewichtsabnahme, erhöhter Blutharnstoff, Hypocalcämie, erhöhte SGPT, Myalgie, Knochenschmerzen, Beinkrämpfe, Myasthenie, Angst, Schlaflosigkeit, Depression, Parästhesie, Hypästhesie, Somnolenz, Vasodilatation, abnormer Gang, Rhinitis, Infektion, Bronchospasmen, Sinusitis, Epistaxis, Bronchitis, Veränderung der Stimme, Brustschmerz, Pharyngitis, Pneumonie, Ausschlag, Urtikaria, Schwitzen, Nachtschweiß, Hauterkrankungen, Herpes simplex, Konjunktivitis, Amblyopie, Sehstörungen, Infektionen des Harntrakts, Dysurie.

Interaktionen: Wechselwirkungen mit anderen Medikamenten sind nicht bekannt. Formelle Untersuchungen zu Arzneimittelinteraktionen wurden nicht durchgeführt.

Die Patienten dürfen drei Wochen vor der Verabreichung von Zevalin® und zwei Wochen nach Abschluss der Behandlung keine Behandlung mit Wachstumsfaktoren, wie z. B. G-CSF, erhalten.

Patienten, die Zevalin® innerhalb von vier Monaten nach einer kombinierten Chemotherapie mit Fludarabin und Mitoxantron und/oder Cyclophosphamid erhalten hatten, entwickelten häufiger schwerwiegende und anhaltende Neutropenien und Thrombozytopenien auf als Patienten, die eine beliebige andere Chemotherapie erhalten hatten.

Tositumomab

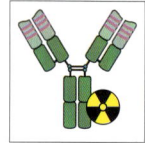

Von der FDA (nicht jedoch von der EMA) ist ein ähnlicher Wirkstoff mit dem Namen Tositumomab (Bexxar®) zugelassen. Auch dies ist ein Maus-Antikörper (IgG2a/leichte λ-Kette), der gegen das CD20-Epitop gerichtet ist. Tositumomab wird nicht mit [^{90}Y] sondern mit [^{131}J] markiert, das im Gegensatz zum [^{90}Y] ein gemischter β-/γ-Strahler ist.

Unmarkiertes Tositumomab wird in einer Konzentration von 14 mg/ml in 35-mg- und 225-mg-Einheiten angeboten. [^{131}J]-Tositumomab wird in einer Konzentration von 0,1 mg/ml und 0,61 mCi/ml geliefert.

Das therapeutische Regime besteht aus zwei diskreten Schritten: einem dosimetrischen und einem therapeutischen Schritt. Jeder dieser Schritte besteht wiederum aus einer sequenziellen Infusion von Tositumomab, gefolgt von [^{131}J]-Tositumomab. Die therapeutische Dosis wird 7–14 Tage nach der dosimetrischen Dosis verabreicht. Dazu werden zwei Gebinde ausgeliefert:

- Das erste (dosimetrische) Gebinde enthält einen Karton mit zwei Einmalspritzen à 225 mg und einer Einmalspritze à 35 mg Tositumomab. Ferner ist ein zweiter Karton mit einer Einmalspritze [^{131}J]-Tositumomab (0,61 mCi/ml) enthalten.
- Das zweite (therapeutische) Gebinde enthält einen Karton mit zwei Einmalspritzen à 225 mg und einer Einmalspritze à 35 mg Tositumomab. Ferner ist ein zweiter Karton mit einer oder zwei Einmalspritzen [^{131}J]-Tositumomab (5,6 mCi/ml) enthalten.

[^{131}J] ist ein gemischter β-/γ-Strahler mit einer physikalischen Halbwertszeit von 8,04 Tagen. Die Haupt-Beta-Strahlung besitzt eine mittlere Energie von 191,6 keV und die Haupt-Gamma-Strahlung eine Energie von 364,5 keV. In einer Entfernung von 1 cm beträgt die spezifische Gamma-Strahlung von [^{131}J] 2,2 R/mCi × Stunde. 2,55 cm Blei schirmen die Strahlung um den Faktor 1 000 ab.

Brentuximab Vedotin

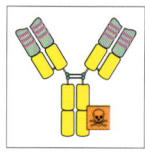

Ebenfalls von der FDA, aber nicht von der EMA ist der Wirkstoff Brentuximab Vedotin (Adcetris®) zugelassen. Brentuximab Vedotin (SGN-35) besteht aus drei Komponenten: der chimäre IgG1λ-Antikörper cAC10, der gegen das CD30-Epitop gerichtet ist, das Zytostatikum Monomethylauristatin E (MMAE) und schließlich der kovalent verknüpfte Dipeptid-Linker dazwischen, der über eine Protease geschnitten werden kann (o Abb. 11.16).

Das CD30-Epitop gehört zur großen Proteinfamilie der Tumornekrosefaktorrezeptoren und ist auf der Oberfläche von Tumorzellen beim Hodgkin-Lymphom und beim ALCL (anaplastic large-cell lymphoma) überexprimiert. Während die Anti-Tumor-Aktivität des Antikörpers cAC10 in präklinischen Untersuchungen sehr gut war, ließ sie in klinischen Studien sehr zu wünschen übrig. Um diese Aktivität zu steigern, wurde das

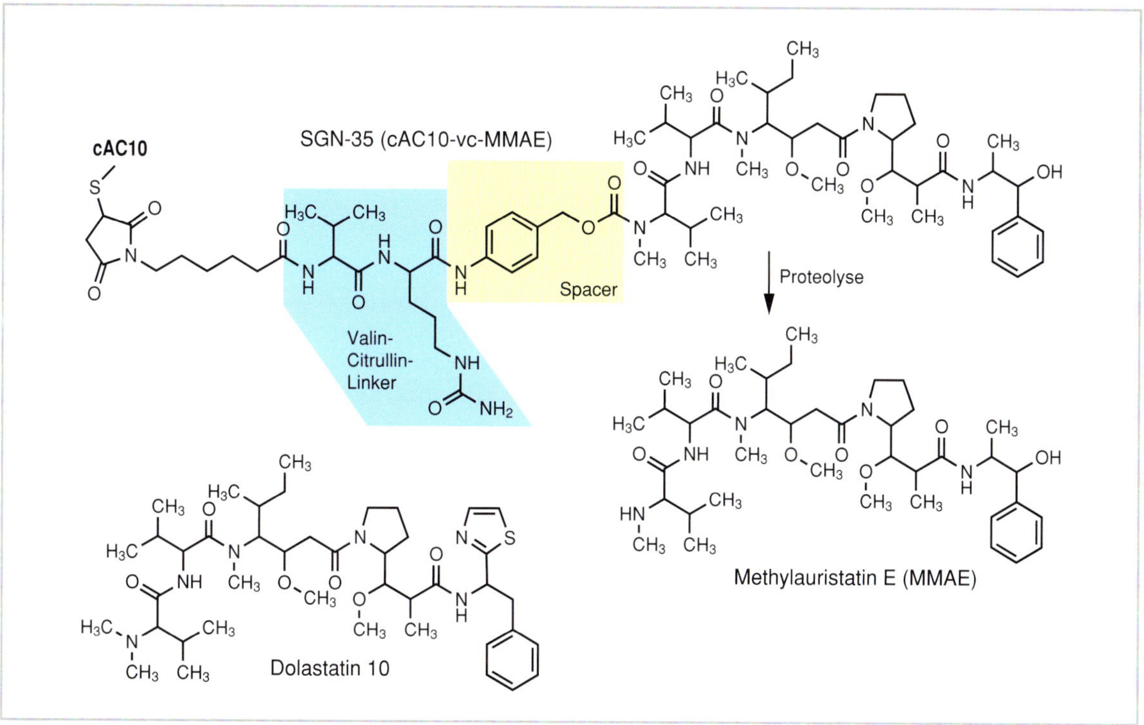

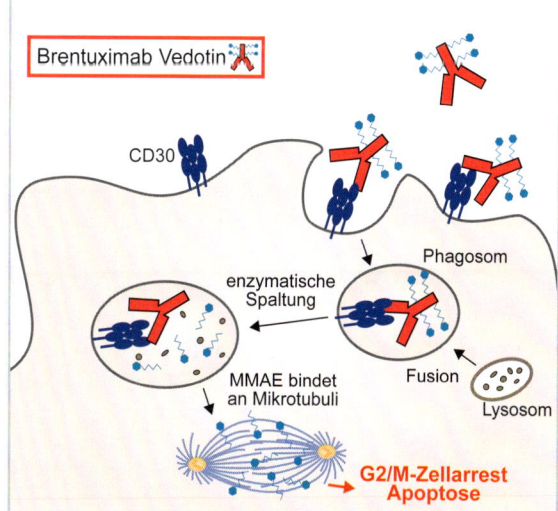

○ **Abb. 11.16** Brentuximab Vedotin (SGN–35).

Beim Wirkstoff Brentuximab Vedotin ist das Zytostatikum Methylauristatin E (MMAE), ein synthetisches Analogon des Naturstoffs Dolastatin 10 über einen Spacer und einem Valin–Citrullin–Linker an den CD30–spezifischen Antikörper cAC10 gekoppelt. Über eine lysosomale Protease wird MMAE freigesetzt und kann seine toxische Wirkung entfalten (○ Abb. 11.17).

Molekül SGN-35 oder cAC10-vcMMAE entworfen. MMAE ist ein synthetisches Analogon des marinen Naturstoffs Dolastatin 10, das sehr effizient die Tubulin Polymerisation hemmt. Nach der Expression des Antikörpers in CHO-Zellen werden über eine chemische Kopplung ungefähr vier Moleküle MMAE an jedes Immunglobulin-Molekül gebunden.

In präklinischen Untersuchungen zeigte es sich, dass Brentuximab Vedotin an CD30 auf der Zielzelle bindet und dass der Komplex anschließend internalisiert wurde. Im Lysosom wurde MMAE proteolytisch vom Antikörper getrennt, arretierte durch Hemmung der Mikrotubuli-Polymerisation die Zelle in der G2/M-Phase und führte schließlich zur Apoptose der Zelle (○ Abb. 11.17). Experimentell konnten intrazelluläre Konzentrationen an MMAE von ca. 500 nmol/l erreicht werden. Da das freigesetzte MMAE relativ gut Membranen passieren kann, werden auch benachbarte, CD30-negative Zellen von MMAE angegriffen. Gerade beim Hodgkin-Lymphom sind die CD30-positiven Reed-Sternbergzellen von polyklonalen reaktiven Tumorassoziierten Makrophagen, Fibroblasten, Eosinophilen, Mastzellen, B- und T-Zellen sowie Plasmazellen umgeben, die CD30-negativ sind, aber auf diesem Weg auch der Apoptose zugeführt werden.

○ **Abb. 11.17** Wirkmechanismus von Brentuximab Vedotin. Nach Bindung des Antikörpers an das CD30–Epitop wird der Antikörper/Antigen–Komplex endosomal aufgenommen. Anschließend fusioniert das Phagosom mit einem Lysosom, MMAE wird proteolytisch abgespalten und kann recht einfach durch die Membran hindurch ins Zytoplasma diffundieren. Dort interagiert es mit den Mikrotubulifasern und führt zu einem Stopp des Zellzyklus an der G2– bzw. M–Phase. Schließlich stirbt die Zelle apoptotisch ab.

Die FDA hat Adcetris® in einem beschleunigten Verfahren für die Behandlung von Patienten mit Hodgkin-Lymphom zugelassen, wenn eine vorangegangene autologe hämatopoetische Stammzelltransplantation (ASCT) nicht angeschlagen hat bzw. wenn keine ASCT möglich ist und mindestens zwei erfolglose Chemotherapieregime mit mehreren Zytostatika durchgeführt worden waren. Außerdem ist Adcetris® für Patienten mit systemischer ALCL zugelassen, wenn vorher mindestens ein Chemotherapieregime mit mehreren Zytostatika erfolglos durchgeführt wurde.

Die empfohlene Dosis liegt bei 1,8 mg/kg KG, die alle drei Wochen verabreicht wird, wobei maximal 16 Behandlungen durchgeführt werden sollen. Die häufigsten unerwünschten Wirkungen waren unter anderem Neuropathien, Harnwegsinfekte, Pulmonie, Hyperglykämie, Neutropenie, Thrombozytopenie und Anämie. Bei schweren Neuropathien oder Neutropenien kann die Dosis reduziert bzw. der Abstand zwischen den Applikationen verlängert werden.

Gemtuzumab-Ozogamicin (nicht mehr zugelassen)

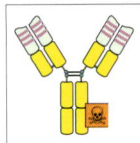

Ein anderer Wirkstoff aus der Gruppe der Antikörper-Konjugate ist Gemtuzumab-Ozogamicin (Mylotarg®), ein humanisierter monoklonaler IgG4κ-Antikörper hP67.6, der kovalent mit einem bakteriellen Toxin verbunden ist. Dieser Wirkstoff war in den USA bereits seit

2000 für die Behandlung der akuten myeloischen Leukämie zugelassen, wurde dann aber 2010 vom Markt genommen. Die EMA lehnte die Zulassung 2008 ab.

Die Antikörperkomponente dieses Konjugats wird in einer NS0-Myelomzelllinie exprimiert und ist gegen das CD33-Epitop gerichtet, das von vielen leukämischen Zellen exprimiert wird. CD33 ist ein Sialinsäure-abhängiges Adhäsions-Glykoprotein, das von leukämischen Blasten und von immaturen Zellen der myelomonozytären Reihe auf der Oberfläche präsentiert wird. Dieses Oberflächenprotein wird aber auch von anderen Knochenmarkzellen der hämatopoetischen Reihe gebildet, nicht jedoch von normalen pluripotenten hämatopoetischen Stammzellen. Bei dem bakteriellen Toxin handelt es sich um Calicheamicin (● Abb. 11.18). Gelangt dieses Toxin in eine Zelle, bindet es sequenzspezifisch in die kleine Furche der DNA. Durch die Bindung tritt eine Konformationsänderung des Moleküls ein und freie Radikale werden gebildet. Dies führt zu DNA-Doppelstrangbrüchen, die ihrerseits Apoptose induzieren.

Das Bakteriotoxin Calicheamicin wird aus *Micromonospora echinospora* isoliert. Es ist ein extrem potenter Antitumor-Wirkstoff, der mehr als 1000-fach wirksamer ist als Doxorubicin. Calicheamicin gehört zur Gruppe der Endiyn-Antibiotika, die dadurch charakterisiert sind, dass sie ein großes Ringsystem mit zwei Dreifach-Bindungen besitzen, die durch eine Doppelbindung voneinander getrennt sind.

Das Konjugat wird gebildet, indem Calicheamicin-N-Acyl-gamma-Dimethylhydrazid über 4-Acetyl-Phenylessigsäure an den Antikörper gekoppelt wird. Im

In Gemtuzumab-Ozogamicin ist das Toxin Calicheamicin über einen AcBut-Linker an den CD33-spezifischen Antikörper hP67.6 gekoppelt. Nach hydrolytischer Spaltung kann Calicheamicin sich in die kleine Furche der DNA einlagern.

● **Abb. 11.18** Gemtuzumab-Ozogamicin.

Schnitt werden 2–3 Calicheamicin-Moleküle pro CD33-Antikörper gebunden. Jedoch sind durchschnittlich nur 50 % der Antikörper modifiziert, d. h. die modifizierten Antikörper tragen im Durchschnitt vier bis sechs Calicheamicin-Moleküle. Der Linker wurde dabi so gewählt, dass das Konjugat unter physiologischen Bedingungen (pH 7) stabil ist und erst im sauren Milieu der Lysosomen (pH ~4) hydrolytisch gespalten wird. Gemtuzumab-Ozogamicin besitzt eine *In-vitro*-IC_{50} für Zielzellen von ≥ 0,005 ng/ml, und man kann einen Spezifitätsindex von 4 700 errechnen. D.h. für Zellen, die kein CD33-Epitop tragen, ist der Wirkstoff um den Faktor 4 700 untoxischer als für Zellen, die ein CD33-Epitop exprimieren.

Alemtuzumab

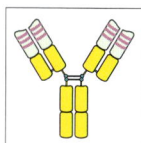

Alemtuzumab (MabCampath®) ist ein rekombinanter humanisierter monoklonaler IgG-Antikörper (IgG1) mit einer leichten κ-Kette. Er wird aus stabil transfizierten CHO-Zellen isoliert. Alemtuzumab bindet an das CD52-Antigen, ein 21–28 kDa großes Glykoprotein, das auf der Oberfläche von B- und T-Lymphozyten exprimiert wird und über einen Glykosylphosphatidyl-Inositol-Anker (GPI-Anker) fixiert ist. Mindestens 95 % aller peripheren Blut-Lymphozyten und Monozyten/Makrophagen tragen dieses Antigen, das darüber hinaus fast ausnahmslos bei chronisch-lymphozytärer Leukämie (CLL) und in den meisten Fällen von Tumorzellen bei Non-Hodgkin-Lymphom gebildet wird. Eine kleine Subgruppe (< 5 %) der Granulozyten exprimiert ebenfalls CD52. Dagegen fehlt dieser Marker auf Erythrozyten, Thrombozyten und Knochenmarkstammzellen.

Seine Spezifität erhielt der Antikörper durch den Austausch der sechs CDRs eines humanen IgG1-Antikörpers durch sechs CDRs eines monoklonalen Antikörpers aus der Ratte (IgG2a), der gegen das CD52-Antigen gerichtet war.

Bindet Alemtuzumab an das CD52-Antigen, werden durch den Immunkomplex sowohl eine Komplement-abhängige Zytolyse (CDC) als auch eine Antikörper-abhängige zelluläre Zytotoxizität (ADCC) induziert (○ Abb. 11.3). Ferner werden auch apoptotische Mechanismen durch die Bindung des Antikörpers ausgelöst.

MabCampath® ist zugelassen zur Behandlung von Patienten mit chronischer lymphatischer Leukämie (CLL), die mit Alkylanzien behandelt wurden und bei denen nach der Fludarabinphosphat-Therapie keine totale oder partielle Remission oder nur eine kurzzeitige Remission (kürzer als 6 Monate) aufgetreten ist. Nach dieser Zulassungsdefinition muss MabCampath® als Third-line-Medikament eingestuft werden. Andererseits muss es als wichtige Ergänzung des bereits etablierten Wirkstoffspektrums zur Behandlung der CLL gesehen werden. Die Inzidenz einer CLL liegt bei 1,8–3 Fälle pro 100 000 Einwohner, somit ist die CLL die am weitesten verbreitete Leukämie-Form in den westlichen Ländern. CLL wird durch eine im Blut, Knochenmark, Lymphknoten und Milz klonal proliferierende und akkumulierende neoplastische B-Lymphozyten-Population verursacht. Die Patienten leiden an Lymphozytose, Lymphadenopathie, Splenomegalie mit Symptomen der Abgeschlagenheit und größeren Gewichtsverlustes. Als Standardtherapie werden die Patienten zunächst mit Alkylanzien wie Chlorambucil behandelt. Diese müssen oft mit Corticosteroiden, Anthrazyklinen und anderen Wirkstoffen kombiniert werden. Resistente Formen werden dann mit Fludarabin behandelt. Allerdings liefert auch diese Behandlung hinsichtlich der Überlebensverlängerung nur unbefriedigende Resultate. Mit MabCampath® steht nun eine weitere

11

Alemtuzumab

Spezialitäten:	MabCampath®
Indikation:	MabCampath® ist zur Behandlung von Patienten mit chronischer lymphatischer Leukämie vom B-Zell-Typ (B-CLL) angezeigt, für die eine Fludarabin-Kombinations-Chemotherapie unangemessen ist.
Mechanismus:	Der Antikörper bindet das CD52-Epitop auf lymphoiden Zellen. Dadurch wird sowohl eine Komplement-abhängige Zytolyse (CDC) als auch eine Antikörper-abhängige zelluläre Zytotoxizität (ADCC) induziert.
Dosierung:	In der ersten Therapiewoche wird MabCampath® in einer eskalierenden Dosierung von 3 mg am 1. Tag, 10 mg am 2. Tag und 30 mg am 3. Tag verabreicht. Danach sollten dreimal wöchentlich mit jeweils eintägiger Unterbrechung 30 mg verabreicht werden. Die Behandlung kann bis zu 12 Wochen lang fortgesetzt werden. Weitere Details zur Dosierung sind der Information in der Packungsbeilage zu entnehmen.

Therapieoption zur Verfügung. Da die Patienten durch die Behandlung mit MabCampath® massiv immunsupprimiert werden, sollten sie routinemäßig Antibiotika und antivirale Substanzen erhalten.

Vielversprechende Studienergebnisse gibt es für Alemtuzumab auch bei Multipler Sklerose. Dadurch dass mit Alemtuzumab sowohl reaktive T- als auch B-Zellen eliminiert werden, kann die Zerstörung der Myelinscheide unterbunden werden.

Pharmakokinetik/Metabolismus: Nach einer einzelnen intravenösen Infusion von 7,5 mg, 24 mg oder 75 mg MabCampath® zeigen die maximale Serumkonzentration (C_{max}) und die Fläche unter der Kurve (AUC) eine relative Dosisproportionalität. Die mittlere Halbwertszeit liegt zwischen ca. 23 und 30 Stunden.

Bei dreimal wöchentlicher Gabe von 30 mg Mab-Campath® als intravenöse Infusion bei CLL-Patienten steigen die Peak- und Trough-Werte in der ersten Behandlungswoche an und erreichen ungefähr in der sechsten Woche ein Steady-State-Niveau. Die maligne Lymphozytose scheint ein primäres Blutkompartiment darzustellen, in dem sich der Wirkstoff konzentriert. Wird dieses Kompartiment durch die Therapie kleiner, steigen die Trough- und Peak-Serumkonzentrationen.

Unerwünschte Wirkungen: Sehr häufig treten akute infusionsbedingte Reaktionen wie Fieber, Rigor, Übelkeit, Erbrechen, Hypotonie, Müdigkeit, Ausschlag, Urtikaria, Dyspnoe, Kopfschmerzen, Juckreiz, Durchfall, Anorexie, Sepsis, Herpes simplex, Pneumonie und vermehrtes Schwitzen auf. Ferner treten Infektionen 3. oder 4. Grades sehr häufig auf, einschließlich Herpes-simplex- und Pneumonieinfektionen 3. oder 4. Grades.

Gelegentliche unerwünschte Wirkungen sind opportunistische Infektionen einschließlich *Pneumocystis-jirovecii*-Pneumonie, Zytomegalovirusinfektionen (CMV), *Aspergillus*-Pneumonie und Herpes zoster, schwere Blutungsreaktionen, Rückenschmerzen, neutropenisches Fieber, Brustschmerzen, Schmerzen, Mundödeme, Asthenie, Unwohlsein, grippeartige Symptome, Ödeme, verändertes Temperaturempfinden, Hypertonie, Tachykardie, Gefäßspasmen, Hitzewallungen, Palpitationen, Geschmacksverlust, Tremor, Hypästhesie, Benommenheit, Hyperkinese, Konjunktivitis, Parästhesie, Vertigo, Abdominalschmerzen, gastrointestinale Blutung, Stomatitis, Schleimhautentzündung, gestörte Leberfunktion, Obstipation, Dyspepsie, ulzerative Stomatitis, Flatulenz, Granulozytopenie, Thrombozytopenie, Anämie, Panzytopenie, Leukopenie, Lymphopenie, Purpura, Hyponatriämie, Dehydrierung, Gewichtsabnahme, Hypocalciämie, Durst, Skelettschmerzen, Arthralgie, Myalgie, Verwirrheit, Ängstlichkeit, Somnolenz, Depression, Insomnia, Moniliasis, Pilzinfektion, Abszess, Pneumonitis, Bronchospasmus, Sinusitis, Husten, Hypoxie, Infektion der Atemwege, Bronchitis, Pharyngitis, Hämoptyse, erythematöser Ausschlag und bullöse Eruption.

Interaktionen: Bisher wurden keine Studien zur Untersuchung von Wechselwirkungen von MabCampath® und anderen Arzneimitteln durchgeführt. Allerdings sollte der Wirkstoff nicht innerhalb von drei Wochen vor oder nach der Behandlung mit anderen Chemotherapeutika verabreicht werden. Es wird empfohlen, auf eine Impfung mit Lebendimpfstoff mindestens 12 Monate nach einer MabCampath®-Therapie zu verzichten.

Cetuximab

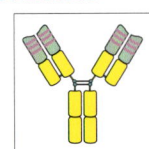

Cetuximab (Erbitux®) ist ein chimärer monoklonaler IgG-Antikörper (IgG1), der von einer stabil transfizierten murinen Myeloma-Zelllinie (Sp2/0) produziert wird. Er ist gerichtet gegen den humanen epidermalen Wachstumsfaktor-Rezeptor (EGF-R) und wird in der Regel zusammen mit dem Topoisomerase-I-Inhibitor Irinotecan (o Abb. 11.19) bei der Therapie des metastasierenden Kolon-Karzinoms eingesetzt, wenn eine Therapie mit Irinotecan allein nicht angeschlagen hat.

Der EGFR ist ein Mitglied der erbB-(Her)-Rezeptorfamilie. Dies sind Rezeptoren, die sich einmal durch die Membran ziehen und die nach Aktivierung durch den Liganden Tyrosinkinase-Aktivität besitzen. Durch diese Tyrosinkinase-Aktivität wird ein komplexes Signaltransduktionsnetzwerk aktiviert, das das Wachstum der Tumorzelle aufrechterhält. Hier setzt die Rationale für den therapeutischen Antikörper an, der den Rezeptor belegt und somit für das Andocken eines aktivierenden Liganden blockiert. Gleichzeitig wird deutlich, dass die Therapie nur greifen kann, wenn der Tumor als EGFR-positiv diagnostiziert wurde.

Zu der Rezeptorfamilie gehören neben dem EGF-R auch noch der erbB-2/neu-Rezeptor (Her-2/neu), der erbB-3-Rezeptor (Her-3) und der erbB-4-Rezeptor

o **Abb. 11.19** Irinotecan

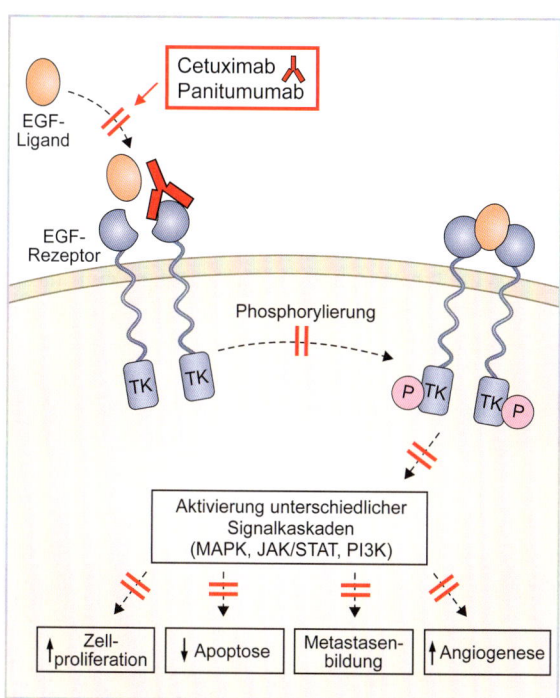

○ **Abb. 11.20** Wirkmechanismus von Cetuximab und Panitumumab.
Cituximab bzw. Panitumumab bindet an den epidermalen Wachstumsfaktor–Rezeptor (EGF–R) und verhindert dadurch, dass der eigentliche Ligand, der Wachstumsfaktor EGF, mit dem Rezeptor interagieren kann. Dadurch wird gleichzeitig die EGF–induzierte Signaltransduktionskaskade, die letztlich zu Zellproliferation und Metastasenbildung führen würde, blockiert.

(Her-4). Neben dem epidermalen Wachstumsfaktor EGF bindet an den EGF-R auch noch der Transformierende Wachstumsfaktor-α (TGF-α). Die Liganden binden simultan zwei Rezeptormoleküle und vernetzen diese dadurch. Dies führt zur Aktivierung der intrinsischen Tyrosinkinase-Aktivität und anschließend zur Induktion verschiedener Signaltransduktionswege, darunter den RAS-induzierten MAP-Kinase-Weg, den PI3-Kinase-Weg und den JAK/STAT-Signaltransduktionsweg (○ Abb. 11.20).

Sowohl *in vitro* als auch *in vivo* hemmt Cetuximab die Proliferation und induziert die Apoptose EGF-R-exprimierender Tumorzellen. Ferner hemmt Cetuximab die Produktion von Angiogenesefaktoren durch Tumorzellen und blockiert die endotheliale Zellmigration.

Außerdem werden durch die Antikörperbindung zytotoxische Effekte, vor allem in Form einer Antikörper-abhängigen zellulären Zytotoxizität (ADCC) vermittelt.

Die unerwartet mäßige klinische Effektivität einer Therapie mit Erbitux® führte zu einer intensiven Suche nach Biomarkern, um Patienten zu identifizieren, die von der Therapie nicht profitieren können. Es zeigte sich, dass dem Proto-Onkogen K-Ras (Kirsten Rat Sarcoma 2 viral oncogene homologue) eine bedeutende Rolle für Wirksamkeit der Intervention zuzuschreiben ist.

K-Ras spielt eine zentrale, nachgeschaltete Rolle in der EGF-R-vermittelten Signaltransduktionskette. Ist K-Ras durch eine Mutation (hauptsächlich an den Codons 12 und 13) konstitutiv aktiv, wird die Kontrolle der Proliferation des Tumors durch den EGF-Rezeptor außer Kraft gesetzt. Somit macht es auch keinen Sinn mehr, derartige Tumoren mit Erbitux® zu behandeln.

Beim metastasierenden Kolorektalkarzinom liegt die Inzidenz von K-Ras-Mutationen im Bereich zwischen 30 und 50 %. Die Hypothese, dass Patienten mit derartigen Tumoren von einer Therapie mit Erbitux® kaum profitieren, wurde durch Studiendaten belegt. Beim Einsatz von Erbitux® zusätzlich zum FOLFOX4-Regime zeigte sich ein signifikant negativer Effekt auf die progressionsfreie Überlebenszeit (PFS).

All diese Beobachtungen führten schließlich zu der Einschränkung der Indikation für Erbitux® dahingehend, dass vor dem Einsatz dieses Antikörpers das Tumorgewebe nicht nur auf die Expression des EGF-Rezeptors zu testen ist, sondern auch auf Abwesenheit einer aktivierenden Mutation im K-Ras-Gen.

Pharmakokinetik/Metabolismus: Bei einer Gabe von $400\,mg/m^2$ Cetuximab entspricht das mittlere Verteilungsvolumen etwa dem Intravasalraum von ca. $2,9\,l/m^3$. Die C_{max} lag im Mittel bei $185 \pm 55\,\mu g/ml$. Die mittlere *Clearance* betrug $0,022\,l/h$ pro m^2 Körperoberfläche. Cetuximab hat eine lange Eliminationshalbwertszeit von 70–100 Stunden bei Verabreichung der Zieldosis.

Steady-State-Serumkonzentrationen wurden nach dreiwöchiger Cetuximab-Monotherapie erreicht. Die C_{max} lag in der 3. Woche bei durchschnittlich $155,8\,\mu g/ml$ und in der 8. Woche bei $151,6\,\mu g/ml$, während die entsprechenden C_{min}-Werte $41,3$ bzw. $55,4\,\mu g/ml$ betrugen.

Unerwünschte Wirkungen: Zu den häufigsten Nebenwirkungen zählten Hypomagnesiämie, Dehydratation, insbesondere infolge Diarrhö oder Mukositis, Hypocalcämie, Anorexie, Kopfschmerzen, Konjunktivitis, Diarrhö, Übelkeit, Erbrechen, Anstieg der Leberenzymwerte (ASAT, ALAT, AP), Hautreaktionen, leichte oder mittelschwere infusionsbedingte Reaktionen, mittelschwere Mukositis, schwere infusionsbedingte Reaktionen, Müdigkeit.

Hautreaktionen treten bei über 80 % der Patienten auf. Etwa 15 % der Patienten entwickeln schwere Hautreaktionen. In der Regel bilden sie sich jedoch nach Therapieende im Laufe der Zeit ohne Folgeerscheinun-

Cetuximab

Spezialitäten: Erbitux®

Indikation:
- Erbitux® ist indiziert zur Behandlung des metastasierenden, EGF-R exprimierenden Kolorektalkarzinoms mit einem Wildtyp-K-Ras-Gen:
  - in Kombination mit einer Irinotecan-basierten Chemotherapie oder in Kombination mit FOLFOX4,
  - als Monotherapie bei Patienten, bei denen die Therapie mit Oxaliplatin und Irinotecan versagt hat und die Irinotecan nicht vertragen.
- Erbitux® ist indiziert zur Behandlung von Patienten mit Plattenepithelkarzinom im Kopf- und Halsbereich:
  - in Kombination mit einer Strahlentherapie für eine lokal fortgeschrittene Erkrankung,
  - in Kombination mit einer platin-basierten Chemotherapie für eine rezidivierende und/oder metastasierende Erkrankung.

Mechanismus: Der Antikörper fungiert als kompetitiver Inhibitor der Bindung des epidermalen Wachstumsfaktors (EGF) an seinen Zelloberflächen-Rezeptor (EGF-R). Der Antikörper bindet mit einer vielfach höheren Affinität an den Rezeptor als der natürliche Ligand. Die Folge ist eine Herabregulation der Rezeptorexpression, die Inhibition der intrazellulären Signaltransduktion, die Inhibition der Zellzyklusprogression, eine Induktion der Apoptose, die Inhibition von DNA-Reparaturmechanismen, eine Inhibition der Angiogenese sowie eine Inhibition der Zellwanderung, Zellinvasion und Metastasenbildung.

Dosierung: Erbitux® wird einmal wöchentlich i. v. verabreicht. Die Initialdosis beträgt 400 mg Cetuximab/m² Körperoberfläche. Danach werden einmal wöchentlich 250 mg/m² verabreicht. Die empfohlene Infusionsdauer für die Initialdosis beträgt 120 Minuten. Für die nachfolgenden einmal wöchentlichen Dosierungen wird eine Infusionsdauer von 60 Minuten empfohlen. Eine maximale Infusionsgeschwindigkeit von 10 mg/min, entsprechend 5 ml Erbitux 2 mg/ml pro Minute, darf nicht überschritten werden.

gen zurück. Es gibt Hinweise, dass Patienten, die Hautreaktionen entwickeln, besonders gut auf die Therapie ansprechen.

Interaktionen: In einer formalen Wechselwirkungsstudie blieben die pharmakokinetischen Parameter von Cetuximab nach gleichzeitiger Verabreichung einer Einzeldosis Irinotecan (350 mg/m² Körperoberfläche) unverändert. Ebenso blieb auch die Pharmakokinetik von Irinotecan bei gleichzeitiger Applikation von Cetuximab unbeeinflusst.

In Kombination mit einer platin-basierten Chemotherapie kann es vermehrt zu einer schweren Leukopenie und/oder einer schweren Neutropenie kommen. Dadurch kann eine höhere Inzidenz infektiöser Komplikationen wie febriler Neutropenie, Pneumonie oder Sepsis auftreten.

Bei einer Kombinationstherapie mit Fluoropyrimidinen traten häufiger kardiovaskuläre Ischämien (einschließlich Herzinfarkt und kongestive Herzinsuffizienz) sowie häufiger ein Hand-Fuß-Syndrom auf.

In Kombination mit Capecitabin und Oxaliplatin (XELOX) kann die Häufigkeit einer schweren Diarrhö erhöht sein.

Panitumumab

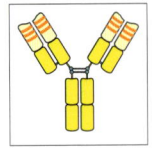

Panitumumab (ABX-EGF; Vectibix®) ist ein komplett humaner monoklonaler Antikörper gegen EGFR, der mithilfe der XenoMouse®-Technologie hergestellt wurde (▶ Kap. 17.3). Bei der XenoMouse® handelt es sich um Mausstämme, deren eigene Antikörper-Gene inaktiviert und funktionell durch die entsprechenden menschlichen Gene ersetzt wurden.

Die Firma Abgenix bietet Mausstämme an, die entweder humane schwere IgG1-, IgG2- oder IgG4-Antikörperketten zusätzlich zu humanen κ-leichten Antikörperketten exprimieren. Diese Mäuse werden mit dem gewünschten Antigen immunisiert, und monoklonale Antikörper werden über die übliche Hybridoma-Technologie gewonnen. Der Vorteil dieser Technik besteht darin, dass zwar der Antikörper aus der Maus stammt, aber dennoch zu 100 % aus humanen Sequenzen besteht.

Tab. 11.1 Identifikation aktivierender Mutationen im K-RAS-Gen über Allel-spezifische PCR

Mutation	Primer-Sequenz	Aminosäure
Wildtyp	TT GTG GTA GTT GGA GCT **GGT GGC** Codon 12–13 –	Gly_{12}–Gly_{13}
GGT → AGT	TT GTG GTA GTT GGA GCT **A**	Ser_{12}
GGT → CGT	TT GTG GTA GTT GGA GCT **C**	Arg_{12}
GGT → TGT	TT GTG GTA GTT GGA GCT **T**	Cys_{12}
GGT → GAT	TT GTG GTA GTT GGA GCT G**A**	Asp_{12}
GGT → GCT	T GTG GTA GTT GGA GCT G**C**	Ala_{12}
GGT → GTT	TT GTG GTA GTT GGA GCT G**T**	Val_{12}
GGC → AGC	TG GTA GTT GGA GCT GGT **A**	Ser_{13}
GGC → CGC	G GTA GTT GGA GCT GGT **C**	Arg_{13}
GGC → GAC	GTA GTT GGA GCT GGT G**A**	Asp_{13}

Im K-RAS-Gen sind verschiedenen Mutationen bekannt, die aktivierend wirken und die Codons 12 und 13 betreffen. Die Wildtypsequenz ist in der ersten Zeile wiedergegeben. Um diese Mutationen (erste Spalte) zu identifizieren, werden verschiedene Primer entworfen, die am 3'-Ende die jeweilige Mutation tragen (fett gedruckt). Nur wenn der jeweilige Primer bindet, entsteht ein PCR-Produkt und dient als Nachweis für die entsprechende Mutation.

Der IgG2κ-Antikörper wird in CHO-Zellen produziert, besitzt ein Molekulargewicht von 147 kDa und ist nur an einer Position auf der schweren Kette N-glykosyliert. Die Gene für die schwere und die leichte Antikörper-Kette sind auf dem gleichen Expressionsplasmid codiert.

Panitumumab bindet wie Cetuximab mit hoher Affinität an den EGF-R, verhindert die Bindung sowohl von EGF als auch von TGF-α und inhibiert die Dimerisierung und damit Aktivierung des Rezeptors. Die Affinität, mit der der Antikörper an den Rezeptor bindet liegt ca. um drei Zehnerpotenzen höher (3,5 und 5,7 × 10^{-12} M) als die Affinität mit der der natürliche Ligand des Rezeptors, epidermaler Wachstumsfaktor bindet (3 × 10^{-9} M). Tumorzellen exprimieren ca. 17 000 Rezeptoren. Wird das Wachstum des Tumors über diese Rezeptoren getrieben, kann die Bindung von Panitumumab an diese Rezeptoren die Proliferation signifikant hemmen.

Wie im Falle von Cetuximab ist es wichtig zu testen, dass der zu behandelnde Tumor keine aktivierende K-Ras-Mutation besitzt. Ist dies der Fall, geht die klinische Effektivität des Antikörpers fast völlig verloren, da zwar der EGF-R-abhängige Signalransduktionsweg blockiert wird, dafür aber der parallel laufende K-Ras-abhängige Signaltransduktionsweg aktiv bleibt. Dies konnte eindrucksvoll in klinischen Studien bestätigt werden, so dass diese Einschränkung Einzug in die Indikationsempfehlung gefunden hat. Aktivierende Mutationen findet man in den Codons 12 und 13 des K-RAS-Gens (Gly12Asp, Gly12Ala, Gly12Val, Gly12Ser, Gly12Arg, Gly23Cys und Gly13Asp). Diese werden unter Verwendung einer Allel-spezifischen Polymerase-Kettenreaktion identifiziert; das heißt, es werden PCR-Primer so konstruiert, dass sie nur im Fall einer Mutation binden können und dann auch ein Amplimer entsteht (**Tab. 11.1**).

Panitumumab und Cetuximab unterscheiden sich in zweierlei Hinsicht:

- Zum einen ist Panitumumab ein voll humaner Antikörper, wohingegen Cetuximab ein chimärer Antikörper ist, der noch 30 % Mausproteinanteil besitzt.
- Zum anderen ist Panitumumab ein IgG2κ-Antikörper, wohingegen Cetuximab ein IgG1κ-Antikörper ist.

Auf der Basis dieser Unterschiede könnte man spekulieren, dass Panitumumab verträglicher sein könnte als Cetuximab, denn der IgG2-Isotyp aktiviert weniger die Komplement-Kaskade und bindet auch nicht Monozyten, Neutrophile und Basophile. Ob dies jedoch hinsichtlich der Verträglichkeit klinisch relevant ist, muss empirisch ermittelt werden.

Pharmakokinetik/Metabolismus: Die Pharmakokinetik von Vectibix® zeigt bei Anwendung als Monotherapie oder in Kombination mit Chemotherapie keine linearen Verläufe.

Nach der empfohlenen Dosis (6 mg/kg KG einmal alle zwei Wochen als einstündige Infusion) erreichten die Panitumumab-Konzentrationen bei der dritten Infusion das Fließgleichgewicht mit einer mittleren (± SD) maximalen Konzentration von 213 ± 59 µg/ml und einer mittleren minimalen Konzentration von 39 ± 14 µg/ml. Der mittlere Wert (± SD) für die $AUC_{0-\tau}$ betrug 1306 ± 374 µg × Tag/ml und 4,9 ± 1,4 ml/kg/Tag

Panitumumab

Spezialitäten: Vectibix®

Indikation: Vectibix® ist indiziert zur Behandlung des metastasierenden, kolorektalem Karzinoms mit einem Wildtyp-K-Ras-Gen:

- In der Erstlinientherapie in Kombination mit FOLFOX,
- in der Zweitlinientherapie in Kombination mit FOLFIRI bei Patienten, die in der Erstlinientherapie eine Fluoropyrimidin-haltige Chemotherapie erhalten haben (ausgenommen Irinotecan),
- als Monotherapie nach Versagen von Fluoropyrimidin-, Oxaliplatin- und Irinotecan-haltigen Chemotherapieregimen.

Mechanismus: Der Antikörper fungiert als kompetitiver Inhibitor der Bindung des epidermalen Wachstumsfaktors (EGF) an seinen Zelloberflächen-Rezeptor (EGF-R). Der Antikörper bindet mit einer vielfach höheren Affinität an den Rezeptor als der natürliche Ligand. Die Folge ist eine Herabregulation der Rezeptorexpression, die Inhibition der intrazellulären Signaltransduktion, die Inhibition der Zellzyklusprogression, eine Induktion der Apoptose, die Inhibition von DNA-Reparaturmechnismen, eine Inhibition der Angiogenese sowie eine Inhibition der Zellwanderung, Zellinvasion und Metastasenbildung.

Dosierung: Vectibix® wird einmal alle zwei Wochen i. v. zu 6 mg/kg KG verabreicht. Die empfohlene Infusionsdauer beträgt ungefähr 60 Minuten.

---

für die CL. Die Eliminations-Halbwertszeit betrug etwa 7,5 Tage (Bereich: 3,6–10,9 Tage).

Unerwünschte Wirkungen: Als häufige UAWs wurden beobachtet: Anämie, Leukopenie, Tachykardie, Konjunktivitis, Blepharitis, Wimpernwachstum, verstärkte Tränensekretion, okuläre Hyperämie, trockenes Auge, Augenpruritus, Diarrhö, Übelkeit, Erbrechen, abdominale Schmerzen, Stomatitis, Konstipation, Rektale Hämorrhagie, trockener Mund, Dyspepsie, Stomatitis aphthosa, Lippenentzündung, gastroösophageale Refluxkrankheit, Fatique, Pyrexie, Astenie, Entzündungen der Schleimhaut, peripheres Ödem, Brustschmerzen, Schüttelfrost, Panonychie, eitriger Hautausschlag, bakterielle Entzündung des Unterhautgewebes, Follikulitis, örtlich begrenzte Infektionen, Gewichtsabnahme, Abfall des Magnesiumspiegels im Blut, Hypokaliämie, Anorexie, Hypocalcämie, Dehydratation, Hyperglykämie, Hypophosphatämie, Rückenschmerz und Schmerz in den Extremitäten, Insomnie, Angststörungen, Dyspnoe und Husten, Lungenembolie, Epitaxis, akneiforme Dermatitis, Erythem, Pruritis, trockene Haut, Fissuren der Haut, Akne, Alopezie, palmar-plantares Erythrodysästhesie-Syndrom, Onchoklasie, tiefe Venenthrombosen, Hypotonie und Hypertonie.

Der Schweregrad von Hautreaktionen korreliert oft mit der klinischen Wirksamkeit des EGF-R-Inhibitors. Bei Patienten, die nach 2–4 Therapiezyklen keine Hauttoxizitäten entwickelt haben, wird eine erneute Beurteilung der Wirksamkeit der Behandlung empfohlen.

Interaktionen: Vectibix® sollte nicht in Kombination mit einer IFL-Chemotherapie oder Bevacizumab-halti-

ger Chemotherapie angewendet werden. Die Kombination von Vectibix® mit Oxaliplatin-haltiger Chemotherapie ist bei Patienten mit K-Ras-mutierten Tumoren oder bei Tumoren mit unbekanntem K-Ras-Status kontraindiziert.

Daten aus einer Wechselwirkungsstudie mit Vectibix® und Irinotecan deuten darauf hin, dass die Pharmakokinetik von Irinotecan und seinem aktiven Metaboliten SN-38 nicht verändert werden, wenn die Arzneimittel gleichzeitig angewendet werden.

Trastuzumab

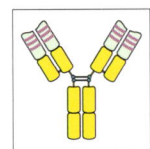

Trastuzumab (Herceptin®) ist ein humanisierter monoklonaler IgG1-Antikörper (anti-p185, rhuMab HER2), der aus einer stabil transfizierten CHO-Zelllinie im kontinuierlichen Durchflussverfahren gewonnen wird. Er ist gerichtet gegen das menschliche HER2-Protein (humaner epidermaler Wachstumsfaktorrezeptor 2), das zur ErbB-(Her)-Rezeptorfamilie gehört. Dies sind Rezeptoren, die sich einmal durch die Membran ziehen und die nach Aktivierung durch den Liganden eine Tyrosinkinase-Aktivität besitzen. Das HER2-Protein wird bei 20–30 % aller primären Mammakarzinome überexprimiert. Dies beruht in aller Regel auf einer massiven Amplifikation des DNA-Bereiches, der für das HER2-Protein codiert.

Trastuzumab

Spezialitäten:	Herceptin®

Indikation: **Brustkrebs:** Metastasierter Brustkrebs (MBC): Herceptin® ist zur Behandlung von Patienten mit HER2-positivem metastasiertem Brustkrebs indiziert:

- Als Monotherapie zur Behandlung von Patienten, die mindestens zwei Chemotherapieregime erhalten haben. Die vorangegangene Chemotherapie muss mindestens ein Anthrazyklin und ein Taxan enthalten haben, es sei denn, diese Behandlung ist für die Patienten nicht geeignet. Bei Patienten mit positivem Hormonrezeptor-Status muss eine Hormonbehandlung erfolglos gewesen sein, es sei denn, diese Behandlung ist für die Patienten nicht geeignet,
- in Kombination mit Paclitaxel zur Behandlung von Patienten, die noch keine Chemotherapie erhalten haben und für die ein Anthrazyklin ungeeignet ist,
- in Kombination mit Docetaxel zur Behandlung von Patienten, die noch keine Chemotherapie erhalten haben,
- in Kombination mit einem Aromatasehemmer zur Behandlung von postmenopausalen Patienten mit Hormonrezeptor-positivem metastasiertem Brustkrebs, die noch nicht mit Trastuzumab behandelt wurden.

Brustkrebs im Frühstadium (EBC): Herceptin® ist zur Behandlung von Patienten mit HER2-positivem Brustkrebs im Frühstadium indiziert:

- nach einer Operation, Chemotherapie (neoadjuvant oder adjuvant) und Strahlentherapie,
- nach adjuvanter Chemotherapie mit Doxorubicin und Cyclophosphamid, in Kombination mit Paclitaxel oder Docetaxel,
- in Kombination mit adjuvanter Chemotherapie mit Docetaxel und Carboplatin,

Metastasiertes Magenkarzinom (MGC): Herceptin® ist in Kombination mit Capecitabin oder 5-Fluorouracil und Cisplatin indiziert zur Behandlung von Patienten mit HER2-positivem metastasiertem Adenokarzinom des Magens oder des gastroösophagealen Übergangs, die bisher keine Krebstherapie gegen ihre metastasierte Erkrankung erhalten haben.

Mechanismus: Der Antikörper ist gegen das HER2-Protein gerichtet, das auf Grund massiver Überexpression in hoher Dichte in die Membran von Mamma-Karzinomzellen inseriert ist. Durch Binden des Antikörpers an das HER2-Protein wird die Zelle für den „Angriff" durch das Immunsystem markiert, so dass es zu einer effektiven Antikörper-abhängigen zellulären Zytotoxizität (ADCC) kommt.

Dosierung: Die Dosierungsschemata sind komplex und können je nach Indikation und Regime variieren. Details sind den Empfehlungen in der Packungsbeilage zu entnehmen. Als Initialdosis werden meist 4 mg (zuweilen auch 8 mg) Herceptin® pro kg KG empfohlen. Danach sollten, beginnend eine Woche nach der Initialdosis, wöchentlich einmal 2 mg Herceptin® pro kg KG gegeben werden. Herceptin® wird intravenös über einen Zeitraum von 90 min verabreicht.

11

Es konnte gezeigt werden, dass Trastuzumab die Proliferation menschlicher Tumorzellen, die HER2 überexprimieren, hemmt. Dies scheint u. a. durch eine starke Antikörper-abhängige zelluläre Zytotoxizität (ADCC) bedingt zu sein, die durch Trastuzumab induziert wird (○ Abb. 11.3). Eine Komplement-abhängige Zytolyse (CDC) scheint keine Rolle zu spielen, obwohl gezeigt wurde, dass die Komplement-Kaskade durch den Immunkomplex induziert wird. Verantwortlich für diesen überraschenden Befund könnten Regulatorproteine wie CD35, CD46 oder CD55 sein.

Wichtig für den Einsatz von Trastuzumab ist der Nachweis einer HER2-Überexpression (○ Abb. 5.36). Nur bei Patientinnen, die diese Tumorcharakteristika aufweisen, ist ein Einsatz von Trastuzumab sinnvoll.

Die Überexpression des HER2-Moleküls sollte durch eine immunhistochemische Untersuchung (IHC) fixierter Tumorblöcke diagnostiziert werden. Patientinnen sind dann für eine Therapie mit Herceptin® geeignet, wenn ihre Tumore eine starke HER2-Überexpression aufweisen, wie sie unter 3+-Einstufung für IHC beschrieben ist (□ Tab. 11.2).

Pharmakokinetik/Metabolismus: Trastuzumab zeigt ein dosisabhängiges pharmakokinetisches Profil. Die Halbwertszeit bei der empfohlenen Dosis liegt bei etwa 28,5 Tagen. Die Auswaschperiode beträgt bis zu 24 Wochen. Die *Clearance* nimmt mit zunehmender Dosis ab. In klinischen Prüfungen mit einer Initialdosis von 4 mg/kg Trastuzumab, gefolgt von einer weiteren

◘ **Tab. 11.2** Bewertungssystem für die Beurteilung der IHC-Färbemuster

Einstufung der Färbeintensität	Färbemuster	Beurteilung der HER2-Überexpression
0	Es ist keine Färbung oder eine Membranfärbung bei < 10 % der Tumorzellen zu beobachten.	Negativ
1+	Eine schwache/kaum wahrnehmbare Membranfärbung ist bei > 10 % der Tumorzellen zu beobachten. Die Zellen sind nur an Teilen ihrer Membran gefärbt.	Negativ
2+	Eine schwache bis mäßige Färbung der gesamten Membran ist bei > 10 % der Tumorzellen zu beobachten.	Leichte bis mäßige Überexpression
3+	Eine mäßige bis starke, vollständige Membranfärbung ist bei > 10 % der Tumorzellen zu beobachten.	Mäßige bis starke Überexpression

wöchentlichen Dosis von 2 mg/kg, betrug die mittlere *Clearance* 0,225 l/Tag.

Unerwünschte Wirkungen: In Studien beobachtete häufige und sehr häufige Nebenwirkungen: Pneumonie, neutropenische Sepsis, Zystitis, Herpes zoster, Influenza, Nasopharyngitis, Sinusitis, Hautinfektion, Rhinitis, Infektion der oberen Atemwege, Harnwegsinfektion, Erysipel, Cellulitis, febrile Neutropenie, Anämie, Neutropenie, Thrombozytopenie, Leukozytenzahl erniedrigt/Leukopenie, Überempfindlichkeit, Gewichtsverlus, Anorexie, Angst, Depression, Schlaflosigkeit, Denkstörungen, Tremor, Schwindel, Kopfschmerzen, periphere Neuropathie, Parästhesie, erhöhter Muskeltonus, Somnolenz, Geschmacksstörung, Ataxie, trockenes Auge, verstärkte Tränensekretion, Blutdruck erniedrigt oder erhöht, Herzschläge unregelmäßig, Palpitationen, Herzflattern, Herzinsuffizienz (kongestiv), supraventrikuläre Tachyarrhythmie, Kardiomyopathie, Hypotonie, Vasodilatation, Giemen (pfeifendes Atemgeräusch), Dyspnoe, Asthma, Husten, Epistaxis, Lungenerkrankung, Pharyngitis, Rhinorrhö, Diarrhö, Übelkeit, Erbrechen, geschwollene Lippe, Abdominalschmerz, Pankreatitis, Dyspepsie, Hämorrhoiden, Obstipation, Mundtrockenheit, Hepatitis, Druckschmerz der Leber, Hepatozelluläre Verletzung, Erythem, geschwollenes Gesicht, Akne, Haarausfall, trockene Haut, Ekchymose, Hyperhidrose, makulo-papulöser Ausschlag, Nagelveränderungen, Pruritus, Arthralgie, Muskelspannung, Myalgie, Arthritis, Rückenschmerzen, Knochenschmerzen, Muskelspasmen, Nackenschmerzen, Nierenerkrankung, Brustentzündung/Mastitis, Asthenie, Brustkorbschmerz, Schüttelfrost, Abgeschlagenheit, grippe-ähnliche Symptome, infusionsbedingte Reaktion, Schmerzen, Fieber, peripheres Ödem, Unwohlsein, Schleimhautentzündung, Ödem, Prellung.

Interaktionen: Es wurden keine Wechselwirkungsstudien durchgeführt. Ein Risiko für Wechselwirkungen mit der Begleitmedikation kann nicht ausgeschlossen werden.

Bevacizumab

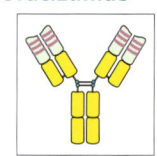

Bevacizumab (Avastin®) ist ein rekombinanter humanisierter Antikörper (IgG1κ), der aus CHO-Zellen gewonnen wird.

Bevacizumab wurde generiert, indem die sechs CDRs eines humanen IgG1-Antikörpers durch die sechs CDRs eines monoklonalen Maus-Antikörpers (VEGF MAb A4.6.1), der den humanen vaskulären endothelialen Wachstumsfaktor (VEGF) bindet, ausgetauscht wurden. Zudem mussten sieben Aminosäuren der humanen framework-Regionen der schweren Antikörperkette und eine Aminosäure in der leichten Kette entsprechend des Mausantikörpers modifiziert werden, um eine ausreichende Spezifität und Stabilität sicherzustellen. Stabil transfizierte CHO-Zellen (Zelllinie CHO-K1 DUX B11), die in Gegenwart von Gentamycin kultiviert werden, sezernieren den Antikörper ins Medium, aus dem er isoliert und hochrein angereichert wird. Der rekombinante Antikörper besitzt ein Molekulargewicht von ca. 149 kDa, wobei die leichten Antikörperketten 231 Aminosäuren und die schweren Ketten 453 Aminosäuren lang sind. Am Asparagin 303 ist der Antikörper mit einer biantennären Zuckerkette N-glykosyliert, deren Enden entweder keinen, einen oder zwei Galactosereste aufweisen können. Die Variante ohne terminale Galactose-Reste ist mit 80 % am häufigsten vertreten.

Der Antikörper bindet an den humanen VEGF und neutralisiert dadurch seine biologische Funktion (◐ Abb. 11.21).

VEGF ist ein Homodimer eines cysteinreichen Glykoproteins, das aufgrund alternativen Spleißens in mindestens sieben verschiedenen Strukturformen vorkommt. Die am meisten verbreitete Form enthält 165 Aminosäuren (VEGF-165). Die 189 Aminosäuren große

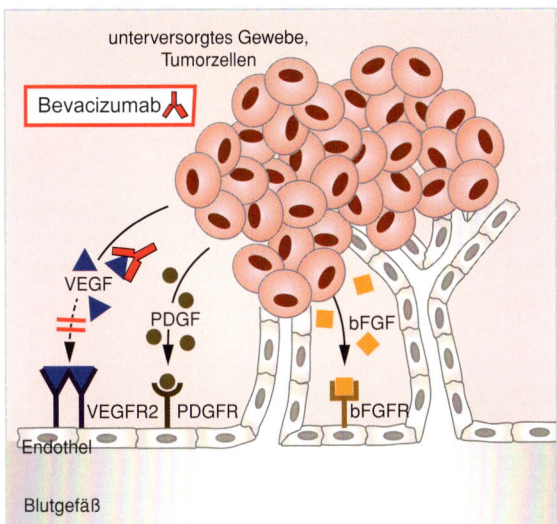

○ Abb. 11.21 Wirkmechanismus von Bevacizumab. Tumoren brauchen für ihr weiteres Wachstum neue Blutgefäße. Für die Aussprossung neuer Kapillaren sezernieren die Tumorzellen Wachstumsfaktoren wie vaskulärer endothelialer Wachstumsfaktor (VEGF), Plättchen–abhängiger Wachstumsfaktor (PDGF) und basischer Wachstumsfaktor (bFGF).

Variante (VEGF-189) ist identisch mit dem vascular permeability factor (VPF). VEGF-121 und VEGF-165 sind lösliche Formen des VEGF, wohingegen die Varianten VEGF-189 und VEGF-206 größtenteils über eine Heparinbindedomäne mit heparinhaltigen Polyglycanen der extrazellulären Matrix assoziiert vorliegen.

Lösliches VEGF bindet mit hoher Affinität und Spezifität an seine Rezeptoren VEGFR-1 (Flt-1) und VEGFR-2 (KDR/Flk-1 bzw. Flk1) auf der Oberfläche von Endothelzellen. In mikrovaskulären Endothelzellen induziert VEGF so die Synthese von Plättchenaktiviertem Wachstumsfaktor (PDGF) und von PDGF-Inhibitor-1. Ferner induziert VEGF die Synthese von Metalloproteinasen und intestitieller Kollagenase, die die Kollagentypen 1, 2 und 3 degradiert. Generell wird die Angiogenese in normalem wie in malignem Gewebe durch eine ausgewogene Homöostase von Stimuli und Inhibitoren reguliert. VEGF spielt dabei eine entscheidende Rolle. Als multifunktionales Zytokin wird es durch Hypoxie und onkogene Mutationen induziert und kann von einer Vielzahl von Zellen und Geweben gebildet werden.

In vielen Tumoren ist die VEGF-mRNA überexprimiert. VEGF regt umliegende Gefäße zur Sprossung und Gefäßwachstum an, wodurch sich der Tumor selbst mit einem Gefäßnetzwerk versorgt, das er benötigt, um ausreichend Nährstoffe für sein unkontrolliertes Wachstum zu erhalten.

Hinweise: Bei Patienten unter Avastin®-Behandlung kann das Risiko einer Magen-Darm-Perforation erhöht sein. Daher ist gerade bei Patienten mit intraabdominellen Entzündungsprozessen aufgrund eines metastasierten Kolon- oder Rektumkarzinoms Vorsicht geboten. Bei Patienten, die eine Magen-Darm-Perforation entwickeln, ist die Behandlung dauerhaft abzusetzen.

Die Inzidenz von Hypertonie war bei Patienten unter Avastin® erhöht. Wahrscheinlich ist die Inzidenz der Hypertonie dosisabhängig. Vor Beginn einer Behandlung von Hypertonikern ist daher Vorsicht geboten, und während der Therapie sollte der Blutdruck generell überwacht werden. Lässt sich die Hypertonie nicht medikamentös einstellen oder tritt eine hypertensive Krise bzw. eine hypertensive Enzephalopathie auf, ist die Avastin®-Behandlung permanent abzusetzen.

Patienten mit metastasiertem Kolon- oder Rektumkarzinom könnten ein erhöhtes Risiko zur Entwicklung tumorassoziierter Blutungen aufweisen. Bei Patienten, bei denen unter Avastin® Blutungen 3. oder 4. Grades auftreten, ist die Behandlung dauerhaft abzusetzen.

Eine vorhergehende Anthrazyklin-Behandlung und/oder eine vorherige Bestrahlungen der Brustwand können mögliche Risikofaktoren für die Entstehung einer dekompensierten Herzinsuffizienz sein. Bei Patienten mit diesen Risikofaktoren ist vor Einleitung einer Avastin®-Therapie Vorsicht geboten.

Pharmakokinetik/Metabolismus: Das Volumen des zentralen Kompartiments (Vc) betrug üblicherweise bei weiblichen Patienten 2,73 l und bei männlichen Patienten 3,28 l. Das Volumen des peripheren Kompartiments (Vp) betrug bei Anwendung von Bevacizumab in Kombination mit zytostatischen Wirkstoffen üblicherweise bei weiblichen Patienten 1,69 l und bei männlichen Patienten 2,35 l. Nach der Korrektur entsprechend des Körpergewichts hatten die männlichen Patienten einen höheren Vc-Wert (+ 20 %) als die Frauen.

Der Metabolismus von Bevacizumab scheint dem eines nativen, nicht VEGF-bindenden IgG-Moleküls zu entsprechen. Bevacizumab wird ähnlich wie endogenes IgG metabolisiert und eliminiert, d. h. der Abbau erfolgt hauptsächlich proteolytisch überall im Körper, einschließlich der Endothelzellen, und die Elimination beruht nicht primär auf den Nieren und der Leber. Die Bindung des IgG an den FcRn-Rezeptor führt zu einem Schutz vor zellulärer Metabolisierung und zu einer langen terminalen Halbwertszeit.

Die *Clearance* beträgt bei weiblichen Patienten durchschnittlich 0,188 und bei männlichen Patienten durchschnittlich 0,220 l/Tag. Nach Korrektur entsprechend des Körpergewichts hatten die männlichen Patienten eine höhere Bevacizumab-*Clearance* (+ 17 %) als die Frauen. Nach dem Zwei-Kompartiment-Modell beträgt die Eliminationshalbwertszeit für weibliche Patienten üblicherweise 18 und für männliche Patienten 20 Tage.

11

Bevacizumab

Spezialitäten: Avastin®

Indikation:
- Avastin® wird in Kombination mit einer Chemotherapie auf Fluoropyrimidin-Basis zur Behandlung von Patienten mit metastasiertem Kolon- oder Rektumkarzinom angewendet.
- Avastin® wird in Kombination mit Paclitaxel zur First-Line-Behandlung von Patienten mit metastasiertem Mammakarzinom angewendet.
- Avastin® wird in Kombination mit Capecitabin zur First-Line-Behandlung von Patienten mit metastasiertem Mammakarzinom angewendet, bei denen eine Behandlung mit anderen Chemotherapie-Optionen, einschließlich Taxanen oder Anthrazyklinen, als nicht geeignet angesehen wird. Patienten, die innerhalb der letzten 12 Monate Taxan- und Anthrazyklin-haltige Therapieregime im Rahmen der adjuvanten Behandlung erhalten haben, sollten nicht mit Avastin® in Kombination mit Capecitabin therapiert werden.
- Avastin® wird zusätzlich zu einer Platin-haltigen Chemotherapie zur First-Line-Behandlung von Patienten mit inoperablem fortgeschrittenem, metastasiertem oder rezidivierendem nichtkleinzelligem Bronchialkarzinom, außer bei vorwiegender Plattenepithel-Histologie, angewendet.
- Avastin® wird in Kombination mit Interferon-alfa-2a zur First-Line-Behandlung von Patienten mit fortgeschrittenem und/oder metastasiertem Nierenzellkarzinom angewendet.

Mechanismus: Der Antikörper bindet VEGF und verhindert dadurch die Bindung dieses Wachstumsfaktors an seinen Rezeptor. Daher wird die Vaskularisierung eines Tumors verhindert und der Tumor so von einer notwendigen Versorgung abgeschnitten.

Dosierung: Avastin® wird in Dosen von 5 mg/kg oder 10 mg/kg KG einmal alle 2 Wochen oder in Dosen von 7,5 mg/kg oder 15 mg/kg KG einmal alle 3 Wochen. Von diesem groben Dosierungsschema kann bei bestimmten Indikationen abgewichen werden. Informationen sind der Packungsbeilage zu entnehmen.

Unerwünschte Wirkungen: Die schwerwiegendsten Nebenwirkungen waren: Magen-Darm-Perforationen, Blutungen, einschließlich Lungeneinblutung/Bluthusten, die bei Patienten mit nichtkleinzelligem Bronchialkarzinom häufiger auftreten, arterielle Thromboembolie. Sehr häufig und häufig traten als Nebenwirkungen auf: Sepsis, Abszess, Infektionen, febrile Neutropenie, Leukopenie, Thrombozytopenie, Neutropenie, Anämie, Dehydrierung, periphere sensorische Neuropathie, Schlaganfall, Synkope, Somnolenz, Kopfschmerzen, kongestive Herzinsuffizienz, supraventrikuläre Tachykardie, Hypertonie, arterielle Thromboembolie, tiefe Beinvenenthrombose, Blutungen, Lungenembolie, Dyspnoe, Hypoxie, Epistaxis, Diarrhö, Übelkeit, Erbrechen, Ileus, Darmverschluss, Bauchschmerzen, Erkrankung des Gastrointestinaltrakts, Stomatitis, palmoplantares Erythrodysästhesie-Syndrom, Muskelschwäche, Myalgie, Preoteinurie, Harnwegsinfektionen, Asthenie, Fatigue, Lethargie und Schleimhautentzündung.

Interaktionen: Es wurden bisher keine klinisch relevanten pharmakokinetischen Wechselwirkungen einer gleichzeitigen Chemotherapie auf die Pharmakokinetik von Avastin® beobachtet. Bisher sind keine statistisch signifikanten oder ein klinisch relevanten Unterschiede in der Avastin®-*Clearance* bekannt zwischen Patienten, die mit Avastin® allein behandelt wurden, und Patienten, die Avastin® in Kombination mit Interferon alfa-2a oder anderen Chemotherapien (5-Fluorouracil/Folinsäure/Irinotecan, 5-Fluorouracil/Folinäure, Carboplatin/Paclitaxel, Capecitabin/Doxorubicin oder Cisplatin/Gemcitabin) erhalten haben.

Ipilimumab

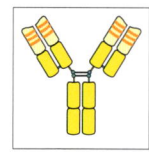

Ipilimumab (Yervoy®) ist ein vollständig humaner Antikörper (IgG1κ), der gegen das Protein CTLA-4 (Cytotoxic T-Lymphocyte Antigen-4) gerichtet ist. Er wird in Ovarialzellen des Chinesischen Hamsters (CHO-Zellen) hergestellt.

Während einer adaptiven Immunantwort wird ein breites Repertoire an spezifischen Effektor-T-Zellen generiert, die verschiedene funktionelle Möglichkeiten haben. Entscheidend für die Generierung einer funktionellen Vielfalt von T-Zellen sind positive und inhibitorische kostimulatorische Signale, die die T-Zelle während einer Antigen-spezifischen Stimulation durch die Antigen-präsentierende Zelle (APC) erhält. Die wichtigsten kostimulatorischen Moleküle sind CD28 and

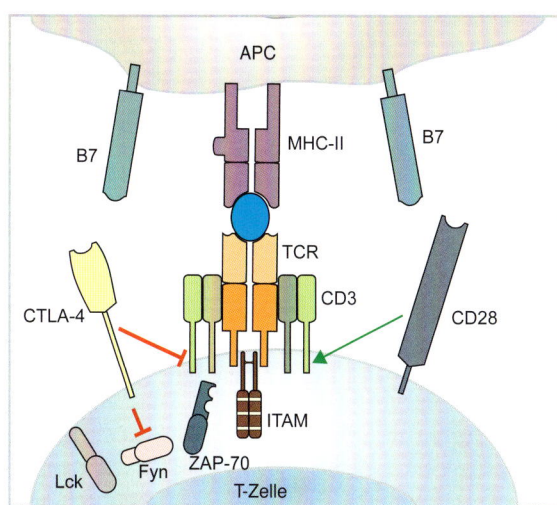

⊙ Abb. 11.22 Wirkmechanismus von CTLA-4.
Neben der Wechselwirkung zwischen T-Zell-Rezeptor (TCR) und MHC-Antigen-Komplex interagieren antigenpräsentierende Zellen (APC) noch über andere Oberflächenmoleküle mit T-Zellen. B7 (CD80 bzw. CD86) auf der APC kann entweder an CD28 oder an CTLA-4 (CD152) auf T-Zellen binden. Während jedoch die Bindung an CD28 ein kostimulatorisches Signal für die T-Zell-Aktivierung darstellt, führt die Bindung an CTLA-4 über verschiedene Signalwege zu einer Inaktivierung der T-Zelle.

CD152, zwei Mitglieder der Immunglobulin-Superfamilie, die Rezeptoren für solche Kostimulation darstellen. CD152 wird auch als CTLA-4 bezeichnet, das Molekül, gegen das der rekombinante Antikörper Ipilimumab gerichtet ist (⊙ Abb. 11.22).

Das primäre kostimulatorische Molekül auf T-Zellen ist CD28. Die Stimulation von CD28 durch einen seiner Liganden CD80 oder CD86 auf APCs verstärkt die Aktivierung der Zelle durch Antigen, induziert die Expression von IL-2 sowie die Proliferation der Zelle und verhindert Apoptose, vermutlich durch die Induktion von Bcl_{xL}, einem „Überlebens-Faktor". CD152 kon-

kurriert mit CD28 um Bindung an die Liganden CD80 und CD86, wobei es eine höhere Affinität besitzt als CD28. CD152-Signale inhibieren die Signaltransduktion des T-Zellrezeptors. Außerdem führen CD152-Signale zur Induktion der Expression von TGF-β, einem Zytokin, das Immunreaktionen unterdrückt. Aus diesen Zusammenhängen erschließt sich nun die Logik einer Intervention mit Ipilimumab. Denn Ipilimumab neutralisiert die Funktion von CD152 (CTLA-4) und damit das immunsupprimierende Potenzial dieses Faktors.

Die Gabe von Ipilimumab führte bei Patienten, die an einem Melanom erkrankt waren, zu einem Anstieg der mittleren absoluten peripheren Lymphozytenzahl (ALC) im peripheren Blut, während der gesamten Induktionsphase. Dieser Anstieg ist dosisabhängig. In der Studie MDX010–20 führten 3 mg/kg KG Yervoy® mit oder ohne gp100 zu einem Anstieg der ALC während der gesamten Induktionsphase, wohingegen bei den Patienten der Kontrollgruppe keine signifikante Veränderung der ALC zu beobachten war.

Als Bestätigung des skizzierten Wirkmechanismus kann gesehen werden, dass im peripheren Blut der Patienten der Verum-Gruppe ein Anstieg an aktivierten $HLA-DR^+$-, $CD4^+$- und $CD8^+$-T-Zellen beobachtet wurde. Ebenfalls stieg der Prozentsatz an zentralen Gedächtnis- ($CCR7^+$ $CD45RA^-$) $CD4^+$- und $CD8^+$-T-Zellen und in einem geringeren Ausmaß der Prozentsatz an Effektor-Gedächtnis- ($CCR7^-$ $CD45RA^-$) $CD8^+$-T-Zellen an.

Pharmakokinetik/Metabolismus: Bei Induktionsdosen zwischen 0,3 und 10 mg/kg KG (alle 3 Wochen für 4 Dosen) verhielten sich C_{max}, C_{min} und AUC proportional zur Dosis. Bei wiederholter Yervoy®-Dosis alle 3 Wochen war die *Clearance* zeitinvariant, und es wurde nur eine minimale systemische Akkumulation beobachtet. Der Steady-State-Level von Ipilimumab wurde bei einer Gabe alle 3 Wochen mit der dritten Dosis erreicht. Bei einer Populations-Pharmakokinetik-Analyse wurden folgende pharmakokinetischen Parameter

11

Ipilimumab

Spezialitäten: Yervoy®

Indikation: Yervoy® ist zur Behandlung von fortgeschrittenen (nicht resezierbaren oder metastasierten) Melanomen bei Erwachsenen indiziert, die bereits zuvor eine Therapie erhalten haben.

Mechanismus: Ipilimumab bindet an CD152 (CTLA-4) und neutralisiert dessen Aktivität. Dadurch wird verhindert, dass T-Zell-Aktivierung, Proliferation und Lymphozyteninfiltration in Tumore inhibiert werden.

Dosierung: Das empfohlene Induktionsregime für Yervory® liegt bei 3 mg/kg, intravenös über einen Zeitraum von 90 Minuten verabreicht, alle 3 Wochen für insgesamt 4 Dosen. Die Patienten sollten, sofern es die Verträglichkeit erlaubt, das gesamte Induktionsregime (4 Dosen) erhalten, unabhängig davon, ob neue Läsionen auftreten oder bestehende Läsionen weiter wachsen. Die Beurteilung des Tumoransprechens sollte erst nach Abschluss der Induktionstherapie durchgeführt werden.

von Ipilimumab ermittelt: eine mittlere (SD) terminale Halbwertszeit von 15 (4,62) Tagen; eine geometrisch mittlere systemische *Clearance* von 15,3 ml/h mit einem prozentualen Variationskoeffizienten (CV %) von 38,5 % und ein geometrisch mittleres Verteilungsvolumen im Steady-State von 7,22 l mit einem CV % von 10,5 %. Die mit dem Yervoy®-Induktionsregime in der Dosierung 3 mg/kg im Steady-State erreichte mittlere (± SD) Serum-Talspiegelkonzentration (C_{trough}) lag bei 21,8 µg/ml (± 11,2).

Unerwünschte Wirkungen: Die häufigsten unerwünschten Arzneimittelwirkungen bei einer Therapie mit Yervoy® sind: Tumorschmerzen, Anämie, Lymphopenie, Hypopituitarismus (einschließlich Hypophysitis), Hypothyreose, verminderter Appetit, Dehydratation, Hypokaliämie, Verwirrtheit, Periphere sensorische Neuropathie, Schwindel, Kopfschmerzen, Lethargie, verschwommenes Sehen, Augenschmerzen, Hypotonie, Hautrötungen, Hitzewallungen, Dyspnoe, Husten, Diarrhö, Erbrechen, Übelkeit, gastrointestinale Hämorrhagie, Kolitis, Verstopfung, gastroösophageale Refluxkrankheit, Bauchschmerzen, Leberfunktionsstörungen, Ausschlag, Pruritus, Dermatitis, Erythem, Vitiligo, Urtikaria, Alopezie, Nachtschweiß, trockene Haut, Arthralgie, Myalgie, Muskel- und Skelettschmerzen, Muskelspasmus, Müdigkeit, Reaktionen an der Injektionsstelle, Pyrexie, Schüttelfrost, Asthenie, Ödeme, Schmerzen, erhöhte Alanin-Aminotransferase, erhöhte Aspartat-Aminotransferasec, erhöhte Bilirubinwerte und Gewichtsabnahme.

Interaktionen: Die Verwendung systemischer Corticosteroide vor dem Behandlungsbeginn mit Yervoy® sollte vermieden werden, da sie die pharmakodynamische Aktivität und Wirksamkeit von Yervoy® beeinträchtigen könnten.

Die Verwendung von Antikoagulantien erhöht bekannterweise das Risiko einer Gastrointestinalblutung. Da diese zu den Nebenwirkungen von Yervoy® zählt, sollten Patienten, die einer gleichzeitigen antikoagulativen Behandlung bedürfen, engmaschig überwacht werden.

11.2.4 Diagnostische Antikörper

Diagnostische Antikörper unterscheiden sich von den therapeutischen Antikörpern vor allem in der Häufigkeit der Anwendung. Während wir in den vorherigen Kapiteln immer wieder gehört haben, dass die Verträglichkeit der Moleküle wichtig ist, wird bei den diagnostischen Antikörpern auf die Spezifität und kurze Halbwertszeit Wert gelegt. Insofern ist es auch nicht verwunderlich, dass hier durchaus auch Maus-Antikörper und Antikörperfragmente eingesetzt werden.

Besilesomab

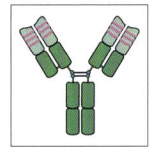

Besilesomab (Scintimun®) ist ein muriner monoklonaler Antikörper (BW 250/183), der in Mauszellen hergestellt wird und gegen Granulozyten gerichtet ist. Dieser IgG1-Antikörper bindet spezifisch an NCA-95, dem so genannten non-specific cross-reacting antigen 95, einem Epitop, das auf der Zellmembran von Granulozyten und deren Vorstufen exprimiert wird. Allerdings zeigt Besilesomab auch eine Kreuzreaktivität mit Tumoren, die das karzinoembryonale Antigen (CEA) exprimieren. Die Bindung von Besilesomab bewirkt keine Komplement-Aktivierung und hat keinen Effekt auf die Granulozytenfunktion oder auf Thrombozyten. In den empfohlenen Aktivitäten hat es keinerlei relevanten pharmakodynamischen Effekte, sondern wird ausschließlich als Diagnostikum eingesetzt.

NCA-95 wird auch als carcinoembryonic antigen-related cell adhesion molecule 8 oder CD67 bezeichnet und ist ein 286 Aminosäuren langes Glykoprotein, das über einen GPI-Anker in die Zellmembran eingelagert ist.

Scintimun® wird bei Erwachsenen mit Verdacht auf Osteomyelitis zur szintigraphischen Darstellung in Verbindung mit anderen geeigneten bildgebenden Verfahren zur Erkennung und Lokalisierung einer Entzündung oder Infektion in peripheren Knochen angewendet. Das Präparat sollte jedoch nicht zur Diagnostik bei einem infizierten diabetischen Fuß eingesetzt werden.

Scintimun® muss vor der Anwendung mit möglichst frisch von einem [^{99m}Tc]Generator eluiertem Natriumpertechnetat [^{99m}Tc] radioaktiv markiert werden. Die fertige Injektionslösung mit 1 mg Besilesomab hat einen pH-Wert von 6,5–7,5 und eine Aktivität von 400–1800 MBq und sollte innerhalb von 3 Stunden verwendet werden. Als empfohlene Dosis für einen Erwachsenen sollte eine Aktivität von 400–800 MBq eingesetzt werden, was 0,25–1 mg Besilisomab entspricht.

Um qualitativ hochwertige Bilder zu erhalten und die Strahlenexposition der Blase zu minimieren, sollten die Patienten ausreichend hydriert sein und vor der szintigraphischen Untersuchung die Blase entleeren. Die Bildaufnahme sollte 3–6 Stunden nach der Verabreichung des radioaktiv markierten Antikörpers beginnen. Zusätzlich sollte 24 Stunden nach der Injektion eine weitere Aufnahme erfolgen.

Scintimun® darf nicht eingesetzt werden bei Schwangerschaft oder bei Überempfindlichkeit gegen den Wirkstoff oder gegen andere Maus-Antikörper und wenn der Screening-Test auf humane Anti-Maus-Antikörper positiv war.

Falsch positive Ergebnisse können bei Patienten mit CEA-exprimierenden Tumoren, mit Neutrophilendefekten oder mit hämatologischen Malignomen einschließlich Myelom auftreten. Entzündungshemmende Wirkstoffe oder Wirkstoffe, die das hämatopoetische System beeinflussen wie Antibiotika und Corticosteroide können zu falsch negativen Ergebnissen führen und sollten deshalb nicht zusammen oder kurz vor der Verabreichung von Scintimun® eingenommen werden.

Die Effektive Dosis bei Applikation von 800 MBq beträgt 6,9 mSv. [^{99m}Tc] zerfällt unter Emission von γ-Strahlung, einer Energie von 140 keV und einer Halbwertszeit von 6 Stunden zu Tc, das als nahezu stabil angesehen werden kann.

Pharmakokinetik/Metabolismus: Die Pharmakokinetik des mit [^{99m}Tc] markierten Besilesomab ist durch ein biphasisches Verlauf mit einer Halbwertszeit der frühen Phase von 0,5 h und einer Eliminations-Halbwertszeit der späten Phase von 16 h. Sechs Stunden nach der Injektion werden ca. 1,5 % der Gesamtkörperradioaktivität in der Leber und ca. 3,0 % in der Milz gmessen, während 24 h nach der Injektion 1,6 % in der Leber und 2,3 % in der Milz zu finden sind. Bis zu 14 % der verabreichten Aktivität werden innerhalb von 24 Stunden nach der Injektion über die Blase ausgeschieden, wobei die renale *Clearance* 0,2 l/h beträgt bei einer glomerulären Filtrationsrate von etwa 7 l/h.

Unerwünschte Wirkungen: Häufige und sehr häufige Nebenwirkungen waren: Hypotonie und ein positiver Test auf humane Anti-Maus-Antikörper.

Interaktionen: Entzündungshemmende Wirkstoffe oder das hämatopoetische System beeinflussende Wirkstoffe (wie Antibiotika und Corticosteroide) können zu falsch-negativen Ergebnissen führen. Solche Wirkstoffe sollten deshalb nicht zusammen mit oder kurz vor der Injektion von Scintimun® verabreicht werden.

Votumumab (Zulassung entzogen)

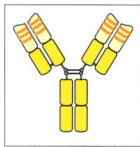

Votumumab (HumaSpect®) ist ein intakter, humaner monoklonaler Antikörper (MAb 88BV59). Dieser Antikörper wird von einer humanen lymphoblastoiden Zelllinie produziert, die durch Infektion mit dem Epstein-Barr-Virus transformiert wurde. Es handelt sich um einen Antikörper des Isotyps IgG3, der eine leichte κ-Kette trägt.

Votumumab erkennt einen Komplex von Zytokeratin-Polypeptiden mit einem Molekulargewicht von 35–43 kDa, der auch als CTAA16.88 oder CTA#1 bezeichnet wird. Dieser Proteinkomplex wird häufig auf differenzierten kolorektalen Adenokarzinomen exprimiert und gilt als tumorassoziiertes Antigen.

HumaSpect® ist in der rekonstituierten Form mit ^{99m}Technecium markiert. Er wird als Kit geliefert. 10 mg Antikörper besitzen nach Rekonstitution eine Aktivität von 900–1300 MBq.

HumaSpect® war zugelassen zur Durchführung szintigraphischer Bildgebung zum Nachweis von Rezidiven und/oder Metastasen bei Patienten mit histologisch nachgewiesenen kolorektalen Karzinomen. Die Dosis wurde innerhalb von 5 Minuten intravenös verabreicht. Der empfohlene Aufnahmezeitpunkt war 14–20 Stunden nach der Injektion des Antikörpers. Pharmakodynamische Wirkungen scheinen von der Präparation in der vorgeschlagenen Dosis nicht auszugehen.

HumaSpect® ist nicht für kolorektale Karzinome spezifisch. Der Antigenkomplex wird auch in Karzinomen des Verdauungstraktes (z. B. Tumore des Magens und des Kolons), der Lungen, der Brust, der Eierstöcke und der Prostata exprimiert. In Studien wurden zwischen 5 und 10 % der Befunde als falsch positiv identifiziert. Eine wiederholte Anwendung sollte in Abständen von nicht weniger als einem Monat erfolgen. Dabei ist die gesamte, dem Patienten im Laufe der Zeit verabreichte Strahlendosis zu berücksichtigen.

Die Pharmakokinetik des mit [^{99m}Tc] markierten Votumumab ist durch ein biphasisches Eliminationsmuster mit einer Halbwertszeit der Distribution von $t_{1/2}\alpha = 6 \pm 4$ Stunden und einer relativ langen Eliminations-Halbwertszeit von $t_{1/2}\beta = 35 \pm 11$ Stunden gekennzeichnet. Die mittlere Verweildauer (MRT) beträgt 44 ± 13 Stunden. Die Serum-*Clearance* ist niedrig (Cl = 1,4 ± 0,5 ml/min), und das Verteilungsvolumen ist gering ($V_{55} = 3,4 \pm 0,9$ l).

Für einen Patienten mit einem Körpergewicht von 70 kg errechnet sich eine Effektivdosis bei Applikation von 900–1300 MBq von 8–10,4 mSv. [^{99m}Tc] zerfällt unter Emission von γ-Strahlung, einer Energie von 140 keV und einer Halbwertszeit von 6 Stunden zu Tc, das als nahezu stabil angesehen werden kann.

11.2.5 Andere Antikörper

Denosumab

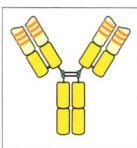

Desunomab (Prolia®) ist ein vollständig humaner monoklonaler Antikörper (IgG2), der in CHO-Zellen produziert wird. Denosumab bindet mit hoher Affinität und Spezifität an den RANKL (Receptor Activator of Nuclear Factor-Kappa B Ligand), ein Protein aus der Familie der Tumornekrosefaktoren (TNF), das wesentlich an der Regulation von Knochenauf- und -abbau beteiligt ist. RANKL ist der Ligand des RANK-Rezeptors, der sich auf der Oberfläche von Osteoklasten und deren Vorläuferzellen befindet. Durch die Unterbrechung der RANKL/RANK-Interaktion wird die Bildung, die Funktion und das Überleben der Osteoklasten inhibiert und dadurch sowohl die Knochenresorption im kortikalen als auch im trabekulären Knochen vermindert (○ Abb. 11.23).

Nach Applikation von Denosumab beobachtet man eine schnelle Reduktion des Knochenumsatzes, die einen Nadir für den Knochenresorptionsmarker Serumtyp 1 C-Telopeptid (CTX) (Reduktion um 85 %) innerhalb von 3 Tagen erreicht. Am Ende eines Dosierungsintervalls war die CTX-Reduktion von maximal ≥ 87 % auf ca. ≥ 45 % zurückgegangen, was die Reversibilität der Wirkung von Prolia® auf den Knochenumbau widerspiegelt. Diese Effekte waren auch bei anhaltender Behandlung vorhanden. In der Regel erreichten die Knochenumsatzmarker innerhalb von neun Monaten nach der letzten Dosis wieder die Werte vor Behandlung.

In der zulassungsrelevanten Studie FREEDOM (Fracture REduction Evaluation of Denosumab in Osteoporosis every six Months) wurden 7 808 Frauen mit postmenopausaler Osteoporose entweder zweimal pro Jahr mit 60 mg Denosumab oder mit Placebo behandelt. Nach drei Jahren war das Risiko für neue, radiologisch erhobene Wirbelkörperfrakturen unter Denosumab im Vergleich zu Placebo signifikant (2,3 % vs. 7,2 %, p < 0,0001) reduziert. Der Unterschied klinisch auffälliger Wirbelfrakturen (als tertiäre Zielgröße erhoben) war mit 1,8 % (0,8 % vs. 2,6 %) deutlich geringer. Als sekundäre Zielgrößen erhoben, zeigten sich Reduktionen von Hüftfrakturen um 0,5 % (0,7 % vs. 1,2 %) und von nicht-vertebralen Frakturen um 2,5 % (6,5 % vs. 8,0 %). Die Knochendichte nahm an LWS um 9,2 %, an Hüfte um 6,0 % und am Oberschenkelhals um 4,8 % zu.

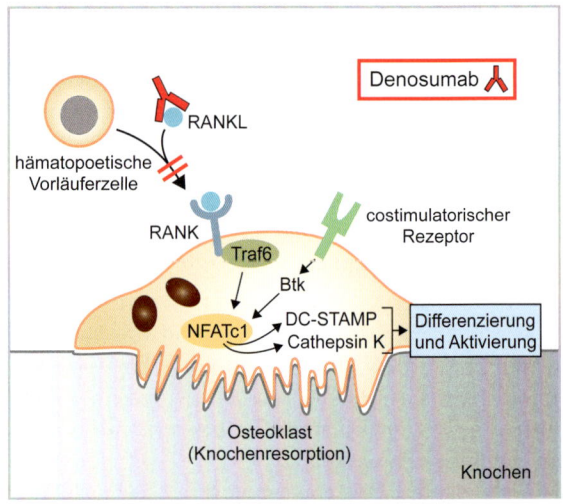

○ **Abb. 11.23** Wirkmechanismus von Denosumab. Denosumab bindet spezifisch an RANKL (Receptor Activator of Nuclear Factor–Kappa B Ligand) und verhindert so seine Interaktion mit dem RANK–Rezeptor auf der Oberfläche von Osteoklasten. Normalerweise sorgt diese Ligandenbindung für die Aktivierung des Tumornekrosefaktorrezeptor-assoziierten Faktors 6 (TRAF6), was dann in Folge den Calcineurin–abhängigen Nukleären Faktor der aktivierten T-Zellen 1 (NFATc1) induziert. Zusätzlich stimuliert die Ligandenbindung an einem kostimulatorischen Rezeptor die Bruton's Tyrosinkinase (Btk) und den Calcium-Signalweg, wodurch ebenfalls NFATc1 aktiviert wird. Der Transkriptionsfaktor NFATc1 induziert anschließend die Expression verschiedener Proteine, die für die Aktivierung und Differenzierung des Osteoklasten und somit für den Knochenabbau sorgen. (DC–STAMP: dendritic cell–specific transmembrane protein).

In der zulassungsrelevanten HALT-Studie (Hormone Ablation Bone Loss Trial) wurde untersucht, wie sich die Knochendichte der Lendenwirbelsäule unter Denosumab-Therapie beziehungsweise nach Gabe eines Placebos im Vergleich zum Ausgangswert veränderte. Eingeschlossen waren 1468 Männer, die aufgrund eines

---

Denosumab

Spezialitäten:	Prolia®
Indikation:	Prolia® ist zugelassen zur: ■ Behandlung der Osteoporose bei postmenopausalen Frauen mit erhöhtem Frakturrisiko. Prolia® vermindert signifikant das Risiko für vertebrale, nicht-vertebrale und Hüftfrakturen, ■ Behandlung von Knochenschwund im Zusammenhang mit Hormonablation bei Männern mit Prostatakarzinom mit erhöhtem Frakturrisiko. Prolia® vermindert bei Männern mit Prostatakarzinom unter Hormonablationstherapie signifikant das Risiko für vertebrale Frakturen.
Mechanismus:	Denosumab bindet mit hoher Affinität und Spezifität an den RANKL, das wesentlich an der Regulation von Knochenauf- und -abbau beteiligt ist.
Dosierung:	Die empfohlene Dosis von Prolia® beträgt 60 mg. Diese wird einmal alle 6 Monate als einzelne subkutane Injektion in den Oberschenkel, die Bauchregion oder die Rückseite des Armes angewendet.

nicht metastasierten Prostatakarzinoms eine Androgendeprivationstherapie erhielten. Nach 36 Monaten hatten Patienten, die mit Denosumab anstatt Placebo behandelt wurden, ein um 62 % verringertes Risiko für neue Wirbelkörperfrakturen, wobei die Risikoreduktion bereits nach zwölf Monaten signifikant war.

Pharmakokinetik/Metabolismus: Nach einer subkutanen Anwendung einer Dosis von 1,0 mg/kg KG betrug die auf AUC basierende Exposition 78 % einer intravenösen Anwendung bei gleicher Dosierung. Bei einer subkutanen Dosis von 60 mg trat die maximale Denosumab-Serumkonzentration (C_{max}) von 6 µg/ml (Bereich 1–17 µg/ml) nach 10 Tagen (Bereich 2–28 Tage) auf. Nach dem Erreichen von C_{max} nahmen die Serumspiegel mit einer Halbwertszeit von 26 Tagen (Bereich 6–52 Tage) über einen Zeitraum von 3 Monaten (Bereich 1,5–4,5 Monate) ab. Sechs Monate nach Anwendung konnten bei 53 % der Patienten keine messbaren Mengen von Denosumab nachgewiesen werden. In Studien zum Dosierungsbereich wies Denosumab eine nicht-lineare, dosisabhängige Pharmakokinetik auf. Dabei war die *Clearance* bei höheren Dosierungen oder Konzentrationen geringer, aber der Expositionsanstieg für Dosierungen ab 60 mg und höher war ungefähr proportional zur Dosis.

Denosumab ist als natives Immunglobulin ausschließlich aus Aminosäuren und Kohlenhydraten aufgebaut. Daher scheint es nach proteolytischer Degradation hepatisch ausgeschieden zu werden. Es ist zu erwarten, dass die Metabolisierung und Elimination dem Weg des Abbaus von Immunglobulinen folgt, resultierend in der Degradation zu kleinen Peptiden und einzelnen Aminosäuren.

Unerwünschte Wirkungen: Häufig und sehr häufig beobachtete Nebenwirkungen sind: Harnwegsinfektion, Infektion der oberen Atemwege, Ischiassyndrom, Katarakte, Obstipation, Hautausschlag und Gliederschmerzen.

Interaktionen: Es wurden keine Wechselwirkungsstudien durchgeführt.

Eculizumab

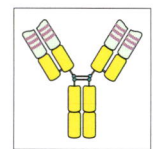

Eculizumab (Soliris®) ist ein rekombinanter, humanisierter monoklonaler Antikörper (IgG2/4κ), der spezifisch an das terminale Komplement-Protein C5 bindet und die Spaltung von C5 in C5a und C5b verhindert. Dadurch kann sich der Membran-Angriffskomplex (MAK, membrane attack complex) nicht bilden und es kommt nicht zur Zytolyse der attackierten Zelle (**○** Abb. 11.24, **▶** Kap. 2.1.2). Der Antikörper wird in

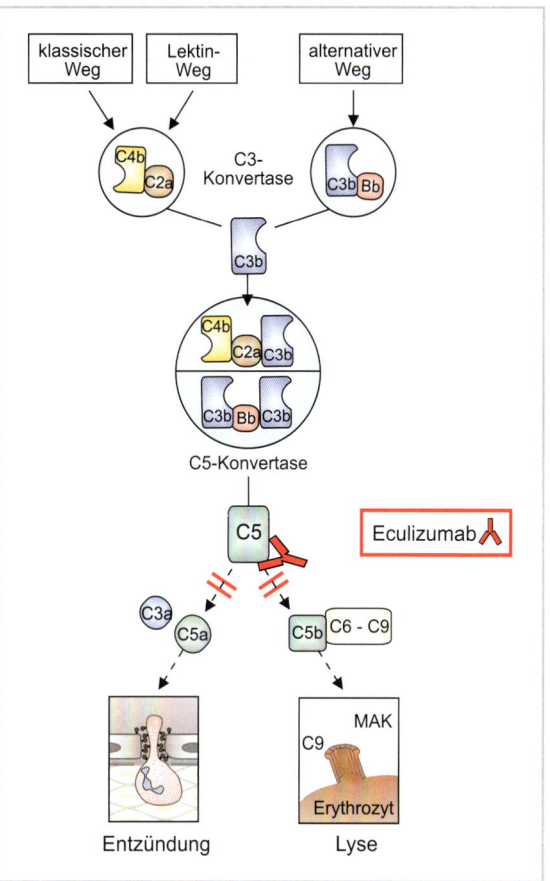

○ Abb. 11.24 Wirkmechanismus von Eculizumab. Eculizumab bindet spezifisch an das terminale Komplement-Protein C5 und verhindert dessen Spaltung in C5a und C5b. Dadurch kann sich nicht der Membran-Angriffskomplex bilden und es kommt nicht zur Zytolyse der attackierten Zelle.

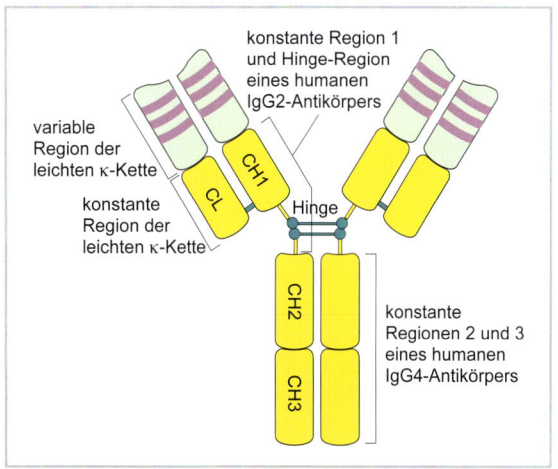

○ Abb. 11.25 Aufbau von Eculizumab. Eculizumab ist ein Hybridmolekül aus einem IgG2- und einem IgG4-Antikörper, wobei der Fc-Anteil von einem IgG4-Antikörper stammt. Dadurch wird von diesem Molekül keine CDC und keine ADCC ausgelöst (**▫** Tab. 10.1).

11

einem murinen Myelom-Expressionssystem (NS0-Zell-linien) hergestellt.

Das Kürzel IgG2/4 bedeutet, dass sich die schweren Antikörperketten in der konstanten Region 1 (CH1), der Hinge-Region und dem angrenzenden Bereich der CH2-Region aus Sequenzen eines IgG2-Moleküls rekrutieren. Der Rest des Moleküls, also die übrige CH2-Domäne und die CH3-Domäne besteht aus IgG4-Sequenzen (o Abb. 11.25). Die konstante Region eines IgG4-Isotyps wird überwiegend dann verwendet, wenn keine nachfolgende Reaktion des Immunsystems, sondern nur eine Blockade der Zielstruktur gewünscht ist (□ Tab. 10.1). Weshalb für Eculizumab gezielt die Fusion aus einem IgG2- und einem IgG4-Subtyp verwendet wurde, ist nicht aus den Zulassungsunterlagen ersichtlich. Rein spekulativ könnte man annehmen, dass über die Hinge-Region des IgG2-Moleküls eine Stabilisierung des Wirkstoffes erreicht werden soll.

Dieser Antikörper wurde entwickelt, um Patienten zu behandeln, die an paroxysmaler nächtlicher Hämoglobinurie (PNH) leiden. Diese Krankheit, deren Inzidenz mit 1:100 000–1:500 000 angegeben wird, wird durch eine somatische Mutation im *PIG-A*-Gen pluripotenter hämatopoetischer Stammzellen verursacht. Das *PIG-A*-Gen codiert für ein essenzielles Enzym im Rahmen der Synthese eines Glykosyl-Phosphatidylinositol (GPI)-Ankers, der bestimmte Proteine in der Membran auf der Zelloberfläche fixiert. Unter diesen Proteinen ist auch CD59 (TAP, Protektin), dessen Funktion darin besteht, die Ausbildung des Membran-Angriffskomplexes auf Blutzellen zu inhibieren.

PNH ist eine seltene, chronische Krankheit. Die Patienten leiden oft an chronischen Symptomen wie Abgeschlagenheit, abdominale Schmerzen, Dysphagie und eben Hämoglobinurie. In schweren Fällen benötigen die Patienten häufige Infusionen und sie besitzen ein extrem erhöhtes Thrombose-Risiko, besonders in den hepatischen und zerebralen Venen. Die Überlebensrate der PNH-Patienten nach der Diagnose beträgt ca. 50 % nach 10 Jahren und ca. 28 % nach 25 Jahren. Die Behandlung der PNH ist momentan auf Steroide (z. B. Prednison), immunsuppressive Medikamente und Bluttransfusionen beschränkt. All dies hat bemerkenswerte Nebeneffekte und keine oder nur wenig Auswirkungen auf das Ausmaß der Hämolyse bei PNH-Patienten.

Unter der Therapie mit Eculizumab akkumulieren Typ-III-Erythrozyten (Erythrozyten ohne GPI-verankerte Proteine) bis zu einem Anteil von 80 %, was mit der Hypothese im Einklang steht, dass der Antikörper die Hämolyse durch Inhibition von C5 hemmen kann.

Eculizumab

Spezialitäten:	Soliris®
Indikation:	Soliris® ist indiziert zur Behandlung von Patienten mit:

- paroxysmaler nächtlicher Hämoglobinurie (PNH). Der Nachweis des klinischen Nutzens von Soliris® bei der Behandlung von Patienten mit PNH ist auf Patienten beschränkt, die bereits Transfusionen erhalten haben,
- atypischem Hämolytisch-Urämischen Syndrom (aHUS).

Mechanismus: Der Antikörper bindet spezifisch an das Komplement-Protein C5 und verhindert dadurch die Spaltung von C5 in C5a und C5b. Dadurch kann sich kein Membran-Angriffskomplex (MAK, membrane attack complex) bilden, und es kommt nicht zur Zytolyse der attackierten Zelle.

Dosierung: **Paroxysmale nächtliche Hämoglobinurie (PNH):** Das Dosierungsschema zur Behandlung der PNH besteht aus einer 4-wöchigen Induktionsphase, an die sich eine Erhaltungsphase anschließt:

- Induktionsphase: 600 mg Soliris® als intravenöse Infusion, die über 25–45 Minuten einmal wöchentlich in den ersten 4 Wochen verabreicht wird,
- Erhaltungsphase: 900 mg Soliris® als intravenöse Infusion, die über 25–45 Minuten in Woche 5 verabreicht wird, gefolgt von 900 mg Soliris® als intravenöse Infusion, die über 25–45 Minuten alle 14 ± 2 Tage verabreicht wird.

Atypisches Hämolytisch-Urämisches Syndrom (aHUS): Das Dosierungsschema zur Behandlung des aHUS bei Erwachsenen (≥18 Jahre) besteht aus einer 4-wöchigen Induktionsphase, an die sich eine Erhaltungsphase anschließt:

- Induktionsphase: 900 mg Soliris® als intravenöse Infusion, die über 25–45 Minuten einmal wöchentlich in den ersten 4 Wochen verabreicht wird,
- Erhaltungsphase: 1200 mg Soliris® als intravenöse Infusion, die über 25–45 Minuten in Woche 5 verabreicht wird, gefolgt von 1200 mg Soliris® als intravenöse Infusion, die über 25–45 Minuten alle 14 ± 2 Tage verabreicht wird.

Viele der in den bisherigen Studien behandelten Patienten berichteten u. a. auch über eine relevante Steigerung der Wohlbefindens und der Lebensqualität. Welche Langzeiteffekte (positive und negative) eine solche Therapie allerdings nach sich zieht, ist noch nicht bekannt.

Pharmakokinetik/Metabolismus: Bei 40 Patienten mit PNH wurden die pharmakokinetischen Parameter nach Mehrfachdosierung mittels eines Ein-Kompartiment-Modells untersucht. Die mittlere *Clearance* betrug 0,31 ± 0,12 ml/h/kg, das mittlere Verteilungsvolumen 110,3 ± 17,9 ml/kg und die mittlere Eliminationshalbwertszeit 11,3 ± 3,4 Tage. Auf der Grundlage dieser PK-Parameter ist das Erreichen des Steady-State nach etwa 49–56 Tagen zu erwarten.

Eine zweite pharmakokinetische Studie mit einem Standard-Ein-Kompartimentmodell wurde auf Basis der pharmakokinetischen Daten nach Mehrfachdosis bei 37 aHUS-Patienten durchgeführt, die im Rahmen der Studien C08–002A/B und C08–003A/B mit der empfohlenen Soliris®-Dosis behandelt wurden. In diesem Modell lagen die Soliris®-*Clearance* bei einem typischen aHUS-Patienten mit einem Körpergewicht von 70 kg bei 0,0139 l/h und das Verteilungsvolumen bei 5,6 l. Die Eliminations-Halbwertszeit betrug 297 h (annähernd 12,4 Tage).

Unerwünschte Wirkungen: Häufig und sehr häufig beobachtete Nebenwirkungen sind: Bronchitis, Pneumonie, gastrointestinale Infektion, Nasopharyngitis, Herpesinfektion (oral), Sepsis, septischer Schock, Infektion der oberen Atemwege, Harnwegsinfektion, Zystitis, Virusinfektion, Meningokokken-Sepsis, Meningokokken-Meningitis, bakterielle Arthritis, Leukopenie, Thrombozytopenie, Hämolyse, anaphylaktische Reaktion, Kopfschmerzen, Schwindelgefühl, Dysgeusie, Parästhesie, Vertigo, progressive Hypertonie, Husten, verstopfte Nase, Pharynx-, Larynxschmerzen, Halsreizung, Bauchschmerzen, Obstipation, Diarrhö, Dyspepsie, Übelkeit, Erbrechen, Alopezie, trockene Haut, Pruritus, Hautausschlag, Arthralgie, Rückenschmerzen, Myalgie, Nackenschmerzen, Schmerzen in Extremitäten, Dysurie, Spontanerektion, Thorax-Beschwerden, Schüttelfrost, Fatigue, Asthenie, infusionsbedingte Reaktion, Ödeme und Fieber.

Interaktionen: Es wurden keine Studien zur Erfassung von Wechselwirkungen durchgeführt.

Omalizumab

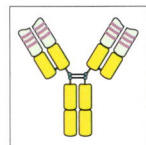

Omalizumab (Xolair®) ist ein rekombinanter Anti-IgE-Antikörper (IgG1κ). Dieser humanisierte monoklonale Maus-Antikörper (rhuMAb-E25) neutralisiert IgE-

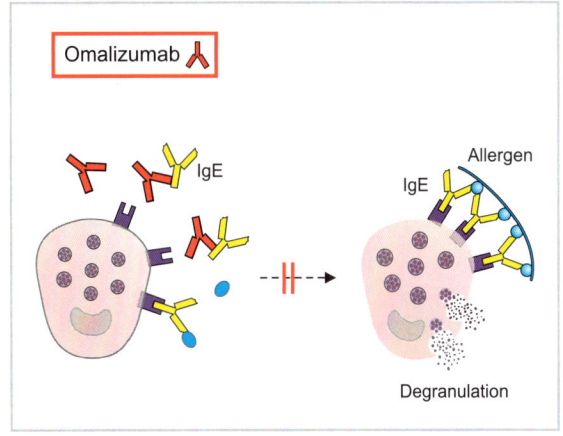

Abb. 11.26 Wirkmechanismus von Omalizumab. Die Symptomatik der allergischen Reaktion wird durch die Degranulation von Mastzellen verursacht. Auslöser für die Degranulation ist die Vernetzung von IgE-Rezeptoren auf der Oberfläche von Mastzellen. An diese Rezeptoren binden IgE-Antikörper über ihren Fc-Teil. Mehrere Antikörper binden dann ein einzelnes Antigen, wodurch es zur Vernetzung der Rezeptoren und zur anschließenden Degranulation kommt. Omalizumab kompetiert mit der Rezeptorbindung, da er – ähnlich wie die IgE-Rezeptoren – die Fc-Region der IgE-Antikörper bindet.

Antikörper, die vor allem im Zuge allergischer Reaktionen gebildet werden (▶ Kap. 5.2.1) und maßgeblich an der Auslösung einer allergischen Symptomatik beteiligt sind (**o** Abb. 11.26). Der humanisierte Antikörper wird in CHO-Zellen (CHO-K1) produziert und besitzt ein Molekulargewicht von etwa 149 kDa.

IgE-Antikörper sind eine wichtige Ursache von allergischem Asthma bronchiale. Interagiert ein Allergen (z. B. Staub, Schimmel, Blütenstaub) mit IgE, das an Mastzellen im menschlichen Immunsystem gebunden ist, schütten die Mastzellen Histamin und Leukotriene aus, die zur Entzündung und Bronchokonstriktion des allergischen Asthmas führen. Omalizumab (Xolair®) bindet freies IgE im Blut, verringert die an Mastzellen gebundene IgE-Menge und verhindert dadurch die Ausschüttung dieser chemischen Mediatoren und darüber frühzeitig die Entzündungsreaktion und Bronchokonstriktion des allergischen Asthmas (▶ Kap. 5.2.1).

Da Omalizumab an die Fc-Region von IgE-Antikörpern bindet, lässt sich dieser Antikörper für praktisch alle IgE-vermittelten Allergien einsetzen, denn die Spezifität der IgE-Antikörper ist für ihre Neutralisierung unerheblich. Durch die Neutralisierung der IgE-Antikörper für die Bindung an den FcεRI wird die Rezeptordichte in erheblichem Maße (bis zu ca. 90 %) herabreguliert und die Degranulation dieser Zellen deutlich vermindert.

Der Gesamt-IgE-Spiegel ist während der Behandlung erhöht und bleibt auch bis zu einem Jahr nach Absetzen der Behandlung in der Konzentration erhal-

Omalizumab

Spezialitäten: Xolair®

Indikation: Xolair wird angewendet bei Erwachsenen, Jugendlichen und Kindern (6 bis < 12 Jahre).

Erwachsene und Jugendliche (ab 12 Jahren): Xolair® wird als Zusatztherapie zur verbesserten Asthmakontrolle bei Patienten mit schwerem persistierendem allergischem Asthma angewendet, die einen positiven Hauttest oder In-vitro-Reaktivität gegen ein ganzjährig auftretendes Aeroallergen zeigen und sowohl eine reduzierte Lungenfunktion (FEV_1 <80%) haben als auch unter häufigen Symptomen während des Tages oder nächtlichem Erwachen leiden und trotz täglicher Therapie mit hoch dosierten inhalativen Corticosteroiden und einem lang wirkenden inhalativen β_2-Agonisten mehrfach dokumentierte, schwere Asthma-Exazerbationen hatten.

Kinder (6 bis < 12 Jahre): Xolair® wird als Zusatztherapie zur verbesserten Asthmakontrolle bei Patienten mit schwerem persistierendem allergischem Asthma angewendet, die einen positiven Hauttest oder In-vitro-Reaktivität gegen ein ganzjährig auftretendes Aeroallergen zeigen und unter häufigen Symptomen während des Tages oder nächtlichem Erwachen leiden und trotz täglicher Therapie mit hoch dosierten inhalativen Corticosteroiden und einem lang wirkenden inhalativen β_2-Agonisten mehrfach dokumentierte, schwere Asthma-Exazerbationen hatten.

Mechanismus: Omalizumab bindet an die konstante Region von IgE-Antikörpern und verhindert somit, dass diese an ihre Rezeptoren auf Mastzellen binden können.

Dosierung: Die geeignete Dosierung und Häufigkeit der Anwendung von Xolair® wird anhand des vor Behandlungsbeginn gemessenen IgE-Basiswertes (I.E./ml) und des Körpergewichts (kg) bestimmt. Zur Dosisfestlegung ist es erforderlich, vor der ersten Anwendung den IgE-Wert des Patienten mit einem handelsüblichen Gesamt-Serum-IgE-Test zu bestimmen. Ausgehend von diesen Messungen können pro Verabreichung 75–600 mg Xolair® in Form von 1–4 Injektionen benötigt werden.

ten. Deshalb kann eine erneute Messung des IgE-Spiegels während der Behandlung mit Omalizumab nicht als Richtwert für die Dosisfestsetzung verwendet werden. Die Dosisfestsetzung nach Unterbrechungen der Behandlung um weniger als ein Jahr muss anhand der Serum-IgE-Spiegel erfolgen, die bei der ursprünglichen Dosisfestsetzung ermittelt wurden.

Allergisches Asthma ist eine chronische Erkrankung der Atemwege, von der weltweit nahezu 150 Millionen Menschen betroffen sind. Sie ist Ursache für über 180 000 Todesfälle jährlich. Zu den Symptomen gehören Atemnot, Giemen, Husten, Engegefühl in der Brust und Kurzatmigkeit. Allergien tragen bei der Mehrzahl der Asthmatiker zur Erkrankung bei.

Omalizumab ist seit 2005 zugelassen. Bereits im Jahr 2000 war ein Zulassungsantrag eingereicht worden, der allerdings zunächst ablehnend beschieden wurde. Die beantragte Indikation lautete damals „saisonale allergische Rhinitis (SAR) und allergisches Asthma (AA) bei Erwachsenen und Kindern (ab 6 Jahren)". Damals gelang es nicht, den CPMP von einem positiven Nutzen/Risiko-Verhältnis zu überzeugen, weil die Einschlusskriterien für die klinischen Studien nicht stringent genug gestellt waren und weil man das Auftreten einer Thrombopenie befürchtete, die man in Affenstudien beobachtet hatte. Daraufhin verzichtete man auf eine Anwendung bei Patienten unter 12 Jahren und

beschränkte sich auf eine Anwendung bei Erwachsenen und Jugendlichen mit schwerem persistierendem allergischem Asthma. Nachdem eine entsprechende Studie erfolgreich verlief, wurde die Zulassung 2005 erteilt.

Zwischenzeitlich konnte aber auch ein positives Nutzen/Risiko-Verhältnis bei Kindern im Alter von 6 bis < 12 Jahren gezeigt werden, was dann auch zur Erweiterung der Indikation führte.

Pharmakokinetik/Metabolismus: Nach subkutaner Verabreichung wird Omalizumab mit einer durchschnittlichen absoluten Bioverfügbarkeit von 62% resorbiert. Nach einer einzelnen subkutanen Dosis bei erwachsenen und jugendlichen Patienten mit Asthma wurde Omalizumab langsam resorbiert und erreichte eine maximale Serumkonzentration nach durchschnittlich 7–8 Tagen. Die Pharmakokinetik von Omalizumab verläuft bei Dosen von mehr als 0,5 mg/kg KG linear. Nach mehreren Dosen Omalizumab waren die Flächen unter der Serumkonzentrations-Zeit-Kurve von Tag 0 bis Tag 14 unter Steady-State-Bedingungen bis zu 6-fach höher als nach der ersten Dosis.

Das scheinbare Verteilungsvolumen betrug bei Patienten nach einer subkutanen Verabreichung 78 ± 32 ml/kg.

Die *Clearance* von Omalizumab ist sowohl mit *Clearance*-Prozessen von IgG als auch mit *Clearance* über spezifische Bindung und Komplexbildung mit seinem

Zielliganden IgE verbunden. Die Elimination von IgG über die Leber umfasst den Abbau im retikuloendothelialen System und in Endothelzellen. Intaktes IgG wird auch in die Galle sezerniert. Bei Asthma-Patienten betrug die mittlere Halbwertszeit für die Elimination von Omalizumab aus dem Serum 26 Tage, mit einer scheinbaren mittleren *Clearance* von 2,4 ± 1,1 ml/kg/Tag. Außerdem führte ein doppeltes Körpergewicht näherungsweise zu einer doppelten scheinbaren *Clearance*.

Unerwünschte Wirkungen: Häufig beobachtete Nebenwirkungen sind: Kopfschmerzen, Schmerzen im Oberbauch, Fieber, Reaktionen an der Injektionsstelle wie Schwellung, Erythem, Schmerzen und Pruritus.

Interaktionen: Xolair® kann indirekt die Wirksamkeit von Arzneimitteln für die Behandlung von Wurm- oder anderen parasitären Infektionen verringern.

Palivizumab

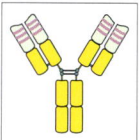

Nur wenige Antikörper werden bisher im Sinne eines Immunstimulans eingesetzt. Einer dieser Antikörper ist Palivizumab (Synagis®), ein Anti-RSV-Antikörper, der bereits seit 1999 zugelassen ist. Bei Palivizumab handelt es sich um einen humanisierten monoklonalen Antikörper, der in einer Maus-Myelomzelllinie hergestellt wird. Der Antikörper richtet sich gegen den antigenen A-Teil des Fusionsproteins auf der Hülle des Respiratorischen Synzytialvirus (RSV) (▶ Kap. 4.3.2). Somit ist Synagis® der erste rekombinante Wirkstoff, der in Form einer passiven Immunisierung eingesetzt wird. Der Antikörper ist indiziert zur Behandlung von Kindern,

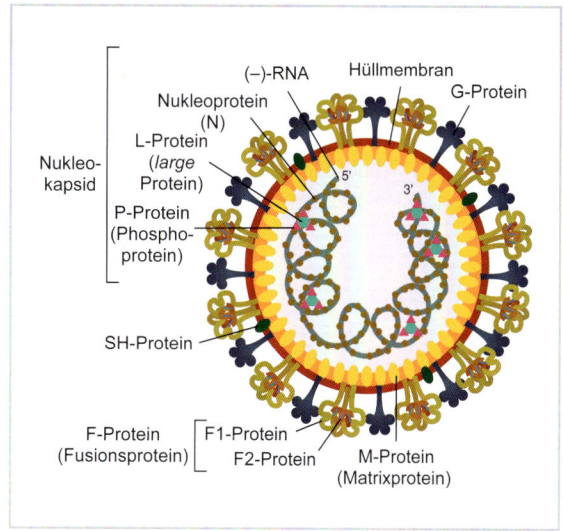

○ **Abb. 11.27** Schematischer Aufbau des Respiratorischen Sycytialvirus.
In die Hüllmembran sind die Membranproteine SH, G und F eingelagert. Das F-Protein wird in F1 und F2 gespalten, die über eine Disulfidbrücke verbunden bleiben. Dieses Heterodimer sitzt in der Membran als Trimer und sorgt für die Fusion der Hüllmembran mit der Membran der Wirtszelle. Innerhalb des Viruspartikels liegt das Nukleokapsids, das aus dem RNA-Genom in Negativstrangorientierung besteht, das mit dem Nukleoprotein sowie dem L- und P-Protein assoziiert ist.

die in der 35. Schwangerschaftswoche oder früher geboren wurden und die zu Beginn der RSV-Saison jünger als 6 Monate sind, oder von Kindern, die jünger als 2 Jahre sind und innerhalb der letzten 6 Monate wegen bronchopulmonaler Dysplasie behandelt werden mussten. Ferner ist Synagis® bei Kindern unter 2 Jahren mit hämodynamisch signifikanten angeborenen Herzfehlern indiziert.

Palivizumab

Spezialitäten:	Synagis®
Indikation:	Zur Prävention der durch das Respiratory-Synzytial-Virus (RSV) hervorgerufenen schweren Erkrankungen der unteren Atemwege, die Krankenhausaufenthalte erforderlich machen, bei Kindern mit hohem Risiko für RSV-Erkrankungen,
	■ die in der 35. Schwangerschaftswoche oder früher geboren wurden und zu Beginn der RSV-Saison jünger als 6 Monate sind,
	■ die jünger als 2 Jahren sind und innerhalb der letzten 6 Monate wegen bronchopulmonaler Dysplasie behandelt wurden,
	■ die jünger als 2 Jahren sind und hämodynamisch signifikante angeborene Herzfehler haben.
Mechanismus:	Passive Immunisierung gegen RSV-Erkrankungen.
Dosierung:	Die empfohlene Dosierung beträgt 15 mg Palivizumab/kg KG, die einmal im Monat während des Zeitraums eines erhöhten RSV-Infektionsrisikos in der Bevölkerung, verabreicht werden sollte. Wenn möglich, sollte die erste Dosis vor Beginn der RSV-Saison appliziert werden.

Das Fusions- oder F-Protein des Virus (○ Abb. 11.27) ist für die Fusion der Virushülle mit der Plasmamembran der Wirtszelle verantwortlich und vermittelt die Ausbildung von Synzytien. Palivizumab neutralisiert einerseits die infektiösen Partikel, andererseits verhindert er die Fusion von Zellen. Da das F-Protein jahrelang sehr konserviert geblieben ist und extrem homolog zwischen den beiden Virus-Subtypen A und B ist, bietet Palivizumab einen umfassenden Schutz vor einer RSV-Infektion.

Palivizumab soll intramuskulär verabreicht werden, vorzugsweise in die anterolaterale Seite des Oberschenkels. Auf Grund des Risikos einer Schädigung des Ischiasnervs sollte der M. glutaeus nicht routinemäßig als Injektionsstelle gewählt werden. Injektionsvolumina von mehr als 1 ml sollten als geteilte Dosen verabreicht werden.

Pharmakokinetik/Metabolismus: In klinischen Studien mit erwachsenen Probanden zeigte Palivizumab in Bezug auf das Verteilungsvolumen (Durchschnitt: 57 ml/kg) und die Halbwertszeit (Durchschnitt: 18 Tage), ein zu einem humanen IgG1-Antikörper ähnliches pharmakologisches Profil.

In Prophylaxe-Studien bei Frühgeborenen und Kindern mit bronchopulmonaler Dysplasie betrug die durchschnittliche Halbwertszeit von Palivizumab 20 Tage. Die nach den monatlichen, intramuskulären Gaben von 15 mg Palivizumab/kg KG ermittelten mittleren Serumkonzentrationen lagen am 30. Tag bei ungefähr 40 mg/ml nach der ersten, bei ungefähr 60 mg/ml nach der zweiten und bei ungefähr 70 mg/ml nach der dritten und vierten Injektion. In der Studie bei Kindern mit angeborenen Herzfehlern wurden am 30. Tag nach der monatlichen intramuskulären Dosis von 15 mg/kg Serum-Talkonzentrationen ermittelt. Die gemessenen mittleren Werte lagen hierbei nach der ersten Injektion bei 55 mg/ml und ungefähr 90 mg/ml nach der vierten Injektion.

In der Studie an Kindern mit angeborener Herzkrankheit lag die mittlere Serumkonzentration von Palivizumab bei den 139 Kindern der Palivizumab-Gruppe, die einen kardiopulmonalen Bypass hatten und von denen gepaarte Serumproben verfügbar waren, bei ungefähr 100 mg/ml präoperativ und sank postoperativ auf ungefähr 40 mg/ml.

Unerwünschte Wirkungen: Häufig beobachtete Nebenwirkungen sind: Nervosität, Diarrhö, Fieber, Reaktionen an der Injektionsstelle.

Interaktionen: Wechselwirkungen mit anderen Medikamenten sind nicht bekannt. Formelle Untersuchungen zu Arzneimittelinteraktionen wurden nicht durchgeführt.

11.2.6 Antikörper in der Entwicklung (Auswahl)

HuMax-CD4

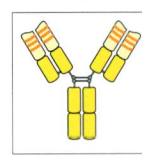

HuMax-CD4 (Zanolimumab) ist ein vollständig humaner Antikörper, der mit hoher Affinität an CD4-Rezeptoren von Lymphozyten bindet. Zwei abgeschlossene Phase-II-Studien zur Indikation „kutanes T-Zell-Lymphom (CTCL)" ergaben positive Resultate. Daraufhin wurde dem Antikörper der Fast-Track-Status (beschleunigtes Zulassungsverfahren) für den Einsatz von HuMax-CD4 bei der Behandlung von CTCL-Patienten zugesprochen, die auf ihre bisherige Therapie nicht ansprachen bzw. negativ darauf reagierten.

Unter allen Non-Hodgkin-Lymphomen werden ca. 5 % als CD4-positive T-Zell-Lymphome definiert. Die am häufigsten vorkommende Art von CTCL ist Mycosis fungoides (MF). In den USA leiden zwischen 16 000 und 20 000 Menschen an MF. CTCL-Patienten haben im Allgemeinen eine Lebenserwartung von 10–30 Jahren und konnten aus diesem Grund mehrmals im Verlauf ihrer Krankheit behandelt werden, weswegen eine gute Verträglichkeit besonders wichtig ist. Die Tatsache, dass es sich bei HuMax-CD4 um einen vollständig humanen Antikörper handelt, ist in dieser Hinsicht sicherlich positiv zu werten. In den USA hat HuMax-CD4 von der FDA den Orphan-Drug-Status zur Behandlung der Mycosis fungoides erhalten.

Außer bei CTCL wird bei ungefähr der Hälfte der nicht-kutanen T-Zell-Lymphome der CD4-Rezeptor auf den Zelloberflächen exprimiert, so dass eine Indikation auch hier denkbar wäre. Allerdings liegen für diese Anwendung noch keine belastbaren klinischen Daten vor.

Neben der Indikation CTCL wird HuMax-CD4 auch für die Behandlung der Rheumatoiden Arthritis sowie in Kombination mit Aldesleukin bei metastasierendem Melanom und metastasierendem Nierenkrebs getestet. Der Wirkmechanismus von Zanolimumab liegt darin, die T-Zell-Aktivierung zu unterdrücken sowie aktivierte T-Zellen durch ADCC zu eliminieren.

Pertuzumab

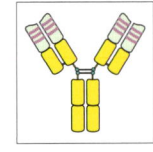

Pertuzumab (Omnitarg®) ist ein humanisierter monoklonaler IgG1-Antikörper (rhuMAb 2C4), der – ähnlich

Abb. 11.28 Trastuzumab emtansine.
Bei Trastuzumab emtansine ist der Antimikrotubuli–Wirkstoff DM1 über einen Thioether–Linker an den Antikörper verknüpft

wie Trastuzumab (Herceptin®) – an die extrazelluläre Domäne des HER2-Tyrosinkinaserezeptors bindet. Allerdings binden die beiden Antikörper an unterschiedliche Epitope des Rezeptors. Während Trastuzumab in der sogenannten Domäne IV, relativ nahe an der Zellmembran bindet und (▶ Kap. 11.2.3) in erster Linie die Zellen für eine effektive Antikörper-abhängige zelluläre Zytotoxizität (ADCC) markiert, interagiert Pertuzumab mit der Domäne II und verhindert die Dimerisierung des Rezeptors mit den Rezeptoren EGF-R und Erb-B3. Damit unterbindet Pertuzumab die Signalweiterleitung, die z. B. aus einer Dimerisierung mit dem EGF-Rezeptor resultiert. Wegen der unterschiedlichen Bindungsstellen und der unterschiedlichen Wirkweise könnte Pertuzumab synergistisch zu Trastuzumab eingesetzt werden und auch dann noch zu einem Therapieerfolg führen, wenn die Patientinnen nach einem anfänglichen Ansprechen auf Trastuzumab nach ca. einem Jahr ein Rezidiv aufweisen. In der Phase-III-Studie CLEOPATRA (CLinical Evaluation Of Pertuzumab And TRAstuzumab) wurden 808 Patienten mit HER2-überexprimierende, metastasierten Mammakarzinom entweder mit Trastuzumab und Docetaxel oder mit Pertuzumab, Trastuzumab und Docetaxel behandelt. Es zeigte sich mit der Tripel-Therapie eine Verlängerung des mittleren, progressionsfreien Überlebens von 18,5 Monaten gegenüber 12,4 Monaten bei der Therapie mit Trastuzumab und Docetaxel. Auch in der NeoSphere-Studie, einer Phase-II-Studie an 417 Patienten brachte die Kombination aus Chemotherapie und beiden Antikörpern einen deutlichen Vorteil gegenüber den jeweiligen Kombinationan aus Docetaxel und nur einem Antikörper bzw. nur der Antikörper-Kombination. Die Tripel-Therapie resultierte bei 45,8 % der Behandelten in einem pathologisch kompletten Ansprechen, während Docetaxel mit Trastuzumab bzw. Pertuzumab allein zu einer Ansprechrate von 29,0 % bzw. 24,0 % führte. Die Kombination aus den beiden Antikörpern hatte mit 16,8 % die geringste Ansprechrate, allerdings waren unter diesem Therapieregime auch die wenigsten Nebenwirkungen aufgetreten.

In weiteren Studien wird Pertuzumab für die Therapie des Prostata-, Ovarial- und nicht-kleinzelligen Lungenkarzinoms getestet.

Trastuzumab emtansine

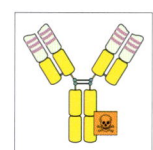

Trastuzumab emtansine (T-DM1) ist ein Immunkonjugat aus dem humanisierten monoklonalen Antikörper Trastuzumab (anti-p185, rhuMab HER2) und ungefähr 3–4 Molekülen des Antimikrotubuli-Wirkstoffs DM1 ($N^{2'}$-deacetyl-$N^{2'}$-(3-mercapto-1-oxopropyl)-maytansin). Verbunden werden die beiden Einheiten über einen Thioether-Linker (▶ Abb. 11.28). Über dieses Immunkonjugat sollen auch Tumoren, die resistent gegen eine Therapie mit Trastuzumab geworden sind, erfolgreich bekämpft werden. Als empfohlene Dosis werden bis zu 17-mal 3,6 mg/kg KG alle 3 Wochen intravenös infunidert. Nachdem der Antikörper an HER2 gebunden hat, wird der Immunkomplex endosomal internalisiert. Im Lysosom kann dann DM1 freigesetzt werden und anschließend die Ausbildung der Zellteilungsspindel inhibieren. DM1 ist ein Derivat der Maytansinoide, die ähnlich wie die Vinca-Alkaloide wirken, aber 20- bis 100-fach effizienter die Mitose hemmen. Wegen dieser guten Wirksamkeit werden diese Substanzen jedoch nicht direkt als Zytostatikum eingesetzt. Über das Immunkonjugat wird das Toxin zielgerichtet in die Tumorzelle gelangen und dort die Bildung der Mikrotubulifasern unterbinden. Dadurch kommt es zur Apoptose der Zielzelle.

Auf der Basis recht vielversprechender Phase-II-Ergebnisse hatte Genentech/Roche im Juli 2010 ein beschleunigtes Zulassungsverfahren für T-DM1 beantragt. Allerdings wurden die durchgeführten Studien als nicht ausreichend befunden, so dass Genentechn weitere Phase-III-Zulassungsstudien initiieren musste.

11

Inotuzumab ozogamicin

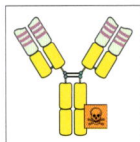

Inotuzumab ozogamicin (CMC-544) ist ein Immunkonjugat, das in Kombination mit Rituximab zur Therapie das Non-Hodgkin-Lymphoms getestet wird. Für dieses Konjugat wurde ein humanisierter IgG4-Antikörper (G5/44) gegen das CD22-Antigen über einen labilen, sauren Linker mit Calicheamicin vernküpft (○ Abb. 11.18). CD22 ist ein Oberflächenprotein, das praktisch nur auf reifen B-Zellen und bei 90 % aller B-Zell-Erkrankungen vorhanden ist und eine wichtige Rolle bei der Signaltransduktion für Proliferation und überleben der B-Zellen innehat. Als IgG4-Antikörper vermittelt Inotuzumab keine immunologischen Effektorfunktionen. Nach Bindung an das CD22-Antigen wird der Immunkomplex internalisiert, Calicheamicin freigesetzt und das Toxin kann sich in die kleine Furche der DNA-Doppelhelix einlagern. Dadurch kommt es zu Doppelstrangbrüchen und infolge dessen zur Apoptose der Zelle. Durch die Kombination mit Rituximab werden zwei unabhängige Wege zur Eliminierung der entarteten B-Zellen verfolgt.

Epratuzumab

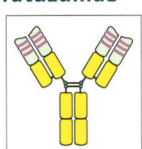

Epratuzumab (HB22.7) ist ein humanisierter monoklonaler IgG1-Antikörper, der ebenso wie Inotuzumab das CD22-Antigen erkennt und den CD22-Liganden daran hindert, an seinen Rezeptor zu binden. CD22 ist ein Membran-Glykophosphoprotein, das auf fast allen B-Lymphozyten und auch auf den meisten B-Lymphomen exprimiert ist. In dieser Hinsicht ähnelt das CD22-Epitop sehr dem CD20-Epitop, gegen das bereits verschiedene zugelassene Antikörper (z. B. Rituximab und Ibritumomab-Tiuxetan) gerichtet sind. Und ebenso wie das „Wirkstoffpaar" Rituximab und Ibritumomab-Tiuxetan als unmodifizierter Antikörper und als [90Y]-radiomarkierter Antikörper eingesetzt werden, wird auch Epratuzumab als unmodifizierter Antikörper zusammen mit einem [90Y]-radiomarkierten DOTA-peptide-Lym-1 zur Behandlung von B-Zell-Lymphomen klinisch erprobt. Lym-1 ist ein muriner IgG2a monoklonaler Antikörper, der ein diskontinuierliches Epitop auf der leichten Kette von HLA-DR 10 erkennt, die auf malignen B-Zellen exprimiert wird.

Epratuzumab bindet mit einer Affinität von 0,7 nM an den CD22-Rezeptor. Nach Bindung wird der Anti-körper zusammen mit dem Rezeptor schnell internalisiert. Schließlich führt die Bindung von Epratuzumab auch zu einer moderaten, aber signifikanten Phosphorylierung des Rezeptors.

Neue Studien deuten darauf hin, dass Epratuzumab bei systemischem Lupus erythematodes (SLE) eingesetzt werden könnte.

Cantuzumab mertansine

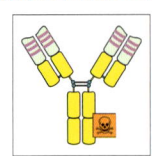

Cantuzumab mertansine (huC242-DM1) ist ein Immunkonjugat aus dem humanisierten monoklonalen Antikörper huC242, der gegen die extrazelluläre Domäne des Tumor-assoziierten Can-Antigens gerichtet ist, und ungefähr 4 Molekülen des Antimikrotubuli-Wirkstoffs DM1 ($N^{2'}$-deacetyl-$N^{2'}$-(3-mercapto-1-oxopropyl)-maytansin). Das Can-Antigen (CanAg) ist eine Glykoform von Mucin 1 (MUC1), die von verschiedenen Tumorzellen wie z. B. bei Pankreas-, Gallengang- und Kolorektalkarzinoma, aber auch bei einem Großteil der nicht-kleinzelligen Lungenkarzinoma, Magen-, Harnwegs- und Blasenkarzinoma überexprimiert wird. In normalem Gewebe wird CanAg dagegen nur gering gebildet.

DM1 (○ Abb. 11.28) ist ein Derivat des mikrobiellen Fermentationsproduktes Ansamitocin P-3, das wegen schwerer Nebenwirkungen nicht direkt als Tumortherapeutikum entwickelt werden konnte. Das chemisch abgewandelte DM1 ist 3- bis 10-mal wirksamer als Ansamitocin P-3 mit einer IC_{50} im pikomolaren Bereich und wird über eine stabile Disulfid-Brücke an den Antikörper gekoppelt. Bindet Cantuzumab mertansine an sein Tumorantigen, wird der Komplex internalisiert, die Disulfidbindungen werden reduziert und die DM1-Moleküle intrazellulär freigesetzt. Cantuzumab mertansine wird in wöchentlichen Dosen von 115 mg/m^2 i. v. verabreicht, wobei zunächst für 15 min mit einer Geschwindigkeit von 1 mg/min infundiert wird; treten keine Hypersensitivitätsreaktionen auf, wird auf 3 mg/min erhöht. Das Immunkonjugat wird für den Einsatz bei verschiedenen, fortgeschrittenen soliden Tumoren getestet.

Labetuzumab

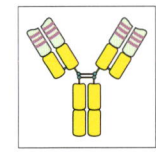

Labetuzumab (hMN-14, CEA-Cide®) ist ein humanisierter monoklonaler IgG1-Antikörper gegen das Carcinoembryo-Antigen (CEA). CEA (andere Bezeichnungen sind: CD66e und CEACAM5) wurde zunächst als gastrointestinales onkofetales Antigen beschrieben. Inzwischen weiß man aber, dass es in einer Vielzahl von Karzinomen, inklusive der des Gastrointestinal-, des respiratorischen und des Urogenitaltraktes sowie der Mammae überexprimiert wird. CEA gehört zur Immunglobulin-Superfamilie (▶ Kap. 3.1.2) mit einer N-terminalen variablen Domäne (N) und sechs konstanten Domänen (abgekürzt: A1B1-A2B2-A3B3) und ist über einen Glykosylphosphatidylinositol-Rest in der Zellmembran verankert. Über homophile (CEA an CEA) und heterophile (CEA an nicht-CEA-Moleküle) Bindungen findet ein interzellulärer Kontakt statt, der auch für die Tumorinvasion und -metastasierung verantwortlich gemacht wird. Darüber hinaus wird diskutiert, dass CEA als Signalüberträger bei der Unterdrückung von Zellkontakten zur Verstärkung der Tumorzellmobilität beiträgt und darüber die Metastasierung fördert. Zusätzlich scheint CEA die Expression verschiedener Gene zu beeinflussen, die für die Aufrechterhaltung der Zellteilung und die Unterdrückung der Apoptose verantwortlich sind. Insofern könnte die Expression von CEA dafür verantwortlich gemacht werden, dass Tumorzellen Apoptose-induzierende Therapieschemata umgehen können.

Labetuzumab bindet an die A3B3-Domäne von CEA, induziert daraufhin die Antikörper-abhängige zelluläre Zytotoxizität (ADCC) und erhöht die Chemosensitivität der Tumorzellen. Der Antikörper kann allein, in Kombination mit Chemotherapie oder mit Yttrium-90 oder Jod-131 markiert zur Therapie verschiedener, metastasierender solider Tumore eingesetzt werden.

CEA wird auch von Arcitumomab (CEA-Scan®), dem Fab-Fragment eines monoklonalen Maus-Antikörpers, zur Diagnostik von Rezidiven bzw. Metastasen histologisch nachgewiesener Kolon- oder Rektumkarzinome erkannt.

Galiximab

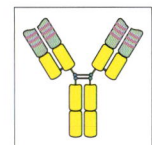

Galiximab ist ein chimärer Antikörper aus einer schweren IgG1- und einer leichten λ-Antikörperkette, die sowohl Sequenzen eines humanen als auch Sequenzen eines Antikörpers aus *Macaca irus* (Javaneraffe) enthalten. Galiximab ist gegen das humane Antigen CD80 gerichtet. CD80 (B7.1) ist ein kostimulatorisches Molekül auf der Oberfläche von B-Zellen und APCs, das an der Aktivierung von T-Zellen beteiligt ist (▶ Kap. 3.3.1 und ○ Abb. 3.20). Auch Non-Hodgkin-Lymphomzellen präsentieren dieses Antigen. Aus diesen Spezifitäten ergeben sich die Einsatzmöglichkeiten von Galiximab entweder zur Unterbindung der ungewollten T-Zellaktivierung bei Autoimmunerkrankungen, wie die Plaque-Psoriasis, oder in Kombination mit Rituximab zur Therapie von B-Zell-Lymphomen. Entsprechende Indikationen werden derzeit auf Validität überprüft.

Mapatumumab

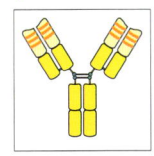

Mapatumumab (HGS-ETR1) ist ein humaner monoklonaler Antikörper, der aus einer Phagenbank isoliert wurde und als Agonist an den TRAIL-Rezeptor 1 bindet. Der TRAIL-Rezeptor 1 gehört zur Familie der Tumornekrosefaktor-Rezeptoren und wird häufig auch als „Todesrezeptor" bezeichnet, weil er nach Bindung des natürlichen Liganden TRAIL (tumor necrosis factor apoptosis-inducing ligand) in der betroffenen Zelle Apoptose induziert. Etliche solide Tumore, aber auch hämatopoetische Tumore exprimieren den TRAIL-Rezeptor 1, und es konnte gezeigt werden, dass die isolierten Tumorzellen tatsächlich sensitiv gegenüber TRAIL-induzierte Apoptose sind.

Mapatumumab bindet ähnlich wie TRAIL an den Rezeptor und induziert ebenfalls Apoptose in der Zelle. In ersten Studien wurde der Antikörper nach intravenösen Gaben von 10 mg/kg KG im Abstand von 28 Tagen gut vertragen und zeigte vielversprechende Resultate bei Patienten mit verschiedenen, fortgeschrittenen soliden Tumoren, v. a. Kolorektal- und nicht-kleinzellige Lungen-Karzinoma oder Non-Hodgkin-Lymphome.

Fontolizumab

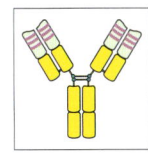

Fontolizumab (HuZAF®) ist ein rekombinanter, humanisierter monoklonaler Antikörper, der gegen IFN-γ gerichtet ist. Der Antikörper wurde zur Behandlung von Patienten entwickelt, die an mittel- bis schwergradig aktivem Morbus Crohn leiden.

T-Zellen im entzündeten Darm von Morbus-Crohn-Patienten exprimieren vermehrt Proliferationsmarker und produzieren neben IL-2 verstärkt auch IFN-γ. Dieses Zytokin ist ein starker Makrophagenaktivator und liefert durch Aktivierung solcher Zellen vermutlich einen entscheidenden Beitrag zur Amplifikation der lokalen Immunkaskade (▶ Kap. 2.1.1, 3.1.1, 3.3.1). Wei-

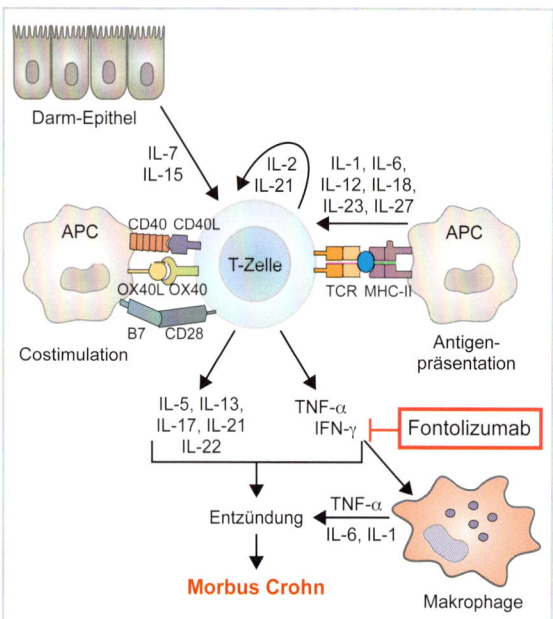

⊙ Abb. 11.29 Zytokinnetzwerk bei Morbus Crohn und Wirkmechanismus von Fontolizumab.
Proinflammatorische CD4$^+$-T-Zellen werden von verschiedenen Zytokinen aktiviert, darunter die Überlebenssignale IL-7 und IL-15 von Darm-Epithelzellen sowie eventuell Antigen-spezifische und costimulierende Aktivierungssignale von antigenpräsentierenden Zellen (APC). Die derart aktivierten T-Zellen sezernieren selbst wiederum eine Vielzahl von Zytokinen, die zum Teil direkt, zum Teil erst über Stimulation der Makrophagen die Entzündung fördern.

tere IFN-γ-Wirkungen beinhalten die Induktion von HLA-Klasse-II-Antigenen auf Entzündungszellen und Epithelien sowie direkte epithelschädigende Effekte mit Entwicklung einer Permeabilitätsstörung. Bei der Induktion der T-Zell-Produktion von IFN-γ ist vermutlich von Makrophagen sezerniertes IL-12 beteiligt (⊙ Abb. 11.29).

Die Immunantwort bei Morbus Crohn zeigt Charakteristika einer T-Zell-vermittelten Hypersensitivitätsreaktion vom verzögerten Typ (Typ-IV-Überempfindlichkeitsreaktion, ▸ Kap. 4.2.4), wobei bevorzugt so genannte T-Helfer-1 (T$_H$1)-Zytokine wie IFN-γ, IL-2 und IL-12 von den Entzündungszellen exprimiert werden. Durch die Bindung des Antikörpers an IFN-γ wird die Interaktion des Zytokins mit seinem Rezeptor verhindert, wodurch auch die Entwicklung von T$_H$1-Zellen blockiert wird. Dadurch werden erheblich weniger Makrophagen, Monozyten und natürliche Killerzellen aktiviert und die Präsentation von MHC-Molekülen wird reduziert.

Nach ersten klinischen Studien mit 4 und 10 mg/kg KG scheint Fontolizumab den CDAI (<u>C</u>rohn's <u>D</u>isease <u>A</u>ctivity <u>I</u>ndex) signifikant zu senken und von den Pati-

enten gut vertragen zu werden. Eine Phase-II-Studie zur Indikation „Rheumatoide Arthritis" wurde hingegen abgebrochen.

Mepolizumab

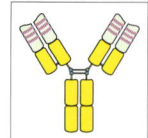

Eosinophile Granulozyten, die verschiedene Granulaproteine und Zytokine sezernieren, werden seit längerem mit der Pathogenese von Asthma in Verbindung gebracht. Der Hauptweg der Aktivierung der Eosinophilen geht dabei über eine T$_H$2-Zellantwort und über das Zytokin Interleukin-5 (▸ Kap. 3.1.1, ▸ Kap. 3.3.1, ▸ Kap. 3.3.2, ▣ Tab. 3.3 und ⊙ Abb. 3.27). Insofern lag es nahe, einen Ansatz zur Asthma-Therapie über eine Blockierung dieses Signalwegs zu versuchen. Mepolizumab (Bosatria®) ist ein humanisierter Antikörper (IgG1κ), der gegen humanes IL-5 gerichtet ist und dessen Bindung an die α-Kette des IL-5-Rezeptorkomplexes auf Eosinophilen verhindert. Damit wird der Signalweg für die Rekrutierung, Aktivierung, Wachstum und Differenzierung sowie Überleben der eosinophilen Granulozyten unterbunden. Bei der Anwendung zeigte sich allerdings, dass mit einer einmaligen Gabe von 10 mg/kg KG Mepolizumab zwar die Zahl der zirkulierenden Eosinophilen für eine Dauer von 4 Monaten um 80–90 % reduziert werden konnte, allerdings verbesserte sich dabei nicht die Asthma-Symptomatik.

Einen Orphan-Drug-Status könnte der Antikörper Mepolizumab hingegen zur Therapie des Hypereosinophilen Syndroms (HES) erhalten. Diese seltene Krankheit – man schätzt in Deutschland insgesamt wenige hundert Patienten – wurde erstmals 1968 von Hardy und Anderson an Patienten beschrieben, die kardiopulmonäre Symptome, Fieber, Gewichtsverlust und Eosinophilie aufwiesen. Da im Blutbild dieser Patienten reife Eosinophile vermehrt auftraten und nicht undifferenzierte Granulozyten, deuteten die Autoren das Hypereosinophile Syndrom als besondere Form einer Überempfindlichkeitsreaktion und nicht als eine Leukämieform.

Die Ausprägung des HES ist sehr variabel, sehr häufig sind jedoch Hautläsionen, weshalb die HES-Patienten meist zunächst beim Dermatologen vorsprechen. Gravierend sind die durch die von den Granulasekreten der Eosinophilen hervorgerufenen Organschäden, die dann schließlich zum Tod führen können.

Die allgemein gültigen Diagnosekriterien für das HES sind eine länger als 6 Monate dauernde Eosinophilie mit > 1,5 × 10^9/l, kein Befall mit Parasiten, keine Allergie und kein sonstiger erkennbarer Grund für die erhöhte Eosinophilenzahl sowie zusätzliche Anzeichen oder Symptome einer Organschädigung, v. a. Herz, Lunge, zentrales und peripheres Nervensystem und Haut. Die Krankheit betrifft mehr Männer als Frauen (Verhältnis 9:1) und tritt vor allem zwischen dem 20. und 50. Lebensjahr auf.

In den ersten Studien zur Therapie des HES mit Mepolizumab wurden drei intravenöse Infusionen von 10 mg/kg KG (maximal 750 mg) im Abstand von jeweils 4 Wochen verabreicht. Die Therapie wurde von den Patienten gut vertragen und die Zahl der Eosinophilen wurde signifikant reduziert, was sogar noch 12 Wochen nach der letzten Infusion anhielt.

11.3 Antikörperfragmente

11.3.1 Therapeutische Antikörperfragmente

Abciximab

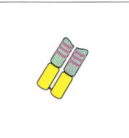

Abciximab (ReoPro®) ist ein Fab-Fragment des chimären monoklonalen IgG1-Antikörpers 7E3 (○ Abb. 11.30). Dieses Antikörperfragment wird in Säugerzellkulturen exprimiert und bindet spezifisch an den Glykoprotein-Rezeptor GPIIb/IIIa auf der Zelloberfläche von Thrombozyten.

Thromben bilden sich, wenn sich aktivierte Thrombozyten über adhäsive Moleküle miteinander vernetzen. Hierbei spielt der Glykoprotein-Rezeptor GPIIb/IIIa eine entscheidende Rolle (○ Abb. 11.31). ReoPro® bindet mit hoher Affinität und Selektivität an GPIIb/IIIa und verhindert dadurch die Thrombozyten-Aggregation sowie die nachfolgende Thrombose.

Die letzte Stufe im Ablauf der Thrombozyten-Aggregation – die Aktivierung des Rezeptors GPIIb/IIIa – ist der logische Angriffspunkt, um ischämische Komplikationen während und nach einer Perkutanen Transluminalen Coronaren Angioplastie (PTCA) zu verhindern. Ein Arzneimittel, das an diesen Rezeptor bindet, würde die Thrombozyten-Aggregation und Thrombusbildung reduzieren und damit sowohl die akuten als auch die späten ischämischen Komplikationen der PTCA potentiell verringern. ReoPro® ist ein solches Arzneimittel, das als Anti-körper spezifisch an GPIIb/IIIa bindet und somit dieses Integrin für die Thrombozyten-Aggregation inaktiviert.

Zusätzlich bindet Abciximab auch an den Vitronectin-Rezeptor (αVβ3) auf Thrombozyten und Epithelzellen. Der Vitronectin-Rezeptor vermittelt die koagulatorischen Eigenschaften der Thrombozyten und die Wachstumseigenschaften der Gefäßwandendothel- sowie der glatten Muskelzellen. Aufgrund dieser zweifa-

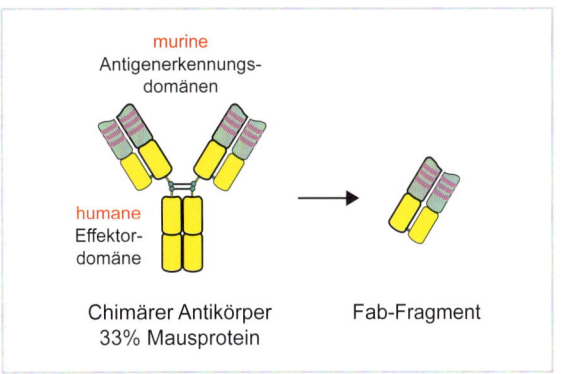

○ **Abb. 11.30** Chimärer murin-humaner Antikörper und Fab-Fragment.
Abciximab ist das Fab-Fragment eines chimären murin-humanen Antikörpers des Subtyps IgG1 gegen den Glyko-protein-Rezeptor GPIIb/IIIa und besteht aus der murinen variablen Antikörperregion sowie aus den 1. konstanten Domänen der leichten und schweren Antikörperkette.

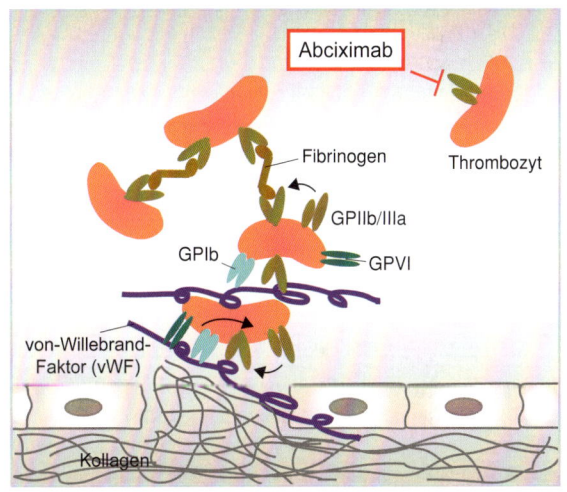

○ **Abb. 11.31** Wirkmechanismus von Abciximab.
Thrombozyten adhärieren zunächst über das Glykoprotein GPIb an Kollagen-gebundenen von-Willebrand-Faktor (vWF) sowie über GPVI an Kollagen. Die weitere Bindung von Thrombozyten an bereits adhärente Thrombozyten wird ebenfalls zunächst über GPIb/vWF vermittelt. Für eine stabile Aggregatbildung ist eine Aktivierung der Thrombozyten erforderlich, die zu einer Aktivierung von GPIIb/IIIa führt, der nun vWF oder Fibrinogen binden kann. Abciximab bindet an GPIIb/IIIa und verhindert so die Vernetzung der Thrombozyten.

chen Wirkung verhindert ReoPro® wirksam den raschen Anstieg der Thrombinbildung.

Der murine Antikörper 7E3 war anfänglich charakterisiert durch seine potente Wirksamkeit gegen Thrombozyten beim Menschen, bei Affen und Hunden sowie durch seine Fähigkeit an GPIIb/IIIa-Rezeptoren sowohl ruhender als auch aktivierter Thrombozyten zu binden. Er wurde dann einer Reihe von Modifikationen

---

Abciximab

Spezialitäten: ReoPro®

Indikation: Abciximab ist angezeigt:

■ bei perkutaner Koronarintervention zur Vermeidung ischämischer kardialer Komplikationen bei Patienten, die sich einer perkutanen Koronarintervention unterziehen (Ballondilatation, Atherektomie und Stent-Implantation),

■ bei instabiler Angina pectoris zur kurzfristigen (1 Monat) Herabsetzung des Risikos eines Herzinfarktes bei Patienten, die auf eine umfassende konventionelle Therapie nicht ansprechen und für die eine perkutane koronare Intervention vorgesehen ist.

Mechanismus: Abciximab ist eine GPIIb/IIIa-Antagonist. Bindung des Antkörperfragmentes an den Rezeptor verhindert die Plättchenaktivierung.

Dosierung: Die für Erwachsene empfohlene Dosis von ReoPro® beträgt 0,25 mg/kg KG als intravenöse Bolusinjektion mit direkt anschließender kontinuierlicher intravenöser Infusion von 0,125 µg/kg KG pro Minute (bis maximal 10 µg/min).

---

unterzogen, bevor er zu der sicheren, wirksamen pharmazeutischen Substanz wurde, die heute als Wirkstoff in ReoPro® enthalten ist.

Das native murine 7E3-Protein gehört zur Klasse der IgG-Antikörper. Es war niemals daran gedacht, den kompletten Antikörper 7E3 *in vivo* einzusetzen, da nur eine funktionelle Blockade des Rezeptors angestrebt war, wohingegen bei Bindung eines kompletten IgG-Moleküls auf der Thrombozytenoberfläche eine Zelldestruktion und deren Entfernung nicht auszuschließen gewesen wäre.

Man entschloss sich daher, das Fab-Fragment weiter zu entwickeln, auch um die Immunogenität möglichst gering zu halten. Diese wurde nochmals deutlich dadurch gesenkt, dass der Antikörper gentechnisch zu einer human-murinen Variante chimärisiert wurde. Dieses Antikörperfragment induziert nur eine extrem niedrige Rate humaner anti-chimärer Antikörper (HACAs).

Pharmakokinetik/Metabolismus: Im Anschluss an eine intravenöse Bolusinjektion von ReoPro® fällt die freie Plasmakonzentration sehr schnell ab. Die Halbwertszeit beträgt in der initialen Phase 10 Minuten und in der sekundären Phase etwa 30 Minuten. Der Abfall des Plasmawertes ist wahrscheinlich verbunden mit einer schnellen Bindung an den GPIIb/IIIa-Rezeptor der Blutplättchen. Die Thrombozytenfunktion normalisiert sich innerhalb von 48 Stunden, obwohl ReoPro® für 15 Tage oder länger in thrombozytengebundener Form im Blutkreislauf nachweisbar ist.

Unerwünschte Wirkungen: Häufig und sehr häufig beobachtete Nebenwirkungen sind: Blutungen, Thrombozytopenie, Hypotonie, Bradykardie, Rückenschmerzen, Übelkeit, Erbrechen, Brustschmerzen, Fieber, Kopfschmerzen und Schmerzen an der Punktionsstelle.

Interaktionen: Die Datenlage über mögliche Interaktionen zwischen Abciximab und anderen Arzneimitteln ist begrenzt. Bei gleichzeitiger Anwendung von Abciximab und Thrombolytika ist das Risiko von Blutungen erhöht. Das Blutungsrisiko soll jedoch bei gleichzeitiger Einnahme von Abciximab und Warfarin nach Beobachtungen im Rahmen einer klinischen Studie nicht erhöht sein.

Certolizumab pegol

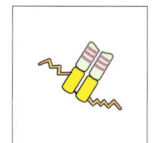

Certolizumab pegol (Cimzia®) ist ein gentechnisch hergestelltes, humanisiertes Fab-Fragment gegen TNF-α, das über eine Maleimidgruppe pegyliert ist (○ Abb. 11.32). Das Protein wird in *E. coli* produziert.

Als Fab-Fragment wäre das Molekül nicht stabil genug, um ausreichend hohe Serumspiegel aufzubauen. Aus diesem Grund wurde das Antikörperfragment mit zwei verknüpften Polyethylenglykol-Ketten modifiziert, die dem Wirkstoff eine hinreichende Stabilität verleiht. So besitzt das modifizierte Antikörperfragment eine biologische Halbwertszeit von ca. zwei Wochen.

Die variablen Regionen des Antikörperfragments stammen von einem murinen IgG2a-Antikörper und wurden mit entsprechenden konstanten Sequenzen einer humanen leichten κ-Kette und einer schweren IgG1-Kette kombiniert. Daraus resultiert ein Molekül, das aus einer 214 Aminosäuren langen leichten und einer 229 Aminosäuren langen schweren Antikörperkette besteht und über eine Disulfidbrücke zwischen dem Cystein-214 der leichten und dem Cystein-221 der

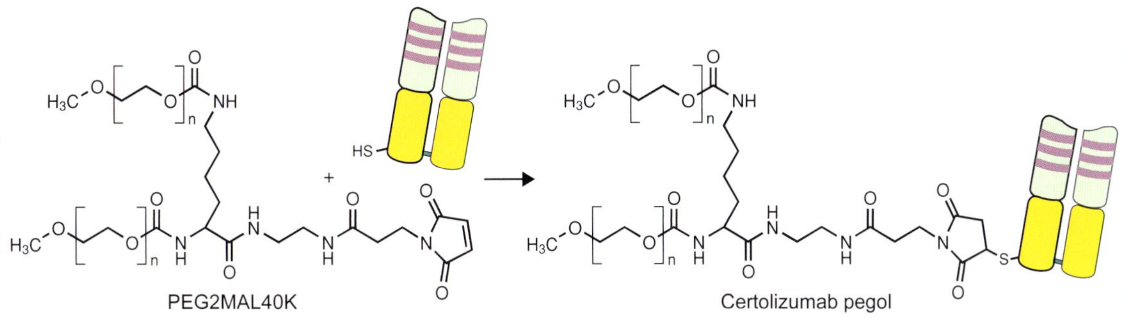

○ Abb. 11.32 Pegylierung zu Certolizumab pegol.
Das Fab-Fragment wird über Cys-227 mit PEG2MAL40K modifiziert.

schweren Kette verknüpft ist. Die schwere Kette ist dabei derart verändert worden, dass die ursprüngliche Hinge-Region des IgG1-Moleküls von Cys-Pro-Pro-Cys nach Cys-Ala-Ala getauscht wurde. Dadurch bleibt nur noch ein Cystein der Hinge-Region für die Pegylierung übrig.

Cimzia® bindet mit hoher Affinität (K_D = 90 pM) an Tumornekrosefaktor α und neutralisiert so selektiv mit einer IC_{90} von 4 ng/ml (für die Hemmung von humanem TNF-α im *in vitro* L929-Maus-Fibrosarkoma-Zytotoxizitätsassay) dessen Aktivität. Cimzia® neutralisiert nicht Lymphotoxin α (TNF-β). Die Inkubation von Monozyten mit Cimzia® führte zu einer dosisabhängigen Hemmung der Lipopolysaccharid-induzierten TNF-α- und IL-1β-Produktion in humanen Monozyten.

Da Certolizumab pegol keinen Fc-Teil besitzt, kann es weder eine Komplement-abhängige (CDC) noch eine Antikörper-abhängige zellvermittelte Zytotoxizität (ADCC) vermitteln.

Für Certolizumab pegol wurde zunächst die Zulassung zur Therapie des Morbus Crohn beantragt. Diese Zulassung wurde jedoch im März 2008 von der EMA verweigert. Kurze Zeit später reichte der Hersteller erneut einen Zulassungsantrag ein, allerdings diesmal für die Therapie der schweren, aktiven Rheumatoiden Arthritis bei Erwachsenen. Wirksamkeit und Sicherheit von Cimzia® wurden in zwei randomisierten, placebokontrollierten, doppelblinden klinischen Studien, RA-I (RAPID 1) und RA-II (RAPID 2), bei Patienten ab 18 Jahren mit aktiver Rheumatoider Arthritis untersucht. In beiden klinischen Studien wurde im Vergleich zu Placebo ab Woche 1 bzw. 2 ein statistisch signifikant größeres ACR-20- und ACR-50-Ansprechen erreicht. Zudem zeigten in RA-I und RA-II die Cimzia®-Patienten von Woche 1 bis zum Ende der Studien signifikante Verbesserungen im Vergleich zu Placebo (p<0,001) bei der körperlichen Leistung, bewertet anhand des „Health Assessment Questionnaire – Disability Index" (HAQ-DI) Fragebogens, und der Abge-

---

Certolizumab pegol

Spezialitäten:	**Cimzia®**
Indikation:	Cimzia® ist in Kombination mit Methotrexat für die Behandlung der mittelschweren bis schweren, aktiven Rheumatoiden Arthritis bei Erwachsenen angezeigt, wenn das Ansprechen auf langwirksame Antirheumatika (Disease-Modifying Antirheumatic Drugs) einschließlich Methotrexat ungenügend war. In Fällen von Unverträglichkeit gegenüber Methotrexat oder wenn die Fortsetzung der Behandlung mit Methotrexat ungeeignet ist, kann Cimzia® als Monotherapie verabreicht werden.
Mechanismus:	Certolizumab pegol ist ein spezifisches Antikörperfragment gegen TNF-α
Dosierung:	Die empfohlene Anfangsdosis Certolizumab pegol für erwachsene Patienten mit Rheumatoider Arthritis beträgt 400 mg in den Wochen 0, 2 und 4, gefolgt von einer Erhaltungsdosis von 200 mg alle zwei Wochen. Währenddessen sollte die Behandlung mit Methotrexat möglichst fortgesetzt werden. Certolizumab pegol darf nur subkutan verabreicht. Falls eine Unverträglichkeit gegenüber MTX besteht oder falls die Fortsetzung der Behandlung mit MTX ungeeignet ist, steht Certolizumab pegol auch als Monotherapie zur Verfügung.

schlagenheit, bewertet anhand der „Fatigue Assessment Scale" (FAS).

Die FDA – aber nicht die EMA – hat Cimzia® mittlerweile sowohl für die Therapie bei aktivem Morbus Crohn als auch bei moderater bis schwerer, aktiver Rheumatoider Arthritis zugelassen.

Pharmakokinetik/Metabolismus: Die Certolizumab-pegol-Plasmakonzentrationen waren im Wesentlichen dosisproportional. Die Pharmakokinetik, die bei Patienten mit Rheumatoider Arthritis beobachtet wurde, entsprach der gesunder Probanden. Nach subkutaner Applikation wurden maximale Certolizumab-pegol-Plasmakonzentrationen 54–171 Stunden nach der Injektion erreicht. Die Bioverfügbarkeit beträgt etwa 80 % (Bereich 76–88 %) nach s. c.-Applikation im Vergleich zu i. v.-Applikation.

Die PEGylierung, also die kovalente Kopplung von PEG-Polymeren an Peptide, verzögert die Ausscheidung dieser Substanzen aus dem Blutkreislauf über eine Reihe von Mechanismen, u. a. einer reduzierten renalen *Clearance*, einer verringerter Proteolyse und einer reduzierten Immunogenität. Letztlich ist die terminale Plasma-Eliminationshalbwertszeit des pegylierten Fab-Fragments mit der eines vollständigen Antikörpers vergleichbar. Die Halbwertszeit der terminalen Eliminationsphase betrug für alle untersuchten Dosierungen etwa 14 Tage.

Unerwünschte Wirkungen: Zu den häufigsten Nebenwirkungen zählten bakterielle Infektionen (einschließlich Abszess), virale Infektionen (einschließlich Herpes, Papillomavirus und Influenza), eosinophile Erkrankungen, Leukopenie (einschließlich Neutropenie, Lymphopenie), Kopfschmerzen (einschließlich Migräne), sensorische Anomalien, arterielle Hypertonie, Hepatitis (einschließlich erhöhte Leberenzyme), Ausschlag sowie Fieber, Schmerz (beliebige Lokalisation), Asthenie, Pruritus (beliebige Lokalisation) und Reaktionen an der Injektionsstelle.

Interaktionen: Die gleichzeitige Behandlung mit Methotrexat, Corticosteroiden, nicht-steroidalen Antirheumatika (NSAR) und Analgetika hatte keinen Einfluss auf die Pharmakokinetik von Certolizumab pegol. Die Kombination von Cimzia® mit Anakinra oder Abatacept wird nicht empfohlen.

Ranibizumab

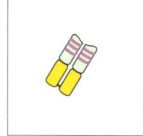

Ranibizumab (Lucentis®) ist Fragment eines humanisierten monoklonalen Antikörpers, das in *Escherichia coli* hergestellt wird.

Ranibizumab ist gegen den humanen vaskulären endothelialen Wachstumsfaktor A (VEGF-A) gerichtet (vgl. Bevacizumab). Die CDR-Regionen eines murinen monoklonalen Antikörpers (muMAb A4.6.1) wurden in die Konsensussequenz eines humanen IgG1-Antikörpers inkorporiert. Zusätzliche wurden Aminosäuremodifikationen sowohl in den *framework regions* als auch in den CDRs vorgenommen, um die Affinität des Antikörpers zu den Target-Molekülen zu optimieren. Die 214 Aminosäuren umfassende leichte Kette ist über eine Disulfidbindung am C-Terminus mit dem 231 Aminosäuren langen N-Terminus der schweren Antikörperkette verknüpft. Das Molekulargewicht von Ranibizumab beträgt ca. 48 kDa (jeweils 23 kDa bzw. 25 kDa für die leichte und schwere Kette). Als Fab-Fragment besitzt Ranibizumab keine Fc-Region, so dass Antikörper-vermittelte Effektorfunktionen nicht induziert werden.

Ranibizumab bindet mit hoher Affinität an die VEGF-A-Isoformen VEGF121 und VEGF165 sowie an das Proteolyseprodukt VEGF110 und fängt diese gewissermaßen ab, bevor sie an ihre Rezeptoren (VEGFR-1 und VEGFR-2) binden können. Dadurch wird verhindert, dass durch eine VEGF/VEGFR-Liganden/Rezeptor-Interaktion die Proliferation von Endothelzellen induziert wird und als Konsequenz davon eine Neovaskularisation sowie eine vaskuläre Leckage – Faktoren, von denen man annimmt, dass sie zur Progression der neovaskulären Form der altersabhängigen Makuladegeneration beitragen – in Gang gesetzt werden. Die Bindung von Ranibizumab an andere Vertreter der VEGF-Familie, wie z. B. VEGF-B, PlGF, VEGF-C und VEGF-D, ist vernachlässigbar.

Die theoretischen Überlegungen zur Pharmakodynamik wurden in mehreren klinischen Studien eindrucksvoll belegt und ein klarer Beleg der klinischen Relevanz dieser Intervention erbracht. So wurde bei Patienten mit neo-vaskulärer AMD die klinische Sicherheit und Wirksamkeit von Lucentis® in drei randomisierten Doppelblind-Studien untersucht, in denen die Patienten entweder Scheininjektionen oder den Wirkstoff erhielten. Insgesamt wurden 1 323 Patienten (879 in der mit Wirkstoff behandelten Gruppe und 444 in der Kontrollgruppe) eingeschlossen.

In den zulassungrelevanten Studien FVF2598 g (MARINA) und FVF2587 g (ANCHOR) war der primäre Endpunkt der Anteil an Patienten, deren Visus erhalten blieb, definiert als ein Verlust der Sehschärfe von weniger als 15 Buchstaben über die Zeitdauer von 12 Monaten im Vergleich zum Ausgangswert. Bei nahezu allen Patienten, die mit Lucentis® behandelt wurden (95 %), blieb die Sehschärfe erhalten. Bei 34–40 % der mit Lucentis® behandelten Patienten verbesserte sich der Visus klinisch signifikant, was als Zunahme der

Ranibizumab

Spezialitäten: Lucentis®

Indikation: Lucentis® ist bei Erwachsenen indiziert zur:
- Behandlung der neovaskulären (feuchten) altersabhängigen Makuladegeneration (AMD),
- Behandlung einer Visusbeeinträchtigung infolge eines diabetischen Makulaödems (DMÖ),
- Behandlung einer Visusbeeinträchtigung infolge eines Makulaödems aufgrund eines retinalen Venenverschlusses (RVV; Venenastverschluss oder Zentralvenenverschluss).

Mechanismus: Ranibizumab ist gegen den humanen vaskulären endothelialen Wachstumsfaktor A (VEGF-A) gerichtet. Er verhindert die Bindung an seine Rezeptoren und begrenzt damit eine Neovaskularisierung.

Dosierung: **Behandlung der feuchten AMD:** Bei der feuchten AMD beträgt die empfohlene Dosis für Lucentis® 0,5 mg, verabreicht monatlich als intravitreale Einzelinjektion. Dies entspricht einem Injektionsvolumen von 0,05 ml. Die Behandlung erfolgt monatlich und wird solange fortgesetzt, bis der maximale Visus erreicht ist. Dieser gilt als erreicht, wenn der Visus des Patienten unter Behandlung mit Ranibizumab bei drei aufeinanderfolgenden monatlichen Kontrollen stabil bleibt.
Behandlung einer Visusbeeinträchtigung infolge eines DMÖ oder eines Makulaödems aufgrund eines RVV: Die empfohlene Dosis für Lucentis® beträgt 0,5 mg, verabreicht als intravitreale Einzelinjektion. Dies entspricht einem Injektionsvolumen von 0,05 ml. Die Behandlung erfolgt monatlich und wird solange fortgesetzt, bis der maximale Visus erreicht ist. Dieser gilt als erreicht, wenn der Visus des Patienten unter Behandlung mit Ranibizumab bei drei aufeinanderfolgenden monatlichen Kontrollen stabil bleibt. Stellt sich über den Verlauf der ersten 3 Injektionen keine Verbesserung der Sehschärfe ein, ist eine Weiterbehandlung nicht zu empfehlen.

Sehschärfe um 15 Buchstaben oder mehr nach 12 Monaten definiert war. Die Größe der Läsion hatte keinen signifikanten Einfluss auf das Endergebnis. Generell hatten Patienten mit einer geringen Sehschärfe (< 20/200) zu Beginn der Behandlung von der Therapie einen Vorteil. Dennoch ist es unwahrscheinlich, dass eine neovaskuläre AMD, die sich zu Läsionen mit subretinaler Fibrose und fortgeschrittener geografischer Atrophie entwickelt hat, auf Lucentis® reagiert.

Pharmakokinetik/Metabolismus: Die systemische Bioverfügbarkeit von Ranibizumab ist so gering, dass die maximalen Serumspiegel (C_{max}) im Allgemeinen unterhalb des Ranibizumab-Spiegels lagen, der notwendig ist, um die biologische Aktivität von VEGF um 50 % zu hemmen (11–27 ng/ml, gemäß *In-vitro*-Zellproliferationsassay). C_{max} war dosisproportional bei Dosierungen im Bereich von 0,05–1,0 mg/Auge.

Basierend auf einer Analyse der Populationspharmakokinetik und der Elimination von Ranibizumab aus dem Serum bei Patienten, die mit der 0,5-mg-Dosis behandelt wurden, ergibt sich eine durchschnittliche Eliminationshalbwertszeit von Ranibizumab aus dem Glaskörper von etwa 10 Tagen. Bei monatlicher intravitrealer Gabe von Lucentis® 0,5 mg/Auge ist das etwa ein Tag nach der Verabreichung auftretende C_{max} von Ranibizumab im Serum im Allgemeinen zwischen 0,79 und 2,90 ng/ml zu erwarten, und C_{min} liegt in der Regel voraussichtlich zwischen 0,07 und 0,49 ng/ml. Die Ranibizumab-Konzentrationen im Serum sind voraussichtlich etwa 90 000-mal niedriger als im Glaskörper.

Unerwünschte Wirkungen: Häufig und sehr häufig beobachtete Nebenwirkungen sind: Nasopharyngitis, Harnwegsinfektionen, Anämie, Hypersensitivitätsreaktionen, Angstzustände, Kopfschmerzen, Vitritis, Glaskörperabhebung, Einblutungen in die Retina, Beeinträchtigung der Sehfähigkeit, Augenschmerzen, „Fliegende Mücken" (*Mouches volantes*), Bindehautblutung, Augenirritation, Fremdkörpergefühl im Auge, verstärkter Tränenfluss, Blepharitis, trockenes Auge, okuläre Hyperämie, Pruritus des Auges. Netzhautdegeneration, Funktionsstörungen der Retina, Netzhautablösung, Netzhauteinriss, Abhebung des retinalen Pigmentepithels, Einriss des retinalen Pigmentepithels, Visusverschlechterung, Glaskörperblutung, Funktionsstörungen des Glaskörpers, Uveitis, Iritis, Iridozyklitis, Katarakt, subkapsuläre Katarakt, Trübung der hinteren Linsenkapsel, Keratitis punctata, Abrasio corneae, Reizzustand der Vorderkammer, Verschwommensehen, Blutungen an der Injektionsstelle, Einblutungen ins Auge, Konjunktivitis, allergische Konjunktivitis, Augentränen, Photopsie, Photophobie, Augenbeschwerden, Augenlidödem, Augenlidschmerzen, Hyperämie der Konjunktiva, Husten, Übelkeit, allergische Reaktion (Hautausschlag, Urticaria, Pruritus, Erythem), Arthralgie, Erhöhung des Augeninnendrucks.

Interaktionen: Es wurden keine formalen Wechselwirkungsstudien durchgeführt.

11

11.3.2 Diagnostische Antikörperfragmente

Arcitumomab (Zulassung entzogen)

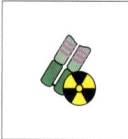

Arcitumomab (CEA-Scan®) ist ein Fab-Fragment eines monoklonalen Antikörpers aus der Maus (anti-CEA IMMU-4-Maus Fab'). Dieser Antikörper ist gerichtet gegen das so genannte carcinoembryonale Antigen (CEA), das von verschiedenen Tumoren exprimiert wird, darunter Kolon-, Rektum-, Ösophagus-, Magen-, Pankreas-, und Gallengangtumore, sowie das medulläre Karzinom der Schilddrüse und Karzinome der Lunge, der Mammae, der Ovarien, des Endometriums und des Cervix.

Zugelassen war CEA-Scan allerdings nur zur szintigraphischen Verwendung bei Patienten mit histologisch nachgewiesenem Kolon- oder Rektumkarzinom zur Darstellung von Rezidiven bzw. Metastasen. Es war also ein reines Diagnostikum. Pharmakodynamische Wirkungen scheint das Antikörperfragment nicht auszuüben.

CEA-Scan wurde als Kit geliefert, denn vor Gebrauch muss es mit einer Natriumpertechnetat-Lösung [^{99m}Tc] rekonstituiert werden. Erwachsene erhalten eine Einzelinjektion von 1 mg Antikörperfragment (750–1000 MBq). Die Lösung (5–10 ml) wird als intravenöse Injektion über einen Zeitraum von ca. 30 Sekunden verabreicht. Nach 2–5 Stunden werden dann die jeweiligen bildgebenden Verfahren durchgeführt. Zu bedenken ist, dass in Studien 0,8–12,5 % falsch positive Ergebnisse detektiert wurden. Regionen für potenziell falsch-positive Ergebnisse liegen im Bereich der großen Organe des Blutkreislaufes (Herz, größere Gefäße etc.) bei sehr frühen Aufnahmen (1–3 Stunden nach der Injektion), im Bereich von Antikörperfragment-Metabolisierungszentren (Nieren und Blase) sowie im Intestinaltrakt bei späten Aufnahmen (18–24 Stunden nach der Injektion).

Als monoklonaler Maus-Antikörper induziert CEA-Scan die Bildung humaner Anti-Maus-Antikörper (HAMAs).

Eine Stunde nach der Infusion sinkt der Blutspiegel bereits auf 63 % der Basisparameter. Nach 5 Stunden beobachtet man ca. 23 %, nach 24 Stunden ca. 7 %. Die Verteilungshalbwertszeit beträgt etwa eine Stunde, die Eliminationshalbwertszeit etwa 13 ± 4 Stunden, wobei 28 % des radioaktiven Markers innerhalb der ersten 24 Stunden nach der Applikation im Urin ausgeschieden werden.

Als Nebenwirkungen wurden vorübergehende Eosinophilie, Übelkeit, Bursitis, Urtikaria, generalisierter Juckreiz, Kopfschmerzen, Magenbeschwerden, Fieber und Überempfindlichkeitsreaktionen bis hin zu anaphylaktoiden Reaktionen berichtet.

Bei einer verabreichten Aktivität von 750 MBq beträgt die Effektiväquivalenzdosis für einen 70 kg schweren Patienten normalerweise 9,8 mSv. [^{99m}Tc] zerfällt unter Emission von γ-Strahlung einer Energie von 140 keV und einer Halbwertszeit von 6 Stunden zu Tc, das als nahezu stabil angesehen werden kann.

Sulesomab

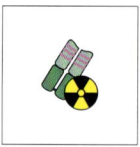

Sulesomab (LeukoScan®) ist ein monoklonales Antikörperfragment (IMMU-MN3 Fab'-SH) aus der Maus, das gegen Granulozyten gerichtet ist. Das Fragment bindet sowohl an das carcinoembryonale Antigen (CEA) als auch an das so genannte nicht-spezifische kreuzreagierende Antigen (NCA90) auf der Oberfläche von Granulozyten. Dieses Antigen wird von praktisch allen Neutrophilen exprimiert. Somit zeigt dieses Antikörperfragment Bereiche an, wo Granulozyten akkumulieren und deutet damit auf Infektions- und Entzündungsherde hin.

LeukoScan® ist zur szintigraphischen Verwendung bei Patienten mit Verdacht auf Osteomyelitis, einschließlich Patienten mit diabetischen Fußgeschwüren zur Darstellung des Orts und Ausmaßes von Infektionen/Entzündungen an den Knochen indiziert.

Nach Rekonstitution mit ca. 1100 MBq [^{99m}Tc] (als Natrium-Pertechnetat) ist Sulesomab zur szintigraphischen Bildgebung bei Patienten mit Verdacht auf Osteomyelitis, einschließlich Patienten mit diabetischen Fußgeschwüren zur Darstellung des Orts und Ausmaßes von Infektionen/Entzündungen und Knochen indiziert. Eine pharmakodynamische Wirkung scheint der markierte Antikörper nicht zu entfalten.

Die radioaktiv markierte Lösung wird durch intravenöse Injektion verabreicht. Die Immunszintigraphie sollte ein bis acht Stunden nach der Injektion durchgeführt werden.

Auf der Basis zweier kontrollierter Studien mit LeukoScan® zum Nachweis der Wirksamkeit und Verträglichkeit bei insgesamt 175 auswertbaren Patienten wurden eine Sensitivität von 88,2 %, eine Spezifität von 65,6 %, eine Genauigkeit von 76,6 %, ein positiver Vorhersagewert von 70,8 % und ein negativer Vorhersagewert von 85,5 % bestimmt.

Da LeukoScan® mit CEA kreuzreagiert, ist zu beachten, dass eine Wechselwirkung mit CEA-produzierenden Tumoren auftreten kann.

Wegen der effektiven Induktion von humanen Anti-Maus-Antikörpern (HAMAs) kommt eine wiederholte

Anwendung von LeukoScan® nur bei Patienten in Betracht, deren Seren in einem Fragment-Assay keine HAMAs aufweisen. Die dem Patienten verabreichte kumulative Strahlendosis muss dabei berücksichtigt werden.

Als unerwünschte Wirkungen können Eosinophilie und Gesichtsausschlag auftreten.

LeukoScan® wird im Wesentlichen über die Niere ausgeschieden, wobei 41 % des radioaktiven Markers innerhalb der ersten 24 Stunden nach Verabreichung im Urin ausgeschieden werden. Die Blutspiegelkonzentration ist eine Stunde nach der Infusion bereits auf 34 % der Basisparameter, nach vier Stunden auf 17 % und nach 24 Stunden auf 7 % der Basisparameter gefallen.

Für einen 70 kg schweren Patienten errechnet sich bei einer verabreichten Aktivität von 750 MBq eine Effektiväquivalenzdosis von 7,7 mSv. [^{99m}Tc] zerfällt unter Emission von γ-Strahlung, einer Energie von 140 keV und einer Halbwertszeit von 6 Stunden zu Tc, das als nahezu stabil angesehen werden kann.

11.4 Fusionsproteine

Abatacept

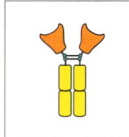

Abatacept (ORENCIA®) ist ein Fusionsprotein aus der extrazellulären Domäne des humanen zytotoxischen T Lymphozyten Antigens 4 (CTLA 4) gebunden an einen modifizierten Fc-Teil (Hinge-Region, CH2- und CH3-Domänen) des humanen Immunglobulins G1 (IgG1).

Das Fusionsgen enthält den Genanteil für die extrazelluläre Domäne des CTLA-4-Antigens, das aus der Zelllinie H38 isoliert wurde, sowie den Genbereich für die Fc-Region isoliert aus einer murinen Myeloma-Zelllinie, die den chimären murin/humanen Antikörper L6 produziert. Das resultierende Fusionsprotein ist 357 Aminosäuren lang und besitzt ein Molekulargewicht von 92 300 Da. Ca. 15 % dieses Molekulargewichtes entfallen auf Zuckerstrukturen, die aus N- und O-glykosidischen Komponenten bestehen. Das Fusionsprotein wird in CHO-Zellen hergestellt und aus den Zellen ausgeschleust. Abatacept ist ein Homodimer, das durch eine Disulfidbrücke über die CTLA-4-Regionen verknüpft ist. Um unerwünschte Disulfidbrücken zu vermeiden, wurden drei Cysteinreste in der Hinge-Region durch Serinreste an den Positionen 130, 136 und 139 ausgetauscht. Unbeabsichtigt wurde außerdem ein Prolin zu einem Serin geändert (S148). Normalerweise induziert die Bindung eines IgG1-Moleküls an das Antigen sowohl die Komplement-vermittelte als auch die Zell-

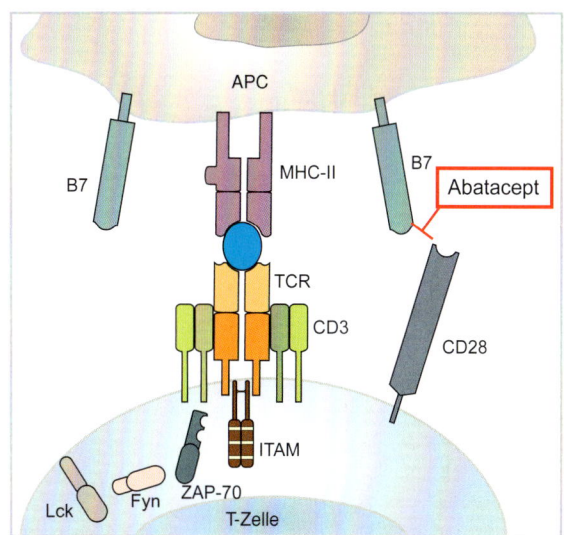

○ Abb. 11.33 Wirkmechanismus von Abatacept. Abatacept moduliert die Aktivierung von T-Zellen durch antigenpräsentierende Zellen, indem es mit CD28 um die Bindung an B7 konkurriert.

vermittelte Elimination des Antigen/Antikörper-Komplexes, was bei Abatacept zu einer Zerstörung von antigenpräsentierenden Zellen führen würde. Diese unerwünschte Aktivierung des Immunsystems wurde durch die gezielten Mutationen der Aminosäuresequenzen umgangen.

Abatacept moduliert selektiv ein wichtiges costimulatorisches Signal, das für die volle Aktivierung der CD28-exprimierenden T-Lymphozyten benötigt wird. Für die volle Aktivierung von T-Lymphozyten sind zwei Signale nötig, die von antigenpräsentierenden Zellen ausgegeben werden (○ Abb. 3.20, ▶ Kap. 3.3.1.): Das Erkennen eines spezifischen Antigens durch einen T-Zell-Rezeptor (Signal 1) und ein zweites, das costimulatorische Signal. Ein wichtiger costimulatorischer Signalweg beinhaltet die Bindung von CD80 (B7-1)- und CD86 (B7-2)-Molekülen auf der Oberfläche der antigenpräsentierenden Zellen an den CD28-Rezeptor auf den T-Lymphozyten (Signal 2). Abatacept hemmt diesen costimulatorischen Signalweg selektiv, indem es spezifisch an CD80 und CD86 bindet (○ Abb. 11.33). Studien haben gezeigt, dass Abatacept die Antwort von naiven T-Lymphozyten stärker beeinträchtigt als die von T-Gedächtniszellen.

Im Rahmen von *In-vitro*-Studien und Tierversuchen wurde nachgewiesen, dass Abatacept die T-Lymphozyten-abhängige Immunantwort und Entzündung moduliert. *In vitro* schwächt Abatacept die Aktivierung von humanen T-Lymphozyten, messbar als verminderte Proliferation und Zytokin-Produktion. Abatacept verringert die antigenspezifische Produktion von TNF-α, Interferon-γ und Interleukin-2 durch T-Lymphozyten.

Abatacept

Spezialitäten: ORENCIA®

Indikation: In Kombination mit Methotrexat zur Behandlung:
- der mäßigen bis schweren aktiven Rheumatoiden Arthritis bei Erwachsenen, wenn das Ansprechen auf andere krankheitsmodifizierende Antirheumatika (DMARDs), einschließlich mindestens eines Tumornekrosefaktor-(TNF)-Inhibitors, nicht ausreichend ist oder wenn diese nicht vertragen werden,
- der mäßigen bis schweren aktiven polyartikulären juvenilen idiopathischen Arthritis (JIA) bei pädiatrischen Patienten ab 6 Jahren und älter, wenn das Ansprechen auf andere DMARDs einschließlich mindestens eines TNF-Inhibitors nicht ausreichend ist.

Mechanismus: Abatacept moduliert mit der extrazellulären Domäne des humanen zytotoxischen T-Lymphozyten-Antigens-4 (CTLA-4) selektiv ein wichtiges costimulatorisches Signal, das für die volle Aktivierung der CD28 exprimierenden T-Lymphozyten benötigt wird, indem es spezifisch an CD80 und CD86 bindet.

Dosierung: ORENCIA® wird als 30-minütige Infusion in einer Dosierung von ca. 10 mg/kg Körpergewicht verabreicht, wobei die Maximaldosis von 1 g nicht überschritten werden darf. Nach der ersten Anwendung sollte Orencia® zwei und vier Wochen nach der ersten Infusion und anschließend alle 4 Wochen angewendet werden.

Unter Abatacept kam es zu einer dosisabhängigen Reduktion der Serumspiegel von löslichem Interleukin-2-Rezeptor (einem Marker für die T-Lymphozyten-Aktivierung), von Serum-Interleukin-6 (einem Produkt von aktivierten synovialen Makrophagen und fibroblastenähnlichen Synoviozyten bei der Rheumatoiden Arthritis), von Rheumafaktor (einem durch Plasmazellen gebildeten Autoantikörper) und von C-reaktivem Protein (einem akute-Phase-Reaktanten bei Entzündungen). Darüber hinaus verringerten sich die Serumspiegel von Matrixmetalloproteinase-3, die Knorpelabbau und Gewebeveränderungen verursacht. Ebenfalls wurden verringerte Serumspiegel von TNF-α beobachtet.

ORENCIA® darf nicht während der Schwangerschaft verwendet werden, es sei denn, dies ist eindeutig erforderlich. Frauen im gebärfähigen Alter sollten während der Behandlung mit ORENCIA® und bis zu 14 Wochen nach der letzten Abatacept-Dosis zuverlässige Verhütungsmethoden anwenden. Abatacept wurde in der Muttermilch von Ratten nachgewiesen; ob Abatacept auch beim Menschen in die Muttermilch übergeht, ist nicht bekannt. Frauen sollten während der Behandlung mit ORENCIA® und bis zu 14 Wochen nach der letzten Abatacept-Dosis nicht stillen.

Pharmakokinetik/Metabolismus: Nach mehreren intravenösen Infusionen zeigte sich in der Pharmakokinetik von Abatacept bei Patienten mit Rheumatoider Arthritis proportional zur Dosis ein Anstieg der C_{max} und der AUC in einem Dosisbereich von 2 mg/kg bis 10 mg/kg. Bei 10 mg/kg betrug die mittlere terminale Halbwertszeit 13,1 Tage. Das mittlere Verteilungsvolumen (V_{ss}) betrug 0,07 L/kg. Die systemische Clearance lag bei ca. 0,22 ml/h/kg. Die mittleren Steady-State-Trough-Konzentrationen betrugen ca. 25 µg/ml, und die mittleren C_{max}-Konzentrationen lagen bei ca. 290 µg/ml.

Unerwünschte Wirkungen: Zu den häufigen und sehr häufigen Nebenwirkungen zählen: Erhöhter Blutdruck, auffällige Leberwerte (einschließlich erhöhter Transaminasen), Kopfschmerzen, Benommenheit, Husten, Abdominalschmerzen, Diarrhö, Übelkeit, Dyspepsie, Hautausschlag (einschließlich Dermatitis), Infektion der unteren Atemwege (einschließlich Bronchitis), Harnwegsinfekt, Herpes simplex, Infektion der oberen Atemwege (einschließlich Tracheitis, Nasopharyngitis), Rhinitis, Hypertonie, Flushing, Fatigue, Asthenie.

Interaktionen: In placebokontrollierten klinischen Studien kam es bei Patienten, die eine Kombination aus TNF-α-Blockern und Abatacept erhalten hatten, insgesamt häufiger zu Infektionen und zu schwerwiegenden Infektionen als bei Patienten, die mit TNF-α-Blockern und Placebo behandelt wurden. Abatacept wird nicht zur Anwendung in Kombination mit TNF-α-Blockern empfohlen.

Lebendvakzine dürfen nicht gleichzeitig mit ORENCIA® oder innerhalb von 3 Monaten nach dessen Absetzen gegeben werden.

Belatacept

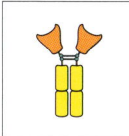

Belatacept (Nulojix®) ist ein Fusionsprotein, das in CHO-Zellen hergestellt wird. Das Molekül besteht aus der modifizierten extrazellulären Domäne des humanen zytotoxischen T-Lymphozyten-assoziierten Antigens-4 (CTLA-4) gebunden an einen Teil (Hinge-CH2-CH3-Domänen) der Fc-Domäne eines humanen IgG1-Antikörpers. In der Ligandbinderegion von CTLA-4 wurden zwei Aminosäuren ausgetauscht. Leucin 104 wurde durch eine Asparaginsäure ersetzt und Alanin 29 durch ein Tyrosin.

Belatacept bindet an CD80 und CD86 auf antigenpräsentierenden Zellen. Dadurch blockiert Belatacept die CD28-vermittelte Kostimulation von T-Zellen und verhindert deren Aktivierung. Aktivierte T-Zellen sind die vorwiegenden Transmitter der Immunantwort gegen die transplantierte Niere.

Belatacept moduliert somit selektiv ein wichtiges costimulatorisches Signal, das für die volle Aktivierung der CD28-exprimierenden T-Lymphozyten benötigt wird. Für die volle Aktivierung von T-Lymphozyten sind zwei Signale nötig, die von antigenpräsentierenden Zellen ausgegeben werden (vgl. Abatacept): Das Erkennen eines spezifischen Antigens durch einen T-Zell-Rezeptor (Signal 1) und ein zweites, das costimulatorische Signal. Ein wichtiger costimulatorischer Signalweg beinhaltet die Bindung von CD80 (B7-1)- und CD86 (B7-2)-Molekülen auf der Oberfläche der antigenprä-sentierenden Zellen an den CD28-Rezeptor auf den T-Lymphozyten (Signal 2). Belatacept henmmt wie Abatacept diesen costimulatorischen Signalweg selektiv, indem sie beide spezifisch an CD80 und CD86 binden (⚬ Abb. 7.28).

In einer klinischen Studie wurde nach der ersten Gabe von Belatacept eine etwa 90-%ige Sättigung des CD86-Rezeptors auf der Oberfläche von antigenpräsentierenden Zellen im peripheren Blut beobachtet. Während des ersten Monats nach der Transplantation blieb eine 85-%ige Sättigung von CD86 erhalten. Unter dem empfohlenen Dosis-Regime blieb der Grad der CD86-Sättigung bis zu Monat 3 nach der Transplantation bei etwa 70 % und im Monat 12 bei etwa 65 % erhalten.

Die Zulassung basiert auf den Phase-III-Studien BENEFIT und BENEFIT-EXT. Anders als Abatacept, das im Rheumatischen Formenkreis seine Zulassung hat, wurde Belatacept jedoch als Prophylaktikum gegen Abstoßungsreaktionen bei Nierentransplantationen. Hier hatte Belatacept die gleiche Effektivität wie Ciclosporin in einer Kombinationstherapie mit Mycophenolat, Steroiden und Basiliximab.

Pharmakokinetik/Metabolismus: Die Pharmakokinetik von Belatacept scheint bei Patienten mit einer Nierentransplantation und gesunden Personen vergleichbar zu sein. Die Pharmakokinetik war linear, und die Exposition von Belatacept stieg bei gesunden Personen nach einer einzelnen intravenösen Infusionsdosis von 1–20 mg/kg proportional an. Die mittleren pharmakokinetischen Parameter (Spanne) nach mehreren intravenösen Infusionen von Belatacept mit Dosen von 5 und 10 mg/kg bei Nierentransplantationspatienten waren: terminale Halbwertszeit 8,2 (3,1–11,9) bzw. 9,8

Belatacept

Spezialitäten:	Nulojix®
Indikation:	Nulojix® ist in Kombination mit Corticosteroiden und einer Mycophenolsäure (MPA) indiziert für die Prophylaxe einer Transplantatabstoßung bei Erwachsenen, die eine Nierentransplantation erhalten haben. Für die Induktionstherapie wird empfohlen, diesem Belatacept-basierten Regime einen Interleukin (IL)-2-Rezeptorantagonisten hinzuzufügen.
Mechanismus:	Belatacept bindet an CD80 und CD86 auf antigenpräsentierenden Zellen. Dadurch blockiert Belatacept die CD28-vermittelte Kostimulation von T-Zellen und verhindert deren Aktivierung. Aktivierte T-Zellen sind die vorwiegenden Transmitter der Immunantwort gegen die transplantierte Niere.
Dosierung:	Die empfohlene Dosis basiert auf dem Körpergewicht des Patienten (in kg). Die Dosis und Häufigkeit der Behandlung wird im Folgenden angegeben: **Einleitungsphase:** ▪ Tag der Transplantation vor der Implantation (Tag 1): 10 mg/kg, ▪ Tag 5, Tag 14 und Tag 28: 10 mg/kg, ▪ Ende der Woche 8 und Woche 12 nach der Transplantation: 10 mg/kg. **Erhaltungsphase:** Alle 4 Wochen (± 3 Tage) beginnend am Ende der Woche 16 nach der Transplantation: 5 mg/kg.

(6,1–15,1) Tage; systemische *Clearance* 0,5 1 (0,33–0,75) bzw. 0,49 (0,23–0,70) ml/h/kg; Distributionsvolumen im Steady-State 0,12 (0,09–0,17) bzw. 0,11 (0,067–0,17) l/kg. Unter dem empfohlenen Dosisregime erreichte die Serumkonzentration im Allgemeinen ein Steady-State-Level in der Woche 8 der Einleitungsphase nach der Transplantation und bis zum Ende des sechsten Behandlungsmonates während der Erhaltungsphase. In den Monaten 1, 4 und 6 nach der Transplantation betrugen die mittleren (Spanne) Trough-Konzentrationen von Belatacept 22,7 (11,1–45,2), bzw. 7,6 (2,1–18,0) und 4,0 (1,5–6,6) µg/ml.

Unerwünschte Wirkungen: Nebenwirkungen, die häufig oder sehr häufig beobachtet wurden waren: Harnwegsinfektionen, Infektion des oberen Respirationstrakts, Cytomegalovirus-Infektion, Bronchitis, Sepsis, Pneumonie, Influenza, Gastroenteritis, Herpes zoster, Sinusitis, Herpes simplex, orale Candidose, Pyelonephritis, Onychomycose, BK-Virusinfektion, Atemwegsinfektion, Candidose, Rhinitis, Cellulitis, Wundinfektion, lokale Infektionen, Herpesvirusinfektion, Pilzinfektion, durch Pilze verursachte Hautinfektion, Plattenepithelkarzinom der Haut, Basalzellkarzinom, Hautpapillome, Anämie, Leukopenie, Thrombozytopenie, Neutropenie, Leukozytose, Polyzythämie, Lymphopenie, Abnahme von IgG im Blut, Abnahme von IgM im Blut, Cushingoid, Hypophosphatämie, Hypokaliämie, Dyslipidämie, Hyperkaliämie, Hyperglykämie, Hypocalcämie, Gewichtszunahme, Diabetes mellitus, Dehydration, Gewichtsabnahme, Azidose, Flüssigkeitsretention, Hypoproteinämie, Schlaflosigkeit, Angst, Depression, Kopfschmerzen, Tremor, Parästhesie, apoplektischer Insult, Schwindelgefühl, Synkope, Lethargie, periphere Neuropathie, Katarakt, okuläre Hyperämie, verschwommenes Sehen, Vertigo, Ohrschmerzen, Tinnitus, Tachykardie, Bradykardie, Vorhofflimmern, Herzinsuffizienz, Angina pectoris, Linksherzhypertrophie, Hypertonie, Hypotonie, Dyspnoe, Husten, Pulmonarödeme, Keuchen, Hypokapnie, Orthopnö, Epistaxis, oropharyngale Schmerzen, Diarrhö, Konstipation, Übelkeit, Erbrechen, Bauchschmerzen Dyspepsie, Stomatitis aphthosa, Abdominalhernie, zytolytische Hepatitis, anomaler Leberfunktionstest, Akne, Pruritus, Alopezie, Hautläsionen, Ausschlag, Nachtschweiß, Hyperhidrose, Arthralgie, Rückenscherzen, Gliederschmerzen, Myalgie, Muskelschwäche, Knochenschmerzen, Gelenkschwellung, Bandscheibenerkrankung, Gelenksperre, Muskelspasmus, Osteoarthrose, Proteinurie, erhöhte Blut-Kreatinin-Werte, Dysurie, Hämaturie, Nierentubulusnekrose, Nierenvenenthrombose, Nierenarterienstenose, Glykosurie, Hydronephrose, vesikoureteraler Reflux, Harninkontinenz, Harnretention, Nykturie, Hydrozele, periphere Ödeme, Pyrexie, Brustschmerzen, Müdigkeit, Unwohlsein, verzögerte Heilung, Anstieg des C-reaktiven Proteins, erhöhte Parathormon-Werte im Blut, Dysfunktion des Transplantats, chronische Allotransplantat-Nephropathie (CAN), Narbenhernie.

Interaktionen: Es wurden keine formalen Wechselwirkungsstudien mit Belatacept durchgeführt.

Die Verwendung von Lebendvakzinen sollte vermieden werden.

Belatacept unterbricht die enterohepatische Rezirkulation von MPA voraussichtlich nicht. Bei einer gegebenen MMF-Konzentration ist die Mycophenolsäure-Exposition bei gleichzeitiger Gabe von Belatacept um etwa 40 % höher als bei gleichzeitiger Gabe von Ciclosporin.

Etanercept

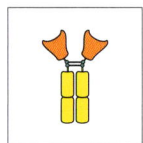

Etanercept (Enbrel®) ist ein Fusionsprotein aus zwei Molekülen Tumornekrosefaktor-Rezeptor (p75) und dem konstanten Bereich der schweren Kette eines IgG1-Moleküls. Der Antikörperanteil besteht aus der Hinge-Region (dem Übergang von der CH1- zur CH2-Domäne), der CH2- und der CH3-Domäne (IgG1-Fc). Die CH1-Domäne fehlt jedoch. Dieses Molekül wird gewissermaßen von einem „Kunstgen" codiert. Etanercept besteht aus 934 Aminosäuren und hat eine relative Molekülmasse von ungefähr 150 kDa. Es wird gentechnisch aus CHO-Zellen gewonnen.

Das Fusionsprotein ist als löslicher TNF-Rezeptor ein kompetitiver Inhibitor der Bindung von TNF-α und TNF-β an seine Zelloberflächen-Rezeptoren. Es verhindert die Rezeptorstimulation und hemmt damit die biologische Aktivität des pathologisch überproduzierten Zytokins.

Der Tumornekrosefaktor ist ein dominantes Zytokin bei allen Entzündungsprozessen. TNF-α und Lymphotoxin sind proinflammatorische Zytokine, die an zwei unterschiedliche Zelloberflächen-Rezeptoren binden: die 55 kDa (p55) und die 75 kDa (p75) großen Tumornekrosefaktor-Rezeptoren (TNFRs). Beide Rezeptortypen kommen physiologisch in Membran-gebundener und löslicher Form vor. Man nimmt an, dass die löslichen TNFRs die biologische Aktivität von TNF regulieren.

In Form des Etanercepts liegt der TNF-Rezeptor als Dimer vor. Als Dimere haben sie eine höhere Affinität zu den hauptsächlich trimer vorliegenden Tumornekrosefaktoren als monomer vorliegende Rezeptoren. Sie sind deshalb potentere kompetitive Inhibitoren der TNF-Bindung an Zelloberflächenrezeptoren als die physiologischen löslichen Rezeptoren. Darüber hinaus

Etanercept

Spezialitäten:	Enbrel®

Indikation: **Rheumatoide Arthritis:** Enbrel® ist in Kombination mit Methotrexat zur Behandlung der mittelschweren bis schweren aktiven Rheumatoiden Arthritis bei Erwachsenen indiziert, wenn das Ansprechen auf Basistherapeutika, einschließlich Methotrexat, unzureichend ist. Enbrel® kann im Falle einer Unverträglichkeit gegenüber Methotrexat oder wenn eine Fortsetzung der Behandlung mit Methotrexat nicht möglich ist, als Monotherapie angewendet werden.

Enbrel® ist ebenfalls indiziert zur Behandlung der schweren, aktiven und progressiven Rheumatoiden Arthritis bei Erwachsenen, die zuvor nicht mit Methotrexat behandelt worden sind.

Polyartikuläre juvenile idiopathische Arthritis: Behandlung der aktiven polyartikulären juvenilen idiopathischen Arthritis bei Kindern und Jugendlichen ab dem Alter von 2 Jahren, die unzureichend auf eine Methotrexat-Behandlung angesprochen haben oder eine Methotrexat-Behandlung nicht vertragen.

Psoriasis-Arthritis (Arthritis psoriatica): Behandlung der aktiven und progressiven Psoriasis-Arthritis bei Erwachsenen, wenn das Ansprechen auf eine vorhergehende Basistherapie unzureichend ist.

Morbus Bechterew (Spondylitis ankylosans): Behandlung des schweren aktiven Morbus Bechterew bei Erwachsenen, die unzureichend auf eine konventionelle Behandlung angesprochen haben.

Plaque-Psoriasis: Behandlung Erwachsener mit mittelschwerer bis schwerer Plaque-Psoriasis, die auf eine andere systemische Therapie wie Ciclosporin, Methotrexat oder Psoralen und UVA-Licht (PUVA) nicht angesprochen haben oder bei denen eine Kontraindikation oder Unverträglichkeit einer solchen Therapie vorliegt.

Plaque-Psoriasis bei Kindern und Jugendlichen: Behandlung der chronischen schweren Plaque-Psoriasis bei Kindern und Jugendlichen ab dem Alter von 6 Jahren, die unzureichend auf eine andere systemische Therapie oder Lichttherapie angesprochen haben oder sie nicht vertragen.

Mechanismus: Etanercept fungiert als kompetitiver Inhibitor der Bindung von TNF-α an seine Zelloberflächen-Rezeptoren.

Dosierung: In der Regel werden zweimal wöchentlich 25 mg Enbrel® als subkutane Injektion verabreicht. Eine Dosisanpassung für Patienten ≥ 65 Jahre oder für Patienten mit Nieren- und Leberfunktionsstörungen ist nicht erforderlich. Kinder und Jugendliche ≥ 2 Jahre bis < 18 Jahre erhalten 0,4 mg Etanercept/kg KG bis zu einer Maximaldosis von 25 mg Etanercept.

11

sorgen die Immunglobulin-Fc-Elemente für eine hohe biologische Stabilität und folglich für eine verlängerte Serum-Halbwertszeit.

Etanercept verhindert auch die Bindung von Lymphotoxin alpha (LT-α) an die membranständigen TNF-Rezeptoren. Es verursacht jedoch keine Lyse der TNF-produzierenden Zellen.

Die Wirksamkeit von Enbrel® wurde zwischenzeitlich in vielen klinischen Studien belegt. Zur Zulassung führten drei klinische Studien mit 234, 180 und 632 Patienten mit aktiver Rheumatoider Arthritis.

Pharmakokinetik/Metabolismus: Etanercept wird langsam von der Injektionsstelle der subkutanen Injektion resorbiert, wobei eine maximale Konzentration nach ca. 48 Stunden erreicht wird. Die absolute Bioverfügbarkeit liegt bei 76 %. Man geht davon aus, dass bei zweimal wöchentlicher Gabe die Steady-State-Konzentrationen ungefähr doppelt so hoch sind wie die Konzentrationen nach Gabe einer Einzeldosis. Die Konzen-trations-Zeit-Kurve verläuft biexponentiell. Das zentrale Verteilungsvolumen liegt bei 7,6 l, wohingegen das Verteilungsvolumen unter Steady-State-Bedingungen bei 10,4 l liegt. Die Halbwertszeit beträgt etwa 70 Stunden.

Unerwünschte Wirkungen: Häufige und sehr häufige unerwünschte Wirkungen sind: Infektionen (einschließlich Infektionen der oberen Atemwege, Bronchitis, Zystitis, Hautinfektionen), allergische Reaktionen, Bildung von Autoantikörpern, Pruritus, Reaktionen an der Injektionsstelle (einschließlich Blutung, Bluterguss, Erythem, Juckreiz, Schmerzen, Schwellung) und Fieber.

Interaktionen: Wechselwirkungen zwischen Enbrel® und anderen Wirkstoffen sind nicht durch gezielte klinische Studien untersucht worden. In klinischen Studien wurden bei gleichzeitiger Anwendung von Enbrel® mit Glucocorticoiden, Salicylaten, NSARs, Analgetika oder Methotrexat keine Wechselwirkungen festgestellt.

Rilonacept

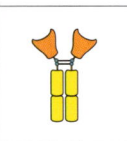

Rilonacept (Rilonacept Regeneron®, früher Arcalyst®) ist ein Fusionsprotein, das aus den ligandenbindenden Domänen der extrazellulären Anteile des humanen Interleukin-1-Rezeptors Typ I (IL-1RI) und des IL-1-Rezeptor-akzessorischen Proteins (IL-1RAcP) sowie dem daran *in line* gekoppelten Fc-Anteil von menschlichem IgG1 besteht. Rilonacept bindet an das Zytokin IL-1, und zwar sowohl an IL-1β als auch an IL-1α, und blockiert dabei die IL-1-Aktivität (**o** Abb. 11.7). Rilonacept bindet auch den endogenen IL-1-Rezeptorantagonisten (IL-1ra), aber mit einer geringeren Affinität als IL-1β und IL-1α.

Im Rahmen klinischer Studien wiesen CAPS-Patienten mit unkontrollierter Überproduktion von IL-1β ein rasches Ansprechen auf die Rilonacept-Therapie auf, d. h. Laborwerte wie C-reaktives Protein (CRP) und die Serum-Amyloid-A-Konzentration (SAA) sowie die Leukozytose und erhöhte Thrombozytenzahlen normalisierten sich rasch.

In klinischen Studien kam es bei einem signifikant größeren Anteil der Patienten in der Rilonacept-Gruppe als in der Placebogruppe gegenüber der Ausgangslage zu einer Verbesserung des Scores des kombinierten Endpunkts um mindestens 30 % (96 % vs. 29 % der Patienten), um mindestens 50 % (87 % vs. 8 %) sowie um mindestens 75 % (70 % vs. 0 %) (p < 0,0001).

Pharmakokinetik/Metabolismus: Die Bioverfügbarkeit von Rilonacept nach subkutaner Injektion wird auf ca. 50 % geschätzt. Die mittleren Talspiegel (Trough) von Rilonacept lagen im Steady-State nach wöchentlichen subkutanen Dosen von 160 mg über bis zu 48 Wochen bei CAPS-Patienten bei ca. 24 µg/ml. Steady-State wurde anscheinend innerhalb von 6 Wochen erreicht. In Steady-State betrugen C_{max} 31,5 mg/l, $AUC_{(Tag)}$ 198 mg/l, CL/F 0,808 l/Tag, terminale $T_{1/2}$ 7,72 Tage.

Unerwünschte Wirkungen: Zu den Nebenwirkungen, die häufig oder sehr häufig beobachtet wurden, zählen: Reaktionen an der Einstichstelle einschließlich Rötung, Hämatom, Pruritus, Schwellung, Entzündung, Schmerzen, Dermatitis, Ödem, urtikariabedingte Quaddeln, Müdigkeit, Infektion der oberen Atemwege, Sinusitis, Bronchitis, Gastroenteritis, Virusinfektionen, Haut-, Augen- und Ohreninfektionen, Pneumonie, Anstieg der Zahl eosinophiler Granulozyten, Kopfschmerzen, Schwindel, Blutdruckanstieg, Flush, Vertigo, Angst, Schlaflosigkeit, immunologische Überempfindlichkeit.

Interaktionen: Es wurden keine Wechselwirkungsstudien durchgeführt.

Die gleichzeitige Anwendung von Rilonacept Regeneron® mit einem TNF-Blocker wird nicht empfohlen, weil die Anwendung eines anderen IL-1-Inhibitors in Kombination mit TNF-Blockern vermehrt mit schwerwiegenden Infektionen einherging.

Die Bildung von CYP450-Enzymen wird durch die bei chronischen Entzündungen erhöhten Zytokinspiegel unterdrückt. Bei einem an IL-1 bindenden Molekül wie Rilonacept kann daher damit gerechnet werden,

---

Rilonacept

Spezialitäten:	Rilonacept Regeneron® (früher Arcalyst®)
Indikation:	Rilonacept ist angezeigt zur Behandlung Cryopyrin-assoziierter periodischer (Fieber)syndrome (CAPS) mit schwerer Symptomatik, nämlich des familiären kälteinduzierten autoinflammatorischen Syndroms (FCAS, familiäre Kälteurtikaria) und des Muckle-Wells-Syndroms (MWS), bei Erwachsenen und Kindern ab 12 Jahren.
Mechanismus:	Rilonacept bindet an IL-1β und an IL-1α und blockiert dabei die IL-1-Aktivität.
Dosierung:	Bei Erwachsenen ist die Behandlung mit einer Aufsättigungsdosis von 320 mg zu beginnen. Anschließend ist die Therapie mit einmal wöchentlichen Injektionen von jeweils 160 mg fortzusetzen. Häufiger als einmal wöchentlich sollte Rilonacept nicht angewendet werden. Die Behandlung pädiatrischer Patienten (zwischen 12 und 17 Jahren) ist mit einer Aufsättigungsdosis von 4,4 mg/kg KG, aber höchstens 320 mg, zu beginnen. Anschließend ist die Therapie mit einmal wöchentlichen Injektionen von jeweils 2,2 mg/kg KG, aber höchstens 160 mg, fortzusetzen. Bei pädiatrischen Patienten muss die Dosierung dem Wachstum des Kindes angepasst werden. Der Patient bzw. dessen Erziehungsberechtigter ist anzuweisen, vor einer Dosisanpassung Rücksprache mit dem behandelnden Arzt zu halten. Die Erfahrung bei Kindern ist begrenzt. Im Rahmen des klinischen Prüfungsprogramms im Anwendungsgebiet CAPS wurden 8 Jugendliche zwischen 12 und 17 Jahren bis zu 18 Monate lang behandelt.

dass sich die Bildung von CYP450-Enzymen unter Umständen normalisiert. Klinisch relevant ist dies für CYP450-Substrate mit geringer therapeutischer Breite, bei denen die Dosis individuell angepasst wird (z. B. Warfarin). Nach Beginn der Therapie mit Rilonacept ist bei Patienten, die mit solchen Arzneimitteln behandelt werden, eine Therapieüberwachung im Hinblick auf die Wirkung oder die Plasmaspiegel angezeigt, wobei die individuelle Dosis des Arzneimittels ggf. anzupassen ist.

Unter der Behandlung mit Rilonacept ist von Impfungen mit Lebendvakzinen abzusehen, es sei denn, der Nutzen überwiegt die Risiken bei Weitem.

Romiplostim

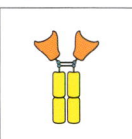

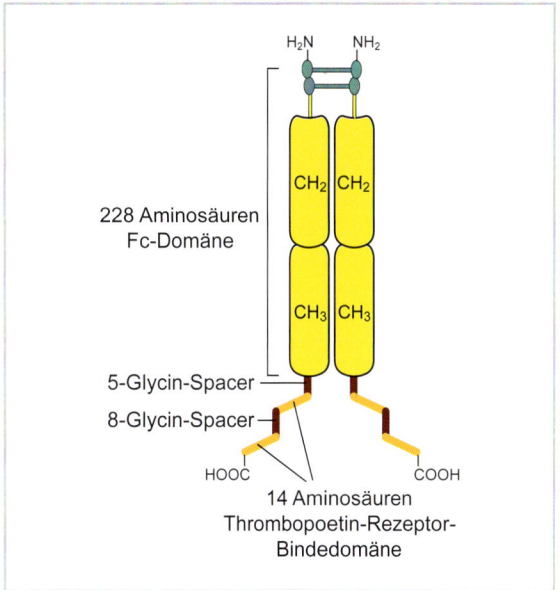

⊙ Abb. 11.34 Romiplostim
Schematische Darstellung des Thrombopoetin–Rezeptor-agonisten. An den C-Terminus eines Antikörper–Fc-Teils wurden zwei TPOR-bindende Domänen, die über einen Glycin-Spacer getrennt sind fusioniert. Über die Hinge-Region kann dieses Fusionsprotein dimerisieren und kann ebenso wie Thrombopoetin an beide Thrombopoetin-Rezeptormoleküle binden und die Signalkaskade aktivieren.

Romiplostim (NPlate®) ist ein so genannter „Peptibody". Dies ist ein Fusionsprotein aus einem Fc-Fragment eines humanen Antikörpers (IgG1). Dieser ist am C-Terminus der Einzelketten-Untereinheit kovalent mit je einer Peptidkette mit zwei TPO-Rezeptor-bindenden Domänen (TPO-Mimetic) verbunden (⊙ Abb. 11.34). Das rekombinante Protein wird in *E. coli* hergestellt.

Die beiden identischen Proteinketten enthalten jeweils 269 Aminosäuren. Die vier Rezeptorbindedomänen bestehen aus je 14 Aminosäuren der Sequenz IEGPTLRQWLAARA. Der gesamte Peptibody besitzt eine Molekulargewicht von 59 kDa. Systematisch ließe sich das Fusionsprotein wie folgt beschreiben: Dimer eines Methionyl-227-Aminosäure-C-terminalen-Immunoglobulin-G-(humanes Fc Fragment)-Fusionsproteins mit einem 41 Aminosäure-Peptid, das jeweils zwei Ligandendomänen für den TPO-Rezeptor aus je 14 Aminosäuren enthält.

Wichtig ist, dass die Aminosäuresequenz von Romiplostim keinerlei Homologie zu endogenem Thrombopoetin besitzt. In präklinischen und klinischen Studien traten daher erwartungsgemäß auch keine Kreuzreaktionen zwischen Antikörpern gegen Romiplostim und endogenem TPO auf.

Das Konzept der Fusion konstanter IgG-Ketten mit Funktionsdomänen kennen wir unter den zugelassenen Wirkstoffen von Etanercept (Enbrel®), Abatacept (ORENCIA®) oder Rilonacept (Arcalyst®). Ein wichtiger Unterschied zwischen Etanercept und Alefacept auf der einen Seite und Romiplostim auf der anderen Seite besteht darin, dass im ersten Fall die Funktionsdomäne an den N-Terminus der Antikörperketten fusioniert wurde, wohingegen im Falle von Romiplostim die Funktionsdomänen mit dem C-Terminus der Antikörperfragmente verknüpft wurden. Immer sind jedoch die Antikörperdomänen zur Stabilisierung des Fusions-

proteins vorhanden, da nur so ausreichend hohe Plasmaspiegel für eine Therapie erreichbar sind.

Eine weitere Besonderheit von Romiplostim liegt darin, dass die Funktionsdomänen aktivierende Elemente im Sinne eines Rezeptor-Agonisten darstellen. Sie bestehen aus Peptidfragmenten, die an den Thrombopoetinrezeptor (TPOR, cMpl, CD110) binden und diesen aktivieren. Man griff zur Realisierung dieses Konzeptes nicht auf den natürlichen Agonisten Thrombopoetin zurück, sondern entwickelte ein Mimetikum, das keinerlei Struktur-Homologie zu menschlichem Thrombopoetin aufweist. Dadurch wird das Risiko für das Auftreten von anti-TPO-Antikörpern, eine gefährliche potentielle Komplikation, sicher ausgeschlossen. Diese Komplikation hatte, wie oben erwähnt, bereits zur Einstellung der Entwicklung eines rekombinanten humanen Megakaryozyten-Wachstumsfaktors geführt.

Durch Romiplostim kommt es zu einer dosisabhängigen Stimulation der Thrombozytenzahl. In der 2008 in Lancet veröffentlichten Phase-III-Studie von Kuter et al. an 125 Patienten mit Thrombozytenzahlen unter 30 000/µl kam es unter Romiplostim zu einem raschen und anhaltenden Ansprechen: 25 % der Patienten erreichten den Zielwert von > 50 000/µl Thrombozyten bereits innerhalb von einer Woche, 50 % innerhalb von 2–3 Wochen. Auf die Therapie mit Romiplostim spra-

11

Romiplostim

Spezialitäten: NPlate®

Indikation: NPlate® ist zur Behandlung erwachsener, splenektomierter Patienten mit chronischer immun-(idiopathischer)thrombozytopenischer Purpura (ITP) indiziert, die gegenüber anderen Therapien refraktär sind (z. B. Corticosteroide oder Immunglobuline). Die Anwendung von Nplate® kann als *Second-line*-Therapie für erwachsene, nicht splenektomierte Patienten in Betracht gezogen werden, für die eine Operation kontraindiziert ist.

Mechanismus: Aktivierung des intrazellulären Transkriptionsprozesses über den Signalweg des Thrombopoetin-Rezeptors (TPO-Rezeptor, cMpl), was zu einer Steigerung der Thrombozytenproduktion führt.

Dosierung: Nplate® sollte einmal pro Woche als subkutane Injektion angewendet werden. Die Anfangsdosis von Romiplostim beträgt 1 µg/kg bezogen auf das tatsächliche Körpergewicht. Das tatsächliche Körpergewicht des Patienten bei Therapiebeginn sollte verwendet werden, um die Dosis zu berechnen. Die einmal pro Woche anzuwendende Dosis von Romiplostim sollte so lange in Schritten von 1 µg/kg erhöht werden, bis der Patient eine Thrombozytenzahl von $\geq 50 \times 10^9$/l erreicht hat. Die Thrombozytenzahlen sollten so lange wöchentlich bestimmt werden, bis eine stabile Thrombozytenzahl ($\geq 50 \times 10^9$/l für mindestens 4 Wochen ohne Dosisanpassung) erreicht wurde. Danach sollten die Thrombozytenzahlen monatlich überprüft werden. Die einmal pro Woche anzuwendende maximale Dosis darf 10 µg/kg nicht überschreiten.

---

chen insgesamt 83 % der Patienten an im Vergleich zu 7 % in der Placebogruppe (p < 0,0001). Ihre Thrombozytenwerte lagen mindestens 24 Wochen über dem Zielwert. Von den nicht-splenektomierten Patienten zählten 88 % zu den Respondern (vs. 14 % in der Placebogruppe), von den splenektomierten Patienten 79 % (vs. 0 % aus der Placebogruppe). Die Rate an starken Blutungen konnte im Vergleich zur Placebogruppe um 42 % (12 % vs. 7 %) gesenkt werden. Die Dosis muss bei jedem Patienten individuell angepasst werden. Die Anfangsdosis liegt bei 1 µg pro kg Körpergewicht, die maximale Dosis bei 10 µg pro kg Körpergewicht. Zu den typischen therapiebedingten Nebenwirkungen von Wachstumsfaktoren wie Romiplostim zählen Kopfschmerzen, die zu Therapiebeginn während der ersten 6 Wochen auftreten. In der Phase-III-Studie waren an Nebenwirkungen auch Benommenheit, Schlaflosigkeit, Myalgien, Schmerzen in den Extremitäten sowie Bauchschmerzen häufiger unter Romiplostim als unter Placebo aufgetreten.

Pharmakokinetik/Metabolismus: Nach subkutaner Anwendung von 3–15 µg/kg Romiplostim wurden maximale Serumkonzentrationen von Romiplostim bei ITP-Patienten nach 7–50 Stunden (im Mittel 14 Stunden) erreicht. Die Serumkonzentrationen variierten innerhalb der Patientenpopulation und korrelierten nicht mit der angewendeten Dosis. Die Serumkonzentrationen von Romiplostim scheinen invers mit den Thrombozytenzahlen zu korrelieren.

Das Verteilungsvolumen von Romiplostim nach intravenöser Anwendung sank bei gesunden Probanden nicht-linear von 122, 78,8 auf 48,2 ml/kg bei intravenösen Dosen von 0,3, 1,0 bzw. 10 µg/kg.

Die Eliminations-Halbwertszeit von Romiplostim bei ITP-Patienten variierte von 1–34 Tagen (im Median 3,5 Tage). Die Ausscheidung von Serum-Romiplostim hängt teilweise vom TPO-Rezeptor auf den Thrombozyten ab. Als Ergebnis für eine angewendete Dosis weisen Patienten mit hohen Thrombozytenzahlen niedrige Serumkonzentrationen auf und umgekehrt.

Unerwünschte Wirkungen: Häufig beobachtete Nebenwirkungen waren: Knochenmarkstörung, Thrombozytopenie, Übelkeit, Diarrhö, Abdominalschmerzen, Konstipation, Dyspepsie, Fatigue, periphere Ödeme, Influenza-ähnliche Erkrankung, Schmerzen, Asthenie, Pyrexie, Schüttelfrost, Reaktion an der Injektionsstelle, Kontusion, Arthralgie, Myalgie, Muskelkrämpfe, Schmerzen in den Extremitäten, Rückenschmerzen, Knochenschmerzen, Kopfschmerzen, Schwindel, Migräne Parästhesie, Schlaflosigkeit, Lungenembolie, Pruritus, Ekchymose, Hautausschlag, Rötungen.

Interaktionen: Es wurden keine Wechselwirkungsstudien durchgeführt. Mögliche Wechselwirkungen von Romiplostim mit gleichzeitig angewendeten Arzneimitteln aufgrund von Plasmaproteinbindungen sind derzeit unbekannt.

Alefacept

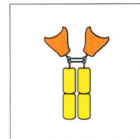

Alefacept (Amevive®) ist ein Fusionsprotein, das zum einen aus der extrazellulären Bindungsdomäne des Leukozytenfunktions-assoziierten Antigens 3 (LFA-3) für den CD2-Rezeptor und zum anderen aus dem Fc-Teil eines humanen IgG1-Antikörpers besteht. Das Konzept des Designs dieses „Kunstproteins" ist das gleiche wie bei Etanercept (Enbrel®), wo statt des CD2-Teils der extrazelluläre Teil des TNF-α-Rezeptors an die konstante Region eines IgG1-Meleküls gekoppelt wurde.

CD2 wird auf T-Zellen exprimiert (○ Abb. 3.4) und ist der Interaktionspartner des Leukozytenfunktions-assoziierten Antigens 3 (LFA-3) das auf antigenpräsentierenden Zellen exprimiert wird. Die CD2/LFA-3-Interaktion ist Teil des Aktivierungsmechanismus von T-Zellen. Wenn der LFA-3-Teil des Alefacept-Fusionsproteins an CD2-Moleküle auf T-Zellen bindet, wird eine Interaktion der T-Zellen mit APC verhindert (○ Abb. 11.35).

Die Mehrzahl der T-Zellen bei Psoriasis-Patienten besitzt einen Memory-Effektor-Phänotyp (CD4$^+$ CD45RO$^+$ und CD8$^+$CD45RO$^+$). Auf solchen Zellen ist CD2 typischerweise besonders stark exprimiert und derartige Zellen exprimieren auch Aktivierungsmarker wie CD25 sowie CD69 und sezernieren proinflammatorische Zytokine wie z. B. IFN-γ. Durch die Bindung von Alefacept werden diese CD2-positiven T-Zellen „markiert", wodurch einerseits Apoptose induziert wird, andererseits aber auch durch den IgG1-Anteil ein Effektormechanismus über den Fcγ-Rezeptor III vermittelt wird.

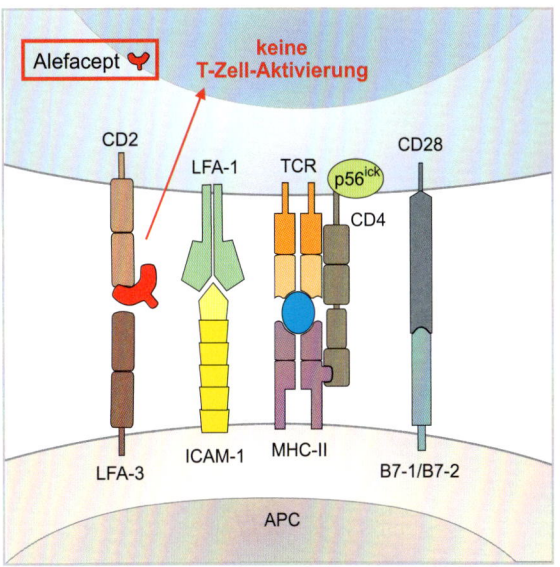

○ **Abb. 11.35** Wirkmechanismus von Alefacept. Verschiedene Proteine sind an den wichtigen Interaktionen zwischen T-Zellen und antigenpräsentierenden Zellen beteiligt. Alefacept bindet an den CD2–Marker auf T–Zellen und verhindert dadurch diese Interaktion.

Alefacept wird in CHO-Zellen produziert und besitzt ein Molekulargewicht von ca. 91,4 kDa. Es ist von der FDA zur Behandlung von Patienten zugelassen, die an mittelschwerer bis schwerer Plaque-Psoriasis leiden und die als Kandidaten für eine systemische oder Phototherapie gelten. In klinischen Studien setzte die Wirkung nach ca. 60 Tagen nach Behandlungsbeginn ein.

Nicht zuletzt wegen der deutlichen Immunsuppression und wegen der Vermutung, dass sich unter der Therapie Neoplasien entwickeln könnten, hat die EMA das Fusionsprotein noch nicht zugelassen.

11

12 Antiallergika

12.1 Einleitung

Die Inzidenz allergischer Erkrankungen scheint weltweit zu steigen. Man schätzt, dass ca. 15–20 % der Erwachsenen an unterschiedlichen allergischen Erkrankungen leiden.

Allergien sind besondere immunologische Reaktionen des Organismus gegenüber verschiedenen ubiquitären oder seltenen Substanzen und Partikeln, die primär für den Organismus nicht schädlich sind. Eine allergische Bereitschaft (allergische Diathese) wird zwar vererbt, die definitive allergische Reaktion auf eine bestimmte Substanz wird dann allerdings erworben.

Der erste Kontakt mit dem Allergen (Antigen) verläuft klinisch unbemerkt und symptomlos. Allerdings „lernt" das Immunsystem bei diesem Kontakt das Allergen als solches kennen und kann bei erneutem Kontakt mit unangenehmen Symptomen darauf reagieren. Es kommt nun zur klinischen Manifestation.

Steigert sich die Reaktionsantwort von Kontakt zu Kontakt, spricht man vom *Boostern*. Die Art der klinischen Antwort hängt vom Allergen und der Reaktionsfläche (Haut, Schleimhaut, Darmschleimhaut) ab. Große Moleküle oder makromolekulare Komplexe (z. B. Pollen) werden Typ-I-Allergene und niedermolekulare Substanzen Typ-IV-Allergene genannt. Medikamente nehmen eine Sonderstellung ein, weil häufig erst bestimmte Stoffwechselprodukte als Allergene fungieren. Haptene sind niedermolekulare Stoffe, die nach Bindung an körpereigene Substanzen zum Vollantigen werden.

Die unterschiedlichen Allergie-Arten wurden bereits in ▸ Kap. 5.2 besprochen. Pathologische Effekte sind vor allem Urtikaria, hereditäres Quincke-Ödem, Rhinoconjunctivitis allergica, anaphylaktischer Schock, allergisches Kontaktekzem, atopische Dermatitis, Arzneimittelexantheme und -reaktionen.

Arzneimittel zur Behandlung dieser Erkrankungen sind vor allem:

- H_1-Antihistaminika,
- Glucocorticoide,
- Mastzellstabilisatoren,
- Anti-IgE-Antikörper.

Glucocorticoide wurden bei den Immunsuppressiva (▸ Kap. 7.3) besprochen; der Anti-IgE-Antikörper Omalizumab (Xolair®) wurde in ▸ Kap. 11.2.5 diskutiert. In diesem Kapitel sollen Mastzellstabilisatoren und H_1-Antihistaminika besprochen werden.

12.2 Antihistaminika

Histamin dient als ein lokaler Botenstoff der Entzündung, als parakriner Stimulus der Magensäuresekretion und als nervale Überträgersubstanz. Im hier zu besprechenden Zusammenhang interessiert besonders die erstgenannte Funktion, die es bei allergischen Reaktionen zu unterdrücken gilt.

Allergene oder so genannte Histaminliberatoren induzieren die Freisetzung von Histamin aus Mastzellen und basophilen Granulozyten. Bei der allergischen Reaktion vom Typ I, die auch als anaphylaktische Sofortreaktion bezeichnet wird, sind es bivalente Antigene, die zellfixierte IgE-Antikörper brückenartig miteinander verbinden. Dies bewirkt eine intrazelluläre Ca^{2+}-Mobilisierung, die zur Exozytose der Speichergranula und zur Freisetzung des Histamins führt. Im betroffenen Gewebe ruft Histamin verschiedene Effekte hervor, an denen unterschiedliche Histaminrezeptoren beteiligt sind.

So kann die Gefäßerweiterung in den Arteriolen *indirekt* über H_1- und *direkt* über H_2-Rezeptoren ausgelöst werden: H_1-Rezeptoren in der Zellmembran der Gefäßendothelzellen induzieren die Abgabe von Stickstoffmonoxid, das die glatten Gefäßmuskelzellen der Arteriolen erschlaffen lässt; direkt kann der Gefäßtonus durch Erregung von H_2-Rezeptoren der Gefäßmuskelzellen vermindert werden. Dies erklärt, weshalb bei anaphylaktischen Kreislaufreaktionen auch H_2-Antihistaminika eingesetzt werden. Am venösen Ende des

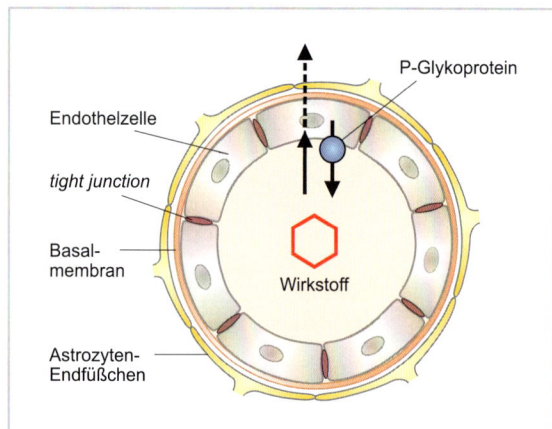

○ Abb. 12.1 Wirkstoffe an der Blut–Hirn–Schranke.
Das P-Glykoprotein kann Wirkstoffe beim Übertrittsversuch über die Blut–Hirn–Schranke zurück in den Blutkreislauf pumpen. Allerdings sind diese Pumpen sättigbar, so dass ein Wirkstoff dann doch noch zentrale Wirkungen entfalten kann.

Kapillarbettes, in den Venolen, vermitteln H_1-Rezeptoren ein Zusammenziehen der Endothelzellen; die entstehenden Lücken erlauben den Ausstrom von Plasmaflüssigkeit. Zum Ort der Histamin-Freisetzung können über den Prozess der Chemotaxis andere Entzündungszellen angelockt werden. So scheint Histamin über H_4-Rezeptoren die Einwanderung von eosinophilen Granulozyten fördern zu können, die charakteristisch für atopische Entzündungen sind. Der H_4-Rezeptorsubtyp wurde erst 2000 entdeckt. Der H_4-Rezeptor wird überwiegend im Knochenmark und in peripheren Leukozyten exprimiert, im Gegensatz zum H_3-Rezeptor, der hauptsächlich im ZNS lokalisiert ist.

Eine bedeutende Wirkstoffgruppe zur Therapie allergischer Symptome sind die H_1-Antihistaminika. Durch Bindung an die H_1-Rezeptoren wird die Wirkung des ausgeschütteten Histamins an Gefäßen, glatter Muskulatur, Nerven- und Entzündungszellen blockiert. Entsprechend werden durch Histamin induzierte Vasodilatation und Gewebeödem, wie bei Quaddeln und Rhinorrhö, sowie Juck- und Niesreiz unterdrückt.

H_1-Antihistaminika sind wirksam bei allergischer Rhinokonjunktivitis. Bei der allergischen Rhinitis betrifft dies die Symptome Niesreiz und Sekretion, aber kaum die „verstopfte Nase". Bei Rhinitis im Rahmen einer Erkältungskrankheit bieten H_1-Antihistaminika daher keinen Nutzen.

Bei atopischem Ekzem können H_1-Antihistaminika den Juckreiz günstig beeinflussen, wohl auch wegen des sedierenden Effektes.

Indiziert sind die Wirkstoffe ferner bei Urtikaria, bei anaphylaktischen oder anaphylaktoiden Reaktionen auf Nahrungs-, Arznei- und Kontrastmittel sowie bei Histamin-induziertem Juckreiz.

Im Stufenschema der Asthma-Therapie sind H_1-Antihistaminika nicht enthalten. Sie nützen, wenn beim Asthmatiker gleichzeitig eine allergische Rhinitis besteht. Eine neuere Studie zeigte jedoch, dass mit Cetirizin eine deutliche Reduktion der Inzidenz von allergischem Asthma und Urtikaria bei Kindern zwischen 1 und 2 Jahren mit atopischem Ekzem nach Langzeittherapie (18 Monate) erzielt werden konnte. Wahrscheinlich ist dies auf eine bei den meisten neueren Wirkstoffen nachgewiesene antientzündliche Komponente im Wirkungsspektrum zurückzuführen. Diese umfasst eine Inhibition der Produktion von Histamin, Zytokinen und Lipidmediatoren aus Mastzellen, Basophilen und Makrophagen sowie der Adhäsion und Migration von Entzündungszellen ins Gewebe.

Bei den H_1-Antihistaminika wird heute zwischen Wirkstoffen der ersten und der zweiten Generation unterschieden. Als Unterscheidungskriterium gilt die Fähigkeit, eine Sedierung herbeizuführen. Die sedierende Wirkung lässt sich auf eine Blockade der zentralen H_1-Rezeptoren zurückführen, die Wachheit vermitteln. Die nicht oder wenig sedierenden H_1-Antihistaminika der 2. Generation vermögen die Blut/Hirn-Schranke nur schwer zu überwinden. Sie sind wahrscheinlich Substrate des P-Glykoproteins, das die Substanzen beim Übertrittsversuch über die Blut/Hirn-Schranke zurück in den Blutkreislauf pumpt (○ Abb. 12.1). Da diese Pumpen sättigbar sind, können bei hohen Konzentrationen auch die H_1-Antihistaminika der 2. Generation sedierend wirken.

In pharmakokinetischer Hinsicht verhalten sich H_1-Antihistaminika sehr ähnlich. Sie werden rasch im Gastrointestinaltrakt aufgenommen und binden zu 80–90 % an Plasmaeiweiß (Fexofenadin nur zu 50–70 %). Die Wirkstoffe der 1. Generation haben, verglichen mit den Wirkstoffen der 2. Generation, allerdings meist eine kürzere Halbwertszeit (□ Tab. 12.1).

Pharmakologische *In-vitro*-Studien an Histamin-H_1-Rezeptoren habe gezeigt, dass alle derzeit untersuchten Antagonisten pharmakologisch exakt als inverse Agonisten beschrieben werden müssen, da sie die Basalaktivität des Rezeptors (konstitutive Aktivität) reduzieren. Auch inverse Agonisten hemmen den stimulierten Rezeptor. Wegen dieser Besonderheit, die bisher wenig bekannt ist, sollten die Wirkstoffe nicht als „H_1-Rezeptorantagonisten" sondern stattdessen bevorzugt als „H_1-Antihistaminika" bezeichnet werden.

Nachfolgend sind ausgewählte H_1-Antihistaminika beschrieben.

12.2.1 H_1–Antihistaminika der 1. Generation

Für alle oral applizierten Wirkstoffe dieser Gruppe gilt, dass sie auch bei bestimmungsgemäßem Gebrauch das Reaktionsvermögen so weit verändern können, dass die Fähigkeit zur aktiven Teilnahme am Straßenverkehr

◻ **Tab. 12.1** Vergleich der H$_1$-Antihistaminika der 1. und 2. Generation

	H$_1$-Antihistaminika der 1. Generation	H$_1$-Antihistaminika der 2. Generation
Pharmakokinetik		
Absorption	Schnell	Schnell
T$_{max}$	2–3 Stunden	0,9–3 Stunden
t$_{1/2}$	2–3,5 Stunden	7–24 Stunden (Astemizol 13 Tage!)
Metabolismus	Hepatisch durch CYP450, inaktive Metaboliten	Hauptsächlich hepatischer *First-Pass*-Metabolismus, einige Substanzen haben aktive Metaboliten
Elimination	Langsam, renal	Primär renal, einige über Galle und Darm
Wirksamkeitsprofil		
H$_1$-Rezeptorbindung	Kompetitiv, reversibel	Nicht-kompetitiv
Sicherheitsprofil		
ZNS-Wirkung	Sedierend, suppressiv/stimulatorisch	Nicht-sediert (Cetirizin geringfügig sedierend)
Kardiotoxizität	Keine	Verlängerung des QT-Intervalls und Arrhythmien bei Terfenadin und Astemizol
Andere unerwünschte Wirkungen	Anticholinerg, antimuskarinerg, antiadrenerg	Generell nicht vorhanden, bei z. B. Cetirizin selten anticholinerge Effekte
Arzneimittelinteraktionen	Verstärkung der Sedierung durch Alkohol und Sedativa	Inhibition durch antifungale Azole und Makrolidantibiotika

Nach Frölich und Kirch. Praktische Arzneitherapie. Springer-Verlag

oder zum Bedienen von Maschinen beeinträchtigt wird. Dies gilt in verstärktem Maße im Zusammenwirken mit Alkohol.

Auch sind die Wirkstoffe als Doping-Mittel bei Sportarten eingestuft, bei denen Konzentration und innere Ruhe eine Rolle spielen, wie z. B. Schießen, Golf, Bobfahren, Curling, Fechten, Skispringen und Motorsport. Freiverkäufliche H$_1$-Antihistaminika sollten nicht für Kinder unter einem Jahr abgegeben werden.

Nach „Steinhilber/Schubert-Zsilavecz/Roth, Medizinische Chemie" lassen sich die Antihistaminika der 1. Generation grob in sechs Hauptgruppen unterteilen.

Ethylendiamine

Zu den H$_1$-Antihistaminika mit Ethylendiamin-Grundstruktur sind Antazolin und Tripelennamin zu zählen (○ Abb. 12.2). Antazolin wird in Kombination mit Tetryzolin in Allergopos® N Augentropfen bei allergischen und unspezifischen Bindehautentzündungen des Auges eingesetzt, wobei eine längerfristige Anwendung und vor allem auch eine Überdosierung vermieden werden sollte.

Tripelennamin (Azaron®) wird als Stift zur Linderung oder symptomatischen Beseitigung des Juckreizes nach Insektenstichen bzw. -bissen sowie nach Kontakt

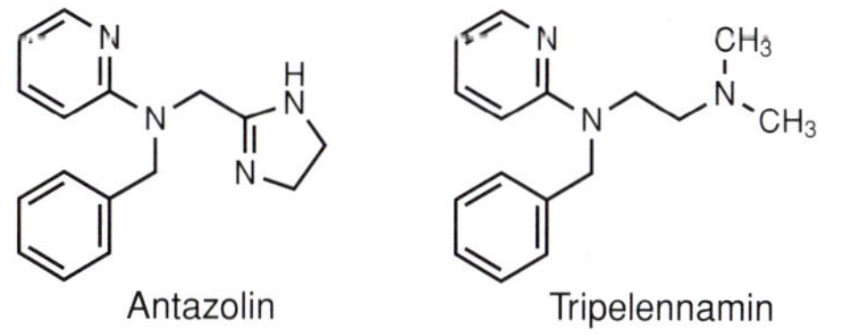

○ **Abb. 12.2** H$_1$-Antihistaminika mit Ethylendiamin-Grundstruktur

mit Quallen oder Brennnesseln eingesetzt. Der Stift sollte nicht länger als eine Woche und auch dann nicht angewendet werden, wenn Entzündungen an der juckenden Hautstelle vorliegen.

Ethanolamine

Clemastin, Chlorphenoxamin, Diphenhydramin und Doxylamin können als Colamin-Derivate bezeichnet werden (○ Abb. 12.3). Clemastin (Hydrogenfumarat, Tavegil®) ist ein systemisch anzuwendendes Antihistaminikum vom Benzhydrylether-Typ, das bei Kindern ab 2 Jahren z. B. bei chronischer, idiopathischer Urticaria und zur symptomatischen Linderung einer allergischen Rhinitis eingesetzt werden kann, wenn gleichzei-

Antazolin

Spezialitäten:	Allergopos® N Augentropfen
Indikation:	Akute allergische, nicht Erreger-bedingte Bindehautentzündungen des Auges.
Mechanismus:	Kompetitive Inhibition der Histamin-Bindung.
Dosierung:	3- bis 4-mal täglich 1 Tropfen.

Tripelennamin

Spezialitäten:	Azaron® Stick
Indikation:	Zur Linderung oder symptomatischen Beseitigung des Juckreizes nach Insektenstichen bzw. -bissen sowie nach Kontakt mit Quallen oder Brennnesseln.
Mechanismus:	Kompetitive Inhibition der Histamin-Bindung.
Dosierung:	1-mal täglich auf den juckenden Hautbereich auftragen und leicht einreiben.

tig eine Sedierung indiziert ist. Die Injektionslösung kann auch bei Kindern ab 1 Jahr eingesetzt werden und muss generell langsam intravenös verabreicht werden.

Demgegenüber wird Chlorphenoxamin als Systral®-Creme topisch bei allergischen und juckenden Hauterkrankungen aufgetragen. Die H$_1$-antagonistische Wirkung von Chlorphenoxamin ist stärker als die der Muttersubstanz Diphenhydramin und hält länger an. Chlorphenoxamin entfaltet auch an Acetylcholin-, Serotonin- und Dopamin-Rezeptoren antagonistische Effekte und hat eine ausgeprägte, lokalanästhetische Wirkung. An Histamin-induzierten Hautquaddeln konnte gezeigt werden, dass Chlorphenoxamin zusätzlich gefäßabdichtend und antiexsudativ wirkt.

Chlorphenoxamin weist auf Grund seiner Lipophilie (Einführung eines p-Chloratoms bei einem Aromaten und einer alpha-Methylgruppe gegenüber Diphenhyd-

ramin) eine hohe Affinität zur Haut auf. Diese Eigenschaft ist eine wichtige Voraussetzung für seine topische Anwendung.

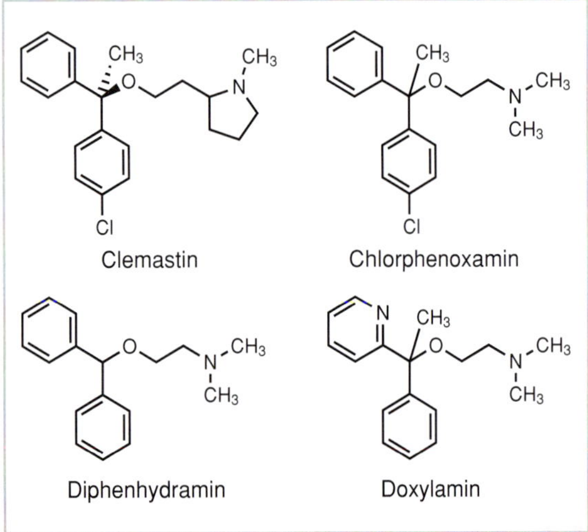

Obwohl keine Anhaltspunkte für eine fruchtschädigende Wirkung bestehen, sollte Chlorphenoxamin topisch nicht in den ersten drei Schwangerschaftsmonaten großflächig angewendet werden.

Bei Präparaten, die Diphenhydramin oder Doxylamin enthalten, steht eher die schlaffördernde als die antiallergische Wirkung im Vordergrund. Diphenhydramin hat neben der antiallergischen auch ausgeprägte sedierende und antiemetische sowie geringe antitussive Eigenschaften und wirkt antikonvulsiv. Zusätzlich weist es lokalanästhetische und anticholinerge Wirkungen auf. In Deutschland wird es derzeit nur als Antiemetikum oder als Schlafmittel verwendet. Doxylamin hat im Vergleich zu anderen Antihistaminika eine ausgeprägte atropinartige Wirkung.

Alkylamine

Zur Gruppe der Alkylamine können Pheniramin, Brompheniramin, Chlorpheniramin (Chlorphenamin), Dimetinden und Triprolidin gerechnet werden (o Abb. 12.4). Brompheniramin und Chlorpheniramin (BALKIS® Schnupfenkapseln Neu) sind unterschiedlich substituierte Derivate von Pheniramin und haben in der Therapie allergischer Erkrankungen kaum noch Bedeutung, finden sich allerdings zum Teil in Kombination mit anderen Wirkstoffen in Erkältungsmitteln. BALKIS® Schnupfenkapseln Neu werden angewendet bei allergisch bedingter Rhinitis und Konjunktivitis sowie bei akuter Urtikaria und Pruritus.

Dexchlorpheniramin (Polaronil®) ist das rechtsdrehende Enantiomer des racemischen Chlorpheniramins. Es besitzt einen doppelt so starken antihistaminischen Effekt wie das Racemat und wird bei verschiedenen all-

o Abb. 12.3 H$_1$-Antihistaminika mit Aminoalkylether-Grundstruktur (Colamin-Derivate)

Clemastin (Hydrogenfumarat)

Spezialitäten: Tavegil® Tabletten, Sirup, Injektionslösung

Indikation:
- (Tabl., Sirup) Chronische idiopathische Urticaria (Nesselsucht ohne erkennbare Ursache) und symptomatische Linderung von allergischer Rhinitis (saisonal oder perennial), wenn gleichzeitig eine Sedierung indiziert ist,
- (Inj.) Zur Prämedikation ggf. in Kombination mit einem H_2-Rezeptor-Antagonisten zur Vermeidung von Histamin-bedingten klinischen Reaktionen vor der Gabe von radiologischen Kontrastmitteln.

Mechanismus: Kompetitive Inhibition der Histamin-Bindung.

Dosierung:
- (Tabl., Sirup) jeweils 2-mal täglich: Erwachsene 1 mg; Jugendliche ab 6 Jahre 0,5 mg, Kinder (2–4 Jahre) 0,25 mg,
- (Inj.) Erwachsene 2 mg; Kinder ab 1 Jahr 0,03 mg/kg KG.

Chlorphenoxamin

Spezialitäten: Systral® Creme

Indikation: Zur Lokalbehandlung von allergischen, juckenden Hauterkrankungen wie Sonnenbrand, Insektenstiche, leichte Verbrennungen, Quallenverbrennungen, Frostbeulen, Urtikaria und Ekzeme.

Mechanismus: Kompetitive Inhibition der Histamin-Bindung.

Dosierung: mehrmals täglich auf die erkrankten und juckenden Hautpartien auftragen.

---

ergischen Erkrankungen der Atemwege und der Haut eingesetzt. Eine Affinität zu H_2-Rezeptoren ist nicht vorhanden. Bei Patienten über 60 Jahren kann Dex-

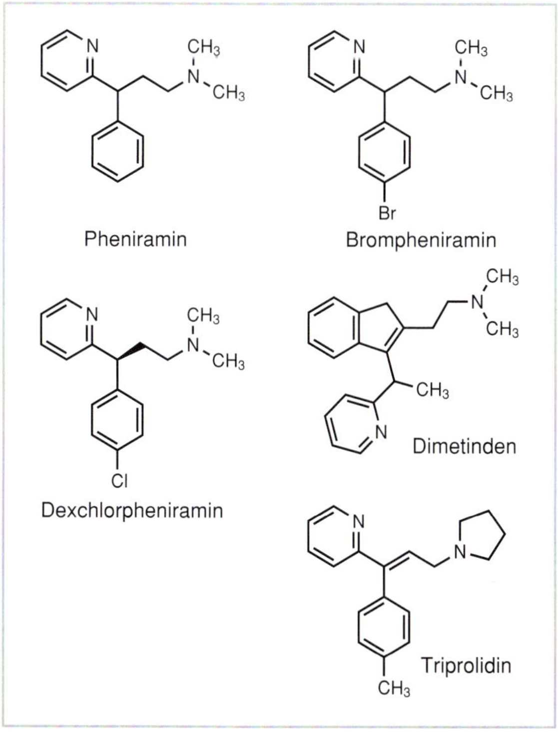

Abb. 12.4 H_1-Antihistaminika mit Alkylamin-Grundstruktur

chlorpheniramin Schwindel, Müdigkeit und niedrigen Blutdruck bewirken und bei Kindern kann es zu einer erhöhten Reizbarkeit führen. Deshalb sollten Kinder unter 2 Jahren Dexchlorpheniramin nicht erhalten.

Dimetinden wird meist als Dimetindenmaleat (Fenistil® Sirup, Tropfen, Dragees, Injektionslösung, 24-Stunden-Retardkapseln) eingesetzt und aktiviert zusätzlich zur antagonistischen Wirkung am H_1-Rezeptor in niedrigen Konzentrationen (10^{-5} M) auch den Abbau von Histamin durch Stimulation der Histamin-methyltransferase. Das Enzym wird allerdings in höheren Dimetindenmaleat-Konzentrationen (ab 5×10^{-4} mol/l) gehemmt. *In vitro* konnte gezeigt werden, dass Dimetindenmaleat auch die Freisetzung von Histamin aus den Mastzellen hemmt. Neben der Hemmung Histamin-induzierter Reaktionen wurde bei höheren Dosierungen auch eine antagonistische Aktivität von Dimetindenmaleat gegenüber Bradykinin, Serotonin und Acetylcholin beobachtet. Bei topischer Applikation zeigt Dimetindenmaleat lokalanästhetische Eigenschaften.

Hinsichtlich der unerwünschten Sedierung als Begleiterscheinung von Dimetinden soll sich nach 1–2 Tagen eine Toleranz entwickeln.

In der Schwangerschaft ist Dimetindenmaleat kontraindiziert.

Triprolidin ist zusammen mit Pseudoephedrin in Rhinopront® Kombi Tabletten enthalten, das zur symptomatischen Behandlung der akuten Rhinitis, allergi-

Chlorpheniraminhydrogenmaleat

Spezialitäten: Balkis® Schnupfenkapseln Neu

Indikation: Zur symptomatischen Behandlung von:
- allergisch bedingter Rhinitis und Konjunktivitis,
- akuter Urtikaria,
- Pruritus

Mechanismus: Kompetitive Inhibition der Histamin-Bindung.

Dosierung: Erwachsene und Jugendliche: 2–3-mal täglich 1–2 Kapseln, max. 5 Kapseln (= 30 mg Chlorpheniraminhydrogenmaleat pro Tag).

Dexchlorpheniramin

Spezialitäten: Polaronil®

Indikation: Zur symptomatischen Behandlung von allergischen Erkrankungen der Atemwege und der Haut wie allergische Rhinitis, Urtikaria, Überempfindlichkeitsreaktionen im Nasen- und Rachenbereich, allergische Ekzeme, Nahrungsmittelallergien, Berufs- und Arzneimittelexantheme, Insektenstiche.

Mechanismus: Kompetitive Inhibition der Histamin-Bindung.

Dosierung: jeweils 3- bis 4-mal täglich: Erwachsene und Jugendliche 1–2 mg; Kinder mit 6–12 Jahren 1 mg; Kinder mit 2–6 Jahren 0,5 mg.

Dimetindenmaleat

Spezialitäten: Fenistil® Sirup, Tropfen, Dragees, Injektionslösung, 24-Stunden-Retardkapseln

Indikation:
- Zur symptomatischen Linderung von Histamin-bedingtem Juckreiz, wie Nesselsucht (Urtikaria), Kontaktdermatitis, Ekzeme und andere juckende Hautkrankheiten (Neurodermitis, Windpocken-assoziiertem Juckreiz bei Kleinkindern, Überempfindlichkeit gegen Nahrungs- und Arzneimittel, Quincke-Ödem,
- zur symptomatischen Linderung von allergischem Schnupfen bei Patienten über 6 Jahren,
- zur Prämedikation in Kombination mit einem H_2-Rezeptor-Antagonisten zur Vermeidung von durch Histaminfreisetzung ausgelösten klinischen Reaktionen wie z. B. vor Narkosen und vor parenteraler Gabe von Röntgenkontrastmitteln oder Plasmaersatzmitteln,
- als Adjuvans bei anaphylaktischem Schock,
- lokal bei Insektenstichen, Sonnenbrand, Verbrennungen 1. Grades.

Mechanismus: Kompetitive Inhibition der Histamin-Bindung.

Dosierung:
- Retardkapsel: Erwachsene ab 18 Jahre 1-mal 1 am Abend,
- Dragees: Erwachsene 3-mal 1–2; Kinder über 3 Jahren: 3 × 1 täglich,
- Sirup: Kinder von 1–8 Jahren 1 Teelöffel, Kinder ab 9 Jahren 1,5 Teelöffel, jeweils bis zu 3-mal täglich; Erwachsene 1 Teelöffel bis zu max. 9-mal täglich,
- Tropfen: jeweils 3-mal täglich Kinder von 1–8 Jahren je 10–15 Tropfen, ab 9 Jahren je 20 Tropfen, Erwachsene je 20–40 Tropfen,
- Injektionslösung: 1- bis 2-mal täglich 1 Brechampulle.

schen Rhinitis, vasomotorischen Rhinitis, sofern sie mit einer Verstopfung der Nase einhergeht, eingesetzt wird. Kinder unter 12 Jahren und Erwachsene über 60 Jahre sollten nicht mit Rhinopront® Kombi Tabletten behandelt werden. Für die Therapie der Rhinitis werden 3-mal täglich eine Tablette bis zum Abklingen der Symptome eingenommen. Bei akutem Schnupfen beträgt die Behandlungsdauer 3–5 Tage. Bei allergischer oder vasomotorischer Rhinitis sollte die Behandlung auf etwa 10 Tage beschränkt werden.

Phenothiazine

Mequitazin (Metaplexan®) ist ein Vertreter der Phenothiazine und hat strukturelle Ähnlichkeit mit dem

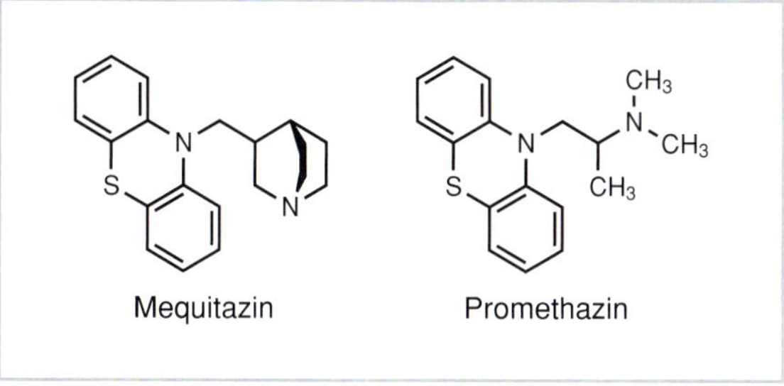

Abb. 12.5 H_1-Antihistaminika mit Phenothiazin–Grundstruktur

H_1-Antihistaminikum Promethazin, das allerdings eher zu den trizyklischen Neuroleptika gezählt wird (**o** Abb. 12.5). Mequitazin weist eine geringere sedierende Wirkung auf als z. B. Brompheniramin und wird deshalb manchmal zu den H_1-Antihistaminika der 2. Generation gerechnet. Allerdings ist die sedierende Wirkung von Mequitazin doch stärker als bei anderen H_1-Antihistaminika der 2. Generation, wie z. B. Loratadin. Metaplexan® wirkt gegen allergische Rhinitis, Konjunktivitis, perennialer Rhinitis und Urtikaria. Es ist allerdings nicht mehr im Handel.

Piperazine

Von den H_1-Antihistaminika mit Piperazin-Grundstruktur (**o** Abb. 12.6) ist nur noch Hydroxyzin als Antiallergikum relevant. Hydroxyzin gehört zu den potentesten Antihistaminika mit Wirkung auf IgE-vermittelten Pruritus bzw. Urtikaria und wirkt zusätzlich anticholinerg, adrenolytisch, spasmolytisch, muskelrelaxierend, sedierend und anxiolytisch. Aufgrund dieser Eigenschaften wird es einerseits zur symptomatischen Behandlung von Juckreiz bei Urtikaria und Ekzem eingesetzt, andererseits aber auch zur symptomatischen Behandlung von Angst- und Spannungszuständen bei Erwachsenen sowie von nicht-psychotischen, emotional bedingten Unruhezuständen. Außerdem wird es angewendet bei Ein- und Durchschlafstörungen, sofern sie nicht Folgeerscheinung anderer, behandlungsbedürftiger Grunderkrankungen sind, sowie zur Ruhigstellung vor chirurgischen Eingriffen. Die Dosierungen für die unterschiedlichen Indikationen sind zunächst gleich, sollten jedoch vom behandelnden Arzt an den

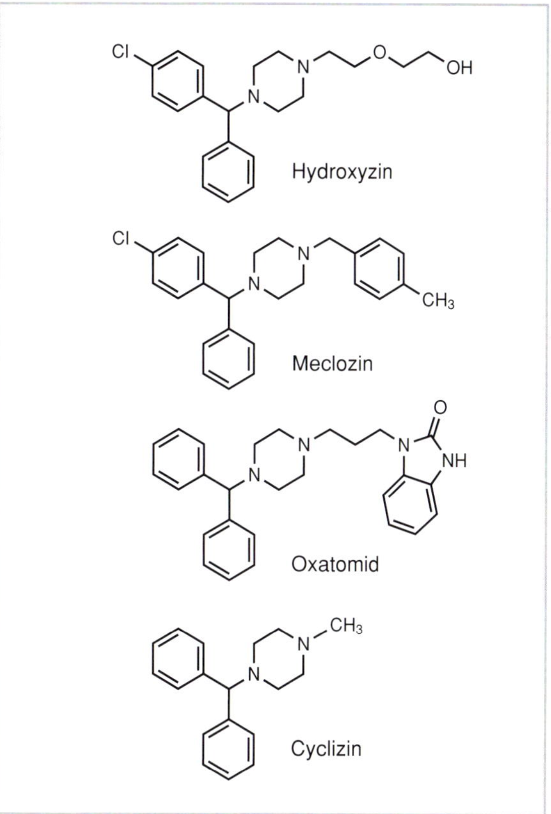

Abb. 12.6 H_1-Antihistaminika mit Piperazin–Grundstruktur

individuellen Reaktionstyp und die Schwere der Erkrankung angepasst werden.

Piperidine

Cyproheptadin, Ketotifen, Pizotifen und Bamipin weisen eine Piperidin-Grundstruktur auf (**o** Abb. 12.7). Cyproheptadin (Peritol®) ist ein Antagonist sowohl am Histamin- als auch am Serotoninrezeptor und hat eine anticholinerge und sedierende Wirkung. Dabei ist die antiserotonerge Wirkung ähnlich stark wie die von Lysergsäurediethylamid. Eingesetzt wird Peritol® zur symptomatischen Behandlung der primär erworbenen Kälteurtikaria, wenn nicht-sedierende Antihistaminika nicht ausreichend wirksam oder kontraindiziert sind. Bei länger dauernder Einnahme kann es zu einer uner-

Hydroxyzin	
Spezialitäten:	Atarax® Tabletten; AH 3® N Tabletten
Indikation:	Zur symptomatischen Behandlung von Juckreiz bei Nesselsucht (Urtikaria) und Ekzem (Neurodermitis). Atarax® wird auch als Anxiolytikum angewendet.
Mechanismus:	Kompetitive Inhibition der Histamin-Bindung.
Dosierung:	Kinder über 10 Jahre und Erwachsene: 37,5–75 mg pro Tag in 2–3 Einzelgaben; Kinder von 6–10 Jahren: 25–50 mg pro Tag.

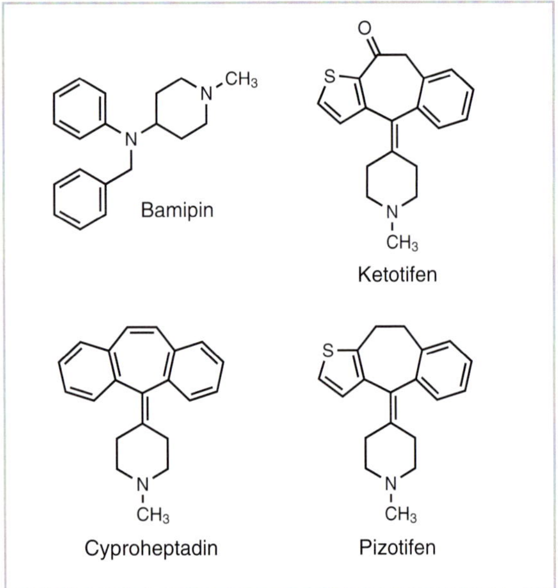

○ **Abb. 12.7** H$_1$-Antihistaminika mit Piperidin-Grund-struktur

wünschten Gewichtszunahme kommen. Die Gesamt-dosis pro Tag sollte beim Erwachsenen 32 mg und bei Kindern 12 mg nicht überschreiten. Während Schwangerschaft und Stillzeit darf Cyproheptadin nicht angewendet werden.

Während Pizotifen überwiegend als appetitanregender und stimmungsaufhellender Wirkstoff zur Behandlung von Appetitlosigkeit und Migräne eingesetzt wurde, wird das strukturell ähnliche Ketotifen in Form von Ketotifenhydrogenfumarat innerlich zur Behandlung allergischer Erkrankungen und äußerlich als Augentropfen zur Behandlung einer allergischen Bindehautentzündung angewendet. Neben seiner Wirkung als Antihistaminikum hat es auch einen stabilisierenden

Effekt auf die Mastzellen und wirkt als Antagonist am Calciumkanal. Außerdem konnte gezeigt werden, dass Ketotifen die Aktivierung von Eosinophilen unterdrückt, den Entzündungsmediator PAF (Platelet-activating factor) hemmt und eine durch SRS-A (slow-reacting substance of anaphylaxis) induzierte Bronchokonstriktion inhibiert. Im Gegensatz zu seiner Wirksamkeit als Prophylaktikum hat Ketotifen keine bronchodilatatorischen Eigenschaften und kann somit nicht zur Therapie eines akuten Asthmaanfalls eingesetzt werden. Asthma bronchiale sollte nicht nur mit Ketotifen behandelt werden. Die volle Wirksamkeit des Arzneistoffs tritt erst nach 8–12 Wochen ein. Eine Einzeldosis hat eine Wirkdauer von bis zu 12 Stunden. Ketotifen kann initial sedierend wirken, allerdings geht dieser Effekt meist nach der ersten Behandlungswoche zurück.

Während der Schwangerschaft sollte Ketotifen nur nach strenger Indikationsstellung verordnet werden. Da der Wirkstoff in geringen Mengen in die Muttermilch übergeht, sollte während der Stillzeit die Therapie unterbrochen bzw. auf andere Arzneistoffe umgestellt werden. Ketotifen sollte nicht abrupt abgesetzt, sondern über einen Zeitraum von 2–4 Wochen ausschleichend angewendet werden, da sich ansonsten das Krankheitsbild verschlechtern kann.

Bamipin (Soventol® Gel) ist ein H$_1$-Rezeptorantagonist mit anticholinergen und antiserotonergen Eigenschaften, der in erster Linie als topische Anwendung zur Behandlung von Hautirritationen geeignet ist. Bei sachgemäßer Anwendung sollten keine relevanten Wirkstoffkonzentrationen systemisch aufgenommen werden. Bei entsprechend disponierten Patienten oder in höherer als der angegebenen Dosierung können anticholinerge Wirkungen wie Mundtrockenheit, Akkomodationsstörungen oder Miktionsbeschwerden beobachtet werden. Lokal kann es zu reversiblem leichtem Bren-

Emedastin	
Spezialitäten:	Emadine® Augentropfen
Indikation:	Zur symptomatischen Behandlung einer saisonalen allergischen Konjunktivitis.
Mechanismus:	Kompetitive Inhibition der Histamin-Bindung.
Dosierung:	2-mal täglich 1 Tropfen.

Cyproheptadin	
Spezialitäten:	Peritol® Tabletten
Indikation:	Zur symptomatischen Behandlung der primär erworbenen Kälteurtikaria, wenn nicht-sedierende Antihistaminika nicht ausreichend wirksam oder kontraindiziert sind.
Mechanismus:	Kompetitive Inhibition der Histamin-Bindung.
Dosierung:	Erwachsene: 4–8 mg pro Tag in 3–4 Einzelgaben; Kinder von 7–14 Jahren: 4 mg pro Tag in 2–3 Einzelgaben.

Ketotifen

Spezialitäten: Ketotifen Stada®, Ketof® Kapseln, Zaditen® ophtha, Zaditen® Sirup, u. a.

Indikation: Augentropfen: Zur symptomatischen Behandlung einer jahreszeitlich bedingten allergischen Konjunktivitis. Sirup, Kapseln: Zur Vorbeugung asthmatischer Beschwerden in Kombination mit anderen antientzündlichen Medikamenten bei Patienten mit allergischer Polysymptomatik; symptomatische Behandlung eines allergischen Schnupfens und allergischer Hauterkrankungen, wenn eine Therapie mit nicht-sedierenden oralen Antihistaminika, bei Rhinitis allergica auch lokalen Antihistaminika oder lokalen Glucocorticoiden nicht indiziert ist.

Mechanismus: Kompetitive Inhibition der Histamin-Bindung.

Dosierung: Augentropfen: Erwachsene und Kinder ab 3 Jahren täglich 2-mal 1 Tropfen in den Bindehautsack. Sirup/Kapseln: Erwachsene und Kinder ab 3 Jahren: während der ersten 3–4 Tage abends je 1 mg, danach morgens und abends je 1 mg; Kleinkinder von 6 Monaten bis 3 Jahren: morgens und abends je 0,5 mg.

Bamipin

Spezialitäten: Soventol® Gel

Indikation: Zur Linderung von leicht bis mittelstark ausgeprägten Reaktionen auf Insektenstiche (z. B. Mückenstiche) mit Juckreiz.

Mechanismus: Kompetitive Inhibition der Histamin-Bindung.

Dosierung: Das Gel wird mehrmals täglich, falls erforderlich in 1/2-stündigen Abständen, auf die betroffenen Hautstellen aufgetragen.

nen kommen, besonders wenn das Gel auf Schleimhäute aufgetragen wird. Wird das Gel großflächig auf entzündlich veränderte Stellen aufgetragen, sind auch systemische Wirkungen infolge perkutaner Resorption möglich (Unruhe, Verwirrtheitszustände und Pupillenerweiterung bei Kindern, Müdigkeit bei Erwachsenen). Während Schwangerschaft und Stillzeit ist Bamipin wegen der fehlenden Datenlage kontraindiziert.

Verschiedene

Emedastin lässt sich anhand der Struktur in keine der genannten Gruppen einordnen, ist aber ein hoch wirksamer, topisch anzuwendender Histamin-Antagonist mit ausgeprägter Selektivität für den H_1-Rezeptor (o Abb. 12.8). Eine Wirkung auf adrenerge, dopaminerge, cholinerge, serotonerge oder Prostaglandin-

Rezeptoren wurde nicht nachgewiesen. Durch die Hemmung der Histamin-stimulierten Permeabilität der Bindehautgefäße werden die Symptome der allergischen Konjunktivitis wie Jucken, Rötung und Schwellung des Augenlides verhindert. Nach klinischen Studien soll Emedastin stärker wirken als Levocabastin. Emedastin hat keine lokalanästhetische Wirkung und beeinflusst auch nicht die Pupillengröße. Wird mehr als ein topisches Ophthalmikum verabreicht, müssen die einzelnen Anwendungen mindestens zehn Minuten auseinander liegen. Während der Schwangerschaft kann Emedastin unter Berücksichtigung der Dosierungsempfehlungen angewendet werden. Während der Stillzeit soll der Wirkstoff nur mit Vorsicht appliziert werden.

12.2.2 H_1-Antihistaminika der 2. Generation

Nahezu alle neueren H_1-Antihistaminika, die in den letzten Jahren Marktreife erreicht haben, zeichnen sich durch eine verbesserte Rezeptorselektivität und eine erhöhte Affinität, durch reduzierte oder fehlende zentrale Effekte und/oder durch zusätzliche vorteilhafte, nicht-H_1-Rezeptor-vermittelte Effekte aus. Die Klassifizierung dieser Wirkstoffe als H_1-Antihistaminika der 2. Generation basiert jedoch hauptsächlich auf den deutlich reduzierten oder gänzlich fehlenden sedierenden Eigenschaften. Auf Grund dieser Eigenschaft sind

o Abb. 12.8 Emedastin

Wechselwirkungen mit Alkohol sehr viel seltener. Auch anticholinerge Wirkungen spielen eine deutlich geringere Rolle, obwohl gelegentlich (vor allem bei hohen Konzentrationen, s. o.) über Mundtrockenheit, Schwindel, Kopfschmerz und auch Müdigkeit berichtet wird. Dies betrifft vor allem die Wirkstoffe Cetirizin und Azelastin. Die ersten Wirkstoffe, die als Antihistaminika der zweiten Generation bezeichnet wurden, sind Astemizol und Terfenadin, die jedoch wegen auftretender, schwerer Herzrhythmusstörungen schnell wieder vom Markt verschwanden.

Cetirizin

Cetirizin (CetiLich®, Cetirigamma®, Reactine®, Zyrtec®, u. a.) ist der Hauptmetabolit von Hydroxyzin, eines auch zur Gruppe der Tranquillanzien gerechneten Stoffes aus der Diphenylmethan-Reihe (o Abb. 12.9, o Abb. 12.6). Neben der antihistaminischen Wirkung besitzt Cetirizin in gewissen Maßen auch sedierende, antikonvulsive, antiemetische und lokalanästhetische Eigenschaften. Gelegentlich wird Cetirizin gar als Anxiolytikum eingesetzt.

Beim Cetirizin ist die alkoholische Gruppe des Hydroxyzin-Moleküls durch eine Carboxylgruppe ersetzt, und es besteht auch eine strukturelle Ähnlichkeit mit den H_1-Antihistaminika Meclozin und Oxatomid (o Abb. 12.6). Durch die im Vergleich zum verwandten Hydroxyzin und anderer (sedierender) H_1-Antihistaminika stark polaren Eigenschaften überwindet Cetirizin die Blut-Hirn-Schranke kaum. Allerdings scheinen einige unerwünschte zentrale Nebenwirkungen wie Somnolenz unter Cetirizin-Therapie häufiger aufzutreten als bei anderen Antihistaminika der 2. Generation. Cetirizin scheint ausgesprochen selektiv für den Histamin-H_1-Rezeptor zu sein, zumindest gibt es keine Hinweise darauf, dass die Substanz auch an andere Rezeptoren wie Dopamin-, Serotonin- und Calciumantagonisten-Rezeptoren vom Verapamil-Typ sowie an adrenerge und cholinerge Rezeptoren bindet.

o **Abb. 12.9** Cetirizin

Für die antiallergischen Effekte der Substanz tragen möglicherweise auch membranstabilisierende Eigenschaften, wie sie z. B. auch bei Oxatomid und Loratadin beobachtet werden, bei.

Darüber hinaus hemmt Cetirizin die Infiltration eosinophiler, basophiler und neutrophiler Granulozyten. Inwieweit dies klinische Relevanz hat, ist bisher nicht abschließend geklärt.

Cetirizin scheint in Dosen von 5–20 mg bei Patienten mit leichtem Asthma einen protektiven Effekt gegen durch Inhalation vernebelten Histamins ausgelöste Bronchospasmen zu entfalten. Bei Allergen-induzierten Bronchospasmen beschränkt sich die Protektion allerdings auf die allergische Spätreaktion.

Pharmakokinetik/Metabolismus: Cetirizin wird peroral gut und rasch resorbiert. Die systemische Bioverfügbarkeit liegt bei ca. 70 %. Nach oraler Gabe werden innerhalb von ca. 1 Stunde die maximalen Plasmakonzentrationen im Steady-State von etwa 300 ng/ml erreicht. Die Eliminationshalbwertszeit liegt bei 7,4–9 Stunden. Bei Dosen von 10 mg täglich über 10 Tage wurde keine Anreicherung des Wirkstoffs beobachtet. Cetirizin wird nur in sehr geringem Umfang durch oxi-

---

Cetirizin

Spezialitäten: CetiLich®, Cetirigamma®, Reactine®, Zyrtec®, u. a.

Indikation: Zur Behandlung von Krankheitssymptomen bei allergischen Erkrankungen wie:
- chronischer Nesselsucht (Urtikaria) mit Beschwerden wie z. B. Juckreiz, Quaddelbildung, Rötung der Haut,
- chronischem allergischem Schnupfen,
- Heuschnupfen mit Beschwerden wie z. B. Niesen, Nasenlaufen, Nasenjucken, Nasenverstopfung, Rötung bzw. Jucken der Augen sowie Tränenfluss.

Zusätzlich wird Cetirizin, in Abhängigkeit vom Zulassungsstatus des jeweiligen Fertigarzneimittels, als unterstützende Maßnahme zur Unterdrückung asthmoider Zustände allergischer Herkunft angewendet.

Mechanismus: Kompetitive Inhibition der Histamin–Bindung.

Dosierung: Jugendliche ab 12 Jahren und Erwachsene: 1 × 10 mg täglich. Die Dosis kann bei Erwachsenen zur unterstützenden Behandlung asthmoider Zustände allergischer Herkunft auf 20 mg täglich erhöht werden. Kinder von 6–12 Jahren: bei KG < 30 kg 1 × 5 mg, bei KG > 30 kg 1 × 10 mg täglich

Levocetirizin

Spezialitäten:	Levocetirizin–CT, Levocetirizin Stada®, Xusal®, u. a.
Indikation:	Zur Behandlung von Krankheitssymptomen bei allergischen Erkrankungen wie:
	■ saisonaler allergischer Rhinitis (einschließlich der damit verbundenen Augensymptomatik),
	■ perennialer allergischer Rhinitis,
	■ chronischer idiopathischer Urtikaria.
Mechanismus:	Kompetitive Inhibition der Histamin–Bindung.
Dosierung:	■ Kinder ab 6 Jahre, Jugendliche und Erwachsene: 1 × 5 mg täglich.
	■ Bei (älteren) Patienten mit eingeschränkter Nierenfunktion muss die Dosis in Abhängigkeit vom Schweregrad der Niereninsuffizienz reduziert werden.
	■ Für Kinder unter 6 Jahren ist keine geeignete Dosisanpassung möglich.

dative O-Dealkylierung metabolisiert. Ca. 70 % werden hauptsächlich in unveränderter Form renal ausgeschieden. In Patienten mit mittelschwer eingeschränkter Nierenfunktion ist daher die Halbwertszeit um das Dreifache erhöht und die *Clearance* um 70 % reduziert, so dass eine Kumulationsgefahr besteht. Bei Patienten mit chronischen Lebererkrankungen ist die Eliminationshalbwertszeit um ca. 50–85 % erhöht und die Gesamt-*Clearance* um ca. 40–60 % reduziert. Eine Dosisanpassung ist bei Patienten mit mittelschwer bis schwer eingeschränkter Nierenfunktion erforderlich, bei eingeschränkter Leberfunktion hingegen nur, wenn auch die Nierenfunktion beeinträchtigt ist.

Unerwünschte Wirkungen: Gelegentlich treten bei Dosen ab 20 mg/Tag Müdigkeit/Schläfrigkeit und gastrointestinale Beschwerden auf. Seltener beobachtet man Kopfschmerzen, Schwindel, Agitiertheit, Müdigkeit, Mundtrockenheit und gastrointestinale Beschwerden. In Einzelfällen kommt es zu Überempfindlichkeitsreaktionen und Leberfunktionsstörungen (Hepatitis, Transaminaseerhöhung).

Interaktionen: Die AUC wird durch Einnahme mit der Mahlzeit nicht verändert. Allerdings wird t_{max} später erreicht und c_{max} um 23 % reduziert.

Levocetirizin

Levocetirizin (Levocetirizin-CT, Levocetirizin Stada®, Xusal®, u. a.) ist das *R*-Enantiomer von Cetirizin und blockiert selektiv periphere H_1-Rezeptoren (K_i = 3,2 nmol/l). Die Affinität von Levocetirizin ist damit doppelt so hoch wie die von Cetirizin (K_i = 6,3 nmol/l). Levocetirizin dissoziiert von den H_1-Rezeptoren mit einer Halbwertszeit von 115 ± 38 Minuten und weist damit gegenüber Cetirizin eine erheblich längere Verweilzeit am Rezeptor auf.

In EKG-Ableitungen wurden keine relevanten Auswirkungen von Levocetirizin auf das QT-Intervall beobachtet.

Pharmakokinetik/Metabolismus: Levocetirizin wird nach oraler Applikation schnell und umfassend resorbiert. Steady-State-Plasmaspiegel werden nach zwei Tagen erreicht. Die maximale Konzentration nach einer mehrtägigen Gabe von 5 mg/d beträgt 308 ng/ml. Dosen von 5 mg bzw. 10 mg Levocetirizin werden mit Halbwertszeiten von 7,6 ± 1,4 Stunden bzw. 7,8 ± 1,6 Stunden eliminiert. Renal werden durchschnittlich 85 % der eingenommenen Dosis ausgeschieden. Nur ca. 13 % einer Levocetirizin-Dosis werden mit den Fäzes eliminiert. Bei Patienten mit mittelschwer bis schwer eingeschränkter Nierenfunktion ist eine Dosisanpassung erforderlich.

Weniger als 14 % der Levocetirizin-Dosis werden metabolisiert. Daher ist anzunehmen, dass Unterschiede auf Grund genetischer Polymorphismen oder gleichzeitiger Einnahme von Enzyminhibitoren zu vernachlässigen sind.

Unerwünschte Wirkungen: Häufige unerwünschte Wirkungen sind Kopfschmerzen, Schläfrigkeit, Mundtrockenheit, Müdigkeit, Schnupfen, Rachenentzündung, Abgeschlagenheit, Bauchschmerzen, Migräne.

Interaktionen: Die leicht zentraldämpfende Wirkung kann durch Ethanol verstärkt werden. Ansonsten sind keine klinisch relevanten Interaktionen zu erwarten.

Fexofenadin

Fexofenadin (Fexofenaderm, Telfast®, u. a.) ist der pharmakologisch aktive Metabolit (Carbonsäure) von Terfenadin (❍ Abb. 12.10). Fexofenadin wird in der Leber nicht metabolisiert. Ferner hat Fexofenadin wegen einer sehr niedrigen Affinität zu kardialen Kaliumkanälen im Gegensatz zu Terfenadin kein kardiotoxisches Potenzial (keine *Torsades de pointes*, keine QT_c-Intervallverlängerung, keine Arrhythmien). Wegen der fehlenden Daten sollte Fexofenadin möglichst nicht oder nur nach strenger Indikationsstellung während der Schwangerschaft angewendet werden. Nach Gabe von Terfenadin wurde

12

Fexofenadin

Spezialitäten: Fexofenaderm®, Telfast®, u. a.

Indikation: Zur symptomatischen Behandlung der saisonalen allergischen Rhinitis und der chronischen idiopathischen Urtikaria.

Mechanismus: Kompetitive Inhibition der Histamin-Bindung.

Dosierung: Allergische Rhinitis: Kinder 6–11 Jahre 2 × täglich 30 mg; Erwachsene und Kinder ab 12 Jahren 1 × 120 mg täglich. Urtikaria: Erwachsene und Kinder ab 12 Jahren 1 × 180 mg täglich. Eine spezielle Dosisanpassung bei älteren Patienten oder bei Patienten mit Nieren- bzw. Leberfunktionsstörungen ist nicht erforderlich.

---

bei stillenden Müttern Fexofenadin in der Muttermilch gefunden. Deshalb wird die Anwendung von Fexofenadin während der Stillzeit nicht empfohlen.

Die saisonale allergische Rhinitis wird mit 120 mg ausreichend wirksam über 24 Stunden therapiert.

Pharmakokinetik/Metabolismus: Fexofenadinhydrochlorid wird rasch und vollständig resorbiert. Die terminale Eliminationshalbwertszeit liegt bei ca. 14 Stunden (11–15 Stunden nach Mehrfachgabe). Fexofenadin wird kaum (5 %, hepatisch oder nicht-hepatisch) metabolisiert, 3,5 % werden wahrscheinlich durch die Darmflora zu einem Methylester metabolisiert, der in den Fäzes zu finden ist. Nur 0,5–1,5 % werden durch Cytochrom P450 inaktiviert. Der Hauptanteil (80 %) wird über die Fäzes unverändert ausgeschieden.

Unerwünschte Wirkungen: Gelegentlich kommt es zu Kopfschmerzen, Schläfrigkeit, Schwindel, Übelkeit, Virusinfektion, Dysmenorrhoe, Müdigkeit; selten beobachtet man Somnolenz, Exantheme, Urtikaria, Pruritus und andere Überempfindlichkeitsreaktionen wie z.B. Quincke-Ödem, Engegefühl in der Brust, Atemnot, Flush und systemische anaphylaktische Reaktionen.

Interaktionen: Die Gabe von Aluminium- oder Magnesiumhydroxid-haltigen Antazida 15 Minuten vor der Einnahme von Fexofenadin vermindert die Bioverfügbarkeit von Fexofenadinhydrochlorid, wahrscheinlich durch Bindung im Gastrointestinaltrakt. Es sollten daher 2 Stunden zwischen der Einnahme von Fexofenadinhydrochlorid und Aluminium- bzw. Magnesiumhydroxid-haltigen Antazida liegen.

Azelastin

Azelastin (Allergodil®, Vividrin®) ist ein basisch substituiertes Phthalazinon-Derivat (o Abb. 12.11). Es besitzt damit keine Strukturverwandtschaft zu anderen Vertretern der Gruppe der H_1-Antagonisten.

In einem *In-vitro*-Testsystem konnte gezeigt werden, dass Azelastin die Antigen-vermittelte Freisetzung von Histamin aus Ratten-Mastzellen hemmt. In dieser Hinsicht scheint Azelastin potenter zu sein als z.B. Ketotifen, Cromoglicinsäure, Theophyllin, Diphenhydramin oder Astemizol. Darüber hinaus scheint Azelastin in humantherapeutisch relevanten Dosierungen auch die durch Leukotriene und den Plättchen-aktivierenden Faktor (PAF) induzierte nasale Obstruktion sowie Bronchokonstriktion zu hemmen. Als ein Mechanismus wurde dabei die Hemmung der Synthese von Cysteinyl-Leukotrienen nachgewiesen.

EKG-Auswertungen von Patienten, die längere Zeit Azelastin oral in hoher Dosierung erhielten, bestätigen, dass die multiple Gabe von Azelastin keinen klinisch relevanten Einfluss auf das QT_c-Intervall hat. Bisher

o **Abb. 12.10** Terfenadin und Fexofenadin

o **Abb. 12.11** Azelastin

Azelastin

Spezialitäten:	Allergodil®
Indikation:	Zur symptomatischen Behandlung der saisonalen allergischen Rhinitis (Heuschnupfen) und der ganzjährigen allergischen Rhinitis.
Mechanismus:	Kompetitive Inhibition der Histamin-Bindung.
Dosierung:	Erwachsene, Jugendliche und Kinder (ab 6 Jahre): 2 × täglich (morgens und abends) 2 mg Azelastin. Bei Patienten über 65 Jahren wird empfohlen, mit 2 mg Azelastin täglich zu beginnen. Augentropfen: 2–4 × täglich je 1 Tropfen; Nasenspray: 2 × täglich je 1 Sprühstoß.

---

wurden unter oraler Azelastin-Therapie keine ventrikulären Arrhythmien oder *Torsades de pointes* festgestellt.

Azelastin lindert bereits nach der ersten Anwendung innerhalb von Minuten die akuten Beschwerden. Gleichzeitig haben die Augentropfen eine besonders lange Wirkdauer und verhindern für die nächsten 12 Stunden die Ausschüttung weiterer allergischer Botenstoffe.

Pharmakokinetik/Metabolismus: Nach oraler Gabe wird Azelastin-HCl schnell und nahezu quantitativ resorbiert (ca. 95 %: Substanz plus Metabolite). Die absolute Bioverfügbarkeit der Muttersubstanz nach oraler Gabe wurde beim Menschen mit 82 % ermittelt (bei intranasaler Applikation: etwa 40 %). Nach oraler Einmalgabe wurden in verschiedenen Studien die mittleren terminalen Halbwertszeiten der Muttersubstanz im Bereich von 17–28 Stunden (im Mittel ca. 20 Stunden) ermittelt. Die Plasmaproteinbindung beträgt beim Menschen 80 %. Die Exkretion von Azelastinhydrochlorid und seiner Metaboliten erfolgt zu ca. 75 % fäkal und zu ca. 25 % renal.

Unerwünschte Wirkungen: Häufige unerwünschte Wirkungen bei Nutzung des Nasensprays sind Reizungen der schon entzündeten Nasenschleimhaut (Brennen) sowie ein bitterer Geschmack, der vor allem dann auftritt, wenn das Spray unsachgemäß (bei zurückgeneigtem Kopf) angewendet wird.

Häufige unerwünschte Wirkungen bei Einnahme der Filmtabletten sind Müdigkeit, Schläfrigkeit, Mundtrockenheit, allerdings sind diese Symptome in der Regel leicht und können mit zunehmender Behandlungsdauer abklingen. Beim Einsatz von Augentropfen können leichte lokale Reizerscheinungen am Auge wie Brennen, Jucken, Tränen und Gewichtszunahme bei nasaler Anwendung. Seltener kommt es zum Anstieg von Leberenzymwerten.

Interaktionen: Patienten, die bezüglich des Enzyms Cytochrom P450 2D6 zu den langsamen Metabolisierern gehören, zeigen eine geringere Ausscheidung von Azelastinhydrochlorid und sollten – ebenso wie Patienten, die CYP2D6-Inhibitoren einnehmen – wegen möglicher Nebenwirkungen beobachtet werden. Die gleich-zeitige Einnahme von Cimetidin erhöht die Plasmaspiegel von Azelastinhydrochlorid, weshalb einem anderen H_2-Antagonisten der Vorzug gegeben werden sollte. Azelastin kann die sedierende Wirkung anderer Arzneimittel wie Beruhigungs- oder Schlafmittel sowie von Alkohol verstärken.

Ebastin

Ebastin (Ebastel®, EBASTIN® Aristo) verursacht nur eine geringe Beeinträchtigung zentraler Funktionen (○ Abb. 12.12). Das Risiko des Auftretens von anticholinergen Effekten ist gering, jedoch nicht vollständig auszuschließen. Auf Grund der langen Halbwertszeit des wirksamen Hauptmetaboliten Carebastin (Ebastinsäure) genügt eine einmal tägliche Anwendung. Bei der empfohlenen Dosierung von 10–20 mg pro Tag wurden keine kardiotoxischen Effekte beobachtet. Kardiotoxische Effekte sind jedoch nicht auszuschließen, wenn Ebastin zusammen mit CYP3A4-Hemmern oder bei entsprechenden Vorerkrankungen (bekannter QT-Zeit-Verlängerung) verabreicht wird. Wegen fehlender Daten sollte Ebastin während der Schwangerschaft nur nach strenger Indikationsstellung angewendet werden. Da nicht bekannt ist, ob der Wirkstoff in die Muttermilch übergeht, sollte Ebastin nicht während der Stillzeit eingenommen werden.

Neben der H_1-antihistaminergen Wirkung wurde in vorklinischen Studien auch eine Hemmung der Leukotrien- und Prostaglandinfreisetzung beobachtet. Zudem wurden positive Wirkungen auf die Eosinophilenaktivierung und zusätzliche antiinflammatorische Effekte nachgewiesen.

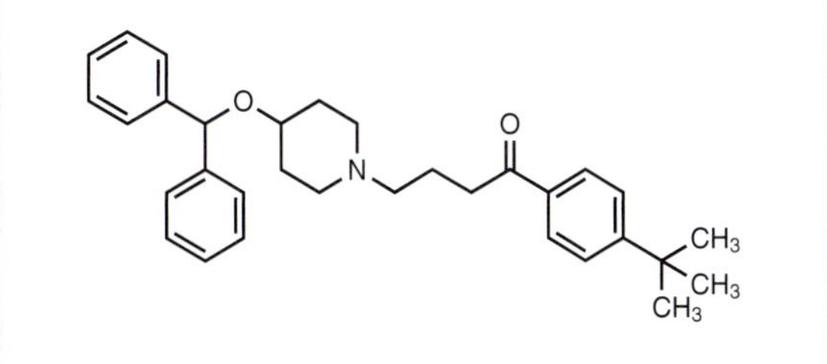

○ **Abb. 12.12** Ebastin

Ebastin

Spezialitäten: Ebastel®, Ebastin® Aristo

Indikation:
- Zur symptomatischen Behandlung der saisonalen und perennialen allergischen Rhinitis mit oder ohne allergischer Bindehautentzündung,
- zur Besserung von Juckreiz und zur Verringerung der Quaddelneubildung bei unklarer Urtikaria.

Mechanismus: Kompetitive Inhibition der Histamin-Bindung.

Dosierung: Allergische Rhinitis: Kinder ab 12 Jahren und Erwachsene 1 × täglich 10 mg. Bei starker Symptomatik sowie bei perennialer allergischer Rhinitis kann die Dosis auf 1 × täglich 20 mg erhöht werden. Urtikaria: Erwachsene über 18 Jahren 1 × täglich 10 mg Ebastin.

Pharmakokinetik/Metabolismus: Ebastin wird nach oraler Applikation schnell resorbiert und unterliegt dann einem ausgeprägten First-Pass-Metabolismus. Ein Steady-State mit Plasmaspiegeln von 130–160 ng/ml wird nach Mehrfachapplikation von 10 mg Ebastin täglich nach 3–5 Tagen erreicht. Die Halbwertszeit des Metaboliten beträgt 15–19 Stunden. 66 % des Metaboliten Carebastin werden als konjugierte Metaboliten im Urin ausgeschieden.

Unerwünschte Wirkungen: Kopfschmerzen, Müdigkeit, Mundtrockenheit, Pharyngitis, Abdominalschmerzen, Verdauungsstörungen, Schwächegefühl, Nasenbluten, Schnupfen, Nebenhöhlenentzündung, Übelkeit und Schlafstörungen.

Interaktionen: *In-vitro*-Untersuchungen an humanen Lebermikrosomen zeigen, dass die Metabolisierung von Ebastin zu Carebastin vorwiegend über das CYP3A4-Enzymsystem erfolgt. Bei gleichzeitiger Verabreichung von Ketoconazol oder Erythromycin (beides CYP3A4-Inhibitoren) werden signifikante Erhöhungen der Plasmaspiegel von Ebastin festgestellt. Damit steigt das Risiko kardiotoxischer Effekte. Bei gleichzeitiger Nahrungsaufnahme steigen der Plasmaspiegel von Carebastin, dem aktiven Hauptmetaboliten von Ebastin, um das 1,5- bis 2-fache und auch die AUC, während t_{max} unverändert bleibt. Die klinische Wirksamkeit wird jedoch dadurch nicht beeinflusst.

Levocabastin

Mit Levocabastin (Livocab®, Livostin®) werden nach topischer Anwendung an Auge bzw. Nase die Symptome der allergischen Konjunktivitis (Jucken, Rötung, Chemosis, Schwellung der Augenlider, Tränenfluss) bzw. der allergischen Rhinitis (Niesen, juckende Nase, Rhinorrhö) schnell und dauerhaft über mehrere Stunden beherrscht.

Im Vergleich zu anderen bisher topisch angewendeten H_1-Antagonisten (Diphenhydramin, Azelastin) weist Levocabastin (○ Abb. 12.13) eine höhere Rezeptoraffinität auf.

Wegen fehlender Daten sollte Levocabastin während Schwangerschaft und Stillzeit nur nach strenger Indikationsstellung angewendet werden.

Verglichen mit der ebenfalls topisch angewendeten Cromoglicinsäure besitzt Levocabastin eine vergleichbar effektive Wirkung gegen die Symptome Niesen, Jucken der Nase und laufende Nase. Bereits innerhalb von 10–15 Minuten nach Applikation setzt die Wirkung ein und hält bis zu 12 Stunden an.

Das Gefühl einer trockenen Nasenschleimhaut beseitigen lokal angewendete Antihistaminika dagegen in der Regel nicht.

Pharmakokinetik/Metabolismus: Bei intranasaler Anwendung werden 30–45 µg pro Sprühstoß (0,1 ml = 0,05 mg Levocabastin) absorbiert. Die Bioverfügbarkeit wird bei Anwendung am Auge mit 30–60 % und bei Anwendung in der Nase mit 60–80 % angegeben. Die terminale Halbwertszeit ist mit 35–40 Stunden nach intranasaler und mit 39–70 Stunden nach ophtalmischer Anwendung sehr lang. 70 % der resorbierten Dosis wird vor allem als unveränderte Substanz renal ausgeschieden. Bei älteren Menschen und Patienten mit beeinträchtigter Nierenfunktion verlängert sich die Halbwertszeit.

Unerwünschte Wirkungen: Gelegentlich kommt es zu vorübergehendem leichtem Brennen der Nasenschleimhaut bzw. zu Augenschmerzen und verschwommenem Sehen. Selten werden allergische Reaktionen beobachtet.

Interaktionen: Keine bekannt.

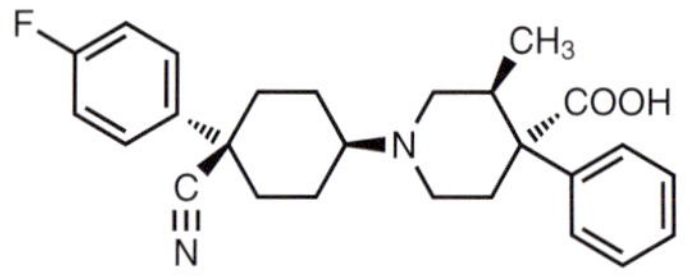

○ **Abb. 12.13** Levocabastin

Levocabastin

Spezialitäten: Livocab®, Livostin®

Indikation: Zur symptomatischen Behandlung der allergischen Rhinitis und der allergischen Konjunktivitis.

Mechanismus: Kompetitive Inhibition der Histamin-Bindung.

Dosierung: Kinder ab 1 Jahr, Jugendliche und Erwachsene: 2 × täglich 2 Sprühstöße in jedes Nasenloch geben. Die Dosis kann auf 3–4 × täglich 2 Sprühstöße in jedes Nasenloch erhöht werden. 2 × täglich 1 Tropfen in jedes Auge, die Dosis kann auf bis zu 4 × 1 Tropfen erhöht werden.

Mizolastin

Mizolastin (Mizollen®, Zolim®) ist zur Behandlung der saisonalen und perennialen Rhinokonjunktivitis sowie bei (allergisch bedingter) Urtikaria zugelassen.

Mizolastin (o Abb. 12.14) besitzt eine um den Faktor 10 höhere Affinität zum H_1-Rezeptor als Terfenadin und Cetirizin sowie eine um den Faktor 20 höhere als Loratadin. Die Substanz erwies sich in klinischen Studien als mindestens ebenso wirksam wie Terfenadin, Cetirizin und Loratadin, eignet sich aber besser zur Behandlung der nasalen Obstruktion. Zusätzlich scheint Mizolastin auch die Histaminfreisetzung aus Mastzellen und die Einwanderung von Neutrophilen zu hemmen.

Weder in klinischen noch in präklinischen Studien war ein anticholinerger Effekt nachweisbar. Die Affinität zu serotonergen, noradrenergen und Muskarin-Rezeptoren ist sehr gering.

Wegen fehlender Daten sollte Mizolastin während der Schwangerschaft nur nach strenger Indikationsstellung angewendet werden. Da der Wirkstoff in die Muttermilch übergeht, sollte Mizolastin nicht während der Stillzeit eingenommen werden.

Pharmakokinetik/Metabolismus: Die Eliminationshalbwertszeit von Mizolastin beträgt durchschnittlich 13 Stunden. Die Metabolisierung erfolgt hauptsächlich (zu 2/3) über Glukuronidierung der unveränderten Substanz. Untergeordnet erfolgen CYP3A4-katalysierte Hydroxylierungen. 0,5 % der Dosis werden unverändert renal ausgeschieden. Die Metaboliten werden vorwiegend biliär/intestinal eliminiert.

Unerwünschte Wirkungen: Bei empfindlichen Patienten Verlängerung des QT-Intervalls im EKG mit dem Risiko schwerer Herzrhythmusstörungen, Müdigkeit und Mattigkeit, Appetitsteigerung, möglicherweise mit Gewichtszunahme, Mundtrockenheit, Diarrhö, abdominale Schmerzen (einschließlich Dyspepsie); Kopfschmerzen. Selten beobachtet man geringfügige Veränderungen des Blutzuckerspiegels und der Elektrolytwerte mit bisher unklarer klinischer Bedeutung bei sonst gesunden Patienten.

Interaktionen: Bei gleichzeitiger Anwendung starker Hemmstoffe oder Substrate des Enzyms Cytochrom P450 3A4 wie Cimetidin, Ciclosporin oder Nifedipin ist Vorsicht geboten. Folgende Arzneistoffe dürfen nicht gleichzeitig mit Mizolastin verabreicht werden:

- Arzneistoffe, die bekanntermaßen das QT-Intervall verlängern, wie Klasse-I- und Klasse-III-Antiarrhythmika,
- Makrolidantibiotika (z. B. Erythromycin),
- systemisch wirkende Imidazol-Antimykotika (z. B. Ketoconazol).

o **Abb. 12.14** Mizolastin

Mizolastin

Spezialitäten: Mizollen®, Zolim®

Indikation: Zur symptomatischen Behandlung der saisonalen allergischen Rhinokonjunktivitis (Heuschnupfen), einer perennialen allergischen Rhinokonjunktivitis oder einer Urtikaria.

Mechanismus: Kompetitive Inhibition der Histamin-Bindung.

Dosierung: Für Erwachsene, auch ältere Patienten, und Kinder ab 12 Jahren: 1 × täglich 10 mg.

12

Loratadin

Loratadin (Lorano®, Loratadin-Stada®) besitzt neben seiner Affinität zu peripheren H_1-Rezeptoren auch gewisse Mastzell-stabilisierende Eigenschaften und ist damit vergleichbar mit Oxatomid und Ketotifen. Möglicherweise trägt diese Hemmung der Freisetzung von Histamin aus Mastzellen zur antihistaminergen Wirkung der Substanz bei. Zu Alpha-Adrenozeptoren oder Cholinozeptoren besitzt Loratadin nur eine schwache Affinität. Anticholinerge Effekte sind daher – ebenso wie bei Astemizol oder Terfenadin – nur schwach ausgeprägt.

Im Vergleich zu anderen H_1-Antihistaminika zeigte Loratadin (o Abb. 12.15) in tierexperimentellen Studien teilweise eine stärkere (z.B. gegenüber Terfenadin, Astemizol, Promethazin oder Diphenhydramin) oder längere (z.B. gegenüber Azatadin oder Terfenadin) antihistaminische Wirkung. Diese ist möglicherweise durch eine sehr langsame Dissoziation des aktiven Metaboliten Descarboethoxy-loratadin vom H_1-Rezeptor zu erklären.

Im Gegensatz zu den klassischen H_1-Antihistaminika konnte bei gleichzeitiger Einnahme von Alkohol und Loratadin in therapeutischen Dosen eine Einschränkung der psychomotorischen Leistungsfähigkeit weder im Tierversuch noch beim Menschen beobachtet werden. Auch bei gleichzeitiger Verabreichung anderer zentralwirksamer Substanzen wie Barbituraten oder Diazepam zeigt Loratadin im therapeutischen Dosisbereich keine Verstärkung zentralnervöser Effekte. Trotzdem sollte Loratadin vorsichtshalber nicht gleichzeitig mit den genannten Substanzen eingenommen werden. In Studien mit erhöhten Dosen wurde in Abhängigkeit von der Dosierung eine erhöhte Inzidenz von Somnolenz gefunden.

Loratadin besitzt keine signifikante Affinität zu H_2-Rezeptoren, behindert nicht den Noradrenalin-Reuptake und besitzt praktisch keinen Einfluss auf Funktion und Schrittmacheraktivität des Herzens.

Wegen fehlender Daten sollte Loratadin während der Schwangerschaft nicht angewendet werden. Da der

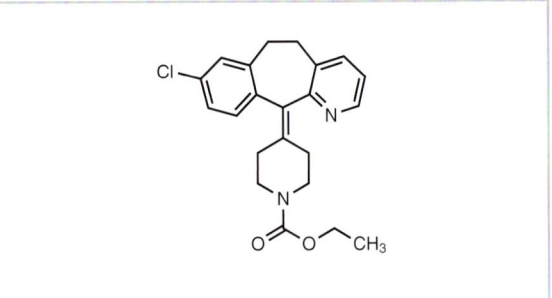

o **Abb. 12.15** Loratadin

Wirkstoff in die Muttermilch übergeht, sollte Loratadin nicht während der Stillzeit eingenommen werden.

Pharmakokinetik/Metabolismus: Loratadin ist dosisproportional bioverfügbar. Ein Steady-State wird nach 5 Tagen erreicht. Loratadin wird bei der ersten Leberpassage annähernd vollständig – vorrangig durch das Cytochrom-P450-Isoenzym 3A4 (untergeordnet CYP2D6) – an der Carbamat-Gruppe zum pharmakologisch aktiven Metaboliten Descarboethoxy-loratadin (DCL) verstoffwechselt. Letzteres wird weiter über Hydroxylierung und Konjugation metabolisiert. Innerhalb eines Zeitraumes von 10 Tagen werden ca. 40 % der Dosis über den Urin und ca. 42 % über die Fäzes ausgeschieden und zwar hauptsächlich in Form konjugierter Metaboliten. In den ersten 24 Stunden erfolgt die Ausscheidung überwiegend renal (27 % der Dosis). Unverändertes Loratadin und sein aktiver Metabolit finden sich im Urin nur in Spuren. Die pharmakokinetischen Eigenschaften von Loratadin und DCL werden bei eingeschränkter Nierenfunktion nicht wesentlich beeinflusst. Allerdings werden höhere Werte für AUC und C_{max} von Loratadin (bei einer Kreatinin-Clearance von 30 ml/min oder kleiner: bis um 73 % erhöht) und dessen aktivem Metaboliten (bis um 120 % erhöht) gemessen als bei normaler Nierenfunktion. Veränderungen der Eliminationskinetik gegenüber Gesunden wurden auch nicht bei Patienten, die sich einer Hämodialyse unterziehen müssen, beobachtet. Bei chronischer, alkoholbedingter Lebererkrankung waren die AUC und die Plas-

---

Loratadin

Spezialitäten: Lorano®, Loratadin-Stada®

Indikation: Zur symptomatischen Behandlung der allergischer Rhinitis und der chronischen idiopathischen Urtikaria.

Mechanismus: kompetitive Inhibition der Histamin-Bindung.

Dosierung: Erwachsene und Jugendliche ab 12 Jahren: 1 × 10 mg täglich. Kinder von 2–12 Jahren mit KG > 30 kg: 1 × 10 mg täglich. Kinder mit einem KG < 30 kg sollten den Wirkstoff nicht erhalten. Patienten mit schweren Leberfunktionsstörungen sollten eine geringere Initialdosis erhalten, da die Clearance von Loratadin vermindert sein kann. Es wird eine Initialdosis von 10 mg Loratadin jeden 2. Tag bei Erwachsen und bei Kindern mit einem Körpergewicht > 30 kg empfohlen.

maspitzenkonzentrationen für Loratadin um den Faktor zwei erhöht. Für den Metaboliten unterschieden sich dagegen die pharmakokinetischen Profile kaum im Vergleich zu denen von Patienten mit normaler Leberfunktion. Allerdings betrugen die Eliminationshalbwertszeiten für Loratadin und seinen Metaboliten 24 bzw. 37 Stunden und nahmen mit der Schwere der Lebererkrankung zu. Bei schweren Leberfunktionsstörungen empfiehlt daher der Hersteller, die Behandlung vorsichtshalber mit der halben Dosis (5 mg) zu beginnen und dann schrittweise die Dosis zu erhöhen.

Unerwünschte Wirkungen: Gelegentlich: Mundtrockenheit, insbesondere nach hohen Dosen, Kopfschmerzen, Nervosität, Hyperkinesie (v. a. Kinder), Unwohlsein, abdominale Schmerzen, gesteigerter Appetit, Konjunktivitis, Atembeschwerden, Dysphonie, Infektionen des oberen Respirationstrakts. Selten werden beobachtet: leichte Sedierung bei Dosen über 40 mg pro Tag, Haarausfall, Brustvergrößerung, anaphylaktische Reaktionen, vor allem der Bronchien, Erythema multiforme, angioneurotisches Ödem, periphere Ödeme, Arthralgien, Myalgien. In Einzelfällen können Leberfunktionsstörungen (Hepatitis, Erhöhung von Transaminasen und/oder Bilirubin, Lebernekrose), Herz-Kreislauf-Effekte wie ventrikuläre Extrasystolen, Synkopen und Tachykardie auftreten.

Interaktionen: In Einzelfällen können bei gleichzeitiger Behandlung mit einem Serotonin-Reuptake-Hemmer EKG-Veränderungen wie verlängerte QT-Intervalle mit *Torsades de pointes* vorkommen. Bei gleichzeitiger Gabe von Ritonavir, einem starken Hemmstoff der Biotransformation durch die Isoenzyme CYP3A4, CYP2D6 und CYP2C9, kann es zu erhöhten Plasmakonzentrationen der durch diese Enzyme metabolisierten Arzneistoffe kommen.

Desloratadin

Desloratadin (Aerius®) ist ein nicht-sedierender, langwirksamer Histaminrezeptor-Antagonist. Nach oraler Applikation hemmt es selektiv die peripheren Histamin-H_1-Rezeptoren und tritt allenfalls geringfügig in das zentrale Nervensystem über. Aerius® wird als

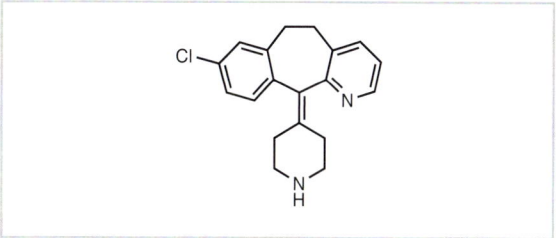

○ Abb. 12.16 Desloratadin

Lösung sowie als Schmelz- und Filmtabletten angeboten.

Desloratadin (Descarboethoxy-loratadin) ist ein aktiver Metabolit des H_1-Rezeptorenblockers Loratadin (○ Abb. 12.16). Präklinische Bindungsstudien an klonierten humanen H_1-Rezeptoren zeigen, dass die Affinität von Desloratadin etwa 200mal höher ist als die von Loratadin, für die Hemmung des Histamin-induzierten Calcium-Einstroms in die CHO-H1-Zellen wurde eine etwa 40-fach stärkere Wirksamkeit festgestellt. Desloratadin war gegenüber Loratadin stärker bei der Inhibition der Histamin-Freisetzung aus Anti-IgE-behandelten menschlichen Basophilen wirksam. Ferner ließen sich sowohl die PAF-induzierte Eosinophilen-Chemotaxis als auch die TNF-alpha-induzierte Eosinophilen-Adhäsion und die Hydroperoxid-Produktion unterdrücken.

Desloratadin beeinflusst Vorgänge, die an der Entzündungsreaktion in den Atemwegen beteiligt sind: So inhibiert Desloratadin die Freisetzung von IL-4, IL-6, IL-8 und IL-13 aus stimulierten humanen Mastzellen (HMC-1-Zellen) und Basophilen und war hierbei deutlich potenter als Loratadin und Cetirizin. Auch andere gemessene Eigenschaften lassen vermuten, dass Desloratadin eine starke antiinflammatorische Wirkkomponente aufweist, die insbesondere in der Langzeitanwendung die allergische Entzündung und damit auch die nasale Obstruktion positiv beeinflussen kann. Die klinische Relevanz dieser Beobachtungen ist noch zu bestätigen.

Im Rahmen einer klinischen Studie mit Mehrfachdosen, in der Desloratadin in einer Dosierung von bis

12

Desloratadin	
Spezialitäten:	Aerius®
Indikation:	Symptomatische Behandlung der allergischen Rhinitis einschließlich der intermittierenden und persistierenden allergischen Rhinitis und der Urtikaria.
Mechanismus:	Kompetitive Inhibition der Histamin–Bindung.
Dosierung:	■ Erwachsene und Jugendliche (12 Jahre und älter): 1 × täglich 5 mg, ■ Kinder zwischen 6 und 11 Jahren: 1 × täglich 2,5 mg, ■ Kinder zwischen 1 und 5 Jahren: 1 × täglich 1,25 mg (Lösung).

zu 20 mg täglich über 14 Tage verabreicht wurde, wurde keine statistisch signifikante oder klinisch relevante kardiovaskuläre Wirkung beschrieben. In einer klinisch-pharmakologischen Studie, in der Desloratadin in einer Dosierung von 45 mg täglich (das 9-fache der klinischen Dosis) über 10 Tage verabreicht wurde, zeigte sich keine Verlängerung des QT_c-Intervalls.

In Wechselwirkungsstudien mit Mehrfachdosen an Ketoconazol und Erythromycin wurden keine klinisch relevanten Veränderungen der Desloratadin-Plasmakonzentrationen beobachtet.

Wegen fehlender Daten sollte Desloratadin während der Schwangerschaft nicht angewendet werden. Da der Wirkstoff in die Muttermilch übergeht, sollte Desloratadin nicht während der Stillzeit eingenommen werden.

Pharmakokinetik/Metabolismus: Die Bioverfügbarkeit von Desloratadin ist bei Dosierungen von 5–20 mg dosisproportional. Der Wirkstoff wird gut resorbiert, und nach ungefähr 3 Stunden sind die Plasmaspitzenkonzentrationen erreicht. Die terminale Halbwertszeit liegt bei ca. 27 Stunden. Das für die Metabolisierung von Desloratadin verantwortliche Enzym wurde noch nicht identifiziert, so dass Wechselwirkungen mit anderen Arzneimitteln nicht ausgeschlossen werden können.

Unerwünschte Wirkungen: Müdigkeit, Mundtrockenheit, Kopfschmerzen. Sehr selten werden beobachtet: Tachykardie, Herzklopfen, Abdominalschmerzen, Übelkeit, Erbrechen, Dyspepsie, Diarrhö, Leberenzymerhöhungen, erhöhtes Bilirubin, Leberfunktionsstörungen, Überempfindlichkeitsreaktionen (wie Anaphylaxie, Angioödem, Pruritus, Hautausschlag und Urtikaria).

Interaktionen: In einer klinisch-pharmakologischen Studie hatte Desloratadin keine verstärkende leistungsmindernde Wirkung beim gleichzeitigen Konsum von Alkohol.

Rupatadin

Rupatadin (Rupafin®, Urtimed®) ist ein nicht-sedierender, langwirksamer Histaminrezeptor-Antagonist mit hoher Selektivität für periphere H_1-Rezeptoren (o Abb. 12.17). Einige der Stoffwechselprodukte wie Desloratadin und seine hydroxylierten Metaboliten sind ebenfalls pharmakologisch aktiv und tragen zur

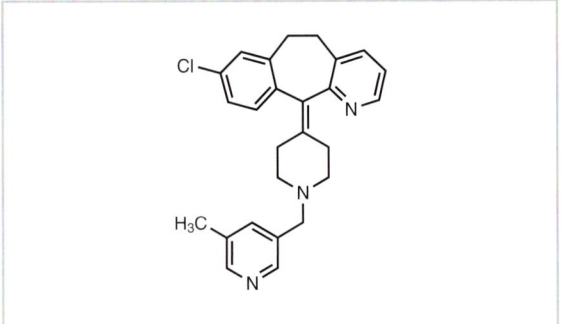

o **Abb. 12.17** Rupatadin

Wirksamkeit des Arzneistoffs bei. Zusätzlich hemmte Rupatadin in hohen Konzentrationen in *In-vitro*-Studien die Degranulation von Mastzellen. Inwieweit diese experimentellen Befunde auch klinisch relevant sind, muss noch gezeigt werden.

In Studien mit Freiwilligen und Patienten führte Rupatadin in Dosierungen von 2–100 mg zu keiner Veränderung des Elektrokardiogramms.

Wegen fehlender Daten sollte Rupatadin nicht während Schwangerschaft und Stillzeit angewendet werden.

Pharmakokinetik/Metabolismus: Rupatadin wird nach oraler Einnahme schnell resorbiert, und die maximale Plasmakonzentration von im Mittel 3,8 ng/ml nach Anwendung von einmal täglich 10 mg wird nach ca. 0,75 Stunden erreicht. Die Bioverfügbarkeit von Rupatadin ist bei Dosierungen von 10–40 mg dosisproportional. Rupatadin wird nach oraler Verabreichung in erheblichem Umfang präsystemisch metabolisiert, wobei vor allem CYP3A4 beteiligt ist. Ca. 35 % der Metaboliten wird über den Urin und ca. 61 % über die Fäzes ausgeschieden. Unveränderter Wirkstoff wird nur in Spuren eliminiert. Die mittlere Eliminationshalbwertzeit liegt bei 5,9 Stunden.

Unerwünschte Wirkungen: Somnolenz, Kopfschmerzen, Erschöpfung, Schwindel, Mundtrockenheit, Müdigkeit, Schwäche, Erhöhung der Leberenzymwerte, Gewichtszunahme, Aufmerksamkeitsstörungen, Übelkeit, Durchfall, Dyspepsie, Erbrechen, Bauchschmerzen, Fieber, Reizbarkeit.

Interaktionen: Rupatadin sollte mit Vorsicht angewendet werden, wenn gleichzeitig Ketoconazol, Erythromycin oder anderen Hemmstoffen des CYP3A4-Isoenzyms verabreicht werden. Da Grapefruitsaft die syste-

Rupatadin	
Spezialitäten:	Rupafin®, Urtimed®
Indikation:	Symptomatische Behandlung der allergischen Rhinitis und chronischen idiopathischen Urtikaria.
Mechanismus:	Kompetitive Inhibition der Histamin–Bindung.
Dosierung:	Erwachsene und Jugendliche (12 Jahre und älter): 1 × täglich 10 mg.

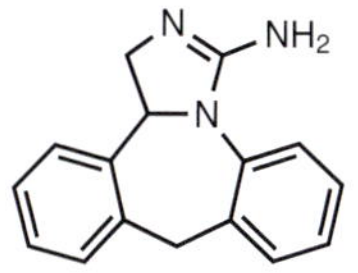

● **Abb. 12.18** Epinastin

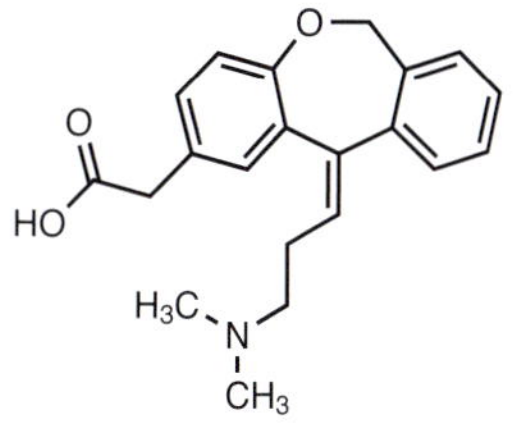

● **Abb. 12.19** Olopatadin

mische Wirkstoffexposition um das 3,5-fache steigert, darf Grapefruitsaft nicht zusammen mit Rupatadin eingenommen werden.

Epinastin

Epinastin (Relestat®) ist ein topisch anzuwendender, direkt wirksamer Histaminrezeptor-Antagonist mit einer hohen Bindungsaffinität für den H_1-Rezeptor und einer 400-fach geringeren Affinität zum H_2-Rezeptor (● Abb. 12.18). Daneben bindet Epinastin auch an den α_1-, α_2- und 5-HT_2-Rezeptor. Allerdings ist die Affinität zu cholinergen, dopaminergen und verschiedenen anderen Rezeptorbindungsstellen gering. Da Epinastin nicht die Blut-Hirn-Schranke passiert, hat es keine sedierende Wirkung. In der Wirksamkeit konnte eine Äquivalenz zu Levocabastin gezeigt werden.

In vitro hemmt Epinastin die Freisetzung von IL-8 aus Eosinophilen sowie von Leukotrien C4 aus Basophilen, was zusätzlich eine Entzündungsreaktion unterdrücken könnte.

Präklinische *In-vitro-* und *In-vivo*-Studien zeigten, dass Epinastin an Melanin gebunden wird und im pigmentierten Augengewebe von Versuchstieren akkumuliert. Die Bindung an Melanin ist dabei aber mäßig und reversibel.

Da bisher keine ausreichenden Daten zur Anwendung während der Schwangerschaft vorliegen und nicht bekannt ist, ob Epinastin beim Menschen in die Muttermilch abgegeben wird, sollte der Wirkstoff während der Schwangerschaft und Stillzeit nur mit Vorsicht verabreicht werden.

Pharmakokinetik/Metabolismus: Nach der zweimal täglichen Anwendung der Augentropfen wird die maximale Plasmakonzentration von ca. 0,042 mg/ml nach etwa zwei Stunden erreicht. Die terminale Plasmaeliminationshalbwertszeit liegt bei ca. 8 Stunden. Weniger als 10 % des Wirkstoffs werden metabolisiert. Epinastin wird größtenteils unverändert über aktive tubuläre Sekretion über die Nieren ausgeschieden.

Unerwünschte Wirkungen: Augenbrennen, Augenreizung, erhöhte Empfindlichkeit, Kopfschmerzen.

Interaktionen: Wechselwirkungen mit anderen Arzneimitteln sind beim Menschen nicht zu erwarten, da die systemischen Konzentrationen des Wirkstoffs nach topischer Anwendung extrem niedrig sind. Darüber hinaus wird Epinastin in nur geringem Ausmaß metabolisiert, so dass hier auch keine Interaktionen auftreten dürften.

Olopatadin

Olopatadin (Opatanol®) ist ein selektives Antiallergikum mit multiplem Wirkmechanismus (● Abb. 12.19). Neben seiner Wirkung als H_1-Antihistaminikum konnte in *In-vitro*-Studien ein stabilisierender Effekt auf Mastzellen gezeigt werden. Darüber hinaus wird angenommen, dass die topische Anwendung von Olopatadin am Auge bei Patienten mit durchgängigem Tränennasengang auch die allergischen Symptome der Nase reduziert. Olopatadin hat keinen Einfluss auf den Pupillendurchmesser.

Anhand der Zulassungsstudien ist eine Therapie mit Olopatadin einer Mastzellstabilisatortherapie äquivalent, einer Behandlung mit Levocabastin überlegen und der Anwendung von Azelastin gleichwertig bis überlegen.

Bisher liegen keine ausreichenden Daten über die Anwendung von Olopatadin während der Schwangerschaft vor, so dass der Wirkstoff nur mit Vorsicht verab-

Epinastin	
Spezialitäten:	Relestat®
Indikation:	Symptomatische Behandlung der saisonalen allergischen Konjunktivitis.
Mechanismus:	Kompetitive Inhibition der Histamin-Bindung.
Dosierung:	Erwachsene und Jugendliche (12 Jahre und älter): 2 × täglich 1 Tropfen in das betroffene Auge.

12

Olopatadin

Spezialitäten: Opatanol®

Indikation: Behandlung okulärer Anzeichen und Symptome einer saisonalen allergischen Konjunktivitis.

Mechanismus: Kompetitive Inhibition der Histamin-Bindung.

Dosierung: Erwachsene und Kinder ab 3 Jahre: 2 × täglich 1 Tropfen im Abstand von 8 Stunden.

---

reicht werden sollte. Während der Stillzeit wird Olopatadin nicht empfohlen.

Pharmakokinetik/Metabolismus: Nach topischer Applikation finden sich im Plasma Wirkstoffkonzentrationen im Bereich von 0,5–1,3 ng/ml, die 50- bis 200-fach geringer sind als diejenigen nach gut verträglicher oraler Gabe. Die Plasmahalbwertszeit liegt zwischen 8 und 12 Stunden, wobei die Elimination vorwiegend über die Nieren erfolgt. 60–70 % des Wirkstoffes wird unverändert ausgeschieden, in geringen Mengen sind die Mono-Desmethyl- und die N-Oxid-Verbindung als Metaboliten im Urin nachweisbar.

Unerwünschte Wirkungen: Kopfschmerzen, Geschmacksstörungen, Müdigkeit, Augenschmerzen, Augenirritationen, trockene Augen, Missempfindung und eine trockene Nase.

Interaktionen: *In-vitro*-Studien zeigten, dass Olopatadin keinen Einfluss auf Stoffwechselreaktionen hat, an denen die Cytochrom-P450-Isoenzyme 1A2, 2C8, 2C9, 2C19, 2D6, 2E1 und 3A4 beteiligt sind. Deshalb sind metabolische Wechselwirkungen bei gleichzeitiger Anwendung anderer Arzneimittel eher unwahrscheinlich.

12.3   Mastzellstabilisatoren

Unter dem Begriff Mastzellstabilisatoren subsummiert man Wirkstoffe, die die Ausschüttung verschiedener (Entzündungs-)Mediatoren inhibieren. Neben den klassischen und gut zur Langzeittherapie geeigneten Mastzellstabilisatoren Cromoglicinsäure bzw. deren Dinatriumsalz, Nedocromil und Lodoxamid zählen mittlerweile auch einige H_1-Antihistaminika wie Azelastin, Ketotifen, Epinastin und Olopatadin zu den Arzneistoffen mit dualer Wirkung. Diese Substanzen verhindern sowohl die durch den IgE-Antigen-Komplex ausgelöste als auch die nicht-allergische Degranulation von Mastzellen. Der genaue Wirkmechanismus ist nicht bekannt, und wahrscheinlich resultiert der positive klinische Effekt auch aus der Summe vieler Einzeleffekte. Möglichweise sind Veränderungen der Calciumpermeabilität und eine Phosphodiesterasehemmung beteiligt. Es werden aber auch Mastzell-unabhängige Entzündungsreaktionen gehemmt, darunter das chemotaktische Anlocken von Eosinophilen und Neutrophilen, die Freisetzung verschiedener Mediatoren aus Makrophagen, neuronale Mechanismen der Entzündung und die Wirkung von Plättchen-aktivierendem Faktor. Eventuell besitzen Cromoglicinsäure und Nedocromil auch bronchospasmolytische Effekte durch eine präsynaptische Hemmung von nicht-adrenergen, nicht-cholinergen (NANC) Nerven. Auch eine vermehrte Phosphorylierung eines intrazellulären Proteins über Proteinkinase C, das entscheidend an der Stabilisierung der Mastzellmembran beteiligt sein soll, wird diskutiert. Während jedoch die klassischen Mastzellstabilisatoren erst nach ein bis zwei Wochen ihre volle Wirksamkeit entfalten, tritt mit den dualen H_1-Antihistaminika/Mastzellstabilisatoren bereits sehr schnell eine Linderung der allergischen Symptomatik auf.

Cromoglicinsäure, Dinatrium-Cromoglicinat (DNCG)

Cromoglicinsäure (Allergo-COMOD®, Intal®, Cromoratiopharm®, DNCG Stada®, u. a.) ist ein Bis-Chromon-Derivat (○ Abb. 12.20) und wird als Dinatriumsalz (DNCG, Natrium-Cromoglicat) angewendet. Die Substanz stabilisiert bei längerer Anwendung die Mastzellmembran und verringert dadurch die Degranulation sensibilisierter Mastzellen. So werden weniger Entzündungsmediatoren freigesetzt, die in den Zellen bereits präformiert vorliegen. Zu diesen zählen Histamin, Kinine, der eosinophile chemotaktische Faktor (ECF) und der neutrophile chemotaktische Faktor (NCF). Ebenfalls unterbleibt weitgehend die Provokation einer Neusynthese von Arachidonsäure-Folgeprodukten aus Membranstrukturen, wie Prostaglandine und Leukotriene (z. B. LTB_4). Prophylaktisch angewandt inhibiert Cromoglicinsäure sowohl die vorwiegend durch Histamin vermittelte Sofortreaktion als auch die u. a. durch Leukotriene ausgelöste Spätreaktion. DNCG wirkt aber auch bei nicht primär immunologisch vermittelten Mechanismen und kann z. B. auch bei Anstrengungsasthma und SO_2-induziertem Asthma eingesetzt werden.

Ein wesentlicher Wirkmechanismus von DNCG scheint die Blockade des mit dem IgE-Rezeptor gekoppelten Calciumkanals zu sein, wodurch der Einstrom von Calcium in die Mastzelle und infolgedessen auch die Degranulation gehemmt werden. DNCG wird hierbei spezifisch an ein Cromoglicinsäure-Bindungspro-

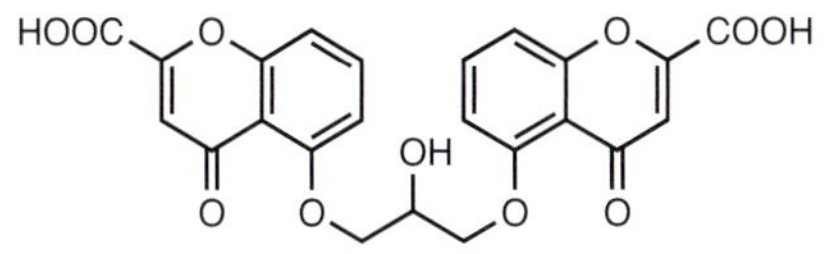

Abb. 12.20 Cromoglicinsäure

tein (CBP) gebunden, das Teil des durch den IgE-Rezeptor kontrollierten Calciumkanals ist. Dieser Mechanismus spielt bei der Protektion aller in Frage kommenden Schleimhäute (Bronchien, Auge, Nase, Darm) eine Rolle. Als Folge unterbleibt nach oraler Applikation gleichzeitig eine Permeabilitätssteigerung der Darmmucosa, die für den verstärkten Durchtritt von Allergenen, spezifischen Immunkomplexen und Mediatoren erforderlich ist. Inwieweit zusätzlich auch die ebenfalls als Wirkmechanismus postulierte Blockade von Chloridkanälen eine Rolle spielt, ist nicht eindeutig geklärt. Diskutiert wird weiterhin, dass die Cromone die Bildung von Annexin A1 fördern und darüber die Degranulation der Mastzellen verhindert wird. DNCG besitzt selbst keine vasokonstriktorischen, antihistaminischen oder glucocorticoiden Wirkungen und ist nicht zur Behandlung akuter Asthma-Anfälle geeignet.

Pharmakokinetik/Metabolismus: Intranasal wird weniger als 7 % resorbiert. Nach inhalativer Applikation gelangen etwa 8 % in die Atemwege und werden wahrscheinlich vollständig resorbiert. Der Rest (etwa 92 %) wird verschluckt und gelangt in die Fäzes; nur etwa 1–2 % werden im Gastrointestinaltrakt resorbiert. Nach Applikation am Auge werden etwa 0,03 % einer Natriumcromoglicat-Dosis aufgenommen.

Unerwünschte Wirkungen: Gelegentlich bis selten treten bei inhalativer Anwendung folgende unerwünschte Wirkungen auf: eine mit Husten einhergehende Irritation des Rachens und der Trachea, die in Einzelfällen bis zu einer Reflexbronchokonstriktion führen kann; ferner Dermatitis, Myositis, Gastroenteritis, Hautantheme. Sehr selten kann eine Bronchokonstriktion zum Absetzen von DNCG zwingen.

Bei nasaler Applikation beobachtet man leichte, vorübergehende Reizerscheinungen in der Nase, Kopfschmerzen, Geschmacksirritationen.

Nach intraokulärer Applikation können auftreten: Augenbrennen, Fremdkörpergefühl, Chemosis (Ödeme der Bulbusbindehaut), Hyperämie.

In Einzelfällen können schwere Überempfindlichkeitsreaktionen auftreten.

Interaktionen: Keine bekannt.

Nedocromil

Nedocromil-Natrium (Irtan® Augentropfen) ist ein Arzneistoff, der nach topischer Applikation am Auge antiallergisch und antiinflammatorisch wirkt und wie die strukturverwandte Cromoglicinsäure (**o** Abb. 12.21) nur prophylaktisch wirksam ist.

Nedocromil inhibiert die Aktivierung diverser Zellarten (u. a. Mastzellen, Eosinophile, Neutrophile und Monozyten) und beeinflusst so die allergische Typ-I-Reaktion an Schleimhäuten. Weiter bewirkt Nedocromil eine Hemmung der Freisetzung von Entzündungsmediatoren wie Histamin, Leukotriene und Zytokine aus den verschiedenen Entzündungszellen.

Cromoglicinsäure, Dinatrium-Cromoglicinat (DNCG)

Spezialitäten:	Allergo-Comod®, Intal®, Cromo-ratiopharm® u. a.
Indikation:	Je nach Darreichungsform: ■ Prophylaxe asthmatischer Beschwerden bei allergischem und nicht-allergischem Asthma, ■ Nahrungsmittelallergie, ■ allergisch bedingte akute und chronische Konjunktivitis, einschließlich Heuschnupfenkonjunktivitis, ■ ganzjährige allergische Rhinitis, saisonale allergische Rhinitis.
Mechanismus:	Stabilisierung der Mastzellmembran.
Dosierung:	Erwachsene und Kinder erhalten 4 × täglich je 2 Hübe (1 Hub enthält 1 mg Cromoglicinsäure-Dinatriumsalz). Diese Tagesdosis kann verdoppelt, die Applikationshäufigkeit bei Bedarf auf 6 × täglich erhöht werden. In der Asthmatherapie eignet sich Cromoglicinsäure nur zur Prophylaxe, aber nicht zur Therapie akuter Asthmaanfälle. Eine Versuchsdosis sollte mindestens über 4 Wochen gegeben werden. Die volle Wirkung stellt sich im Allgemeinen nach 2–4 Wochen ein. Eine schrittweise Dosisreduktion über 1 Woche wird empfohlen. Nach Erreichen der therapeutischen Wirkung können die Dosierungsintervalle auf das zur Aufrechterhaltung der Symptomfreiheit erforderliche Maß verlängert werden.

12

Nedocromil-Dinatrium

Spezialitäten: Irtan® Augentropfen

Indikation: Saisonale und perenniale allergische Konjunktivitis; (Kerato-)Konjunktivitis vernalis.

Mechanismus: Stabilisierung der Mastzellmembran.

Dosierung: Erwachsene und Kinder ab 6 Jahre: 2–4 × täglich 1 Tropfen in den Bindehautsack beider Augen eintropfen. Ohne ärztliche Anweisung sollten die Augentropfen nicht länger als 3 Monate angewendet
werden.

In einigen experimentellen Modellen scheint Nedocromil wirksamer zu sein als Cromoglicinsäure. In anderen, klassischeren Modellen ist die Wirksamkeit jedoch
vergleichbar.

Pharmakokinetik/Metabolismus: Nach okularer Applikation werden 2–3 % der Dosis nach Passage des
Ductus nasolacrimalis über die Nasenschleimheit bzw.
nach Verschlucken aus dem Gastrointestinaltrakt systemisch resorbiert. Die Substanz wird nicht metabolisiert und renal sowie biliär innerhalb von 24 Stunden
ausgeschieden. Mit einem Wirkeintritt kann frühestens eine Woche nach Therapiebeginn gerechnet werden.

Unerwünschte Wirkungen: Häufig treten Augenbrennen, Stechen im Auge und ein Wundgefühl am Auge
auf. Außerdem kommt es häufig zu Geschmacksstörungen.

Interaktionen: Werden zusätzlich noch silberhaltige
Augentropfen angewendet, sollte ein zeitlicher Abstand
von ca. 10 Minuten zwischen den Applikationen eingehalten werden, da sich ansonsten unlösliche Salze bilden können.

Lodoxamid

Lodoxamid-Trometamol (Alomide® Augentropfen,
Alomide® SE Augentropfen) ist ein Arzneistoff, der
nach topischer Applikation am Auge die allergisch
bedingten Beschwerden wie Rötung, Tränenfluss und
Juckreiz lindert (**o** Abb. 12.22). Ebenso wie Cromoglicinsäure und Nedocromil ist Lodoxamid nur prophylaktisch wirksam. In klinischen Prüfungen war Lodoxamid ebenso verträglich wie Cromoglicinsäure, allerdings trat die Wirkung schneller und stärker ein.

Lodoxamid inhibiert die allergische Typ-I-Reaktion
an Schleimhäuten und hemmt die Freisetzung von Histamin sowie anderer Entzündungsmediatoren. Des Weiteren verhindert Lodoxamid die Chemotaxis der Eosinophilen.

Der genaue Wirkmechanismus von Lodoxamid ist
nicht bekannt, allerdings spielt offensichtlich auch hier
die Hemmung des Calciumeinstroms in die Mastzellen
nach Antigenstimulation eine Rolle. Intrinsische vaso-
konstriktorische, histaminhemmende, cyclooxygenase-
hemmende Eigenschaften oder eine anderweitige anti-
phlogistische Aktivität besitzt Lodoxamid nicht.

Pharmakokinetik/Metabolismus: Für die pharmakokinetischen Studien wurde gesunden Erwachsenen zum
einen 3 mg Lodoxamid oral verabreicht. Es zeigte sich,
dass der Wirkstoff mit einer Halbwertszeit von 8,5 Stunden überwiegend (83 %) über den Harn ausgeschieden
wird. Zum anderen waren nach zehntägiger, topischer
Anwendung bei gesunden Erwachsenen keine messbaren Lodoxamidspiegel im Plasma nachweisbar.

Unerwünschte Wirkungen: Häufig treten Augenbrennen sowie Stechen oder Unbehagen im Auge auf.

Interaktionen: Werden zusätzlich noch silberhaltige
Augentropfen angewendet, sollte ein zeitlicher Abstand
von ca. 10 Minuten zwischen den Applikationen eingehalten werden, da sich ansonsten unlösliche Salze bilden können.

o Abb. 12.21 Nedocromil

o Abb. 12.22 Lodoxamid-Trometamol

Lodoxamid-Trometamol

Spezialitäten: Alomide® Augentropfen, Alomide® SE Augentropfen

Indikation: Nichtinfektiöse allergische Konjunktivitis (Conjunctivitis vernalis, gigantopapilläre Konjunktivitis und atopische Konjunktivitis).

Mechanismus: Stabilisierung der Mastzellmembran.

Dosierung: Erwachsene und Kinder ab 4 Jahre: 2–4 × täglich 1 Tropfen in den Bindehautsack beider Augen eintropfen.

13 Die Insektenstich-Allergie: Grundlagen und Verhaltensmaßnahmen

Insektengift-Allergien kommen in gleichem Maße bei Atopikern und Nicht-Atopikern vor. Bei bis zu 25 % Erwachsener und bis fast 50 % aller Kinder lässt sich eine IgE-vermittelte Sensibilisierung gegen Insektengifte im Hauttest oder im Serum (RAST) nachweisen (▶ Kap. 18.2.3). Und bei bis zu 20 % dieser Insektengift-Allergiker finden sich Doppelsensibilisierungen gegen Bienen- und Wespengift. Das klingt nach relativ vielen Betroffenen, allerdings sind nur ca. 1 % dieser Fälle wirklich klinisch relevant. Letztlich entwickeln nur bis zu 5 % der Gesamtbevölkerung allergische Allgemeinreaktionen nach Bienen- und Wespenstichen und die Mortalität ist insgesamt außerordentlich gering. In Deutschland werden vom Statistischen Bundesamt jährlich etwa 20 Todesfälle nach Kontakt mit Bienen, Wespen oder Hornissen erfasst. Betroffen sind dabei fast nur Erwachsene und hierbei überwiegend Männer. Die tatsächliche Häufigkeit tödlicher Insektenstichreaktionen dürfte aber doch deutlich höher liegen, da die anaphylaktische Reaktion oft nicht erkannt wird.

13.1 Allergische Reaktionen auf Insektenstiche

Nur wenige stechende Insekten können beim Menschen eine Allergie auslösen (▶ Kap. 5.2.1). In Mitteleuropa sind Bienen (*Apis mellifera*) und Wespen (*Vespula* spec.) die wichtigsten Noxen für Insektenstich-Allergien. Hummeln (*Bombus* spec.), Hornissen (*Vespa crabro*), Ameisen (*Formicidae* spec.) oder auch andere Insekten wie Mücken oder Bremsen spielen für die Auslösung systemischer Stichreaktionen eine untergeordnete Rolle.

Die Zusammensetzung der jeweiligen Gifte ist recht ähnlich, weshalb klinisch und labordiagnostisch Kreuzreaktionen zwischen den einzelnen Insektengiften auftreten.

Bienenstiche erfolgen in der Zeit von Frühling bis Herbst und sind daran zu erkennen, dass der Stachel, an dem noch die Giftblase hängt, in der Haut stecken bleibt. Je länger der Stachel in der Haut steckt, desto stärker ist das Schmerzempfinden und die Reaktion des Immunsystems, weshalb der Stachel möglichst schnell entfernt werden sollte, ohne dabei jedoch den Giftsack auszudrücken.

Im Zentrum der lokalen Schwellung nach einem Bienenstich ist meist eine Rötung zu erkennen, die durch die hämolytische Wirkung des Melittins bedingt ist. Melittin ist der Hauptbestandteil und auch das Hauptallergen des Bienengifts. Dabei handelt es sich um ein kleines, tetrameres Protein, dessen Monomer aus nur 26 Aminosäuren besteht. Während die 20 N-terminalen Aminosäuren fast alle unpolar sind, sind die 6 C-terminalen Aminosäuren polar. Durch diesen amphiphilen Charakter kann sich Melittin in Zellmembranen einlagern und Ionenkanäle ausbilden. Neben Melittin sind noch Phospholipase A_2 und Hyaluronidase wichtige Allergene im Bienengift. Zusätzlich sind Apamin, aber auch Histamin, Dopamin und Noradrenalin sowie weitere Moleküle im Bienengift enthalten.

Wespen stechen dagegen eher im Hochsommer und Herbst, belassen nach einem Stich den Stachel nicht in der Haut und können deshalb auch mehrfach stechen. Im Wespengift sind als Hauptallergene Hyaluronidase, Phospholipase A_2 und die Wespen-spezifische Phospholipase B enthalten.

Das Hornissengift entspricht im Allergenspektrum weitgehend dem der Wespen.

13.2 Pathogenese der allergischen Stichreaktion

Bei Insektengift-Allergien handelt es sich um systemische Reaktionen vom Soforttyp (▶ Kap. 5.2.1). Nach einem ersten Kontakt mit dem Insektengift kommt es zur Bildung spezifischer IgE-Antikörper, die auf der Oberfläche von Mastzellen und basophilen Granulozyten gebunden werden. Eine klinische Manifestation einer allergischen Reaktion bleibt zu diesem Zeitpunkt noch aus. Allerdings kommt es zu einer Sensibilisierung. Ein erneuter Stich führt zur Vernetzung der zellständigen IgE-Moleküle mit dem Insektengift. Es kommt in der Folge zu Zelldegranulation und Freisetzung von Transmitter-Substanzen, die die allergische Reaktion einleiten.

13.3 Klinische Erscheinungsformen

Die Reaktionen auf einen Insektenstich können von „normal" bis lebensbedrohend ausfallen. Eine „normale" Reaktion auf einen Insektenstich ist mit Schmerz verbunden und beinhaltet eine Rötung und Schwellung an der Einstichstelle, die im Verlauf von 24 Stunden abklingen.

Die über das „Normale" hinausgehenden Stichreaktionen lassen sich in unterschiedliche Schweregrade klassifizieren:

- Grad 0: schwere Lokalreaktion mit einer lokalen Schwellung mit einem Durchmesser über 10 cm, die über mindestens 24 Stunden persistiert. Besonders gefährlich kann eine verstärkte Lokalreaktion bei Stichen im Gesichts- und Halsbereich sein. Eine derartige, lokale toxische oder allergische Reaktion kann eine lebensbedrohliche Schwellung auslösen.
- Grad I: leichte Allgemeinreaktion mit Brennen und Juckreiz im Bereich der Handflächen und Fußsohlen sowie im Rachenraum, an der Zunge oder den Ohren kurz nach einem Insektenstich. Hautsymptome zeigen sich als generalisierte Rötung, Urtikaria und Angioödem.
- Grad II: in 20–25 % der allergischen Reaktionen auf Insektenstiche kommt es zu mäßigen Allgemeinreaktionen mit beliebigen Symptomen aus Grad I und mindestens zwei der folgenden: Schwellungen der Lippen und Augenlider, Engegefühl im Brustkorb (evtl. Atemnot), Bauchbeschwerden (Übelkeit, Erbrechen, Diarrhö), Schwindel.
- Grad III: in weiteren 20–25 % der Reaktionen treten schwere Allgemeinreaktionen mit beliebigen Symptomen aus Grad II auf und mindestens zwei der folgenden: Schluckbeschwerden, Heiserkeit, Ausbildung eines Glottisödems, Benommenheit, Schwächegefühl, Todesangst.
- Grad IV: in 5–10 % der Fälle tritt eine Anaphylaxie ein mit beliebigen Symptomen aus den Klassifikationen Grad I bis III sowie mindestens zwei der folgenden: Blauverfärbung der Lippen, Blutdruckabfall, Kollaps, unwillkürlicher Stuhl- und Urinabgang, Bewusstlosigkeit.

Die allergischen Allgemeinreaktionen auf Insektenstiche treten innerhalb von Minuten bis zu einer Stunde nach einem Stich auf. Neben den typischen Soforttypreaktionen kann es jedoch auch noch Stunden oder Tage nach einem Stich zu untypischen Erscheinungsbildern kommen: Vaskulitis, Nephropathie, Enzephalitis, Dermatitis, thrombozytopenische Purpura und Serumkrankheit wurden bei Erwachsenen beschrieben. Bei Kindern sind diese ungewöhnlichen, verzögerten Reaktionen jedoch sehr selten.

13.4 Therapeutische Maßnahmen

Die wichtigsten therapeutische Maßnahmen umfassen:
- Allergiekarenz (siehe Kasten),
- Pharmakotherapie,
- Hyposensibilisierungsbehandlung (spez. Immuntherapie).

Maßnahmen zur Vermeidung von Hymenopterenstichen

(Leitlinie „Diagnose und Therapie der Bienen- und Wespengiftallergie" AWMF-Register Nr. 061/020, Stand 1. März 2011).

- Repellentien (chemische Insektenabwehrmittel) bieten keinen Schutz.
- Im Freien Verzehr von Speisen oder Getränken, Obst- oder Blumenpflücken, Aufenthalt in der Nähe von Abfallkörben, Mülleimern, Tiergehegen oder Fallobst sowie die Verwendung von Parfüm oder parfümierten Kosmetika vermeiden.
- Nach dem Essen Hände waschen und Mund abwischen.
- Nicht aus Flaschen oder Getränkedosen trinken, Trinkgläser abdecken, Trinkhalme verwenden.
- Insekten nicht von Futterquellen verscheuchen, vor allem nicht mit hektischen Bewegungen.
- Die Haut durch Kleidung weitgehend bedeckt halten (zumindest bei Gartenarbeiten). Nicht Barfußlaufen, kein offenes Schuhwerk tragen. Beim Motorradfahren Helm, Handschuhe und Motorradkleidung der Haut dicht anliegend tragen. Offene Fahrradhelme sind mit einem Netz zu versehen.
- An Tagen mit schwülheißer Witterung besonders vorsichtig sein, da die Insekten bei solcher Witterung aggressiv sind.
- Ungünstig sind lose sitzende, leichte Bekleidungsstücke und dunkle Farben, zu bevorzugen sind helle Farben.
- Wespenfallen oder Abwehrsprays können hilfreich sein.
- Bei Annäherung von Insekten oder in Nestnähe sind hastige oder schlagende Bewegungen zu vermeiden, langsam zurückziehen! Nester dürfen nicht erschüttert werden. Nicht in ein Flugloch hauchen.

Maßnahmen zur Vermeidung von Hymenopterenstichen (Forts.)

- Bei Angriff durch Bienen oder Wespen den Kopf mit Armen oder Kleidung schützen. Der Rückzug darf nicht hektisch, sondern muss ganz langsam erfolgen.
- Im Fall eines Stichs die Stichstelle mit der Hand bedecken. Gegebenenfalls steckengebliebenen Stachel möglichst rasch entfernen. Achtung: Um ein Ausdrücken des Giftsacks zu vermeiden, den Stachelapparat nicht mit den Fingern zusammenpressen, sondern mit einem Fingernagel wegkratzen.

Verhalten bei neuerlichem Stich

(Leitlinie „Diagnose und Therapie der Bienen- und Wespengiftallergie" AWMF-Register Nr. 061/020, Stand 1. März 2011)

- Ruhe bewahren!
- Menschen in der Umgebung über das Stichereignis und mögliche Folgen informieren.
- Einen in der Haut verbliebenen Stachel sofort entfernen.
- Medikamentöse Erstmaßnahmen: Sofort bei Stich (außer bei erfolgreicher Hyposensibilisierung*):
  - verordnetes Antihistaminikum,
  - Cortison-Präparat entsprechend ärztlicher Anweisung anwenden.
- Bei erfolgreicher Hyposensibilisierung* werden die Medikamente nur dann angewandt, wenn es wider Erwarten doch zu Beschwerden nicht nur an der Stichstelle kommt.
- Bei Atemnot, Schwellung im Mund-/Rachenbereich oder Kreislaufbeschwerden: Adrenalin injizieren.
- Unverzüglich ärztliche Hilfe in Anspruch nehmen (außer bei erfolgreicher Hyposensibilisierung* und Ausbleiben von Allgemeinbeschwerden auf den neuerlichen Stich)!

(* Ihr Allergologe hat bestätigt, dass ein Erfolg der Hyposensibilisierung aufgrund einer vertragenen Stichprovokation oder eines vertragenen Feldstichs sehr wahrscheinlich ist.)

Für die Behandlung einer akuten, örtlichen Reaktion sollte ein stark wirksames topisches Glucocorticoid in Creme- oder Gelgrundlage angewendet werden. Zusätzlich kann ein kühlender, feuchter Umschlag angelegt werden, der für etwa 20 min belassen wird und im Abstand von mehreren Stunden ein- oder zweimal wiederholt wird. Als weitere Maßnahme wird ein H_1-blockierendes Antihistaminikum oral verabreicht.

Ist die örtliche Reaktion stärker, kann eine kurzfristige systemische Glucocorticoidtherapie mit 0,5–1 mg Prednisolonäquivalent/kg Körpergewicht oral angewendet werden.

Patienten mit Insektengift-Anaphylaxie sind Medikamente zur Selbstbehandlung (Notfallset) bei neuerlichen Stichen an die Hand zu geben. Hierzu gehören:

- schnellwirkendes H_1-blockierendes Antihistaminikum (z. B. Cetirizin, Levocetirizin, Fexofenadin) zur oralen Anwendung, einzunehmen in zwei- bis vierfacher Tagesdosis (unter Beachtung der Modalitäten des Off-Label-Use),
- Glucocorticoid zur oralen Anwendung (bei jüngeren Kindern gegebenenfalls Suppositorium), bei Erwachsenen 100 mg Prednisolonäquivalent,
- Adrenalin in Autoinjektor zur intramuskulären Applikation: Dosis bei Erwachsenen und Kindern ab 30 kg Körpergewicht 0,3 mg, bei Kindern von 15–30 kg Körpergewicht 0,15 mg,
- bei Patienten mit Asthma oder mit deutlicher Bronchialobstruktion bei früherer Anaphylaxie zusätzlich ein rasch wirkendes β_2-Sympathomimetikum zur Inhalation.

Für Kinder sollten Besonderheiten bei der Notfallmedikation zur Selbstbehandlung beachtet werden, die in ▫ Tab. 13.1 aufgeführt sind.

Besteht ein erhöhtes Risiko durch Adrenalinnebenwirkungen, z. B. bei einer schweren kardiovaskulären Erkrankung oder einer Hyperthyreose, ist die Indikation zur Selbstanwendung von Adrenalin durch einen Kardiologen zu überprüfen. Inhalative Adrenalinpräparate werden zur Behandlung von Kreislaufreaktionen nicht mehr empfohlen.

Nach erneutem Stich sollten vor allem Patienten mit aktueller systemischer Reaktion, aber auch bisher nicht hyposensibilisierte sowie noch nicht sicher erfolgreich hyposensibilisierte Patienten unabhängig von den aktuellen Symptomen möglichst unverzüglich einen Arzt konsultieren.

Als kausale Behandlung der Insektengift-Allergie wird die Hyposensibilisierung mit Insektengiften, also die spezifische Immuntherapie (SIT), angesehen. Die Wirksamkeit der SIT mit Bienen- und Wespengift im Vergleich zu einer Behandlung mit Ganzkörperextrakt oder Placebo konnte in prospektiven kontrollierten Studien deutlich gezeigt werden. Eine Insektengift-Hyposensibilisierung ist indiziert bei Patienten mit einer Bienen- oder Wespenstich-Anaphylaxie vom Schweregrad ≥ II sowie bei Patienten mit Stichreaktionen vom Schweregrad I mit Risikofaktoren oder Einschränkung der Lebensqualität durch die Insektengiftallergie und

13

◻ **Tab. 13.1** Besonderheiten der Notfallmedikation zur Selbstbehandlung bei Kindern (Leitlinie „Diagnose und Therapie der Bienen- und Wespengiftallergie" AWMF-Register Nr. 061/020, Stand 1. März 2011)

	Körpergewicht [kg]	Medikation
H₁-Antihistaminikum	**Alters-/gewichtsabhängige Zulassung und Dosierung beachten**	
Glucocorticoid	< 15	Oral Betamethason 0,5 mg/kg oder Suppositorium (z. B. 100 mg Prednisolon)
	15–30	Oral Prednisolon 2–5 mg/kg oder oral Betamethason 7,5 mg
	> 30	Oral Prednisolon 2–5 mg/kg oder oral Betamethason 15 mg
Adrenalin	< 7,5	Adrenalin 1:10.000; 0,1 ml/kg intramuskulär
	7,5–30	Autoinjektor mit 0,15 mg Adrenalin*
	> 30	Autoinjektor mit 0,3 mg Adrenalin

* Zugelassen für Patienten von 15–30 kg: bei Patienten von 7.5 bis < 15 kg sind die Modalitäten des Off-Label-Use zu beachten.

dem Nachweis einer IgE-vermittelten Sensibilisierung auf das reaktionsauslösende Insektengift.

Wird trotz hinweisender Anamnese keine Sensibilisierung durch Hauttests oder IgE-Bestimmung gezeigt, können Ergebnisse von Zusatzuntersuchungen wie Basophilenaktivierungstest, Leukotrien- oder Histaminfreisetzungstest herangezogen werden, um die Sensibilisierung zu bestätigen. Nur bei Patienten mit sehr hohem Risiko schwerer Reaktionen, vor allem bei Mastozytose, Herz-Kreislauf- oder Atemstillstand bei einer früheren Anaphylaxie, kann eine SIT auch ohne Nachweis einer Sensibilisierung gegen das Insektengift begonnen werden.

Frauen im gebärfähigen Alter, die systemische Stichreaktionen entwickeln, sollten vor Eintritt einer Schwangerschaft mit der SIT beginnen, da die Stichreaktion der Mutter auch ein erhebliches Risiko für das Ungeborene darstellt. Wird die Erhaltungstherapie gut vertragen, kann die SIT während der Schwangerschaft weitergeführt werden. Während einer Schwangerschaft sollte hingegen die Hymenopterengift-SIT nicht begonnen werden.

Bei Kindern ist individuell zu prüfen, ob eine SIT nötig ist. Es konnte gezeigt werden, dass Kinder im Alter von zwei bis 16 Jahren, die nur die Haut betreffende systemische Stichreaktionen zeigten, auch ohne SIT bei späteren Stichen in weniger als 20 % systemisch reagierten, wobei der Schweregrad nicht zunahm.

Patienten mit einer körperlichen oder geistigen Behinderung, die nur eingeschränkt die Allergenvermeidung oder Selbsthilfe durchführen können, benötigen besonders dringend eine SIT.

Für die SIT werden wässrige Allergenzubereitungen oder an Aluminiumhydroxid adsorbierte Depotpräparate verwendet, die subkutan appliziert werden. Während der Steigerungsphase gibt es zwei grundsätzlich unterschiedliche Therapieprotokolle:

■ Schnellhyposensibilisierung, die stationär mit wässrigen Allergenzubereitungen durchgeführt wird und bei der die Erhaltungsdosis nach Stunden bis wenigen Tagen erreicht wird.
■ konventionelle SIT, die ambulant mit wässrigen oder Aluminiumhydroxid-adsorbierten Allergenzubereitungen erfolgt und bei der die Erhaltungsdosis nach Wochen bis Monaten erreicht wird.

Ist die Standarderhaltungsdosis von 100 µg erreicht ist, gehen die Nebenwirkungen zurück und die Injektionsintervalle können verlängert werden. Die gesamte Behandlungsdauer beträgt mindestens 3 Jahre, bei der Mehrzahl der Patienten zwischen 3 und 5 Jahre. Im ersten Behandlungsjahr werden die Allergenzubereitungen alle vier Wochen, danach alle 4–6 Wochen injiziert. Bei Verwendung eines Depotpräparates kann das Injektionsintervall auch auf acht Wochen verlängert werden.

Die Effizienz der Hyposensibilisierung liegt bei etwa 75–85 % bei Bienengiftallergikern und bei 90–95 % bei Wespengiftallergikern. Durch Steigerung der Erhaltungsdosis auf 200 µg kann die Wirksamkeit bei Therapieversagen noch verbessert werden.

14 Die allergenspezifische Immuntherapie (Hyposensibilisierung)

14.1 Einleitung

Die spezifische Immuntherapie (SIT, Hyposensibilisierung, Desensibilisierung, Allergieimpfung) durch subkutane Injektion ansteigender Dosen des relevanten Allergens geht auf den Engländer Leonard Noon im Jahre 1911 zurück. Sie ist neben der Allergenkarenz die einzige kausale Therapie allergischer Erkrankungen. Je nach Anwendung der Allergene unterscheidet man heute zwischen der subkutanen Immuntherapie (SCIT) und der sublingualen Immuntherapie (SLIT). Die Therapieerfolge sind insbesondere bei Pollen- und Insektengift-Allergien durch zahlreiche kontrollierte Studien belegt, obwohl bis heute die genauen immunologischen Wirkmechanismen dieser Behandlung nicht genau verstanden sind. Bedeutsam scheint jedoch eine Wirkung auf T-Lymphozyten zu sein.

Entsprechend ihrer Zytokinproduktion werden CD4$^+$-T-Helferzellen in T_H1-Zellen und T_H2-Zellen eingeteilt (o Abb. 14.1; ▶ Kap. 3.1.1). T_H1-Zellen produzieren u. a. Interferon gamma (IFN-γ) und Interleukin-2 (IL-2). T_H2-Zellen hingegen produzieren bevorzugt IL-4, IL-5, IL-6, IL-10 und IL-13. Immunantworten, die überwiegend durch eine Stimulation der T_H2-Zellen getragen werden, führen zu einer hohen allergenspezifischen IgE-Produktion durch B-Lymphozyten und zu weiteren charakteristischen Merkmalen allergischer Immunreaktionen (▶ Kap. 5.2.1). Durch die SIT werden regulatorische T-Zellen aktiviert, die Toleranz vermitteln und über IL-10 und TGF-β die T_H2-Antwort hemmen. Infolgedessen erhalten Eosinophile und IgE-produzierende B-Zellen keinen Stimulus für eine allergische Immunantwort und Entzündung. Außerdem induziert die SIT, ähnlich wie bei Impfungen, eine allergenspezifische Immunantwort, die durch allergenspezifische IgG-Antikörper, vor allem vom IgG1- und IgG4-Isotyp. Diese Antikörper können dann die Mastzelldegranulation, die T-Zell-Aktivierung und den allergeninduzierten Anstieg der IgE-Produktion hemmen.

Neben der individuellen Disposition des Patienten und Umwelteinflüssen spielt offensichtlich die verabreichte Allergenmenge und die Art der Allergenexposition eine Rolle. Es konnte gezeigt werden, dass allergische Reaktionen vom Soforttyp bevorzugt ausgelöst werden, wenn kleine Allergenmengen wiederholt über das Epithel des Respirationstraktes und der Haut verabreicht werden.

Das Grundprinzip der klassischen Hyposensibilisierung mit subkutanen Allergeninjektionen ist die Applikation möglichst großer Allergenmengen. Dadurch kommt es zu einer vielfältigen Beeinflussung der Immunantwort auf unterschiedlichen Ebenen.

In immunologischen Studien konnte nachgewiesen werden, dass es unter einer subkutanen Hyposensibilisierungsbehandlung relativ rasch zu einer Verschiebung des T_H1-/T_H2-Verhältnisses zugunsten der T_H1-Antwort kommt (o Abb. 5.8).

14.2 Indikation

Die Diagnose einer Allergie und dann in Folge auch die Indikationsstellung für eine SIT und die Auswahl der relevanten Allergene sollte immer bei einem Facharzt erfolgen. Eine SIT ist dann indiziert, wenn:

- eine IgE-vermittelten Sensibilisierung (vorzugsweise mit Hauttest und*/oder** In-vitro-Diagnostik) nachgewiesen ist und ein eindeutiger Zusammenhang mit klinischer Symptomatik (ggf. Provokationstestung),

  (*„Und" bezieht sich auf seltene Allergene bzw. diagnostisch unsichere Ergebnisse; ** „Oder" bezieht sich auf die Diagnostik bei Kindern.)
- standardisierte bzw. qualitativ hochwertige Allergenextrakte verfügbar sind,
- eine Allergenkarenz nicht möglich oder nicht ausreichend ist,
- eine Immuntherapie für das Allergen bzw. die Allergengruppe durch klinische Studien als sicher und effektiv belegt wurde (siehe Kasten).

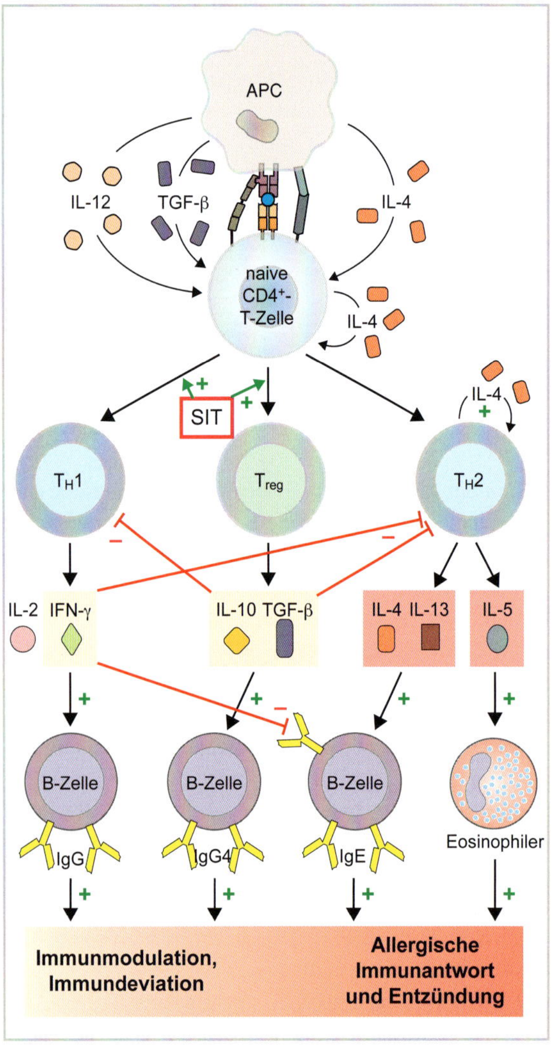

Abb. 14.1 Wirkmechanismus der spezifischen Immuntherapie (SIT).
Die SIT bewirkt eine Verschiebung der dominanten T_H2-Antwort zugunsten einer stärkeren T_H1-Antwort. Außerdem wird die Funktion allergenspezifischer T-Zellen modifiziert, indem regulatorische T-Zellen aktiviert werden, die IL-10 und TGF-β produzieren und Toleranz vermitteln. T_H2-Zellen werden anerg und dadurch schwächt sich der Stimulus in Richtung allergische Immunantwort und Entzündung ab.

Allergengruppen, für die qualitativ hochwertige Allergenextrakte mit erwiesener Wirksamkeit zur Verfügung stehen
- Bienen- und Wespengift,
- Baumpollen (insbesondere Birke, Erle, Hasel),
- Gräser- und Roggenpollen,
- Hausstaubmilben,
- Beifuß,
- Katzenallergen und einige andere Tierepithelien,
- (Schimmelpilze).

Auf Seiten des Patienten muss die Bereitschaft zur ausreichenden Mitarbeit vorhanden sein, was neben Sicherheitsüberlegungen ein Grund dafür ist, Kinder unter 5 Jahren noch nicht zu behandeln. Weitere Voraussetzungen sind im folgenden Kasten aufgelistet.

Voraussetzungen für eine erfolgreiche Hyposensibilisierung
- Ausschluss nicht-allergischer Ursachen der Beschwerden,
- umfassende allergologische Diagnostik mit Ermittlung aller potentiell relevanten Sensibilisierungen,
- Nachweis der klinischen Relevanz der Sensibilisierungen (Anamnese, Provokationstestung),
- Auswahl weniger (bis zu 3) klinisch relevanter und zueinander passender Allergene (-gruppen),
- Vorhandensein eines geeigneten Extraktes (standardisierter, ausreichend hoher Gehalt an den wesentlichen Allergenen; Freiheit von Kontaminationen),
- Ausreichende *Compliance* auf Seiten des Patienten.

Bei neu aufgetretenen saisonalen allergischen Symptomen sollte zunächst die nächste Saison abgewartet und beobachtet werden, bevor die Indikation für eine SIT anhand von wenigstens zwei anamnestisch gesicherten Beschwerdezeiträumen gestellt wird. Patienten mit geringfügigen Beschwerden, die nur sporadisch eine antiallergische Therapie benötigen, sollten den Nutzen einer SIT sorgfältig gegen deren Aufwand und Kosten abwägen. Eine SIT sollte vor allem nicht bei klinisch stummen Sensibilisierungen ohne Symptome erfolgen.

14.3   Kontraindikationen

Absolute Kontraindikationen sind:
- **schwerwiegende Leiden** wie Tuberkulose, Leberfunktionsstörungen und Niereninsuffizienz, maligne Tumorerkrankungen, schwere Erkrankungen des Immunsystems wie Autoimmunerkrankungen und Immundefizienz.
- **fortgeschrittene Krankheiten der Atemwege** einschließlich Emphysem, generalisierte Bronchiektasie und Cor pulmonale sowie eine chronische bronchitische Symptomatik. Bei chronischer Atemwegserkrankung mit entsprechenden morphologischen Umbauvorgängen kann eine Immuntherapie, auch bei Nachweis einer eventuell primären allergischen Ätiologie, nur noch zu eingeschränkten Erfolgen führen.

Relative Kontraindikationen sind:
- **Infekte** und **Entzündungsprozesse** im Bereich des Reaktionsorgans, vorzugsweise eitrige Rhinitis,

Sinusitis und Bronchitis; ggf. ist eine intensive Infektbehandlung vor der Immuntherapie erforderlich.

- **Asthma bronchiale** mit einer eingeschränkten Lungenfunktion von < 70 % FEV1 (FEV1: Luftmenge, die innerhalb einer Sekunde ausgeatmet wird) stellt wegen erhöhter Komplikationsraten eine relative Kontraindikation dar; hier sollte zunächst eine konsequente Dauermedikation erfolgen.
- Bei bekannter **Schwangerschaft** sollte eine Immuntherapie nicht begonnen werden.
- Bei einem **Anfallsleiden** kann unter medikamentöser Therapie die spezifische Immuntherapie erfolgen.
- **Kardiovaskuläre Erkrankungen** mit erhöhtem Risiko von Nebenwirkungen nach Adrenalingabe stellen eine weitere relative Kontraindikation dar (außer bei Insektengift-Allergie).
- Medikamentöse Therapie mit **Immunsuppressiva** und **Betablockern** (auch Augentropfen); ACE-Hemmer sind als Kontraindikation nicht hinreichend belegt.
- Impfung gegen Infektionserregern.
- Non-*Compliance* des Patienten.

14.4 Allergenextrakte

Die Allergenpräparationen zur SCIT oder SLIT sind wegen ihrer heterogenen Zusammensetzung und auch wegen unterschiedlicher Messmethoden der wirksamen Inhaltsstoffe nicht vergleichbar. Unterschiedliche technische Verfahren werden eingesetzt, um Allergenextrakte, ausgehend von einem Rohmaterial, herzustellen. Entscheidend ist die Standardisierung des Extraktes auf gleich bleibende Mengen der relevanten Allergene.

Da jeder Naturextrakt ein extrem komplexes Gemisch aus einer Vielzahl unterschiedlicher Moleküle ist, ist die Angabe der Allergenkonzentration nicht trivial. Als praktikable Lösung haben die meisten Hersteller ein Verfahren gewählt, das die Gesamtpotenz eines Extraktes im Vergleich zu einem Standard (Referenzextrakt) angibt. Hierfür wird die Bestimmung dominanter

Einzelallergene über möglichst einheitliche, validierte Methoden angestrebt. Darüber hinaus wird durch strikte Standardisierung eine annähernd gleich bleibende relative Zusammensetzung sichergestellt (□ Tab. 14.1). Neben den quantitativen *In-vitro*-Methoden zur Bestimmung der Allergenzusammensetzung muss die Qualität anhand von Hauttests biologisch standardisiert werden. Allerdings muss dabei bedacht werden, dass eine relative Vergleichbarkeit nur für Extrakte eines einzelnen Herstellers gegeben ist. Extrakte unterschiedlicher Hersteller können durchaus unterschiedliche Gehalte an einzelnen Allergenen aufweisen, da die verschiedenen Hersteller immer noch eigene Referenzen und Messmethoden zur Hauptallergenbestimmung einsetzen. Daher sollte während einer Hyposensibilisierung kein Wechsel zwischen Extrakten unterschiedlicher Hersteller erfolgen.

Zur SCIT werden nicht modifizierte, „native" Allergene mit unveränderter Konformation als wässrige oder physikalisch gekoppelte (Semidepot-)Extrakte aber auch chemisch modifizierte, polymerisierte Extrakte als Semidepot-Extrakte verwendet. Von den chemisch modifizierten Allergenen, die auch als Allergoide bezeichnet werden, wird angenommen, dass sie weniger reaktive B-Zell-Epitope besitzen und dadurch eine reduzierte IgE-Bindung aufweisen. Demgegenüber sind die T-Zell-Epitope und auch die immunogene Wirkung noch erhalten geblieben.

Bei der SLIT kommen vorwiegend unmodifizierte aber auch chemisch modifizierte Allergene als wässrige Lösungen oder Tabletten zum Einsatz.

Native Allergene können physikalisch z. B. an Aluminiumhydroxid, Calciumphosphat oder L-Tyrosin gekoppelt werden. Die resultierenden Allergenpräparate werden als Semidepot-Präparate bezeichnet. Weiterhin werden von einigen Herstellern so genannte Allergoide angeboten, die ebenfalls Depoteigenschaften aufweisen und gegebenenfalls zusätzlich an Tyrosin adsorbiert werden können. Dabei handelt es sich um Allergene, die eventuell nach einer partiellen Hydrolyse zusätzlich durch Behandlung mit Formaldehyd oder Glutaraldehyd modifiziert wurden. Dies führt zu einer

□ **Tab. 14.1** Gängige Charakterisierungsmerkmale von Allergenextrakten

Einheit	Herleitung
Noon-Einheit (NE)	Extrakt aus 1 µg/Allergen = 1 NE
Gewicht/Volumen (W/V)	Menge Allergenausgangsmaterial/Volumen der Extraktionsflüssigkeit z. B. 1/10 000
Protein-Stickstoff-Einheit (PNU)	1 µg Proteinstickstoff = 1 PNU
Histamin-Äquivalent-Prick (HEP)	Extraktkonzentration, die bei atopischen Kontrollpersonen die gleiche Reaktionsstärke im Prick-Test hervorruft wie Histamin in einer Konzentration von 1 mg/ml
Biologische Einheit (BE)	1 HEP = 1000 BE/ml

Veränderung der Allergen-Konfiguration, wodurch auch die Erkennbarkeit durch Immunglobulinmoleküle bzw. B-Zellen modifiziert wird, was u. a. eine erhöhte therapeutische Sicherheit dieser Produkte zur Folge haben soll (z. B. verminderte Mastzelldegranulation). Es muss jedoch betont werden, dass nie alle B-Zell-Epitope zerstört werden und daher sehr wohl unerwünschte Wirkungen auftreten können. Deshalb dürfen die allgemein für die SIT geforderten Sicherheitsrichtlinien (▶ Kap. 14.5 „Praktische Durchführung") auch bei der Verwendung von Allergoiden nicht ignoriert werden.

Die Modifikation der Allergene bei der Allergoidbildung kann außerdem die Stimulationseigenschaften (ggf. über eine unterschiedliche Wirkung auf die antigenpräsentierenden Zellen) für T-Zellen verändern. Inwieweit diese Veränderungen dem Therapieziel der Umstimmung der Immunantwort mit dem Endergebnis der Reduktion der klinischen Phänomene dienlich sind (z. B. durch eine höhere tolerierbare Allergendosis) oder nicht, muss durch weitere Untersuchungen geklärt werden. Klinische Studien zur therapeutischen Wirksamkeit der Allergoide liegen aber vor. Grundsätzlich sollte bei den Extrakten auf die Angaben zu den empfohlenen Lagertemperaturen geachtet werden. Es gibt sowohl Präparate, bei denen eine Lagerung im Kühlschrank vorgesehen ist, als auch Produkte, die bei Raumtemperatur aufbewahrt werden können. Die Allergenextrakte dürfen niemals einfrieren, da sich sonst die biologische Aktivität ändern kann. Eine versehentlich eingefrorene Flasche ist zu verwerfen. Ferner ist der Extrakt vor Wärme und UV-Licht zu schützen.

Native und auch chemisch modifizierte Allergenpräparationen sind sowohl als zugelassene Arzneimittel als auch als individuelle Rezepturen erhältlich. Im Prinzip fallen beide Arten von Allergenextrakten unter die Definition des Fertigarzneimittels und müssen demzufolge zugelassen werden. Allerdings gelten für einige Arzneimittel, darunter auch die individuellen Rezepturen für Therapieallergene, Ausnahmeregelungen. Grundsätzlich sind sowohl die Fertigpräparate als auch die individuell zubereiteten Rezepturen verschreibungs- und verkehrsfähig. Am 14. November 2008 ist die „Verordnung über die Ausdehnung der Vorschriften über die Zulassung der Arzneimittel auf Therapieallergene, die für einzelne Personen auf Grund einer Rezeptur hergestellt werden, sowie über Verfahrensregelungen der staatlichen Chargenprüfung (Therapieallergene-Verordnung)" in Kraft getreten. Bis zu diesem Zeitpunkt unterlagen in Deutschland nur zugelassene Allergenpräparate der staatlichen Chargenprüfung. Diese Chargenprüfung findet bei den zugelassenen Präparaten am Endprodukt und/oder an den Zwischenprodukten statt, die zur Herstellung verwendet werden. Durch die Kennzeichnung mit der Chargenbezeichnung (Ch.-B.) auf dem Etikett sowie durch die Zulas-

sungsnummer (Zul.-Nr.) auf der Umverpackung lassen sich diese Präparate von den nicht durch das Paul-Ehrlich-Institut geprüften individuellen Rezepturen unterscheiden.

Mit entsprechenden Übergangsvorschriften müssen laut Therapieallergene-Verordnung Therapieallergene zugelassen werden, die mindestens einen Extrakt einer Allergenquelle enthalten, die häufig Erkrankungen auslöst. Diese zulassungsbedürftigen Therapieallergene sind:

- Spezies aus der Familie Poaceae außer *Zea mays* (Süßgräser außer Mais),
- *Betula* sp. (Birken-Arten),
- *Alnus* sp. (Erlen-Arten),
- *Corylus* sp. (Hasel-Arten),
- *Dermatophagoides* sp. (Hausstaubmilben-Arten),
- Bienengift,
- Wespengift.

Individuelle Rezepturen, die solche Allergene enthalten und für die Zulassungsanträge gestellt werden sollen, und solche, für die keine Zulassung angestrebt wird, mit denen aber antherapierte Patienten für maximal drei Jahre weiterbehandelt werden sollen, müssen dem PEI angezeigt werden. Alle angezeigten Präparate bleiben verkehrsfähig und unterliegen nach einer Übergangszeit bis zur endgültigen Zulassung oder zum Erlöschen der Verkehrsfähigkeit einer Chargenprüfung durch das PEI. Diese Chargenprüfungen werden allerdings nicht am Endprodukt, sondern an den Stammextrakten durchgeführt, aus denen diese angezeigten, individuellen Rezepturen hergestellt werden.

Alle Individualrezepturen aus nicht zulassungsbedürftigen Therapieallergenen sind weiterhin von der Zulassungspflicht ausgenommen und unterliegen nicht der staatlichen Chargenprüfung.

14.5   Praktische Durchführung

Grundsätzlich sollten keine eigenen Allergen-Mischungen hergestellt werden, auch dann nicht, wenn Präparate des gleichen Herstellers verwendet werden. Für die Immuntherapie eines Patienten sollte immer die gleiche Packung verwendet werden, die mit seinem Namen versehen wird. Außerdem bietet es sich an, das Anbruchsdatum mit zu vermerken.

In der Regel geben die Hersteller sinnvolle Allergenmischungen vor, wie z. B. Pollen von früh blühenden Bäumen, Gräser- und Roggenpollen. Da die allergene Gesamtpotenz eines Extraktes aus Sicherheitsgründen nicht beliebig gesteigert werden kann, würde eine größere Anzahl verschiedener Allergene in einem Extrakt zu einer Verminderung des Gehaltes einzelner Allergene führen. Dadurch wird allerdings die Wirksamkeit der Therapie für alle Allergene herabgesetzt, weshalb man sich für die Immuntherapie auf wenige, z. B. 3, Allergengruppen beschränken sollte.

Vor Therapiebeginn muss der Patient über die Therapierisiken, Alternativen und Verhaltensmaßregeln aufgeklärt werden.

14.5.1 Subkutane Immuntherapie (SCIT)

Die SCIT ist die ursprüngliche Form der spezifischen Immuntherapie. Sie hat sich bereits bei verschiedenen Allergien wie z. B. Pollen-, Hausstaub-, Tierhaar- und Insektengiftallergien bewährt. Für die Durchführung werden zwei Vorgehensweisen unterschieden: die Langzeit- und die Kurzzeittherapie.

Mit der Langzeittherapie wird nach der Allergiesaison begonnen und der Betroffene erhält in einer Anfangsphase von vier Monaten steigende Mengen Allergen subkutan in den Oberarm injiziert. Dabei werden Inhalationsallergene vorwiegend als Semidepot-Lösungen appliziert, wobei die Therapieabstände in der Steigerungsphase zwischen ein bis zwei Wochen liegen. Wässrige Lösungen werden dagegen im Abstand von 2–7 Tagen verabreicht. Nach der Anfangsphase und dem Erreichen der tolerierten Maximaldosis werden die Injektionen in der Fortsetzungsbehandlung weiter geführt, wobei die Abstände auf 4–8 Wochen vergrößert werden können. Saisonale Aeroallergene werden noch außerhalb der Allergensaison bis zur Maximaldosis eingeleitet und zwei weitere Jahre präsaisonal oder ganzjährig fortgesetzt. Eventuell wird die Extraktmenge während der Saison individuell und abhängig vom Extrakt reduziert.

Eine Alternative stellt das Cluster- oder Rush-Steigerungsschema dar, bei dem mehrere Injektionen pro Behandlungstag verabreicht werden.

Bei Pollenallergikern ist auch eine Kurzzeittherapie möglich, bei der noch kurz vor der entsprechenden Pollensaison hyposensibilisiert werden kann. Bei diesem Therapieschema werden die steigenden Allergenmengen mit insgesamt sieben wöchentlichen Injektionen verabreicht. Dieses Verfahren sollte in den beiden darauf folgenden Jahren vor der Allergiesaison wiederholt werden. Allerdings ist auch dann die Kurzzeittherapie in der Wirksamkeit noch dem Langzeittherapieschema unterlegen.

Vor jeder Injektion muss der Patienten nach relevanten Veränderungen seines Gesundheitszustands (bei Asthmatikern möglichst aktuelle Peak-Flow-Messung) und seiner aktuellen Medikation befragt werden. Nach einer aktiven Schutzimpfung sollte die nächste Gabe des Allergenextraktes nach Abklingen der Impfreaktion, also erst ca. 14 Tage nach der Impfung erfolgen. Auch das Vorliegen von akuten Infekten sollte zu einer Verschiebung der Allergenapplikation führen. Wird hierbei ein Intervall von 14 Tagen nicht überschritten, kann im bestehenden Therapieschema weiterbehandelt werden.

Während einer SIT ist es empfehlenswert, ein Tagebuch zu führen. Entsprechende Vordrucke stellen die meisten Hersteller der Allergenextrakte zur Verfügung. Darüber hinaus erhält man meist von den entsprechenden Herstellern auch Informationen bezüglich der Steigerung der Allergendosis (ansteigende Injektionsvolumina bei gleicher Allergenkonzentration in einer Flasche, ansteigende Allergenkonzentrationen in den unterschiedlichen Flaschen) oder dem Vorgehen bei Intervallüberschreitungen oder bei Reaktionen, die über eine geringe Lokalreaktion an der Injektionsstelle hinausgehen. Für hochgradig sensibilisierte Patienten bieten manche Firmen eine zusätzliche Allergenlösung mit besonders geringer Konzentration zur Einleitung der Behandlung an.

Auf Grund der Zwischenanamnese ist die Allergendosis für jede Injektion individuell zu bestimmen.

Der Allergenextrakt in der Spritze ist vor der Injektion anzuwärmen, z. B. durch Umgreifen der Spritze mit der Hand.

Man verwendet eine 14er bis 18er Kanüle. Die Injektion ist streng subkutan an der Streckseite des Oberarms durchzuführen, da diese Region besonders gefäßarm ist und der Oberarm bei Bedarf abgebunden werden kann. Nach Desinfektion der Injektionsstelle wird in eine angehobene Hautfalte subkutan langsam injiziert. Vor dem Einspritzen des Extraktes ist stets eine Aspiration vorzunehmen. Ein Wechsel des Armes von Injektion zu Injektion ist üblich, aber nicht obligat.

Die Injektion muss durch den Arzt selbst erfolgen und darf nicht delegiert werden.

Nach der Injektion muss der Patient für mindestens 30 Minuten unter ärztlicher Aufsicht überwacht werden. Notfallbehandlungsmaßnahmen müssen unmittelbar zur Verfügung stehen. Eine entsprechende Ausrüstung ist vorzuhalten und ihr Einsatz sollte mit allen involvierten Mitarbeitern erprobt werden.

14.5.2 Sublinguale Immuntherapie (SLIT)

Die SLIT ist von der Handhabung einfacher und erfolgt je nach Hersteller in ein oder zwei Phasen. Bei der zweiphasigen Therapie wird die Allergendosis über 10–14 Tage täglich gesteigert. In der anschließenden Fortsetzungsphase nimmt der Allergiker die erforderliche Höchstdosis täglich oder alle zwei Tage ein. Vorsichtshalber sollte die erste Dosis gegebenenfalls unter Aufsicht und Nachbeobachtung eines allergologisch erfahrenen Arztes eingenommen werden. Beim Ultra-Rush-Schema wird die Höchstdosis nach mehreren Dosissteigerungen im Abstand von 20 min bereits am ersten Tag erreicht. Wird eine lyophilisierte Allergentablette verwendet, kann die Maximaldosis sofort verabreicht werden, so dass hier die Steigerungsphase entfällt.

14

Ist die tolerierte oder empfohlene Maximaldosis erreicht, werden die Abstände der Allergengaben in der ursprünglichen Frequenz beibehalten. Insgesamt wird die SLIT für mindestens drei Jahre durchgeführt.

Die Allergen-haltigen Tropfen oder Tabletten sollten nach Herstellerangabe möglichst zur gleichen Tageszeit unter die Zunge appliziert und dort möglichst 2–3 Minuten gehalten werden, bevor der Speichel verschluckt wird. Bei Präparaten mit direktem Kontakt zum Allergen sind eine Allergenverschleppung und damit Augen- und Nasensymptome möglich, weshalb man auf Händewaschen nach der Einnahme achten sollte. Innerhalb der ersten 5 min nach der Applikation sollte der Allergiker nicht trinken oder die Zähne putzen.

Bei fiebrigen Erkrankungen, vor allem bei Infekten des Respirationstrakts, muss die Einnahme unterbrochen und anschließend wieder auf die Maximaldosis

◻ **Tab. 14.2** Maßnahmen bei anaphylaktoiden Komplikationen

Reaktion	Behandlung
Lokalreaktion (Stadium 0)	
Übermäßige Schwellung/Rötung der Injektionsstelle.	▪ Allergenmeidung, zusätzlich je nach Schweregrad: ▪ Kühlen, ▪ Antihistaminikagabe (evtl. oral).
Leichte Allgemeinreaktion (Stadium 1)	
Allgemeine Hautrötung, Urtikaria, Pruritus (insbesondere an den Handtellern und Fußsohlen), Schleimhautreaktionen (z. B. Nase, Konjunktiven); Allgemeinreaktionen (z. B. Unruhe, Kopfschmerz).	▪ Allgemeine Maßnahmen (s. o.), zusätzlich: ▪ Blutdruck- und Pulskontrolle, ▪ Gabe eines H_1- und eines H_2-Antihistaminikums (z. B. Dimetindenmaleat 8 mg und Cimetidin 400 mg, jeweils i. v.) und eines Corticosteroids (50–125 mg Prednisolon oder Äquivalente i. v.).
Ausgeprägte Allgemeinreaktion (Stadium 2)	
Kreislaufdysregulation (Blutdruck-, Pulsveränderung); Atemnot (leichte Dyspnoe, beginnender Bronchospasmus) Stuhl- bzw. Urindrang; Angstgefühl.	Bei pulmonaler Reaktion: ▪ Inhalation eines Betasympathomimetikums oder Adrenalin, ▪ bei Progredienz: Adrenalin 1 mg/10 ml: 0,1 mg/min. i. v., ▪ bei kardiovaskulärer Reaktion, ▪ Ringer-Laktat-Lösung ≥ 500 ml i. v., ▪ weiterhin wie bei Stadium 1, ▪ aber 250–500 mg eines Corticosteroids i. v.
Starke Allgemeinreaktion (Stadium 3)	
(Sehr selten, aber u. U. innerhalb von Sekunden nach der Injektion): Schock (schwere Hypotension, Blässe); Bronchospasmus mit bedrohlicher Dyspnoe; Bewusstseinstrübung oder -verlust, ggf. mit Stuhl- bzw. Urinabgang.	Bei pulmonaler Reaktion: ▪ wie bei Stadium 2, bei unzureichendem Therapieeffekt zusätzlich Theophyllin initial 5 mg/kg KG i. v., bei kardiovaskulärer Reaktion zusätzlich: ▪ Ringer-Laktat-Lösung ≥ 2 000 ml i. v., ▪ Kolloide (z. B. HES 200.000, bis zu 2 000 ml i. v.), ▪ Adrenalin 1 mg/10 ml: 0,1 mg/min. i. v. oder Dopamin 2,5 mg/70 kg/min. i. v., bei Progredienz nach etwa 1 mg Adrenalin: ▪ Noradrenalin 0,05–1 mg/min., ▪ H_1-Antagonist + H_2-Antagonist i. v. (Dosis s. Stadium 1), anschließend: 1000 mg Prednisolon oder Äquivalente i. v.
Vitales Organversagen (Stadium 4)	
Manifestes Versagen der Vitalfunktionen (Atem-/Kreislaufstillstand).	▪ Reanimation (Intubation, Beatmung, externe Herzdruckmassage), ▪ Adrenalin (+ Dopamin + Noradrenalin), ▪ weitere Volumensubstitution.

gesteigert werden. Auch bei akuten Entzündungen oder Verletzungen der Mund-/Rachenschleimhaut, bei größeren chirurgischen Eingriffen in der Mundhöhle, bei akuter Gastroenteritis, bei Asthmaexazerbationen, bei Abfall der Peak-Flow-Messungen unter 70 % bzw. 80 % der persönlichen Bestwerte oder bei gleichzeitiger Impfung mit einem antiviralen Impfstoff sollte je nach Angaben der Gebrauchsinformation ebenfalls kein Allergenextrakt zur SLIT eingenommen werden. Wurde die Einnahme für mehr als 7–14 Tage unterbrochen, sollte die Allergendosis nach Fach- und Gebrauchsinformation reduziert werden.

14.5.3 Nebenwirkungen

Grundsätzlich können alle allergischen Symptome wie Urtikaria, Angioödem, Asthma bronchiale bis hin zum anaphylaktischen Schock vorkommen. Ursächlich für schwerere unerwünschte Wirkungen sind überwiegend Applikationsfehler (Verwechslung der Lösung, intravasale Injektion) und Missachtung von Kontraindikationen und Verhaltensmaßregeln. Der Patient sollte am Tage der Injektion körperliche Anstrengungen (körperlich schwere Arbeit, Sport), aber auch andere „Stressoren" (z. B. Alkohol) meiden. Treten überschießende unerwünschte Wirkungen auf, ist neben der Therapie die Überwachung entsprechend zu intensivieren und zu verlängern.

Anaphylaktoide Reaktionen werden je nach Schweregrad in 4 Stadien eingeteilt. Die Konsensuskonferenz der Arzneimittelkommission der Deutschen Ärzteschaft hat für die Akuttherapie anaphylaktoider Reaktionen die in ◻ Tab. 14.2 aufgeführten Vorgaben gemacht.

14

Teil C
Immunologische Techniken und Methoden

A

B

C

15.1 Isolierungsmethoden

15.1.1 Physikalische Trennmethoden

Traditionelle Trennmethoden basieren auf Unterschieden der Zellen in Größe und Dichte. Menschliche Lymphozyten werden zumeist aus peripherem Blut durch Dichtezentrifugation über einen Ficoll-Hypaque®- oder Percoll™-Gradienten erhalten (o Abb. 15.1). Ficoll-Hypaque® besteht aus dem Kohlenhydrat-Polymer

Ficoll™ und der Jod-haltigen Verbindung Metrizamid. Percoll™ ist mit Polyvinylpyrrolidin beschichtetes, kolloidales Silica. Nach Zentrifugation erhält man an der Phasengrenze zwischen Blut und Ficoll™ bzw. Percoll™ eine Population von mononukleären Zellen, die von Erythrozyten und polymorphnukleären Granulozyten gereinigt sind. Diese Population nennt man periphere mononukleäre Blutzellen (PMBC) und setzt sich hauptsächlich aus Lymphozyten und Monozyten zusammen.

15.1.2 Selektionsmethoden

Mit der Verfügbarkeit von monoklonalen Antikörpern lassen sich Zellen anhand unterschiedlicher Oberflächenmarker trennen. Die Antikörper können ganz einfach auf Petrischalen fixiert sein, in die die zu trennende Zellpopulationen transferiert wird. Diese Technik wird „Panning" genannt (o Abb. 15.2 A). Häufig sind heute die Antikörper an Magnetbeads gekoppelt, die ein einfaches Trennen der gebundenen Zellen zulässt (o Abb. 15.2 B). Sehr reine Zellpopulationen lassen sich durch die Technik des so genannten Fluorescence activated cell sorting (FACS) erhalten (▶ Kap. 15.2).

15.1.3 Funktionelle Trennmethoden

Zellen lassen sich auf Grund bestimmter funktioneller Eigenschaften voneinander trennen, wie z. B. Anheftung an Plastikmaterial im Falle von Phagozyten oder

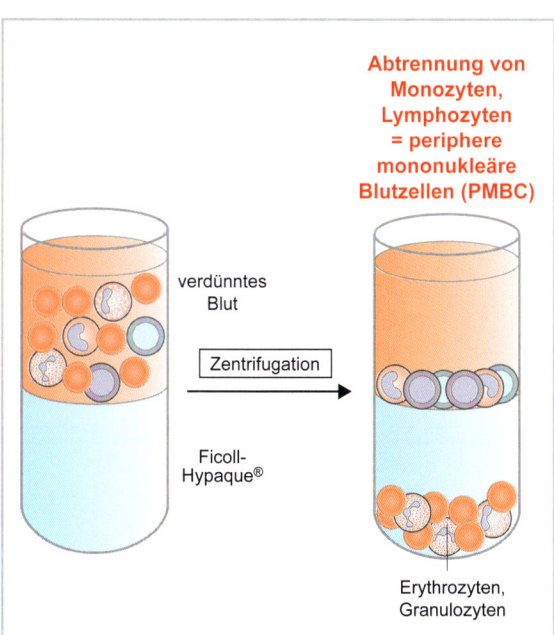

Abtrennung von Monozyten, Lymphozyten = periphere mononukleäre Blutzellen (PMBC)

verdünntes Blut

Zentrifugation

Ficoll-Hypaque®

Erythrozyten, Granulozyten

o **Abb. 15.1** Isolierung von peripheren mononukleären Blutzellen über Dichtezentrifugation.
Blut wird gerinnungsunfähig gemacht und verdünnt über ein bestimmtes Volumen von Ficoll–Hypaque® oder Percoll™ geschichtet. Durch Zentrifugation wandern Erythrozyten und polymorphkernige Granulozyten auf Grund ihrer größeren Dichte durch das Ficoll–Hypaque® bzw. Percoll™ hindurch und sammeln sich am Boden des Röhrchens an. Mononukleäre Zellen, die aus Lymphozyten und Monozyten bestehen, bilden an der Grenzschicht eine Bande, die abpipettiert werden kann.

□ **Tab. 15.1** Einige Mitogene und ihre entsprechenden, responsiven Zellen

Mitogen	Responsive Zelle
Phythämagglutinin (PHA)	T-Zellen
Concanavalin A (ConA)	T-Zellen
Pokeweed Mitogen (PWM)	T- und B-Zellen
Lipopolysaccharide (LPS)	B-Zellen (Maus)

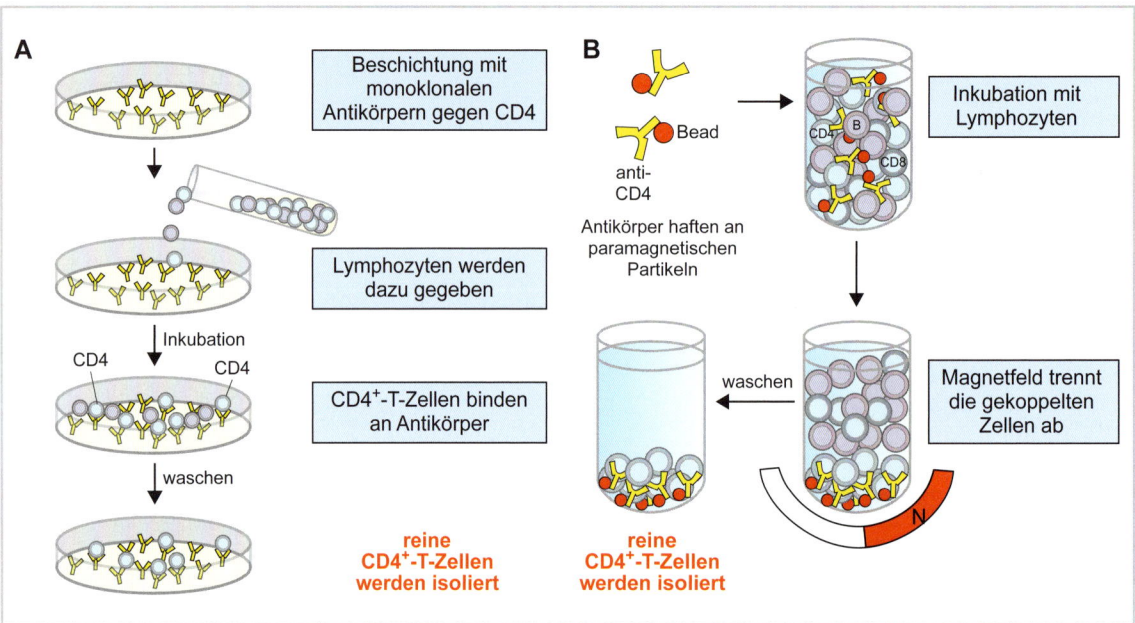

○ **Abb. 15.2** Isolierung von Immunzellen mittels monoklonaler Antikörper.

A Panning: Petrischalen werden mit monoklonalen
Antikörpern gegen ein bestimmtes Lymphozytenantigen
(z. B. CD4) beschichtet. Werden Lymphozyten in die
Platten gegeben und inkubiert, haften nur die
CD4-positiven T-Zellen und können von der restlichen
Lymphozytenpopulation getrennt werden.

B Magnetische Partikel: Lymphozytensubtyp-spezifische
Antikörper (z. B. Anti-CD4) können auf paramagnetische
Partikel aufgebracht werden. Werden diese mit einer
heterogenen Lymphozytenpopulation inkubiert, bindet
die entsprechende Subpopulation. Durch Anlegen eines
Magnetfeldes lassen sich die gekoppelten Zellen von
den restlichen Lymphoyzten abtrennen.

Adsorption an Nylon-Wolle im Fall von T-Lymphozyten. Unterschiedliche Mitogene können zur Anreichun-
gen von entsprechend responsiven Lymphozyten Populationen verwendet werden (□ Tab. 15.1).

> Als **Mitogen** wird eine Substanz bezeichnet, die relativ
> unspezifisch DNA-Synthese und Zellteilung, bevorzugt
> in Lymphozyten, bewirkt.

Die Induktion einer selektiven Zytolyse durch Verwendung entsprechender Antikörper gegen Oberflächenantigene und Komplement führt ebenfalls zur Anreicherung von Populationen der überlebenden Zellen.

15.2   Charakterisierung von Immunzellen

Die wichtigste und potenteste Technik zur Charakterisierung von Immunzellen stellt die Durchfluss-Zytometrie dar. Die Durchfluss-Zytometrie ist eine analytische
Technik, Zellpopulationen zu phänotypisieren, die
einen speziellen Apparat benötigt (Durchfluss-Zytometer oder FACS). Ein Durchfluss-Zytometer kann die
Fluoreszenzmarkierung an einer einzelnen Zelle detektieren und dabei die Anzahl der entsprechenden Zellen
in einer Population bestimmen. Zellsuspensionen wer-

den dazu mit Fluoreszenz-markierten Antikörpern
bzw. anderen Molekülen inkubiert und selektiv für die
Analyse gekennzeichnet. Das Gemisch an Zellen wird
durch eine Düse gedrückt. Dadurch entsteht ein feiner
Flüssigkeitsstrahl mit vereinzelten Zellen, der dann
einen Laserstrahl passiert. Bei jeder Zelle kommt es zu
einer Lichtstreuung und falls Fluoreszenzfarbstoffe an
der Zelle vorhanden sind, werden diese angeregt und
fluoreszieren entsprechend. Photodetektoren messen
sowohl das gestreute wie auch das emittierte Licht. Im
ersten Fall können Aussagen zur Größe und Granulari-

> **Immunphänotypisierung** liefert die Information über
> Zelloberflächenantigene und zytoplasmatische Anti-
> gene einer Zellpopulation. Die Immunphänotypisie-
> rung wird unter Verwendung von monoklonalen Anti-
> körpern und eines Durchfluss-Zytometers durchge-
> führt. Die erhaltene Information lässt Aussagen über
> Klonalität und Zelllinienzugehörigkeit zu. Diese Daten
> sind klinisch wichtig für die Diagnose von Leukämien
> und Lymphomen. Die Immunphänotypisierung wird
> jedoch immer in Kombination mit morphologischen
> Kriterien bei der Diagnose von Leukämien oder Lym-
> phomen verwendet.

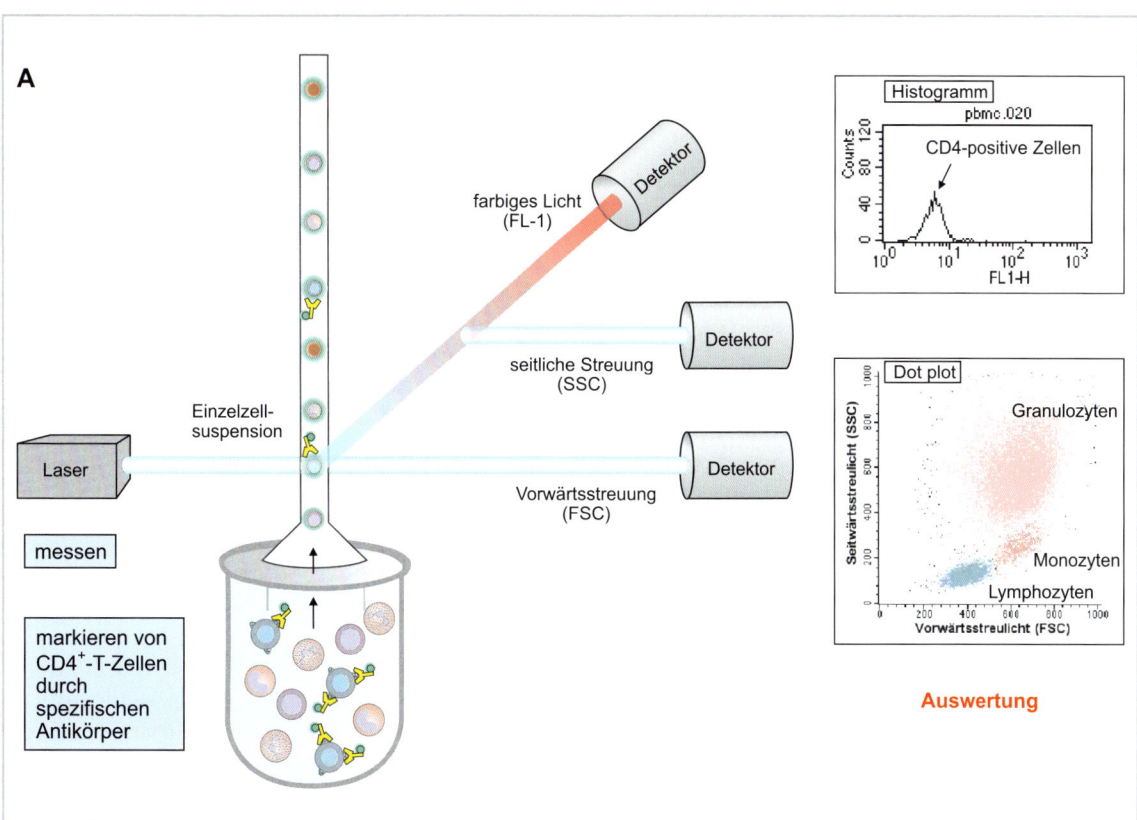

15

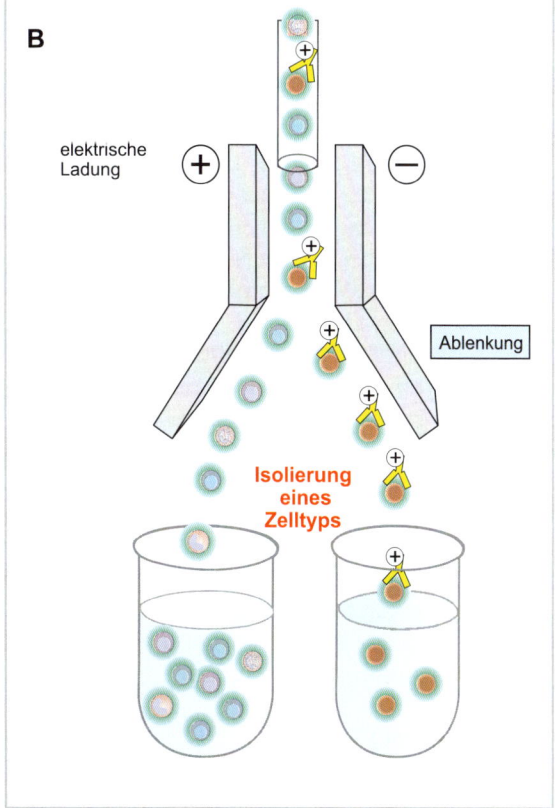

○ **Abb. 15.3** Das Prinzip der Durchfluss-Zytometrie.

A Zellen werden mit Fluoreszenzfarbstoffen markiert und durch eine enge Düse gedrückt, sodass ein Strahl von Flüssigkeit entsteht, in dem sich vereinzelte Zellen befinden. Photodetektoren messen die Lichtstreuung, die ein Maß für die Größe und die Granularität einer Zelle darstellt. Dadurch können z. B. in einem Punktdiagramm (dot plot, rechts unten) in dem jeder Punkt eine Zelle darstellt, Blutzellen auf Grund ihrer Größe und Granularität aufgetrennt und quantifiziert werden. Photodetektoren messen aber auch die Emissionen der verschiedenen Fluoreszenzfarbstoffe. Damit lässt sich eine Aussage über die Menge an verschiedenen Proteinen an der Zelloberfläche machen. Zur Messung nur einer Art von Oberflächen-Protein wählt man die Darstellung als Histogramm (rechts oben).

B Ein Zellsorter verfügt über eine Einrichtung, die eine elektrische Ladung erzeugen kann. Dadurch ist es möglich, markierte geladene Zellen abzulenken und von nicht-markierten Zellen zu isolieren.

tät der untersuchten Zellen gemacht werden. Die gemessene Fluoreszenz lässt Aussagen über die Menge an gebundenem Antikörper, d. h. über die Expression bestimmter Antigene auf der Zelle zu (○ Abb. 15.3 A).

In einer Zellsorter-Apparatur wird eine elektrische Ladung erzeugt, die genau dann von der Düse durch den Flüssigkeitsstrahl geschickt wird, wenn sich darin eine Zelle befindet. Markierte, geladene Zellen werden abgelenkt und können isoliert werden. Durch unterschiedlich markierte monoklonale Antikörper lassen sich so spezifische Subpopulationen von Zellen separieren (○ Abb. 15.3 B).

15.2.1 Funktionelle Charakterisierung von Lymphozyten und Phagozyten

Die Bestimmung der Funktionsfähigkeit von Lymphozyten und Phagozyten ist insbesondere bei der Diagnose und Überwachung von Patienten mit angeborener oder erworbener Immunschwäche, bei Tumorpatienten und bei Patienten mit Autoimmunerkrankungen von Bedeutung.

B-Zellen kann man einfach hinsichtlich ihrer Funktionalität charakterisieren, da sie als essenzielle Funktion Antikörper produzieren, die man relativ leicht nachweisen kann.

T-Zellen-Funktionen sind vielfältig und daher ist ihre funktionelle Charakterisierung schwieriger. Z. B. wird ihre Eigenschaft, bestimmte Zytokine zu produzieren, herangezogen oder aber ihre zytotoxischen Eigenschaften bestimmt bzw. ihr Proliferationsvermögen auf bestimmte Stimuli evaluiert.

Zytokinproduktion

Mittels des ELISPOT-Tests lässt sich die Häufigkeit von Zytokin-sezernierenden Zellen in einer Zellkultur bestimmen (○ Abb. 15.4). Dazu werden Kulturplatten verwendet, die mit einem Antikörper gegen ein spezifisches Zytokin beschichtet sind. T-Zellen werden mit einem ausgesuchten Antigen stimuliert und auf die Platten gegeben. Wenn eine aktivierte T-Zelle das entsprechende Zytokin freisetzt, wird dies auf der Kunststoffplatte von dem spezifischen Antikörper festgehalten. Nach Entfernen der Zellen kann durch Zugabe eines markierten zweiten Antikörpers gegen das Zytokin ein Fleck an den Stellen sichtbar gemacht werden, wo sich vorher entsprechende aktivierte T-Zellen befunden haben. Mit demselben Prinzip lassen sich von B-Zellen sezernierte spezifische Antikörper nachweisen und sichtbar machen.

Zytotoxizität von T-Zellen

Aktivierte CD8-positive T-Zellen töten Zellen, die den von ihnen spezifisch erkannten MHC-I/Peptid-Komplex tragen, ab. Diese Funktion lässt sich durch einen Test nachweisen, der darauf beruht, dass die Zielzellen

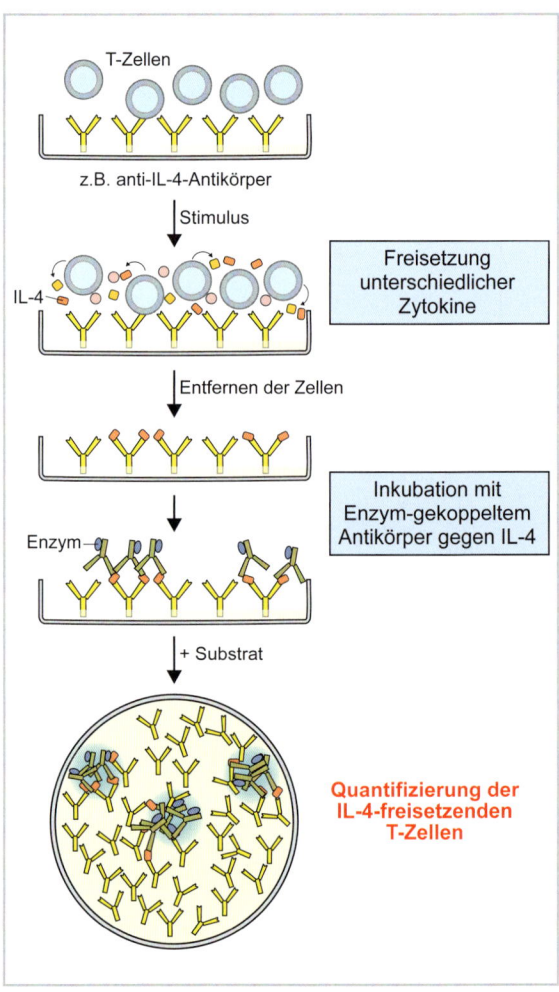

○ **Abb. 15.4** Quantifizierung Zytokin-freisetzender T-Zellen mittels ELISPOT-Assay.
Eine definierte Anzahl von T-Zellen werden in Kulturschalen ausgesät, die mit Antikörper gegen ein spezifisches Zytokin (z. B. IL-4) beschichtet sind. Die Zellen werden durch einen Stimulus aktiviert und setzen Zytokine in den Kulturüberstand frei. Das von einer Zelle freigesetzte IL-4 wird von den nahegelegenen Antikörpern gebunden und kann durch einen zweiten Antikörper, der z. B. wiederum an ein Enzym gebunden ist, das ein Substrat zu einem Farbstoff umsetzen kann, als Hof (Fleck) sichtbar gemacht werden. Die Anzahl der T-Zellen, die IL-4 sezernieren, lässt sich durch Auszählen der Flecken pro Schale bestimmen.

mit dem Radioisotop Natriumchromat ($Na_2^{51}CrO_4$) gefüttert werden. Werden die markierten Zellen durch T-Zellen abgetötet, kann man das radioaktive Natriumchromat im Überstand messen und das Ausmaß der zytotoxischen Aktivität bestimmen (○ Abb. 15.5).

Lymphozyten-Transformationsassay

Dieses Verfahren wird als *In-vitro*-Test zur Evaluierung der Lymphozytenfunktion in Patienten herangezogen (▶ Kap. 5.1). Lymphozyten werden mit unterschiedlichen Faktoren, wie Mitogenen, Superantigenen oder

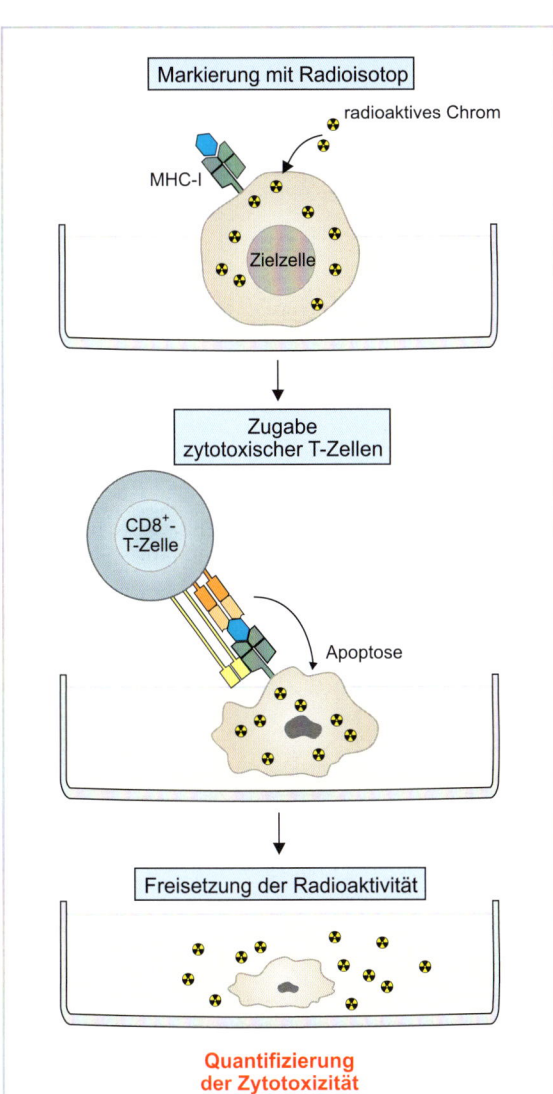

Abb. 15.5 Bestimmung der Zytotoxizität von aktivierten CD8-positiven T-Zellen.
Eine Zielzelle mit MHC-I/Peptid-Komplex wird mit radioaktivem Chrom beladen. Werden die entsprechenden antigenspezifischen T$_C$-Zellen dazugegeben, kommt es nach einigen Stunden zur Zerstörung der markierten Zielzellen. Die zytotoxische Aktivität lässt sich anhand der freigesetzten Radioaktivität bestimmen.

Antikörpern gegen Oberflächenmarker (anti-CD3) aktiviert. Wendet man dabei spezifische T-Lymphozyten-Aktivatoren (ConA, Phythämagglutinin, anti-CD3) und B-Lymphozyten-Aktivatoren (Anti-Immunglobuline, LPS, oder *Staphylococcus-aureus*-Protein-A) an, kann man die Funktionsfähigkeit von B- bzw. T-Lymphozyten differenziert betrachten. Ähnliche Tests mit dem gleichen Ziel sind der so genannte Lymphozyten-Antigen-Stimulationstest oder Lymphozyten-Mitogen-Stimulationstest. Gemessen wird in der Regel die Proliferation der Lymphozyten durch Einbau von Thymidin in die DNA oder die Expression von CD69, welches einen Aktivierungsmarker für Lymphozyten darstellt, sowie die Sekretion von Zytokinen (EIA).

Phagozyten-Funktionsassays

Es gibt hier im Wesentlichen drei verschiedene Funktionen von Phagozyten, die zur Untersuchung der Funktionalität herangezogen werden:

- Chemotaxis: Makrophagen werden in einer Boyden-Kammer ausgesät. Ein Chemokin wird auf der anderen Seite der Kammer verabreicht. Gemessen wird anschließend die Migrationsfähigkeit der Makrophagen.
- Lyse: Makrophagen werden mit radioaktiv markierten Tumorzellen oder Bakterienzellen inkubiert (siehe unter „Zytotoxizitätsassay für T-Zellen"). Die Fähigkeit der Makrophagen, die Zellen zu töten, wird durch Bestimmung von Radioaktivität im Überstand bestimmt.
- Phagozytose: Die Aufnahme von markierten Partikeln (Bakterien, Latex beads, Zymosan) kann Durchfluss-zytometrisch bestimmt werden.

16.1 Detektion und Isolierung von Antikörpern bzw. Antigenen

Antigenspezifische Antikörper können elegant aus einem Antiserum durch Affinitätschromatographie isoliert werden, bei der man die spezifische Bindung eines Antikörpers an ein Antigen ausnützt, das an eine feste Matrix gekoppelt ist. Das gleiche Prinzip kann auch zur Isolierung bestimmter Antigene verwendet werden, wobei Antikörper, die auf feste Materialien (Plastik, Gel-Beads, Magnetbeads) aufgebracht sind, zum Einsatz kommen. In beiden Fällen wird die Antigen- bzw. Antikörperlösung mit der festen Phase inkubiert, was in Form einer Säule sein kann, oder im so genannten Batchverfahren bzw. in Kulturschalen erfolgt. Die Antikörper bzw. das Antigen binden und können nach Entfernen anderer Bestandteile von der festen Phase durch geeignete Elutionsmittel mit entsprechenden pH-Werten (Acetat-Puffer pH 3 oder Diethylamin pH 11,5) entfernt werden (○ Abb. 16.1).

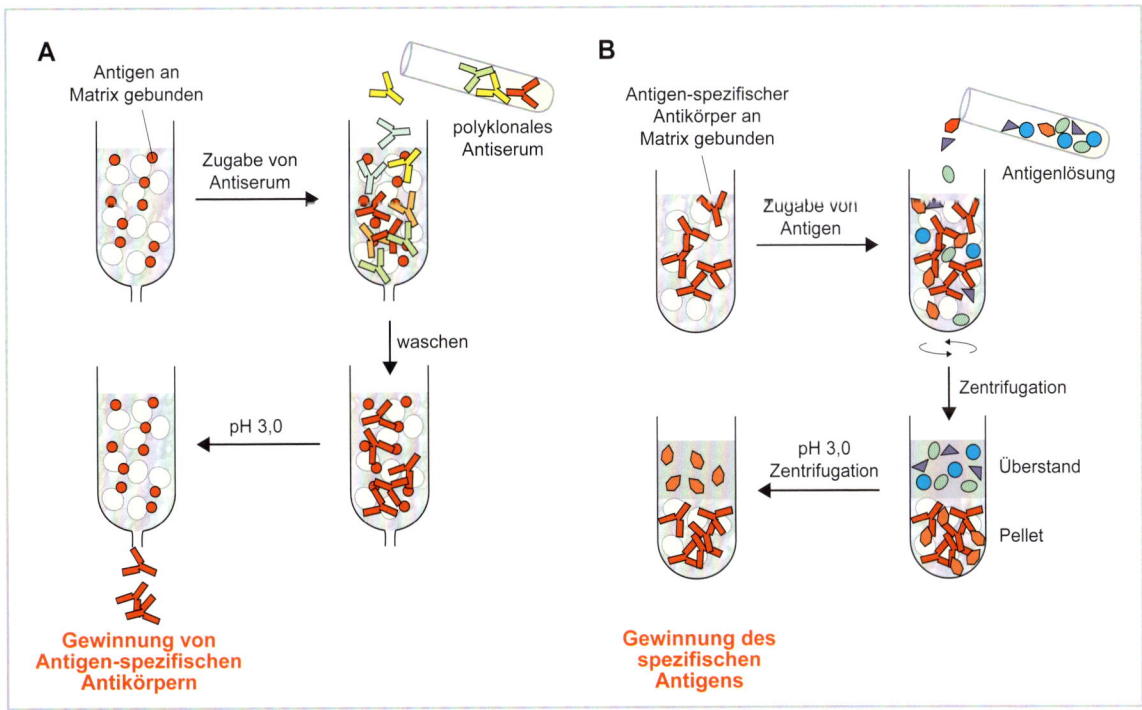

○ **Abb. 16.1** Affinitätschromatographie als Basis der Detektion und Isolierung von Antikörper- oder Antigen-Molekülen.

A Aufreinigung von antigenspezifischen Antikörpern über eine Säule mit unlöslicher Matrix, auf der Antigen fixiert ist.

B Isolierung von Antigen im Batchverfahren: antigenspezifische Antikörper werden an unlösliches Matrixmaterial gekoppelt. Das Antigengemisch wird unter Rühren mit dem Gel inkubiert. Nicht gebundene Antigene werden durch Waschen des Gels entfernt und das spezifische Antigen wird durch Verwendung von sauren oder basischen Puffern anschließend eluiert.

16.2   Detektion von Antigen–Antikörper–Reaktionen

Grundlage der hier nur exemplarisch aufgeführten Immunassays ist die Detektion einer Antigen-Antikörper-Reaktion, die über radioaktiv markiertes Antigen (RIA) oder enzym-markierte Antikörper (EIA) detektiert werden.

16.2.1 Radioimmunoassay

Der Radioimmunoassay (RIA) wird immer noch angewendet zur Quantifizierung von sehr geringen Antigenmengen, z. B. bestimmter Hormone. Der RIA basiert auf der Tatsache, dass eine definierte Menge an radioaktiv markiertem Antigen mit endogen vorkommendem Antigen um die Bindung am Antikörper kompetiert.

Eine typische RIA-Standardkurve ist in **o** Abb. 16.2 A gezeigt. Diese Methode wird wegen des problematischen Einsatzes von Radioaktivität zunehmend vom EIA ersetzt.

16.2.2 Enzym-Immunassay

Der EIA (Enzym-Immunassay) ist eine Methode, die Antigen-Antikörper-Reaktionen mittels Enzymaktivität misst. Es gibt unterschiedliche Techniken; die gebräuchlichste ist der ELISA (Enzym-gekoppelter Immunadsorptionsassay). Das Prinzip ist in **o** Abb. 16.2 B dargestellt. Es handelt sich hierbei um einen so genannten Sandwich-Assay. Dabei wird der antigenspezifische Antikörper auf Platten oder Beads immobilisiert und mit der Antigen-Probe inkubiert. Es bilden sich Antigen-Antikörper-Komplexe, die durch einen

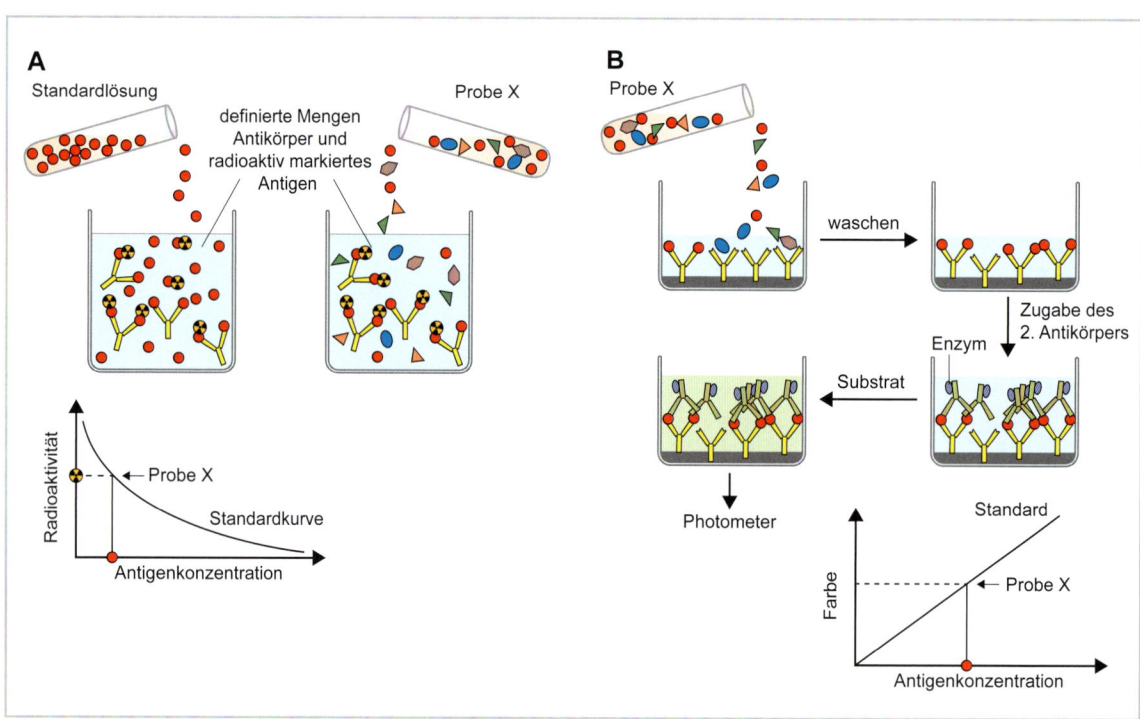

o Abb. 16.2 Immunassays zur Quantifizierung von Antigen.

A kompetitiver RIA: Serienverdünnungen von Antigen oder der Probenlösung werden eine definierte Menge an Antikörper und radioaktiv markiertem Antigen zugegeben. Markiertes Antigen steht in Konkurrenz mit endogenem Antigen (in der Probelösung) bzw. dem Antigen der Standardverdünnungsreihe, an die Antikörper zu binden. Je mehr nicht markiertes Antigen vorhanden ist, desto weniger radioaktives Antigen wird gebunden. Nach der Trennung der Antigen–Antikörper-Komplexe von nicht–gebundenem, radioaktiv markiertem Antigen wird die Radioaktivität in der Verdünnungsreihe und den Proben bestimmt. Die Werte der Verdünnungsreihe dienen zur Erstellung einer Standardkurve, aus der sich die Menge an Antigen in der Probenlösung bestimmen lässt.

B Sandwich–ELISA: Die Probenlösung mit dem zu bestimmenden Antigen wird in Vertiefungen, die mit spezifischen Antikörpern beschichtet sind, gegeben. Nach Bindung des Antigens wird ein zweiter antigenspezifischer Antikörper hinzugefügt, der an ein Enzym gekoppelt ist. Dieses Antikörper/Enzym–Konjugat bindet wiederum an den Antigen/Antikörper–Komplex. Durch Zugabe von Substratlösung kann die Menge an gebundenem Antikörper/Enzym–Konjugat photometrisch bestimmt werden. Über das gebildete, farbige Produkt wird die Konzentration des eingesetzten Antigens im Vergleich zu einer Standardkurve bestimmt.

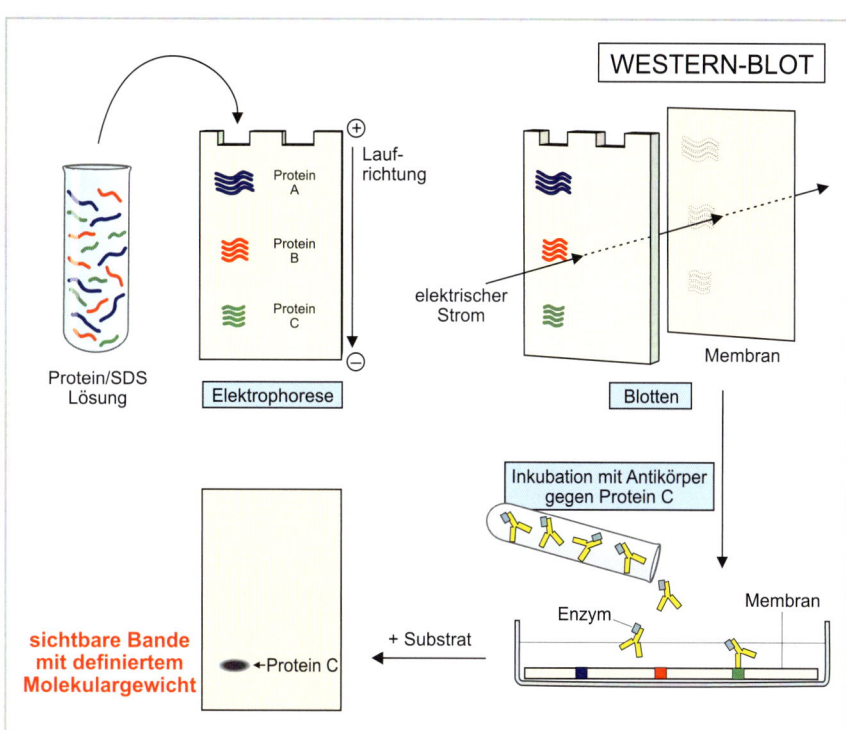

WESTERN-BLOT

o Abb. 16.3 Western–Blot–Technik bzw. Immunoblot–Technik. Eine mit SDS denaturierte Proteinlösung wird durch Elektrophorese (SDS–Polyacrylamid) nach Molekülgröße aufgetrennt und anschließend durch elektrischen Strom auf eine Membran transferiert. Durch Inkubation der Membran mit einem Antikörper, der ein spezifisches Protein erkennt, kann dieses sichtbar gemacht werden: Der Antikörper ist mit einem Enzym gekoppelt, das nach Substratgabe die entsprechende Bande sichtbar werden lässt.

weiterer Antikörper gegen das Antigen, der mit einem Enzym gekoppelt ist, quantifiziert werden können. Die Quantifizierung geschieht photometrisch, nachdem das zugefügte Enzymsubstrat zu einem gefärbten Produkt umgesetzt wurde. Zumeist werden Konjugate der Enzyme Alkalische Phosphatase oder Meerrettichperoxidase verwendet.

16.2.3 Western–Blot oder Immunoblot

Der Western-Blot oder Immunoblot ist eine Methode, die ein Antigen mit Hilfe von markierten Antikörpern sichtbar macht, nachdem es über Gelelektrophorese nach Größe aufgetrennt und auf eine Membran fixiert wurde. Der Vorteil dieser Methode ist, dass durch die Möglichkeit, das exakte Molekulargewicht des immunreaktiven Antigens zu bestimmen, die Spezifität der Analyse erhöht ist. Der Western-Blot wird z. B. als bestätigender Test für HIV-Antikörper nach einem ELISA-Screening durchgeführt (o Abb. 16.3).

16.2.4 Immunhistochemie

Die Immunhistochemie ist eine Methode, um Antigene im Gewebe zu detektieren. Es werden dazu entweder Enzym-gekoppelte oder Fluoreszenz-markierte Antikörper verwendet. Im Falle von Enzym-gekoppelten Antikörpern wird ein farbloses Substrat in ein unlösliches farbiges Produkt umgewandelt, das dort ausfällt, wo sich der an das Antigen gebundene Antikörper befindet. Hier gibt es unterschiedliche Detektionsmethoden, die sich in ihrer Sensitivität unterscheiden. Die so genannte ABC-Methode verwendet z. B. biotinylierte Antikörper und Avidin das mit biotinylierter Peroxidase im so genanntem ABC-Komplex vorliegt. Bindet der biotinylierte Antikörper an ein Antigen, so führt diese Reaktion durch Gabe von ABC-Komplexen zur Ausbildung von makromolekularen Komplexen, da Avidin vier Bindungsstellen für Biotin besitzt.

Immer häufiger finden Fluoreszenz-markierte Antikörper Verwendung, wobei unterschiedliche Fluoreszenzfarbstoffe angewendet werden. Die häufigsten Farbstoffe sind Fluorescein (FITC), das grünes Licht aussendet, Texas-Red, das rotes Licht emittiert oder Rhodamin und Phycoerythrin (PE), die beide orangefarbenes Licht abstrahlen. Die Verwendung der Fluoreszenz-Markierung bringt eine höhere Sensitivität, benötigt jedoch ein Fluoreszenzmikroskop zur Detektion (o Abb. 16.4).

Die neu entwickelte konfokale Mikroskopie gewährleistet eine hohe Auflösung und erzeugt ultradünne optische Schnitte durch Zellen und Gewebe. Die Auflö-

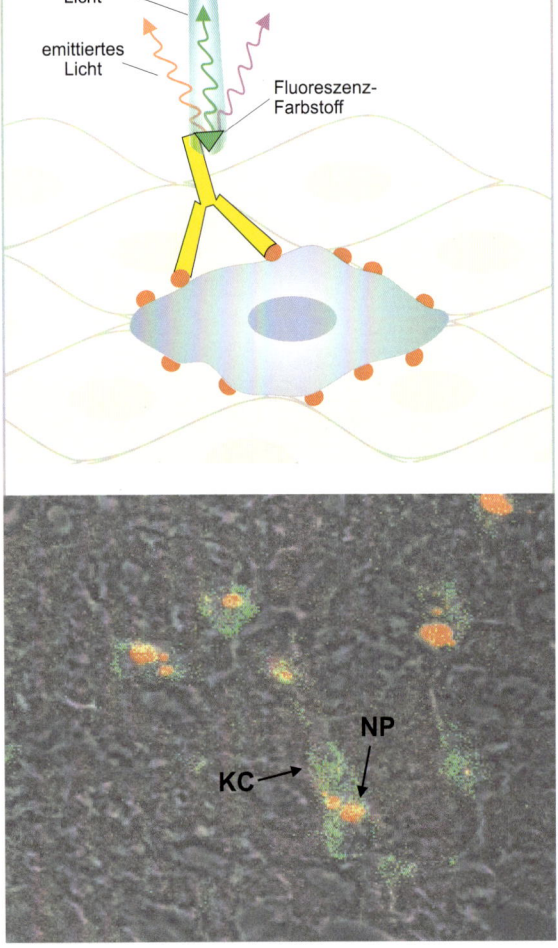

o Abb. 16.4 Immunhistochemie am Beispiel der Immunfluoreszenzmikroskopie.
Antikörper, die mit Fluoreszenzfarbstoffen markiert sind,
können das Vorhandensein entsprechender Antigene in
Zellen oder Gewebe sichtbar machen. Zur Sichtbarmachung
wird der Farbstoff normalerweise mit grünem oder blauem
Licht angeregt. Das abgestrahlte Licht liegt in verschiedenen Bereichen des sichtbaren Spektrums, das durch
einen selektiven Filter zum Betrachter gelangt.
Das Beispiel zeigt Lebergewebe, deren Makrophagen (KC)
mittels eines spezifischen Antikörpers grün angefärbt
wurden. Die Makrophagen haben Partikel (NP) aufgenommen, die mit Texas–Red gefärbt wurden.

sung wird durch Verwendung von Licht mit geringer
Intensität erhöht, das aber zwei Photonen zur Anregung
nötig macht. Man verwendet dazu einen gepulsten
Laserstrahl. Nur wenn dieser auf die Fokalebene des
Mikroskops fokussiert wird, reicht die Lichtintensität
zur Anregung der Fluoreszenz aus. Auf diese Weise
beschränkt sich die Fluoreszenzabstrahlung auf den
optischen Abschnitt.

16.2.5 Agglutinationsreaktionen

Eine Antigen-Antikörper-Reaktion kann mittels Ver-
klumpung (Agglutination) von Partikeln sichtbar
gemacht werden. Als Partikel werden häufig Erythrozyten oder Latex-Partikel verwendet, an die entweder
Antigen oder Antikörper adsorbiert sind. Werden rote
Blutkörperchen als Carrier verwendet, spricht man
auch von Hämagglutinationsreaktionen. Die Agglutination kommt durch Quervernetzung der Antigen-Antikörper-Bindung zustande. In der Klinik machen
Agglutinationsreaktionen einen Großteil der serologischen Tests aus. Die AB0-Blutgruppenbestimmung
(o Abb. 16.5 A) stellt z. B. eine Hämagglutinationsreaktion dar. Agglutinationsreaktionen werden routinemäßig zur Typisierung von roten Blutkörperchen herangezogen. Um Blutgruppenantigene zu bestimmen, werden
Erythrozyten auf einem Objektträger mit Antikörper
gegen die A- oder B-Gruppe von Antigenen inkubiert.
Falls das Antigen präsent ist, kommt es zur Agglutination und es bildet sich ein Klumpen auf dem Objektträger. Die Identifizierung von Autoantikörpern, wie z. B.
dem Rheumafaktor (Anti-IgG-IgM-Antikörper) oder
Rhesusfaktor (Anti-RhD-IgG) in Patientenserum
basiert ebenfalls auf Agglutination. Beim so genannten
RA-Test werden Latex-Partikel verwendet, an die
gepoolte IgG-Moleküle adsorbiert sind und mit Patientenserum inkubiert. Anti-IgG-IgM vernetzt diese Partikel und es kommt zur Agglutination. Anti-RhD-Antikörper haben dagegen nicht die Fähigkeit, Erythrozyten
oder andere Partikel zu agglutinieren. Daher wird im so
genannten Coombs-Test, der die Rhesus-Inkompatibili-
tät nachweist, die Agglutination durch Zugabe von
Anti-IgG-Antikörpern herbeigeführt. Es gibt den direkten und indirekten Coombs-Test, dessen Prinzip in
o Abb. 16.5 B dargestellt ist. Der Coombs-Test wird
auch häufig zum Nachweis von Antikörpern gegen
Medikamente verwendet, die an rote Blutkörperchen
binden und eine hämolytische Anämie hervorrufen.

16.2.6 Präzipitationstechniken

Ausreichende Mengen an Antikörper können in wässri-
ger Lösung mit löslichem Antigen Komplexe bilden, die
sich zu einem sichtbaren Präzipitat aus quervernetzten
Aggregaten entwickeln können. Solche Aggregate bilden sich nur, wenn es sich um einen bivalenten Antikörper und um ein Antigen handelt, das bi- oder poly-
valent ist. Die Menge an gebildetem Präzipitat hängt
von den absoluten Konzentrationen der Reaktionspartner und von derem Konzentrations-Verhältnis ab. Eine
maximale Präzipitation, die am so genannten Äquivalenzpunkt erreicht wird, ist durch ein optimales Verhältnis von Antikörper zu Antigen gekennzeichnet
(o Abb. 16.6).

Präzipitate können in Lösung durch Zentrifugation
oder durch Nephelometrie quantifiziert werden. Präzi-

pitatreaktionen können auch in einer Agarmatrix als Präzipitationszonen identifiziert werden (Immundiffusion).

Nephelometrie

Die Nephelometrie ist eine Technik, die auf einer Präzipitationsreaktion beruht und eine quantitative Bestimmung von Substanzen erlaubt. Bei diesen Substanzen handelt es sich zumeist um Proteine in Lösung, die durch Zugabe von Antikörpern ausgefällt werden. Die Trübung der Lösung ist ein Maß für die Menge an gebil-

deten Antigen-Antikörper-Komplexen und kann über die Streuung eines Laserstrahles (Neon-Helium) im Nephelometer gemessen werden. Als Standard dienen bekannte Konzentrationen von Antigen. Diese Methode wird in der klinischen Immunologie zur Quantifizierung von Komplement-Faktoren und Immunglobulinen verwendet.

Unter Turbidimetrie versteht man ganz allgemein die Quantifizierung von Substanzen in Suspension auf Grund der Tatsache, dass die Suspension die Lichttransmission reduziert.

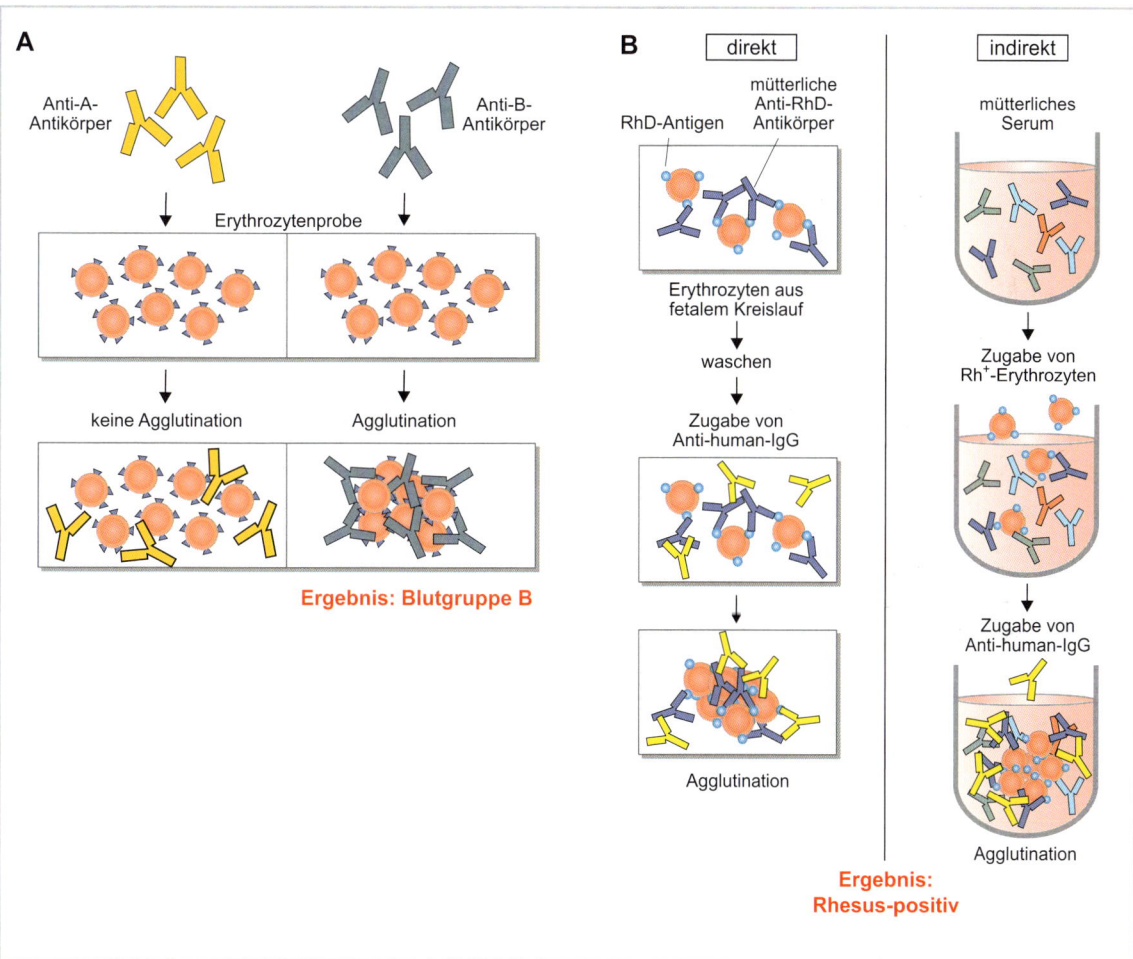

○ **Abb. 16.5** Agglutinationsreaktionen in der Diagnostik.

A Hämagglutinationsreaktion zur Blutgruppenbestimmung: Rote Blutkörperchen werden auf einem Objektträger sowohl mit Anti-A- als auch mit Anti-B-Antikörpern vermischt. An Hand der Agglutination lässt sich die Blutgruppe dieser Person bestimmen.

B Coombs-Test zum Nachweis von Antikörpern gegen das Rhesus-Blutgruppenantigen: Beim direkten Test wird dem Föten Blut entnommen. Sind bereits Anti-RhD-Antikörper von der Mutter in den Fetus gelangt, lassen sich diese maternalen Antikörper auf der Oberfläche der fetalen Erythrozyten nach Zugabe von Anti-Mensch-Antikörpern an der Agglutination der Erythrozyten detektieren. Für den indirekten Test wird Serum der Mutter gewonnen und dieses mit Rh+-Erythrozyten inkubiert. Falls Anti-RhD-Antikörper vorhanden sind, kommt es nach Zugabe von Anti-Mensch-Antikörpern zur Agglutination.

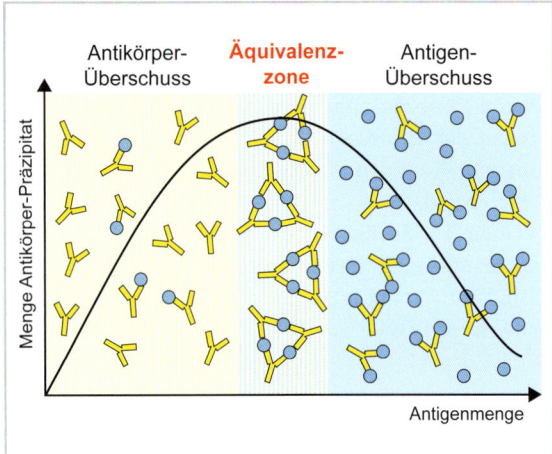

o Abb. 16.6 Präzipitationsreaktionen.
Wird die Menge an präzipitiertem Antikörper gegen steigende Mengen an zugegebenem Antigen aufgetragen, werden drei Zonen durchlaufen: Eine Zone, in der der Antikörper im Überschuss vorliegt – hier findet die Präzipitation nicht optimal statt; eine Äquivalenzzone, die durch eine maximale Präzipitation von Antigen und Antikörper und keine freien Antikörper- oder Antigen-Moleküle gekennzeichnet ist, sowie eine Zone des Antigenüberschusses, wo noch freies Antigen im Überstand nachweisbar ist.

Immundiffusion

Hierbei wird Antikörper gleichmäßig in Agar eingegossen, während das Antigen nur in ein ausgestanztes Reservoir eingebracht wird. Das Antigen diffundiert in den Agar und an der Stelle, wo Antigen und Antikörper äquivalente Konzentrationen erreichen (o Abb. 16.6), kommt es zur Ausbildung von Präzipitaten in Form eines sichtbaren Rings. Der Durchmesser des Rings

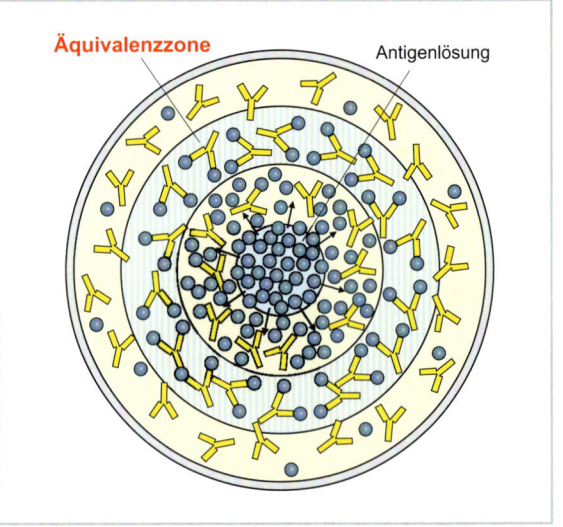

o Abb. 16.7 Radiale Immundiffusion.
Antikörper wird gleichmäßig in Agar eingebracht. In der Mitte ist ein Reservoir für die Antigenlösung ausgestanzt. Das Antigen diffundiert kreisförmig nach außen und an der Äquivalenzzone zeigt sich eine sichtbare Präzipitationslinie.

kann nach Vergleich mit Standardverdünnungen des Antigens als Grundlage einer Quantifizierung des eingebrachten Antigens herangezogen werden (o Abb. 16.7). Diese Technik wird Radiale Immundiffusion oder Mancini-Methode genannt. Eine Abwandlung dieses Assays ist der so genannte Ouchterlony-Test. Hier werden Antikörper- und Antigenlösungen in zwei getrennten Ausbuchtungen im Agar eingebracht (Doppelte Immundiffusion). Antigen und Antikörper diffundieren und bilden am Äquivalenzpunkt eine Präzipitationslinie aus.

17   Herstellung von Antikörpern

17.1   Hybridoma-Technik zur Herstellung von monoklonalen Antikörpern

Mäuse werden mit einem Antigen X immunisiert und ihre Milzzellen nach mehrmaligem Boostern gewonnen (○ Abb. 17.1). Um die Milzzellen zu immortalisieren, werden sie mit unsterblichen Myelomzellen mittels Polyethylenglykol (PEG) fusioniert. Es entstehen so genannte Hybridomazellen, die mit Hilfe von Aminopterin selektioniert werden. Nicht-fusionierte Myelom-Zellen sterben dabei ab, weil ihnen das Enzym Hypoxanthin-Guanin-Phosphoribosyltransferase (HGPRT) für die Nukleotid-Synthese fehlt. Nicht-fusionierte Milzzellen sind ebenfalls nicht lange lebensfähig, so dass nur die Hybridomazellen die Aminopterin-Selektion überleben, sofern ihnen noch die Substrate Hypoxanthin und Thymidin im Medium angeboten werden. Diese wachsenden Hybridomazellen werden in ELISAs (▸ Kap. 17.2) auf ihre Fähigkeit, Antikörper zu produzieren, getestet und anschließend kloniert. Das heißt, man verdünnt eine Zellsuspension derart, dass pro Zellkulturvertiefung nur eine Zelle vorliegt, die sich dann vermehrt. Ein solcher Klon produziert nur einen ganz spezifischen Antikörper, der gegen ein spezifisches Epitop des Antigens X gerichtet ist. Daher werden diese Antikörper monoklonale Antikörper genannt.

17.2   Gentechnische Herstellung von Antikörpern durch Phage-Display-Technik

Zunächst müssen Gensegmente, die die antigenbindende variable Domäne von Antikörpern codieren, isoliert werden (○ Abb. 17.2). Dazu werden in der Regel Milzzellen oder periphere B-Zellen – auch humanen Ursprungs – verwendet, deren mRNA isoliert und in komplementäre DNA (cDNA) umgeschrieben wird. Die DNA-Fragmente, die für die variablen Regionen der Antikörper codieren, werden mit dem Gen für ein Hüllprotein eines Bakteriophagen fusioniert. In der Folge werden Bakterien mit diesen Phagen infiziert. Die dabei entstehenden Phagenpartikel präsentieren an ihrer Oberfläche ein Antikörper-Fusionsprotein. Eine Sammlung vieler unterschiedlicher Phagen wird als Phagen-Display-Bibliothek bezeichnet. Ein Antigenspezifischer Phagenpartikel kann durch Antigenkontakt („Panning", ▸ Kap. 15.1.2 und ○ Abb. 15.2 A) selektioniert und zur erneuten Infektion von Bakterien verwendet werden. Nach einigen Runden der Selektion erhält man hoch affine Phagen, die wie Antikörper verwendet werden können. Die Phagen-DNA, die für die Antigen-bindenden Regionen codiert, kann isoliert und mit Genen der konstanten Teile von Antikörpern kombiniert werden. Transfiziert man eukaryontische Zellen, die selbst keine Antikörper produzieren, wie z. B. die schon bekannten Myelomzellen, mit diesen rekonstruierten Antikörper-Genen, sezernieren diese Zellen Antikörper, die die gleichen Charakteristika wie monoklonale Antikörper besitzen. Mit dieser Methode lassen sich humane Antikörper produzieren; ein Antikörper, der auf diese Art hergestellt und inzwischen als Therapeutikum zugelassen wurde, ist Adalimumab (Humira®, ▸ Kap. 11.2.2).

17.3   Transgene Mäuse als Antikörperproduzenten

Eine andere elegante Möglichkeit, humane Antikörper zu erzeugen, wurde parallel von Cell Genesys und GenPharm, mittlerweile Abgenix bzw. Medarex, entwickelt. Beide Firmen hatten sich 1994 das Ziel gesteckt, Mäusen ihre eigenen Genloci für Immunglobuline zu entfernen und durch entsprechende humane Gene zu ersetzen. Dadurch wurden Mäuse entwickelt, die als Reaktion auf eine Immunisierung mit Antigenen mit der Bildung humaner Antikörper reagieren.

■ Zunächst wurden Mäuse generiert, die keine eigenen, murinen Antikörper mehr herstellen können. Diese Arbeiten wurden in embryonalen Stammzellen durchgeführt, aus denen man entsprechende

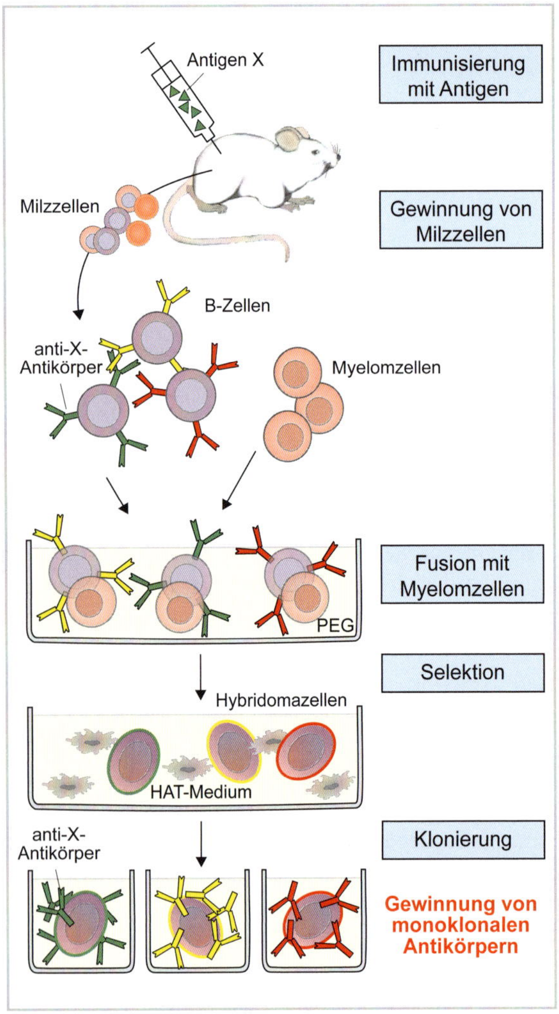

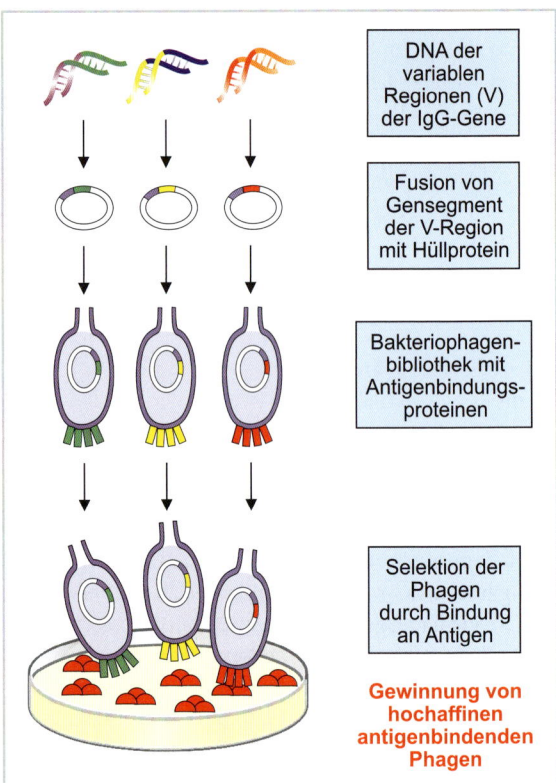

Abb. 17.1 Hybridoma-Technik zur Herstellung von monoklonalen Antikörpern.

Milzzellen, die von mit einem Antigen X immunisierten Mäusen gewonnen wurden, enthalten B-Zellen, die anti-X-Antikörper produzieren. Diese Zellen werden in Gegenwart von PEG mit Myelomzellen fusioniert und dann in HAT-Medium überführt. Für Myelomzellen ist HAT (Hypoxanthin-Aminopterin-Thymidin) tödlich, da ihnen das Enzym Hypoxanthin-Guanin-Phosphoribosyltransferase (HGPRT) fehlt. Hybridomazellen erhielten dieses Enzym von den Milzzellen und können selektiv in HAT-Medium überleben.

Die wachsenden Hybridomazellen werden auf ihre Fähigkeit, Antikörper zu produzieren, überprüft und entsprechend kloniert.

Knock-out-Tiere herstellen kann. Man begann damit, im Genom von Stammzellen den Genlocus für die J-Gene der schweren Antikörperketten selektiv zu zerstören (▸ Kap. 3.2.2, **◦** Abb. 3.14). Der *Knock-out* war zunächst heterozygot vorhanden (Genotyp $J_H^{-/+}$). Parallel dazu inaktivierte man in anderen Stammzellen die konstante Region (C) für den Genlocus der leichten κ-Ketten (Genotyp

Abb. 17.2 Phage-Display-Technik zur Herstellung von V-Regionen von Antikörpern.

DNA-Fragmente, die für die variable Regionen von Antikörpern codieren, werden in filamentöse Phagen kloniert und zwar so, dass jeder Phage eine variable Region der schweren und leichten Kette als Fusionsprodukt mit einem Hüllprotein des Bakteriophagen exprimiert. Die entstandene Phagen-Display-Bibliothek kann in Bakterien weitervermehrt und durch wiederholten Antigenkontakt selektioniert werden. Nach einigen Selektions-/Vermehrungs-Zyklen erhält man spezifische, hoch affine antigenbindende Phagen. Die genetische Information kann anschließend aus den Phagen isoliert und in Säugerzellen stabil integriert werden. Diese Zellen produzieren dann konstant den entsprechenden Antikörper.

$C_\kappa^{-/+}$). Für beide Mutationen entwickelte man dann aus den Stammzellen *Knock-out*-Mäuse. Durch Kreuzungen dieser beiden *Knock-out*-Populationen entstanden Tiere, die gleichzeitig die gewünschten homozygoten Mutationen in den leichten und schweren Antikörperketten besaßen (Genotyp $C_\kappa^{-/-}; J_H^{-/-}$).

■ Im nächsten Schritt wurden dann Mäuse entwickelt, die die Genloci für die leichten und schweren Ketten humaner Antikörper exprimieren. Auch diese transgenen Mäuse wurden durch embryonale Stammzellen generiert. Die humanen Gene für die schweren bzw. leichten Ketten wurden bei der XenoMouse® als 1 Mbp bzw. 0,8 Mbp große DNA-Fragmente über spezielle artifizielle Hefe-Chromosomen in die

Mausgenome einkloniert. Aus den resultierenden transgenen embryonalen Stammzellen entwickelten sich Mäuse, die entweder die humanen schweren Ketten (yH2) oder die humanen leichten Ketten (yκ2) exprimierten. Durch Kreuzungen erhielt man schließlich Mäuse, die beide Loci gleichzeitig exprimierten (yH2;yκ2).

■ In einem letzten Schritt zur Herstellung der Xeno-Mouse® wurden [$C_κ^{-/-}$;$J_H^{-/-}$]- und [yH2;yκ2]-Mäuse gekreuzt.

Die Ausstattung an humanen Genen in der transgenen Maus erwies sich als ausreichend, um ein großes Spektrum von Antigenen als fremd zu erkennen und die Induktion der Synthese entsprechender Antikörper einzuleiten. Ferner sind in der XenoMouse® die wichtigen biochemischen Mechanismen erhalten geblieben, die nach dem ersten Antigenkontakt zur langsamen Ausbildung hochaffiner Antikörper führen.

Die Firma Abgenix hatte bis 2005 bereits sechs unterschiedliche transgene XenoMouse®-Stämme etabliert, die menschliche Antikörper der Klassen IgG1, IgG2, IgG4 jeweils in Kombination mit leichten κ- oder λ-Ketten produzieren können.

Parallel dazu generierte GenPharm die HuMAb-Mouse®. Diese transgene Maus erhielt die menschlichen Immunglobulin-Gene über DNA-Injektion in den Vorkern, wobei ein 80 kbp großes Fragment für die schwere Antikörperkette bzw. ein 43 kbp großes Fragment für die leichte Kette eingesetzt wurde. Zunächst entstanden auch hier Mäuse, die entweder die schwere Kette eines IgM- bzw. IgG1-Moleküls oder aber die leichte κ-Kette bildeten. Gekreuzt wurden diese Mäuse mit den jeweiligen Maus-Deletionsmutanten, wobei das humane Schwere-Ketten-Gen die fehlende B-Zellent-wicklung der Knock-out-Maus wiederherstellte. Auch die humane κ-Kette war in der resultierenden transgenen Maus funktionell. Durch entsprechende Kreuzung wurde schließlich eine homozygote Doppel-Deletions-/Doppel-Transgen-Maus erzeugt, die HuMAb-Mouse®. Auch hier zeigte es sich, dass die HuMAb-Mouse® auf Immunisierung mit einem Antigen mit der Bildung humaner Antikörper reagierte und die gebildeten B-Zellen sowohl einen Isotyp-Wechsel von IgM nach IgG vollziehen konnten als auch nach somatischer Rekombination hochaffine Antikörper produzierten.

Mittlerweile hat Medarex die Maustechnologie noch verfeinert und bietet mit der KM-Mouse® einen Maus-stamm an, der „transchromosomal" ist, die also die murinen Antikörpergene verloren und die kompletten Genorte für menschliche Antikörper erhalten hat, so dass diese Maus alle Immunglobulin-Isotypen herstellen kann.

Sowohl die XenoMouse® als auch die HuMAb-Mouse® bzw. die KM-Mouse® bieten unter Anderem folgende Vorteile:

■ Die Herstellung 100 %ig humaner Antikörper basierend auf der etablierten Maus-Hybridom-Technologie.

■ Die Möglichkeit zur Gewinnung verschiedener Antikörper praktisch gegen jede beliebige *Target*-Oberfläche, die sich für die Antikörpertherapie einer bestimmten Krankheit zu eignen scheint.

■ Die Herstellung hochaffiner Antikörper, die nicht weiter gentechnisch „verfeinert" werden müssen.

Damit kann diese bemerkenswerte Methode sehr flexibel eingesetzt werden, so dass man davon ausgehen kann, dass mehr und mehr humane Antikörper das Wirkstoffspektrum bereichern werden.

17

18.1 Immundefizienzen bzw. Immunkompetenz

Im Allgemeinen lassen sich Patienten mit einer Immunschwäche klinisch aufgrund einer Krankheitsgeschichte mit wiederholten Infektionen erkennen.

Die Immunkompetenz wird durch unterschiedliche Tests evaluiert: Das Vorhandensein der einzelnen Zelltypen im Blut wird durch hämatologische Verfahren bestimmt, an die sich häufig eine FACS-Analyse anschließt, mit der die Subpopulationen der Lymphozyten erfasst werden. Die Menge an verschiedenen Immunglobulinen im Serum wird über ELISA-Techniken bestimmt. Die Funktionalität von Phagozyten lässt sich an frisch aus dem Blut isolierten polymorphkernigen Leukozyten und Monozyten über ihrer Fähigkeit, Bakterien zu phagozytieren und abzutöten bestimmen.

Die Effizienz des Komplementsystems lässt sich beurteilen, indem man die sogenannte CH_{50} bestimmt. Dies ist die Serumverdünnung, die noch 50 % der mit Antikörper assoziierten roten Blutkörperchen in einem Testansatz lysiert.

Zur genaueren Abklärung eines Immundefektes sind häufig noch speziellere Verfahren notwendig. Hier werden Lymphozytenfunktionstests, wie die Induktion der Proliferation oder die Zytokinfreisetzung und die Bildung von Immunglobulinen herangezogen.

18.2 Überempfindlichkeitsreaktionen

18.2.1 Prick-Test

Der so genannte Prick-Test stellt ein Diagnose-Verfahren für Typ-I-Überempfindlichkeitsreaktionen dar. Man verabreicht kleinste Dosen an Allergen auf die Haut. Es kommt bei einer Typ-I-Überempfindlichkeitsreaktion dann innerhalb von Minuten zur Histaminfreisetzung aus Mastzellen und zu einer typischen Rötung und Schwellung (erythematöse Quaddelbildung) an der Auftragsstelle. Der Prick-Test ist einfach und schnell und ist angenehmer als ein intradermaler

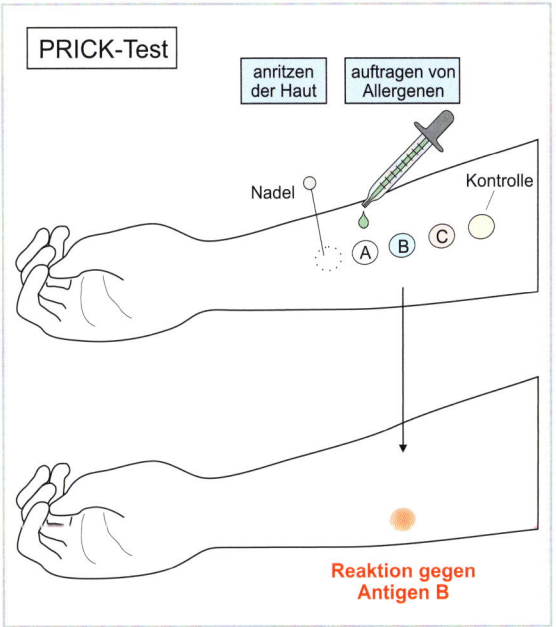

○ **Abb. 18.1** Prick-Test.
Hautareale, auf die verdünnte Allergene gegeben werden, werden vorher mit einer sterilen Nadel etwas angeraut. Nach Auftropfen des Allergens kommt es zu einer typischen, durch Histamin vermittelten Reaktion. Der Test ist zur Detektion von Typ-I-Reaktionen geeignet.

Test und damit auch bei Kindern anwendbar (○ Abb. 18.1).

18.2.2 Radioimmunosorbent-Test

Eine Typ-I-Überempfindlichkeitsreaktion lässt sich auch durch Messung der Serum-IgE-Konzentration diagnostizieren. Hierzu gibt es den so genannten Radioimmunosorbent-Test (RIST), dies ist ein Solide-Phase-Radioimmunoassay. An Dextran gekoppelte Antikörper gegen IgE werden mit Patientenserum inkubiert, gleichzeitig ist radioaktives IgE als Kompetitor im Versuchsansatz enthalten. Je mehr IgE im Patientenserum enthalten ist, umso weniger radioaktiv markierte

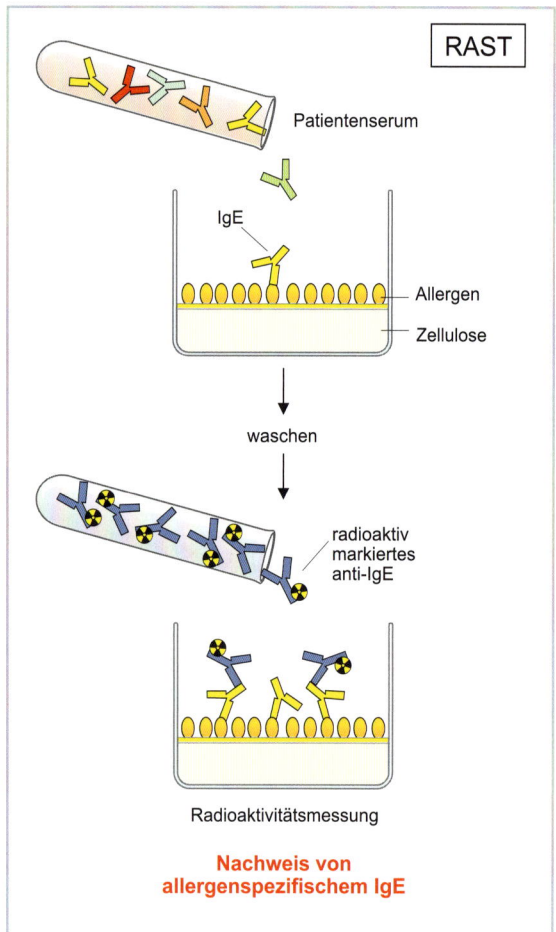

○ **Abb. 18.2** RAST.
Das spezifische Allergen ist auf einem unlöslichen Material aufgebracht (Zellulose, Dextran-Partikel, etc.). Das zu untersuchende Serum des Patienten wird mit dieser Allergen-Matrix inkubiert und die enthaltenen antigen-spezifischen IgE-Moleküle können binden. Nach einem Waschschritt werden radioaktiv markierte anti-IgE-Anti-körper dazugegeben, durch die sich gebundenes IgE aus dem Serum quantifizieren lässt.

IgE-Moleküle können an die Anti-IgE-Beads binden. Über die Messung der an den Beads gebundenen Radio-aktivität im Vergleich zu einer Standardverdünnung kann somit die Menge im Serum vorhandener IgE bestimmt werden.

18.2.3 Radioallergosorbent-Test

Mittels des Radioallergosorbent-Test (RAST) lassen sich ebenfalls Allergen-spezifische IgE-Antikörper im Patientenserum nachweisen. Hierbei werden spezifi-sche Allergene, die an feste Phasen gekoppelt sind, ver-wendet. Das Serum der Patienten wird mit diesen Aller-gen-Komplexen inkubiert. Nach Waschschritten wird dann gebundenes IgE mittels radioaktiv-markierten anti-IgE-Antikörpern quantifiziert (○ Abb. 18.2).

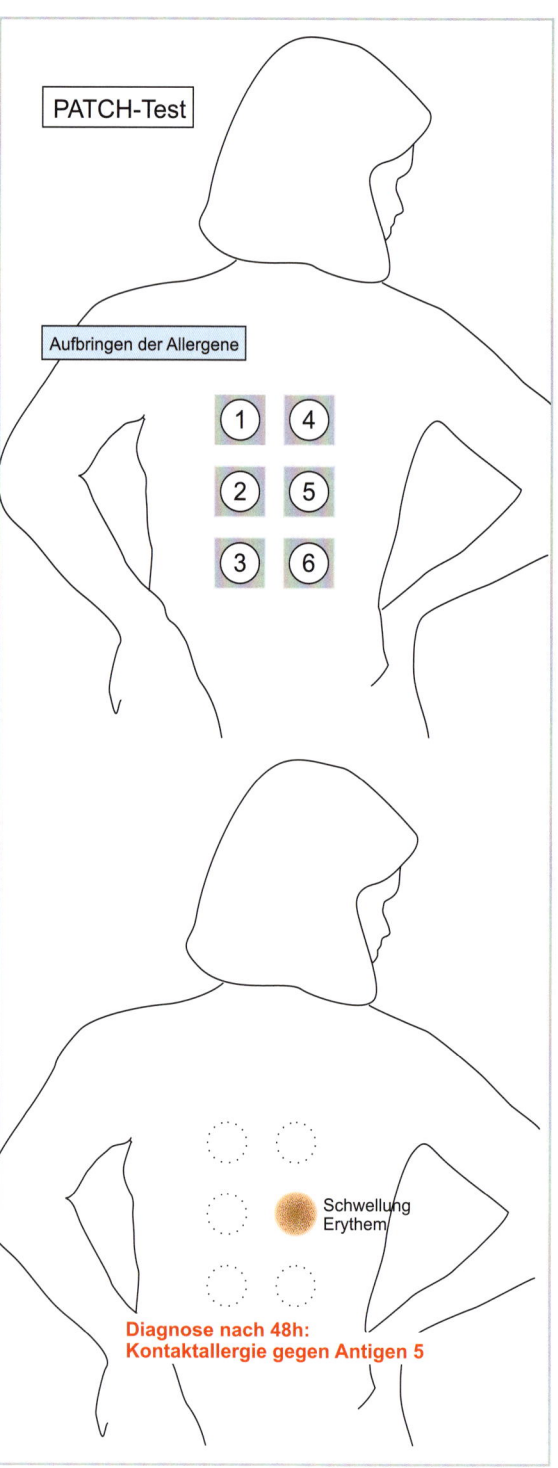

○ **Abb. 18.3** Patch-Test.
Dieser Test detektiert Hautallergien insbesondere vom Typ IV. Auf ein Stück Baumwolle oder Papier werden unter Verdacht stehende Antigene aufgetragen und auf die Rückenhaut für 24–48 Stunden aufgelegt. Der Test wird nach weiteren 48 h nach Auftragen der Allergene ausge-wertet. Die Entwicklung eines Erythems mit einer Schwel-lung und Bläschenbildung zeigt ein positives Testergebnis an, d. h. es besteht eine Kontaktallergie gegen das spezielle Antigen.

18.2.4 Patch-Test

Der Patch-Test ist ein Assay zur Diagnose von Haut-überempfindlichkeitsreaktionen, insbesondere von Kontaktallergien (Typ IV). Hierbei wird ein Stück Baumwollstoff oder Papier mit unterschiedlichen Kontaktallergenen imprägniert und für 24 bzw. 48 Stunden auf den Rücken des Patienten aufgebracht. Nach weiteren 24 bzw. 48 Stunden wird die entsprechende Hautstelle untersucht. Die Entwicklung eines geröteten Ödems mit Bläschenbildung stellt ein positives Testergebnis dar (o Abb. 18.3).

18.2.5 Tuberkulin-Test

Der Tuberkulin-Test zeigt eine zellvermittelte Immunität gegen *Mycobacterium tuberculosis* an. Dabei wird Tuberkulin intradermal gespritzt. Es kommt nach 24–48 Stunden zu einer Rötung der Haut. Diese Reaktion zeigt an, dass der Patient in der Vergangenheit mit diesem Krankheitserreger Kontakt hatte, ist aber für die Diagnose einer akuten Tuberkulose nicht brauchbar.

18.3 Autoimmunerkrankungen

Autoantikörper-Assays sind Tests, mit denen Antikörper gegen körpereigene Strukturen und Substanzen nachgewiesen werden können. Hierbei gibt es verschiedene Techniken, wie Autoantikörper detektiert werden können. Agglutinationsreaktionen (vgl. RA-Test), Immunfluoreszenzmethoden (Nierengewebe, Goodpasture-Syndrom, SLE-antinukleäre Antikörper) und ELISA Techniken werden häufig verwendet.

18.3.1 Komplement-Fixierungsassay

Ein Nachweis von Immunkomplexen kann über so genannte „Komplement-Fixierungsassays" erbracht werden (o Abb. 18.4). Dabei wird eine bestimmte Menge an Komplement und mit Antikörper beschichtete Schaferythrozyten mit dem Testmaterial vermischt. Sind Immunkomplexe vorhanden, binden die Komplement-Faktoren an die Immunkomplexe und stehen nicht mehr für die Lyse der Schaferythrozyten zur Verfügung. Tritt dagegen Hämolyse auf, ist der Test negativ, d.h. es sind keine Immunkomplexe im Patientenserum vorhanden.

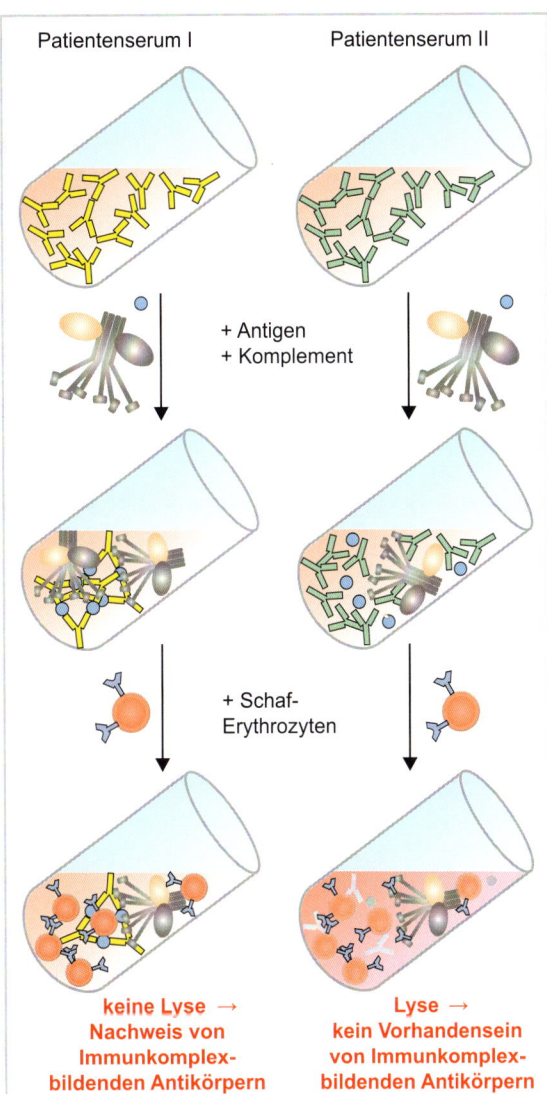

o **Abb. 18.4** Immunkomplexnachweis.
Patientenserum, das auf die Fähigkeit, Immunkomplexe mit einem Antigen zu bilden, getestet werden soll, wird mit Antigen inkubiert. Anschließend wird eine bestimmte Menge an Komplement zugegeben. Falls Immunkomplexe entstanden sind, wird das Komplement adsorbiert und steht der Hämolyse von mit Antikörper beschichteten Schaferythrozyten nicht mehr zur Verfügung. In Serum, das keine Immunkomplexe gebildet hat, kommt es dagegen zur Hämolyse.

18

18.4 Transplantation

18.4.1 Mikrolymphozytotoxizität

Eine Technik zur Typisierung von HLA-Antigenen ist die so genannte Mikrolymphozytotoxizität. Dabei werden Lymphoyzten isoliert und in Mikrotiterplatten mit Antikörpern gegen spezifische HLA-Moleküle inkubiert und anschließend mit Komplement versetzt. Überall dort, wo die Anti-HLA-Antikörper ihr spezifisches Antigen auf den Lymphozyten gefunden haben, kommt es zur Komplement-vermittelten Lyse der Zellen (○ Abb. 18.5).

Inzwischen werden immer häufiger monoklonale Antikörper gegen bestimmte HLA-Moleküle verwendet und die HLA-A-, HLA-B- und HLA-C-Typisierung wird überwiegend Durchfluss-zytometrisch durchgeführt. Durch Verwendung von Antikörpern gegen spezifische B-Zellantigene können diese ebenfalls mittels Durchfluss-Zytometrie identifiziert und auf HLA-DR- und HLA-DQ-Moleküle untersucht werden.

18.4.2 Mixed-Lymphocyte-Reaktion

Die mixed-lymphocyte-Reaktion (MLR) wird zur Untersuchung der Verträglichkeit zwischen Spender- und Empfängerlymphozyten bei Knochenmarktransplantationen und Organtransplantationen herangezogen (○ Abb. 18.6). Es werden dazu Lymphozyten des Donors und des Empfängers zusammen kultiviert. Lymphozyten proliferieren auf Stimulation durch Antigen eines „fremden", anderen Lymphozyten. Das Maß der Proliferation wird als Messparameter herangezogen. Eine der beiden Lymphozytenpopulationen (Empfänger) wird in der Regel mit Mitomycin C oder durch Bestrahlung proliferationsunfähig gemacht, allerdings präsentieren sie immer noch ihre Antigene. Sind in der Donorpopulation T-Zellen enthalten, die diese Antigene erkennen, werden sie zur Proliferation angeregt. Die Proliferation wird anhand des Einbaus von radioaktiv markiertem Thymidin gemessen. Dadurch lässt sich die Histokompatibilität zwischen Spender und Empfänger abschätzen: Wenn viel Radioaktivität eingebaut wurde, sollte ein anderer Spender ausgesucht werden.

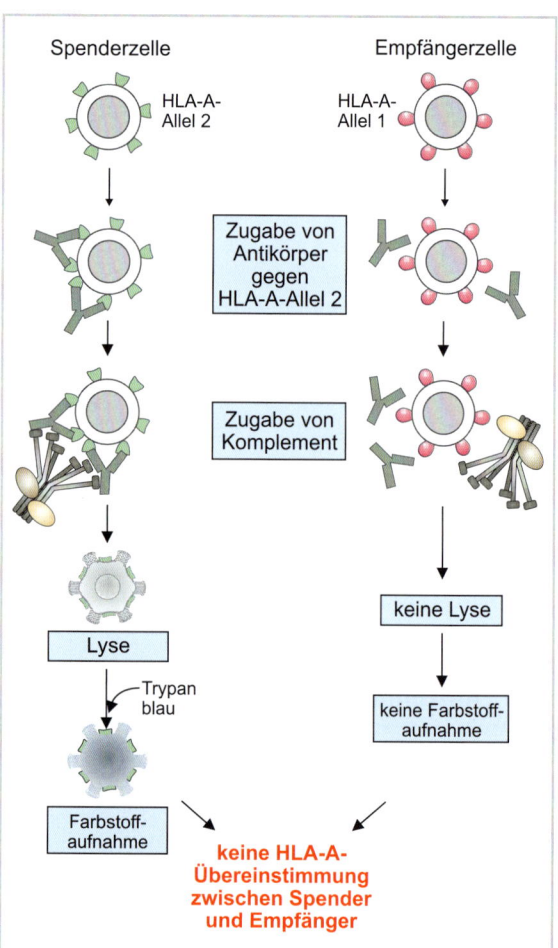

○ **Abb. 18.5** Mikrolymphotoxizität.
Weiße Blutzellen vom potentiellen Spender und vom Empfänger werden in unterschiedliche Mikrotiterplatten pipettiert. Den Zellen werden Antikörper gegen HLA–Antigene zugefügt. Wenn das entsprechende Antigen auf der Oberfläche der Leukozyten vorhanden ist, kommt es nach Zugabe von Komplement zu deren Lyse. Die lysierten Zellen lassen sich mit einem Trypanfarbstoff anfärben und quantifizieren.

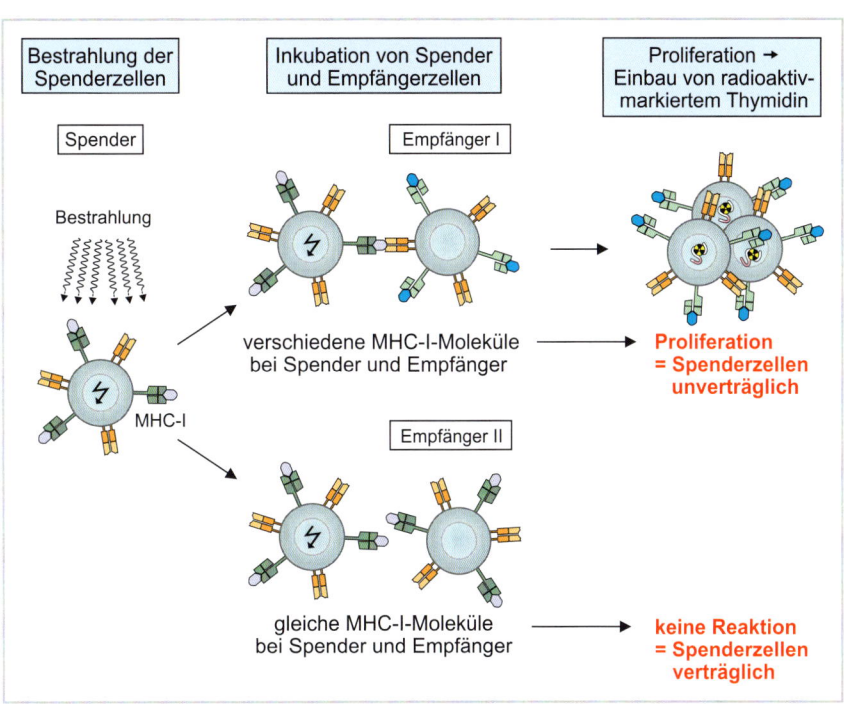

Bestrahlung der
Spenderzellen

Inkubation von Spender
und Empfängerzellen

Proliferation →
Einbau von radioaktiv-
markiertem Thymidin

Spender

Bestrahlung

MHC-I

Empfänger I

verschiedene MHC-I-Moleküle
bei Spender und Empfänger

**Proliferation
= Spenderzellen
unverträglich**

Empfänger II

gleiche MHC-I-Moleküle
bei Spender und Empfänger

**keine Reaktion
= Spenderzellen
verträglich**

○ **Abb. 18.6** Mixed-Lymphocyte-Reaktion.

Mit dieser Reaktion lassen sich Klasse-II-HLA-Antigene auf Spender- und Empfängerzellen identifizieren. Lymphozyten des Spenders werden bestrahlt, um ihre Proliferation
zu unterbinden und anschließend mit den Empfängerzellen inkubiert. Wenn sich die
MHC-I-Moleküle der Zellen unterscheiden, werden sich die Empfängerzellen schnell teilen
und radioaktiv-markiertes Thymidin in ihre DNA einbauen. Die Menge an eingebauter
Radioaktivität stellt ein Maß für die Unterschiede in den MHC-Molekülen von Spender-
und Empfängerzellen dar.

18

Stichwortverzeichnis

A

Abatacept 367f.
AB0-Blutgruppen 106
–, Bestimmung 424f.
Abciximab 361f.
ABC-Methode 423
Abnoba Viscum® 193f.
Abreicherungsfaktor 280f.
Abstoßung, Transplantat 128ff.
–, akute 130f.
–, Antigene 128f.
–, chronische 130f.
–, hyperakute 130f.
–, Reaktion 129ff.
–, –, umgekehrte 132
Abstoßung, Tumor 134ff.
ABX-EGF 340ff.
acquired immune deficiency syndrome 95ff.
Adalimumab 308ff.
ADCC 68f., 108, 300f.
Adcetris® 334ff.
Adenosindesaminase 92
Adhäsions-Molekül 324f.
Adrenalin 104, 403ff.
Adressine 58, 76f.
Aedes-sp.-Stechmücke 237
Aerius® 393f.
Affinitätschromatographie 421
Afinitor® 166f.
Agammaglobulinämie 92f., 282ff.
–, X-gekoppelte 93
Agglutinationsreaktion 424
AH 3® N Tabletten 383
AIDS 95ff.
Akute-Phase-Proteine 5, 18
Aldara® 185f.
Aldesleukin 209ff.
Alefacept 375
Alemtuzumab 337f.
Alfa-Interferone 198ff.
–, pegylierte 202ff.
Alkylamine 380ff.
Allergen 98ff., 377f., 401f.
–, Extrakte 407
–, spezifische Immuntherapie 104f., 403ff.
–, Typ I 377
–, Typ IV 377
Allergie 98ff., 353f.
–, Impfung 405
–, Kontakt- 432
–, Therapiemöglichkeiten 104f., 377ff.
Allergo-COMOD® 396f.

Allergodil® 388f.
Allergoid 407
Allergopos® N Augentropfen 380
Alloantigene 128ff.
–, Erkennung 129f.
–, –, direkte 129f.
–, –, indirekte 129f.
Allograft 128
Allopurinol 153
Alomide® 398f.
–, Augentropfen 398f.
Alpha-Interferone 198f.
α/β-TCR 34, 36, 74
AMD3100 189
Amevive® 375
Aminopterin 300, 427f.
5-Aminosalicylsäure 147f.
Anakinra 180f., 307
Anämie
–, autoimmunhämolytische 107, 121, 124f.
–, hämolytische 106
Anaphylatoxine 15, 111
Anaphylaxie 103f.
ANCHOR-Studie 364
Anergie 117ff.
–, klonale 120
Angioödem, hereditäres 178f.
ankylosierende Spondylitis 307
Anopheles 246
Ansamitocin P-3 358
Antazolin 379f.
Antiallergika 377ff.
Anti-Botulismus-Immunglobulin 294f.
Anti-Cytomegalie-Virus-Immunglobulin 289f.
Anti-D-Immunglobulin 106f., 295ff.
Antigen 6ff., 29ff., 50ff., 73ff.
–, CD-Antigen 31
–, Detektion 421
–, Determinante 48
–, Drift 88
–, Erkennung 17, 41ff., 50ff.
–, Isolierung 421
–, karzinoembryonales 348
–, Präsentation 29, 41ff.
–, Prozessierung 41ff.
–, Shift 88
–, Thymus-abhängiges 63, 66
–, Thymus-unabhängiges 63ff.
–, Variation 87
antigenpräsentierende Zelle 4, 29ff., 50f., 75ff.

Antigenrezeptoren 31f., 41ff., 55ff.
–, Antigenerkennung 41ff.
–, BCR 31, 45ff., 63ff.
–, Cofaktoren 45, 55f.
–, D-Gensegment 46f.
–, Diversität 45f.
–, Funktion 45
–, ITAM 45, 55f.
–, J-Gensegment 46f.
–, junctional diversity 48
–, Signalübertragung 45, 55ff., 63ff.
–, somatische Rekombination 46
–, Struktur 44ff.
–, –, CDR 45
–, –, FR 45
–, –, konstante Region 44
–, –, variable Region 44
–, TCR 31, 45ff., 55ff.
–, V-Gensegment 46f.
Anti-Hepatitis-A-Immunglobulin 285
Anti-Hepatitis-B-Immunglobulin 285f.
Antihistaminika 377ff.
Antiidiotyp-Antikörper 273
Anti-IgE-Antikörper 104f., 353ff.
Antikörper 4f., 37ff., 63ff., 275ff., 299ff.
–, Affinität 48
–, Affinitätsreifung 65f.
–, Allotyp 39, 275f.
–, Antigenerkennung 66
–, antinukleäre 125
–, Antwort
–, –, primäre 66, 78
–, –, sekundäre 66, 78
–, Avidität 48
–, Charakteristika 277
–, chimäre 299
–, Crosslinking 63
–, Detektion 421
–, diagnostische 348ff.
–, Eigenschaften 40, 67
–, Fab-Fragment 37ff.
–, –, diagnostisches 366
–, –, therapeutisches 361
–, F(ab)₂-Fragment 38f.
–, Fc-Fragment 37f.
–, Feedback 66
–, Fv-Fragment 38
–, hinge-Region 37
–, humane 299f.
–, humanisierte 299f.
–, Hydrolyse
–, –, Papain 38
–, –, Pepsin 38

–, Idiotypen 39, 275f.
–, IgA 39f., 64, 68ff., 73f., 275ff.
–, IgD 39f., 62f., 275ff.
–, IgE 39f., 60, 64, 68, 85, 98f., 100ff., 275ff.
–, IgG 39f., 64, 68f., 275ff.
–, IgM 39f., 62ff., 68f., 275ff.
–, Isolierung 421
–, Isotyp 39ff., 63ff., 275f.
–, –, Änderung 63ff.
–, kältereaktiv 107
–, Klassen 39, 275ff.
–, leichte Kette 37
–, monoklonale 299f., 427f.
–, murine 299
–, Muttermilch 71, 94
–, neutralisierende 68
–, onkologische 326ff.
–, Plazentagängigkeit 40, 70
–, Präparate 277
–, –, allgemeine 283
–, –, Arzneibuchmonographie 277
–, –, Herstellungsverfahren 278f.
–, –, polyklonale 283
–, –, Prionensicherheit 281
–, –, Virussicherheit 280
–, schwere Kette 37
–, Struktur 37, 299
–, Subklassen 39, 276
–, therapeutische 299ff.
–, Varianten 276f.
–, wärmereaktive 107
Antikörper-abhängige zelluläre Zytotoxizität 68f., 108, 300f.
Anti-Maus-Antikörper, humaner 302f., 366f.
anti-p185 342
Anti-RhD-Immunglobulin 106f., 295ff.
Anti-Tetanus-Immunglobulin 293f.
Anti-Tiergift-Immunserum 295
Anti-Tollwut-Virus-Immunglobulin 287f.
Anti-Toxin-Immunglobulin 112, 276, 293ff.
Antitoxinserum 112, 276, 293ff.
Anti-T-Zell-Immunglobulin 290ff.
Anti-Varicella-Zoster-Immunglobulin 288f.
Apamin 401
APC (antigenpräsentierende Zelle) 4, 29ff., 50f., 75ff.
Apis mellifera 401
Arava® 154f.
Arcalyst® 372
Arcitumomab 366
Arthritis, rheumatoide 121f., 126f., 307

Arthus-Erkrankung 111ff.
Arzerra® 328ff.
Arzneimittelbehörde, europäische 221
Aspergillus fumigatus 85
Astemizol 379, 386
Asthma 103f., 353f.
–, allergisches 103, 353f.
–, chronisches 103, 114f.
–, nicht-allergisches 103
Atarax® Tabletten 383
ATG-Fresenius® S 290f.
Atlizumab 317ff.
Atopie 104
Auffrischungsimpfung 222
Auranofin 148f.
Aurocyanid 149
Autoantikörper 106ff., 121ff.
–, Assay 433
Autograft 128
Autoimmunerkrankung 116ff.
–, entzündliche 126
–, nicht organspezifische 121
–, organspezifische 121
–, systemische 121
–, Therapieansätze 127
Autoimmunität 116ff.
Autoimmunreaktion 120ff.
Avastin® 344ff.
Avidität 48
Avonex® 176
Azafalk® 152, 154
Azaimun® 152, 154
Azamedac® 152, 154
Azaron® Stick 379f.
Azathioprin 152ff.
Azelastin 386, 388f.
Azulfidine® RA 147f.

B

Bacillus Calmette-Guérin 196f., 224, 238
Bakterien 14ff., 81ff., 196ff.
–, anaerobe 83
–, gramnegative 82f.
–, grampositive 82f.
–, humanpathogene 83
–, intrazelluläre 83
–, kommensale 73
–, Lysate 197
–, pathogene 73
–, pyogene 82f.
–, Toxine 83
–, Vakzine 224
–, –, attenuierte 224, 238f.
–, –, inaktivierte 224, 247ff.
–, –, Polysaccharid 251f., 259ff.

–, –, Toxoid 268ff.
–, Zellwand 81f.
Bakteriophage 248, 427
–, CTXΦ 248
Balkis® Schnupfenkapseln 380, 382
BALT (bronchial associated lymphoid tissues) 6
Bamipin 383ff.
Baptisiae tinctoriae radix 195f.
Basedow-Erkrankung 125
Basiliximab 302ff.
B-cell receptor 31f., 44f., 48f., 63ff.
BCG-Bakterien
–, Stamm Connaught 196
–, Stamm RIVM 196
BCG-Impfstoff 238
BCG-medac® 196
BCR (B-cell receptor) 31, 44ff., 63ff.
–, Antigenerkennung 48f.
–, CDRs 49
Behring, Emil von 276
Belatacept 369f.
Belimumab 321f.
BENEFIT-Studie 369
Benlysta® 321
Beriglobin® 284f.
Berinert® P 178f.
Berirab® 288
Beromun® 213f.
Besilesomab 348f.
Betaferon® 177f.
Beta-Interferon 175ff.
Bevacizumab 344ff.
Bexxar® 334
B-Gedächtniszelle 78
Bienenstich 103, 401f.
Biograstim® 206
Blutgruppen 106
–, Bestimmung 424f.
Blutzellen, periphere mononukleäre 415
B-Lymphozyten 4ff., 31ff., 36ff., 62ff., 123, 328ff., 358
–, Affinitätsreifung 78
–, Aktivierung 62ff.
–, autoreaktive 120
–, Deletion, klonale 36f.
–, Differenzierung 62ff., 329
–, Expansion, klonale 36f.
–, Gedächtniszellen 66f., 78
–, Rezeptor 31, 44ff., 63ff.
–, Selektion, klonale 36f., 65
–, Stimulator-Protein 321f.
BLys 321f.
Bombus spec. 401

Boostern 377

Bordetella pertussis 224f., 247f., 261f.

–, Impfstoff 261

–, Infektion 261

–, Toxin 261

–, Vakine, azelluläre 261

Borrelia burgdorferi 87

Bosatria® 360

Botulinum-Toxin 294

Botulismus 294

Botulismus-Antitoxin Behring® 295

B7-Proteine 30, 56

Brentuximab Vedotin 334f.

Brompheniramin 380f.

Bronchialasthma 103

Bruton-Tyrosinkinase 92f.

bubble baby 93

BW 250/183 348

B-Zelle 4ff., 31ff., 36ff., 62ff., 123, 328ff., 358

–, Affinitätsreifung 78

–, Aktivierung 62ff.

–, autoreaktive 120

–, Deletion, klonale 36f.

–, Differenzierung 62ff., 329

–, Expansion, klonale 36f.

–, Gedächtniszellen 66f., 78

–, Rezeptor 31, 44ff., 63ff.

–, Selektion, klonale 36f., 65

–, Stimulator-Protein 321f.

C

cAC10 334

Cachectin 213

Calcineurin 56, 127f., 162ff.

Calicheamicin 336f.

CALLA (= common-acute lymphoblas-tic-leukemiaassociated antigen) 32

Calmodulin 162f.

Canakinumab 307, 315ff.

Candida albicans 85

Cantuzumab mertansine 358

CAPS (Cryopyrin-assoziierte periodi-sche (Fieber)syndrome) 315f., 372

Carebastin 389f.

Cathelicidine 9, 11

Catumaxomab 327f.

cbML (Chitin-bindendes Mistellektin) 194

CCR5 95ff.

CD-Antigen 31

CD3 31, 45, 55f., 301ff., 306, 327

CD4 31ff., 42ff., 53ff., 79, 95ff.

CD8 31ff., 42ff., 53f., 61f., 78f., 135

CD20 139, 328ff.

CD25 52ff.

CD28 31, 34, 50ff., 119, 346f.

CD30 334f.

CD33 336f.

CD40 31, 51ff., 58ff., 63f.

–, Ligand 51ff., 58ff., 63f., 93

CD45 31, 78f.

–, CD45RA 79

–, CD45RO 79

CD52 127f., 337

CDC (Komplement-abhängige Zytotoxi-zität) 300f.

CDR (complementarity determining regions) 39, 44ff., 299

CEA-Cide® 358f.

CEA-Scan® 366

Cefalektin® 195

CellCept® 159f.

Certican® 165ff.

Certolizumab pegol 307, 362ff.

C1-Esterase-Inhibitor 178ff.

CetiLich® 386

Cetirigamma® 386

Cetirizin 386

Cetuximab 338ff.

Chediak-Higashi-Syndrom 94

Chemokine 20ff., 50f., 58f., 76f.

–, C-C- 23, 95

–, C-X-C 23, 95

–, Rezeptoren 35, 95

–, –, CCR5 95

–, –, CXCR4 95, 189

Chlamydia trachomatis 83

2-Chloro-2'-deoxyadenosine 158

Chloroquin 146f.

Chlorphenamin 380

Chlorpheniramin 380

–, hydrogenmaleat 381

Chlorphenoxamin 379ff.

Cholera 83, 248ff.

–, Biotypen

–, –, El Tor 248

–, –, klassisch 248

–, Impfstoff 248f.

–, Serotypen

–, –, Inaba 248

–, –, Ogawa 248

–, Toxin 248ff.

Ciclosporin 145, 161ff.

Cimzia® 362ff.

C1INH 16f., 178f.

C1-Inhibitor 16f., 178f.

Cladribin 158

Clemastin 379ff.

CLEOPATRA-Studie 357

CLIP (class-II invariant chain peptide) 43

Clostridium

– *difficile* 73

– *botulinum* 282, 294

– *tetani* 83, 86f., 224, 270f.

cluster of differentiation antigen 31

CMC-544 358

CNTO148 310

Coley, William B. 133

Colibiogen® inject 198

complementarity determining regions 39, 44ff., 299

Conestat alfa 179f.

Coombs-Test 424f.

Copaxone® 170ff.

Copolymer-1 170

Corynebacterium

– *diphtheriae* 83, 224, 251, 269f.

– *pseudotuberculosis* 269

– *ulcerans* 269

Corynephagen 269

CRM$_{197}$ 251, 268, 270

Cromoglicinsäure 396f.

Cromo-ratiopharm® 396

Cryopyrin 315f., 372

– assoziierte periodische Syndrome 315f., 372

CTAA16.88 349

CTLA-4 118f., 346f., 367ff.

Culex 246

Cutter-Fall 225

CXCL12 76, 189

CXCR4 95, 189

Cyclophosphamid 156f.

Cyclophilin 161ff.

Cyclosporin A 145, 161ff.

Cyclostin® 156

Cyproheptadin 383ff.

Cytotect® CP Biotest 281, 290

–, Abreicherungsfaktor 281

D

Daclizumab 303ff.

DaPT-IPV 251

Decortin® 168ff.

Defensine 9, 83

Deletion, klonale 36f., 117ff.

Delimmun® 186f.

Denileukin diftitox 211

Denosumab 349ff.

Descarboethoxy-loratadin 392

Desensibilisierung 104, 405

Desloratadin 393f.

Dexchlorpheniramin 380ff.

DHR (delayed hypersensitivity reaction) 99

DHS-System 84
Diabetes mellitus Typ I 121f., 124ff.
–, Pathogenese 126
Diapedese 23, 77
Diathese, allergische 377
Dichtezentrifugation 415
Di-George-Syndrom 92f.
Dihydrofolat-Reduktase 151f.
Dimepranol-4-acetamidobenzoat: Inosin 186f.
Dimethylfumarat 172f.
Dimetinden 380f.
Dimetindenmaleat 381f.
Dinatrium-Cromoglicinat 396f.
Diphenhydramin 379f.
Diphtherie 83, 217f., 222, 268ff.
–, Impfempfehlung 269
–, Toxin 211, 269ff.
–, Vakzine 269ff.
DNA-Impfstoff 97, 273
DNCG (Dinatrium-Cromoglicinat) 396
DNCG-Stada® 396
Dolastatin 10 335
Doxylamin 379f.
Dreschfieber 111
Drotrecogin alfa 181ff.
Dukoral® 249f.
Durchfluss-Zytometrie 416f.

E
Ebastel® 389f.
Ebastin 389f.
EBASTIN® Aristo 389f.
Echan® Lösung 196
Echinacea
–, Bionorica 196
–, Hevert purp. forte® 196
–, ratiopharm 196
–, Stada® 196
Echinacea purpurea 195f.
Echinaceae pallidae radix 195
–, purpureae herba 195
Echinacin® 196
Echinapur® 196
ECP (eosinophil cationic protein) 102
Eculizumab 351ff.
Edmonston-Impfstoffe 227f.
Efalizumab 322f.
EGFR (epidermaler Wachstumsfaktor-Rezeptor) 338ff.
EIA (Enzym-Immunassay) 422
Einzelantigen-Vakzine 250ff.
–, bakterielle 258ff.
–, virale 252ff.
Elidel® 167f.

ELISPOT-Assay 418
Emadine® Augentropfen 384
Emedastin 384f.
Enbrel® 370f.
Encepur® 245
Enders, John F. 223, 226
Endocarditis 83
Endotoxin 82, 86f.
–, Schock 25
Endoxan® 156
Endozytose 10, 30
Enfuvirtide 97
Enzephalitis, japanische 224, 246f.
Enzephalomyelitis, experimentelle allergische 124, 170ff.
Enzym-Immunassay 422
eosinophil cationic protein 102
Eotaxin 102
epidermaler Wachstumsfaktor-Rezeptor 338ff.
Epiglottitis acutissima phlegmonosa 259
Epinastin 395
Epitope 43, 122
–, kryptische 124
–, immundominante 43
–, Spreading 122
Epratuzumab 358
Epstein-Barr-Virus 80, 88f.
erbB-Rezeptorfamilie 338, 342
Erbitux® 338ff.
Erythroblastosis fetalis 106f.
Erythrozytenantigene 106
Esberitox® 196
– mono 196
Escherichia coli 86f., 197f.
Etanercept 307, 370f.
Ethanolamine 379
Ethylendiamine 379f.
Eurixor® 195
Everolimus 165f.
Exotoxine 83, 86f.
Extavia® 177
Extraktimpfstoffe 220
Extremitäten-Perfusion, isolierte 214f.
Extremitätensarkom 215

F
Fab-Fragment 37ff.
–, diagnostisches 366
–, therapeutisches 361
F(ab)$_2$-Fragment 38f.
Faber, Knud 271
FACS (Fluorescence activated cell sorting) 415f.
Farmerlunge 111

Fas 61, 118ff.
–, Ligand 61, 118ff.
Fc-Fragment 38f.
Fc-Rezeptor 31f., 38ff., 64ff., 108, 300
Fenistil® 381f.
Fermo-Serum® 277
Fetus-Toleranz 132
Fexofenaderm® 387f.
Fexofenadin 387f.
Ficoll-Hypaque® 415
Fieberbläschen 80, 88
Filgrastim 205ff.
– Hexal® 206
– ratiopharm® 206
Fingolimod 173ff.
first dose reaction 302
Fischer, Bernhard 248
FK 506 162ff.
Flaviviridae 236, 244, 246
Flebogamma® DIF 282, 284
–, Abreicherungsfaktor 282
Fledermaus-Tollwut 243
Flockungswert 269
Fluenz® 236
Fluorescence activated cell sorting 415f.
Folsäure 151f.
Fontolizumab 359f.
Forkhead-Proteine 54
Formicidae spec. 401
Fox-Familie 54
FoxP3 54
framework region 44f., 299f.
FREEDOM-Studie 350
Frühsommer-Meningoenzephalitis 244f.
FSME 224, 244f.
–, Impfempfehlung 245
–, Reiseimpfung 245
–, Virus 244
FSME-Immun® 245
FTY720 173ff.
Fumaderm® 172f.
Fumarsäure 172f.
Fusionsproteine 272f., 367ff.
Fv-Fragment 38f.

G
Gaffky, Georg 238, 248
Galiximab 359
GALT (gut associated lymphoid tissues) 6
Gammagard® S/D 284
Gammaglobuline 220, 275ff.
Gammanorm® 284
γ/δ-TCR 34, 36, 74
Gamunex® 284

Gangliosid GM1 250
Ganzkeim-Pertussis-Vakzine 247f.
G-CSF (Granulozyten-
Kolonie-stimulierender Faktor) 205ff.
Gebärmutterhalskrebs 257f.
Gedächtnis, immunologisches 78ff., 264
Gelbfieber 224, 236f.
–, Impfstoff 237
Gemtuzumab-Ozogamicin 336
Gentherapie, somatische 95
Giftschlange 295
Gilenya™ 174f.
Glatirameracetat 170ff.
Glioblastom 135
Glucocorticoide 168ff.
Glucocorticoid-responsive Elemente 168
GM-CSF (Granulozyten/Makrophagen-
Kolonie-stimulierender Faktor) 205
Gold 148f.
–, parenterales 149
Golimumab 307, 310ff.
Gonorrhö 83
Goodpasture-Syndrom 108f., 121, 125
GPIIb/IIIa 361
graft-versus-host-Reaktion 95, 132, 290f.
Granocyte® 207f.
Granulomatose
–, chronische 11, 92, 94, 211f.
Granulombildung 113ff.
Granulozyten 4f.
–, basophile 5, 102f.
–, eosinophile 5, 60, 68, 102f.
–, neutrophile 3, 5, 10ff., 35, 108, 115f., 196f.
Granulozyten-Kolonie-stimulierender-
Faktor 205ff.
Granulozyten/Makrophagen-Kolonie-
stimulierender-Faktor 205
Granzyme 61
Graves' Disease 108ff., 121, 125
Gregg, Sir Norman McAlister 230
Grippe 80, 88, 190ff., 235f., 252ff.
Grundimmunisierung 222
GS 4071 191
Gürtelrose 80, 232
GVDH (graft versus host disease) 132,
290f.

H
HAART 97
Haemophilus influenzae 86f., 258ff.
– Typ b 217, 222ff., 258ff.
– –, Impfempfehlung 260
– –, Impfstoffe 260
– –, Kapsel-Polysaccharid 260
HALT-Studie 350

HAMA (humaner Anti-Maus-Antikör-
per) 302f., 366f.
Hämagglutinationsreaktion 424f.
Hämatopoese 4, 205
Hämoglobinurie, paroxysmale nächtliche
352
H$_1$-Antihistaminika 377ff.
–, 1. Generation 378ff.
–, 2. Generation 378f., 385ff.
Hapten 104, 114f., 377
Hashimoto-Thyroiditis 121, 125
HAT-Medium 300, 428
Haupthistokompatibilitätskomplex 41
HAV (Hepatitis-A-Virus) 243f., 280f.
HB22.7 358
HBcAg 286
HBeAg 286
HBsAg 251, 255f., 273, 280, 286
HBV (Hepatitis-B-Virus) 225, 255ff.,
280f., 286
Helenalin 115f.
Helicobacter pylori 84, 90
Helixor® 193
Helminthen 60
Hepadnaviridae 255, 286
Hepatect® CP 286
Hepatitis-A-Virus 243f.
–, Impfstoff 244
–, Infektion 244
Hepatitis-B-Virus 80, 87, 222, 225,
255ff., 280f., 286
–, Impfempfehlung 255
–, Impfung 256
–, passive Immunisierung 255
–, Postexpositionsprophylaxe 255f.
–, Schwangerschaft 255
–, serologische Kontrolle 255
–, Vakzine 251, 255
Hepatitis-Be-Protein 286
Hepatitis-B-Immunglobulin Behring
286
Herceptin® 139, 342f., 357
Herpes-simplex-Virus 80f., 87ff., 187
Herpesviridae 232
Herpes zoster 232
HER2-Protein 342ff., 357
–, Überexpression, Bewertungssystem
344
HES (hypereosinophiles Syndrom) 360
Heuschnupfen 103f.
HEV (high endothelial venule) 7, 49,
56f., 76
HGPRT (Hypoxanthin-Guanin-Phos-
phoribosyltransferase) 300, 427f.
HGS-ETR1 359

Hib (*Haemophilus influenzae* Typ b) 217,
222ff., 258ff.
– Vakzine 260
Histamin 101, 103f., 377ff.
–, Rezeptoren 377ff.
HIV (human immunodeficiency virus)
80, 95ff., 280ff.
–, gp41 95f.
–, gp120 95f.
–, Impfstoff 97
–, Infektion 95
–, Struktur 96
–, Therapiemöglichkeiten 96f.
Hizentra® 284
HLA (human leukocyte antigen) 41,
124f., 129, 132f.
–, Typisierung 434f.
hMN-14 358
Homing 58, 77, 174
–, Rezeptoren 58, 77
Hornissengift 401
hP67.6 336
H$_1$-Rezeptoren 377ff.
H$_2$-Rezeptoren 377
H$_3$-Rezeptoren 378
H$_4$-Rezeptoren 378
huC242-DM1 358
Hühnerpest-Virus 252
HuMAb-Mouse® 311, 429
human immunodeficiency virus 80,
95ff., 280ff.
human leukocyte antigen 41, 124f., 129,
132f.
HumaSpect® 349
HuMax-CD4 356
Humira® 309f.
HuZAF® 359f.
Hybridoma-Technik 300, 427f.
Hydrogenfumarat 379, 381
Hydroxychloroquin 146f.
Hydroxyzin 383, 386
hypereosinophiles Syndrom 360
Hyper-IgM-Syndrom 92f.
Hyperimmunglobuline 278
Hypersensitivität 98ff.
–, Typ I 98ff.
–, Typ II 98f., 105ff.
–, Typ III 98f., 109ff.
–, Typ IV 98f., 112ff.
Hypoxanthin-Guanin-Phosphoribosyl-
transferase 300, 427f.

I
Ibalizumab 97
Ibritumomab-Tiuxetan 332ff.

ICAM (intercellular adhesion molecule) 22ff., 50f., 57f., 76f., 322f.
IDO (Indolamin-2,3-dioxygenase) 132
IEL (intraepitheliale Lymphozyten) 75
IFN-α 21, 27, 175, 198f.
IFN-β 21, 27, 175ff.
IFN-γ 21, 35, 53f., 58f., 128f., 211ff., 320, 359f.
IgA 39f., 64, 68ff., 73f., 275ff.
–, Mangelsyndrom 92ff.
IgD 39f., 62f., 275ff.
IgE 39f., 60, 64, 68, 85, 98f., 100ff., 275ff.
–, Rezeptoren 102
–, –, Quervernetzung 102
IgG 39f., 64, 68f., 275ff.
Ig-Isotyp-Defekte, selektive 92
IgM 39f., 62ff., 68f., 275ff.
Ignoranz 118ff.
IL s. auch Interleukin
IL-1 21, 23, 25, 89, 180f., 306ff., 315ff., 320, 372
–, Rezeptorantagonist 180f.
IL-2 21, 52f., 129, 162, 209ff.
–, Rezeptor 52f., 92f., 95, 128, 209f., 303ff.
–, –, α-Untereinheit 52f., 209f., 303ff.
–, –, β-Untereinheit 52f., 209f., 303ff.
–, –, γ-Untereinheit 52f., 92, 95 209f., 303ff.
–, Wirkmechanismus 210
IL-4 21, 35, 53ff., 60, 64, 78, 100ff., 405f.
IL-5 21, 35, 53ff., 60, 64, 78, 105, 405f., 360
IL-6 12, 25, 35, 53ff., 64, 114, 307, 317f.
–, Rezeptor 317ff.
–, Wirkmechanismus 317ff.
IL-10 21, 34f., 54f., 60f., 105, 118ff., 405f.
IL-12 20f., 25, 35, 51ff., 59, 105, 113f., 319f., 406
IL-17 35, 54, 78, 114, 116, 127, 320f.
IL-23 54, 114, 319f.
Ilaris® 315f.
Imiquimod 185f.
ImmuCyst® 196f.
Immunantwort
–, adaptive 74ff.
–, angeborene 3f., 9ff., 20f., 73f.
–, –, Effektormechanismen 21f.
–, –, Sofortreaktion 10, 21f.
–, –, Zytokine 12, 20f.
–, erworbene 3f., 12, 29, 73ff.
–, Pathogenität 87
–, Suppression 87, 89f.
–, überschießende 98ff.
Immundefizienz

–, angeborene 91ff.
–, erbliche 91, 94f.
–, Erkrankungen 283
–, erworbene 91, 95ff.
–, Diagnose 432
–, Komplement 92, 94
–, Lymphozyten 92f.
–, Neugeborene 94
–, Phagozyten 92, 94
–, primäre 91f.
–, sekundäre 91
Immundiffusion 426.
immune escape 136f.
immune surveillance 133
Immunfluoreszenzmikroskopie 424
Immunglobuline 4f., 37ff., 63ff., 275ff., 299ff.
–, Affinität 48
–, Affinitätsreifung 65f.
–, Allotyp 39, 275f.
–, Charakteristika 277
–, Crosslinking 63
–, Eigenschaften 40, 67
–, Fab-Fragment 37ff.
–, –, diagnostisches 366
–, –, therapeutisches 361
–, F(ab)₂-Fragment 38f.
–, Fc-Fragment 37f.
–, Feedback 66
–, Fv-Fragment 38
–, hinge-Region 37
–, humane 299f.
–, humanisierte 299f.
–, Hydrolyse
–, –, Papain 38
–, –, Pepsin 38
–, Idiotypen 39, 275f.
–, Isotyp 39ff., 63ff., 275f.
–, –, IgA 39f., 64, 68ff., 73f., 275ff.
–, –, IgD 39f., 62f., 275ff.
–, –, IgE 39f., 60, 64, 68, 85, 98f., 100ff., 275ff.
–, –, IgG 39f., 64, 68f., 275ff.
–, –, IgM 39f., 62ff., 68f., 275ff.
–, kältereaktive 107
–, Klassen 39, 275ff.
–, leichte Kette 37
–, monoklonale 299f., 427f.
–, murine 299
–, Muttermilch 71, 94
–, neutralisierende 68
–, onkologische 326ff.
–, Opsonisierung 40, 68f.
–, Plazentagängigkeit 40, 70
–, Präparate 277

–, –, allgemeine 283
–, –, Arzneibuchmonographie 277
–, –, Herstellungsverfahren 278f.
–, –, polyklonale 283
–, –, Prionensicherheit 281
–, –, Virussicherheit 280
–, schwere Kette 37
–, Struktur 37, 299
–, Subklassen 39, 276
–, therapeutische 299ff.
–, Varianten 276f.
–, wärmereaktive 107
Immunhistochemie 423f.
Immunisierung 66, 217ff.
–, aktive 143, 217ff.
–, Antiidiotyp-Antikörper 273
–, Nukleinsäure 273
–, passive 143, 220, 285ff.
–, Prime-Boost 273
Immunität
–, aktive 79
–, passive 79
–, Schleimhaut 69f.
Immunkomplex 66f., 86f., 98f., 109ff., 121, 125f.
–, Nachweis 433
Immunmodulatoren 143
–, lösliche 5
Immunoblot-Technik 423
immunopotentiating reconstituted Influenza virosome 244
Immunorgane 5f.
Immunosporin® 161, 163
Immunphänotypisierung 416
immunprivilegierte Körperregionen 120, 122, 124
Immunstimulanzien 143, 185ff.
–, bakterielle 196ff.
–, pflanzliche 192ff.
Immunsuppression 118f., 145ff.
Immunsuppressiva 143, 145
Immuntherapeutika 143
Immuntherapie, spezifische 104, 402ff.
–, Indikation 405f.
–, Kontraindikationen 406f.
–, Nebenwirkungen 411
–, praktische Durchführung 408f.
–, subkutane 405, 407, 409
–, –, Cluster-Steigerungsschema 409
–, –, Kurzzeittherapie 409
–, –, Langzeittherapie 409
–, –, Rush-Steigerungsschema 409
–, –, Tagebuch 409
–, sublinguale 405, 409f.
–, –, Ultra-Rush-Schema 409

–, Voraussetzungen 406
–, Wirkmechanismus 405f.
Immuntoleranz 116ff., 136
Immunüberwachung 133
Impfakzeptanz 218f.
Impfdurchbruch 219
Impfempfehlung 221ff.
Impfen, Schwangerschaft 219
Impferkrankungen 219
Impfkalender 222f.
Impfkomplikationen 218f., 225
Impfpflicht 221
Impfreaktionen 218
Impfschäden 219
Impfstoffe 217ff.
–, Arzneibuchmonographie 273f.
–, attenuierte 220f., 223ff.
–, Einzelantigene 224, 250ff.
–, Entwicklung 220
–, Fusionsproteine 272
–, inaktivierte 224, 239ff.
–, Klassen 224
–, klinische Studie 220
–, Nukleinsäure 273
–, Polysaccharide 220, 250ff.
–, Spalt-Impfstoff 220, 250ff.
–, Subunit-Impfstoff 220, 250ff.
–, Toxoide 220, 224, 273
–, Zulassung 220
Imukin® 211ff.
Imurek® 152ff.
Inaktivierungsfaktor 281
INCOMIN-Studie 177
Indikationsimpfung 221
Indolamin-2,3-dioxygenase 132
InfectoVac® Flu 254
Infektion
–, Etablierung 73ff.
–, Verlauf 73ff.
Inferax® 199
Inflammasom 18, 315
Inflexal V 254
Infliximab 307ff.
Influenza 80, 88, 190ff., 222f., 235f., 252ff.
–, Hämagglutinin 80f., 88, 191, 252, 254
–, Impfempfehlung 252
–, Impfstoff 235
–, –, Zusammensetzung 253
–, Impfung 254f.
–, Infektion 252
–, Neuraminidase 81, 88, 252
–, Virus 80f., 88, 190f., 224, 235f.
–, –, Antigendrift 88, 254
–, –, Antigenshift 88, 254

–, –, Typ A 190f., 252f.
–, –, Typ B 190f., 252f.
–, –, Typ C 252
iNOS (induzierbare NO-Synthase) 11, 59
Inosiplex 186
Inotuzumab ozogamicin 358
Insektenstich-Allergie 401ff.
–, Inzidenz 401
–, klinische Erscheinungsformen 402
–, Notfallset 403
–, therapeutische Maßnahmen 402ff.
Intal® 396f.
Integrine 22ff., 50f., 56ff., 77, 324
–, β_1 24, 56ff., 79
–, β_2 24, 56ff., 79
–, LFA-1 22ff., 50f., 56ff., 76f., 322f.
–, VLA-4 56ff., 77
intercellular adhesion molecule 22ff., 50f., 57f., 76f., 322f.
Interferon 27, 52f.
– α 21, 27, 175, 198f.
– alfacon-1 199
– β 21, 27, 175ff.
– γ 21, 35, 53f., 58f., 128f., 211ff., 320, 359f.
–, Klasse I 175
–, Klasse II 175
Interferon alfa-2a 199f.
Interferon alfa-2b 199, 201f.
Interferon beta 1a 176
Interferon beta 1b 177f.
Interferon gamma-1b 211f.
Interleukin s. auch IL 52f.
–, IL-1 21, 23, 25, 89, 180f., 306ff., 315ff., 320, 372
–, IL-2 21, 52f., 129, 162, 209ff.
–, –, Rezeptor 52f., 92f., 95, 128, 209f., 303ff.
–, IL-4 21, 35, 53ff., 60, 64, 78, 100ff., 405f.
–, IL-5 21, 35, 53f., 60, 64, 78, 105, 405f., 360
–, IL-6 12, 25, 35, 53ff., 64, 114, 307, 317f.
–, IL-10 21, 34f., 54f., 60f., 105, 118ff., 405f.
–, IL-12 20f., 25, 35, 51ff., 59, 105, 113f., 319f., 406
–, IL-17 35, 54, 78, 114, 116, 127, 320f.
–, IL-23 54, 114, 319f.
Intrakutan-Test 291f.
Intratect® 281, 284
–, Abreicherungsfaktor 281
Intron A® 199, 201f.
IPD (invasive Pneumokokken-Infektion) 268

Ipilimumab 346ff.
IPV (inaktivierte Polio-Vakzine) 219, 225f., 239f.
IRIV (immunopotentiating reconstituted Influenza virosome) 244
Irtan® Augentropfen 397f.
Iscador® 193f.
Ischämie-Reperfusionsschäden 132
Isograft 128f.
Isoprinosine® 186f.
Isotyp-Switching 63ff.
IXIARO® 246
Ixodes persulcatus 246
– *ricinus* 246

J

JC-Virus 324
JM3100 189

K

Karzinom 135
Ketof® Kapseln 385
Ketotifen 383ff.
–, Stada® 385
Keuchhusten 219, 247f., 261f.
Killerzelle, natürliche 3ff., 12, 25, 27, 31, 68, 120
Kinderlähmung 225, 240f.
Kineret® 180f.
Kitasato, Shibasaburo 276
KM-Mouse® 429
Knochenmarktransplantation, allogene 94f., 132, 434
Koch, Robert 113, 248
Köhler, Georges 299
Kolonie-stimulierende Faktoren 205ff.
Komplement 12ff., 38ff., 64f., 68ff., 80ff., 91ff., 105ff., 178f.
–, Aktivierung 13ff., 64f., 69, 107f.
–, alternativer Weg 13ff., 94
–, Funktion 13f.
–, Hemmung 90
–, klassischer Weg 13ff., 81, 94
–, Lektin-Weg 13ff.
–, Regulation 15f.
–, Rezeptoren 16
Komplement-abhängige Zytotoxizität 300f.
Komplementärmedizin 192
Komplement-Fixierungsassay 433
Komplementsystem 4, 12ff., 38ff., 64f., 68ff., 80ff., 91ff., 105ff. 178f.
–, Aktivierung 13ff., 64f., 69, 107f.
–, alternativer Weg 13ff., 94
–, erbliche Defekte 94

–, klassischer Weg 13ff., 81, 94
–, Lektin-Weg 13ff.
–, Regulation 15f.
Komplex, Membran-angreifender 15f., 94, 330
Konjugat-Impfstoff 251f., 260f.
Konjunktival-Test 292
Konjunktivitis 103
Kontaktdermatitis 113ff.
Koplik'sche Flecken 229
KRAS-Gen 341
–, Mutationen 341
Kryoglobulinämie 121

L

Labetuzumab 358f.
LAK-Zellen 210
Langerhans'sche Riesenzelle 115
Langerhans-Zellen 29, 114ff.
Lantarel® 151f.
Laquinimod 158f.
Lebendimpfstoffe 219ff., 223ff.
–, rekombinante 272
Lebensmittelallergie 103
Lebertumor 80
Leberzirrhose 80
Leflunomid 154ff.
Legionella pneumophila 84
Lektin
–, Chitin-bindendes 194
–, Mannose-bindendes 13ff., 18
–, Mistellektin 193f.
Lektinol® 195
Lenograstim 207f.
Lentivirus 95
Leukämie 135
Leukoenzephalopathie, progressive multifokale 323ff.
LeukoScan® 366f.
Leukotriene 12, 100, 102
Leukozyten 5, 22ff.
–, polymorphkernige 5
–, Adhäsionsdefizienz 92, 94
Leustatin® 158
Levocabastin 390f.
Levocetirizin 387
–, Stada® 387
Levocetirizin-CT 387
LFA-1 (lymphocyte function-associated antigen-1) 22ff., 50f., 56ff., 76f., 322f.
Linomid 158f.
Lipid A 17, 82
Lipopolysaccharide 13, 18, 82, 415
Lipoteichonsäuren 17f., 82
Listeria monocytogenes 89

Litak® 158
Livocab® 390f.
Livostin® 390f.
Lodoxamid 396, 398f.
Loeffler, Friedrich 268
Lorano® 392
Loratadin 392f.
Loratadin-Stada® 392
LPB (LPS-bindendes Protein) 18
LPS (Lipopolysaccharid) 13, 18, 82, 415
LPS-bindendes Protein 18
Lucentis® 364f.
Lunge, eiserne 225
Lupus erythematodes 121f., 125ff., 283, 321f.
Lymphknoten 4ff., 24, 29f., 56ff., 75ff., 174f.
–, Aufbau 6f.
–, Funktion 6f.
lymphocyte function-associated antigen-1 22ff., 50f., 56ff., 76f., 322f.
Lymphoglobulin® 290, 292f.
Lymphotoxin-alpha 113, 213, 370f.
Lymphozyten 4f., 29ff., 41ff., 116ff.
–, Aktivierung 45
–, –, polyklonale 124
–, Antigen-Stimulationstest 419
–, autoreaktive 117
–, B-Lymphozyten 4ff., 31ff., 36ff., 62ff., 123, 328ff., 358
–, –, Affinitätsreifung 78
–, –, Aktivierung 62ff.
–, –, autoreaktive 120
–, –, Deletion, klonale 36f.
–, –, Differenzierung 62ff.
–, –, Expansion, klonale 36f.
–, –, Gedächtniszellen 66f., 78
–, –, Rezeptor 31, 44ff., 63ff.
–, –, Selektion, klonale 36f., 65
–, –, Stimulator-Protein 321f.
–, Defizienz 92f.
–, Entwicklung 32ff.
–, Gedächtniszellen 37, 78
–, intraepitheliale 73ff.
–, Mitogen-Stimulationstest 419
–, Reifung 32f.
–, T-Lymphozyten 4ff., 31ff., 76ff., 113ff.
–, –, Aktivierung 50ff., 56
–, –, Antigenerkennung 50f.
–, –, autoreaktive 120ff.
–, –, CD4-positive 31ff., 58, 62, 77, 129f.
–, –, CD8-positive 31ff., 51, 61, 77, 129f., 135
–, –, Costimulation 51f.
–, –, Differenzierung 50, 53f.

–, –, Gedächtniszellen 78f., 114, 116, 130
–, –, Homing 58, 77
–, –, Migration 56
–, –, NKT-Zellen 36, 74f.
–, –, Proliferation 52
–, –, Rollen 58, 76
–, –, Selektion, positive 32f.
–, –, T_H1-Zellen 34ff., 54f., 58ff., 61, 105, 113ff. 126
–, –, T_H2-Zellen 34ff., 54f., 60f., 77, 101f., 105
–, –, T_H17-Zellen 34ff., 54f., 59, , 113ff., 126
–, –, Toleranz 118
–, –, Treg 34ff., 54f., 61, 118f., 120, 126
–, –, zytotoxische 34ff., 44, 61f., 129, 136
–, Tumor-infiltrierende 133
–, Tumorzellen-Mischkultur 136
Lyse 13ff., 68f., 105ff.
Lysosom 11, 18, 20, 41ff., 58f., 81ff., 89
Lysozym 10f.

M

MAb 88BV59 349
MabCampath® 337f.
MabThera® 330ff.
Macaca irus 359
Madin-Darby Canine Kidney 254
Magnetbeads 415, 421
major basic protein 102f.
major histocompatibility complex 26f., 41ff., 77ff., 92f., 124ff.
MAK (Membran-angreifender Komplex) 15f., 94, 330
Makrophagen 3ff., 10ff., 21ff., 29f., 51ff., 58ff., 80f.
MALT (mucosa associated lymphoid tissue) 5f.
Mancini-Methode 426
Mapatumumab 359
Maraviroc 97
MARINA-Studie 364
Masern 80, 217ff., 226ff.
–, Enzephalitis 227
, Impfempfehlung 229
–, Impfstoff, Edmonston 227f.
–, Infektion 226
–, Postexpositionsprophylaxe 228
–, Totimpfstoff 228
–, Virus 80, 226f.
Mastzelle 4f., 15f., 68, 86, 98ff., 111ff.
–, Aktivierung 60
–, Degranulation 16, 60, 99, 101, 111, 353
–, Stabilisatoren 396ff.

Mäuse, transgene 427ff.

MBP (myelinbasisches Protein) 126, 170, 172

MDCK-Zellen 254

MDP (Muramyldipeptid) 187

MDX010-20 347

Megakaryozyt 4

Melanom 135

Melittin 401

Melphalan 214f.

Membran-angreifender Komplex 15f., 94, 330

memory cells 78

Meningitis 83, 86f., 94

Meningokokken 217, 222f., 251f., 263ff.

Meningokokken-Impfstoff A + C Mérieux® 263

Mepact® 187f.

Mepolizumab 360f.

Mequitazin 382f.

6-Mercaptopurin 152f.

Mesalazin 147

Metalcaptase® 150f.

Metaplexan® 382

Metex® 151f.

Methotrexat 151f.

Methylprednisolon 168ff.

MHC-I / -II 26ff., 41ff., 77ff., 92f., 124ff.

Micromonospora echinospora 336

Mifamurtid 187ff.

β₂-Mikroglobulin 41f.

Mikrolymphotoxizität 434f.

Milstein, César 299

Milz 5f., 10

Mimikry, molekulare 123f.

Mistellektin 193ff.

Mistelpräparate 193f.

Mitogen 415f.

Mitogen-aktivierte Proteinkinasen 20, 56

Mitoxantron 157f.

– Hexal® MS 157f.

mixed lymphocyte reaction 129, 132, 434f.

Mizolastin 391

Mizollen® 391

MLR (mixed lymphocyte reaction) 129, 132, 434f.

MMR (Masern-Mumps-Röteln) 219, 227ff.

– Impfstoff 227ff.

Monomethylauristatin E 334

Mononukleose 80

Monozyt 4f., 10, 12, 22ff.

Montelukast 104

Morbilli 229

Morbus Basedow 108ff., 121, 126

Morbus Crohn 114f., 147, 307f., 312ff., 359f.

Morbus haemolyticus neonatorum 106, 296

Mozobil® 189

mTOR (mammalian target of rapamycin) 162, 165f.

MTP-PE 187

MTX Hexal® 151

mucosal immunity 69f.

Multiple Sklerose 121f., 124, 126f., 170ff., 175, 177, 324

–, Pathogenese 127

Mumps 80, 217ff., 222ff., 229f.

–, Impfempfehlung 230

–, Infektion 229f.

–, Komplikationen 230

Muramyldipeptid 187

Muramyltripeptid-Phosphatidylethanol-amin 187

Muromonab 301ff.

Mustererkennungsrezeptoren 17f.

Mutein 177

Myasthenia gravis 108, 110, 121, 125f., 156, 283

Mycobacterium 13, 82ff., 187, 196f.

– *avium* 83f.

– *bovis* 224, 238

– *tuberculosis* 83, 87, 89, 113ff., 433

Mycophenolat-mofetil 159f.

Mycophenolsäure 159f.

Mycoplasma pneumoniae 87

Mycosis fungoides 356

myelinbasisches Protein 126, 170, 172

Myelom 135

Myfortic® 160f.

Mykobakterien 13, 82ff., 187, 196f.

Mylotarg® 336

M-Zellen 75

N

Nachholimpfung 222

Nacktes-Lymphozyten-Syndrom 93

Nackt-Maus 93

NADPH-Oxidase 11, 59, 83, 92

Natalizumab 323ff.

Natriumaurothiomalat 149f.

Natrium-Cromoglicat 396f.

Natrium-Mycophenolat 160f.

Natriumpertechnetat 348, 366

Nebenhistokompatibilitätsantigene 129

Nedocromil 396ff.

Neisseria 94

– *gonorrhoeae* 83

– *meningitidis* 83, 224, 251f., 263f.

– –, Impfempfehlung 264

– –, Infektion 263

– –, Postexpositionsprophylaxe 265

– –, Reiseimpfung 264f.

– –, Serogruppen 263

– –, Vakzine 263

NeoSphere-Studie 357

Nephelometrie 425

Nesselsucht 103

Neulasta® 208f.

Neupogen® 206

Neuraminidase 81, 88, 190ff.

NF-κB 19f., 56, 63, 162, 168f.

NK-Zellen 3ff., 25, 27, 31, 68, 120

–, aktivierender Rezeptor 26, 75

–, inhibitorischer Rezeptor 26, 120

NKT-Zellen 36f., 74f.

NOD-like Rezeptoren 18

NO-Synthase 11, 59, 83

Nplate® 373f.

Nulojix® 369

Nuvion® 306

O

Ödem 103, 116

–, angioneurotisches 16

–, erbliches angioneurotisches 94

–, hämorrhagisches 112f.

Ofatumumab 328ff.

Olopatadin 395f.

Omalizumab 104f., 353ff.

Omnitarg® 356

OMPC (outer membrane protein com-plex) 252

Onkogen 134f.

Ontak® 211

Opatanol® 395f.

Opsonin 9f., 18, 111

Opsonisierung 5, 15, 40, 60, 68f., 83f., 107

OPV (orale Poliomyelitis-Vakzine) 219, 225f.

ORENCIA® 367f.

Orthoclone OKT®3 301f.

Oseltamivir 191f.

Osteomyelitis 83, 348, 366

Osteoporose 350

Ouchterlony-Test 426

P

Pacini, Filippo 248

PAF (Plättchen-aktivierender Faktor) 102

Palivizumab 90, 355f.

PAMPs (pathogen-associated molecular pattern) 17ff.

Panenzephalitis, subakut sklerosierende 187

Panitumumab 339ff.

Panning 415f., 427

Papain 37f., 276

Papillomavirus, humanes 134, 222f., 257f.

–, Impfempfehlung 258

–, Impfstoff 258

–, Infektion 257

–, Typen 257

Paramyxovirus 226, 229

Parasiten 85f.

Parotitis epidemica 230

PARs (Protease-aktivierbare Rezeptoren) 101

Partobulin® 296

Passagierleukozyten 129

Pasteur, Louis 266

Patch-Test 432f.

pathogen-associated-molecular pattern 17ff.

pattern recognition receptors 17

Paul-Ehrlich-Institut 220, 252

PECAM (Platelet-endothelial cell adhesion molecule) 22f.

Peebles, Thomas C. 226

PEG (Polyethylenglykol) 202ff., 208, 279, 300, 362, 427

Pegasys® 202f.

Pegfilgrastim 208f.

Peginterferon alfa-2a 199, 202f.

Peginterferon alfa-2b 199, 202, 204f.

PegIntron® 202, 204f.

D-Penicillamin 150f.

Pentaglobin® 284

Pepsin 10f., 38f., 276ff.

Peptidoglykan, Zellwand 18f., 82, 188

Percoll™-Gradient 415

Perforine 61, 327

Peritol® 383, 385

Pertussis 217ff., 222ff., 247ff., 261f.

–, Antigene 248

–, filamentöses Hämagglutinin 247

–, Impfstoff 247, 250, 261f.

–, Toxin 247, 250

Pertuzumab 356f.

Peyer'sche Plaques 6

Pfeiffer, Richard 259

Pfeiffer'sches Drüsenfieber 88

Phage-Display-Technik 427f.

Phagolysosom 11, 41f., 58, 62

Phagosom 10, 58, 89

Phagozyten 3, 5, 9ff., 14ff., 67ff., 82f., 91ff.

Pheniramin 380ff.

Phenothiazine 115, 382f.

Picornaviridae 223, 243

Pilze 84f.

Pimecrolimus 162, 167f.

Pinozytose 10, 29f.

Piperazine 383

Piperidine 383f.

Pizotifen 383f.

Plasmablasten 77, 321

Plasmazellen 6f., 36f., 62ff., 77, 92

Platelet-endothelial cell adhesion molecule 22f.

Plättchen-aktivierender Faktor 102

Pleon® RA 147f.

Plerixafor 189f.

PMBC (periphere mononukleäre Blutzellen) 415

Pneumocystis jirovecii 93

Pneumokokken 222f., 266ff.

–, Impfempfehlung 267

–, Infektion 267

–, Kapsel-Polysaccharide 266

–, Konjugatimpfstoff 267

–, Serotypen 267

Pneumonie 83

PNH (paroxysmale nächtliche Hämoglobinurie) 352

PNP (Purinnukleotidphosphorylase) 92

Pocken 217, 219

Polaronil® 380, 382

Poliomyelitis 80, 217ff., 222ff., 239ff.

–, Impfung 240

–, Postexpositionsprophylaxe 240

–, Vakzine

–, –, inaktivierte 225, 239

–, –, orale 219, 225

–, Virus 80, 224f.

Polyethylenglykol 202ff., 208, 279, 300, 362, 427

Poly-Ig-Rezeptor 70, 74

Polysaccharid-Impfstoffe 250ff.

Porin 263

Postexpositionsprophylaxe 220

Präzipitationsreaktion 425f.

Präzipitationstechniken 424ff.

Prick-Test 292, 431

Prime-Boost 273

Privigen® 284

Prograf® 163f.

Proleukin® 209ff.

Prolia® 349f.

Promethazin 383

Prostaglandine 12, 100, 102

Protease-aktivierbare Rezeptoren 101

Proteasom 43f.

Protein C, aktiviertes 181f.

Protein-Konjugat-Impfstoffe 224, 251

Protoonkogen 135

Protopic® 164

Protozoen 85

PROWESS-Studie 182

PRR (pattern recognition receptors) 17

Pseudomonas aeruginosa 87

Psoriasis 122, 172, 320, 322

Purin-Biosynthese 152f.

Purinnukleotidphosphorylase 92

Purpura

–, autoimmune thrombozytopenische 125

–, idiopathisch-thrombozytopenische 121

Q

Quensyl® 147

R

Rabipur® 241

Radioallergosorbent-Test 432

Radioimmunoassay 422

Radioimmunosorbent-Test 431

Ralenova® 157f.

Raltegravir 97

Ranibizumab 364f.

RANKL (Receptor Activator of Nuclear Factor-Kappa B Ligand) 349f.

Rapamune® 164f.

Rapamycin 164f.

RAPID-Studie 363

Raptiva® 322

RAST (Radioallergosorbent-Test) 432

Ratiograstim® 206

Reactine® 386

Reassortante 236

Rebif® 176

Reduktionsvermögen 280

Reed-Sternbergzellen 335

Reiswasserstuhl 248

Rekombination, somatische 47ff.

Relenza® 190

Relestat® 395

Remicade® 312ff.

Removab® 327f.

ReoPro® 361f.

Reoviridae 234

Resochin® 147

Respiratorisches Syncytialvirus 19f., 90, 285, 355f.

Retrovirus 95
reverse Transkriptase 95ff.
Rhabdoviridae 241
rhC1INH 179
Rhesonativ® 296
Rhesus-System 106
–, D-Antigen 106, 296
rheumatoide Arthritis 121f., 126f., 145,
154, 308, 311ff.
Rhinitis, allergische 103f., 115, 378ff.
Rhinopront® Kombi Tabletten 381
Rhophylac® 296
rHuG-CSF 207
rhuMAb 2C4 356f.
rhuMAb-E25 353f.
rhuMab HER2 342, 357
RIA (Radioimmunoassay) 422
Ribavirin 200ff.
Rickettsia prowazekii 83
Ridaura® 148f.
Riegelungsimpfung 221
Riesenzellen 114
Rilonacept 307, 315f., 372f.
RIST (Radioimmunosorbent-Test)
431
Rituximab 330ff.
r-metHuG-CSF 206
r-metHuIL-1a 180f.
RoActemra® 317f.
Robert-Koch-Institut 221
Robbins, Frederick C. 223
Roferon A® 199
Romiplostim 373
Roquinimex 158f.
ROS (reaktive Sauerstoffspezies) 59
Rotarix® 235
RotaTeq® 235
Rotavirus 224, 234f.
–, Impfstoff 235
–, Impfung 235
–, Infektion 235
–, Serotypen 235
Röteln 217ff., 222ff., 230ff.
–, Impfempfehlung 231
–, Impfstoff 231
–, Impfung 230, 232
–, Infektion 232
–, Schwangerschaft 232
RSV (Respiratorisches Syncytialvirus)
19f., 90, 285, 355f.
rTNV148B 310
Rubella 232
Ruconest® 179
Rupafin® 394
Rupatadin 394

S
Sabin 225
Salazosulfapyridin 147
Salmonella
– *typhimurium* 84
– *typhi* 83f., 224, 238f.
SAM (Selektives Adhäsions-Molekül)
323f.
Sandimmun® 145, 161ff.
– Optoral 161ff.
Sandwich-ELISA 422
Sarkom 135
Sauerstoffspezies, reaktive 59
Scavenger-Rezeptoren 18
Schafblattern 233
Scharlach 83
Schleimhaut 6, 9ff, 63f., 69f., 73ff., 80ff.
–, Immunität 69f.
Schluckimpfung 225f., 238
Schock 24f., 48, 104
– anaphylaktischer 104, 219
– septischer 24f.
Schutzimpfungen 221f.
SCID (severe combined immune defici-
ency) 92ff.
–, Maus 93
–, X-gekoppelte 92f.
Scintimun® 348f.
SCIT (subkutane Immuntherapie) 405,
407, 409
SDS-Polyacrylamid 423
Selbsttoleranz 117ff.
Selektine 22ff., 57f., 77
–, E-Selektin 22ff., 56ff.
–, L-Selektin 24, 49, 56f., 79
–, P-Selektin 22ff., 56ff.
Selektives Adhäsions-Molekül 324
Sepsis 181
SEREX (serological screening of recom-
binant cDNA expression libraries)
136
Serumkrankheit 111f., 276f.
Serum-Therapie 276
SGN-35 334f.
Simponi® 310f.
Simulect® 303f.
Sinusitis 103
Sirolimus 164f.
SIT (spezifische Immuntherapie) 104,
402ff.
Sjögren-Syndrom 121
Sklerodermie 121
Skorpion 295
SLE (systemischer Lupus erythematodes)
121f., 125ff., 283, 321f.

SLIT (sublinguale Immuntherapie) 405,
407
Soliris® 351f.
Sonnenhutkraut 195
Soventol® Gel 384f.
Spaltimpfstoffe 220, 250
Spiking 281
Split-Impfstoffe 250
SSPE (subakut sklerosierende Panenze-
phalitis) 187
Stammzelle, hämatopoetische 4f., 32
Standard-Immun-Serumglobulin
278
Standardimpfung 222
Ständige Impfkommission 221f.
Staphylococcus aureus 83, 87, 90, 419
–, Enterotoxin 90
Steinberg, Georg 266
Steiner, Rudolf 193
Stelara® 319f.
STIKO 221f.
Streptococcus pneumoniae 83f., 87, 222f.,
266ff.
–, Impfempfehlung 267
–, Infektion 266
–, Kapsel-Polysaccharide 266
–, Konjugatimpfstoff 266
–, Serotypen 266
Streptococcus pyogenes 83, 86ff.
SUBCUVIA® 284
Subunit-Vakzine 220, 250ff.
Sulesomab 366f.
Sulfapyridin 147f.
Sulfasalazin 147f.
– Hexal® 147
– Heyl® 147
– medac 147
Superantigene 48, 90, 124
Suppression 118ff.
Surfactant-Protein 9ff, 18, 24
Symbioflor® 197f.
β_2-Sympathomimetika 104
Synagis® 355f.
Synzytialvirus, respiratorisches 19f., 90,
285, 355f.
Systral® Creme 380f.

T
Tac-Epitop 305
Tacrolimus 162ff.
Tamiflu® 191f.
TAP (transporter associated with antigen
processing) 44
Tasonermin 213ff.
Tauredon® 149f.

Tavegil® 379, 381

T-cell receptor 31ff., 45ff., 55ff.

TCR 31ff., 45ff., 55ff.

–, α/β 34, 36, 74, 93

–, Antigenerkennung 44, 48, 50.

 –, –, MHC-Restriktion 41ff.

–, Corezeptor 46f., 50

–, γ/δ 34, 36, 74

–, TCR-1 34

–, TCR-2 34

TD-Antigene (Thymus-abhängige Antigene) 63, 66

T-DM1 357

Teichonsäuren 82

Telfast® 387f.

Terfenadin 387f.

Teriflunomid 154ff.

Tetagam® P 294

Tetanolysin 271

Tetanospasmin 271

Tetanus 83, 217ff., 222ff., 250f., 260ff., 270f.

–, Immunprophylaxe 272

–, Infektion 270f.

–, Vakzine 270ff.

Tevagrastim® 206

T-Gedächtniszellen 78f., 114, 116, 130

–, CD4-positive 79

 –, –, periphere 79

 –, –, zentrale 79

–, CD8-positive 79

Therapieallergene 408

Thrombin 181f.

Thrombozyten 4

–, Aggregation 361f.

Thujae occidentalis herba 195f.

Thymidylat-Synthase 151

Thymoglobuline® 290ff.

Thymoject® Loges 198

Thymus-Peptide 198

Thym-Uvocal® 198

TI-Antigene (Thymusunabhängige Antigene) 63ff.

Tier-Seren 283

TIL (Tumor-infiltrierende Lymphozyten) 133

TLR (Toll-like-Rezeptor) 18ff.

T-Lymphozyten 4ff., 31ff., 76ff., 113ff.

–, Aktivierung 50ff., 56

–, Antigenerkennung 50f.

–, autoreaktive 120ff.

–, CD4-positive 31ff., 58, 62, 77, 129f.

–, CD8-positive 31ff., 51, 61, 77, 129f., 135

–, Costimulation 51f.

–, Differenzierung 50, 53f.

–, Gedächtniszellen 78f., 114, 116, 130

–, Homing 58, 77

–, Migration 56

–, NKT-Zellen 36, 74f.

–, Proliferation 52

–, Rollen 58, 76

–, Selektion, positive 32f.

–, T_H1-Zellen 34ff., 54f., 58ff., 61, 105, 113ff. 126

–, T_H2-Zellen 34ff., 54f., 60f., 77, 101f., 105

–, T_H17-Zellen 34ff., 54f., 59, , 113ff., 126

–, Toleranz 118

–, Treg 34ff., 54f., 61, 118f., 120, 126

–, zytotoxische 34ff., 44, 61f., 129, 136

TNF-α 12, 21ff., 58f., 126ff., 213ff., 306ff.

–, Wirkmechanismus 214, 306f.

TNF-β 113, 213, 370f.

TNF-related apoptosis inducing ligand 118, 196f., 359

TNF-Rezeptor (TNFR) 213, 309, 370f.

Tocilizumab 307, 317ff.

Togaviridae 230

Toleranz 117ff.

–, periphere 118ff.

–, zentrale 117ff.

Toll-like-Rezeptoren 18ff.

–, Signaltransduktionsweg 19f.

Toll-Proteine 19

Tollwut 80, 219, 224, 241ff., 287f.

–, Exposition 287

–, Fledermaus 243

–, Impfstoff 241f.

–, Impfung 241f., 288

 –, –, postexpositionelle 288

 –, –, präexpositionelle 288

–, Infektion 242

–, Postexpositionsprophylaxe 242f.

–, Reiseimpfung 241

Tollwutglobulin Mérieux® P 288

Tollwut-Impfstoff (HDC) inaktiviert 241

Tonsillen 6

Tonsillitis 83

Tositumomab 334

Totimpfstoffe 219f.

Toxikose 269, 271

Toxoide 224, 268ff.

–, Impfstoffe 220, 250, 260f., 269ff.

Toxoplasma gondii 85f., 89

TRA (Tumorabstoßungsantigene) 134

Trachom 83

TRAIL (TNF-related apoptosis inducing ligand) 118, 196f., 359

TRAIL-Rezeptor 1 359

trans-Butendisäure 172

Transfusion 106

Transkriptase, reverse 95ff.

Transplantatabstoßung 128ff.,152ff., 290ff., 301ff.

Transplantat-gegen-Wirt-Reaktion 95, 132, 290f.

Transplantationsantigene, Tumor-spezifische 134

Trastuzumab 342ff.

– emtansine 357

Treg-Zellen 34ff., 54f., 61, 118f., 120, 126

Triomab®-Plattform 327

Tripelennamin 379f.

Tripel-Therapie 97

Triprolidin 380f.

Trudexa® 309

Trypanosoma 84

Tryptase 101

TSTA (Tumor-spezifische Transplantationsantigene) 134

Tuberkulin-Reaktion 113

Tuberkulin-Test 113, 433

Tuberkulose 83, 87, 89, 308, 313f.

Tumor

– Abstoßungsantigene 134

– Antigene 134ff.

– assoziierte Antigene 136, 326

– Immunologie 133

– Immuntherapie 39, 133ff.

– infiltrierende Lymphozyten 133

– Lysesyndrom 332

– Nekrosefaktor-alpha 12, 21ff., 58f., 126ff., 213ff., 306ff.

– Nekrosefaktor-beta 113, 213, 370f

– Nekrosefaktor-Rezeptor 213, 309, 370f.

– Suppressorgen 134f.

– Vakzinierung 137f.

Turbidimetrie 425

Typhus 83f., 238f.

–, Impfstoff 238

–, Infektion 238

Tysabri® 323ff.

T-Zellen 4ff., 31ff., 76ff., 113ff.

–, Aktivierung 50ff., 56

–, Antigenerkennung 50f.

–, autoreaktive 120ff.

–, CD4-positive 31ff., 58, 62, 77, 129f.

–, CD8-positive 31ff., 51, 61, 77, 129f., 135

–, Costimulation 51f.

–, Differenzierung 50, 53f.

–, Gedächtniszellen 78f., 114, 116, 130

–, Homing 58, 77

–, Migration 56

–, NKT-Zellen 36, 74f.

–, Proliferation 52

–, Rezeptor 31ff., 45ff., 55ff.

–, Rollen 58, 76

–, Selektion, positive 32f.

–, T_H1-Zellen 34ff., 54f., 58ff., 61, 105, 113ff. 126

–, T_H2-Zellen 34ff., 54f., 60f., 77, 101f., 105

–, T_H17-Zellen 34ff., 54f., 59, , 113ff., 126

–, Toleranz 118

–, Treg 34ff., 54f., 61, 118f., 120, 126

–, zytotoxische 34ff., 44, 61f., 129, 136

U

Überempfindlichkeitsreaktion 98ff.

–, DHR (delayed hypersensitivity reaction) 99

–, granulomatöse 113f.

–, Soforttyp 98ff.

–, Typ I 98ff.

–, Typ II 98f., 105ff.

–, Typ III 98f., 109ff.

–, Typ IV 98f., 112ff.

UMAN BIG 286

Urbason® 168f.

Uro-Vaxom® 197

Urticaria

–, akute 103

–, chronische 103

Urtimed® 394

Ustekinumab 319f.

V

Vaccinia-Virus 89

Varicella-Zoster-Virus 80, 232ff., 288f.

–, Impfempfehlung 233

–, Impfstoff 233f.

–, Infektion 232

–, Komplikation 232

–, Postexpositionsprophylaxe 234

Varicellon® 289

Varitect® CP 288f.

Vectibix® 340ff.

VEGF (vaskulärer endothelialer Wachstumsfaktor) 344ff., 364f.

VEGF MAb A4.6.1 344

Vero-Zellen 235f., 246, 254

Vespa crabro 401

Vespula spec. 401

Vibrio cholerae 83, 86, 224, 247ff.

–, Biotypen

–, –, El Tor 248

–, –, klassisch 248

–, Impfstoff 248f.

–, Serotypen

–, –, Inaba 248

–, –, Ogawa 248

–, Toxin 248ff.

Virosom 244, 254

Virus 25ff., 80f., 87ff.

–, Abreicherungsfaktor 280f.

–, Abwehr 25ff., 80f.

–, Impfstoff

–, –, attenuiert 223ff.

–, –, inaktiviert 224, 239ff.

–, –, virosomal formuliert 254

Viscum-album-Agglutinin I 194

Viscumin 194

Visilizumab 306

Vivaglobin® 284

Vividrin® 388

Votumumab 349

W

Weichteilsarkom 214

Weller, Thomas H. 223

Wespengift 401

Western-Blot-Technik 423

Windpocken 80, 232f.

Wistar RA 27/3 231

Wistar PM/WI 38–1503–3M 242

Wundstarrkrampf 83, 271ff.

X

Xenograft 128

XenoMouse®-Technologie 340, 428f.

Xigris® 181ff.

XLA (X-gekoppelte Agammaglobulinämie) 93

Xolair® 353f.

Xusal® 387

Y

Yervoy® 346ff.

Yttrium-90 139, 332f., 359

Z

Zaditen® 385

Zanamivir 190f.

Zanolimumab 356

Zarzio® 206

Zelladhäsionsmoleküle 20, 22f., 56ff.

Zellsorter 417f.

Zenapax® 305

Zervixkarzinom 258

Zevalin® 332ff.

Ziegenpeter 230

Zolim® 391

ZOSTAVAX® 234

Zyrtec® 386

Zytokine 5, 12, 17ff., 21ff., 50ff.

–, Freisetzungssyndrom 331

Zytotoxizität

–, Antikörper-abhängige zelluläre 68f., 108, 300f.

–, Komplement-abhängige 300

Zytrim® 152ff.

Die Autoren

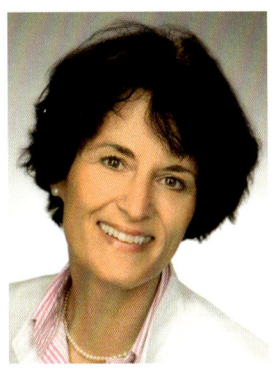

Prof. Dr. Angelika M. Vollmar

Studium der Pharmazie in München. 1984 Promotion an der Fakultät Chemie und Pharmazie der Universität München. 1985–1987 Post Doc fellowship der DFG, Dept. of Biochemistry, UCLA, USA. 1991 Forschungsaufenthalt am Laboratory of Molecular Genetics des Clinical Research Institute in Montreal, Canada. 1991 Habilitation in den Fächern Pharmakologie, Toxikologie und Pharmazie an der Tierärztlichen Fakultät, LMU München. 1991–1994 Akademische Rätin, Gruppenleiterin und Privatdozentin für Klinische Pharmakologie und Pharmazie ebendort. 1994–2008 C3 Professorin (Klinische Pharmakologie und Pharmazie) an der Tierärztlichen Fakultät, LMU München. Seit 1998 C4 Professorin für Pharmazeutische Biologie an der Ludwig-Maximilians-Universität München. Forschungsschwerpunkte: Molekulare Mechanismen von Naturstoffen in der Tumortherapie.

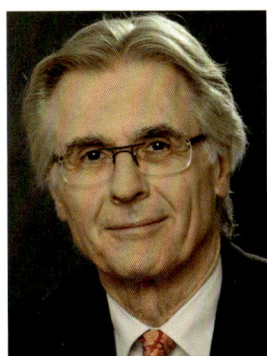

Prof. Dr. Theodor Dingermann

Studium der Pharmazie in Erlangen. 1980 Promotion in der Arbeitsgruppe Biochemie an der Universität Erlangen-Nürnberg unter der Leitung von Prof. Helga Kersten. 1980–1982 Forschungsaufenthalt an der Yale University. 1987 Habilitation in den Fächern Biochemie und Molekularbiologie. Seit 1990 C4 Professor für Pharmazeutische Biologie an der Goethe-Universität Frankfurt am Main. Forschungsschwerpunkte: Monoklonale Antikörper und chromosomale Instabilität.

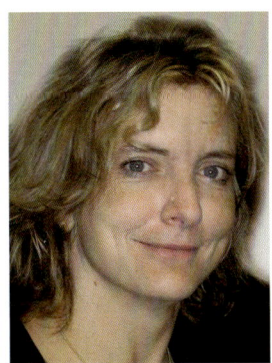

Dr. Ilse Zündorf

Studium der Biologie in Erlangen. Forschungsaufenthalt an der University of Kentucky, Lexington, USA. 1995 Promotion am Institut für Pharmazeutische Biologie der Uni Frankfurt; seit 1995 Akademische Rätin am Institut für Pharmazeutische Biologie der Uni Frankfurt. Forschungsschwerpunkt: Monoklonale Antikörper.

Icons

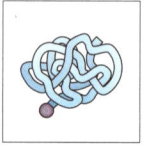 allgemeines Proteinsymbol, nicht glykosyliert

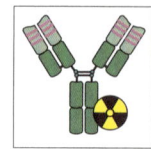 Maus-Antikörper radioaktiv markiert

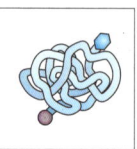 allgemeines Proteinsymbol, glykosyliert

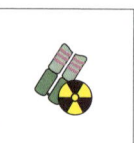 Maus-Fab-Fragment radioaktiv markiert

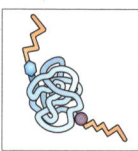 Proteinsymbol mit Pegylierung

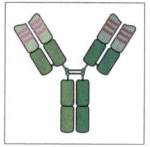 bispezifischer Ratte/Maus-Hybrid-Antikörper

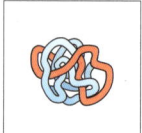 allgemeines Fusionsprotein

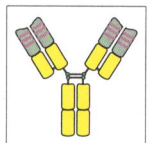 chimärer Antikörper

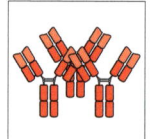 polyklonale Pferde-Antikörper

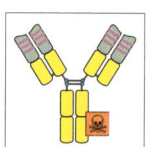 chimärer Antikörper mit Toxin

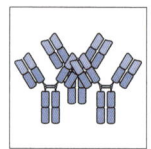 polyklonale Kaninchen-Antikörper

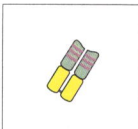 chimäres Fab-Fragment

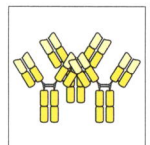 polyklonale humane Antikörper

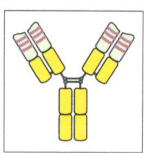 humanisierter Antikörper

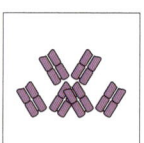 Fab-Fragmente vom Schaf

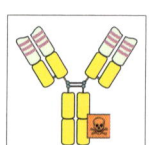 humanisierter Antikörper mit Toxin

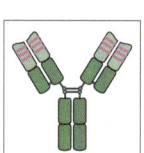 Mausantikörper

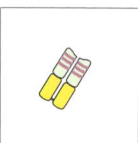 humanisiertes Fab-Fragment